国家出版基金项目
NATIONAL PUBLICATION FOUNDATION

"十三五"国家重点出版物出版规划项目

本草纲目研究集成

本草纲目续编 五 虫鳞介禽兽部

总主编
张志斌　郑金生

张志斌　郑金生　于大猛　编著

科学出版社
龙门书局
北京

内 容 简 介

本书是"本草纲目研究集成"丛书之一，收载李时珍所未能得见及李时珍之后至1911年以前的中国传统药物学相关内容，且采用《本草纲目》(此下简称《纲目》)原体例予以编次，故名之为《本草纲目续编》。以《神农本草经》为起点，此后大约每隔四五百年，本草学就会有一次集大成式的整理。《纲目》成书至今又历440余年，本书尝试再次对传统本草文献进行集大成式的整理，并仿《纲目》"分项说药"体例，尽量与《纲目》无缝对接，使古代传统药学资料源远流长。本书谓之"续编"，"续"的是《纲目》原有体例，"编"的却是《纲目》所无内容。为适应现代需求，本书严格规范出处标注，且根据《纲目》之后的本草发展及当今时代特点，对药物分类等内容做了若干修正。凡有异于李时珍之见者，用"【校正】"或者"编者按"的方式予以表达。各部总论之后新加"编者按"，说明本部药物计数结果及与《纲目》药数的比较，同时也简介对《纲目》同部药物取舍与迁移情况。本书共收药2583种，新增药1306种，另在《纲目》原有1547种药名之下，补入新增内容。全书字数达500万左右，附古代药图万余幅。

本书适合中医药研究教学与临床人员、文献研究者，以及《本草纲目》爱好者参阅使用。

图书在版编目（CIP）数据

本草纲目续编.五,虫鳞介禽兽部 / 张志斌,郑金生,于大猛编著. —北京：龙门书局, 2019.4

（本草纲目研究集成）

国家出版基金项目 "十三五"国家重点出版物出版规划项目

ISBN 978-7-5088-5569-1

Ⅰ.①本… Ⅱ.①张… ②郑… ③于… Ⅲ.①《本草纲目》 Ⅳ.①R281.3

中国版本图书馆CIP数据核字（2019）第090514号

责任编辑：鲍 燕 曹丽英 / 责任校对：张凤琴

责任印制：肖 兴 / 封面设计：黄华斌

科 学 出 版 社
龙 门 书 局 出版

北京东黄城根北街 16 号
邮政编码：100717

http://www.sciencep.com

北京汇瑞嘉合文化发展有限公司 印刷

科学出版社发行 各地新华书店经销

*

2019年4月第 一 版 开本：787×1092 1/16
2019年4月第一次印刷 印张：45 1/2
字数：932 000

定价：398.00元

（如有印装质量问题，我社负责调换）

本草纲目研究集成

编辑委员会

进入21世纪，面向高概念时代，科学、人文互补互动，整体论、还原论朝向融通共进。中医学人更应重视传承，并在传承基础上创新。对享誉全球的重大古医籍做认真系统的梳理、完善、发掘、升华，而正本清源，以提高学术影响力。晚近，虽有运用多基因网络开展证候、方剂组学研究，其成果用现代科技语言表述，对医疗保健具有一定意义。然而积学以启真，述学以为道，系统化、规范化，多方位、高层次的文献研究，当是一切中医药研究项目的本底，确是基础的基础，必须有清醒的认识，至关重要。

中医千年古籍，贵为今用。然古籍之所以能为今用，端赖世代传承，多方诠释，始能沟通古今，励行继承创新。深思中医学的发展史，实乃历代医家与时俱进，结合实践，对前辈贤哲大家之医籍、理论、概念、学说进行诠释的历史。诠释的任务在于传达、翻译、解释、阐明与创新。诠释就是要在客体（即被诠释的文本）框架上，赋予时代的精神，增添时代的价值。无疑，诠释也是创新。

明代李时珍好学敏思，勤于实践，治学沉潜敦厚。博求百家而不倦，确系闻名古今之伟大医药科学家，备受中外各界人士景仰。明代著名学者王世贞称其为"真北斗以南一人"，莫斯科大学将其敬列为世界史上最伟大的六十名科学家之一（其中仅有两位中国科学家）。其巨著《本草纲目》博而不繁，详而知要，求性理之精微，乃格物之通典。英国著名生物学家达尔文称之为"中国古代百科全书"。2011年《本草纲目》被联合国教科文组织列入"世界记忆名录"（同时被列入仅两部中医药古籍），实为中国传统文化之优秀代表。欲使这样一部不朽的宝典惠泽医林，流传后世，广播世界，更当努力诠释，整理发扬。此乃《本草纲目研究集成》丛书之所由作也。

中国中医科学院成立60年以来，前辈学者名医于坎坷中筚路蓝缕，负重前行，启迪后学，笃志薪火传承。志斌张教授、金生郑教授，出自前辈经纬李教授、继兴马教授之门下，致力医史文献研究数十年，勤勉精进，研究成果累累。2008年岁末，志斌、金生二位学长，联袂应邀赴德国洪堡大学，参与《本草纲目》研究国际合作课题。历时三年余，所获甚丰。2012年两位教授归国后，向我提出开展《本草纲目》系列研究的建议，令我敬佩。这是具有现实意义的大事，旋即与二位共议筹谋，欲编纂成就一部大型丛书，命其名曰《本草纲目研究集成》。课题开始之初，得到中医临床基础医学研究所领导的支持，立项开展前期准备工作。2015年《本草纲目研究集成》项目获得国家出版基金资助，是为课题顺利开展的良好机遇与条件。

中医药学是将科学技术与人文精神融合得最好的学科，而《本草纲目》则是最能体现科学百科精神的古代本草学著作，除了丰富的医药学知识之外，也饱含语言文字学、古代哲学、儒释道学、地理学、历史学等社会科学内容与生物学、矿物学、博物学等自然科学内容，真可谓是"博大精深"。要做好、做深、做精《本草纲目》的诠释研究，实非易事。在志斌、金生二教授具体组织下，联合国内中医、中药、植物、历史地理、语言文字、出版规范等方面专家，组成研究团队。该团队成员曾完成《中华大典》下属之《药学分典》《卫生学分典》《医学分典·妇科总部》，以及《海外中医珍善本古籍丛刊》《温病大成》《中医养生大成》等多项大型课题与巨著编纂。如此多学科整合之团队，不惟多领域知识兼备，且组织及编纂经验丰富，已然积累众多海内外珍稀古医籍资料，是为《本草纲目研究集成》编纂之坚实基础。

李时珍生于明正德十三年（1518）。他穷毕生之智慧财力，殚精竭虑，呕心沥血，经三次大修，终于明万历六年（1578）编成《本草纲目》。至公元2018年，乃时珍诞辰500周年，亦恰逢《本草纲目》成书440周年。志斌、金生两位教授及其团队各位学者能团结一心，与科学出版社精诚合作，潜心数年，将我国古代名著《本草纲目》研究推向一个高峰！此志当勉，此诚可嘉，此举堪赞！我国中医事业有这样一批不受浮躁世风之影响，矢志不渝于"自由之思想，独立之精神"的学者，令我备受鼓舞。冀望书成之时培育一辈新知，壮大团队。感慨之余，聊撰数语，乐观厥成。

中央文史研究馆馆员
中国工程院院士 王永炎

丙申年元月初六

　　《本草纲目研究集成》是本着重视传承，并在传承基础上创新之目的，围绕明代李时珍《本草纲目》（此下简称《纲目》）进行系统化、规范化，多方位、高层次整理研究而撰著的一套学术丛书。

　　《纲目》不仅是中华民族传统文化的宝典，也是进入"世界记忆名录"、符合世界意义的文献遗产。欲使这样一部宝典惠泽当代，流芳后世，广播世界，更当努力诠注阐释，整理发扬。本丛书针对《纲目》之形制与内涵，以"存真、便用、完善、提高、发扬"为宗旨，多方位进行系统深入研究，撰成多种专著，总称为《本草纲目研究集成》。

　　我国伟大的医药学家李时珍，深明天地品物生灭无穷，古今用药隐显有异；亦熟谙本草不可轻言，名不核则误取，性不核则误施，动关人命。故其奋编摩之志，穷毕生精力，编成《纲目》巨著。至公元2018年，乃李时珍诞辰500周年，亦恰逢《纲目》成书440周年。当此之际，我们选择《纲目》系列研究作为一项重点研究课题，希望能通过这样一项纯学术性的研究，来纪念伟大的医药学家李时珍。

　　为集思广益，本课题成员曾反复讨论应从何处着手进行具有创新意义的研究。《纲目》问世400余年间，以其为资料渊薮，经节编、类纂、增删、续补、阐释之后续本草多至数百。中、外基于《纲目》而形成的研究专著、简体标点、注释语译、外文译注等书，亦不下数百。至于相关研究文章则数以千计。尽管如此，至今《纲目》研究仍存在巨大的空间。诸如《纲目》文本之失真，严格意义现代标点本之缺如，系统追溯《纲目》所引原始文献之空白，《纲目》药物及药图全面研究之未备，书中涉及各种术语源流含义研究之贫乏，乃至《纲目》未收及后出本草资料尚未得到拾遗汇编等，都有待完善与弥补。

　　在明确了《纲目》研究尚存在的差距与空间之后，我们决定以"存真、便用、完善、提高、发扬"为宗旨，编撰下列各种学术研究著作。

　　1.《本草纲目导读》：此为整个丛书之"序曲"。该书重点任务是引导读者进入《纲目》这座宏伟的"金谷园"。

2.《本草纲目影校对照》：将珍贵的《纲目》金陵本原刻影印，并结合校点文字及校记脚注，采用单双页对照形式，以繁体字竖排的版式配以现代标点，并首次标注书名线、专名线。这样的影印与校点相结合方式，在《纲目》研究中尚属首创。此举旨在最大程度地保存《本草纲目》原刻及文本之真，且又便于现代读者阅读。

3.《本草纲目详注》：全面注释书中疑难词汇术语，尤注重药、病、书、人、地等名称。此书名为"详注"，力求选词全面，切忌避难就易。注释简明有据，体现中外现代相关研究成果与中医特色，以求便于现代运用，兼补《纲目》语焉不详之憾。

4.《本草纲目引文溯源》：《纲目》"引文溯源"方式亦为本丛书首创。《纲目》引文宏富，且经李时珍删繁汰芜，萃取精华，故文多精简，更切实用。然明人好改前人书，李时珍亦未能免俗，其删改之引文利弊兼存。此外，《纲目》虽能标注引文出处，却多有引而不确、注而不明之弊。该书追溯时珍引文之原文，旨在既显现李时珍锤炼引文之功力，又保存《纲目》引文之真、落实文献出处，提高该书的可信度，以便读者更为准确地理解《纲目》文义。

5.《本草纲目图考》：此书研究角度乃前所未有。该书将金陵本、钱（蔚起）本、张（绍棠）本三大系统药图（各千余幅）逐一进行比较，考释《纲目》药图异同之原委，及其与前后本草药图之承继关系，有助于考证药物品种之本真，弥补《纲目》原药图简陋之不足。

6.《本草纲目药物古今图鉴》：以《纲目》所载药物为单元，汇聚古代传统本草遗存之两万余幅药图（含刻本墨线图及手绘彩图），配以现代药物基原精良摄影，并结合现代研究成果，逐一考察诸图所示药物基原。该书药物虽基于《纲目》，然所鉴之图涉及古今，其便用、提高之益，又非局促于《纲目》一书。

7.《本草纲目辞典》：此书之名虽非首创，然编纂三原则却系独有：不避难藏拙、不抄袭敷衍、立足时珍本意。坚持此三原则，旨在体现专书辞典特色，以别于此前之同名书。所收词目涉及药、病、书、人、地、方剂、炮制等术语，以及冷僻字词典故。每一词条将遵循史源学原则，追溯词源，展示词证，保证释义之原创性。此书不惟有益于阅读《纲目》，亦可有裨于阅读其他中医古籍。

8.《本草纲目续编》：该书虽非诠释《纲目》，却属继承时珍遗志，发扬《纲目》传统之新书。该书从时珍未见之本草古籍及时珍身后涌现之古代传统医药书（截止于1911年）中遴选资料，撷粹删重，释疑辨误，仿《纲目》体例，编纂成书。该书是继《纲目》之后，对传统本草知识的又一次汇编总结。

9.《本草纲目研究札记》：这是一部体裁灵活、文风多样、内容广泛的著作。目的在于展示上述诸书在校勘、注释、溯源、考释图文等研究中之思路与依据。《纲目》被誉为"中国古代的百科全书"，凡属上述诸书尚未能穷尽之《纲目》相关研究，例如《纲目》相关的文化思考与文字研究等，都可以"研究札记"形式进入该书。因此，该书既可为本丛书上述子书研究之总"后台"，亦可为《纲目》其他研究之新"舞台"，庶几可免遗珠之憾。

10.《全标原版本草纲目》：属《本草纲目》校点本，此分册是应读者需求、经编委会讨论增加的，目的是适应读者购阅需求。将《本草纲目影校对照》的影印页予以删除，再次重订全部校勘内容，保留"全标"（即全式标点，在现代标点符号之外，标注书名线、专名线）、"原版"（以多种金陵本原刻为校勘底本、繁体竖排）的特色，而成此书。故在《本草纲目》书名前冠以"全标原版"以明此本特点。

最后需要说明的是，由于项目设计的高度、难度及广度，需要更多的研究时间。而且，在研究过程中，我们为了适应广大读者的强烈要求，在原计划8种书的基础上又增加了2种。为了保证按时结项，我们对研究计划进行再次调整，决定还是按完成8种书来结项，而将《本草纲目辞典》《本草纲目详注》两书移到稍后期再行完成。

本丛书学术指导委员会主任王永炎院士对诠释学有一个引人入胜的理解，他认为，诠释学的任务在于传达、解释、阐明和创新，需要独立之精神，自由之思想。本丛书的设计，正是基于这样的一种精神。我们希望通过这样可以单独存在的各种子书，相互紧密关联形成一个有机的整体，以期更好地存《纲目》真，使诠释更为合理，阐明更为清晰，寓创新于其中。通过这样的研究，使《纲目》这一不朽之作在我们这一代的手中，注入时代的血肉，体现学术的灵魂，插上创新的翅膀。

当然，我们也深知，《纲目》研究的诸多空白与短板，并非本丛书能一次全部解决的。在《纲目》整理研究方面，我们不敢说能做到完美，但希望我们的努力，能使《纲目》研究朝着更为完美的方向迈进一大步。

张志斌　郑金生
2018年12月12日

《本草纲目续编》(以下简称《续编》)是"本草纲目研究集成"所含子书之一。本书基本按《本草纲目》原体例,收载李时珍所未能得见的及1911年以前的中国传统药物学相关内容。

古本草有两种书含《拾遗》二字。其中唐·陈藏器《本草拾遗》拾掇唐·苏敬《新修本草》之遗,清·赵学敏《本草纲目拾遗》拾掇明·李时珍《本草纲目》(以下简称《纲目》)之遗。本书亦拾掇《纲目》之遗,但因增收后世续出新资料,且采用《纲目》原体例予以编次,故名之为《本草纲目续编》。

《续编》的编纂,得益于中国传统本草文献编纂优良传统的启迪。这一优良传统表现在:

①不间断地总结药学发展所得,形成本草主流著作。②汲取儒家经学"注不破经,疏不破注"的学术传承法,在后人阐释己见时注重完整保留前人之说。这一传统沿袭2000余年,绵延不绝,使本草学术源流朗若列眉。这一过程宛如以《神农本草经》为珍珠内核,后世注说则如不断分泌的珍珠质,层层包裹于内核之外,最终形成层次分明的中国本草学硕大宝珠。

宝珠形成之初,采用朱墨分书、大小字分书的方式,后来增用文字、符号(如"【 】")标示法,区分出自不同本草书的内容。这一方式由宋·唐慎微《证类本草》推向了高峰。书籍按时序层层包裹的体例,其利在前后有序,弊在实用时查找不便。于是李时珍起而变革,在按时序分辨诸书的基础上,采用"振纲分目"的"纲目"体例,"析族区类",且分项(区分不同类别的学术内容)按时序列举前人论说,从而更深入广泛地发挥了保存清晰学术源流这一优良传统的优势。

从《神农本草经》(约公元元年前后)为起点,大约每隔四五百年,本草学就会有一次集大成式的总结。例如:

陶弘景《本草经集注》→唐慎微《证类本草》→李时珍《本草纲目》

(约公元500年前后)　　(约公元1098～1108年)　　(公元1578年)

从《纲目》成书至今,又过了440余年。再次对传统本草文献进行集大成式的整理,势在必行。编写《续编》就是尝试对此目标发动的一次冲击。

近40余年来,我国的药学事业有了长足的发展。《中药大辞典》《全国中草药汇编》《中华本草》等多种大型药学著作在总结发扬古代药学成就方面功勋卓著。这些书籍运用现代科学技术知识，在辨析药物基原、药理药化、临床验证等方面取得了前所未有的成就，已非任何个人的能力与经验所能企及。可以说，在整理发扬《纲目》考辨药物成就等方面，现代多学科专家已经走在了前面。

但在古代传统药学资料荟萃方面，还留有待补的空间。这方面现代大型专书已有《中国本草全书》（丛书）、《中华大典·药学分典》（类书）。前者重在本草单本书集刊，后者重在本草单味药类编。但《纲目》在类编药学资料方面已经深入到单味药的内部（即分项说药），也就是说不仅有药物"正名为纲"，还深入到"分项为目"，更深了一个层次。因此，若再仿《纲目》"分项说药"体例，将截止到1911年的本草资料予以荟萃类编，就有可能双璧相合，将2000多年来古代传统药学的文字资料接续连贯，畅通药学源流，为发掘古代药学宝库做好基础工作。这就是我们为什么选择从文献学角度编纂《续编》的思路。

要达到这一目的，必须解决两个问题。一是尽可能广泛收集李时珍未能得见的古代药学资料，二是处理好资料分类编纂，尽量与《纲目》无缝对接。

关于资料收集，又有李时珍生前未见及李时珍身后所出两大类。

李时珍编纂《纲目》取材广博，但他毕竟是一名地方医家，难免有见不到的书。加之近代以来，陆续有许多新的医药文献浮现或出土。例如新浮现的南宋·王介《履巉岩本草》（地方彩色药谱），李时珍仅从《卫生易简方》转引了其中少量文字材料，根本不知道这些材料原出何书，因此错把早就存在于《履巉岩本草》的药物作为《纲目》新出药。又如南宋王继先《绍兴本草》、陈衍《宝庆本草折衷》，对了解南宋本草发展具有非常重要的意义，李时珍也无从得见。即便是明代唯一的官修《本草品汇精要》，李时珍曾上京进入了太医院，但从未有文字资料证实他见过该书。如一些罕见流传的医药书籍与早期版本，也非李时珍所能得见，例如南宋本《大观本草》、元刻《政和本草》、宋·刘明之《图经本草药性总论》、元·尚从善《本草元命苞》、明·兰茂《滇南本草》、王文杰《太乙仙制本草药性大全》、皇甫嵩《本草发明》等数十种明以前的医药书，李时珍都无从得见。更遑论还有近现代出土或散落异域的早期医药资料（如《新修本草》的敦煌残卷与日藏卷子本残卷，《食疗本草》敦煌残卷……），李时珍如何能见到？这些《纲目》遗漏的明以前药学资料若不加搜求荟萃，岂不是极大的憾事！

李时珍《纲目》出版以后，激励了后世一大批本草学者"奋编摩之志"，涌现出230多种的本草学著作。这些本草学著作，除了有对《纲目》改编发挥之书外，也有很多拾遗、阐发的新著。例如明·李中立《本草原始》、缪希雍《本草经疏》、倪朱谟《本草汇言》、贾所学《药品化义》、清·赵学敏《本草纲目拾遗》、吴其濬《植物名实图考》等，也都迫切需要汇集与遴选其中新出的资料。

要收集整理上述李时珍未曾得见的本草资料，诚然艰难异常。好在《续编》的编纂班底，已花费20余年，编成了《中华大典·药学分典》，基本完成了资料收集的前期工作。但《药学分典》囿于《中华大典》特有的"经纬目"体例与类书性质，并不能替代《纲目》的"纲目"体系。

"纲目"体系分为三级：分类——以部为纲，以类为目；定种——基原为纲，附品为目；叙药——标名为纲，列事为目。按此体系，则大能析族分类、物以类从，小能列事为目，分项说药。各药之下分释名、集解、正误、修治、气味、主治、发明、附方。按时序类列药学资料。从而能深入单味药内部，条理其学术发展源流。这一"纲目"体系，实践证明比明代《本草品汇精要》药分24项更为简洁实用。《纲目》不是类书，是一部本草学术著作，更贴近辨药与用药实际。在这一点上，其"纲目"体系有纯属类书的《中华大典·药学分典》所无法替代的优势。例如，《中华大典》要求"经目"分类体现时代特征，而用现代分类法整理古代药学资料，不免会留下某些死角，出现需要削足适履的窘境。为此，我们经过反复讨论，集思广益，决定《续编》应该继承《纲目》三级纲目的编纂体例。这一体例业已施用了400余年，可以解决编纂中许多棘手的问题。

　　仿照《纲目》体例看似省心，但绝不意味着省事。首先，我们要解决《纲目》引文与标注出处存在的引而不确、注而不明的缺陷，严格规范出处标注。关于出处标注，李时珍曾说过："各以人名书于诸款之下，不没其实，且是非有归也。"也就是说标示出处，不埋没各家之说，且可明白诸家的是非得失。阅读出处详明的本草著作，宛如阅读脉络清晰的本草学史书，参观种色夺目的本草博物馆。反之则会令人晕头转向，降低古代资料的可信度。由于《续编》已经定位在荟萃类编李时珍未能得见的古代药物资料，因此，确保引文准确，可节略而不篡改，也是《续编》必须做到的事。

　　然而《续编》毕竟是现代著作，也不能泥古不化。为此，《续编》在仿效《纲目》体例的同时，根据《纲目》之后的本草发展及当今时代特点，作了若干修正。例如药物分类，《续编》计分火、水、土、金石、草、谷豆、菜、果、木、虫、鱼、介甲蛇蜥、禽、兽，共计14部，删除了《纲目》原有的"服器部"与"人部"。《纲目》原本虽然有附图，但其图乃仓促绘成，不尽如人意。为此我们又增补遴选了古代本草12000多幅插图，使之有裨发挥以图鉴药的作用。

　　《续编》虽然在体例等方面参照了许多《纲目》的旧例，类目与许多药名亦与《纲目》相同，但其中内容并不与《纲目》重复。即便同一药名之下，其内容也都是李时珍所未见之药学资料。换言之，从药名来看，《续编》有"旧药"与"新增药"之分，但无论新、旧药，其实际内容皆属《纲目》所未引。从编纂的角度来看，补入新增药相对要轻松一些，但处理《纲目》原有"旧药"名下的后世本草书，则需要耗费大量的精力，甄别删汰因袭重复之文，萃取具有新意之言。从这个角度来看，《续编》"续"的是《纲目》旧体例，"编"的却是《纲目》所无的新内容。

　　此外，虽然《续编》多引前人药物资料，但并非如宋代唐慎微编《证类》那样全无自家之见。《续编》的"历代诸家本草续补"一节，所收诸书目皆为《纲目》所无，且解说全为自撰。这一节的写法很类似《嘉祐本草·补注所引书传》，与《纲目·历代诸家本草》常大段引用前人原文小有不同。

　　又，本书对药物出典及分条等问题的意见，用【校正】或者"编者按"的方式来表达。例如"乌头"与"草乌头"二药，《神农本草经》已有"乌头"条，后世分化出"草乌头"，其名晚至宋代才出现。《纲目》将"乌头"作为"附子"条的子药,内容则为"川乌"。《纲目》的"乌头"却专门定义为"乌头之野生于他处者,俗谓之草乌头。"这就改变了《本经》"乌头"条本义,造成混乱,也与古代用药实际不符。南宋《宝庆本草折衷》最早将"附子""川乌头""草乌头"3药分立,这是符合用药实际的。后世《本草备要》等亦多将"草乌头"单立,现代《药典》《中华本草》均将附子、川乌、草乌分别立条。有鉴于此,《续编》将"乌头"仍从《本经》,独立成条,加【校正】注明即"川乌头"。又依据《宝庆本草折衷》,将"草乌头"单立条,并在【校正】中加注说明。

历代本草书计算所收药数,各有明确的标准,《续编》亦然。本书药物计数有自己的特点。书中各部总论之后,新加了"编者按",说明本部药物计数及与《纲目》药数的比较,同时,也交代了对于《纲目》同部药物取舍与迁移情况。凡《纲目》已载之药物正名,为体现传承,作为旧条,尽量保留,计入《纲目》原有药物。但《纲目》"有名未用""杂录"之类,时珍虽列入药物计数,其实际应用价值几近于零。故此类药物均加删汰,不计入《续编》药数。凡《纲目》未收,或仅作为单味药"附录"的药,《续编》中将其单独立条者,按历代本草旧例,均计作新增药物。依上述计数之法,《续编》共收药2583种。此数乍看起来比《纲目》原载1892种仅多数百种,但因取用《纲目》的药物仅1547种,故《续编》新增药已达1306种。其中67种属"新分条"(即《纲目》原附录药升格为独立药),1239种来于唐、宋、元、明、清各代本草著作,均为《纲目》所无。

《续编》杀青之后,我们从文献角度将其与《纲目》比较,发现其中所收《纲目》之前、未被时珍见到过的本草著作每多精彩之论,亦多精美之图。但《纲目》之后的本草著作,以新增临床用药及药理发明之类的内容居多,关于释名、集解、性味、主治、附方等内容较少。清代能超出《纲目》辨药之论者,多集中在《本草纲目拾遗》《植物名实图考》《增订伪药条辨》等数种著作中。后世本草新增之药亦有精彩之处,但其论述均相对简单。由此可见,《纲目》在药物的基原辨析等方面,确实达到了古本草的巅峰。

《续编》字数已达500万,附图万余幅,从体量上已超过《纲目》一倍多。但本书只是一部从文献荟萃角度辅翼《纲目》之作。在考辨药物、广采博收百科资料等方面则远不如《纲目》之精深。即便是药学文献荟萃类编,也仍有许多不足之处。"本草纲目研究集成"丛书是国家出版基金项目,对项目内诸书的容量与完成时间都有硬性要求。因此对资料的取舍与遴选,我们还未能在有限的时间内做到尽善尽美。舍弃割爱的许多资料中也许还有遗珠璞玉,对此心怀忐忑,难以自安,衷心希望得到读者的谅解与批评指正。

张志斌 郑金生

2018年11月27日于北京

一、本书的编纂目的定位是继承与发展。即秉承《本草纲目》（以下简称"纲目"）编纂宗旨，广泛收集，拾遗补缺，对《纲目》所未囊括的1911年以前的传统本草知识予以系统地整理与总结。

二、1911年以前《纲目》未囊括的传统本草知识包括两大类，一为李时珍所未能得见的《纲目》成书以前的本草著作，二为《纲目》成书以后涌现出来的新增本草著作。换言之，一为《纲目》已收药物的未及内容，二为《纲目》未收的药物。本书对于前者，立足于对《纲目》原有药物知识的补充完善；对于后者，则多关注增补《纲目》所无的药物及相关内容。出处则均仿照《纲目》方式，标注于药名之后。

三、考虑到古代鉴定药物比较粗放，故确定药物正名，基本遵从首出文献，较为冷僻的药名，加括号说明（即：XX）。并按照古代用药习惯，只要同等入药的同属近缘植物，一般仍归于一名之下，不以现代分类学的种为标准。

四、本书每部总论之后加"编者按"，说明本部药物计数及与《纲目》药数的比较。药物数的统计方法，沿袭李时珍《纲目》之旧。凡《纲目》已载之药物正名，为体现传承，作为旧条，尽量保留，计入原有药物。但原本属"有名未用""杂录"之类，时珍虽亦进入药物计数，但因原本内容不清，凡后世无发挥者，予以放弃，不计入药数。凡《纲目》未收，或原先仅作为附录，在《续编》中作为独立药条收入者，按时珍旧例，均计作新增药物。

五、由于各部的参考文献有太多的雷同。本书每部总论之后，省略原《纲目》所附在本部之后的参考文献附录。全部的参考文献附于书后。

六、本书沿袭《纲目》的纲目体系和分类系统，并针对现代用药特点略加改进。全书计分火、水、土、金石、草、谷豆、菜、果、木、虫、鱼、介甲蛇蜥、禽、兽，共14部。去掉了原《纲目》所有的"服器部"与"人部"及部下分类。其中少部分药物归入大致同科属、结构的药类，现已废弃不用者，不收。

七、每一药物之下仍标正名为纲，其他药名及其他药用部分均仿《纲目》的"纲目"体例处理。药物解说仍分8项，次第为：释名、集解、正误、修治、气味、主治、发明、附方。

1.【释名】：凡涉及药物名称、别名及定名依据者。这一项中实际上有两类表示方法：一是罗列别名（大字），一是说明别名出处及解释名义（小字）。

2.【集解】：凡涉及药物品种、形态、真伪、产地等内容者。其中或间或偶涉功效主治者，为不使文字断续杂乱，不予分割处理，一并归放此处。

3.【气味】：凡涉及气味、毒性、归经者。

4.【主治】：凡涉及功效、主治者。偶或涉及简单的药物用法。

5.【发明】：有关功效、主治、副作用、毒性、禁忌、配伍调节及相关注意等内容的发挥及说明。

6.【附方】：凡药物应用之方剂举例。按原时间顺序排列，除主治病证不按《纲目》受四字限制外，余按时珍旧例，凡主治病证名置处方之前用大字，药物组成、剂量、煎服法及相关说明文字等用小字。属引用者，出处用小字置处方之后。

7.【校正】：主要是对与《纲目》不同之处给出说明。根据《纲目》的体例：一般与主药名并列，在"校正"文字比较多，甚至有换行的情况，做另起段处理。

另如【修治】、【正误】、【附录】等项，内容相对明确，均仿《纲目》体制。

八、本书药品附图图名中的书名均采用简称，现将"全部图录书名序号简称表"附录于下。

附：药图来源书名简称一览表

序号	书名	简称
1	本草图经（政和本）	图经（政）
2	本草图经（绍兴本）	图经（绍）
3	履巉岩本草	履巉岩
4	备急灸法	灸法
5	本草歌括	歌括
6	饮膳正要	饮膳
7	救荒本草	救荒
8	滇南本草（务本堂本）	滇南
9	本草品汇精要	品汇
10	食物本草	食物
11	野菜谱（救荒野谱）	野谱
12	本草蒙筌	蒙筌
13	太乙仙制本草药性大全	太乙
14	茹草编	茹草
15	补遗雷公炮制便览	雷公
16	精绘本草图	精绘
17	三才图会	三才
18	本草原始	原始
19	金石昆虫草木状	草木状
20	野菜博录	博录
21	本草图谱	图谱
22	救荒野谱补遗	野谱补
23	本草汇言	汇言
24	本草汇	本草汇
25	本草纲目类纂必读	类纂
26	本草备要	备要

序号	书名	简称
27	食物本草会纂	会纂
28	本草求真	求真
29	古今图书集成·草木典	草木典
30	古今图书集成·禽虫典	禽虫典
31	滇南本草图说	滇南图
32	草药图经	草药
33	植物名实图考	图考
34	草木便方	便方
35	本草简明图说	图说

九、本书把《纲目》之外的相关药图也作为传统本草知识，在各药之下随文收录。限于篇幅，这部分内容，根据是否原创及药图的精确程度，有所选择。

十、为节省篇幅，各种文献引用的内容（除附方外），均作接排。同一来源的同项内容，若来自于不同的段落，则加以省行符"○"后，予以接排。

十一、本书引用的资料均标明出处。出处名称均以书名或其简称为准，每一出处只有一个名称。同一作者的不同著作，则分别给出各书的准确书名。书后附参考文献，注明所有引文来源的作者、版本等信息。出处所在位置，或在引文之前，或在其后，均袭时珍旧例。

十二、本书采用简体横排，现代标点。考虑到所收资料多为古籍，因此仍然采用大小字的方法来处理版面。大小字的标示原则，仿《纲目》金陵本做法。

十三、限于篇幅，原书讹字、衍字、少用的异体字，本书径改不注。凡脱字，用"〔〕"（六角符号）补出。

总 目 录

一 序例

第一卷　序例一　书目

第二卷　序例二　用药

第三卷　序例三　药品辨制

第四卷　序例四　药性理论

二 火水土金石部

第五卷　火部

第六卷　水部（天水类、地水类）

第七卷　土部

第八卷　金石部（金属类）

第九卷　金石部（石类）

三 草部

第 十 卷　草部（山草类上）

第十一卷　草部（山草类下）

第十二卷　草部（芳草类）

第十三卷　草部（隰草类上）

第十四卷　草部（隰草类中）

第十五卷　草部（隰草类下）

第十六卷　草部（毒草类）

第十七卷　草部（蔓草类上）

第十八卷　草部（蔓草类下）

第十九卷　草部（水草类）

第二十卷　草部（石草类）

第二十一卷　草部（苔类）

四 谷豆菜果木部

第二十二卷 谷豆部（谷类、
豆类、造酿类）

第二十三卷 菜部（荤辛类）

第二十四卷 菜部（柔滑类）

第二十五卷 菜部（蓏菜类、
芝栭类、水菜类）

第二十六卷 果部（五果类）

第二十七卷 果部（南果类）

第二十八卷 果部（味果类、
蓏果类、水果类）

第二十九卷 木部（香木类）

第 三 十 卷 木部（乔木类）

第三十一卷 木部（灌木类）

第三十二卷 木部（寓木类、
苞木类、杂木类）

五 虫鳞介禽兽部

第三十三卷 虫部（卵生类）

第三十四卷 虫部（化生类、
湿生类）

第三十五卷 鳞部（龙蛇类）

第三十六卷 鳞部（鱼类）

第三十七卷 介部（蛤蚌类）

第三十八卷 介部（龟鳖类）

第三十九卷 禽部

第 四 十 卷 兽部（畜类）

第四十一卷 兽部（兽类）

第四十二卷 兽部（鼠类、寓类）

附录

参考文献

药名索引

虫部第三十三卷

虫之一　卵生类63种 …………… 3722

蜂蜜《本经》…………………… 3722
蜜蜡《本经》…………………… 3724
蜜蜂《本经》…………………… 3726
土蜂《本经》…………………… 3727
大黄蜂《本经》………………… 3728
露蜂房《本经》………………… 3729
赤翅蜂《本草拾遗》…………… 3731
留师《本草拾遗》……………… 3731
独脚蜂《本草拾遗》…………… 3731
蚅蜂《本草纲目拾遗》………… 3731
蜜虎《本草纲目拾遗》………… 3732
蠮螉《本经》…………………… 3732
虫白蜡《本草会编》…………… 3733
紫鉚《唐本草》………………… 3735
五倍子《开宝本草》…………… 3736
螳螂桑螵蛸《本经》…………… 3741
雀瓮《本经》…………………… 3744
蚕《本经》……………………… 3745
原蚕《别录》…………………… 3750
石蚕《本经》…………………… 3753
九香虫《本草纲目》…………… 3754
海蚕《海药本草》……………… 3754
雪蚕《本草纲目》……………… 3754
灯蛾《本草纲目拾遗》………… 3755
螟蛉巢《生草药性备要》……… 3755

茴香虫《本草纲目》…………………… 3755
枸杞虫《本草拾遗》…………………… 3755
蝎《开宝本草》………………………… 3756
水蛭《本经》…………………………… 3758
蛩蛴《本草拾遗》……………………… 3763
蜘蛛《别录》…………………………… 3763
壁钱《本草拾遗》……………………… 3765
草蜘蛛《本草拾遗》…………………… 3766
蝇虎《本草纲目拾遗》………………… 3766
淮东子《本草纲目拾遗》……………… 3766
蜻蛉《别录》…………………………… 3767
蟋蟀《本草纲目拾遗》………………… 3768
樗鸡《本经》…………………………… 3769
蛆《本草纲目》………………………… 3770
死人蛀虫《本草纲目拾遗》…………… 3771
狗蝇《本草纲目》……………………… 3772
蝇《本草纲目》………………………… 3772
壁虱《本草纲目拾遗》………………… 3773
牛虱《本草纲目》……………………… 3774
人虱《本草拾遗》……………………… 3774
龙虱《本草纲目拾遗》………………… 3775
葛上亭长《别录》……………………… 3775
芫青《别录》…………………………… 3776
地胆《本经》…………………………… 3777
斑蝥《本经》…………………………… 3778
洋虫《本草纲目拾遗》………………… 3780
黄麻梗虫《本草纲目拾遗》…………… 3781
芝麻虫《本草纲目拾遗》……………… 3782
食蔗之虫《本草纲目拾遗》…………… 3782

茄稞虫《本草纲目拾遗》⋯⋯⋯ 3782

沙鸡母《本草纲目拾遗》⋯⋯⋯ 3783

蚁《本草纲目》 ⋯⋯⋯ 3783

青腰虫《本草拾遗》⋯⋯⋯ 3784

蛔虫《本草拾遗》⋯⋯⋯ 3784

风驴肚内虫《本草纲目》⋯⋯⋯ 3785

青蚨《本草拾遗》⋯⋯⋯ 3785

枣猫《本草纲目》⋯⋯⋯ 3785

蛱蝶《本草纲目》⋯⋯⋯ 3786

灶马《本草纲目》⋯⋯⋯ 3803

蝼蛄《本经》⋯⋯⋯ 3803

蚱蝉《本经》⋯⋯⋯ 3805

蝉花《证类本草》⋯⋯⋯ 3809

蜚蠊《本经》⋯⋯⋯ 3810

䗪虫《本经》⋯⋯⋯ 3811

蟗螽《本草拾遗》⋯⋯⋯ 3814

鼠妇《本经》⋯⋯⋯ 3816

竹虱《本草纲目》⋯⋯⋯ 3818

衣鱼《本经》⋯⋯⋯ 3818

行夜《别录》⋯⋯⋯ 3820

蜉蝣《本草纲目》⋯⋯⋯ 3820

虫部第三十四卷

虫之二　化生类37种 ⋯⋯⋯ 3787

木蠹虫《本草纲目》⋯⋯⋯ 3787

竹蠹虫《本草纲目》⋯⋯⋯ 3787

桑蠹虫《别录》⋯⋯⋯ 3788

柳蠹虫《本草纲目》⋯⋯⋯ 3789

桂蠹虫《本草纲目》⋯⋯⋯ 3789

桃蠹虫《本草纲目》⋯⋯⋯ 3789

枣蠹虫《本草纲目》⋯⋯⋯ 3789

柘蠹虫《本草拾遗》⋯⋯⋯ 3790

苍耳蠹虫《本草纲目》⋯⋯⋯ 3790

青蒿蠹虫《本草纲目》⋯⋯⋯ 3790

皂荚蠹虫《本草纲目》⋯⋯⋯ 3791

芦蠹虫《本草拾遗》⋯⋯⋯ 3791

茶蛀虫《本草纲目》⋯⋯⋯ 3791

牛膝蛀《本草纲目拾遗》⋯⋯⋯ 3792

棕虫《本草纲目拾遗》⋯⋯⋯ 3792

桐蛀《本草纲目拾遗》⋯⋯⋯ 3792

乳虫《本草纲目》⋯⋯⋯ 3792

椰柑虫《本草求原》⋯⋯⋯ 3792

蛴螬《本经》⋯⋯⋯ 3793

天牛《本草纲目》⋯⋯⋯ 3795

蜣螂《本经》⋯⋯⋯ 3796

叩头虫《本草纲目》⋯⋯⋯ 3798

萤火《本经》⋯⋯⋯ 3799

木虻《本经》⋯⋯⋯ 3800

蜚虻《本经》⋯⋯⋯ 3801

虫之三　湿生类35种 ⋯⋯⋯ 3820

紫梢花《宝庆本草折衷》⋯⋯⋯ 3820

海蛇《本草拾遗》⋯⋯⋯ 3821

石帆《日华子》⋯⋯⋯ 3823

越王余算《本草拾遗》⋯⋯⋯ 3824

海参《食物辑要》⋯⋯⋯ 3824

禾虫《养生食鉴》⋯⋯⋯ 3826

马陆《本草拾遗》⋯⋯⋯ 3826

山蛩虫《本草拾遗》⋯⋯⋯ 3827

蚰蜒《本草拾遗》⋯⋯⋯ 3827

蜈蚣《本经》⋯⋯⋯ 3828

蚯蚓《本经》⋯⋯⋯ 3831

白沙蚓《滇南本草图说》⋯⋯⋯ 3834

蜗牛《别录》⋯⋯⋯ 3835

蛞蝓《本经》⋯⋯⋯ 3837

缘桑螺《证类本草》⋯⋯⋯ 3838

水黾《本草拾遗》⋯⋯⋯ 3839

豉虫《本草拾遗》⋯⋯⋯ 3839

砂挼子《本草拾遗》⋯⋯⋯ 3839

冬虫夏草《本草从新》⋯⋯⋯ 3840

蟾蜍《别录》⋯⋯⋯ 3841

虾蟆《本经》⋯⋯⋯ 3847

田父《图经本草》⋯⋯⋯ 3849

雪虾蟆《本草纲目拾遗》⋯⋯⋯ 3849

风蛤《本草纲目拾遗》⋯⋯⋯ 3850

蛙《别录》⋯⋯⋯ 3850

金线蛙《太乙仙制本草药性大全》 …… 3852

蝌斗《本草拾遗》 ………………… 3852

石鳞鱼姚氏《食物本草》………… 3853

溪狗《本草拾遗》 ………………… 3853

山蛤《图经本草》 ………………… 3853

石蛉《医林纂要探源》 …………… 3854

溪鬼虫《本草拾遗》 ……………… 3854

沙虱《本草纲目》 ………………… 3854

蛊虫《本草拾遗》 ………………… 3855

金蚕《本草纲目》 ………………… 3855

鳞部第三十五卷

鳞之一 龙蛇类27种 …………… 3857

蛤蚧《开宝本草》 ………………… 3857

盐龙《本草纲目》 ………………… 3861

守宫《本草纲目》 ………………… 3862

石龙子《本经》…………………… 3864

脆蛇《本草纲目拾遗》 …………… 3866

蚺蛇《别录》……………………… 3866

环蛇《本草纲目拾遗》 …………… 3869

翠蛇《本草纲目拾遗》 …………… 3870

鳞蛇《本草纲目》 ………………… 3870

蛇蜕《本经》……………………… 3870

黄颔蛇《本草纲目》 ……………… 3873

水蛇《本草纲目》 ………………… 3874

乌蛇《开宝本草》 ………………… 3874

金蛇《开宝本草》 ………………… 3876

蛇婆《本草拾遗》 ………………… 3877

白花蛇《开宝本草》 ……………… 3877

蝮蛇《别录》……………………… 3881

两头蛇《本草拾遗》 ……………… 3884

麻团蛇《草木便方》 ……………… 3884

蓝蛇《本草拾遗》 ………………… 3885

蚖《别录》………………………… 3885

天蛇《本草纲目》 ………………… 3885

苟印《本草拾遗》 ………………… 3886

蛇角《本草纲目》 ………………… 3886

竹青蛇《用药十八辨》 …………… 3886

鼍龙《本经》……………………… 3887

蛟龙《本草纲目》 ………………… 3889

鳞部第三十六卷

鳞之二 鱼类122种 ……………… 3890

乌贼鱼《本经》…………………… 3890

章鱼《本草纲目》 ………………… 3894

柔鱼姚氏《食物本草》…………… 3895

鲛鱼《唐本草》…………………… 3895

海鹞鱼《本草拾遗》 ……………… 3897

鱼脂《本草拾遗》 ………………… 3898

鳣鱼《本草拾遗》 ………………… 3899

鲟鱼《本草拾遗》 ………………… 3900

凤尾鱼《养生食鉴》 ……………… 3902

鲚子鱼姚氏《食物本草》………… 3902

勒鱼《本草纲目》 ………………… 3902

鲥鱼《食疗要草》 ………………… 3903

水晶鱼姚氏《食物本草》………… 3904

银条鱼《食鉴本草》 ……………… 3904

糊团鱼姚氏《食物本草》………… 3905

鳙鱼《本草拾遗》 ………………… 3905

鲃鱼姚氏《食物本草》…………… 3906

鲫鱼《唐本草》…………………… 3907

莼丝鲫姚氏《食物本草》………… 3910

金鱼《本草纲目》 ………………… 3910

鲮鱼姚氏《食物本草》…………… 3911

鲩鱼《本草拾遗》 ………………… 3911

鲤鱼《本经》……………………… 3912

嘉鱼《开宝本草》 ………………… 3916

苦鱼姚氏《食物本草》…………… 3917

阿罗鱼《本草纲目拾遗》 ………… 3917

渼陂鱼《本草纲目拾遗》 ………… 3917

蜜姑鱼《本草纲目拾遗》 ………… 3918

鼠头鱼姚氏《食物本草》………… 3918

鲃鱼《本草纲目拾遗》 …………… 3918

五色鱼姚氏《食物本草》………… 3919

耳鱼姚氏《食物本草》…………… 3919
鲖鱼姚氏《食物本草》…………… 3919
明府鱼姚氏《食物本草》………… 3919
奴鱼姚氏《食物本草》…………… 3920
石花鱼姚氏《食物本草》………… 3920
鰔鱼姚氏《食物本草》 …………… 3920
抱石鱼姚氏《食物本草》………… 3920
双鳞鱼姚氏《食物本草》………… 3920
羊头鱼姚氏《食物本草》………… 3921
鬼头鱼姚氏《食物本草》………… 3921
五味鱼姚氏《食物本草》………… 3921
鳡鱼《本草纲目》………………… 3921
白鱼《开宝本草》………………… 3922
横贯鱼姚氏《食物本草》………… 3924
红料鱼姚氏《食物本草》………… 3924
重唇鱼姚氏《食物本草》………… 3924
鲦鱼《本草纲目》………………… 3924
鲢鱼《本草纲目》………………… 3925
鲸鱼《食疗本草》………………… 3926
鲂鱼《食疗本草》………………… 3926
青鱼《开宝本草》………………… 3927
大麦青鱼《食物辑要》…………… 3930
麦鱼《医林纂要探源》…………… 3930
鲚鱼姚氏《食物本草》 …………… 3930
石鲫姚氏《食物本草》…………… 3931
公鱼姚氏《食物本草》…………… 3931
油鱼姚氏《食物本草》…………… 3931
竹鱼《本草纲目》………………… 3931
鳟鱼《本草纲目》………………… 3932
黄鲴鱼《本草纲目》……………… 3932
石鲥鱼《本草拾遗》……………… 3933
鳅鱼《本草纲目》………………… 3933
花鱼《滇南本草图说》…………… 3934
赤鱼《养生食鉴》………………… 3934
鹕鱼《养生食鉴》………………… 3935
鮧鱼《别录》……………………… 3935
土鲇鱼《本草求原》……………… 3937
鮠鱼《本草拾遗》………………… 3937
黄颡鱼《食疗本草》……………… 3938

塘虱鱼《养生食鉴》……………… 3939
鳗鲡鱼《别录》…………………… 3939
海鳗鲡《日华子》………………… 3942
鱵鱼《本草纲目》………………… 3943
鳈鱼《本草纲目》………………… 3943
文鳐鱼《本草拾遗》……………… 3944
鮹鱼《本草拾遗》………………… 3944
海马《本草拾遗》………………… 3945
龙头鱼姚氏《食物本草》………… 3946
瑰鱼姚氏《食物本草》…………… 3946
君鱼姚氏《食物本草》…………… 3947
鹿子鱼姚氏《食物本草》………… 3947
羊肝鱼姚氏《食物本草》………… 3947
拖枪鱼《医林纂要探源》………… 3947
鲻鱼《开宝本草》………………… 3947
鳝鱼《别录》……………………… 3948
赤赖鱼《养生食鉴》……………… 3951
白颊鱼《养生食鉴》……………… 3951
石斑鱼《本草纲目》……………… 3951
鲈鱼《嘉祐本草》………………… 3952
鳜鱼《开宝本草》………………… 3953
鰧鱼《本草纲目》………………… 3955
鮸鱼姚氏《食物本草》 …………… 3955
石首鱼《开宝本草》……………… 3956
鳓鲦《本草拾遗》………………… 3959
带鱼《医林纂要探源》…………… 3960
鲳鱼《本草拾遗》………………… 3961
土鲭鱼姚氏《食物本草》 ………… 3962
鲨鱼《日用本草》………………… 3963
鳢鱼《本经》……………………… 3964
薜壳鱼《养生食鉴》……………… 3967
鱼虎《本草拾遗》………………… 3967
鱼师《本草纲目》………………… 3967
杜父鱼《本草拾遗》……………… 3967
比目鱼《食疗本草》……………… 3968
增比鱼《养生食鉴》……………… 3969
河豚《开宝本草》………………… 3969
绷鱼姚氏《食物本草》…………… 3972
鲵鱼《本草拾遗》………………… 3972

鲥鱼《本草纲目》……………… 3973
四足鱼《本草纲目拾遗》………… 3973
海豚鱼《本草拾遗》……………… 3973
龙涎香《本草纲目拾遗》………… 3974
海虾《本草拾遗》………………… 3977
虾《嘉祐本草》…………………… 3978
鲍鱼《别录》……………………… 3980
鱼鲙《本草拾遗》………………… 3981
鱼鲊《本草拾遗》………………… 3982
鲚鱼《食疗本草》………………… 3982
金线鱼《滇南本草图说》………… 3983
䰇鲖鱼姚氏《食物本草》………… 3983
牛鱼《本草拾遗》………………… 3984
诸鱼有毒《本草拾遗》…………… 3984

介部第三十七卷

介之一 蛤蚌类47种 ……………… 3987

石决明《别录》…………………… 3987
鲍鱼《日用本草》………………… 3990
甲香《唐本草》…………………… 3990
甲煎《本草拾遗》………………… 3991
蜗螺《别录》……………………… 3992
石上螺蛳《滇南本草》…………… 3993
田螺《别录》……………………… 3994
石蛇《图经本草》………………… 3997
紫贝《唐本草》…………………… 3997
贝子《本经》……………………… 3998
海角《草木便方》………………… 4000
海贝八《草木便方》……………… 4000
蓼螺《本草拾遗》………………… 4000
郎君子《海药本草》……………… 4001
海螺《本草拾遗》………………… 4001
吐铁姚氏《食物本草》…………… 4002
青螺《医林纂要探源》…………… 4003
海粉《太乙仙制本草药性大全》… 4003
海牛《本草原始》………………… 4004
魁蛤《别录》……………………… 4004

淡菜《嘉祐本草》………………… 4006
真珠《开宝本草》………………… 4008
江珧柱《本草从新》……………… 4012
海月《本草拾遗》………………… 4012
牡蛎《本经》……………………… 4013
蚌《嘉祐本草》…………………… 4017
马刀《本经》……………………… 4019
蜊蛖《嘉祐本草》………………… 4021
蚬《嘉祐本草》…………………… 4021
沙白《养生食鉴》………………… 4023
车螯《海药本草》………………… 4023
车渠《海药本草》………………… 4024
海蛤《本经》……………………… 4025
文蛤《本经》……………………… 4027
西施舌《本草从新》……………… 4029
珂《唐本草》……………………… 4030
蛤蜊《嘉祐本草》………………… 4031
蛏《嘉祐本草》…………………… 4033
担罗《本草拾遗》………………… 4034
石蜐《本草纲目》………………… 4034
寄居虫《本草拾遗》……………… 4034
蟛蚏《宝庆本草折衷》…………… 4035
山蟛蟹《滇南本草》……………… 4036
蟹《本经》………………………… 4036
蟛蜞《太乙仙制本草药性大全》… 4039
鲎鱼《嘉祐本草》………………… 4040
海燕《本草纲目》………………… 4041

介部第三十八卷

介之二 龟鳖类19种 ……………… 4042

龟《本经》………………………… 4042
秦龟《别录》……………………… 4047
摄龟《蜀本草》…………………… 4048
蠵龟《本草纲目》………………… 4048
阴蛑《医林纂要探源》…………… 4049
瑇瑁《开宝本草》………………… 4049
毫姚氏《食物本草》……………… 4051

绿毛龟《本草纲目》……4052

鹗龟《本草拾遗》……4052

疟龟《本草拾遗》……4053

贲龟《本草纲目》……4053

蚝螂鱼《本草纲目拾遗》……4053

鼋《本草拾遗》……4053

鳖《本经》……4055

纳鳖《本草纲目》……4060

能鳖《本草纲目》……4060

朱鳖《本草拾遗》……4060

珠鳖《本草纲目》……4061

介甲龟鳖有毒《药性全备食物本草》…4061

禽部第三十九卷

禽部84种……4063

鹧鹕《本草拾遗》……4063

鹈鹕《嘉祐本草》……4064

卢鹚《别录》……4066

鹭《食物本草》……4069

鹭玛《本草拾遗》……4069

鹳《别录》……4070

阳乌《本草拾遗》……4072

鸭《别录》……4072

方目姚氏《食物本草》……4076

鸩鹊《本草拾遗》……4077

旋目姚氏《食物本草》……4077

野鸭《食疗本草》……4077

雁《本经》……4079

洋鸭《本草纲目拾遗》……4082

鸳鸯《嘉祐本草》……4082

鹙鹕《嘉祐本草》……4084

鹅《别录》……4085

天鹅《饮膳正要》……4089

鹰《别录》……4091

雕《本草纲目》……4094

鸱《别录》……4094

鹗《食物本草》……4096

鸩《嘉祐本草》……4096

鹧鸪《唐本草》……4098

鸡《本经》……4099

雉《别录》……4112

白鹇《图经本草》……4115

竹鸡《本草拾遗》……4116

英鸡《本草拾遗》……4117

苍鸡《食物本草》……4117

锦鸡《本草拾遗》……4117

孔雀《别录》……4118

凤凰《本草拾遗》……4120

鹊鸡《本草拾遗》……4120

山鸡《食疗本草》……4121

练鹊《嘉祐本草》……4122

雪鸡《本草纲目拾遗》……4123

驼鸟《本草拾遗》……4123

鹅《本草拾遗》……4124

鹤《嘉祐本草》……4124

鸧鸡《食物本草》……4126

鸧鸹《饮膳正要》……4127

鹭鹤《本草纲目》……4128

秧鸡《食物本草》……4129

鸨《饮膳正要》……4129

鸹《本草拾遗》……4130

鸥《食物本草》……4131

突厥雀《本草拾遗》……4131

鸽《嘉祐本草》……4132

白头翁《医林纂要探源》……4134

斑鸠《嘉祐本草》……4134

黄褐侯《本草拾遗》……4137

鹦鹉《食物本草》……4137

布谷《本草拾遗》……4138

杜鹃《本草拾遗》……4138

鸮《本草拾遗》……4139

鸱鸺《本草拾遗》……4140

燕窝《食物辑要》……4141

鱼狗《本草拾遗》……4144

蚊母鸟《本草拾遗》……4145

啄木鸟《嘉祐本草》……4145

本草纲目续编 五 虫鳞介禽兽部

燕《别录》…………………… 4147

石燕《日华子》………………… 4149

骑牛燕《本草求原》…………… 4150

莺《食物本草》………………… 4150

刺毛莺《食物辑要》…………… 4151

鹳鸲《唐本草》………………… 4151

乌鸦《嘉祐本草》……………… 4152

慈乌《嘉祐本草》……………… 4154

鹊《别录》……………………… 4156

鹊嘲《嘉祐本草》……………… 4157

山鹊《食物本草》……………… 4158

巧妇鸟《本草拾遗》…………… 4158

百舌《本草拾遗》……………… 4159

雀《别录》……………………… 4160

蒿雀《本草拾遗》……………… 4163

伯劳《嘉祐本草》……………… 4164

桑扈《食物本草》……………… 4164

鸠《别录》……………………… 4165

姑获鸟《本草拾遗》…………… 4166

治鸟《本草纲目》……………… 4167

鸬鹚《食物辑要》……………… 4167

鬼车鸟《本草拾遗》…………… 4167

诸鸟有毒《本草纲目》………… 4168

兽部第四十卷

兽之一　畜类30种　…………… 4170

狗《本经》……………………… 4170

狗宝《本草纲目》……………… 4177

驴《唐本草》…………………… 4178

阿胶《本经》…………………… 4183

骡《食鉴本草》………………… 4188

马《本经》……………………… 4189

猪《本经》……………………… 4195

驼《开宝本草》………………… 4207

牛《本经》……………………… 4209

霞天膏《本经逢原》…………… 4216

霞天曲《本草再新》…………… 4217

黄明胶《太乙仙制本草药性大全》 4217

牛黄《本经》…………………… 4219

酥《别录》……………………… 4223

酪《唐本草》…………………… 4225

醍醐《唐本草》………………… 4225

乳腐《嘉祐本草》……………… 4226

羊《本经》……………………… 4227

黄羊《饮膳正要》……………… 4236

鲊答《本草纲目》……………… 4236

诸血《本草拾遗》……………… 4237

诸朽骨《本草拾遗》…………… 4237

震肉《本草拾遗》……………… 4237

败鼓皮《别录》………………… 4238

毡《本草拾遗》………………… 4239

底野迦《唐本草》……………… 4239

六畜毛蹄甲《本经》…………… 4239

六畜心《本草纲目》…………… 4240

诸肉有毒《本草拾遗》………… 4240

解诸肉毒《本草纲目》………… 4241

兽部第四十一卷

兽之二　兽类46种　…………… 4242

鲮鲤《别录》…………………… 4242

兔《别录》……………………… 4245

败笔《唐本草》………………… 4249

豪猪《神农本经会通》………… 4250

狼《本草拾遗》………………… 4251

豺《唐本草》…………………… 4253

貉《本草衍义》………………… 4254

狐《别录》……………………… 4255

熊《本经》……………………… 4258

薄辰姚氏《食物本草》………… 4262

猫《唐本草》…………………… 4262

山獭《本草纲目》……………… 4264

水獭《别录》…………………… 4264

水中连帖《滇南本草》………… 4268

海獭《本草拾遗》……………… 4268

獾《饮膳正要》 ················ 4269

木狗《本草纲目》 ················ 4270

灵猫《本草拾遗》 ················ 4270

狸《别录》 ················ 4271

猫《蜀本草》 ················ 4274

虎《别录》 ················ 4277

狮《本草品汇精要》 ················ 4283

豹《别录》 ················ 4285

貘《图经本草》 ················ 4287

犴《医林纂要探源》 ················ 4288

膃肭兽《开宝本草》 ················ 4289

西楞鱼《本草纲目拾遗》 ············ 4292

猾《炮炙论》 ················ 4292

象《开宝本草》 ················ 4292

犀《本经》 ················ 4296

野马《饮膳正要》 ················ 4305

野猪《唐本草》 ················ 4305

鹿《本经》 ················ 4307

麋《食物本草》 ················ 4320

麈《食物本草》 ················ 4320

麇《本经》 ················ 4320

麞《别录》 ················ 4324

麝《本经》 ················ 4326

山獭《本草纲目拾遗》 ············ 4330

麂《开宝本草》 ················ 4330

狍《饮膳正要》 ················ 4332

牦牛《本草纲目》 ················ 4332

犛牛《本草纲目》 ················ 4332

山羊《日用本草》 ················ 4333

石羊《本草纲目拾遗》 ············ 4337

羚羊《本经》 ················ 4338

兽部第四十二卷

兽之三　鼠类15种 ············ 4344

鼹鼠《别录》 ················ 4344

隐鼠《本草拾遗》 ················ 4345

鼥鼠《本草纲目》 ················ 4346

伏翼《本经》 ················ 4346

黄鼠《饮膳正要》 ················ 4350

土拨鼠《本草拾遗》 ············ 4350

松鼠《医林纂要探源》 ············ 4351

鼮鼠《本经》 ················ 4351

寒号虫《开宝本草》 ············ 4352

竹䶄《本草纲目》 ················ 4356

鼠《别录》 ················ 4356

香鼠《本草纲目拾遗》 ············ 4360

貂鼠《本草纲目》 ················ 4360

鼬鼠《本草纲目》 ················ 4361

猬《本经》 ················ 4362

兽之四　寓类9种 ············ 4364

风狸《本草拾遗》 ················ 4364

猕猴《证类本草》 ················ 4365

狨《本草拾遗》 ················ 4368

果然《本草拾遗》 ················ 4368

猩猩《本草纲目》 ················ 4369

狒狒《本草拾遗》 ················ 4370

彭侯《本草纲目》 ················ 4371

罔两《本草纲目》 ················ 4371

猿《本草纲目》 ················ 4371

附录

参考文献 ················ 4373

药名索引 ················ 4392

五

虫鳞介禽兽部

虫部第三十三卷

《太平御览》卷九四四：《尔雅》曰：有足谓之虫，无足谓之豸。○《周礼·冬官》梓人曰：外骨、内骨、却行、仄行、连行、纡行，以脰鸣者，以注鸣者，以旁鸣者，以翼鸣者，以股鸣者，以胸鸣者，谓之小虫之属。○孙卿子曰：肉腐出虫，鱼枯生蠹。《本草洞诠》卷一八：虫乃生物之微者，其类甚繁。外骨、内骨，却行、仄行，连行、纡行，以脰鸣、注鸣、旁鸣、翼鸣、腹鸣、胸鸣者，谓之小虫之属。其形也，有羽、毛、鳞、介、倮之异。其生也，有胎、卵、风、湿化之殊。蜩、蚁、蚔，可供馈食。蜈、蚕、蟾、蝎，可起沉疴。录其功，明其毒，岂以微琐而略之哉？

编者按：今集虫属药物（及与疾病相关之虫类）成虫部2卷，分卵生类、化生类、湿生类等3类，载药135种。收入《本草纲目》原有药物103种，包括原草部2种（石帆、越王余算）、鳞部2种（海蛇、紫梢花）。新增32种，其中4种为原《纲目》附录药新分成条，其余28种来自元、明、清各本草著作。《本草纲目·虫部》原载药物106种，现收入本部凡99种，放弃原附录诸虫7种。

《本经》30种

《别录》10种

《唐本草》1种 唐·苏敬

《本草拾遗》27种 唐·陈藏器

《海药本草》1种 五代·李珣

《日华子》1种 宋人大明

《开宝本草》2种 宋·马志

《图经本草》2种 宋·掌禹锡

《证类本草》2种 宋·唐慎微

《太乙仙制本草药性大全》1种 明·王文洁

《本草会编》1种 明·汪机

《本草纲目》31种 明·李时珍

《食物辑要》1种 明·穆世锡

姚氏《食物本草》1种 明·姚可成

《养生食鉴》1种 清·何其言

《生草药性备要》1种 清·何谏

《滇南本草图说》1种 明·兰茂撰 清·范洪等抄补

《本草求原》1种 清·赵其光

《本草从新》1种 清·吴仪洛

《医林纂要探源》1种 清·王绂

《本草纲目拾遗》18种 清·赵学敏

虫之一 卵生类63种

蜂蜜《本经》

【集解】《太平御览》卷八五七：《韵集》曰，蜜蜂，百草华所作也。《绍兴本草》卷一八：石蜜乃蜂作成之物。性味、主治已载《本经》，固非专起疾之物。但以和百药，用之无害而所益无多，又云久服不饥不老，延年神仙，未见的验。○色白者佳，处处有之。盖在于石崖中作窝而成者，故有石蜜之称。《药性粗评》卷三：蜂所作有石蜜、有土蜜、有木蜜，随其窍之所便说者，谓随风土所宜，蜂自知所择也。今观江南出蜜等处，虽一郡而三蜜，皆备则不尽系于风土，可知蜜有青白不同，其白如凝酥者，未炼而收贮者也。陶隐居谓蜂之作蜜，须人小便以酿诸花乃得，和熟状似作饴须蘗也，理或然焉。夫蜂房大者，常取蜜数斗，彼采百花经年始成一，以为育子之地一，以为度岁之计，人取之乃尽所有，而不少留焉，可以观德矣。南北处处有之。冬初采之入药，以石蜜为胜。采获慢火炼过成稠，如一斤以十二两为率，以瓷收贮耐久。

【气味】味甘，平、微寒，无毒。《千金要方·食治》卷二六。味甘，平、微温，无毒。《图经本草药性总论》卷下。味甘，气寒，性润，无毒。沉也，降也。入手足太阴、阳明经。《本草汇言》卷一七。

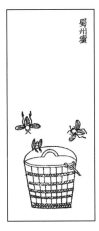

图 33-1-1 蜀州蜜
《图经（政）》

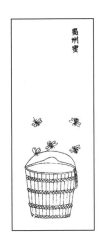

图 33-1-2 蜀州蜜
《图经（绍）》

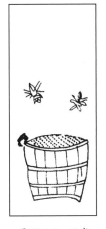

图 33-1-3 石蜜
《歌括》

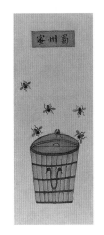

图 33-1-4 蜀州蜜
《品汇》

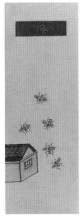

图 33-1-5 蜜
《食物》

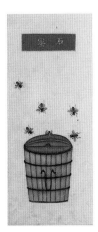

图 33-1-6 石蜜
《雷公》

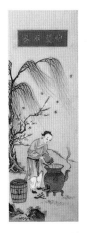

图 33-1-7 炮制
石蜜《雷公》

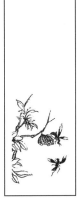

图 33-1-8 蜂蜜
《图说》

【主治】主心腹邪气、惊痫、痉，安五藏，治诸不足，益气补中，止腹痛，解诸药毒，除众病，和百药，养脾气，消心烦、食饮不下，止肠澼，去肌中疼痛，治口疮，明耳目。久服强志轻身，不饥耐老，延年神仙。《千金要方·食治》卷二六。补中益气，安五脏不足。解诸毒，能除众病；入丸散，调和百药。养脾气，为缓中之剂；除心烦，为润燥之方。疗心腹邪气，诸惊痫痉；止肠澼泄痢，肌中疼痛。治牙齿疳䘌，点目中热膜；医口疮杀虫，明耳目强志。《本草元命苞》卷八。除烦热。润归肺，悦容颜。炼熟水调，产后渴烦可止。《药镜》卷三。

【发明】《宝庆本草折衷》卷一六：旧经以石蜜立条者，此言岩崖间之蜜耳。然蜂或作房于木上，或窠养于人家，而蜜非但岩崖间有之。《图经》又谓蜂采之花蜜，随花而为色，此尤不多见。惟白则蜜之本色也。故寇氏特以白蜜定其条焉。或杂以他物，非药所取矣。昝子感切殷《产宝》方有蜜煎散，治产后骤泻，以白蜜一匙，生姜一片同煎，候其黄赤，投童子小便一大盏，去姜更煎两三沸，分三服。或呕逆，则多入生姜。凡小儿最忌生蜜。当食之际，忽尔发嗽，即成蜜哮，难以治疗。更有蜜霜，形块或小或大，黄白莹澈，其性差凉。佐药点眼，其效优于白蜜也。**《本草经疏》卷二〇**：得草木群英之精华，合露气以酿成。故其气清和，其味纯甘。施之精神、气血、虚实、寒热、阴阳、内外诸病，罔不相宜。《经》曰：里不足者，以甘补之。甘为土化，土为万物之母。石蜜具天地间至甘之味，故能安五藏诸不足，及益气补中除众病也。心经有热，则为诸惊痫痉，得甘缓之气则心火降，烦热除，诸惊痫痉平矣。诸痛痒疮疡，皆属心火，故又能止肌中疼痛及口疮也。甘主解毒，故能和百药。甘主入脾，故能养脾气。脾气得所养，而饮食自下，肠澼止矣。五脏足，气血充，则耳目聪明，不饥不老，轻身强志，延年神仙所自来矣。**《医宗必读·本草征要》下**：大肠虚滑者，虽熟蜜亦在禁例。酸者食之令人心烦，同葱食害人，同莴苣食令人利下。食蜜饱后，不可食鲊，令人暴亡。蜡性涩，止久痢，止血，生肌定痛，火热暴痢者忌之。**《本草述》卷二七**：万物之至味莫过于甘，蜂采百花之英，酿以成蜜，是和群味以成其甘也。甘属土，故能养脾。甘能解毒，况其集群味以为甘，是酝酿之中大有变化，故其解毒为最。甘味属阳，故所益者脾气。然《经》曰：阴之味而归于形，形归于气。盖尤能和阴而谐荣卫，故润脏腑，通三焦。唯其润脏腑，通三焦，故脾气益畅，而虚热能解。时贤诸说不妄。如缪氏所谓其气清和，其味甘纯，施之阴阳内外，罔不相宜者，亦庶几近之矣。**《本草新编》卷五**：味甘，气平、微温，无毒。益气温中，润燥解毒，养脾胃，却痫痉，止肠澼，除口疮、心腹卒痛，补五脏不足，通大便久闭。此蜂采百花而酿成，自然补益。但可丸药中用之，入汤剂内，止润大肠也。

【附方】**《图经本草药性总论》卷下**：治阴头生疮。以蜜煎甘草，涂之，差。《外台秘要》。肛塞肿缩生疮。白蜜一升，猪胆一枚，相和，微火煎令可丸，丸长三寸，作挺，涂油内下部，卧令后重，须臾通泄。《梅师方》。

蜜蜡《本经》

【集解】**《宝庆本草折衷》卷一六**：白者名白蜡，黄者名黄蜡。〇又云：蜡即蜜脾底也。〇所出与白蜜同。〇今诸有蜂处，皆取蜜房滓，煮治成蜡。

【气味】味甘、平、无毒。《绍兴本草》卷一八。味甘，微温，无毒。《图经本草药性总论》卷下。味甘，平，微温，无毒。《宝庆本草折衷》卷一六。

【主治】主下痢脓血，补中，续绝伤金疮，益气，疗久泄澼，后重白脓。《宝庆本草折衷》卷一六。

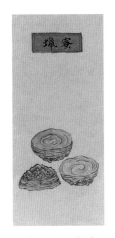

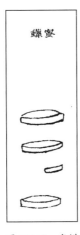

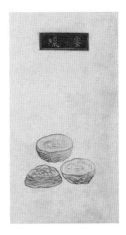

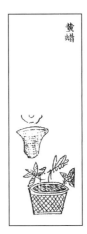

图 33-2-1　蜜蜡　　图 33-2-2　蜜蜡　　图 33-2-3　蜜蜡　　图 33-2-4　黄蜡
　《品汇》　　　　　《太乙》　　　　　《雷公》　　　　　《便方》

黄蜡

【气味】味甘，微温。《食鉴本草》卷上。

【主治】治下痢脓血。补中益气，续绝伤金疮，耐老不饥。《食鉴本草》卷上。

白蜡

【气味】味平淡。《食鉴本草》卷上。

【主治】疗久泄痢白脓。补绝伤，利小儿，久服轻身不饥。《食鉴本草》卷上。

【发明】《绍兴本草》卷一八：蜡即蜜之脚也。虽有黄白二种，然其性一矣。《本经》虽具性味、主治，固无验据。但诸方家多以用匿毒药而不化，或以合油药而涂傅，皆非专恃此而取功效也。《本草经疏》卷二〇：蜡，石蜜之凝结于底者也。蜜性缓，质柔，故主润脏腑经络；蜡性涩，质坚，故能疗久痢，泄澼后重，下脓血也。甘能益血补中，温能通行经脉，故主续绝伤及金疮也。中得补则气自益，故久服能不饥轻身耐老也。男子女人，大小内外皆可施。而《别录》独云利小儿者，非也。《本草述》卷二七：蜜蜡其味初尝之觉有微甘，即转而为淡，所谓如嚼蜡者是，诚如之颐说也。夫五味以淡为本，乃此味之淡，却先有甘，于此可思，是固从中土而为扶危救困之味也。先哲曰：蜡者，蜜之跖。愚谓淡为甘之先，由甘而淡，是返其始也。夫淡以养阴，此味入中土之甘，而返之于元阴，其续绝伤而益气者，固专于脾胃之阴气，而能续其绝伤也。抑何以不等于诸淡味之渗泄乎？盖味以淡成，且凝密为质，不等于诸淡，而有以完元阴之气。即仲景及《千金》二方，观其与蜜蜡同用者，可以思矣。至如华佗方用之治下痢不纳食者，是非能还脾阴之一证乎？又如蜡矾丸，治背疽者用以护膜，非能护其阴气，而得谐矾之收阴以奏功软？乃愦愦者止知其能治痢，辄曰此味性涩而收脱也，则亦不察之甚矣。

【附方】《宝庆本草折衷》卷一六：治耳暴聋。以蜡和茯苓，或和栗肉，每服三钱，同嚼细，津液咽下。又可用蜡并干枣，入粳米中煮稀粥，乘热而啜。以二方于食后、临卧，相间服之，久而耳聪矣。《是斋方》。

《食鉴本草》卷上：治妇人有孕，动胎下血。用白蜡鸡子一大块，煎三四滚，以好酒半升，投入服之。《海上方》。

《药性会元》卷下：大治鱼口疮，肿毒痛疽。然滞肠胃，不宜多服。和白矾作丸，名蜡矾丸。

《本草汇言》卷一七：调血汤。治热痢及妇人产后下痢。用黄蜡、阿胶各三钱，同溶化，入当归末二钱，和热汤一盏搅匀，分三次服立验。《千金》。○治诸疮毒久烂，脓血泄而疮口不敛。用黄蜡一两溶化，将凝，入枯矾细末三钱，熬熟香油数匙，搅匀，揩成细小丸子，每服二钱。毒在上，食后服；在下，食前服，俱用热酒送下。《外科方》。○治阴蚀疮。用黄蜡、猪油各一两，同溶化，加铅粉、真珠、冰片、蛀竹屑，俱研细末，葱白捣烂化，各三钱，同调入蜡油内，用鹅羽蘸药搽之。同上。○治内外臁疮。用黄蜡一两，猪油五钱，同溶化，入孩儿茶、铅粉、龙骨、粉霜，共研极细末，调入蜡油内，作夹纸膏贴之。○治脚上冻疮，风裂疼痛。用黄蜡溶化，涂入裂中。姚氏方。○治犬咬疮发。用黄蜡溶化，灌入疮中。葛氏方。

蜜蜂 《本经》

【集解】《绍兴本草》卷一八：蜂子乃未成翅足土产者，然分三种，性味即一。《本经》虽具主治，固非起疾之物。今世之多作果馔。《通志·昆虫草木略》卷七六：蜂之类多。《本草》，蜂，即蜜蜂也。大黄蜂即土蜂也，一名蜚零。穴土以居。今宣城所生蜂儿者，土蜂也。木蜂，即蜂也，结窠如甑在木上者。《日用本草》卷五：蜂儿取树上蜂房，内如蛹，以头足不成者，盐淹暴干。《药

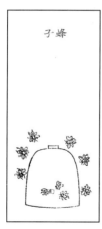 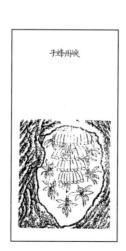 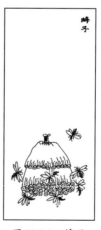 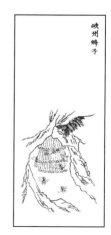

图 33-3-1　蜂子　　　图 33-3-2　峡州　　　图 33-3-3　蜂子　　　图 33-3-4　峡州
《图经（政）》　　　蜂子《图经(政)》　　　《图经（绍）》　　　蜂子《图经(绍)》

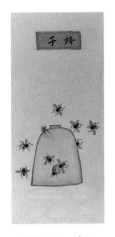
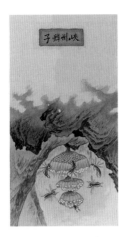
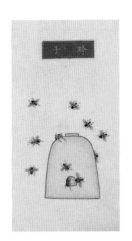
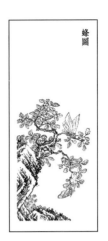

图 33-3-5　蜂子　　　图 33-3-6　峡州蜂子　　　图 33-3-7　蜂子　　　图 33-3-8　蜂《禽
《品汇》　　　　　　　《品汇》　　　　　　　　《雷公》　　　　　　　　虫典》

性全备食物本草》卷三：歙人取蜂子法：大蜂结房于山林间，大如巨钟，其如数百层。土人采时，须以草衣蔽体，以捍其毒螫，复以烟火熏散，其蜂母乃敢拔缘崖木，断其蒂，取黄蜂子，以盐炒曝干，寄入京洛以为方物。然房中蜂子三分之一翅足已成，则不堪用。食之者，须以冬瓜、苦荬、姜、苏以制其毒。

蜂子

【气味】味甘、平、无毒。《绍兴本草》卷一八。味甘，性平、微寒，无毒。《日用本草》卷五。

【主治】主风头痛，除蛊毒，补虚羸及治大人小儿腹中五虫。《日用本草》卷五。治风头而除蛊毒，补虚羸而疗伤中。理心腹疼痛，主风游丹。腹中留热可祛，大小便涩即利。调妇人赤白带下，又下乳汁去浮血。疗小儿腹中五虫，口吐出者，面目黄。久服光泽好颜色，益气不老又轻身。《太乙仙制本草药性大全·仙制药性》卷八。

蜜蜂

【主治】同杏仁叶、蝙蝠、蛇蜕，治瘰疬神效。《赤水元珠》。《本草纲目拾遗》卷一〇。

【发明】《本草纲目拾遗》卷一〇：蜜蜂《纲目》止用子，云入足阳明、太阴，而无用蜂者。《赤水元珠》有治瘰疬方用之，为补于后。

土蜂《本经》

【集解】《太乙仙制本草药性大全·本草精义》卷八：《本经》有蜂子、黄蜂、土蜂，而土蜂下云生武都山谷，今处处皆有之。○而今宣城蜂子乃掘地取之，似土蜂也。故郭璞注《尔雅》：土，云今江东呼大在地中作房者为土，啖其子，即马，荆巴间呼为蟺音惮。又注木云似土而小，在木上作房，江东人亦呼木，人食其子。然则二蜂子皆可食久矣，大抵蜂类皆同科，其性效不相远矣。《本草发明》卷六：黑色，土穴中居，最大，螫人或致死。俱取头足未成者用之。

蜂

【主治】赤黑色者，烧末，合油和，傅蜘蛛咬疮。此物能食蜘蛛，亦取其相伏也。《本草品汇精要》卷二九。

蜂子

【修治】《神农本经会通》卷一〇：凡用蜂子，并取头足未成者佳。翅足已成，则不堪用。须以盐炒，暴干。亦可寄人以为方物。

【主治】主痈肿，嗌痛。《日用本草》卷五。利大小便，治妇人带下病等。又有食之者，须以冬瓜及苦荬、生姜、紫苏，以解其毒也。《太乙仙制本草药性大全·仙制药性》卷八。

【发明】《本草发明》卷六：凡蜂子皆有小毒，有食之者，须以冬瓜及苦荬、生姜、紫苏，以制其毒。畏黄芩、芍药、牡蛎。

大黄蜂《本经》

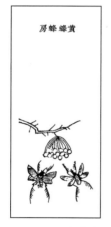

图 33-5-1　黄蜂蜂房《备要》

【集解】《神农本经会通》卷一〇：大黄蜂子即人家屋上作房及大木间蜂子也。岭南人亦作馔食之。《本草品汇精要》卷二九：蜂并黄色，比蜜蜂更大。

蜂子

【主治】主心腹胀满痛、干呕，益气。《日用本草》卷五。

蜂针

【主治】《物理小识》：取黄蜂尾针，合硫炼，加冰麝为药，置疮疡之头，以火点之，灸疮上。〇须先以湿纸覆疮，先干者，即疮头灸之。《本草纲目拾遗》卷一〇。

【发明】《本草纲目拾遗》卷一〇：《物理小识》：取黄蜂尾针，合硫炼，加冰麝为药，置疮疡之头，以火点之，灸疮上，《本草》未载此法。须先以湿纸覆疮，先干者，即疮头灸之。

露蜂房《本经》

【修治】《本草述》卷二七：修治凡使，须十二月采，洗去蜂粪泥土，蒸半日，晒干，炙令焦黄，细研。然亦当因各证之原方，如其修治，不得执一也。

【气味】味苦、咸，平，有微毒。《本草元命苞》卷八。味甘、苦、咸，性平，有毒。《本草汇言》卷一七。味甘，温，有毒。《医宗必读·本草征要》下。

【主治】乳痈肿痛，漏下崩中。《本草元命苞》卷八。根拔肠痈。《药性粗评》卷四。敷小儿重舌，兼营痘症。《本草再新》卷一〇。

【发明】《本草经疏》卷二一：蜂性有毒，螫人则痛极，以其得火气之甚也。故蜂房味苦，气平，性亦有毒。《别录》言咸，当作辛咸。辛散苦泄，咸可软坚，故主惊痫瘛疭，寒热邪气，癫疾，

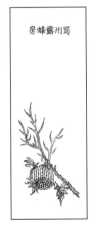

图 33-6-1　蜀州露蜂房《图经（政）》

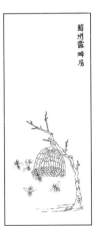

图 33-6-2　蜀州露蜂房《图经（绍）》

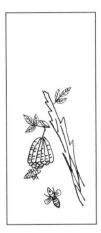

图 33-6-3　露蜂房《歌括》

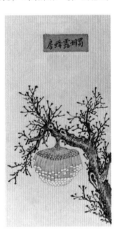

图 33-6-4　蜀州露蜂房《品汇》

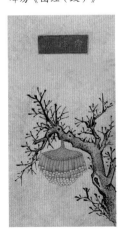

图 33-6-5　露蜂房《雷公》

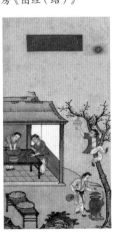

图 33-6-6　炮制露蜂房《雷公》

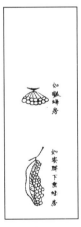

图 33-6-7　露蜂房《原始》

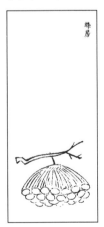

图 33-6-8　蜂房《本草汇》

鬼精蛊毒，肠痔等证也。疗蜂毒、毒肿者，取其气类相从，以毒攻毒之义也。苏恭以乱发、蛇皮，三物合烧灰，酒服方寸匕，治恶疽附骨痈，根在脏腑，历节肿，出丁肿恶脉诸毒。大明煎水漱齿，止风虫疼痛，洗乳痈，蜂疔恶疮。皆取其攻毒散邪杀虫之功耳。《本草汇言》卷一七：驱风攻毒，散疗肿恶毒之药也。梁心如曰：蜂性有毒，螫人则痛极欲死，以其得火气之甚也。故蜂房系胡蜂吐沫结成，亦非良物。如《别录》方治风瘛肿痛，及附骨恶疽，内痈疔肿，根在藏府，及历节风疼，痛如虎咬。盖取其以毒治毒之义云。若病属气血两虚，无风毒外邪者，与痈疽溃后元气虚乏者，皆不宜服。《药镜》卷三：露蜂房辛散苦泄，固主惊痫瘛瘲。癫疾蛊毒，而味咸又能软坚。故牙疼虫肿，瘰疬肠痈，亦可治也。《本草乘雅半偈》帙一一：黄蜂露处于显，其房倒垂而旋覆。显者密之，蜜蜂退藏于密，其房横列于四隅密者显之，动者静，静者动，开者阖，阖者开，枢机之为用乎。故主气上而惊，气下而痫，倒置开阖而瘛瘲，乖错阴阳而寒热。阳重者狂，阴重者癫，有阴无阳者鬼精，有阳无阴者蛊毒。显者密而密者显，行布不碍圆通，圆通不碍行布矣。至若肠澼为痔，通因塞用，蜂肠百穿，象形对待法也。《本草汇》卷一七：蜂房，即黄蜂之窠也。性有毒，以其得火气之甚也。外科方多用之者，皆取其以毒攻毒，兼杀虫之义耳。若病属气血虚，与夫痈疽溃后元气乏竭者，皆不宜服。《本草备要》卷四：附骨疽不破，附骨成脓，故名。不知者误作贼风治。附骨疽痛处发热，四体乍热乍寒，小便赤，大便秘而无汗，泻热发散则消。贼风痛处不热，亦不发寒热，觉身冷，欲得热熨则小宽，时有汗，宜风药治之。涂瘰疬成瘘，音漏。炙研，猪脂和涂。止风虫牙痛。煎水含漱。时珍曰：阳明药也，取其以毒攻毒，兼杀虫之功耳。敷小儿重舌，烧灰酒和敷舌下，日数次。起阴痿。烧灰敷阴上。取悬于树、受风露者，炙用。治痈肿，醋调涂。洗疮，煎用。

【附方】《药性粗评》卷四：眼瞖。露蜂房、细辛等分，相和含之，即差。风瘘。凡患鼠瘘成瘘者，露蜂房炙令黄焦，为末，每用一钱，腊月猪脂调匀，傅疮上，干又易之，即差。小儿脐风。凡患小儿脐风湿肿，久不差者，露蜂房烧末，傅之，日二三次，即差。妇人乳肿。凡患妇人乳痈内结或脓，号为妬乳者，露蜂房烧灰，每服二钱，水一盏，煎至六分，去滓，食后温服。

《本草汇言》卷一七：治风痹手足肿痛。用蜂房一两，炒焦为末，蒜肉五钱切片，醋浸七日，取出，同蜂房捣傅患上。《乾坤秘韫》。○治风虫牙痛。用蜂房一块，细辛一钱，煎汤漱之。《袖珍方》。○治重舌肿痛。用蜂房、白僵蚕各等分，俱炒燥为末，酒调傅。《圣惠方》。○治疔肿恶毒。用蜂房、半枝连各等分，煎汤饮。《方脉正宗》。○治附骨恶疽，及历节风痛。用蜂房数两，炒，捣末，酒调厚傅患上。同上。○治小儿头上软疖频作。用蜂房二两切碎捣末，巴豆肉二十粒，香油内煎滚，俟豆枯浮，滤出清油，调蜂房末敷之。唐氏方。○治头上癣疮。用蜂房捣末，腊猪油和涂之，立效。《圣惠方》。○治乳痈内结肿硬，不散不溃。用蜂房五钱，炒，水煎服，三四次愈。《外科方》。

赤翅蜂《本草拾遗》

【集解】《太乙仙制本草药性大全·仙制药性》卷八：赤翅蜂有小毒。出岭南，如土蜂，翅赤，头黑，穿土为窠，食蜘蛛，蜂来皆隐避。

【主治】主蜘蛛咬毒良方，治疔肿痘疮妙剂。《太乙仙制本草药性大全·仙制药性》卷八。

【附方】《太乙仙制本草药性大全·仙制药性》卷八：治蜘蛛咬，疔肿疽疮。烧令黑，和油涂之，取蜂窠出醋和为泥，傅咬处效。

留师《本草拾遗》（即：竹蜂）

【校正】《本草纲目》以"竹蜂"为正名，今据《证类本草》改。

【集解】《证类本草》卷二二：〔《本草拾遗》〕蜂如小指大，正黑色。啮竹为窠，蜜如稠糖，酸甜好食。《方言》云：留师，竹蜂也。

留师蜜

【气味】味甘，寒。〔《本草拾遗》〕。《证类本草》卷二二。

【主治】主牙齿痛。口中疮，含之。〔《本草拾遗》〕。《证类本草》卷二二。

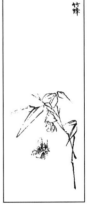

图 33-8-1　竹蜂
《图说》

独脚蜂《本草拾遗》

【集解】《证类本草》卷二二：〔《本草拾遗》〕似小蜂，黑色，一足。连树根不得去，不能动摇。五月采取，出岭南。又有独脚蚁，功用同蜂。亦连树根下，能动摇，出岭南。

【气味】味甘，寒。〔《本草拾遗》〕。《证类本草》卷二二。

【主治】所用同前。（主蜘蛛咬及丁肿，疽病疮，烧令黑，和油涂之。）〔《本草拾遗》〕。《证类本草》卷二二。

蚅蜂《本草纲目拾遗》

【集解】《本草纲目拾遗》卷一〇：《粤志》：阳春有蚅蜂，尝附橄榄树而生，虽有首足，与木叶无别，须木叶凋落乃得之。

【主治】土人以置箧笥，每遇蛊毒必鸣，鸣则自呼。又以其声之清浊卜祸福，佩之辟蛊。《本草纲目拾遗》卷一〇。

蜜虎《本草纲目拾遗》

【集解】《本草纲目拾遗》卷一〇：蜜虎似蜂而大，首尖身圆，状如橄榄形。有两翼，亦如蜂翅。遍身生毛，花斑色。尾有短毫，铺张如鹅尾。鼻上有须二根，喜入花心中，以须钩取花蕊而出，其须能伸缩屈曲，如象鼻然以卷物，登州人呼古路哥子，安徽人呼为蜜虎，养蜜者最忌之。《台湾府志》：蜂虎虫属，状似灯蛾而大，头有斑点，入蜜蜂窠则尽食其蜂。汪杭苇言：蜜虎多喜入凤仙花丛中，散子于叶背，日久生小灰色虫，如青蠖，体上有黑白斑晕，食其花叶长大。及老则下根底，变为蛹，头粗尾尖如海蛳状，作老黄色。久则蛹出为蛾，即成蜜虎。如此循环，生生不已。〇诸城王逊亭云：古路哥有雌雄，雄者身瘦小，雌者腹大，入药用雄者，以线穿阴干，可合房术药用。其老仆王三云：此虫山东极多，能食蜂，养蜂家最忌之。其虫口中有黑丝，常卷，若入蜂窝，即吐直其丝以刺蜂，蜂即毙，然后食之。盖蜂针在尾，而此虫之针在首，想亦有毒。针在尾者阴，在首者阳，以阳克阴，故蜂为所刺，无不立毙。其虫于初秋散子，在豆荚中，则为豆虫，如青蠖状，食豆；在黍穰上，则为朝天猴，如刺螫状，后黍叶自下食而上，最为庄田之患。然可食，庄人候日未出时，此虫着露体重翅轻，不能飞，易于扑取。人捕得，去其翅，群置瓦罐内，令其自相扑掷，其体上细毛自落，然后以油盐椒姜炒食之，味胜蚕蛹。但其体上毛不可着人眼，着眼即损目。

【主治】治咽喉肿痛生蛾。〇心痛腹痛。《本草纲目拾遗》卷一〇。

【附方】《本草纲目拾遗》卷一〇：治咽喉肿痛生蛾。蜜虎登州最多，人捕得装入布袋，悬挂檐下阴干，遇有咽喉肿痛或生单蛾、双蛾，取一枚瓦上火焙去其周身绒毛，翦去头足尾翅，再用火焙为末，加冰片少许，吹入喉中即愈，此神方也。又入壮药用。陈良翰。治心痛。用咽噜哥，即蜜虎，五六月飞行墙壁，山东甚多，取置竹筒中，此物难死，必待二十日，方干死在筒中，自能扑打，体上绒毛尽落，有患心痛者及腹痛者，瓦焙研末，酒服一二枚即止。鞠子静方。

蠮螉《本经》

【集解】《通志·昆虫草木略》卷七六：蠮螉，曰土蜂，曰蜾蠃，曰蒲卢。俗谓之蠮螉。捷泥入于屋壁间及器物旁作房，或双或只，亦入竹管中，以泥封其口。其类不一也。凡蜂、蚁皆不能生子，只取他物呪成。而陶隐居乃谓此生子如粟米大，在房内，仍取他虫置其中，以拟其子大为粮也。以《诗》云螟蛉有子，蜾蠃负之为谬矣。后来人有坏其房而看之，果见有卵如粟，在死虫之上，皆如陶所说。此盖不究其义也。诸虫在蛰尚不食，况其形体未定，犹在寒中时，何得有饥饱也？坏其房而见卵与死虫者，是变与未变耳。将其故房看之，其虫壳皆如蜕形，则非为物所食明尔。且蚱蝉生于蛣螂，衣鱼生于瓜子，龟生于蛇，蛤生于雀，白鹢之相视，负蠜之相应，其类不一。然则螟蛉蜾蠃，不为异矣。**《太乙仙制本草药性大全·本草精义》卷八**：蠮螉一名螟蛉，一名土蜂。生熊耳川谷及祥牁，或人家屋间，今处处有之。黑色而细腰，而不在土中作穴，但捷土于人家壁间，或器物傍作房，如比竹管是也。

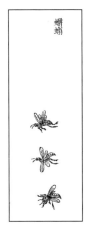

图 33-12-1 蠮螉
《图经（政）》

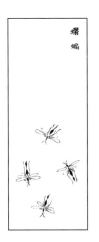

图 33-12-2 蠮螉
《图经（绍）》

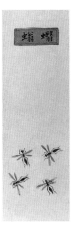

图 33-12-3 蠮螉
《品汇》

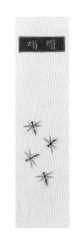

图 33-12-4 蠮螉《雷公》

【气味】味辛，气平，无毒。《神农本经会通》卷一〇。

【主治】主久聋咳逆如神，疗鼻窒呕吐大效。生研汁署竹木刺立出，烧和油傅蜘蛛咬即安。亦能出汗，霍乱尤良。《太乙仙制本草药性大全·仙制药性》卷八。

【发明】**《绍兴本草》卷一八**：蠮螉乃蜂之别种，注云细腰蜂是也。《本经》虽有性味、主治，然未闻入方验据。即非无毒之物，当作有毒是矣。**《本经逢原》卷四**：《本经》治久聋咳逆毒气，出刺出汗。发明：《诗》言：螟蛉有子，果蠃负之。言细腰之蜂，取青虫之子，教祝变化成子也。大明治呕逆。生研能罨竹木刺，即《本经》出刺出汗取其毒之锐，以出其刺也。**《本草求原》卷一八**：果蠃，细腰蜂，俗名缸瓦蜂。《诗》曰：螟蛉有子，果蠃负之。言其取青蜂之子，教祝化成子也。辛平入肺，止咳呕。其毒锐，能出竹木刺，生研敷。治久聋。其巢象鼻，能去瘜肉。煅吹。

虫白蜡 《本草会编》

【集解】**《本草集要》卷六**：白蜡一名虫蜡。属金，冬青树上细虫，食树液而生者。**《本草原始》卷一一**：以川、滇、衡、永产者为胜。蜡树枝叶状类冬青。其虫大如虮虱，芒种后则延缘树枝，食汁吐涎，粘于嫩茎，化为白脂。至秋刮取，以水煮溶，滤置冷水中，凝聚成块，碎之文理如白石遇膏而莹澈。自元以来，人始知浇烛入药，俗通呼白蜡。〇其虫嫩时白色，作蜡及老则赤黑色，乃结苞于树枝。初若黍米大，入春渐长大如鸡头子，紫赤色，累累抱枝，宛若树之结实也。俗呼蜡种，亦曰蜡子。子内白卵如细虮，一包数百，次年立夏日摘下，以箬叶包之，系卵树上。《医林纂要探源》卷三：蜡虫如虮虱，食冬青叶，吐涎于嫩茎，化为白脂，至秋刮取煮滤，凝块成蜡，虫化蝶去，遗卵树上，作房包子，次年复作蜡，俗呼蜡种。

【修治】《本草述》卷二七：另研，用外治。亦入丸散服。

【气味】味甘，气平，无毒。《神农本经会通》卷一〇。甘，淡，温，涩。《医林纂要探源》卷三。

【主治】全禀收敛坚凝之气，外科之要药。生肌，止血，定痛，接骨续筋，补虚。与合欢树皮同入长肌肉药膏用，神效。《本草集要》卷六。疗泄澼后重而见白脓，补绝伤白发而烊即黑。亦治胎漏，善利小儿。久服不饥，轻身耐老。《太乙仙制本草药性大全·仙制药性》卷八。主安五藏，美毛发。《本草乘雅半偈》帙一〇。

【发明】《本草乘雅半偈》帙一〇：乳卵于女贞，造蜡于枝上，成始于阴姤，成终于大观。禀女贞木气之专精，巽入在中，速于敷化，故主居中之神室，散精于五藏，淫气于五形。五形者，五藏之所合也。自外合内，繇内合外，维中不息之生机，功胜女贞实矣。羽毛臝鳞介，总呼为虫。物入阴中，色剥为白，退藏合密，敷化为蜡。精、神、魂、魄、意，为五神。心、肾、肝、肺、脾，为五藏。皮毛、血、肉、筋、骨，为五形。肾藏精，骨者，肾之合也；肝藏魂，筋者，肝之合也；脾藏意，肌肉者，脾之合也；心藏神，血脉者，心之合也；肺藏魄，皮毛者，肺之合也。五月为阴剥，八月为大观。《本草备要》卷四：郑赞寰曰，汪御章年十六，常患尿血，屡医不效。予以白蜡加入凉血滋肾药中，遂愈。定痛补虚，续筋接骨。外科要药。《医林纂要探源》卷三：补肺敛气，环卫心君。白色入肺，味甘气涩，大能补肺固气，且和膻中之气血，以安护心君，使瘀血惊气不

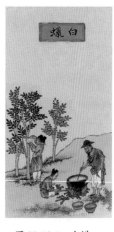

图 33-13-1　白蜡
《品汇》

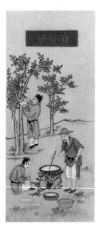

图 33-13-2　白蜡
《雷公》

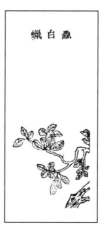

图 33-13-3　虫白
蜡《备要》

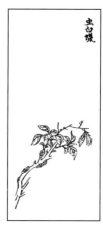

图 33-13-4　虫白
蜡《图说》

得而犯之。坚完肌肉，续筋接骨。外傅能生肌续伤，其胶固凝成之性然也。凝聚之中，实含滋润资生之意。然今人只知其外着之效，而不知其有内补之功矣。

【附方】《太乙仙制本草药性大全》卷八：主妊孕妇人胎动漏下，血不绝欲死。以蜡如鸡子大，煎销三五沸，美酒半升投之，服之差。○主白发。镊去，消蜡点孔中，即生黑者。和松脂、杏仁、枣肉、茯苓等分合成，食后服五十丸便不饥。功用甚多。又云主下痢脓血。

《本草汇言》卷一七：杖丹长肉方。用白蜡、黄蜡各二两，黄连一两，以猪油一斤，熬黄转黑色，浮起去渣，入二蜡收之。每遇是患，用软帛摊贴，扎紧自愈。

紫鉎《唐本草》

【集解】《本草衍义》卷一四：紫鉎，如糖霜结于细枝上，累累然，紫黑色，研破则红。今人用造绵，迩来亦难得。《宝庆本草折衷》卷一三：生真腊国山谷及南海及波斯、昆仑。○无时连细枝折之。《太乙仙制本草药性大全·本草精义》卷三：《酉阳杂俎》云：紫鉎出真腊国，国人呼为勒佉。亦出波斯国。木高丈许，枝繁郁，叶似橘柚，冬不凋落。三月花开不结子，每有雾露微雨，沾濡其枝条，则为紫鉎，波斯国使人呼及沙利。两人说如此，而真腊国使人言蚁运土上于木端作窠，蚁壤为雾露所沾，即化为紫鉎。又《交州地志》亦云：本州岛岁贡紫鉎出于蚁壤。乃知与血竭虽俱出于木，而非一物明矣。今医方亦罕用，惟染家所须耳。

【气味】味甘、咸，平，有小毒。《宝庆本草折衷》卷一三。味甘，气温，无毒。《太乙仙制本草药性大全·仙制药性》卷三。

【主治】治湿痒疥疮宜入膏用，主驴马蹄漏亦可镕补。《太乙仙制本草药性大全·仙制药性》卷三。凡小儿患痘死，极酷，惟乌斯藏有草名紫草茸，磨药中服之，功

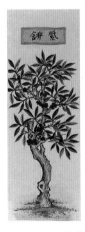

图 33-14-1　紫鉎《品汇》

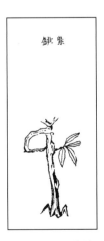

图 33-14-2　紫鉎《太乙》

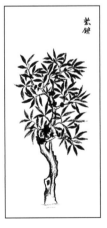

图 33-14-3　紫鉎《草木状》

图 33-14-4　紫鉎《图说》

可起死回生。《识小录》卷一。古方治五藏邪气，金疮，崩漏，破积血，生肌止痛。今人专治痘疮，有活血起胀之功，无咸寒作泻之患，其功倍于紫草。《本经逢原》卷四。

【发明】《本草汇言》卷八：李时珍起痘行浆之药也。郑子来稿《唐本草》治痘不作浆，或皮薄欲损，血溢于外者用之。取其象形以从治也。王绍隆先生曰：男女媾精，淫欲之毒，遂含胞胎，伏藏两肾。有生之后，发为痘疮。始发也，如春气之升；行浆也，如夏气之出；回合也，如秋气之降；剥落也，如冬气之入。举世但知始发之欲透，未知毒化之成浆，犹为切要。何也？如去滓纯水，必清必静，全赖此耳。否则仍含毒种，复归两肾，生死存亡，变生不测矣。紫钟固为解毒之要品，但可施于化毒之际，不可施于始发之期。更有毒未化而浆不行，反弃液之横偏，预投保元之降藏，虽不顾淫毒之不攘，独不念六淫之未散乎？司业者，当留心而熟思之可也。《本草乘雅半偈》帙九：紫钟，渴禀木液也。承雾露之阴液，液溢叶表而钟铆，若垂枝布叶，万物之所以盛长，南方火象耳。故渴者尽其所需，禀者受命自天。紫者木液之赤，呈阴而水色间之；钟者金肤，效三阳沦肤而至极，三阴肤受而容平，流于四藏而邪逐，五经并行而带已，血积破，肌生而痘毒出矣。盖毛肤者，金肺之形藏也。因于邪，使人毫毛毕直，皮肤闭而受之。以次相传递侵四形，始必舔于肤，终必从于肤耳。固与麒麟竭大同而小异，较其所自始，小同而大异。钟属液溢叶表，竭属液流跌踵，为迥别也。《本草纲目拾遗》卷五：紫草茸，叶大椿《痘学真传》云：紫草茸古本不见，近刻但在紫草项下，注明紫草茸染手者为佳，竟不知别有一种。予幼时见世叔华泓卿家有紫草茸，为发痘神丹，乃其高祖学士鸿山公使外国带归者。予取而藏之，每遇血热毒壅，失血烦闷，顶陷不起，痘疔肿胀，于清解药中研加四五分，无不神效。惜乎方书不载，不敢擅增本草。近见《神应心书》独标紫草茸，色澹红，出乌思藏，着大树枝上如白蜡，其价如千金，不特发痘如神。用酒调服一二钱，能治诸肿毒恶疮。又云：顺手摘一钱，酒下，力能催生，此澈水谭应梦屡获其效，并请正西番贡僧之语。至近时亦知茸非紫草之嫩苗，复误认胭脂渣即是紫草茸。此说更谬。

【附方】《本草汇言》卷八：治痘疮皮破，浆水泛出；或手搔伤损。用紫钟研极细末，敷之即干，并不走泄元气。卢氏方。〇治痘疮浆不丰满，或干枯，或水塌不透者。用紫钟一二分，为细末，糯米汤调灌，或人参汤调，或纯酒浆调亦可。同前。

五倍子 《开宝本草》

【集解】《药性粗评》卷一：五倍子，肤木子也，一名文蛤。树高七八尺，叶大如舌，对生，五六月开花作穗，老树则七月结实，初青熟黄，大者如拳，内多虫，故一名百虫仓。染家以作皂色。江南处处有之，以蜀中者为胜。九月采子，暴干。《太乙仙制本草药性大全·本草精义》卷三：五倍子一名文蛤。其子色青，大者如拳，肉多小虫，一名百虫仓。旧不着所出州土，王云在处有之，今以蜀中者为胜。生肤木叶上，七月结实，无花，其木黄青色，其实青，至熟而黄，大者肉内多虫。九月采子暴干，生津液最佳。

【修治】《本草述》卷二七：去虫，汤药生用，丸药略炒。染须炒至烟起，以浓茶泼之，再炒至烟净，用青布包，以脚踏石，压干为末。

五倍子

【气味】味苦、酸，平，无毒。《图经本草药性总论》卷下。性温。《医方药性·草药便览》。味酸、涩，性微凉。《景岳全书》卷四九。酸，涩，苦，平。《顾氏医镜》卷八。

【主治】口疮，以末掺之，便可饮食。《本草衍义》卷一二。疗齿宣疳，肺脏风毒，流溢皮肤，作风湿癣疮瘙痒脓水，五痔下血不止，小儿面鼻疳疮。《图经本草药性总论》卷下。生津最妙，疗齿宣疳。止肠澼泄痢，治肺脏风毒。流溢皮肤，作风湿疮癣痒。疗脓水，疗五痔下血不止。治小儿面鼻生疮。《本草元命苞》卷六。噙口中，善收顽痰有功。且解诸热毒。《本草衍义补遗》。能封疗背。《医方药性·草药便览》。杀虫，收敛肺气。从外治风热，则疗疳齿宣。痔癣鼻疮，燥老痰顽湿。又主生津明目，止泻涩精。《药镜》卷三。

【发明】《本草发明》卷四：五倍子，苦能泄散，酸以收敛，故《本草》主齿宣疳，肺藏风毒流溢皮肤，作风湿癣疮瘙痒脓水，五痔下血，小儿面鼻疳疮。注云：治风上攻，目赤肿痛涩痒，或赤烂浮翳，瘀肉侵睛，以能泄散风热也。又止泻痢，肠虚消渴，以能收敛津液也。口疮，以末掺之效。《药性解》卷五：五倍酸苦之性端涩大肠，其收敛甚捷，泻痢初起者，未宜入剂。《本草经疏》卷一三：五倍子得木气兼金水之性，其味苦酸涩，气平无毒。气薄味厚，敛也，阴也。入手太阴、足阳明经。本经主齿宣疳，风湿癣疮，及小儿面鼻疳疮者，皆从外治，取其苦能杀虫，酸平能敛浮热，性燥能主风湿疮痒脓水。五痔下血者，大肠积热也，大肠与肺为表里，肺得敛肃则大肠亦自清宁也。《本草汇言》卷一七：涩津收液，方龙潭敛气止血之药也。周忆斋曰：此药结球叶底，小则如黍、如粟，大则如菱、如栗，故名五倍子也。似虫卵而不属虫卵，似果实而不属果实，此属假木气以赋形者矣。○然而味之酸涩，质之坚脆，性之燥涩，如咳嗽由于风寒外感，宜散不宜敛也；咳嗽由于肺火壅闭，宜清不宜敛也；泻利由于食积停滞，宜导不宜敛也；泻利由于湿热痞满，宜运不宜敛也。若误服之，反致壅塞喘胀，以其酸敛太骤，火气无从发越故也。如劳损阴虚，咳嗽动血之证，亦不宜用。谓其性燥能烁肺系故也。观染家作皂色，必需此用。然丝布服之未久，必致碎裂可见。《医宗必读·本草征要》下：五倍子性燥急而专收敛，咳嗽由于风寒者忌之，泻痢非虚脱者忌之，咳嗽由于肺火实者忌之。误服反致壅满，以其收敛太骤，火气无从泄越耳。《本草述》卷二七：五倍子有谓其为手太阴肺药者，时珍曰盐肤子、五倍子先走肾肝，有救水之功，其说皆是也。丹溪谓属金与水，乃为完诣。○时珍谓五倍子与盐肤子同功，其义不妄。

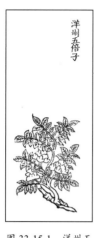

图 33-15-1　洋州五倍子《图经（政）》

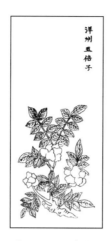

图 33-15-2　洋州五倍子《图经（绍）》

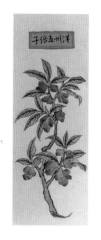

图 33-15-3　洋州五倍子《品汇》

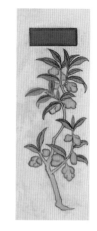

图 33-15-4　五倍子《雷公》

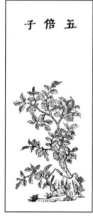

图 33-15-5　五倍子《三才》

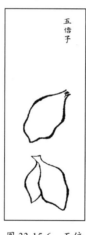

图 33-15-6　五倍子《原始》

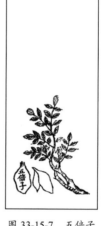

图 33-15-7　五倍子《汇言》

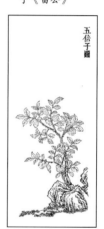

图 33-15-8　五倍子《禽虫典》

盖盐肤之木叶皆咸酸寒凉，其所结之子，核上有薄盐，是水气所凝，包孕于子也。五倍子虽由虫而结，亦缘木叶之水气，咸凝转化结形如此也。谓曰同功，亦近之矣。唯五倍子酿过为百药煎者，较与五倍子之功稍异。时珍所说最确也。《顾氏医镜》卷八：君腊黄醋调敷肿毒，佐白矾煎汤洗脱肛。掺湿烂之目，染须发之白。性燥急而专收敛，外治多功。今人滥用治咳嗽泻痢，使火气无从泄越，贻祸不浅。《罗氏会约医镜》卷一七：百药煎即五倍子酿造者。味酸涩，微甘。其功与五倍子同，但经酿造而成，其味稍纯。能清痰解渴止嗽。凡耗散诸病，俱能收敛。作丸噙化尤佳。及治下焦滑泄，亦更优也。

【附方】《宝庆本草折衷》卷一三：治风毒上攻眼，肿痒涩痛，浮翳瘀肉。五倍子一两，蔓荆子一两半，同杵末，每服二钱，水二盏同石器内煎，及一盏澄滓热淋洗，大能明眼。《博济方》。

《太乙仙制本草药性大全·仙制药性》卷三：治肠虚泄痛。以五倍子煮汤热服。○口疮。

以末掺之便可饮食。治小儿吐不定。用二个，一生一熟，甘草一握，用湿纸裹炮过，同捣为末，每服米泔调下。

《本草原始》卷四：乌须经验方。五倍子炒一钱，铜末醋炒三分，白矾飞二分，食盐一分，四味为细末，合一处为一料，为乌黑霜。旱莲草膏二钱，没食子雌雄二个，诃子肉五分，白及五分，川芎五分，辽细辛五分，以上六味，各为细末，搜和一处，名为乌黑霜。前五倍子等四味一料，入乌黑霜二三分，用浓茶调，不稀不稠，盛磁器中，入锅内水煮镜面相似为度。每用先以皂角烧水洗须净，令干，以柄涂药白须上，待干，或茶或水洗去，则须柔润光黑，可耐月余，几无摧折之患矣，真佳方也。要炒倍子得法。炒五倍子法：五倍子捶破，去虫净，肉小指尖大块，一次炒。或四两，或八两，文武火炒，不住手更易柳条勤搅，令白烟出透熟，用水湿青布一块，铺放净地上，将熟倍子倾于布中包住，以脚一躧，开之自成一块，随用。上等照前方分两称入，须多，勿拘一料。

《本草汇言》卷一七：治齿牙宣露，疳作臭烂者，或小儿走马牙疳者。用五倍子炒焦一两，枯白矾、铜青各一钱，为极细末，先以发篸用米泔温水漱净，掺之。《集简方》。○治湿癣瘙痒，脓水淫渍。用五倍子炒焦，枯白矾各等分，研细末，猪油调搽。同上。○治赤眼湿烂，水泪多膜，或有努肉翻出。用五倍子二钱打碎，铜青三分研碎，川黄连五分同滚汤泡出药味，以软帛蘸洗，一日二次。《济急方》。○治顽痰留滞，咳嗽频发者。用五倍子三钱，川贝母二钱，五味子一钱，共研细末，炼蜜丸弹子大，夜卧时口中含化。《方脉正宗》。○治五痔及藏风下血。用五倍子一两，枯白矾三钱，共研极细末，炼蜜丸。每早服二钱，白汤下。如五痔下血，外用此药傅上，或煎汤熏洗亦可。《圣惠方》。○治肠虚泄利久不止。用五倍子、五味子各一两，白术、补骨脂、骨碎补各二两，丁香五钱，俱炒燥为末，饴糖丸梧子大。每早服三钱，米汤下。《方脉正宗》。○治喉痹肿塞不通。用五倍子三钱，杏仁霜二钱，硼砂、胆矾各一钱，共为细末，吹入喉间，吐痰即通。同上。○治自汗盗汗不止。用五倍子研末，米汤调，填脐中，缚定一夜即止。《方脉正宗》。○治酒积作痛作泄，多在食后发者。用五倍子、甘草、陈皮各一两，共为末。每早服二钱，用海蜇头一块，煎汤调服。同上。○治肛脱不收。用五倍子煎汤温浸，用软帛轻轻托上即收。虚人用人参一钱，煎汤服。同上。○治行路作劳之人，口渴少津。用五倍子、五味子、人参各三钱，为极细末，炼蜜和丸弹子大。随时噙口内，即生聚津液。同上。○治暑月水泄。用五倍子研末，饭丸黄豆大。每服三十丸，荷叶煎汤送下。宗氏方。○治孕妇漏胎。用五倍子炒研末，酒服二钱立效。朱氏方。○治耳疮肿痛。用五倍子炒黄研末，冷水调涂，湿则干掺。《海上方》。○治牙缝出血不止。用五倍子炒焦，研末傅之。《卫生方》。○治天行口疮。用五倍子、黄柏各等分，研末掺之。庞氏方。○治鱼口便毒，初起未成脓者。用五倍子炒黄研末，以米醋调涂患处，一日夜即消。《杏林摘要》。○治头上热疮及风湿诸毒。用五倍子、白芷各等分炒黄，研末掺之，脓水即干。如干者，以香油调涂。《卫生方》。○治诸疮久不收口。用五倍子，焙燥研末，以米醋调涂疮口四围，离疮数分。同上。

《要药分剂》卷九：治虚而滑精者。用五倍子一两，茯苓二两，其用茯苓倍于五倍子，泻多涩少，诚尽制方之妙。

《校补滇南本草》卷中：诸肿诸痛。用五棓子炒，为末，醋调敷。自汗盗汗。用五棓子末，津调，塞脐中。偏疝。用五棓子炒，为末，好酒空心服。耳底脓血。用五棓子末，吹入耳中。久痢腹痛，日夜无度。用五棓子炒，为末，枯矾末等分，和匀，醋面丸如桐子大，每服三四十丸，空心时米汤下。赤白带下。用五棓子炒，为末，桃仁泡去皮尖，为末，等分，以火酒送下。小儿夜啼。用五棓子末，以津调，塞脐中。发背疮。用五棓子醋炙，用猪脑子杵成膏，贴之；如疮在左，用左边脑子，疮在右，用右边脑子，方效。鱼口疮初起。用五棓子炒，为末，入百草霜末，和匀，以醋调涂，一夜即消。

百药煎

【修治】《本草蒙筌》卷四：百药煎者，亦此造成。新鲜五倍子十斤，舂捣烂细，磁缸盛，稻草盖盒，七昼夜，取出复捣，加桔梗、甘草末各二两，又盒一七，仍捣仍盒，务过七次，捏成饼锭，晒干任用。如无新鲜，用干倍子水渍为之。

【气味】酸、咸、微甘，无毒。《本草原始》卷四。味酸、涩、微甘。《景岳全书·本草正》卷四九。

【主治】肺胀喘咳不休，嚼化数饼即止。《本草蒙筌》卷四。化痰清肺，定嗽止热，生津解渴，收湿，消酒。乌须发，止下血，久痢脱肛，牙齿宣，面鼻疳蚀，口舌糜烂，风湿诸疮。《本草原始》卷四。

【发明】《本草汇言》卷一七：百药煎，治病功能与五倍子同，但经酿造，其体轻虚，其性浮收，且味带甘，专治上焦心肺痰嗽热渴诸病，较之五倍子更精妙。炼蜜和丸，入口含化数分更善。《景岳全书·本草正》卷四九：其气稍浮，其味稍甘而纯。故用以清痰解渴止嗽及收敛耗散诸病，作丸嚼化为尤佳，及治下焦滑泄诸病，亦更优也。《得配本草》卷八：能聚周身顽痰于一处。得槐花，治酒毒血痢。佐荆炭，治大便下血。合生白矾末，油调，搽小儿炼眉疮癣。因母孕时，食酸辣邪物所致。《本草求真》卷二：百药煎敛肺止嗽固脱。百药煎端入肺胃。系五倍子末同药作饼而成者也。五倍一斤，同桔梗、甘草、真茶各一两，入酵糟二两，拌和糖罨，起发如面。其性稍浮，味酸涩而带余甘，五倍子性主收敛，加以甘桔同制，则收中有发，缓中有散。凡上焦痰嗽热渴诸病，用此含化最宜，加以火煅则治下焦血脱。肿毒金疮，喉痹口疮等症，用之即效，以黑能入下焦故也。

螳螂桑螵蛸《本经》

【集解】《绍兴本草》卷一八：桑螵蛸，乃桑枝上螳螂成子之壳矣。《太乙仙制本草药性大全·本草精义》卷八：《本经》不载所出州土，今在处有之。螳螂逢木便产，一枚出子百数，多在小木荆棘间，桑上者兼得桑皮之津气，故以为佳。而市之货者多非真，须连枝折之为验。然伪者亦能以胶着桑枝上，入药不宜也。三月、四月采，蒸过收之，亦火炙，不尔则令人泄。《本草原始》卷一一：螳螂，骧首奋臂，修颈大腹，二手四足，善缘而捷，以须代鼻，喜食人发，能翳叶捕蝉。深秋乳子作房，粘着枝上，即螵蛸也。房长寸许，大如拇指，其内重重有隔房，每房有子如蛆卵，至芒种节后一齐出。故《月令》云：仲夏螳螂生。《医林纂要探源》卷三：昂头如虎，细颈长身，前足短，如锯齿，常举不下，后有四足，长股长胫，似草虫而长，翼有赤文，腹中有二铁线，虫能绕牛马尾至断，用时须去之。

螳螂

【气味】甘，咸，温。《医林纂要探源》卷三。

【主治】小儿急惊风，搐搦。生者能食疣目。《本草原始》卷一一。补心缓肝，去风热，定惊痫。色青入肝。仲夏始生，入心而能泄热气，散瘀血。《医林纂要探源》卷三。

【附方】《本草原始》卷一一：箭镞入肉不可拔者。用螳螂一个，巴豆半个，同研，傅伤处。微痒且忍，极痒乃撼拔之，以黄连贯仲汤洗拭，石灰傅之。

桑螵蛸

【修治】《本草元命苞》卷八：桑枝上螳螂子，二三月采，蒸之，又热浆水浸一伏时，入柳灰中炮令黄色。不尔，令人泻。《本草通玄》卷下：浆浸一日焙。《本草述》卷二七：热水浸淘七遍，焙干，炙令黄色，免令作泻，或略蒸过用亦好。

【气味】味咸、甘，平，无毒。《宝庆本草折衷》卷一六。

【主治】安神魂，定心志，治健忘，小便数，补心气。○治男女虚损，益精，阴痿，梦失精，遗溺，疝瘕，小便白浊，肾衰，不可阙也。《本草衍义》卷一七。主伤中阴痿，益精有子；治女子疝瘕，血闭腰疼。补虚损五脏气微，止梦寐失精遗溺。补肾衰，养神田；通五淋，利水。小便数能止，小便闭能通。畏戴椹、旋覆花。得龙骨，疗精泄。《本草元命苞》卷八。能益气益精，助阳生子，疗男子虚损，阴痿梦遗，疝瘕遗尿，治女人血闭腰痛，通五淋，利水道。炮熟空心食之，可止小便不禁。《景岳全书·本草正》卷四九。起痿壮阳，回精失溺。○温暖肝肾，疏通膀胱。治遗精失溺、经闭阳痿、带浊淋漓、耳痛喉痹、瘕疝骨鲠之类皆效。《玉

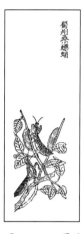

图 33-16-1 蜀州桑
螵蛸《图经（政）》

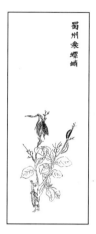

图 33-16-2 蜀州桑
螵蛸《图经（绍）》

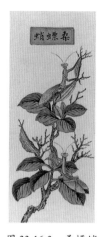

图 33-16-3 桑螵蛸
《品汇》

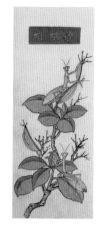

图 33-16-4 桑螵
蛸《雷公》

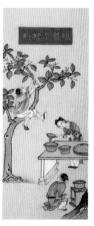

图 33-16-5 炮制桑
螵蛸《雷公》

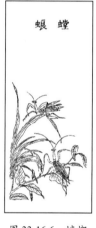

图 33-16-6 螳螂
《三才》

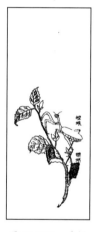

图 33-16-7 桑螵
蛸《原始》

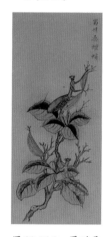

图 33-16-8 蜀州桑
螵蛸《草木状》

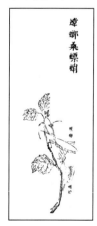

图 33-16-9 螳螂
桑螵蛸《类纂》

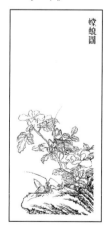

图 33-16-10 螳螂
《禽虫典》

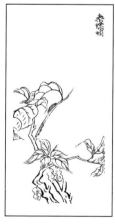

图 33-16-11 桑螵蛸
《图说》

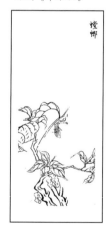

图 33-16-12 螳螂
《图说》

楸药解》卷六。

【发明】《宝庆本草折衷》卷一六：桑螵蛸本秘固之剂，而经注亦言其通利之功，何也？艾氏尝原此物，本螳螂之遗体，假桑皮之精气，阴阳和同，必有妙用，故能秘能通也。治疮疖方或有取螵蛸和药煎膏，以止脓收疮口者，非真得于桑上者不可用。《本草经疏》卷二〇：桑螵蛸，桑树上螳螂子也。禀秋金之阴气，兼得桑木之津液。《本经》味咸气平，《别录》甘无毒。气薄味厚，阴也。入足少阴、太阳经。人以肾为根本，男子肾经虚损，则五脏气微，或阴痿，梦寐失精遗溺。咸味属水，内合于肾，肾得之而阴气生长，故能愈诸疾及益精生子也。肾与膀胱为表里，肾得所养则膀胱自固，气化则能出，故利水道通五淋也。女子属阴，肝肾用事，疝瘕血闭腰痛，皆二经为病。咸能益阴入血软坚，是以主之。甘能补中，故主伤中益气。肾足则水自上升，克与心交，故能养神也。《本草述》卷二七：此味本阴气所生，然以深秋而生，是大火成功之后也。本阴气所化，然以芒种而出，是大火秉令之时也。总以始终容平生化之气，而是物乃偏得之矣。但知阳气之用，能生化阴血，孰知阴气之能为阴血生化者更精专乎？故《本经》首言伤中疝瘕，通淋利小水，及女子血闭腰痛，更主丈夫阴痿，益精生子。又《别录》谓其疗梦寐失精遗溺，皆不妄也。只是阴气之精专以致其用，故为小水，为血，为精，无不神其能生能化，所以能行能固，适如其精专之气而已。但行止补泄，求助于他主味者，岂可不细酌乎？《本草新编》卷五：桑螵蛸味咸、甘，气平，无毒。主女人血闭腰痛，治男子虚损肾衰，益精强阴，补中除疝，止精泄而愈白浊，通淋闭以利小便，又禁小便自遗。〔此〕物最佳，而难得真者。二三月间，自于桑树间寻之，见有花斑纹子，在树条上者，采之，用微火焙干，存之。若非桑树上者，无效。或云加桑白皮佐之者，非。桑螵蛸，三吴最多。土人不知采用，舍近求远，可胜叹哉。《神农本草经读》卷二：螵蛸，螳螂之子也。气平属金，味咸属水。螳螂于诸虫中，其性最刚，以其具金性，能使肺之治节申其权，故主疝瘕、女子血闭、通五淋、利小便水道也。又具水性，能使肾之作强得其用，故主阴痿、益精生子、腰痛也。其主伤中者，以其生于桑上，得桑气而能续伤也。今人专取其缩小便，虽曰能开而亦能阖，然要其本性，在此而不在彼。

【附方】《太乙仙制本草药性大全·仙制药性》卷八：治底耳方。用桑螵蛸一个，慢火炙及八分熟存性，细研入麝香一字，为末，掺在耳内半字，如神效。如有脓，先用绵包子捻去，次后掺药末入在耳内。○治妊娠小便数不禁。桑螵蛸十二枚，捣为散，分作两服，米饮下。《杨氏产乳》同。○疗小便不通及胞转。桑螵蛸捣末，米饮服方寸〔匕〕，日三服。

《本草汇言》卷一七：治妇人血闭腰痛。用桑螵蛸三十枚，炒研末，酒调服。《方脉正宗》。○治五淋涩痛不通。用桑螵蛸炒黄三十枚，研末，车前子煎汤服。同上。○治小便不通。用桑螵蛸三十枚，炒黄研末，黄芩汤调服。同上。○治妇人遗尿。用桑螵蛸酒洗、炒黄，龙骨各三钱，共为末，每服二钱，牡蛎煎汤调服。如妊娠遗尿，用米汤调服。如产后遗尿，用益母叶煎汤调服。《千金翼》。○治男妇疝瘕作痛。用桑螵蛸一两，小茴香一两二钱，共研末。

每服二钱，花椒汤调服。《圣惠方》。○治遗精或白浊。用桑螵蛸一两，炒黄研末，每服二钱，空心白汤调服。《方脉正宗》。

雀瓮《本经》

【释名】《宝庆本草折衷》卷一七：雀甕一作"瓮"。汁在内。一名天浆子，一名雀痈，一名雀儿饭瓮，一名蛅蟖房，一名躁舍，一名棘刚子，一名蚝虫，一名载毛虫窠。

【集解】《本草衍义》卷一七：雀瓮多在棘枝上，故又名棘刚子。《绍兴本草》卷一八：雀瓮，诸方呼天浆子，乃俗呼八角虫窠上结者房是也。《宝庆本草折衷》卷一七：生汉中，今处处石榴木、果木及棘枝上有之。○八月采，蒸干。○《图经》曰：雀瓮虫背有斑莉，欲老者口吐白汁，凝聚渐坚硬。正如雀卵，其子在中作蛹，如蚕在茧。《太乙仙制本草药性大全·本草精义》卷八：生

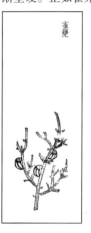 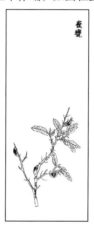 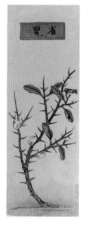 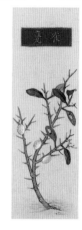

图 33-17-1　雀瓮
《图经（政）》

图 33-17-2　雀瓮
《图经（绍）》

图 33-17-3　雀瓮
《品汇》

图 33-17-4　雀
瓮《雷公》

 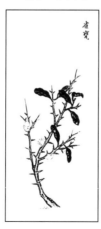 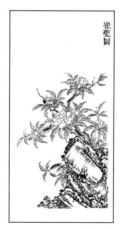 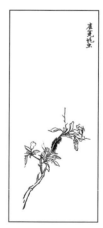

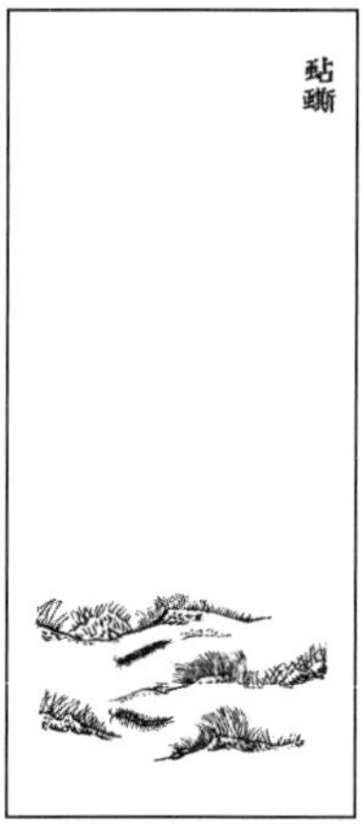

图 33-17-5　蛅蟖
《三才》

图 33-17-6　雀瓮
《草木状》

图 33-17-7　雀瓮
《禽虫典》

图 33-17-8　雀瓮
蚝虫《图说》

汉中木枝上，今处处有之。即截蚝虫也，此虫好在石榴木上，似蚕而短，背上有五色斑，刺螫人有毒，欲老者口吐白汁，旋聚渐坚硬，正如雀卵，故名之雀瓮。其子在瓮中作蛹，如蚕之在茧也，久而作蛾出，枝间叶上放子如蚕子，复为虫。旧注以瓮为虫卵，非也，一曰雀好食其瓮中子，故俗间呼为雀儿饭瓮。八月采蒸之。

【气味】味甘、平、无毒。《绍兴本草》卷一八。味甘，气平，有毒。《本草汇言》卷一七。

【主治】研其间虫汁，灌小儿，治惊痫。《绍兴本草》卷一八。主小儿惊痫撮口脐风效方，治寒热结气蛊毒鬼疰妙剂。《太乙仙制本草药性大全·仙制药性》卷八。

【发明】《宝庆本草折衷》卷一七：绎《图经》论天浆子，即雀瓮之别名耳。张松两立其条，初述雀瓮，一循经注之说，次陈天浆子，乃言其能化风痰，止呕吐，解肌热，疗恍惚心忪及五痔泻痢也。在缙云及艾氏则皆所不录，与其要而阙之，宁复焉。《太乙仙制本草药性大全·仙制药性》卷八：小儿撮口病，先劈小儿口傍令见血，以雀瓮捣碎取汁涂之，亦生捣鼠妇并雀瓮汁涂；小儿多患此病，渐渐以撮，不得饮乳者是；凡产育时开诸物口不令闭，相厌之也。打破绞取汁，与平常小儿饮之，令无疾。《本经逢原》卷四：今医家治小儿惊痫，用雀瓮子连虫同白僵蚕、全蝎各三枚，微炒捣末，煎麻黄汤调服一字，日三服大效。藏器治小儿撮口不得饮乳，但先劈口傍见血，以雀瓮打破取汁涂之。

【附方】《太乙仙制本草药性大全·仙制药性》卷八：○治小儿慢惊方。以天浆子有虫、白僵蚕、干蝎三物，微炒各三枚，捣筛为末，煎麻黄汤调服一字，日三，随儿大小加减之，大有效。

《本草汇言》卷一七：治小儿急慢惊风，口眼㖞斜，搐搦痰盛。用雀瓮壳三枚，去壳取汁，全蝎五枚，朱砂研细一钱，再共研匀，饭丸粟米大。每服三四丸，姜汤下。《圣惠方》。○治小儿脐风口噤。用雀瓮子五枚取汁，蜈蚣一条烧存性，取汁和匀，每服二分，乳汁调服。一方加真铅粉一分。

蚕 《本经》

【集解】《宝庆本草折衷》卷一七：生颍川平泽及棣州。今所在养蚕处有之。《本草原始》卷一一：时珍曰，蚕，孕丝虫也。有大、小、白、乌、斑色之异。其虫属阳，喜燥恶湿，食而不饮，三眠三起，二十七日而老，自卵出而为，自蜕而为蚕，蚕而茧，茧而蛹，蛹而蛾，蛾而卵，卵而复。亦有胎生者，与母同老，盖神虫也。南粤有三眠、四眠、两生、七出、八出者，其茧有黄、白二色。○蚕病风死，其色自白，故曰白僵蚕。死而不朽曰僵。再养者曰原蚕，蚕之屎曰沙，皮曰蜕，瓮曰茧，蛹曰魄，蛾曰罗，卵曰蜕，蚕初出曰䖢，蚕纸曰连也。

白僵蚕

【集解】《绍兴本草》卷一八：取自死色白而僵直者。《本草衍义》卷一七：蚕有两三番，

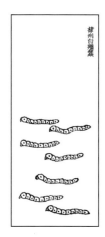

图 33-18-1 棣州白
僵蚕《图经（政）》

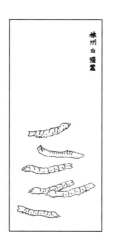

图 33-18-2 棣州白
僵蚕《图经（绍）》

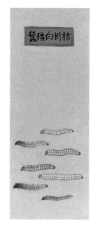

图 33-18-3 棣州白
僵蚕《品汇》

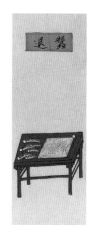

图 33-18-4 蚕退
《品汇》

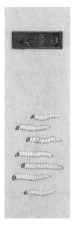

图 33-18-5 白
僵蚕《雷公》

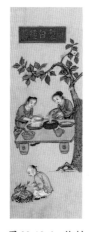

图 33-18-6 炮制
白僵蚕《雷公》

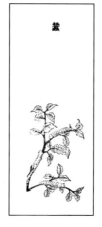

图 33-18-7 蚕
《三才》

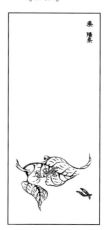

图 33-18-8 蚕、僵
蚕《图说》

惟头番僵蚕最佳，大而无蛆。

【修治】《本草述》卷二七：颂曰，不拘早晚，俱用白色而条直，食桑叶者佳。用时去丝绵及子，炒过。或去嘴足微炒，或去丝嘴微炒。市肆多用中温死蚕，以石灰淹拌令白，服之为害最深。《尤氏喉科秘书》：制僵蚕法：拣其直细而腹小者为雄，若腹大而粗者为雌，不用。将牙刷蘸水刷去石灰，瓦上慢炙至酱色，要折断中间无丝连者，研细听用。《伤寒温疫条辨》卷六：白僵蚕去丝，酒炒。

【气味】味咸、辛、平、无毒。《绍兴本草》卷一八。气平，味酸、辛，平，无毒。气味俱薄，升也，阴之阳也。《药鉴》卷二。甘，辛，咸，温。《医林纂要探源》卷三。

【主治】主小儿惊痫夜啼，疗女子崩中带下。去皮肤风，动若虫行。除面部皯，生如漆点。灭诸疮瘢痕，治中风不语。《本草元命苞》卷八。治喉痹者，取其火中清化之气，从以治相火，散浊逆结滞之痰耳。《本草衍义补遗》。逐风湿殊功，口噤失音者必用；拔疗毒极效，肿突几危者急敷。主小儿惊痫夜啼，治妇人崩中赤白。止阴痒，去三虫。灭黑黯及诸疮瘢痕，面色令好；散风痰并结滞痰块，喉痹使开。《本草蒙筌》卷一一。

【发明】《药性解》卷六：丹溪云：白僵蚕属火而有土与金水，心肝脾肺之所由入也。凡使须头番者，力倍，蚕蛾亦然。《本草经疏》卷二一：蚕属阳，而僵者又兼金木之化。《本经》味咸，《别录》辛平无毒。然详其用，应是辛胜咸劣，气微温之药也。气味俱薄，浮而升，阳也。入足厥阴、手太阴、少阳经。厥阴为风木之位，主藏血。小儿惊痫夜啼，女子崩中赤白，风热乘肝脏也。产后余痛，风寒入血分也。辛能祛散风寒，温能通行血脉，故主如上诸证也。《本草汇言》卷一七：缪氏仲淳曰：此药性本清散，其功长于祛风化痰，攻走经络，散有余之邪。凡大人中风失音，小儿惊痫夜啼，由于心虚神怯不宁，血虚经络劲急所致，而无外邪为病者忌之。《本草述》卷二七：谓治有余之邪，缪氏所说诚然。第谓非外邪为病者忌之，似指僵蚕专治外邪也，是则大愦愦矣。夫天气之有胜有复，有从有化，在人身脏腑之气一也，既知为金木之兼化，是在物亦有然者，而脏腑之气独无从化玄机与之应乎？故风木之郁，先哲曰轻则以木香、香附调之，重则以柴胡、抚芎达之，以青皮伐之。若夫直而不曲，则又以芍药、山茰、龙胆草之类，抑而收之。如是义，谓能尽变矣。更有从化一法，君僵蚕而佐使得宜。此乙未春夏之交，予年七十一，患头风而有效者也。若然，可谓其治外邪，绝不与施内乎？即治外邪，发散过剂而不痊，乃用以奏功，其义殊可参也。濒湖所云，人指甲软薄，以此烧烟熏之则厚，正与此义相证。盖非平制风木之剂也。方书有治小儿肺胃受风热，痰盛咳嗽，喘吐不止，及治久嗽不愈者，山药、白茯苓、紫苏叶、黄芩、防风、杏仁去皮尖麸炒、五味子、桔梗、百部，各六分，藿香、百合各五分，白僵蚕二钱，去丝嘴炒。即此立方之本指，仍行治外风之药，乃以僵蚕为君，兼以保固肺胃者，固取金木之化，从风木之本而治之矣。《神农本草经百种录》：僵蚕因风以僵，而反能治风者，何也？盖邪之中人也，有气而无形，穿经透络，愈久愈深，以气类相反之药投之，则拒而不入，必得与之同类者，和入诸药，使为乡道，则药力至于病所，而邪与药相从，药性渐发，邪或从毛空出，或从二便出，不能复留矣，此即从治之法也。风寒暑湿，莫不皆然，此神而明之之道，不专恃正治奏功也。《本草求真》卷四：又云能治丹毒瘙痒，亦是风与热炽，得此辛平之味拔邪外出，则热自解。又云能治瘰疬结核痰疟，血病崩中带下，亦是风木乘肝，得此辛温之味以行血脉，则血气安和而病自消。又云能治小儿惊痫，肤如鳞甲，亦是胎元气血不足，得此辛咸煎汤除垢，则鳞自去。肤如鳞甲，病名胎垢。即是诸症以推，则知古之用药，悉从物理勘出，岂有他谬奇巧于其中者哉？但此非由外感而用是药，则非治耳！头蚕色白条直者良。米泔浸一日，待桑涎浮出，取起焙干，拭净肉毛口甲，捣用，恶桑螵蛸、茯神、茯苓、桔梗、草薢。《神农本草经读》卷四：僵蚕气平为秋气，味辛为金味，味咸为水味，禀金水之精也。治惊痫者，金能平木也。治夜啼者，金属干而主天，天运旋转，昼开夜阖也。杀三虫者，虫为风木所化，金主肃杀也，灭黑黯，令人面色好者，俾水气上滋也。治男子阴痒者，金能制风，咸能除痒也。《本草思辨录》卷四：蚕者食桑之虫，桑能去风，蚕性故近之。且感风而僵，更于感风之病为宜。味辛气温而性燥，故治湿胜之风痰，而不治燥热之风痰。朱丹溪谓从治相火，散浊逆结滞之痰者正合。汪切庵删去从治字，而以为散相火逆结之痰，则其视僵蚕为何如药矣。小儿惊痫夜啼，是肝热生风，又为痰湿所痼，而阳不得伸，是以入夜弥甚。僵蚕劫痰湿而散肝风，故主之。至男子阴疡、女子崩中赤白，产后余痛，无非厥阴之风湿为患，无他奥义。邹氏谓蚕食桑而有津液留于中，又解之为释泥淖塞漏卮，不特于僵蚕燥湿去风之义背，据其所言，亦不免自相矛盾。

【附方】《本草衍义》卷一七：治小儿惊风。白僵蚕、蝎梢等分，天雄尖、附子尖共一钱，微炮过，为细末。每服一字或半钱，以生姜温水调，灌之。

《太乙仙制本草药性大全》卷八：治背疮效验。以针挑四畔，白僵蚕为散，水和傅之即拔出根。

《药性粗评》卷四：遍身风疬。僵蚕焙令黄色，研末，每服温酒调下一钱匕，日二三，妙。中风失音。僵蚕七枚，焙为末，温酒调下，须臾自复。背上恶疮。凡患背上疮疖，不拘肿毒焮痛，以针挑破四畔，白僵蚕研末，水和傅之，即拔出根。小儿撮口。凡小儿发热惊风，撮口发噤者，白僵蚕二枚，为末，蜜和涂儿口唇上，即愈。

蚕连

【释名】蚕布纸《嘉祐本草》。

【集解】《本草衍义》卷一七：其蚕退纸，谓之蚕连。

【气味】平。《宝庆本草折衷》卷一七。

【主治】亦烧灰用之，治妇人血露。《本草衍义》卷一七。治吐血鼻衄，肠风泻血，崩中带下，赤白痢，傅丁肿。又治缠喉风及喉痹，炼蜜丸如鸡头大，含化咽津。若牙宣牙痛，则揩断上。如口疮，干傅患处。或小儿走马疳，入麝香贴。《宝庆本草折衷》卷一七。

蚕蛹

【释名】《日用本草》卷五：蚕蛹子缲丝后茧内蛹子，今人呼为小蜂儿。

【气味】味咸，性平，无毒。《日用本草》卷五。甘、温。《随息居饮食谱·鳞介类》。

【主治】医劳瘦。《本草元命苞》卷八。治风及劳瘦。《日用本草》卷五。食，治风及劳瘦。又研，傅蚕瘑恶疮等《神农本经会通》卷一〇。炒食杀虫，亦治疳瘦。《药性切用》卷八。补气，止渴，杀虫，治疳积童劳，助痘浆乳汁。《随息居饮食谱·鳞介类》。

蚕茧

【气味】甘，温，无毒。《本草述》卷二七。甘温。《药性切用》卷八。

【主治】烧研酒调，立使肿痛透孔。一茧一孔，功同茅针。若煎汤液服之，杀虫止泻并效。《本草蒙筌》卷一一。烧灰酒服，治痈肿无头，次日即破。又疗头疮疥，及下血，血淋血崩，煮汁饮。止消渴，反胃。《本草述》卷二七。泻火止渴。《药性切用》卷八。

【发明】《本草述》卷二七：治痈疽代针，用一枚，即出一头，二枚即出二头，神效无比。煮汤治消渴，古方甚称之。丹溪朱氏言是物属火，有阴之用，能泻膀胱中相火，引清气上朝于口，故能止渴也。○蚕用之有三：早蚕则茧也，蜕也，连也。盖蚕本火中之金，生化于水土精气，犹人身干金之气，由阳归阴，乃还离中之坎，干金变化助火以为血焉。丹溪谓蚕茧属火，有阴之气，固先得我心矣。又宁独茧，如蜕如连，《本草》用治血证，第其脱化胜于茧耳，是皆取其阳得阴化，唯早蚕为宜。至原蚕用迴及沙，是又取其阴从阳化，舍夏蚕将焉用之。如僵蚕与早晚蚕之用迴别，然用之似宜早者，以其金气胜，能化木也。若晚者，火为主矣。总之，用各有宜。试观茧方，治大小便血。茧蜕、连、沙并用，更入僵蚕，岂非以其各有所治，而僵蚕之用尤有别欤？

蚕蜕

【集解】《本草衍义》卷一七：此则眠起时所蜕皮是也。

【气味】甘，平，无毒。《本草述》卷二七。

【主治】大益妇人，血风证用之神效。《本草元命苞》卷八。多治血风，甚益女妇。止带漏崩中，赤白痢疾；除肠风下血，吐衄鼻洪。疗肿取灰敷，牙疳加麝贴。牙宣灰擦龈上，口疮灰敷患间。又治邪祟风癫，灰调酒下立愈。《本草蒙筌》卷一一。治血风病，益妇人。《药性会元》卷下。

【发明】《宝庆本草折衷》卷一七：张杲举《录验方》，载沙病一证。江南旧时无此疾，今东西皆有之，其状寒懔似伤寒及疟，头痛身热，手足厥冷，有灸以得砂出为良。亦或因灸脓血迸流而毙者。但初感，只饮艾汤，试之才吐者即是也。用五月蚕蜕纸一大片，碎剪入碗中，以热汤半碗泡之，碟子密盖，厚纸封固其缝，勿令气透，良久，乘热饮其汁，就卧厚衣被盖，令发汗渐愈。《本草经疏》卷二一：蚕蜕如蝉蜕、蛇蜕之类，各因其本质以为用。蚕蜕得蚕气之余，故能治血风病。血热则生风，妇人以血为主，故尤益妇人也。近世以之疗痘，去目中翳障，其义犹蝉蜕也。

缲丝汤

【主治】缲丝汤瓮贮，埋土内年深。消渴病来，急宜取饮。引清气上朝口舌，降相火下泄膀胱，因属火有金之用故也。《本草蒙筌》卷一一。

【发明】《**本草原始**》卷一一：昔人旅店有客消渴，夜求水不得，取釜中汤饮之而愈。次早视之，乃缲丝汤也。丹溪方本此。

原蚕《别录》

【集解】《**本经逢原**》卷四：取未交雄蛾，纸封焙干，拌椒密藏则不蛀。《**冷庐医话**》卷五：费星甫《西吴蚕略》所述头二蚕，较本草诸注家为详备，录于此。头二蚕即蚖珍也。《周礼》夏官司马职禁原蚕，注云：原，再也，字书作。本草有晚蚕沙、晚僵蚕等目，皆未详辨，遂误以初蚕再出为晚蚕、原蚕矣，不知其种迥别。凡二蚕茧蛾生种，谓之头二蚕种，次年清明后即养之，名头二蚕，时头蚕尚未出也，其眠其老甚速，才两旬即收茧，时头蚕甫大眠也，出蛾生子，是谓

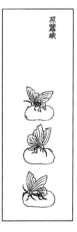

图 33-19-1 原蚕蛾《图经（政）》

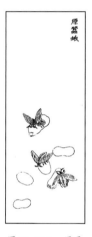

图 33-19-2 原蚕蛾《图经（绍）》

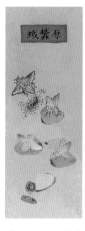

图 33-19-3 原蚕蛾《品汇》

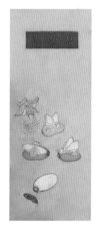

图 33-19-4 原蚕蛾《雷公》

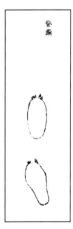

图 33-19-5 蚕茧《原始》

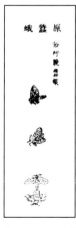

图 33-19-6 原蚕蛾《类纂》

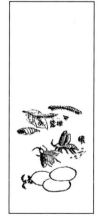

图 33-19-7 雄蚕蛾僵蚕《备要》

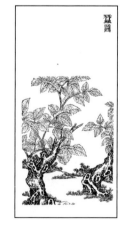

图 33-19-8 蚕《禽虫典》

二蚕种，凡养头二蚕皆甚少，无缲丝者，其茧壳、茧黄、蚕砂皆入药，其僵者尤不可得，治痘有回生之功。盖时方春杪，蚕亦得清淑之气，故堪治疾，殆珍之名所由起欤。本草所载专指此，即《周礼》原字之义，未必不指此。又云：二蚕始称晚蚕，出于头蚕登簇之际，饲以二叶，自眠至老，皆值黄梅时候，郁蒸日甚，蝇蚋蛄唼，臭秽生蛆，性偏热有毒，其茧其丝价亦较廉，凡所弃余，仅以肥田，从未入药。余按：今药肆所售蚕砂、僵蚕，大抵皆出于头蚕耳。药类鲜真，此其一也。

雄原蚕蛾

【释名】《宝庆本草折衷》卷一七：雄原蚕蛾，一名蚕蛾，一名晚蚕蛾，一名魏蚕蛾，一名天蛾。

【集解】《本草衍义》卷一七：原蚕蛾有原复敏速之义，此则第二番蛾也。《宝庆本草折衷》卷一七：乃五月重养者。生东南州郡。今处处养夏蚕家有之。○五月收未对者。

【修治】《太乙仙制本草药性大全·本草精义》卷八：入药务择雄蛾，以其敏于生育。折去翅足，微火炒黄。合散为丸，随宜使用。

【气味】味咸，温，有小毒。《千金要方·食治》卷二六。性温、无毒。《绍兴本草》卷一八。

【主治】主益精气，强男子阳道，交接不倦，甚治泄精。《千金要方·食治》卷二六。强阴道，交接不倦。暖水脏，兴阳。止泄精尿血。《本草元命苞》卷八。又治金疮、冻疮、汤火疮，并灭疮瘢。《本草集要》卷六。血风肿，风瘾疹。《药性会元》卷下。

【发明】《绍兴本草》卷一八：原蚕蛾，《本经》云益精强阴，及世之传用亦多，但未闻专恃此而取的验，亦非有毒之物。其屎乃云蚕沙是也，但诸方多外用之，俱当作性温、无毒是也。
《本草述》卷二七：原蚕又名晚蚕。一名夏蚕、热蚕。《周礼》注云：原，再也。谓再养者。《广志》谓之夏蚕，正取第二番所养，其时当火令也。用蛾取原蚕者，乃是此义。先哲曰：蚕沙、蚕蜕，亦须用原蚕者。唯殭蚕不拘早晚耳。《淮南子》谓早蚕不适用。即此更推之，南方之三出，以至七八出者，尤为不宜入药矣。○希雍曰：原蚕蛾乃是晚蚕第一番出者，其子再复出者为二蚕，此二蚕之种，其蛾性最淫，出茧便媾。味咸气温热，故能强阴益精，又能止泄精尿血，暖水脏。盖取其性能助阳，咸温入肾之功也。○蚕属火而有金，火固金之主也。乃以食桑叶，合于水土之精气，如《经》所谓阳中之少阴，肺司之以为气主，而蚕亦得其气化，有如斯也，更浴于大火之候，是火中之金，得火令而阳中之阴乃化，阴仍引阳以归阴。人身命门真阳，乃元气之根蒂。然其阳本出于阴也，肺气归于命门，而仍有以化精者，虽曰还于真阳，其实归于真阴也。还于真阳，是益精气归于真阴，是强阴道。原蚕雄蛾初出之气化，由阳趋阴为最锐，虽物类相感，却可以为自肺归命门之一助矣。《别录》《本草》首言其益精气，乃继之以强阴道，盖以益精气为强阴也。抑方书何以竞谓之强阳耶？曰：此味由阳趋阴，即能由阴化阳，方谓之益精气，固非辛热一于强阳者也。故就是能止遗精尿血，再以止血生肌思其功，亦可得其微义矣。若偏于阳者，其功曷克臻此哉?《本草新编》卷五：晚蚕蛾胜于春蚕者，以其性淫也。须择雄者用之，雌则无效。盖雄则气温，勤于交合，敏于生育故耳。但亦宜丸散，而不宜汤剂，嫌其过于动也。晚蚕娥兴阳，又不动火，似可多用，然亦宜同人参、白术、归、芪之类，用之为佳。盖无阳则气不能举，而气虚则阳亦不能久振也。

【附方】《太乙仙制本草药性大全·仙制药性》卷八：治刀斧伤，止血生肌。天蛾散：晚蚕蛾为末，掺匀，绢裹之，随手疮合血止，一切金疮亦治。〇小儿撮口及发噤方。晚蚕蛾一二枚，炙令黄为末，蜜和傅儿口唇内。〇儿倒产难生。原蚕子烧末，饮服三钱。〇治小儿口疮及风痔疮等。晚蚕蛾细研，贴疮上妙。

原蚕沙

【主治】主肠鸣，热中消渴，治瘾风痹顽麻。《本草元命苞》卷八。陈藏器云：净收取，晒干，炒令黄，袋盛浸酒，去风缓，诸节不随，皮肤顽痹，腹内宿冷，冷血瘀血，腰脚疼冷。炒令热，袋盛热熨之，主偏风，筋骨瘫缓，手足不随，及腰脚软，皮肤顽痹。《神农本经会通》卷一〇。

【发明】《本草述》卷二七：蚕沙在《别录》言其主肠鸣热中，消渴，而藏器所主内有腹中宿冷，冷血瘀血，腰脚冷疼等证。夫冷热异治，其谁适主耶？曰：前所谓阳欲趋阴，阴能化阳，二语尽之矣。而又为蚕粪，更得其转化之气，故凡阳之不得趋阴，阴之不能化阳者，为热中消渴固也。即为冷血瘀血等证，胥由于此，如原蚕乘时令气，是阳趋得乎阴，阴亟化于阳，而蚕沙又为其趋下以转化者，所以能奏如是之功耳。但方书于消渴证未见概用，唯中风之史国公酒，鹤膝风之换骨丹，其所治皆湿风之证也。又挛证之酸枣仁丸，其疗风毒，亦以湿不化而为风郁，风郁久而为毒也。是则如斯三证用之，岂止如东璧氏所言属火性燥，便足以去风胜湿乎哉？则用当于阴阳之气化求之。兹虽小物，固亦乘于阴阳之气者也。先哲曰：风邪深入，而手足为之缓弛，故曰风缓。又曰：病在阳经，气行迟而关以缓，病在阴经，气行疾而关以收。即此义，则藏器所治风缓，宗奭所治风冷痹者，固皆治其病于阳者也。夫风冷为患，由于阳之不能为卫，《经》所谓虚者着而为病，壮者气行则已也。故缓弛似湿而为阴，然以风即能化湿，湿即能化风，固相因以病，从本而论，先受者为主，是以缓弛之病，止曰风缓也。若蚕沙之阳趋阴阴化阳，则举治之矣。

【附方】《太乙仙制本草药性大全·仙制药性》卷八：治大风半身不遂。蚕沙两硕，熟蒸，作直袋二只，各受七斗，热盛一袋着患处，如冷即取余袋，一依前法，数数换，一日不禁差。又以羊肚酿粳米、葱白、姜、豉、椒等，烂煮热吃，日食一枚，十日即止。〇治风瘙瘾疹，遍身痒成疮。用蚕沙一升，水二斗，煮取一斗二升，去滓，温熟得所以洗之，宜避风。〇治妇人始觉妊娠，转女为男法。取原蚕屎一枚，井花水服之，日三服。〇治渴疾。用晚蚕沙焙干为末，冷水下二钱，不过数服。

《本草述》卷二七：**女子血漏。**蚕沙炒一两，伏龙肝半两，阿胶一两，为末，空心温酒调服二三钱。

石蚕《本经》

【集解】《本草衍义》卷一七：石蚕谓之为草则缪矣。《经》言肉解结气。注中更辩不定。此物在处有，附生水中石上，作丝茧如钗股，长寸许，以蔽其身，色如泥，蚕在其中，此所以谓之石蚕也。今方家用者绝稀，此亦水中虫耳，山河中多。《太乙仙制本草药性大全·本草精义》卷八：石蚕一名沙虱。生江汉池泽，今在处有之。附生水中石上，作丝茧如钗般，长寸许，以蔽其身，色如泥，蚕在其中，此所以谓之石蚕也。《蜀本草》注云：此蚕所在水石间有之，人取以为钓饵，马湖石门出取最多，彼人亦好啖之，云味咸小辛，今此类川广中多有之。茅根之似蚕者，亦名石蚕，出福州，今信州山石上四时常有，其苗青，亦有节，三月采根焙干。

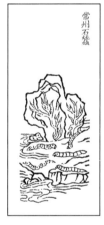 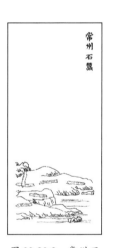 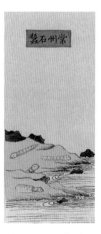 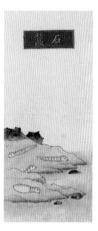

图 33-20-1　常州石蚕《图经（政）》　　图 33-20-2　常州石蚕《图经（绍）》　　图 33-20-3　常州石蚕《品汇》　　图 33-20-4　石蚕《雷公》

【气味】味咸、微辛，气寒，有毒。《太乙仙制本草药性大全·仙制药性》卷八。

【主治】主五癃妙方，破石淋圣药。散血，亦能堕胎，极验。肉：解结气而除热，利水道而通淋。《太乙仙制本草药性大全·仙制药性》卷八。

【发明】《绍兴本草》卷一八：石蚕，附池泽石而生，其形如蚕，故有是名。《本经》虽具性味、主治，但近世罕入于方，亦未闻验据矣。

九香虫《本草纲目》

图 33-21-1 九香虫《图说》

【集解】《归砚录》卷一：包公剟云：黔中出九香虫，生涧水中。春、夏出游水面者不可用，秋、冬潜伏崖石下，土人掀石得虫，辄以售人。

【气味】味甘、咸，气温，无毒。《本草汇言》卷一七。味甘、辛，气微温。入肾经命门。《本草新编》卷五。

【主治】补脾肾，壮元阳。《本草汇言》卷一七。散滞宽胸。元阳能壮，脘膈可通。《药性蒙求·虫部》。

【发明】《本草新编》卷五：专兴阳益精，且能安神魄，虫中之至佳者。入丸散中，以扶衰弱最宜，但不宜入于汤剂，以其性滑，恐动大便耳。九香虫亦兴阳之物，然外人参、白术、巴戟天、肉苁蓉、破故纸之类，亦未见其大效也。或问：九香虫产于西蜀，得其真者为佳，近人不知真假，何能取效乎？曰：九香虫不止西蜀有之，江南未尝不生。但生于江南者，无香气耳，无香气者即无效。《归砚录》卷一：服之宜子，不但房术之需也。服法用十四枚，将七枚微火炒去壳、翅及足，七枚去壳、翅、足生用，每服一生一熟，作一次嚼食，白汤下，日二三次，用完十四枚而止。愚谓此虫性温助阳，而秋、冬潜蛰，故为补肾宜男妙品，若春、夏浮游水面者，勿用也。今药肆中所售，用者鲜效，岂产非其地乎？抑采非其时乎？

海蚕《海药本草》

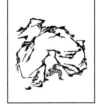

图 33-22-1 海蚕《图说》

【集解】《太乙仙制本草药性大全·仙制药性》卷八：生南海山石间。其蚕大如拇指，其砂甚白如玉粉状，每有节。难得真者，多被人以水搜葛粉、石灰，以梳齿印成者非，纵服而无益，慎之！

【气味】味咸，性大温，无毒。《太乙仙制本草药性大全·仙制药性》卷八。

【主治】主虚劳冷气，疗诸风挛搐。久服补虚羸，悦泽颜色。补虚羸能轻身，耐老延年。《太乙仙制本草药性大全·仙制药性》卷八。

雪蚕《本草纲目》

【集解】《老学庵笔记·嘉祐杂志》卷六：予至蜀，乃知此物实出茂州雪山。雪山四时常有积雪,弥遍岭谷,蛆生其中。取雪时并蛆取之,能蠕动。久之雪消,蛆亦消尽。

【气味】甘,寒,无毒。姚氏《食物本草》卷一一。

【主治】治内热。《老学庵笔记·嘉祐杂志》卷六。主内热渴疾,退一切火邪狂走。姚氏《食物本草》卷一一。

【发明】《本经逢原》卷四:发明:雪蛆生峨眉山北,积雪历年不消,其中生此,大如瓠,味极甘美,故能解内热渴疾,方物中之最益人者也。

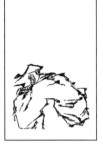

图 33-23-1　雪蚕
《图说》

灯蛾《本草纲目拾遗》

【集解】《本草纲目拾遗》卷一〇:灯蛾今古方无入药者。

【主治】治痔管法:用蛴螬一个,同扑灯蛾十个,放罐内一宿,加麝香一钱,阴干为末,吹入管内,自能出水,水干即愈。祝氏效方。《本草纲目拾遗》卷一〇。

螟蛉巢《生草药性备要》

【主治】螟蛉巢不入服剂。治疮毒,敷烂指头疮如神。《生草药性备要》卷下。

茴香虫《本草纲目》

【气味】味甘、辛,性温。《本草品汇精要续集》卷七。入小肠经。《草木便方》卷二。

【主治】主治疝气痛攻心,奔豚癥瘕伏梁痛,反胃噎膈末酒吞。《草木便方》卷二。

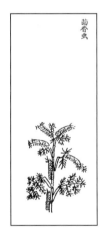

图 33-26-1　茴香虫
《便方》

枸杞虫《本草拾遗》

【集解】《证类本草》卷二二:〔《本草拾遗》〕其虫如蚕,食枸杞叶。

【气味】味咸,温,无毒。〔《本草拾遗》〕《证类本草》卷二二。

【主治】主益阳道,令人悦泽有子。作茧子为蛹时取之,曝干,炙令黄,和干地黄为丸服之,大起阳,益精。〔《本草拾遗》〕《证类本草》卷二二。

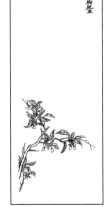

图 33-27-1　枸杞虫
《图说》

蝎《开宝本草》

【释名】《宝庆本草折衷》卷一七：紧小蝎名蛣蝲。○艾氏云：头尾俱用名全蝎，止用其尾名蝎梢。○蝎前谓之螫，后谓之虿。○出江南者名主簿虫。

【集解】《宝庆本草折衷》卷一七：出青州山中石下，及京东西、河陕及陈州。○出江南者名主簿虫。○并采无时，火干，以艾叶同藏，可免蛀蠹。《本草元命苞》卷八：出青州、河陕，今江南亦有。捕之燖火逼干。形紧小者为善。《医林纂要探源》卷三：两箝八足，大首小尾，形如琵琶，尾有钩螫，毒所在也。色青紫，居土壁间，南方少，药肆多以盐腌致之。

【修治】《本草集要》卷六：形紫小者良。捕得，火逼干死，收用之。去腹中土。有用全者，有用梢者，梢力尤切。《药性粗评》卷四：取全蝎五条，以石榴大者一枚，割开顶，剜空，纳蝎其中，复以顶盖之，黄泥槌，纸固济，微火炙干，渐入火烧令通赤，去火打开，取焦黑存性者，细研，乳汁调半钱灌之，以治小儿惊急最妙。如儿稍大，以防风煎汤调末饮之。一法：全蝎一条，以薄荷四叶包裹，火上炙之，以叶焦为度，研末，以汤调下，小儿分作四服，大人只作一服，效。《药性解》卷六：去盐土炙黄用。

【气味】味甘、辛，温，有毒。《绍兴本草》卷一八。辛，酸，咸，寒。《医林纂要探源》卷三。《本草述》卷二七：头先咸甜，后辣，甜辣无优劣。尾先咸甜，后辣又苦，辣有七分，甜二分，苦一分。尾梢先甜后辣，甜有四分，辣有六分。

【主治】主大人中风口眼㖞斜，治小儿惊风瘛疭搐搦，疗瘫缓半身不遂，治风虚语言謇涩。《本草元命苞》卷八。主诸风瘾疹及中风半身不遂，口眼㖞斜，语涩，手足抽掣，小儿惊风不可阙。又酒服，治耳聋。《本草集要》卷六。

【发明】《宝庆本草折衷》卷一七：张松谓蝎又治筋脉挛急，偏正头风，膀胱、胁腹、心膈、肩项及妇人血刺、诸气疼痛。《易简方》言痰涎壅盛，以蝎入三生饮中同煎服。及痈疖肉硬不破，多和药用。故知蝎非但理风，尤善疏气、豁痰、破疖也。更如《经验方》，佐以薄荷，则治风涎，当倍其效矣。然尾尖极处有刺如钩，其性最毒，当摘去之。《药性解》卷六：蝎之主疗，莫非风症，肝为巽风，宜独人之。喜螫人，甚者令人死，雄者螫人，痛在一处，取井泥傅之，稍温则易。雌者螫人，痛牵诸处。用瓦屋沟下流傅之，或不值天雨，可汲新水调用，如螫手足，竟以冷水浸之微暖即易。若余处不可用水浸者，则以冷水浸布贴之，小暖则易，观其喜寒若此，则为大热之剂无疑。今诸书不载其性，惟《日华子》称其平。故姑录之，此即方书所称蛣者是也。《本草经疏》卷二二：蝎禀火金之气以生，本经味甘辛有毒。然察其用，应是辛多甘少，气温。入足厥阴经。诸风掉眩，属肝木，风客是经，非辛温走散之性，则不能祛风逐邪，兼引诸风药入达病所也。故大人真中风，小儿急惊风，皆须用之。《本草汇言》卷一七：时珍攻风痰风

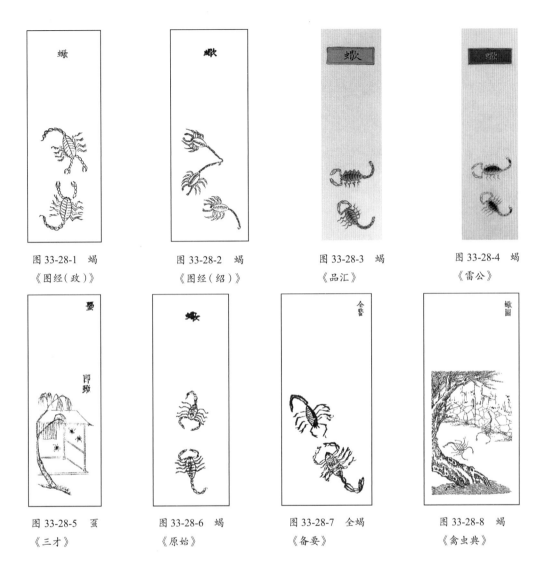

图 33-28-1　蝎　　　　　图 33-28-2　蝎　　　　　图 33-28-3　蝎　　　　　图 33-28-4　蝎
　《图经（政）》　　　　　　《图经（绍）》　　　　　　《品汇》　　　　　　　　《雷公》

图 33-28-5　虿　　　　　图 33-28-6　蝎　　　　　图 33-28-7　全蝎　　　　图 33-28-8　蝎
　《三才》　　　　　　　　《原始》　　　　　　　　《备要》　　　　　　　　《禽虫典》

毒之药也。陆平林曰：此物产于东方，色青尾长，乃肝木之属，为厥阴之用，故《开宝》方：
主小儿惊风搐搦，痰涎壅盛，或牛、马、猪、羊、鸡五般痫证，或大人中风，口眼㖞斜，或
头风眩痛，耳鸣耳聋，或便毒横痃，风毒痈疡，或遍身风癞，皮肤如鳞甲云斑诸证，咸宜用
之。乃辛烈攻走之性，为能祛风逐邪，兼引诸风药入达病所。如气血两虚似中风证，及小儿
慢惊慢脾风病，咸忌之。《本草汇》卷一七：全蝎，风药也。色青，属木。专理肝胆家症。故
风客是经，非此辛温走散之物，则不能祛风逐邪，入达病所也。蝎，乃活风要药，惊风尤不可缺。
若似中风，及小儿慢脾风病，属于虚者，法咸忌之。出青州者独胜。《本草新编》卷五：或问：
全蝎可治漏疮，何子略之？夫全蝎何能消漏也。治漏疮者用之，必药用蜈蚣、穿山甲，使之相
制而相成耳。

【附方】《图经本草药性总论》卷下：治小儿惊风。用蝎一个，不去头尾，薄荷肆叶裹合，火上炙令薄荷焦，同碾为末，作肆服，大人风涎只一服。《经验方》。

《分部本草妙用》卷一：治耳聋。用蝎四十九枚，去头尾，姜四十九片，菖蒲二钱，名曰神听散。炙脆为末，陈酒临卧送下，酒半酣而卧。屡试屡验，传以济世云。

水蛭《本经》

【释名】《宝庆本草折衷》卷一七：水蛭，使。一名蛭，一名蛭虫，一名马蛭，一名至掌，一名蚑，一名蜞，一名马蜞，一名马鳖。其腹黄者名马蟥。

【集解】《宝庆本草折衷》卷一七：生雷泽池泽，及蔡州，今处处河池中多有之。○五、六月采，火干。○畏石灰及盐。《本草元命苞》卷八：生雷泽池泽，今近河有之。取水中生小者为佳，入药中用炒令黄色。泥生泥蛭，草生草蛭，二蛭头尖腰粗，色赤，误用此蛭，目中生烟，渐至枯损，讵能复元。《药性粗评》卷四：蜞，水蛭也，俗名马蟥。生池泽潴水之间，能着人及牛马股胫间，唼其血，自满而脱。如柳叶大，青色者入药。《太乙仙制本草药性大全·本草精义》卷八：水蛭大者长尺名马蛭，一名马蜞，今近处河池中多有之。大者，京师又谓之马鳖，腹黄者谓之马蟥。生水中者名水蛭，生草中者名草蛭，生山中者名山蛭，生土中者名烂土蛭，皆能着人及牛马股胫间唼血。入药当用水蛭，小者良。此物极难死，加以火炙，经年得水犹可活。若用之熟炒令焦黄黑色方可，不尔入腹中生子为害。在海中者名剑蛮，大毒，极能毒杀人。《本草汇言》卷一七：陶氏曰：水蛭，生河池田坂及溪涧阴湿之处，名蚂蟥也。色黄褐，间黑纹数道，腹微黄，背高腹平腰阔，两头尖、都有嘴呐者，可伸可缩，两头唼人及牛马胫股，不遂其欲，不易落也。虽热汤烈火，煅研成末，入水变生。有遗子种于腹中者，唼唼肠胃血气，渐至腹痛，黄瘦不食，速以田中泥一块，和水研化，饮一升，蛭种必尽下也。盖种类有三，曰山蛭、草蛭，入药宜水蛭也。

【修治】《本草集要》卷六：用水中小者。五月、六月采，曝干。腹中有子者去之，细剉后，微火炒令色黄乃熟，不尔入腹生子为害。《药性粗评》卷四：如作丸散，先以竹筒中贮入待干，以米泔水浸一宿，暴干，又以冬猪脂煎令焦黄，为末用。《药性要略大全》卷一○：若用之，须熟炒令焦黄黑色方可。《太乙仙制本草药性大全·仙制药性》卷八：采得之，当用竹筒盛，待干，又米泔浸一宿后，暴干，以冬猪脂煎令焦黄，然后用之。勿误采石蛭、泥蛭用，石、泥二蛭头尖，腰腹粗，色赤，不入药。误食之则令人眼中生烟，渐至枯损。今用水中小者耳。《本草汇言》卷一七：五六月采取，用水浸一宿，暴干，江猪脂同煎，令焦黄用。《长沙药解》卷二：入炒枯存性，研细用。

【气味】味咸、苦，微寒，有毒。《绍兴本草》卷一八。味咸、苦。入足厥阴经。《得宜本草·下品药》。

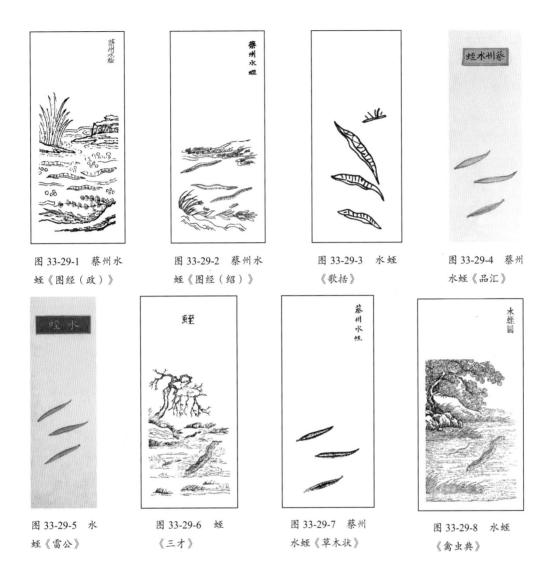

图 33-29-1　蔡州水
蛭《图经（政）》

图 33-29-2　蔡州水
蛭《图经（绍）》

图 33-29-3　水蛭
《歌括》

图 33-29-4　蔡州
水蛭《品汇》

图 33-29-5　水
蛭《雷公》

图 33-29-6　蛭
《三才》

图 33-29-7　蔡州
水蛭《草木状》

图 33-29-8　水蛭
《禽虫典》

【主治】唯破血之性多矣。《绍兴本草》卷一八。伤折要药。苦走血，咸胜血。破畜血之证，逐恶血消瘀血。通月闭之经，疗血瘕癥结。利水道，堕胎。《本草元命苞》卷八。吮痈疽，通经破血。《药性要略大全》卷一〇。

【发明】《夷坚志·戊志》卷三：卫承务者，宁国人卫承务者，家素富。惟一子年少，好狎游。忽得疾，羸瘦如削，众医以为瘵。治疗三年，愈甚无益。适刘大用过县，邀使视之。切其脉，亦谓瘵证。凡下药月余，略不效。问其致疾之因，久乃肯言曰：尝以六月间饮娼家，与娼喧争，迨醉，不复登榻，独困卧黑桌上。少醒而渴，求水不可得。其前有菖蒲盆，水极清洁，举而饮之，自是疾作。刘默喜，密遣仆掘田涧淤泥，以水沃濯，取清汁两盏，置几上，令随意而饮。卫子素厌苦其疾，不以秽为嫌，一饮而尽。俄肠胃间攻转搅入，久之始定。续投以宣药百粒，随即洞泄，下水蛭六十余枚，便觉胸抱豁然。刘曰：此盖盆中所误吞也。蛭入人腹，藉膏血滋养，蓄育种类。

每粘着五藏，牢不可脱。然久去污渠，思所嗜，非以此物致之，不能集也。卫子虽去其疾，然尪劣无力，别施药补理，至八十日乃平复。《汤液本草》卷六：水蛭气微寒，味咸、苦，平，有毒。《本草》云：主逐恶血，瘀血月闭，破血瘕积聚，无子，利水道，堕胎。炒用。畏盐。苦走血，咸胜血。仲景抵当汤用虻虫、水蛭，咸苦以泄畜血。故《经》云：有故无殒也。虽可用之，亦不甚安。莫若四物汤加酒浸大黄各半，下之极妙。《药性要略大全》卷一〇：苦走血，咸胜血。仲景抵当汤用虻虫、水蛭，取其咸苦以泻宿血也。虽可用之，亦不甚安。莫若四物加酒浸大黄各半，下之为妙。《**本草蒙筌**》卷一一：入药取水中小者，其性畏石灰与盐。烈日曝极干，剉细炒黄色。倘若制非精细，入腹生子为殃，故凡用之极宜谨慎。活者堪吮肿毒恶血，取名蜞针；载外科书。炒者能去积瘀坚癥，立方抵当。仲景伤寒方有抵当汤、抵当丸。治折伤利水道，通月信堕妊娠。加麝香酒调，下蓄血神效。盖苦走血，咸胜血故尔。《伤寒证治准绳》卷八：水蛭，唼血之物也，故能逐死血。不用草木，而用生物者，以为死血非生物不能活故尔。虻虫亦此义，采得，以竹筒盛，待干，用米泔浸一夜，暴干，展其身，看腹中有子皆去之，以冬猪脂煎令焦黄，然后用。《肯堂医论》卷中：余幼时见水蛭，恶而溺之，数四化为水。又一日见之，以蜜一匙滴之，即缩不动，久之亦化为水。嗣后虽经阴雨不复活。二物之能制蛭毒如此，物性相制之理，不可不知，以备一时缓急之需，亦不可少也。而昔人有吞蛭者，医者见之，乃极劳扰。惜乎其不知此也。《本草经疏》卷二二：咸入血走血，苦泄结，咸苦并行，故治妇人恶血，瘀血月闭，血瘕积聚因而无子者。血畜膀胱则水道不通，血散而膀胱得气化之职，水道不求其利而自利矣。堕胎者，以其有毒善破血也。主治参互入抵当汤，治伤寒畜血下焦，因而发狂。入大黄䗪虫丸，兼治虚劳骨蒸咳嗽，内有干血，皮肤甲错。入鳖甲煎丸，消疟母。《本草汇言》卷一七：《本经》逐恶血瘀血之药也。方龙潭曰：按《药性论》言：此药行畜血，血癥积聚，善治女子月闭无子而成干血劳者，此皆血留而滞，任脉不通，月事不以时下而无子，月事不以时下而为壅为瘀，渐成为热、为咳、为黄、为瘦，斯干血劳病成矣。盖此物系秽污湿物，挟土化生，喜吮人血肉，故逐恶血血瘀，血症血积之证。畜而无子，畜而成劳者，调其冲任，辟而成娠，血通而劳去矣。故《仲景方》入大黄虫丸而治干血骨蒸，皮肤甲错，咳嗽成劳者；入鳖甲煎丸而治久疟疟母，寒热面黄，腹胀而似劳者；入抵当汤丸而治伤寒小腹硬满，小便自利发狂而属畜血证者。前人立方固妙，后人引古示今，实遵先贤意也。噫！此治血瘀为病之恶药，且煅炼成灰，见水尚存生性，而复变为水蛭，能唼人肠胃血肉，为害匪细也。缪氏仲淳曰：破瘀消血之药尽多，足以选用，奚必用此难制之毒物而求效哉？如犯之，以净黄泥三钱为末，作丸白汤吞之，必与泥引而出。《**本草汇笺**》卷九：水蛭、虻虫，皆破逐瘀血，血瘀发病之恶药。而水蛭入腹，煅之若尚存性，尚能变为水蛭，唼人肠脏，非细故也。破瘀消血之药尽多，正足选用，奚必用此难制之物？戒之可也。《**本草述**》卷二七：水蛭同虻虫，入仲景抵当汤丸中，以治伤寒畜血。而后来治畜血证，不因于伤寒者，亦不能外此二味，只因证以为加减而已。夫以蠕动唼血之物，治血之畜而不行者，先哲之思议亦精矣。余简治痛风证，亦用水蛭，而不及虻虫，得非以

兹物得水精气，血固水所化，而于治痛风血结者更切乎？抑或不须虻虫耶？请商之明者。《本草汇》

卷一七：水蛭，生于溪涧阴湿之处，乃食血之虫，能通肝经聚血，为攻血要药也。成无己云：咸走血，苦胜血，故畜血欲除必用此，加麝香少许，同酒而下，则畜者立行。世医多知百病之生于气，而不知亦有生于血者。盖血犹水也，水行则无壅滞之患矣。一或凝滞于经络肠胃之间，血症由此而作，所以抵当汤中用水蛭、虻虫，施于脉之沉滑数实，以咸苦泄畜血也。但此物难断制，煅苟存性，入腹便活，啮人肠脏，非细故也。莫若四物汤，加酒浸大黄各半，下之尤妙，奚必用此难制之恶药也。谈野翁方，有纫染白发，用水蛭为极细末，以龟水调捻须稍，自行入根也。以龟放荷叶上，用镜照之，俟龟头出尿，即得矣。一用白乌骨鸡，杀血入瓶中，纳活水蛭数十于内，待化成水，以猪胆皮包指，蘸捻须稍，自黑入根也。《本草新编》卷五：水蛭味咸、苦，气平、微寒，有毒。炒黄黑色用之。善去积瘀坚瘕。仲景夫子用之为抵当汤丸，治伤寒瘀血发黄也。治折伤，利水道，通月信，堕妊娠，亦必用之药。蓄血不化，舍此安除乎？《神农本草经百种录》：主逐恶血，瘀血月闭，破血瘕积聚，诸败血结滞之疾皆能除之。无子，恶血留于子宫则难孕。利水道，水蛭生于水中故也。凡人身瘀血方阻，尚有生气者易治，阻之久，则无生气而难治。盖血既离经，与正气全不相属，投之轻药，则拒而不纳，药过峻，反能伤未败之血，故治之极难。水蛭最喜食人之血，而性又迟缓善入，迟缓则生血不伤，善入则坚积易破，借其力以攻积久之滞，自有利而无害也。《长沙药解》卷二：入足厥阴肝经。善破积血，能化坚癥。《金匮》抵当汤方在大黄用之治血结膀胱，少腹硬满。大黄虫丸方在大黄用之治虚劳，腹满内有干血，以其破坚而化积也。水蛭咸寒，善下沉积之血，最堕胎孕。《本草思辨录》卷四：水蛭、虻虫，同为吮血之品，能逐瘀破结。而仲圣抵当汤、抵当丸，必二味并用；桃核承气汤、下瘀血汤，又二味并不用。其所以然之故，有可得而言焉。成氏云：咸胜血，血蓄于下，胜血者必以咸为主，故以水蛭为君。苦走血，血结不行，破血者必以苦为助，故以虻虫为臣。张隐庵、张令韶云：虻虫、水蛭，一飞一潜。在上之热，随经而入，飞者抵之；在下之血，为热所瘀，潜者当之。按此论水蛭、虻虫精矣。而抵当汤所佐之大黄、桃仁，亦非泛而不切。盖四物皆血药，而桃为肺果，桃仁气微向表，协虻虫为走表逐瘀；大黄涤热下行，协水蛭为走里破结；而同归于抵少腹下血。抵当丸之证，与抵当汤尽同，惟少腹满，则尚不至于硬矣。小便本不利而今反利，则蓄血必暂而未久矣。用汤方减少其数，又捣丸煮服者，以随经之热留于表分者多，用峻药轻取之法，使热邪尽入网罗，而瘀不复聚，正不少伤也。若桃核承气汤证，则与抵当悬绝矣。太阳病不解至下者愈为一截，言蓄血而血自下者不必攻也，血自下者亦自愈也。其外不解者，至当先解外为一截，言血不自下则宜攻，然太阳传本有表邪未罢者，当先解其外，未可以下有蓄血而遂攻之也。外解已至，宜桃核承气汤为一截，外解曰已，少腹急结曰但，可见表证已无，不必顾表；少腹急结而非硬满，其人亦不如狂，洄溪所谓瘀血将结之时也。桃核承气汤，即调胃承气汤加桃仁、桂枝，加桃仁、桂枝而仍名承气，明示此证之有关于阳明。盖太阳病汗解之后，原有阳明腑实之虑，今不腑实而少腹急结，未始非肠胃之热下迫膀胱，以桃仁协调胃承气，则下逐膀胱之血瘀，亦上清阳明之热迫。加桂枝者，膀胱寒水之腑，热结初萌，骤以黄、消折之，气必先郁，故以桂枝化膀胱之气。且桂枝协甘草，能散结缓急，又为少腹急结之要药。观桂枝茯苓丸之下症，温经汤之瘀血在少腹不去，土瓜根散之少腹满痛，皆用桂枝，即可知此之非为解表矣。彼用桂枝，敛以芍药，此用桂枝引以黄、消，桂枝所以能抵少腹也。下瘀血汤，瘀血在脐下，不在少腹，不曰蓄，而曰着，是其血瘀未久，腹痛亦新着之故。况在产后，岂宜峻攻？既服枳实芍药散而不愈，其为血被热灼而不行无疑矣。治以大黄、桃仁涤热逐瘀，虫导血通络，蜜丸和药而不伤液，酒煮行药而不疾下，合之则共成脐下去着之功。此与抵当汤丸之用虻、蛭，顾可以同年语乎？〇桃核承气汤之治，愚既辨之详矣，惟此条热结膀胱四字，前人多看作太阳传本之公共语，谓热邪随经入于膀胱，有水结，有血结，五苓散所以治水结，桃核承气汤、抵当汤丸所以治血结。不知热结膀胱，但有血结，并无水结。盖膀胱为津液之腑，气化则能出，故小便不利，是气病非血病。按《巢氏病源》淋病至于热甚则变尿血，何尝非膀胱之热由气入血。而《外台》治血淋诸方，无用桃仁、虻、蛭者，以尿血而非蓄血也。血不蓄，则热可谓之盛，不可谓之结。且五苓散之不治膀胱热结，固显有可证者。观仲圣用五苓散诸证，不曰脉浮微热，则曰水逆。须末服，而又多饮暖水出汗，是欲使邪从表解。若热结膀胱，何能逆挽而出。其所以渴与小便不利者，太阳之标，为寒邪所迫。热将传本，遂与少阴水脏均不得施化，即三焦之水道亦滞而不圝，于是上不济以肾阴而渴，下则水欲泄而不利，服五苓散而诸弊俱祛，以热不在膀胱也。且五苓之利小便，乌得与滑石、乱发、白鱼、戎盐、瞿麦之属等量齐观，为问桂枝利小便乎？而桂枝非四两不利小便，今止半两。桂枝、茯苓合而利小便乎？而防己茯苓汤桂、苓并用，则治水气在皮肤。桂枝、茯苓、泽泻合而利小便乎？而茯苓泽泻汤桂、苓、泽泻并用，则治胃反吐。茯苓、猪苓、白术合而利小便乎？而猪苓散二苓、白术并用，则治思水呕吐。白术、泽泻合而利小便乎？而泽泻汤术、泻并用，则治支饮苦冒眩。善夫柯氏之论五苓散也，曰重在脉浮微热，不重在小便不利，真得仲圣立方之旨矣。

【附方】《药性粗评》卷四：治无名肿毒。以生者数条，置碗中，水浸于其身，横嘴于肿上，咂其恶血，当愈。号为蜞针，虽然，丸散中亦不必用。

《本草经疏》卷二二：坠跌打击内伤。水蛭一两，烧令烟出，为末，入麝香一两，每酒服一钱，当下畜血。未止再服，其效如神。《古今录验方》。

《太乙仙制本草药性大全·仙制药性》卷八：治折伤。用水蛭新瓦上焙干，为细末，热酒调下一钱，食顷痛，可更一服，痛止，便将折骨药封，以物夹定，直候至效。〇治从高坠下，及打击内伤神效。麝香、水蛭各一对，剉碎，炒令烟出，二件研为末，酒调一钱，当下蓄血，未止再服，其效如神。〇痛疽肿毒。取十余枚，次第令将肿处，血满自脱，更用饥者，取皮皱肉白，差。

蠨蛸《本草拾遗》

【释名】蟢子《医林纂要探源》。

【集解】《医林纂要探源》卷三：作窠壁间，下有丝垫，上有丝盖，身居其中，圆黑而背中正白。若扁大而色斑驳，下有白窠，而上无盖者，则名壁劳，无可用。又蟢处阴而安静。

蠨蛸

【气味】酸，咸，寒。《医林纂要探源》卷三。

【主治】咸能补安心神，酸能平肝敛心。《医林纂要探源》卷三。

【附方】《医林纂要探源》卷三：治小儿急惊。捣之，和白汤服，一时即静。

窝

【主治】敷刀伤击伤，止血生肌定痛。但物小，不能及大。《医林纂要探源》卷三。

蜘蛛《别录》

【集解】《本草衍义》卷一七：蜘蛛品亦多，皆有毒。《经》不言用是何种。今人多用人家檐角、篱头、陌巷之间，空中作圆网，大腹、深灰色者。遗尿着人作疮癣。《宝庆本草折衷》卷一七：生剑南及山东、江东。今处处檐角、篱头、陌巷、草上有之，空中布圆网。○七月采。或日干。○畏羊乳。

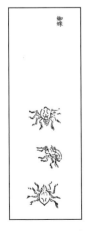

图 33-31-1　蜘蛛
《图经（政）》

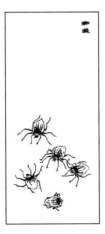

图 33-31-2　蜘蛛
《图经（绍）》

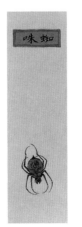

图 33-31-3　蜘蛛
《品汇》

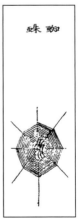

图 33-31-4　蜘蛛
《太乙》

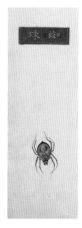

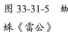

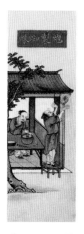

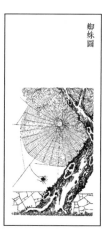

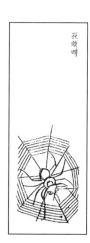

图 33-31-5 蜘
蛛《雷公》

图 33-31-6 炮
制蜘蛛《雷公》

图 33-31-7 蜘蛛
《禽虫典》

图 33-31-8 花蜘
蛛《便方》

【修治】《本草集要》卷六：勿用五色者，取身小尻大，深灰色，腹内有疮黄脓者，去头足，研如膏，投入药用。《本草求原》卷一八：去头、足，米泔浸煨，研用。

【气味】微寒、有毒。《绍兴本草》卷一八。寒冷，无毒。《本草元命苞》卷八。

【主治】能治蛇毒，温疟。主男子霍乱呕逆，疗小儿大腹丁奚。《本草元命苞》卷八。又蝎螫蛇啮，涂其汁。蜂及蜈蚣毒者，生置痛处，令吸其毒。小儿大腹丁奚，烧熟啖之。○发背疮，杵，以醋和，先挑四畔，令血出根露，傅之，干即易。鼠瘘肿核痛，已有疮口，出脓水，烧二七枚，傅之。《本草集要》卷六。大人狐疝偏痛、睾丸或时上下者，宜研散调；小儿大腹丁奚、行步三年蹩躃者，须煨熟啖。久疟寒热可断，干呕霍乱能驱。蛇虺咬捣汁涂，蜈蚣咬用活吸。疗肿作膏敷退，瘰核渍酒饮消。《本草蒙筌》卷一一。治脱肛，狐臭，瘰疬，蛀牙，口眼㖞斜。《药性会元》卷下。大蜘蛛为治红云、血癣圣药。《本草求原》卷一八。

【发明】《太平御览》卷九四八：刘义庆《幽明录》曰：某郡张甲者，与司徒蔡谟有亲，侨住谟家，暂行数宿，过期不反。谟昼眠梦甲云：暂得行，忽暴病患心腹病痛腹满，不得吐下，某时死。主人殡殓，谟悲涕相对。又曰：我病名干霍乱，自可治之，但人莫知其药，故令死耳。谟曰：何以治之？甲曰：取蜘蛛，生断去脚，吞之则愈。谟觉。使人往甲行所验之，果死。问主人病时日，皆与梦符。后有干霍乱者，试用辄差。葛洪《治疟方》曰：取蜘蛛一枚，着饭中吞，即愈。《绍兴本草》卷一八：蜘蛛，《经》注已具主治，然网丝系疣赘，世用颇验。及诸方亦各分用治之宜，然固非良药矣。当云微寒、有毒为定。又壁镜壁虫亦此类云。《本草乘雅半偈》帙一一：蜘蛛喷泄放丝，磨旋右转，结网以网飞虫，知物触而遂诛之，地以阳杀阴藏之谓乎。○仲景两论，为方剂祖，蜘蛛辅木王之桂，曰蜘蛛散，主治阴狐疝，气偏有大小，时时上下，触突网募，乱作腹心者，尽诛之，卷束狂勃，剪灭不格也。陶隐居遵祖剂作《别录》，广治小儿三岁不能行。盖天道左旋，天以阳生阴长；地道右转，地以阳杀阴藏。地道也，坤道也，应地无疆，以顺天行之健。及小儿大腹丁，此高粱之变，洗除特易易耳。《药性纂要》卷四：东圃曰：人身血脉，本自周流，伏行隧道，无病则平和，不可得见。惟病则妄行而外出，阳络伤则血外溢吐血衄血也，阴络伤则血内溢便血也。肺有窍，则咳血杀人。肠有窍，则便血杀人。蛛网出自蛛腹，能放能收，结则形宛似络，而性沾粘，是以能补络脉破伤而止血也。

【附方】《汤液本草》卷六：狐疝，偏有大小，时时上下者。蜘蛛一十四个，熬焦，桂半两，研细为散，八分匕，酒调服，日再。蜜丸亦通。

《药性粗评》卷四：鼠瘘。凡患瘰疬结核肿痛，若已成疮出脓者，蜘蛛二七枚，烧研末，傅之，日二三，自差。

《太乙仙制本草药性大全·仙制药性》卷八：治瘰疬。无问有头无头，用大蜘蛛五枚，日干细研，酥调如面脂，日两度贴之。○中风口喝僻。取蜘蛛子摩其偏急颊车上，候视正即止，亦可向火摩之。○治背疮弥验方。取户边蜘蛛，杵以醋和，先挑四畔令血出，根梢露，用药傅，干即易，且至夜拔根出，大有神效。○治鼠瘘肿核痛，若已有疮口出脓水者。取蜘蛛二七枚，烧研傅之。○治人心孔昏塞，多忘喜误。七月七日取蜘蛛网着领中，勿令人知，即永不忘也。○卒脱肛。烧蜘蛛肚傅肛上。○蜈蚣咬。取蜘蛛一枚，咬处安，当自饮毒，蜘蛛死，痛未止更着生者。○治齿牙有孔。蜘蛛壳一枚，绵裹按其内。治蝎螫人，研蜘蛛汁傅之差。孙真人《备急》。○治泻多时脱肛疼痛。黑圣散：大蜘蛛一个，瓠叶重裹，绵系定，合子内烧令黑色存性，取出细研，入黄丹少许同研。凡有上件疾，先用白矾、葱、椒煎汤洗浴，拭干后将药末掺在软处帛上，将手掌按托入收之。

网

【主治】医喜忘。《本草元命苞》卷八。丝网疗健忘，又能使人巧。七夕取食，方获奇功。系瘤赘烂消，缠痔瘘脱落。《本草蒙筌》卷一一。肛门长痔丝缠落，瘿瘤久缠自消绝。《草木便方》卷二。

【附方】《药性粗评》卷四：赘疣。凡患颈上赘疣，或繁指相碍不便者，以蜘蛛网养之，缠指与疣一昼夜，自落。

壁钱 《本草拾遗》

【集解】《神农本经会通》卷一〇：虫似蜘蛛，作白幕如钱，在暗壁间，北土人呼为壁茧。

壁钱

【气味】气平，无毒。《太乙仙制本草药性大全·仙制药性》卷八。

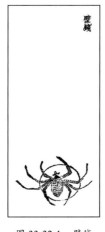
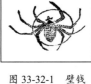
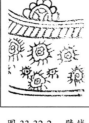

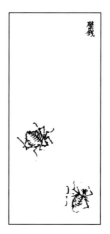

图 33-32-1　壁钱
《备要》

图 33-32-2　壁钱
《便方》

图 33-32-3　壁钱
《图说》

【主治】主鼻衄金疮下血不止，捺汁点疮上立效。疗外野鸡病下血，捣浆滴鼻中如神。《太乙仙制本草药性大全·仙制药性》卷八。

窠幕

【主治】主小儿呕吐逆，取二七煮汁饮之。《神农本经会通》卷一〇。

草蜘蛛《本草拾遗》

【集解】《证类本草》卷二一：〔《本草拾遗》〕音拙蟵鼅鼄注陶云：悬网状如鱼罾者，亦名蟵。按蟵在孔穴中及草木稠密处，作网如蚕丝为幕络者，就中开一门出入，形段小，似蜘蛛而斑小。

【主治】主丁肿出根，作膏涂之。〔《本草拾遗》〕。《证类本草》卷二一。

蝇虎《本草纲目拾遗》

【集解】《本草纲目拾遗》卷一〇：《古今注》，蝇虎，蝇狐也，形似蜘蛛，而色灰白，善捕蝇，一名蝇虎子。《潜确居类书》：一名蝇豹，身黑，嘴有双肉爪，攫蝇而食，两目似虎，炯然生光。〇蝇虎亦蜘蛛之属，腹亦有丝，而不能结网，惟居墙壁，捕蝇食。其体灰褐色，身上有微毛，嘴有两钳，翕吸频动，跳跃如虎，亦有纯白色，两目朱色，绝可爱。儿童捕置器中，捉蝇以饲之，视其搏跃为戏。此物未闻入药，故濒湖《纲目》壁钱、蜡蜋皆列入，而此独遗之。

【主治】其性频动而不静，取以调血脉，治跌打。《本草纲目拾遗》卷一〇。

【附方】《本草纲目拾遗》卷一〇：治跌打损伤。取蝇虎数个，研烂好酒下。徐顺之《验方》。

淮东子《本草纲目拾遗》

【释名】跳虾虫《本草纲目拾遗》。

【集解】《本草纲目拾遗》卷一〇：淮东子，今名跳虾虫，生湿土中，形如跳蚤，而大逾倍，色如虾青，腹下多足如虾，善跳跃，儿童以器置于水中，捕得辄投入，便不能跃出。秋时斗蟋蟀家多畜之。

【主治】治风痹，去湿肿。《本草纲目拾遗》卷一〇。

【发明】《本草纲目拾遗》卷一〇：凡蛩遇斗伤及虚赢，必每日以此饲之，云能益蛩力也。其性最审捷，能达透经络，皮里膜外，无不行到。

蜻蛉《别录》

【集解】《太乙仙制本草药性大全·本草精义》卷八：蜻蜓旧本不载所出州郡，今所在水际有之。陶云：此有五六种，今用青色大眼者。一名诸乘，俗呼胡，道家用以止精。眼可化为青珠。《蜀本》注云：蜻蜓六足四翼，好飞溪渠侧。其中一种最大，京师名为马大头者是，身绿色，雌者腰

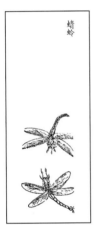

图 33-36-1　蜻蛉
《图经（政）》

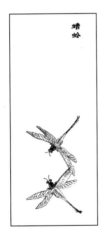

图 33-36-2　蜻蛉
《图经（绍）》

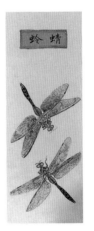

图 33-36-3　蜻蛉
《品汇》

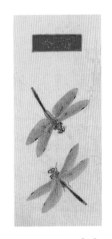

图 33-36-4　蜻蛉
《雷公》

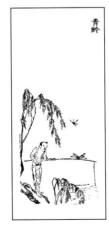

图 33-36-5　青蛉
《三才》

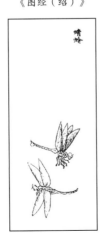

图 33-36-6　蜻蛉
《原始》

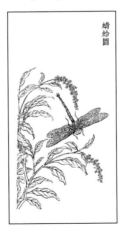

图 33-36-7　蜻蛉
《禽虫典》

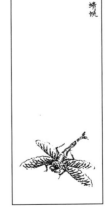

图 33-36-8　蜻蜓
《图说》

间一遭碧色。用则当用雄者，青色大眼者为良，其余黄赤及黑色者不入药用。俗间正名蜻蜓，而不甚须也，道家则多用之。

【气味】凉、无毒。《绍兴本草》卷一八。微寒，无毒。《本草集要》卷六。味咸，微温。入足少阴肾、足厥阴肝经。《玉楸药解》卷六。

【主治】强阴，止精，暖水脏。《本草集要》卷六。主治阴痿不起，壮阳，暖水藏，止精不泄。炒末以温酒调服。《药性粗评》卷四。

【发明】《绍兴本草》卷一八：蜻蛉，世呼蜻蜓是也。《本经》虽具主治，然但固精强阴方中，未闻用验的据。处处产之。《本经逢原》卷四：蜻蜓生水中，而能暖水藏，强阴涩精，而赤者性犹壮热，助阳药用之。

蟋蟀《本草纲目拾遗》　　【校正】《本草纲目》原附"灶马"条下。今分出。

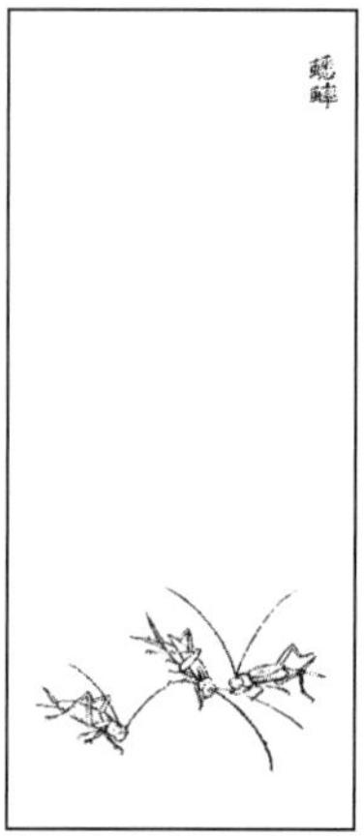

图 33-37-1　蟋蟀
《三才》

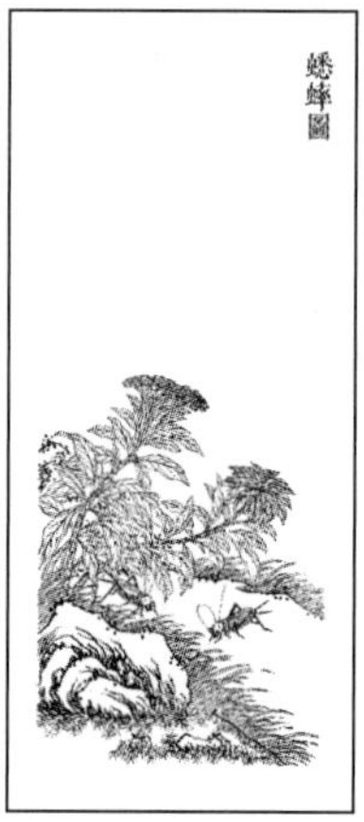

图 33-37-2　蟋蟀
《禽虫典》

【集解】《通志·昆虫草木略》卷七六：蛬，曰蟋蟀，曰青蛚。楚人谓之王孙，幽州人谓之促织。秋至则鸣，故曰促织鸣，懒妇惊。《本草纲目拾遗》卷一〇：《纲目》于灶马下附促织，仅列其名，云古方未用。附此以俟考。

【气味】辛、咸，温。《药性考》。《本草纲目拾遗》卷一〇。

【主治】性通利，治小便闭。《本草纲目拾遗》卷一〇。

【发明】《本草纲目拾遗》卷一〇：许景尼云：斗蟋蟀家，冬则封盆，待其自死，成对干之，留为产科、痘科用。须成对人药。

【附方】《本草纲目拾遗》卷一〇：小儿遗尿。取全蟋蟀一个焙末，滚水下，照岁服，如儿十一岁者，每次服一个，服至十一个为止。《慈航活人书》。治男妇小水不通、痛胀不止。用蟋蟀一个，阴阳瓦焙干为末，白滚汤下，小儿半个即通。《集听》。催生。斗虫之戏，蟋蟀最盛，其百战百胜者，俗呼为将军。其虫至冬必死，勿轻弃去，留以救产厄，神验。凡产不下。用干者一枚，煎汤服即生，并无横倒之患。赵际昌。○治水蛊。促织可治水蛊，昔有人患水蛊，百治不效，一日偶饮开水，水中先有促织一对在内，其人仓卒一并吞之，越数日，其病渐消，方知促织可治此症。后传此方数人，无不验者。一对不足，连服二三对自效。朱烺斋《任城日钞》。

樗鸡《本经》

【集解】《本草衍义》卷一七：樗鸡，东、西京界尤多。形类蚕蛾，但头、足微黑，翅两重，外一重灰色，下一重深红，五色皆具。腹大，此即樗鸡也。《通志·昆虫草木略》卷七六：莎鸡，曰酸鸡，曰樗鸡，曰天鸡，曰樗鸠，曰螒。《尔雅》云：螒，天鸡。黑身赤头，似斑猫。《图经本草药性总论》卷下：生河内川谷樗树上，七月采，暴干。

【修治】《医经允中》卷一七：去翅足，元米炒熟用。

【气味】味苦、辛，气平，有小毒。入足厥阴经。《本草汇言》卷一七。

【主治】行瘀血血闭。《本草衍义》卷一七。主心腹邪气，阴痿，益精强志，生

图 33-38-1　樗鸡
《图经（政）》

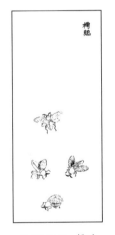

图 33-38-2　樗鸡
《图经（绍）》

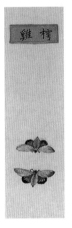

图 33-38-3　樗
鸡《品汇》

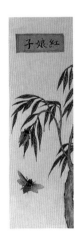

图 33-38-4　红
娘子《品汇》

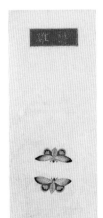

图 33-38-5　樗鸡
《雷公》

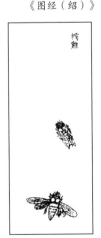

图 33-38-6　樗鸡
《原始》

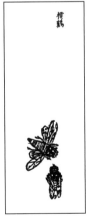

图 33-38-7　樗鸡
《汇言》

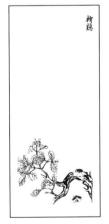

图 33-38-8　樗鸡
《图说》

子好色，补中轻身。又疗腰痛，下气强阴多精。《图经本草药性总论》卷下。

【发明】《绍兴本草》卷一八：樗鸡，世之呼红娘子是也。此物性毒，破血颇验。《本经》云补中益精，实非所宜。形质、出产已载《经》注，当云味苦、有毒者是也。《本草汇言》卷一七：通血闭，行瘀血，寇宗奭破胎孕之药也。张少怀抄陶隐居曰：此药性味猛厉，为虫类之最酷者。方药稀用，惟通经堕胎，草泽医往往以此私利。戴氏曰：近世用治瘰疬结核及风狗咬伤，并一切秽污淫毒，用此见效。与芫青、斑蝥同用，亦是活血散结之义也。何前人集《神农本经》谓为益精强志、生子补中之说，欺世害民，莫此为甚，岂仁人济世之书哉？

【附方】《本草汇言》卷一七：治瘰疬结核。用红娘子十四枚，乳香一钱，黄丹一钱，砒霜、硇砂各六分，糯米粥和作饼贴之，不过一月其核自脱下，外贴长肉膏药。《卫生易简方》。○治风狗咬伤。用红娘子三个，斑蝥五个，并去翅足，乳香、沉香、桔梗各五分，共为末。十岁者作四服，十五岁作三服，二十岁作二服，三十岁作一服。用豆腐浆食前调下。谈氏方。○治横痃便毒。用红娘子六个去翅足，取鸡子一个，开小孔，入红娘子于内，饭锅上蒸熟，去红娘子，只食鸡子，以酒过下，小便淋沥、出脓血即愈。

蛆《本草纲目》

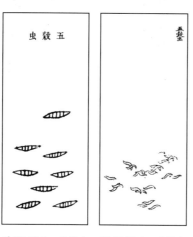

图 33-39-1　五谷虫
《备要》

图 33-39-2　五谷虫
《三才》

【集解】《太乙仙制本草药性大全》卷五：屎蛆布袋捞起，迎急流水漂净，贮以秽桶，剖癞虾蟆饲肥，烈日曝蒸，盖密即死，文火烘燥，研细任留，和白术作散汤调，治小儿疳胀神效。饲粪蛆法：净洗秽桶二只，将漂过蛆倒在一只内，复以稻草作把，引蛆升上，移抖别一桶中，则不洁粗细俱去尽矣。剖癞虾蟆投内，二日使之肥满。《本草发明》卷六：洗净秽桶二只，将急流水漂过，蛆倾在一只桶内，以稻草作把，引蛆升草上，移抖内另一只桶中，则不洁粗细渗尽去矣。取蛆煤用。若更用大癞虾蟆剖开，投桶子内喂一二日，使蛆肥壮，烈日中盖密蒸死，用文武火烘燥用妙。《本经逢原》卷四：蛆出粪中，故能消积，治小儿诸疳积滞，取消积而不伤正气也。一法用大虾蟆十数只，打死置坛内，取粪蛆不拘多少，河水渍养三五日，以食尽虾蟆为度，用麻布扎住坛口，倒悬活水中令污秽净，取新瓦烧红置蛆于上焙干。

【修治】《本草备要》卷四：漂净晒干，或炒，或煅为末用。《本经逢原》卷四：漂净炙黄，捣细末，同糖霜食之。

【气味】味甘、咸，性平，无毒，入脾经。《药性解》卷六。

【主治】治臁疮疳蛀，一切虫蛀烂孔，外科收口药用。《本草纲目拾遗》卷一〇。

【发明】《本草发明》卷六：粪蛆和白术作汤散，治小儿疳胀最妙。《药性解》卷六：蛆本浊阴下降流动不拘之物，有行下之理，故端入脾经。以疗儿疳。

【附方】《本草纲目拾遗》卷一〇：疳疮蛀梗。用粪坑内蛆虫窠，在蓬尘内者，形如白茧子而小，取来不拘多少，放在罐中，焙燥为细末，贮小口瓶内，瓶口以细绨纱包扎覆转，轻轻敲弹少许药末于疮口内。如有小蛀眼，药末不能入，用麦草秆吹药入细孔内，每日三五次。其蛀烂者，肉孔自能长平，神效无比。《柴氏独妙方》。

死人蛀虫《本草纲目拾遗》

【集解】《本草纲目拾遗》卷一〇：死人蛀虫人蚜此检尸场中棺内死蛆也。唐怡士云：凡人死后魂魄散尽，其生气有未尽者，肉烂后悉腐而为蛆，攒啮筋骨，久之蛆亦随死。故强死者，棺中无不有黑蛆。凡有须问仵作于尸场收之。

【主治】治劳瘵，能驱尸虫，跌扑，绝邪疟、尸蛀、石疽。《本草纲目拾遗》卷一〇。

【发明】《本草纲目拾遗》卷一〇：吴秀峰《虚劳论》云：瘵有虫，为湿郁所化，在外为虮，在脏腑为虫。用死人身上蛆虫，制令洁净，焙干和药服之，则瘵虫化为水下。○人蚜。陈所安《今见录》：近有一种不肖奸徒，辄于攒殡左右，勾赂寄户。寄户者，以产赁人厝棺，杭人呼为开寄场。每有七日内之出厝棺木，到场即被昏夜启棺，窃取人蚜，货与方术家及走医，为夹棍药，并治跌打，绝邪疟等用。予初不解人蚜为何物，后询唐博士与宜，博士家有老仆来升曾见之，云：凡人死七日外，遍身肌肉腐烂如浆，心气散漫，蒸为人蚜，形如九龙虫而小，色赤如血，光滑异常，男女皆有，入药男棺者佳。其取之法：用大钻于棺和头前钻一大孔，以香糟涂孔外，内虫闻糟气，皆从孔出，其虫虽有甲而不能飞，用手搦投入小瓶中，烧酒浸，阴阳瓦上焙干用。

【附方】《本草纲目拾遗》卷一〇：治大麻疯癞疾秘方。用死人蛆虫，洗净，钢片上焙干为末，每用一二钱，皂角刺煎浓汤调下。若肿而有疙瘩者，乃阳明经湿热壅盛，先以防风通圣散服二三帖，然后再服此药，有补功。以皂针为引，故能达表。能久服之，极有神效，非泛常草木可比也。《赤水元珠》。治大麻疯秘方。用人蛆一升，细布袋盛之，放在急水内流之，干净取起，以麻黄煎汤，将蛆连布袋浸之，良久取起，晒干，再用甘草煎汤浸晒干，又用苦参煎汤浸晒干，又用童便浸晒干，又用葱、姜煎汤，投蛆入内，不必取起，就放锅内煮干，焙为末，每一两加麝二钱、蟾酥三钱，共为一处，入瓷器内。每服一钱，石藓花煎汤下，花即山中石上生白藓如钱样。用苍耳草煎汤洗浴，然后服药。七日见效。体壮者一日一服，体弱者二日一服，即愈。《医学指南》。

狗蝇《本草纲目》

【集解】《得配本草》卷八：冬月栖于狗耳内，可取用。

【气味】咸，温，无毒。《本经逢原》卷四。

【主治】治痘疮倒黡色黑、唇口冰冷之证，以数枚擂细，醅酒少许调服。闻人规方也。《本经逢原》卷四。

【发明】《本经逢原》卷四：蝇食狗血，性热而锐，力能拔毒外出。《对山医话》卷四：药中虫蚁，不过取其飞扬走散之功，故多施于伤科外症，以通血闭。痘症全赖气血以成浆结痂，元虚之症，必当以参、只培养元气，切勿以此为法也。

【附方】《得配本草》卷八：狗蝇治痘疮倒黡。每用七枚，研末酒下。

蝇《本草纲目》

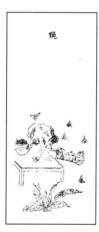

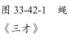

图 33-42-1　蝇
《三才》

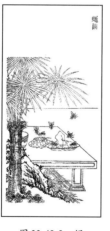

图 33-42-2　蝇
《禽虫典》

【释名】苍蝇《得配本草》、饭苍蝇《本草纲目拾遗》。

【集解】《本草洞诠》卷一八：蝇声在鼻，而足喜交，其蛆胎化，蛆入灰中，蜕化为蝇。溺水死者，得灰复活。古方未有用者。

【主治】《普济方》云：拳毛倒睫，以腊月蛰蝇，干研为末，鼻频嗅之即愈。《本草洞诠》卷一八。

【发明】《本草纲目拾遗》卷一〇：谢天士云：虫中各种俱入药用，惟饭苍蝇无用，故本草不载其主治。予精思十年，求其主治不可得。嘉庆庚申，偶在东江晤柴又升先生云：昔在台州患面疔，初起即麻木，痒几入骨，不可忍。山中仓卒无药，有教以用饭蝇七个、冰片一二厘，同研烂敷之，即不走黄。如言，果痒定，次日渐痊，旬日而愈。束疔根，不走黄。涂疮疤，即生发。吴秀峰用以涂小儿疖，愈后脱疤不长发，用此捣涂立生。

壁虱《本草纲目拾遗》　　【校正】《本草纲目》原附"狗蝇"条下，今分出。

【释名】臭虫《本草纲目》、荧蚤、扁虱、壁驼、荐蝇《本草纲目拾遗》。

【集解】《本草纲目拾遗》卷一〇：壁虱，俗呼臭虫，以其气腥秽触鼻，故名，行必南向，为南方秽湿所产。今江南北人家多有之，稍不洁即生此物，亦有远行于旅店驿舍中带入衣被，归家即生。极易蕃育，一日夜生九十九子，与蚤斯同。其形俨如半粒豌豆，老则黑，次则枣皮红，初生者色黄而细小。其子如蚁子，白色，卵生，与虱同。初生便啮人，生一二日即能褪壳，愈褪愈大，渐渐而老，色转红而黑，老者啮人愈毒。多藏蘩荐中及壁内，或桌凳床缝间，其身扁而易入。至冬则入蛰，多藏泥沙山穴中，及古树根下，交春皆启蛰，而出入人家壁木内藏。性畏蚁，山中有一种红蚁，喜食之，故近山及山寺僧舍，此物甚少。有带入者，辄为山蚁衔去。其啮人尤狡黠，不与蚤、虱同。昔人谓暑时有五大害，乃蝇、蚊、虱、蚤、臭虫也，然蝇、蚊迭为昼夜，蝇可挥拂，蚊可设帐，虱则暑时裸浴，生者绝少，蚤则因土湿而生，夏时土干，亦不甚患。惟此最可憎，无分昼夜，潜身床褥及几阃间，善识人气，伺人一徙倚，即嚼其膏血，肿块累累，如贯珠然，愈爬搔则愈大，痛痒难禁，小儿肉嫩，尤遭其苦，辄叫号不已。或云其物口有白气一二寸，啮人能隔席穿肤吮血，索之不可得。在床褥辄夜聚晓散，率其丑类，待人倦睡而恣唉焉。古方辟除之法甚多，无一验者，惟席下铺零陵香草及樟脑，可稍杀其势，然隔一二日，药气减则横疟愈甚。惟用真扬州安息香，涂上好银朱为衣，燃床下，周围以席护，令烟熏透，则壁虱尽死，子亦不能复生。第香气恶烈，触鼻令头痛，须熏后停一二日方可卧宿。贫家何能办理？古云：南方淫气生短狐，此亦淫湿腥秽之气所感而生，凡勤洁之家鲜有之。闽人云，此虫滚水泡死者能复生，惟有以冷水浸死不能复生。〇《纲目》并不列其品，近来治疗有用此者，故录之，见天下无弃物也。

【修治】《本草纲目拾遗》卷一〇：凡用壁虱，须置温水中令其臭气泄尽，入药。

【气味】气腥，味微咸，性平。《本草纲目拾遗》卷一〇。

【附方】《本草纲目拾遗》卷一〇：治咽膈。用虱十枚，滴花，烧酒浸服。《集听》。饭饐。用臭虫研涂。《百草镜》。臁疮臭烂。用臭虫同水龙骨捣和，麻油调敷，出尽黄水，立愈。西亭《药镜》。眼生偷针。臭虫血点之，即散。治小儿惊风。用壁虱于净水中漂去臭气，焙干入药。《海上方》。拔疔。杨氏《经验方》：臭虫同米饭捣匀，搽疔上，能立拔疔根外出。鱼刺戳。《医宗汇编》：凹谷茴香叶，使盐花烧酒捣糊疮上。如口久烂，用臭虫劓去头傅之。

《本草纲目易知录》卷五：治毒蛇咬伤。取臭虫数十枚，生捣，傅咬处，能拔毒出。

牛虱《本草纲目》

【集解】《本草纲目》卷四〇：牛虱生牛身上，状如蓖麻子，有白、黑二色。啮血满腹时，自坠落也。入药用白色者。

【主治】主预解小儿痘疹毒，焙研服之。《本草纲目》。《本草品汇精要续集》卷七。

【发明】《用药十八辨》：〔见《秘传痘疹玉髓》卷二〕牛虱，《经》云：上引经用升麻，下引经用牛虱。膝与虱音近而字异，南人遂误认小儿痘不鼎峻，用牛虱以发之，视为圣剂。殊不知牛虱之性极恶烈，溃体烂肤者，此物也；涩声哑喉者，此物也；燥肠贼胃者，此物也。误痘致死，犹为珍方，流弊到今，良可慨也。评曰：牛虱原来毒赛砒，南人何故痘中医。裂肤烂体多流害，送尽婴儿苦执迷。

【附方】《本草品汇精要续集》卷七：预解痘毒。用白水牛虱，一岁一枚，和米粉作饼，与儿空腹食之，取下恶粪，终身可免痘疮之患。谭野翁方。

人虱《本草拾遗》

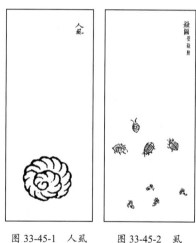

图 33-45-1　人虱
《三才》

图 33-45-2　虱
《禽虫典》

【气味】气味咸，平，而有微毒。《夕庵读本草快编》卷六。

【主治】主脑裂，大热发头热者即效。治疔肿，脚指肉刺疮者殊功。《太乙仙制本草药性大全·本草精义》卷八。

【发明】《夕庵读本草快编》卷六：人虱，《拾遗》卂，音迅，音昆，合而名之，谓其行迅疾，而虮类混繁也，俗作虱。虱感人气而化生，遗子繁育。气味咸平而有微毒，生于身而为身患，匿于腹而为腹症。古人用败梳旧篦，深得用药之玄微矣。昔年有孝廉尹珩字石璜，楚中名士也，来游吴浙，忽觉遍身骚痒，搔下之屑，皆蠕蠕成虱，遍治不效，叩余求诊。右寸关滑大，予曰此无他，乃肥甘致疾也。投胜湿四剂，虱少减而痒不止。进补中益气，半月而愈，间有一二遗虮，令以百部、菖蒲煎浴，尽瘳。石璜再拜而谢曰：身生恶疾，自分不禄。非君洞垣，安能复我有涯之年，但其故必求以晰。予曰：凡治异疾，当以理格。君体肥，供奉厚，湿热不待言矣。客吴会卑湿之邦，益增其势。聿内藏尚实，故现于肌肤。《内经》谓肺主皮毛，胃主肌肉，湿热相煎，变成虮虱，气机所化，不其然而然者也。《夷坚志》

载一人额上生瘤，剖虱而愈。秦德立治李生背上肿块，出虱升许而平。今生于皮肤者，乃湿热在于肺胃也，先用胜湿以疏阳明之邪，痒本属虚，用补中以升降真气。城郭固而贼无容身之地矣！石璜作长歌述其事，表予德。

【附方】《太乙仙制本草药性大全·本草精义》卷八：脑缝裂门。取黑虱三五百，捣碎傅之效。主疗肿。以十枚置疮上，以获箔绳作炷灸虱上，即根出。脚指间有肉刺疮。以黑虱傅，根出也。

龙虱《本草纲目拾遗》

【集解】《本草纲目拾遗》卷一〇：《闽小记》云：龙虱形如小蟑螂，又似金龟而黑色，每八月十三至十五日，飞堕漳州海口，余日绝无。〇《物理小识》：智少随老父福宁，曾见龙虱，后在姚，有仆暑中食此，云自濠镜来。则他处亦出此，何漳独异也？盖是甲虫，大如指顶，甲下有翅，熏干油润，去甲翅唻，似火鱼之变味。

【主治】除面上黝赤气，食之良。兼美男女颜色，活血。《本草纲目拾遗》卷一〇。

葛上亭长《别录》

【集解】《本草元命苞》卷八：五六月葛叶上采之。似芫青色苍而黑，入药炒制芫青一同。凡此四虫，出四处，其虫可一岁周游四州。地胆出邠州，芫青出宁州，亭长出雍州，班猫所在皆有之。《太乙仙制本草药性大全·本草精义》卷八：葛上亭长，旧本不载，今出雍州。陶云其虫身苍黑而头赤，喻如人着玄衣赤帻，故名亭长。葛花开时方有，于葛叶上取之。形如芫青，腹中有白子如小米二三分，取着白板上阴干，燥二三日药成。〇此虫四五六月为葛上亭长，七月为班猫，九十月为地胆，随时变耳。〇今医家多只用班猫、芫青，而亭长、地胆稀有使者，人亦少采。

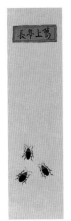

图33-47-1 葛上亭长《品汇》

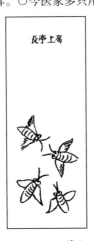

图33-47-2 葛上亭长《太乙》

图33-47-3 葛上亭长《雷公》

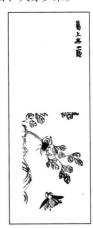

图33-47-4 葛上亭长《备要》

【修治】《太乙仙制本草药性大全·仙制药性》卷八：凡用斑蝥、芫青、亭长之类，当以糯米同炒，看米色黄黑即出，去头足及翅脚，以乱发裹，悬屋栋上一宿，然后入药用。

【气味】味辛，微温性，有毒。《本草元命苞》卷八。

【主治】破淋结积聚，主蛊毒，杀鬼疰，堕胎。《本草元命苞》卷八。

【发明】《绍兴本草》卷一八：葛上亭长，乃斑猫、芫青之类，然别是一种。验其破血之性亦不远矣。大率破畜血坚积多见用之。《本经》云味辛、微温、有毒者是矣。注云此一虫五变，若以一岁，能周游四洲者，即无据矣。惟山东州郡多产之。《本经逢原》卷四：亭长大毒。善通淋及妇人经脉不通，以五枚研末服三分，空心甘草汤下，须臾脐腹急痛，以黑豆煎汤服之即通。此虫五六月为亭长，头赤身黑，七月斑蝥，九月为地胆，随时变化，其毒可知。

芫青《别录》

【集解】《绍兴本草》卷一八：芫青乃斑猫之类也，形色别是一种。性味、主治已载《本经》，然但破血之性多矣。《本经》云味辛、温、有毒是也。处处产之。《宝庆本草折衷》卷一七：芫青出宁州（生芫花上）及南京。今处处有之。○三四月取，暴干。《太乙仙制本草药性大全·仙制药性》卷八：芫菁、斑蝥、亭长、赤头等四件，其样各不同，所居、所食、所效各不同。其芫菁嘴尖，背上有一画黄。斑蝥背上一画黄，一画黑，嘴尖处一小点赤，在豆叶上居，食豆叶汁。亭长形黑黄，在蔓叶上居，食蔓胶汁。赤头，额上有大红一点，身黑。用各有处。

【修治】《太乙仙制本草药性大全·仙制药性》卷八：凡用斑猫、芫青、亭长之类，当以糯米同炒，看米色黄黑即为熟，便出之去头足及翅翼，更以乱发裹之，挂屋东墙一宿，然后用之，则去毒矣。旧说斑猫、芫青、葛上亭长、地胆皆一类之物，而各随时变易，凡取用，当辨别明白。

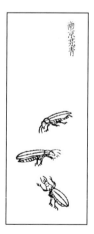

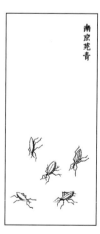

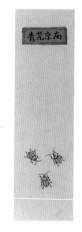

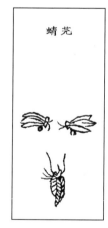

图 33-48-1　南京芫青《图经（政）》

图 33-48-2　南京芫青《图经（绍）》

图 33-48-3　南京芫青《品汇》

图 33-48-4　芫蜻《太乙》

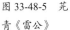

图 33-48-5 芫
青《雷公》

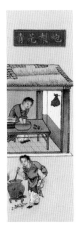

图 33-48-6 炮
制芫青《雷公》

图 33-48-7 南京
芫青《草木状》

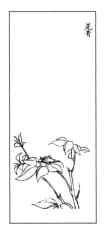

图 33-48-8 芫青
《图说》

【主治】治膀胱疝气，腹痛及妇人室女经候不通，冷热，久积水病，大风之疾。
《宝庆本草折衷》卷一七。主风疰鬼疰，疗蛊毒堕胎。《本草元命苞》卷八。堕胎之要药，
止淋之秘方。《太乙仙制本草药性大全·仙制药性》卷八。

【发明】《本经逢原》卷四：发明：芫青居芫花上而色青，故能泄毒、攻积、破血、堕胎，
功同斑蝥而毒尤猛，芫花有毒故也。其治疯犬伤，消目翳，却偏头风，塞耳聋，皆取其毒锐也。
又治月闭水肿，椒仁丸方用之。

地胆《本经》

【集解】《太平御览》卷九五一：《广雅》曰：地胆、地要，青蟊也。《宝庆本草折衷》卷
一七：地胆一名蚖青，一名青蛙。生汶山川谷，及梁、邠州草菜上。○八九月取。○又云十月取。
《本草元命苞》卷八：出邠州，形如大马蚁，八九月草菜上取之。

【修治】《本经逢原》卷四：同糯米炒，去米用。

【气味】味辛，寒，有毒。《宝庆本草折衷》卷一七。辛，温，有毒。《本经逢原》卷四。

【主治】治妇人血积，有似怀孕，连年累月，羸瘦腹大。《宝庆本草折衷》卷
一七。主鬼疰寒热鼠瘘，散结气恶疮死肌。去鼻中瘜肉，破癥瘕堕胎。能宣出瘰
疬病根，亦吐之。治鼻齆。《本草元命苞》卷八。结气石淋，服一刀圭即下。○瘰疬取服，
则根从小便出，上亦吐之效。《太乙仙制本草药性大全·仙制药性》卷八。

【发明】《绍兴本草》卷一八：地胆亦芫青之类，但分此一种。《本经》虽具性味、主治及
载于方，但今未闻用验之据。性味当同芫青矣。《本经逢原》卷四：地胆有毒而能攻毒。性专破
结堕胎，又能除鼻中瘜肉，下石淋功同斑蝥，力能上涌下泄。《得宜本草·下品药》：地胆味辛。

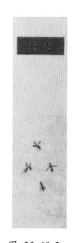
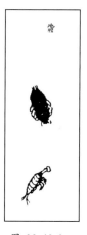
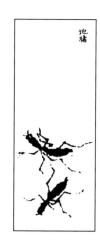

图 33-49-1　　　图 33-49-2　　　图 33-49-3　　　图 33-49-4　地胆

地胆《品汇》　　地胆《雷公》　　地胆《原始》　　《图说》

主治疮疡癥瘕。得朱砂、滑石治小肠气痛，得细辛、白芷治鼻中瘜肉。

斑蝥《本经》

【释名】《宝庆本草折衷》卷一七：斑猫，使。一名斑蚝，一名斑菌，一名斑蝥，一名龙尾，一名龙蚝，一名龙苗，一名蝼发，一名盘蛰，一名晏青。

【集解】《绍兴本草》卷一八：多生寀木间或叶上，处处有。《宝庆本草折衷》卷一七：生河东川谷及河内。今处处大豆叶上或水石有之。○七、八月取，阴干。○马刀为使，畏巴豆、丹参、空青，恶肤青、豆花。

【修治】《本草衍义》卷一七：须糯米中炒米黄为度，妊身人不可服。《本草元命苞》卷八：就叶采，阴干。入药炒去足翅，生则令人吐泻。

【气味】极苦，人尤宜斟酌。《本草衍义》卷一七。味辛、寒、有毒。《绍兴本草》卷一八。味辛、鹹、甘，寒，有大毒。味辛、咸，性寒，有大毒，不载经络。《药性解》卷六。

【主治】逐血理痛诸方用之颇验。《绍兴本草》卷一八。治淋药多用。《本草衍义》卷一七。主寒热鬼疰，蛊毒鼠瘘；疗疥癣恶疮，疽蚀死肌。破石淋血积，伤人肌堕胎。《本草元命苞》卷八。

【发明】《药性解》卷六：班猫入腹，有开山凿岭之势，最称猛烈，故辄致腹痛不可忍。余见里中一壮年患痞疾，服班猫数剂，初则大泻不止，烦闷欲绝，断则二便来红，三日而死。自非百药不效之病，可轻使哉。《本草经疏》卷二二：斑猫禀火金相合之气，故其味辛气寒。扁鹊云：有大毒。近人肌肉则溃烂，毒可知矣。入手阳明、手太阳经。性能伤肌肉，蚀死肌，故主鼠瘘、疽疮、疥癣。辛寒能走散下泄，故主破石癃血积及堕胎也。至于鬼疰蛊毒，必非极辛大毒之药所能疗，

此《本经》之误。甄权主瘰疬,通利水道。以其能追逐肠胃垢腻,复能破结走下窍也。《本草汇言》
卷一七:化瘰疬,《本经》托鼠瘘,烂疥癣,《别录》堕胎娠,通淋闭,溃死肌,解狂犬咬,以毒
攻毒之药也。李氏濒湖曰:此药专主走泄下窍而溃化筋膜死肌,故瘰疬、鼠瘘、癣疮、淋结不通
诸证用之。且瘰疬有根使之拔出,疮癣使之攻溃,淋结使之直至精溺之处,或如鱼睛出,或如粉
片出,或如翳膜出,或如血块出,或如烂肉出,或如胶脓出,皆其验也。但毒之在小便,必涩痛
不可忍,当以木通、滑石、灯心、甘草、川黄连,煎汤导之。倘用之不善,如溃伤肌肉,攻害藏
府,崩败血气,为祸有不可胜言者,宜详慎用之可也。《本草述》卷二七:斑蝥之用,于外治为多。
而用之于内者,止有破石瘕,亦云治血积。大抵能破阴结,而且直溃其所结之毒,谓其出毒而痛
难胜者,正其力之能逐毒也,方书畜血证固亦用之矣。更治瘫痪诸证,有左经丸用此煮黑豆,其
方用豆为君,而他味佐之,具云常服通经络,活血脉,此语殊非妄也。即如瘫痪一证,其血脉结泣,
致经络有阻,由来非日夕矣,匪是溃结达阴者,能奏效乎哉?但临证贵有酌量耳。

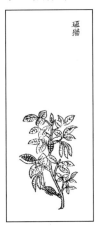
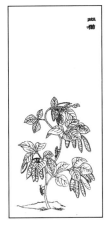
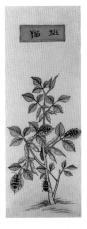
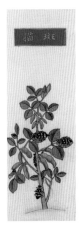

图 33-50-1 斑猫　　图 33-50-2 斑猫　　图 33-50-3 斑猫　　图 33-50-4 斑
《图经(政)》　　《图经(绍)》　　《品汇》　　猫《雷公》

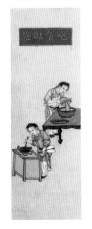
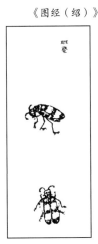
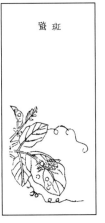
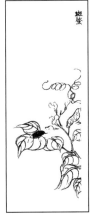

图 33-50-5 炮制　　图 33-50-6 斑蝥　　图 33-50-7 斑蝥　　图 33-50-8 斑蝥
斑猫《雷公》　　《原始》　　《备要》　　《图说》

【附方】《神农本经会通》卷一〇：治大人小儿瘰疬内消方。斑猫一两，去翅足，用粟米一升，同斑猫炒令米焦黄，去米不用，细研，入干薄荷末四两，同研令匀，以鸡子清丸如菉豆大，空心腊茶一丸，加至五丸，却每日减一丸，减至一丸后，每日服五丸。《经验》。

《药性粗评》卷四：风犬所伤。斑猫制过者二十一枚，研末，以薄荷汤调服，其毒自小便中出，其形如小犬。积年干癣。凡患干癣，积年不愈，每逢阴雨即痒，搔之有黄水，斑猫半两，微炒研末，调傅之差。

《太乙仙制本草药性大全·仙制药性》卷八：救急治疔肿方。斑蝥一枚捻破，以针划疮上，作米字封之，即根乃出。○治干癣积年生痂。搔之黄水出，每逢阴雨即痒。用斑蝥半两，炒为末，蜜调傅之。○治沙虱毒。斑蝥二枚，一枚末服之，一枚烧令烟绝，研末，以傅疮中立差。治瘰疬经久不差。斑蝥一枚，去翅、足微炙，以浆水一盏，空腹吞之，用蜜水下，重者不过七枚差。妊娠或已不活欲下胎。烧斑蝥，末，服一枚即下。

《本草汇言》卷一七：治瘰疬连串。用斑蝥一百个去翅足，巴豆肉三颗去壳、研去油，蜜陀僧一两火烧，郁李仁肉三两，共研极细末，面糊为丸如粟米大，每大人三分，童子二分，俱食后白汤吞下，日二次。未溃即消，已溃即收敛矣。治多年瘘疮服法同。瞿秉元方。○治多年顽癣。用斑蝥十个，微炒为末，蜜调敷一次即退。

洋虫《本草纲目拾遗》

【集解】《本草纲目拾遗》卷一〇：一名九龙虫，出外洋，明末年始传入中国。或云，出大西洋，康熙初年始有此物。形如米蚌子，初生蚁如小蚕，久则变黑如豆瓣，有雌雄，今人用竹筒置，谷花饲之。性极畏寒，天冷须藏之怀袖中，夜则置衾褥间，否则冻死，得人气则生。极蕃衍，有饲以茯苓屑、红花、交桂末者，则色红而光泽可爱，入药尤良。

洋虫

【气味】性温。《本草纲目拾遗》卷一〇。

【主治】行血分，暖脾胃，和五脏，健筋骨，去湿掺风，壮阳道，治怯弱。《本草纲目拾遗》卷一〇。

【附方】《本草纲目拾遗》卷一〇：治刀斧伤。用虫捣敷即愈。疯瘫。用虫九个，木香汤送。打伤。用九个，黑枣、薄荷汤送。黄疸痧。用十二个，薄荷、灯心汤送。哮喘。用九个，薄荷汤送。眼胀。用七个，薄荷汤送。伤食。用九个，姜汤送。水毒。用九个，薄荷、灯心汤送。气痛。用九个，槟榔汤送。中风不语。用二十四个，薄荷、灯心汤送。小肚痛。用九个，姜汤送。急慢惊风。用九个，薄荷、杏仁汤送。喉痛。用二十四个，薄荷、银花汤送。脾风。

用二十四个，酒送。**胃痛心疼**。用七个，木香末冲酒服。**无名肿毒**用。十六个，陈酒送，五更服。**痘疹**。用七个，米汤冲服。**膨胀**。用二十四个，薄荷、陈皮汤送。**呕吐痰水**。用七个，淡姜汤送。**乍寒乍热、口干舌燥**。用七个，陈皮、半夏煎酒冲服。**五劳七伤，白茯苓三钱**。用七个，捣烂，每日空心酒冲服，以复元为止。**疟后寒热不调**。用七个，以未发之先冲酒服，三次即止。**梦遗、白浊、血淋、白带**。以芡实三钱微炒研末，白果五枚去皮心，先将药捣烂，再加淫羊藿二钱去边，广皮二钱，韭子三钱，同煎，用虫七个，酒冲服。**赤白带及产后等症**。以香附、炙芪、乌鲗骨各八分，酒煎，用虫七个，冲服即愈。**气急咳嗽**。以川贝母二钱，牛蒡子、当归、陈皮、淮牛膝各八分，水煎服。如妇人，去牛蒡子，加益母、炒香附各三钱，水煎冲服三次，神效。**腰痛**。以破故纸二钱，雄猪腰一对，竹刀剖开去衣，将破故纸内入，酒蒸熟烂，加桔梗二钱为末，用七个，捣冲酒服，神效。**痢疾**。白痢用红糖，红痢用白糖，陈酒冲虫七个服。水泻不止，猪苓、白术各一钱，陈酒煎冲七个服之，忌油腻、鱼腥等物。**偏正头风**。以川芎、防风，荆芥、蝉蜕各一钱，细辛八分，陈酒煎冲七个服之，忌生冷、葱、韭等物。**骨节酸痛、胃寒等症**。以川芎、白术各八分，酒煎冲虫七个服，三次即愈。**吐血不止、喘息燥热等症**。以古墨研浓，贝母三分研末，虫七个，陈酒冲服，七次愈。小便不通，以灯心、车前各七根，虫七个，陈酒冲服。**饱闷成痞，肚腹肿胀**。用酒冲七个，服三次。**翻胃膈食**。以生姜七片，装布袋内，入粪坑，浸七日，取起，清水洗净埋土中，一层姜，一层土，七日取起，用阴阳瓦焙干研末，每次一分，用虫七个冲酒服，三次愈。**吐血**。以藕节、茅草根洗净酒煎，用人乳、酒各半，冲七个服，三次愈。**筋骨疼痛**。以核桃肉三钱，陈酒冲虫七个服。**劳嗽**。以牛骨髓三钱，核桃肉三钱，共为末，入虫七个，再捣为丸，每丸三钱，每日五更衔化一丸，九日见效。**痿症**。蛇床子三钱，煎汤冲虫九个服，三次即愈。久服延年种子。**经水不调**。以香附、陈皮、益母草、当归、元胡索各八分，水煎和酒冲虫七个，服之即愈。久远者连服数次，其效如神。**产后崩症**。以香附、白芍、益母草、当归、陈皮、茯苓、白果、苏木各八分，酒冲虫七个服，三次即愈。

粪（如蚕砂状）

【主治】金御乘云：研末敷金刃伤，立结痂止血，最效。《本草纲目拾遗》卷一〇。

黄麻梗虫《本草纲目拾遗》

【集解】《本草纲目拾遗》卷一〇：黄麻梗虫须秋时先收取，以葱管藏之。《百草镜》：麻虫生麻梗近根上一节中，二月化为飞虫，穿穴去。山左人每于刈麻时，将虫连麻梗寸断，布袋装盛，带至南方，货与养禽鸟家，饲画眉、百翎之用。鸟食之可以御寒。虫形如小蚕，细长明净。如用生者，须以葱藏。

【修治】《本草纲目拾遗》卷一〇：入药须连麻梗蒸焙用。

【气味】性暖。《本草纲目拾遗》卷一〇。

【主治】去风行血。《本草纲目拾遗》卷一〇。

【附方】《本草纲目拾遗》卷一〇：疔疮。用黄麻梗内虫，以葱叶包贮，挂风头令干，将疔疮挑破，以麻虫少许，入于所挑之处，疮即化为水而愈。程林《即得方》。**治疔蜣螂膏**。用蜣螂三个，肚白者佳，黄麻虫十个，二味捣匀，拨破患处贴之。如患在手足，有红丝上臂，丝尽处，将针挑断出血，仍用前药。毒重者更服败毒药。陶节庵。**疔化为水**。用黄麻梗中虫一条，焙干为末，酒调服下。叶氏方。

芝麻虫《本草纲目拾遗》

【集解】《本草纲目拾遗》卷一〇：芝麻虫生芝麻梗中，三更辄从下而上，至顶食露，五更辄下，取之以夜。

【气味】性热。《本草纲目拾遗》卷一〇。

【主治】去痔管，用芝麻虫，如蚕绿色，取焙干为末，开水送下，每日一钱。服七日，其管自出。《本草纲目拾遗》卷一〇。

食蔗之虫《本草纲目拾遗》

【集解】《本草纲目拾遗》卷一〇：蔗蛄漳泉种蔗田中，出一种虫如蚕，食蔗根，名蔗蛄。土人食之，味甚甘美。《两般秋雨盦随笔》卷八：广东潮州，蔗田接壤，蔗虫往往有之，形似蚕蛹而小，味极甘美，居人每炙以佐酒。

【气味】性凉。《两般秋雨盦随笔》卷八。

【主治】发痘行浆，托痈清毒，化痰醒酒，和中利小便。《本草纲目拾遗》卷一〇。

【发明】《两般秋雨盦随笔》卷八：吾杭极贵，出痘险者，赖以助浆，然不可多得也。

茄稞虫《本草纲目拾遗》

【集解】《本草纲目拾遗》卷一〇：茄稞虫此虫生茄稞内，梗上有蛀眼，内即有虫。其虫带绿色黑嘴者是。

【气味】辛，温，小毒。《本草求原》卷一八。

【主治】杀虫、败毒，治杨梅恶疮。《本草求原》卷一八。

【附方】《本草纲目拾遗》卷一〇：治男女童痨。男女童痨，其症不必如大人咳嗽吐血泄精，只是身体瘦弱，皮毛焦枯，肌肤微热，急宜早治。用野茄稞内虫，取数十条，私和在食物之内，与病者吃，数次即愈。刘羽仪《经验方》。

沙鸡母《本草纲目拾遗》

【集解】《本草纲目拾遗》卷一〇：虫部沙鸡母《物理小识》：土鳖是象房屎中所生。或以旋土成窝者充之，不知旋土窝者乃沙鸡母，非土鳖也。

【主治】同金墨磨，涂口疮。《本草纲目拾遗》卷一〇。

蚁《本草纲目》

【集解】《通志·昆虫草木略》卷七六：蚁之类多。〇大蚁，即马蚁也，大而黑，郭云：俗呼马蚍蜉。小蚁，谓小黄蚁也，以其种极多，故专其名。杠蚁，是一种大蚁，赤色斑驳者。飞蚁，有翅而飞者。凡蚁，老则皆生翅，能飞，遂化为他类矣。蚳，蚁卵也，似饭粒，亦可为酱。《本草纲目拾遗》卷一〇：山蚂蚁窝子，朱乐只云：山草中有之，系草树之叶结成，大者如斗，冬月取之，蚁在土而不在窠矣。《救生苦海》：山蚁窠，深山内大树根中有之，十一月或正月草枯时寻取。有二种，一种大如升斗，色黄柔软，形如干黄烂叶，又若柔皮纸，窠皮上层层有刷纹成晕，若虎头，

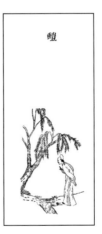
图 33-57-1 蚁
《三才》

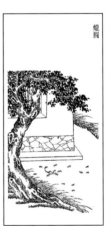
图 33-57-2 蚁
《禽虫典》

俗呼虎头蚂蚁窠，不知何物所造，惟内中多筋，其筋系松毛草茎之类也，抽去内中筋及泥土用之。一种色白，系是泥土所为，其形有类松皮，研用入药。〇敏按：蚁有各种，入药用窠，则取山蚁窠。盖山蚁形大，在草中或树根内作窠。其子粗如粒米，入药力太猛。用子以黄色细蚁所生子为佳，盖此蚁力最大，能举等身铁，故人食其子，亦力大也。

蚁窠

【主治】久不收口烂疮，贴之即收口。《本草纲目拾遗》卷一〇。

【附方】《本草纲目拾遗》卷一〇：治刀伤出血。用山蚁窠，抽去内中筋及泥土，包裹伤处，再用布缚，即血止收口。《救生苦海》。沈氏传云：冬月用之，有验如神。秃疮。山蚂蚁窠中土，

盐卤调敷，数日即愈。周氏传方。生皮结靥。凡疮脓腐已尽，新肉已生，不肯收口。用山蚁窠搓去草泥等物，扯开贴之，即结靥生肉。

青腰虫《本草拾遗》

【集解】《证类本草》卷二二：〔《本草拾遗》〕虫如中蚁大，赤色，腰中青黑，似狗猲，一尾尖，有短翅，能飞，春夏时有。

【气味】有大毒，着皮肉肿起。〔《本草拾遗》〕。《证类本草》卷二二。

【主治】杀癣虫，食恶疮瘜肉，剥人面皮，除印字，印骨者亦尽。〔《本草拾遗》〕。《证类本草》卷二二。

蛔虫《本草拾遗》

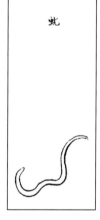

图 33-59-1　蚘
《图说》

【集解】《本草洞诠》卷一八：蛔，人腹中长虫也。人腹有九虫，伏虫长四分，群虫之主也。蛔虫长五六寸至一尺，发则心腹作痛上下，口喜吐涎及清水，贯伤心则死。

【气味】其性大寒。《太乙仙制本草药性大全·仙制药性》卷五。

【主治】大者洗净，断折取汁，流滴多年赤眼，点入即差。《太乙仙制本草药性大全·仙制药性》卷五。治一切眼疾及生肤翳赤白膜，小儿胎赤，风赤热痛。阴干为末，傅之。或以汁滴目中，皆瘥。《本草洞诠》卷一八。

【发明】《折肱漫录》卷二：予幼时患风弦烂眼，甚受其累，百药罔效。遇一陈姓医士，于长安邸授予白末药，令敷于眼眦患处，随敷随愈，取效如神，不肯传方。予略访之，云有吐蛔在内。吐蛔者，小儿口中吐蛔虫，收干候用，其中想更有制就芦甘石配之者，真奇方也。《侣山堂类辩》卷下：余于南轩临窗注书十有余岁矣，自晨至暮，未尝离此窗前，阶砌虽小而甚清洁，每于夏月大风雨后，即有蜒蚰如母指大者，蜗牛如田螺者，生长极易。此感天地之风湿而生，所谓四生中之湿生也。人秉天地之五行六气而生，身中亦具此六气。如伤寒病在厥阴，感厥阴之风气。而蛔生于土中，盖亦因风湿所生，一时即能长大，亦如蚰蜗之易生易大者也。又常闻人之藏府，与猪相似，余因见剖猪处，稍住足观之，偶见一猪小肠内，有蛔虫长尺许，盘旋于内，与人之蛔虫无异。要知人病蛔厥作痛，或常吐蛔便蛔，多因脾胃湿热而生。无病之人，未常有蛔也。俗人相沿云：胃中有蛔，故能消食。谬矣！

风驴肚内虫《本草纲目》

【释名】驴龙、驴腹中蛔《本草纲目拾遗》。

【集解】《本草品汇精要续集》卷七：李时珍云，凡人畜有风病、疮病，肠肚内必有虫也。此生风驴肚中。○以乌驴肚内者为良。《本草纲目拾遗》卷一〇：驴龙，《物理小识》：驴腹中蛔也，方体方目，有足，可以小使。

【主治】主目中肤翳。《本草纲目》。《本草品汇精要续集》卷七。入房术用，与皋厌、黑兜虫、瓦雀卵、卫子茎、堕蛤蚧、吉吊脂同功。《本草纲目拾遗》卷一〇。

青蚨《本草拾遗》

【集解】《通志·昆虫草木略》卷七六：青蚨，一名蟠蜗。《搜神记》曰：南方有虫，名蜥蜴，如蝉大，辛美可食。其子如蚕种，取其子，则母飞来，虽潜取，必知处。杀其母涂钱，子涂贯，用钱则自还。《淮南子万毕》云：青蚨一名鱼伯，以母血涂八十一钱，以子血涂八十一钱，置子用母，置母用子，皆自还也。姚氏《食物本草》卷一一：诚仙术也。其说仿佛，恐未足深信耳。

【气味】味辛，气温，无毒。《神农本经会通》卷一〇。

【主治】主补中坚，益阳道，去冷气，悦泽颜色。○主秘精，缩小便。《太乙仙制本草药性大全·本草精义》卷八。

枣猫《本草纲目》

【集解】《本草品汇精要续集》卷七：生枣树上，飞虫也。

【主治】主小儿脐风。《本草纲目》。《本草品汇精要续集》卷七。

【附方】《本草品汇精要续集》卷七：治小儿脐风。初生时以绵裹脐带，离脐五六寸扎定咬断，以鹅翎筒送药一二分，入脐大孔，轻轻揉散，以艾炷灸脐头三壮，结住勿打动，候其自落，永无脐风之患，万不失一，脐硬者用之，软者无病，不必用也。其法用阴干枣猫研末，三个真珠槌研四十九粒，炒黄丹五分，白枯矾、蛤粉、血竭各五分，研匀如上法用，脐有三孔，一大二小也。方广《丹溪心法附余》。

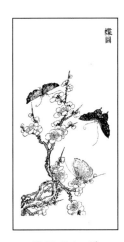

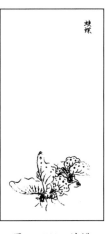

图 33-63-1　蝶　　　　图 33-63-2　蛱蝶
　　《禽虫典》　　　　　《图说》

蛱蝶《本草纲目》

【集解】《本草品汇精要续集》卷七：李时珍云：蛱蝶，轻薄夹翅而飞，枼枼然也。蝶美于须，蛾美于眉。故又名蝴蝶，俗谓须为胡也。

【主治】治小儿脱肛。阴干为末，唾调半钱，涂手心，以瘥为度。姚氏《食物本草》卷一一。

虫部第三十四卷

虫之二　化生类_{37种}

木蠹虫《本草纲目》

【集解】《通志·昆虫草木略》卷七六：《尔雅》云：蝤蛴，蝎。木中蠹虫也。〇《方言》：关东谓之蝤蛴。梁、益之间谓之蝎。《神农本经会通》卷一〇：生腐木中，穿木如锥刀。至春羽化。苏恭证云蚧螬，深误也。

【气味】味辛，平，小毒。《神农本经会通》卷一〇。

【主治】主血瘀，劳积，月闭不调，腰脊痛，有损血及心腹间痰。桃木中有者，杀鬼，去邪气。桂木者，辛美可啖，去冷气。去冷气一如蚧螬，节长足短。《神农本经会通》卷一〇。

竹蠹虫《本草纲目》

【集解】《本草品汇精要续集》卷七：竹蛀虫，地出诸竹中。〇状如小蚕，老则羽化为硬翅之蛾。《本草经疏》卷三〇：蛀竹屑，年久枯竹中蠹屑也。竹之余气尚存。

竹蠹虫

【主治】主小儿蜡梨头疮。《本草品汇精要续集》卷七。

蛀竹屑

【气味】甘，平，无毒。《本草经疏》卷三〇。

【主治】甘能解毒，平则兼散，故可用为蚀脓长肉之药也。《本草经疏》卷三〇。阳火漏管，蚀脓长肉。《药镜》卷三。

【附方】《本草品汇精要续集》卷七：治小儿蜡梨头疮。取慈竹内者捣，和牛溺涂之。

《本草纲目易知录》卷五：汤火伤疮。竹蠹蛀末，研傅。葆验，加脑片尤效。

桑蠹虫《别录》

【集解】《本草洞诠》卷一八：桑蠹虫，凡木皆有蠹虫。木之性味良毒不同，而蠹亦随所居所食而异。惟桑蠹为最良也。

【气味】甘，温，小毒。《本经逢原》卷四。味苦，气平。入手少阴心、足厥阴肝经。《玉楸药解》卷六。味甘，微寒。《痘科摘要》卷四。

【主治】主卒心痛。金疮溃烂，亦可生肌。《太乙仙制本草药性大全·仙制药性》卷三。治风目中翳障，胸下坚满，金疮肉生不足，小儿惊风，口疮风疳，妇人崩漏，堕胎下血，产后下痢。《本草洞诠》卷一八。止崩，除带，消胀，行瘀破滞，治口疮目瞖，崩中带下。《玉楸药解》卷六。主治一切怪痘。《痘科摘要》卷四。

【发明】《本草洞诠》卷一八：今吴中俗，凡小儿出痘，不论寒热虚实，俱捉桑虫食之，起发灌浆皆效。而诸家不载。盖桑虫补而能发，故服之往往有功。然亦惟气虚热微者宜之，若热甚者，非所宜也。《本经逢原》卷四：桑蠹虫甘，温，小毒。色白带黄而腹中无秽，按之无水者为真。若头硬而腹中不净者，即杂树内蠹也。如一时难觅真者，则以栽毛壳煅灰存性代之。《痘疹定论》卷三：桑中之蛀虫，食桑之木，吸桑之津液，岂不可以助痘之长浆成浆者乎？然揆之于理，似大有效验，考之于行浆之时，顺症以二三条，入于磁钟内研烂，又加熟水、白酒三五匙调服，果然行浆。若遇险症不能行浆，即再服亦不能行浆。险症既不能取效，逆症又岂能奏功乎？以此观之，桑虫亦属无用之物。《本草从新》卷六：桑虫能祛风而走窜经络，其性大约与穿山甲相近，故均能发痘。然起发不由根本，元气为毒所伤，今人治痘无不用之，其为害不知若干人矣。吾盐冯楚瞻有《锦囊秘录》，其书庞杂浅鄙，全无足取。内有云：大桑虫有人参之功。噫，此黄口小儿之言也。何物匪才，敢无知妄作耶！虫矢，功用略同。俱烧存性研末，酒调。按：牛虱啖血，例比虻虫，尤非痘家所宜，而世习用之。伤人多矣。《痘科摘要》卷四：主治一切怪痘，贯珠攒簇。贯珠攒簇者，枭毒冲突气血，不能驾驭，一任毒之纵横，结成条者。外见连串贯珠，团结成块，堆聚攒簇，诚中形外，信不诬也。细密隐隐，枭毒深藏，气血锢闭，毒无领载，痘不得透。能令毒松透，活血提浆。血活而毒化矣。凡痘之初起，大能发痘，或随出随没者，神妙。若气虚塌陷，不能灌浆者，亦可用，有人参之功。但已发透者，并贯浆足者，及泻泄者，不可过用。其用法必须觅得活大者，方能有力。死桑虫勿用。剪去头，取汁，兑入煎剂内服之。或用糯米酒酿合服亦可。

【附方】《本经逢原》卷四：治痘疮毒盛，白陷不能起发者。用以绞汁，和白酒酿服之即起。但皮薄脚散及泄泻畏食者服之，每致驳裂而成不救，不可不慎。治崩中漏下赤白。桑蠹烧灰温酒服，亦治胎漏下血效。《千金》。

柳蠹虫《本草纲目》

【集解】《本草品汇精要续集》卷七：地出柳木中，甚多。时生夏秋。采，秋冬取之。李时珍曰：至春夏间化为天牛。

【气味】味甘、辛，性平。○有小毒。《本草品汇精要续集》卷七。

【主治】柳蠹虫：主瘀血，腰脊沥血痛，心腹血痛，风疹风毒，目中肤翳，功同桑蠹。○粪：主肠风下血，产后下痢，口疮，耳肿，齿龈风毒。《本草纲目》。《本草品汇精要续集》卷七。

桂蠹虫《本草纲目》

【集解】《本草品汇精要续集》卷七：陈藏器云：此桂树中虫，辛美可啖。

【气味】味辛，性温。○无毒。《本草品汇精要续集》卷七。

【主治】桂蠹虫：主去冷气。《本草拾遗》。除寒痰澼饮，冷痛。○粪，主兽骨鲠，煎醋漱咽。《本草纲目》。《本草品汇精要续集》卷七。

桃蠹虫《本草纲目》

【集解】《证类本草》卷二十三：〔《别录》〕食桃树虫也。

【气味】辛，温，无毒。《本经逢原》卷四。

【主治】杀鬼邪恶不祥。〔《本经》〕。《证类本草》卷二十三。桃实中虫：食之令人美颜色，与桃蠹不异。其虫屎：能辟瘟疫，令不相染，为末水服方寸匕。《本经逢原》卷四。

枣蠹虫《本草纲目》

【集解】《本草品汇精要续集》卷七：地出枣树中。○李时珍云：此即蝤蛴之在枣树中者。

粪

【气味】味甘，性温。《本草品汇精要续集》卷七。

【主治】治耳中出脓水，用屎研末，同麝香少许吹之。《普济方》。《本草品汇精要续集》卷七。

柘蠹虫《本草拾遗》

【集解】《证类本草》卷二十三：〔《本草拾遗》〕柘虫屎：詹糖注陶云：詹糖伪者，以柘虫屎为之。按即今之柘木虫，在木间食木注为屎。

【气味】不香。詹糖烧之香也。既不相似，不堪为类。〔《本草拾遗》〕。《证类本草》卷二十三。

【主治】破血。〔《本草拾遗》〕。《证类本草》卷二十三。

苍耳蠹虫《本草纲目》

【集解】《本草品汇精要续集》卷七：地生苍耳梗中。○春夏秋冬多可取之。收取之时，但看梗有大蛀眼者，以刀截去两头不蛀梗。多收，线缚挂檐下，其虫在内经年不死，用时取出，细者以三条当一用之。

【主治】主疗肿恶毒。《本草纲目》。《本草品汇精要续集》卷七。

【发明】《冷庐医话·补编》：苍耳子虫苍耳子草，夏秋之交，阴雨后梗中霉烂生虫，取就熏炉上烘干，藏小竹筒内，随身携带，或藏锡瓶，勿令出气。患疗毒者，以虫研细末，置治疗膏药上贴之，一宿疗即拔出而愈。贴时须先以针微挑疗头出水。余在台州，仆周锦种之盈畦，取虫救人，屡着神效。比在杭郡学舍旁，苍耳草虫甚多，以疗疗毒，无不获效。同邑友人郑拙言学博风铬，携至开化，亦救治数人，彼地无苍耳草，书来索种以传。又青蒿虫，治小儿惊风最灵，余孙荣霖，曾赖此得生。此二方皆见《本草纲目》，而世罕知其效，特志之。青蒿虫亦在梗中焙干研末，和灯心灰，汤调送下。炳章按：苍耳虫，不独治疗疮有特效，凡阳痈红肿已成脓，以此虫一条，放于疮顶，外用清凉膏盖贴八小时，毒即咬通，余常于八九月采取，用麻油浸藏备用，可代刀针，真奇效也。

青蒿蠹虫《本草纲目》

【集解】《本草品汇精要续集》卷七：地出青蒿节间虫也。时生：四五六月。采：五六月取之。收：或晒干或焙干，阴干亦可。○状如小蚕，久亦成蛾，色青白。

【主治】治急慢惊风，用虫捣和朱砂、汞粉各五分，丸粟粒大，一岁一丸，乳汁服。《本草洞诠》卷一八。

【发明】《冷庐杂识》卷一：青蒿虫治小儿惊风最灵，余孙荣霖曾赖此得生。○青蒿虫亦在梗中，焙干研末，和灯心灰，汤调送下。《对山医话》卷四：尝见幼科取青蒿中虫和药，以治小儿急慢惊风，云有奇验。遍阅古方，未见用此。惟《保婴集》极言其功效，并有诗云：一半朱砂一半雪，其功只在青蒿节。任教死去也还魂，服时须用生人血。盖用朱粉和之，乳汁点服也。

皂荚蠹虫《本草纲目》

【集解】《本草品汇精要续集》卷七：地出皂荚中。○状如草叶上青虫，微黑便出，所以不见。俗人见其有虫孔而未尝见虫形，皆言不可近，令人恶病，殊不尔也。若不待时候细心采之，恐难得耳。色始青色，后黑色。《本草纲目拾遗》卷一○：牙皂树虫，《救生苦海》云：此树大如钱，粗者方得有虫。但取之有法，以利刀速砍其树，迟则虫即下行入根，不可得。其虫子时下行，过午则上行，须午后伐取。

【气味】味辛，性温。《本草品汇精要续集》卷七。

【主治】治蝇入耳害人，研烂，同鳝鱼血点之。危氏《得效方》。《本草品汇精要续集》卷七。治一切肿毒初起。其虫有大小，大者用一条，小者用二条。证轻者用一条，证重者用二条或三条，擂烂酒调服。已脓者不治。《本草纲目拾遗》卷一○。

芦蠹虫《本草拾遗》

【集解】《证类本草》卷二十三：〔《本草拾遗》〕芦中虫，○虫如小蚕。

【气味】无毒。〔《本草拾遗》〕。《证类本草》卷二十三。

【主治】主小儿饮乳后吐逆，不入腹亦出。破芦节中，取虫二枚，煮汁饮之。〔《本草拾遗》〕。《证类本草》卷二十三。

【发明】《证类本草》卷二十三：〔《本草拾遗》〕小儿呕逆与呢乳不同，宜细详之。呢乳，乳饱后呢出者是。

茶蛀虫《本草纲目》

【集解】《本草品汇精要续集》卷七：李时珍云：此装茶笼内蛀虫也。

【主治】治耳中出恶汁，研末，日日缴净掺之，收湿自愈。《圣惠方》。《本草品汇精要续集》卷七。

牛膝蛀《本草纲目拾遗》

【集解】《本草纲目拾遗》卷一〇：牛膝蛀，《李氏草秘》：虫生牛膝草节中，香油浸制。

【主治】治指头毒，昼夜痛不可忍者，敷上即愈。《本草纲目拾遗》卷一〇。

棕虫《本草纲目拾遗》

【集解】《本草纲目拾遗》卷一〇：棕虫滇南各甸土司记：棕虫产腾越州外各土司中，穴居棕桐木中，食其根脂汁，状如海参，粗如臂，色黑。土人以为珍馐。土司饷贵客，必向各峒丁索取此虫作供，连棕木数尺解送，剖木取之，作羹味绝鲜美，肉亦坚韧而腴，绝似辽东海参。

【主治】食之增髓益血，尤治带下。彼土妇人无患带者，以食此虫也。治赤白带，肠红血痢。其行血而又能补血，功同当归。《本草纲目拾遗》卷一〇。

桐蛀《本草纲目拾遗》

【集解】《本草纲目拾遗》卷一〇：桐蛀，《李氏草秘》：生桐油树中，即木蠹也。

【主治】最治恶肿毒。取七根焙末冲酒服，即愈。《本草纲目拾遗》卷一〇。

乳虫《本草纲目》

【集解】《本草品汇精要续集》卷七：李时珍：按《白獭髓》云，广中韶阳属邑乡中有乳田，其法掘地成窖，以粳米粉铺入窖中，盖之以草，壅之以粪，候雨过，气蒸则发开，而米粉皆化成蛹。

【气味】味甘，性温。○无毒。《本草品汇精要续集》卷七。

【主治】主补虚赢，益胃气，温中，明目。《本草纲目》。《本草品汇精要续集》卷七。

【发明】《本草品汇精要续集》卷七：取蛹作汁，和粳粉蒸成乳食，味甚甘美也。此蛴螬之类，出自人为者。《淮南万毕术》所谓置黍沟中，即生蛴螬。《广雅》所谓土蛹、蠁虫者，皆此物也。○服食用此代蛴螬，更觉有功，无毒。

椰柑虫《本草求原》

【主治】最活血。治疮疽散大不收，并消肿。神效。止牙痛、心气痛。捣酒服。《本草求原》卷一八。

【发明】《本草求原》卷一八：椰柑汁赤，而味敛涩，〇其子名朱卷皮，连皮用，亦与虫同功。牙痛用醋煎含。其叶寒涩、消食、消积疳、杀虫。其薤，浸痔洗疗妙。

蛴螬《本经》

【释名】《宝庆本草折衷》卷一六：蛴螬，臣。汁在内。一名蛴螬虫，一名蟦蛴，一名蟦齐，一名教齐，一名蝤蛴，一名蝎，一名蛣蝠。

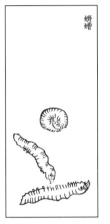

图 34-19-1　蛴螬
《图经（政）》

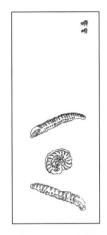

图 34-19-2　蛴螬
《图经（绍）》

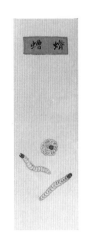

图 34-19-3　蛴螬
《品汇》

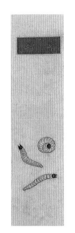

图 34-19-4　蛴螬《雷公》

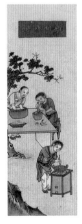

图 34-19-5　炮
制蛴螬《雷公》

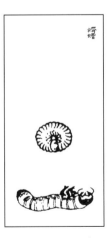

图 34-19-6　蛴螬
《原始》

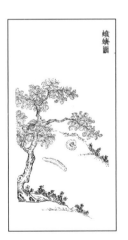

图 34-19-7　蛴螬
《禽虫典》

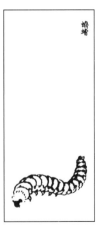

图 34-19-8　蛴螬
《图说》

【集解】《本草衍义》卷一七：蛴螬此虫诸腐木根下有之。枸木津甘，故根下多有此虫，其木身未有完者。亦有生于粪土中者，虽肥大，但腹中黑，不若木中者，虽瘦而稍白。《通志·昆虫草木略》卷七六：《尔雅》云：蟥蛢，蟦。粪土中大白虫也。《宝庆本草折衷》卷一六：生河内平泽。今处处粪草及腐木根下有之。○取无时，以冬月取桑、柏、柳木者妙。

【修治】《太乙仙制本草药性大全·仙制药性》卷八：凡使桑树、柏树中者妙。凡收得后阴干后，与糯米同炒，待米焦黑为度，然后去米取之。去口畔并身上肉毛及黑尘了，作三四截碾成粉用之。《本草述》卷二七：所主诸方，有干研，及生取汁之不同，临用酌之。

【气味】味咸、微温、有小毒。《绍兴本草》卷一八。味咸、甘，微寒，有毒。《宝庆本草折衷》卷一六。

【主治】生研，水绞汁，滤清饮，下奶。《本草衍义》卷一七。主恶血血瘀，痹气破折，血在胁下，坚满痛，月闭，目中淫肤，青翳白膜，吐血，在胸中不去，及破骨踒折血结，金疮血塞。产后中寒，下乳汁。《汤液本草》卷六。破恶血，血疼月闭；疗骨踒，折血金疮。治胸下坚满，退目中障翳。下乳汁如神，止吐血有效。《本草元命苞》卷八。

【发明】《汤液本草》卷六：仲景治杂病方，大黄虫丸中用之，以其主胁下坚满也。《续传信方》治喉痹，取虫汁点在喉中，下即喉开也。《本草原始》卷一一：晋盛彦之母失明，食必自哺。母既病久，婢仆数见捶挞，心怀忿焉。伺彦他往，取蛴螬炙而饲之，母食以为美，出以示彦。彦见之，抱母痛哭，母目豁然而开，若有神者。盖蛴螬能攻恶血，若目中血障者用之，自然神良。《本草汇言》卷一七：治恶血瘀血，《本经》血闭不通之药也。汤济庵曰：前古治血瘀痹气，如《仲景方》之大黄虫丸用此，取其去胁下坚满而痛。《本事方》之养血地黄丸用此，取其活血痹不通。如《药性论》之取汁滴目中，而开翳障之复明，滴喉间而通喉痹之肿闭。又如鲁嗣伯之取蛴螬，捏其脊背，待口中吐出涎水，用抹诸溃疮成破伤风以致垂死者，觉身麻汗出，无不生活。又同猪蹄作羹食之，通血道而下乳汁。盖此药能行血分，散结行滞，即活血瘀痹气之意。如已上诸证，非关血瘀血痹不通为病者，勿与也。《本草述》卷二七：蛴螬生于粪土中，故其味咸。盖非泛泛之土味也，故为湿气所蕴，还以化热。热与燥同气，燥者清化也。始由于阴气，故复归清化，而其展转相化以生者，乃谓之燥湿相育。盖化则育也，唯其本于阴气而味咸，故入血分。唯其展转相化，无母而生，故能解血分之结滞。如仲景大黄虫丸，用之治虚劳内有干血；如养血地黄丸，用之以治筋挛。筋挛者，血弱且结也。又如用于草薢丸中，以治血痹。即此类推，则知兹物之用，固藉其展转幻化之气，以为血中之先导者，岂得例以破决之味？视之不然，破决之味固多矣，而何以必需于此？试一参之。《本草思辨录》卷四：蛴螬生于粪壤，粪壤犹人身之恶血；迨其变蝉，则吸风饮露，最为清洁，犹人身之目不容纤尘。故其破瘀血，则蛴螬之出于粪壤也。主目中淫肤青翳白膜，则蛴之变蝉，化秽浊为清洁也。仲景虫丸，正以其两目黯黑而用之，然虚劳而非有血瘀者不宜。《本草乘雅半偈》帙一一：《本草》指内外洁白之木蠹、桑虫，表里灰色之地蚕、蠾蛴者，谬矣。盖木蠹桑虫行以腹，地蚕若屈蠖之求伸，蠾蛴类蟋蟀之促躩，皆非行于背也。然则行身之背者督，起于下极之俞，并脊里，上风府入属于脑，与任脉会于巅，蛴螬功力,力主督不会任,任内苦结,为恶血、为血瘀、为痹气、为折血在胁下坚满痛,男子为七疝,女子为血闭瘕聚,仍使之任督交通,环周会极。盖肝开窍于目。肝,木藏也,蛴螬兼木为食,若淫肤翳膜,皆目余眚,如木蘖枙菌然。螬食其余,何眚之有?且也目系系风府,循督会任,故功用特着。昔仲子食螬剩者半李,遂使耳有闻,目有见,信有之矣。

【附方】《药性粗评》卷四:眼臀。凡患目痛,眼雾昏涩者。采生蛴螬,取汁滴目中,日三四次,殊有功力。痈疽。生捣蛴螬,傅之拔毒。小儿赤丹。生捣蛴螬,遍身傅之。诸刺在肉。凡患竹木诸刺在肉,或稻麦诸芒在眼,采生蛴螬取汁,滴患处,即出。

《太乙仙制本草药性大全·仙制药性》卷八:丹走皮中浸淫,名火丹。方:取蛴螬末傅之。《删繁》○治稻芒入眼。取蛴螬,以新布覆目上,持蛴螬从布上摩之,其芒出着布上良也。○治竹木刺在肉中不出。蛴螬碎之,傅刺上立出。○治痈疽痔漏恶疮及小儿丹。末蛴螬傅上差。○治口疮。截头,筋翻过,拭疮效。

《本草汇言》卷一七:治血痹不通。为月闭不行,为瘫痪,为挛掣,为脚气,为鹤膝风。以养血地黄丸。用蛴螬、黑狗脊、地肤子、白术、干漆、车前子、川萆薢、山药、泽泻、牛膝、蔓荆子、山茱萸各一两二钱,俱酒洗炒,天雄、怀熟地黄各一两俱切碎,童便和酒煮烂,捣成膏,和前药再加炼蜜少许,为丸梧子大。每早晚各服三钱,温酒下。《本事方》。○治诸恶兽伤人成疮。用蛴螬不拘多少,捣烂涂之。唐瑶方。

天牛《本草纲目》

【集解】《通志·昆虫草木略》卷七六:蠰,俗呼山羊。有长角,斑黑色,喜啮桑叶及橘柚。

《本经逢原》卷四:天牛乃水中蠧石所化。杨树中最多,桑树中独胜。长须如角,故有天牛之名。利齿善啮,是有啮桑之号。○与蝼蛄不殊,一啮木而飞,一穴土而出,其颖脱之性则一。《本草品汇精要续集》卷七:陈藏器注蛴螬云:蝎蠧,在朽木中食木心,穿如锥刀,身长足短,节慢无毛。至春雨后化为天牛,两角状如水牛。亦有一角者,上下缘木,飞腾不远。李时珍云:大如蝉有甲,甲下有翅,能飞。目前有二角甚长,前向如水牛角,能动其喙,扁如钳,甚利,亦似蜈蚣,六足,乃诸树蠧虫所化也。○苏东坡《天水牛诗》云:两角徒自长,空飞不服箱,为牛竟何益,利吻穴枯桑。此又谓天牛即啮桑也。大抵在桑树者,即为啮桑尔。一角者名独

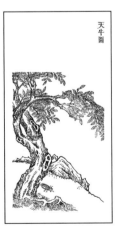

图 34-20-1 天牛
《禽虫典》

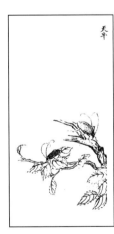

图 34-20-2 天牛
《图说》

角仙也。〇身有甲，黑光如漆，甲上有黄白点。两角黑色，口黑喙亦黑，一角者色黑，背有白点。

【修治】《本草品汇精要续集》卷七：去甲、翅、角、足，焙干。

【气味】甘，温，小毒。《本经逢原》卷四。

【主治】其性最锐，取治疔肿恶疮，出箭镞、竹木刺最捷。〇如无啮桑，他树上者，亦可焙干为末，蜜调傅之。《本经逢原》卷四。

蜣螂《本经》

【释名】《宝庆本草折衷》卷一七：蜣蜋使。一名蛣蜣，一名推丸。大者名胡蜣蜋。〇艾氏云：一名天水牛。

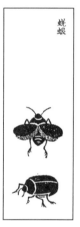

图 34-21-1　蜣螂
《图经（政）》

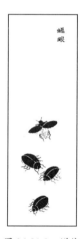

图 34-21-2　蜣螂
《图经（绍）》

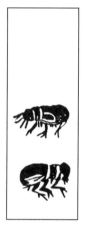

图 34-21-3　蜣螂
《歌括》

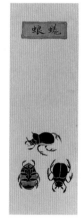

图 34-21-4　蜣螂
《品汇》

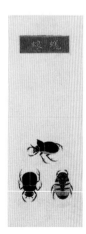

图 34-21-5　蜣
螂《雷公》

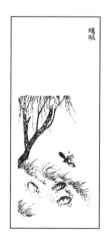

图 34-21-6　蜣螂
《三才》

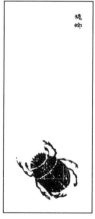

图 34-21-7　蜣螂
《原始》

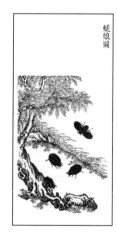

图 34-21-8　蜣螂
《禽虫典》

【集解】《本草衍义》卷一七：蜣螂，大小二种：一种大者为胡蜣螂，身黑光，腹翼下有小黄，子附母而飞行，昼不出，夜方飞出，至人家庭户中，见灯光则来。一种小者，身黑暗，昼方飞出，夜不出。今当用胡蜣螂。《宝庆本草折衷》卷一七：生长沙池泽，今处处有之。○五月取，蒸藏之。○得火良，畏羊角、石膏，忌羊肉及水。

【气味】味咸，寒，有毒。《宝庆本草折衷》卷一七。气寒，味酸，有毒。《汤液本草》卷六。味苦、咸、辛、酸，气臭，性寒，无毒。一云小毒。《药性要略大全》卷一○。

【主治】杀疳虫，堕胎。主小儿惊痫瘈疭，腹胀寒热；疗大人癫证狂易，肢满贲豚。○其粪塞痔瘘出虫。巴豆同蜣螂拨箭。《本草元命苞》卷八。延推车之客，解热毒于诸疮。《药性粗评》卷四。蜣螂除肝胃之风热，而惊痫支满自平。泻大肠之滞壅，而便秘奔豚俱解。引痔虫渐出，掺肛脱徐收。《药镜》卷四。善破癥瘕，能开燥结。《长沙药解》卷二。

【发明】《绍兴本草》卷一八：蜣螂，《本经》虽载性味、主治，但外傅疮肿等疾，及古方间有服饵，唯登木而蜕壳，谓之蝉壳。故治风家诸风多用之。作蜣螂者固有毒，已变蝉壳，用之即无毒矣。蚱蝉条下已具证之。《药性解》卷六：《庄子》云，蜣螂之智，在于转丸，宜其皮血通肠之功矣。惊狂皆属炎，亦赖之以泄其亢耳。其性猛骤，最能伤脾，勿得概用。《本草经疏》卷二二：蜣螂禀阴湿之气以生，故其味咸气寒有毒。入足厥阴、手足阳明经。小儿惊痫瘈疭，腹胀寒热，大人癫疾狂易，皆肝、胃、大肠三经风热壅盛所致。咸寒除三经之邪热，则诸证自瘳。《别录》主手足端寒、支满者，以脾胃主四肢而治中焦。脾气结滞，则血液不能通行灌溉于手足。胃家热壅及大肠结实，则中焦不治而气逆支满。行三经之壅滞，则所苦减除矣。咸能软坚入肾，故又主奔豚也。古今方书以之治一切痔瘘及疔肿疽疮，出箭镞之用。《本草汇言》卷一七：蜣螂，《本经》去奔豚瘕积之药也。梁心如曰：此物禀水湿阴垢粪土之气而生，吐唾推弄成丸，化生之物也。故农皇主奔豚瘕积，缘血气留据而成病者，假此气化为形之物，而治气化传结者，投之立解。如《别录》方之塞下部，引出痔虫；日华方之傅恶疮，拔呼疔毒；藏器方之行血堕胎；李时珍方之化鼻中息肉，小儿重舌诸证，皆取其咸能软坚，毒能攻毒，化生以成形，而治化生以成病者。如奔豚瘕积，痔虫疔毒，息肉重舌，自消解矣。缪氏仲淳曰：此药外用易臻厥功，内服非虚人所宜，有毒故也。非不得已，勿轻试。《本草乘雅半偈》帙一一：主轮脱而胀腹，枢废而热寒。至若奔豚之下而上，瘕积之非其所据而据者，爰彼奋臂举负而奔，则化无停机，推车客为用大矣。释典诠蛣蜣具六即佛号，凡属有知，毋自堕，毋自弃也。《本草述》卷二七：蜣蜋喜入粪土中，取屎丸而推之，乃漆园谓其智在此。夫水谷入胃，化精微上升而为气血，化糟粕下降而为屎溺。升者从其阳，降者从其阴也。故每用人身浊阴之物，治易狂，解诸毒，盖本其根于胃者，还返于胃，以对待胃之为热为毒，最亲切也。乃兹物以土包之，曳推不已，似能令此阴浊之物，还依土以神其生化，而孚乳于此以生生者，果从此出，是非微物而其智之所禀有异欤？即是参之，则蜣蜋之用，固不独以其能散热毒，更取其由土以能推转，而妙于生化也。知斯义以用之，则庶几收其转运除热之功，以治中土所生所合之病，如上所主诸证，皆有益而无咎矣。○愚按：每于小儿有积滞者，土裹烧食之，良验。初不损胃，然则希雍之言过当矣。

【附方】《**本草元命苞**》卷八：主箭镞入骨，不可拔者。微熬巴豆与蜣螂，并研匀，涂所伤处，斯须痛定，必微痒，且忍之，待极痒不可忍，便撼动箭镞，拔之立出。葛洪《肘后方》。小儿重舌。唾调末傅之。女人鼠瘘。烧作灰，醋涂。

《**本草集要**》卷六：丁疮。取蜣螂心腹下稍白者，研，贴半日许，再易，血尽根出，愈如神。忌食羊肉。一切恶疮疽、鼠瘘。取十数枚，杵烂傅之；或干者，杵末，油调傅。○尘沙入眼不可出。生取一枚，手持其背，于眼上影之，尘沙自出。

《**药性粗评**》卷四：诸色恶疮。凡患热毒丁肿、瘰疬痈疽，诸色恶疮，势可危迫者。蜣蜋十枚，端午日收干者，杵末，猪脂调傅之；或临时采生者，去壳，捣烂封之，无不立验。箭镞入骨。凡被铁箭中入头面及诸骨内，痛不可拔者。巴豆三四粒，熬过，同蜣蜋并研匀，涂患处，须臾痛定而痒，待极痒，方摇动拔之立出，随意将生肌药傅之，无痕迹。

《**本草汇言**》卷一七：治气隔臌胀，并翻胃噎食。用土裴一个，即蜣螂所滚之弹丸，凡粪土之下皆有，用弹中有白虫者，如指大，如蛴螬一样，将弹丸少破一点，仍盖住，用火煅过大黄色，存性，不要烧焦，再配孩儿茶二分，金丝黄矾三分，麝香一分，朱砂四分，将土弹共四味药，一并总研为极细末，烧酒调，空心服。如觉饥，用稀烂薄米粥，渐渐少进。一日二三次，不可多吃。一日徐徐进一二碗足矣。俟五七日渐渐加进粥食。忌生冷煎炒，葱、蒜、酒、面，炙煿厚味，肥甘之物及气恼。五十岁后二服即效。《万病回春》。

叩头虫《本草纲目》

【集解】《**本草纲目拾遗**》卷一〇：叩头虫形黑如大豆，以手按其身，其头能俯屈，剥剥有声，出南方者小而力微，北土者大而力厚，小儿捕之为戏，入药用大者。试法：取虫置桌，翻其背令仰，少顷便跳起三四寸，有跳起过五六寸及尺许者，力更大。《纲目》以之附蠡后，亦不言主治之功。此虫北人谓之跳百丈。

【主治】治腰脚无力，与山蚂蚁子并入壮药用。《本草纲目拾遗》卷一〇。

【附方】《**本草纲目拾遗**》卷一〇：大力丸。蒺藜酒洗炒去刺，白茯苓、白芍、苁蓉酒洗、杜仲酥油炒、菟丝子酒煮、续断、当归、覆盆子、威灵仙、破故纸、薏苡仁各一两五钱；牛膝酒洗、无名异、自然铜醋煅七次各一两，乳香、没药、朱砂飞过、血竭、青盐各五钱，天雄二两童便浸五日，象鳖一个去头足翅，如无，用土鳖代之，跳百丈十个去足，虎骨二两酥油炙，上药俱为细末，炼蜜丸，二钱半重，早晚盐汤或黄酒送下。少时用力行功，散于四肢。此冯嘉宝方。○绝疟。

叩头虫一个，安眉心，虫头向上，膏药盖住，过时自愈。《百草镜》。

萤火《本经》

【释名】《太平御览》卷九四五：萤，崔豹《古今注》曰：萤，一名辉夜，一名景辉天，一名熠耀，一名磷，一名丹良，一名夜光，一名宵烛。《宝庆本草折衷》卷一七：萤火，一名萤，一名夜光，一名放光，一名熠耀，一名即照。

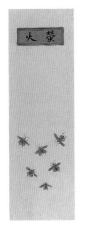

图 34-23-1 萤火《品汇》

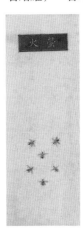

图 34-23-2 萤火《雷公》

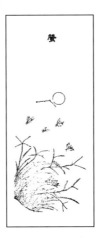

图 34-23-3 萤《三才》

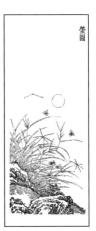

图 34-23-4 萤《禽虫典》

【集解】《太平御览》卷九四五：腐草为之，食蚊蚋焉。《本草衍义》卷一七：萤常在大暑前后飞出，是得大火之气而化，故如此明照也，今人用者少。《月令》虽曰腐草所化，然非阴湿处终无。《太乙仙制本草药性大全·本草精义》卷八：陶云此是腐草及烂竹根所化，初犹未如虫，腹下已有光，数日便变而能飞。方术家捕取内酒中令死，乃干之。俗药用之亦稀。

【气味】味辛，微温，无毒。《宝庆本草折衷》卷一七。

【主治】主小儿火疮热气，蛊毒鬼疰。《宝庆本草折衷》卷一七。主青盲，明眼目。治小儿火疮伤。驱蛊毒而逐鬼疰，解热气而通神精。《太乙仙制本草药性大全·本草精义》卷八。主治温疫。《得宜本草·下品药》。

【发明】《绍兴本草》卷一八：萤火，世呼夜明虫是矣。性味、主疗虽载《本经》，然古方亦载，今罕见用。此乃腐草所化，固非起疾之物也。处处有之。《本经逢原》卷四：萤火本腐草所化，得大火之余气而成。入胞络三焦，能辟邪、明目，取其照幽夜明之义。务成子萤火丸，辟五兵白刃，虎狼蛇虺之毒，恶鬼疫疠之邪。庞安常亦极言其效，惜乎，世鲜备用。

木虻《本经》

【集解】《本草衍义》卷一七：木虻，大小有三种。蜚虻，今人多用之，大如蜜蜂，腹凹扁，微黄绿色，雄、霸州、顺安军、沿塘泺界河甚多。以其惟食牛马等血，故治瘀血血闭。《绍兴本草》卷一八：木绍兴校定：木虻，世之呼虻虫是也。但方家所用，取形如蜜蜂，色碧者佳，余不复用。〇喜吸食牛马血，处处有之。《太乙仙制本草药性大全·本草精义》卷八：木虻，一名魂常。生汉中山泽。其最大而绿色，几若蝟蝉，见唉牛马腹有血者为良。收取阴干，去净翅足炒用。按：木虻从木叶中出，卷叶如子，形圆，着叶上。破之初出如白蛆，渐大羽化，拆破便飞，即能啮物。塞北亦有，岭南极多，如古度化蚁耳。《本经》既出木虻，又出蜚虻，明知木虻是叶内之虻，飞虻是已飞之虫。飞是羽化，亦犹在蛹，如蚕之与蛾尔。既是一物，不合二出，应是功用不同，后人异注尔。

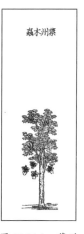

图 34-24-1 蔡州
木虻《图经（政）》

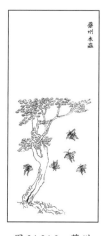

图 34-24-2 蔡州
木虻《图经（绍）》

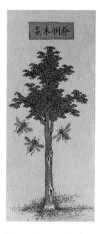

图 34-24-3 蔡州木
虻《品汇》

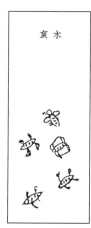

图 34-24-4 木虻
《太乙》

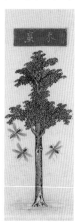

图 34-24-5 木虻
《雷公》

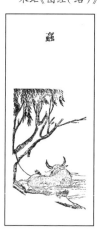

图 34-24-6 虻
《三才》

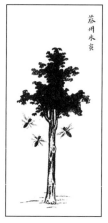

图 34-24-7 蔡州
木虻《草木状》

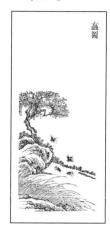

图 34-24-8 虻
《禽虫典》

【修治】《本草集要》卷六：五月采，取啖牛马时腹有血者良，干之，去翅、足，炒用。

【气味】气微寒，味苦，平，有毒。《汤液本草》卷六。

【主治】主目中赤痛，眦伤泪出，瘀血血闭，寒热酸，无子。《汤液本草》卷六。

【发明】《冯氏锦囊秘录》卷一一：木虻，蜚虻，一名虻虫。其用大略与䗪虫相似，此但味苦胜与咸，性善啮牛马诸血。苦能泄结，咸能走血，且色青入肝，性热，饮血，用以治一切血结为病。今人以其有毒不用。然仲景抵当汤，治太阳病，身黄脉沉结，少腹硬小便自利，其人如狂者，此蓄血也。用水蛭、虻虫。如小便不利者非蓄血也，大黄䗪虫丸。治虚劳羸瘦，内有干血，肌肤甲错，两目黯黑者，则䗪虫、虻虫咸入之，以其能散脏腑宿血结积，有神效耳。凡毒药之治病，如刑罚之治盗贼，不如是则不足以祛邪反正也。

【附方】《太乙仙制本草药性大全·仙制药性》卷八：蛇螫人九窍皆血出方。取虻虫初食牛马血腹满者三七枚，烧服之。葛氏。○去胎方。疗母困笃，恐不济，虻虫十枚，右捣为末，酒服之即下。

蜚虻《本经》

【释名】虻虫《嘉祐本草》、牛虻《通志》、虻《宝庆本草折衷》、蚊虻《药性粗评》、陆虻《本草乘雅半偈》。

【集解】《通志·昆虫草木略》卷七六：牛虻，蝇类，啖牛马血。《宝庆本草折衷》卷一七：蜚虻使，一名虻虫，一名虻。○俗号牛虻。生江夏川谷牛马身上《图经》。○及雄、霸州、顺安军。○又云：生襄汉，今处处有之。○五月取。候虻啖啮牛马，腹红，掩取之。或暴干。○恶麻黄。

【修治】《本草通玄》卷下：去足、翅，焙。

【气味】味苦，微寒，有毒。《宝庆本草折衷》卷一七。味苦，性平，有毒。《本草元命苞》卷八。辛，苦，咸，寒。《医林纂要探源》卷三。味苦，平，气微寒，有小毒。《本草纂要稿·虫鱼部》。

【主治】主目赤痛，眦伤泣出。破瘀血闭，寒热酸惭。《本草元命苞》卷八。治血积坚痞，癥瘕寒热，逐瘀血，通利血脉及九窍，堕胎，喉痹。《医学统旨》卷八。下胎及女子月水不通。凡此皆可单用，为末，温酒调服。《药性粗评》卷四。止两目赤疼，眦伤泪出。通血脉九窍，治喉痹，破积血，癥瘕痞坚亦治。《本草新编》卷五。

【发明】《本草经疏》卷二一：蜚虻，其用大略与虻相似，而此则苦胜，苦能泄结；性善啮牛马诸畜血，味应有咸，咸能走血。完素云：饮血而以治血。故主积聚癥瘕，一切血结为病，

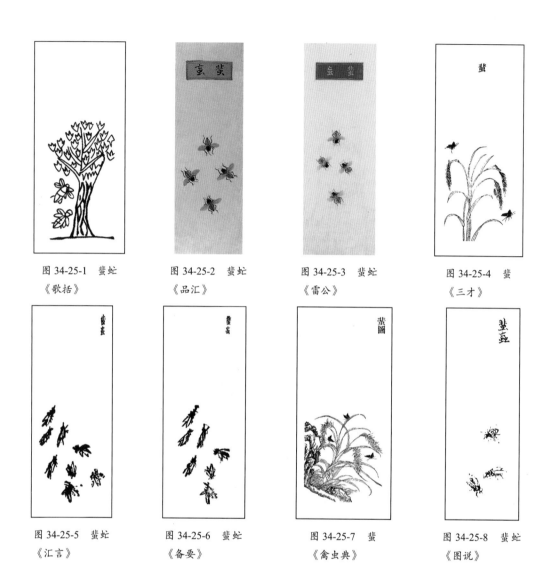

图 34-25-1　蟅虫　　　图 34-25-2　蟅虫　　　图 34-25-3　蟅虫　　　图 34-25-4　蟅
《歌括》　　　　　　《品汇》　　　　　　《雷公》　　　　　　《三才》

图 34-25-5　蟅虫　　　图 34-25-6　蟅虫　　　图 34-25-7　蟅　　　图 34-25-8　蟅虫
《汇言》　　　　　　《备要》　　　　　　《禽虫典》　　　　　《图说》

如经所言也。苦寒又能泄三焦火邪，迫血上壅，闭塞咽喉，故主喉痹结塞也。今人以其有毒，多不用。然仲景抵当汤、丸，大黄蟅虫丸中咸入之，以其散脏腑宿血结积有神效也。凡毒药之治病，如刑罚之治盗贼，不如是则不足以祛邪反正。《书》曰：若药不瞑眩，厥疾不瘳。正此谓也。《本草汇言》卷一七：《本经》破逐瘀血之药也。程君安曰：按此物性善，啮牛马及诸畜血，而用以治血瘕、血闭、血胀，除贼血在胸腹五藏者，因其性而为用也。故《别录》方治女子月水不通，积聚而成癥瘕痞块，寒热疼痛，投此立除。又伤寒畜血发狂，仲景用抵当汤丸；及干血劳证，用大黄蟅虫丸。二方中咸入之，以其散藏府宿血结积有神效也。又按：缪氏仲淳曰：蟅虫其用，大略与䗪虫相似，真毒物也。又按仲景云：如伤寒发黄，脉沉结，小腹硬，如小便不利者，为无血非畜血也，不宜用也。瘀血未审的确者，不宜用也。女子月水不通，由于脾胃薄弱，肝血枯竭，而非血结闭塞者，不宜用也。腹中有癥瘕积聚而兼有妊娠者，不宜用也。凡久病气血虚甚，形质瘦损者，不宜用也。《本草乘雅半偈》帙一一：蜚虻，一名虻虫、陆虻也。飞咂牛马血，嘴如芒刺然，性颇贪饕，腹满犹咂不已。用逐瘀血，破血积坚痞，癥瘕而成寒热者，遂其性，尽出其所留积而后快。盖血中有眚，乃积乃留，眚去血行，流不盈矣。通利血脉者，概手足二十四经隧而言，十二焉从头而走足，十二焉自足而走头，风马牛不相及者，而概咂焉。则凡经隧逆走头而逆走足者，乃积乃留，各遂其性，乃行乃流矣。故血失所行，血失所留者，清阳不走上窍而留，浊阴不走下窍而积，而行焉，而流焉，何窍不通，何窍不利。《本草述》卷二七：蜚虫之用，其义与水蛭同。刘河间所谓因其性而为用者是矣。第每以二物同用，其义何居？先哲释抵当汤有云：《经》曰咸胜血，血畜于下，必以咸为主，故以水蛭咸寒为君。苦走血，血结不行，必以苦为助，是以虻虫苦寒为臣。就此数语，亦可明仲景合用之义，非苟然而已也。然不独畜血，如疠风，如耳中干盯而鸣者，亦并用之。又如小便不通，系妇人积血，用抵当汤而以朴硝易水蛭，止用虻虫，似此三方，俱当细参之。《本草新编》卷五：此物视之可憎，用之以治瘀血之症，实救命之药也，药笼中断宜预备。畜血之症，必须水蛭以消之，否则瘀血硬痛，必变发黄之症。今人畏惧水蛭，谢绝不用。当以虫代水蛭，则畜血病可解也。或问：蜚虫食人之血，何仲景夫子以治伤寒之症也。盖伤寒之变症不同，失于不汗，有气结、血结之病。气结，可用草木之药以散气。而血结，必须蜚虫、水蛭以散血也。但气结与血结，何以辨？气结者，小便必不利；血结者，小便必利也。

灶马 《本草纲目》

【释名】灶鸡《本草纲目》、莎鸡《医林纂要探源》。

【集解】《本草品汇精要续集》卷七：处处有之，穴灶而居。○按《酉阳杂俎》云：灶马，如促织稍大，脚长，好穴灶旁。俗言灶有马，足食之兆。

《医林纂要探源》卷三：形似蟋蟀而翼短。

【气味】苦，咸，甘，温。《医林纂要探源》卷三。

【主治】健脾消积，行水。可炙饲小儿。然勿轻用。《医林纂要探源》卷三。

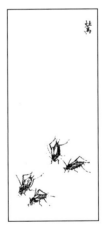

图 33-26-1 灶马
《图说》

蝼蛄 《本经》

【释名】地虎《滇南本草》。

《宝庆本草折衷》卷一七：蝼蛄，一名土狗。见缙云条例及艾氏云。○一名天蝼，一名蝼蝈，一名蟪蛄，一名螜，一名梧鼠，一名硕鼠。又非《毛诗》所谓硕鼠也。

【集解】《宝庆本草折衷》卷一七：生东城平泽。今处处穴地粪壤中有之。○夏至后取，以

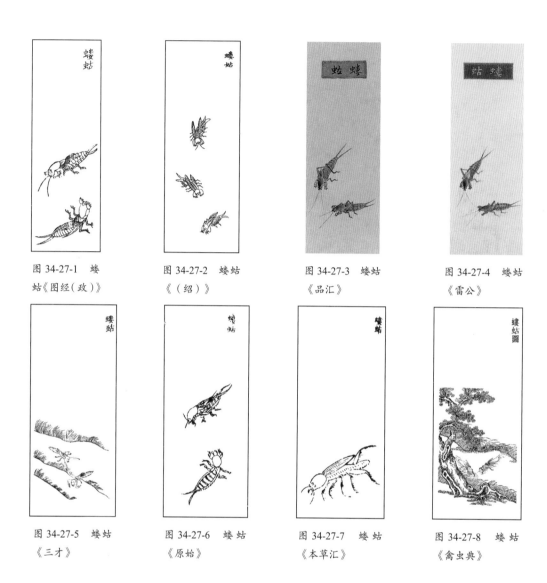

图 34-27-1　蝼蛄《图经（政）》

图 34-27-2　蝼蛄《（绍）》

图 34-27-3　蝼蛄《品汇》

图 34-27-4　蝼蛄《雷公》

图 34-27-5　蝼蛄《三才》

图 34-27-6　蝼蛄《原始》

图 34-27-7　蝼蛄《本草汇》

图 34-27-8　蝼蛄《禽虫典》

夜出者良，暴干。

【修治】《滇南本草》卷下：新瓦焙干。《太乙仙制本草药性大全·本草精义》卷八：文火炙黄，研成细末入药。

【气味】味咸、冷、有小毒。《绍兴本草》卷一八。味咸，寒，有毒。《宝庆本草折衷》卷一七。味咸，性寒，无毒。《本草元命苞》卷八。味甘，性平。入胃。《滇南本草》卷下。

【主治】溃疮肿，出肉中之刺，下哽噎。主小便不通，产难用神效，水肿服即消。《本草元命苞》卷八。治口疮甚效。虚人戒勿用之，以其性急故也。《本草发挥》卷三。利小便，消水肿。上节痛者，用头身上半节；下节痛者，用身子下半节。去足翅方可用。上下俱肿，全用。《滇南本草》卷下。痈疽肿毒恶疮，石淋，下哽噎，出肉中刺。下十二种水气，自腰以前则性涩，主敛大小二便；自腰以后则性滑，主利大小二便。《药性粗评》卷四。

【发明】《绍兴本草》卷一八：蝼蛄，性味、主治虽载《本经》，然但利水方间有用之，余未闻验据。处处产之。当云味咸、冷、有小毒为定。《本草蒙筌》卷一一：得之文火炙黄，研成细末入药。治十种水肿立效，分上下左右取功。左令左肿消，右使右肿退。上消上体，下退下焦。又云：从腰以后利通，为下二便要药。从腰以前敛涩，为止二便捷方。若拔刺肉中，多取脑敷上。仍治口疮乳毒，以酒擂服堪瘳。虚人戒勿用之，因其性急故也。《本草汇言》卷一七：行水道，龚云林利大小便之药也。顾汝琳曰：此得湿土秽壤化生，性善钻利，故《本草》专主水藏壅逆，水道不通，二便闭胀欲死；或水气泛溢，致成水肿胀满，腹大如鼓，面浮喘急不得卧者，服此停水大行，胀消喘定。但此物攻利甚急，虚人忌用，必不得已用此，中病即止。水行之后，宜大剂补养药投之，庶无后患也。《本草述》卷二七：蝼蛄穴土而居，所以俗名土狗。于立夏后至夜则鸣，《月令》所谓蝼蝈鸣者是也。以兹微物，其鸣亦应乎大火之候，岂非气之相感，有不得不然者乎？是非禀质于阴，达气于阳者乎？观其喜就灯光，则其义可思矣。以故用之疗水证甚效，正取其从阴达阳之微妙也。抑何以又于夏至取曝干而用之？盖取其乘阳极昌之气以透阴，如夏至后，则便属阴气生长之时，于兹物又无所取财也。且用之更以曝干，不尤见先哲格物，具有精义乎哉？《本草新编》卷五：蝼蛄即土狗也。味咸，气寒，无毒，《本草》言其利水，宜分上下左右，然亦不必拘也。通身用之以利湿，神效。兼能接续骨伤，治口疮乳毒亦效，但不宜与虚人，因其性急过利也。

【附方】《太平御览》卷九四八：治箭钩在咽喉不出方。用蝼蛄脑涂之，即出。葛洪。治不得小便方。取蝼蛄大者二枚，断取体下，以一升水渍之，去皮饮之，须臾便通。范汪。

《药性粗评》卷四：**骨鲠**。有鲠在喉不下者，土狗头一枚，吞下，须臾自下。**石淋**。土狗七枚，盐二两，同于新瓦上，铺盖焙干，研末，每服一钱匕，空心温酒调下，其淋涌出。**箭头在身**。凡患被箭中伤，□□在内，或针木等刺不出者，取生土狗不拘多少，捣绞汁，滴上三五度，自出。**水气浮肿**。凡患十种水气肿满，喘促不得卧者，土狗五枚，干为末，每服一钱，食前白汤调服，其水从小便出。

蚱蝉《本经》

【集解】《本草衍义》卷一七：蚱蝉，夏月身与声皆大者是。始终一般声，仍皆乘昏夜出土中，升高处，背壳坼蝉出。所以皆夜出者，一以畏人，二畏日炙干其壳而不能蜕也。至时寒则坠地，小儿蓄之，虽数日亦不须食。古人以谓饮风露，信有之，盖不粪而溺，亦可见矣。《本草元命苞》卷八：生所在杨柳枝上，五月采，蒸干勿蠹。二月鸣为宁母，七月鸣乃蛁蟟。蟪蛄啾啾，形小而紫；鸣蜩嘒嘒，形大而黑。凡五虫，咸为蝉类。若仲夏始鸣者佳。按《礼记》云：仲夏之月，蝉始鸣。

《本经》云：五月采，即是此。《**药性解**》**卷六**：蝉有五种，陈藏器辨之悉，今以形极大而声极高，一鸣而无所停断者，入药最良。

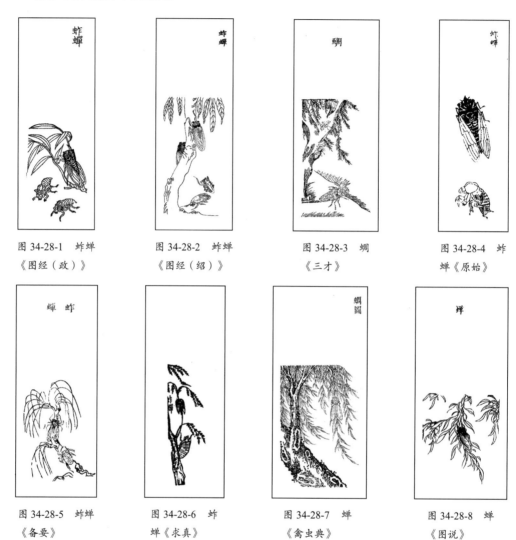

图 34-28-1　蚱蝉《图经（政）》　　图 34-28-2　蚱蝉《图经（绍）》　　图 34-28-3　蜩《三才》　　图 34-28-4　蚱蝉《原始》

图 34-28-5　蚱蝉《备要》　　图 34-28-6　蚱蝉《求真》　　图 34-28-7　蝉《禽虫典》　　图 34-28-8　蝉《图说》

蚱蝉

【**修治**】《**本草集要**》**卷六**：五月采，蒸干之，勿令蠹。

【**气味**】味咸、甘，寒，无毒。《图经本草药性总论》卷下。

【**主治**】主小儿惊痫夜啼，癫病寒热惊悸，妇人乳难，胞衣不出。又堕胎。《图经本草药性总论》卷下。杀疳虫伏热，除寒热癫疾。《本草元命苞》卷八。

蝉蜕

【**修治**】《**本草蒙筌**》**卷一一**：系脱换薄壳，翅足须除。《**本草发明**》**卷六**：除翅足用。《**本**

草述》卷二七：修治去翅足，水洗去土，蒸过。

【气味】味酸，气寒，无毒。《太乙仙制本草药性大全·仙制药性》卷八。味微甘、微咸，性微凉。《景岳全书》卷四九。

【主治】去翳膜侵睛、努肉满眦，眼科内诚奇。《本草蒙筌》卷一一。治小儿疮不快甚良，住头风目眩不止极美。善理风气客皮肤，瘙痒不已者服愈。《太乙仙制本草药性大全·仙制药性》卷八。头风目痛，大风疮癞，消风气。《药性会元》卷下。通乳汁。《药性解》卷六。

【发明】《绍兴本草》卷一八：蚱蝉，性味、主治已载《本经》，然但入方可用者，乃变蝉而脱下者，旧壳用也，故云蝉壳。治风疗目疾诸方颇用，非为已成蝉而取其壳用也。故云当云味咸甘、微寒、无毒是矣。处处园野皆产之。《本草汇言》卷一七：蝉蜕，陶隐居祛肝经风热风毒之药也。门吉士曰：蝉禀水土之浊气，化而成形，又得风露之清气，动而飞鸣。所主所用，纯乎厥阴肝木之应兆，故《药性论》专主小儿惊痫夜啼，壮热风搐，或天吊口噤，疮疹不起，兼主大人头风眩运，目昏翳障，或皮肤疮疥，瘫痹痛痒。已上余证，皆属风火风痰为眚者，必假此清空轻达之剂，以解而散之，发之出之也。《别录》方又治妇人生子不下，或胎下而胞衣不落，藉此清虚善脱之物，而治胎产血秽未离之疾，盖以已脱而治未脱之义也。《本草述》卷二七：蝉本浊阴之气，絪蕴清阳，故乘仲夏阳盛之候以为变化，既乘清阳以化，而浊阴之质亦归于清，故吸风饮露，顿发音响。而更畏日，盖由阴育阳，即由阳畅阴，阴体而阳用也。用此疗阳之淫而化风者，可使居先而清其气之出机矣。从阴化阳，即所谓阴中之少阳，非阳中之太阳也，故曰清阳。日为太阳，所以畏之。按蝉身本浊阴而化清阳，故能清风之化原，不同于诸祛风之味。若猥以为疗风热，其说是隔靴搔痒。能悉其义，则知治惊风等证，的当用身矣。愚谓如头风瘫痪，及小儿惊痫，噤风天吊，并治哑证。方书中用其蜕，不如用蝉身之为亲切也。至蜕止其由阴育阳，复由阳畅阴之气，前后幻化者。若留此皮壳，以一示现，则即取此为气结不化、形结不化者之对待矣。如所治目昏障翳，小儿疮疹出不快，痘疮作痒，疔疮肿毒，及妇人生子不下，皆可取其蜕义以为功也。抑蜕于目眚用之独多，然如内外障固为要剂。至于目痛或赤肿胀，所因气结不化，亦得用之。如风毒热冲，以成内外障者，于除风热剂中，亦藉此蜕以转清阳之气矣。唯是用身用蜕，必择仲夏发声，更其形大，如前数种，乃为应候，得取其气，以疗所患。若秋月始鸣诸种，用之亦无益也。又按蝉蜕之用于小儿惊搐，惟慢惊有之。即治痫者，止投于补剂中。然则漫谓蝉蜕能疗风热，是亦未审于转达清阳之义以治化原，而徒恃此去风也，竟何益哉？《神农本草经百种录》：蚱蝉古人用蝉，今人用蜕，气性亦相近。味咸，寒。主小儿惊痫夜啼，癫病寒热。皆小儿风热之疾。蚱蝉感凉风清露之气以生，身轻而声嘹亮，得金气之发扬者也。又脱落皮壳，亦属人身肺经之位，故其性能清火驱风，而散肺经之郁气。若其质轻虚，尤与小儿柔弱之体为宜也。○蚱蝉日出有声，日入无声，止夜啼，取其意也。《神农本草经读》卷四：蚱蝉气寒禀水气，味咸得水味，而要其感凉风清露之气以生，得金气最全。其主小儿惊痫者，金能平木也。蚱蝉日出有声，日入无声，故止夜啼也。癫病寒热者，肝胆之风火也，蚱蝉具金水之气，金能制风，水能制火，所以主之。《本经续疏》卷五：秽浊弥漫，遏抑清化，清化无以自伸，乃旋与相嘘吸，变死为生，得成蛴螬，洁白为体，蠕动其形。然不能出于秽浊之表，犹气清而质浊者也。由是而炼清于中，蜕浊于外。清既足以自立，浊遂结而成衣，剖背以出，一旦而高骞于树，嘹亮扬声，则已复厥清化矣。是其清化于人为阴中之阳，所以发聪明应万殊者也。假使因风因痰而生热，因热因恐而致惊，因惊因热而为痫为癫，则固恃以动静云为者，且为之闭郁而不得自主，以此神具理足之物，导其嘘吸之机，浚其骞扬之路，而授以炼蜕之方，阴中之清阳既达，裹缠之秽浊自消。然《本经》不直曰主痫癫，而曰主小儿惊痫夜啼癫病寒热，何也？夫蛴螬与蝉皆化于春夏，被遏者固属阳，所遏者亦非阴也。假使清阳为至阴所遏，亦能化蛴螬而成蚱蝉耶。故夜啼寒热皆清气之欲伸而不得伸，浊气之欲闭而不得闭，有阴阳相争、清浊相干之道焉。特小儿欲窦未启，思虑贞淳，浊气干之而不能入，大人则情绪纷纶，神志庞杂，浊气干之而竟能入，故有烦扰与不慧之分。惟小儿坚固于神，懦弱于气；大人芜累于神，昌沛于气。故夜啼者，神之作用；寒热者，气之作用。更当知啼以夜者，寒热必于昼。以夜则浊之于愈甚，而昼则气之昌有加也。至妇人乳难，胞衣不出，则会意其善蜕，并无甚深妙义。然即此推之，其用盖有不止此者，扩而充之可也。《本草新编》卷五：蝉蜕去目内翳膜并侵睛胬肉。小儿痘疮，用之以护目，断不可少之药也。〇或问：蝉蜕护目，去目内翳膜，有之乎？曰：有。但宜知所以用之。蝉蜕护目者，护痘疮未出之目，非护痘疮已坏之目也。凡痘疮现头面甚多者，须护其目。先用蝉蜕入于发表之中，则双目断无出痘之理。若已见点于目中，又何能救之使消哉。〇或问：蝉蜕消翳于目中，宜乎目中之翳无不消之矣，而谓止能护目，使翳之不生，不能消已成之翳。是蝉蜕非消翳之品乎？曰：蝉蜕消翳，古人盛称之，岂无所验而云然。然谓消翳者，消凡目之翳，非消痘疮之翳也。凡目之翳，可少用之以成功，痘疮之翳，虽多用之亦无益也。《医林纂要探源》卷三：蝉蜕甘，寒。有夏蝉、秋蝉、寒蝉，惟夏最大而色黄黑。朽木根所化，始名蝮蝝，穴土上出，为日色所曝，则背裂而蝉出，出则飞鸣于树，此所蜕之壳也，入药用。缓肝养肺，去血热，除风湿。本木土之余也。甘则缓肝清肺，本湿热之气所化也。蜕则去湿热以就清高，以善蜕，故去目翳，催生下胎，且及胎产，皆肝所主也。其蜕则肤壳也，故治皮肤风热，隐疹疮疡。皮毛，肺所司也。去秽浊，而就清高，且其体轻虚，故能托痘疹疮毒，而宣之于表。以清高而发声，故治中风失音，清肺金也。昼鸣夜息，故治小儿夜啼，此证亦阴分有热，而心不安，肝胆有热则惊痫，其止啼，治惊痫，亦以去其热而已。然用以止啼，须去其腹，取其首，盖蝉有喙而不鸣，鸣以腹，此又物理之不可不明也。《伤寒温疫条辨》卷六：蝉蜕味甘咸，性寒。土木余气所化，升也，阳中之阳也。夫蜕者，退也，脱然无恙也。岂独能疗惊痫，除失音，止夜啼，发痘疹，杀疳虫，为小儿要药已哉？又岂独退翳膜侵睛，祛胬肉满眦，为眼科要药已哉？吸风饮露而不食，有小便无大便。余谓人一日不再食则饥，七日不食则死。肺气不下降，膀胱不气化则死。肾虚膀胱不约则遗尿亦死。因其不食，而用治不食之病；因其有小便，而用治小便不通之病，短赤淋遗亦治之。以意治病，其义深，其理微，与蚕之食而不饮，有大便无小便，彼此相资，化育流行，天然配偶，此造物神功之妙，皆温病之圣药也。

【附方】《本草汇言》卷一七：治破伤风。用蚱蝉蜕一两炒研为细末，每早晚各服一钱，白酒调下。外用葱数株研烂，取涎调蝉蜕末，涂破伤处，实时出恶水立效。《医学正传》。○治痘疮作痒。取蚱蝉蜕，上身痒用上截，下身痒用下截，通身痒通身用，和甘草等分，微炒为细末，取梅树嫩叶，煎汤调搽。《全幼心鉴》。○治痘后目翳。用蚱蝉蜕、通身用三钱，和羊肝煮熟，取羊肝食之。钱氏方。○治小儿无故阴肿。用蚱蝉蜕五钱，取下半截煎水洗，或微炒为细末，白酒调搽。危氏方。○治大人目盲翳障。用蚱蝉蜕上截一两，蜜蒙花、白蒺藜、草决明、谷精草、甘菊花、怀生地、女贞实各一两五钱，俱用酒洗，炒研为末，每服二钱。临卧饱肚，用熟羊肝蘸食。《清海方》。○治小儿风热，卒时急惊痫病。取蚱蝉蜕通身用一两，全蝎、伏神、僵蚕、钩藤各七钱，俱微炒，研为细末，配朱砂、天竺黄、犀角、琥珀各三钱，俱研极细末，真牛黄三分，同前药末，总研匀，再用胆星二两研末，打糊为丸如龙眼核大，真金箔为衣，每服一丸，灯心、生姜泡汤调下。安妈妈家传。○治痘疮血热出不快。取蚱蝉蜕、通身用三钱，犀角、生地黄、紫草、连翘、金银花各二钱，甘草一钱，水煎服。《保婴家秘》。○治小儿痧出不透。取蚱蝉蜕通身用三钱，石膏、鼠粘子、西河柳、薄荷叶、玄参、甘草、干葛、桔梗、前胡各二钱，水煎服。同上。○治一切耳痛。用蝉蜕、石菖蒲各三钱，水煎服。

蝉花《证类本草》

【集解】《证类本草》第二十一：所在皆有，七月采。生苦竹林者良，花出土上。《本草衍义》卷一七：西川有蝉花，乃是蝉在壳中不出，而化为花，自顶中出。《本草原始》卷一一：蚱蝉之头上有一角，如花冠状，入药较之蜕更奇。《礼记》所谓蝉而有緌者是也。緌，冠缨也。苏氏曰：蝉花出蜀中。

【修治】《证类本草》第二十一：雷公云，凡使，要白花全者，收得后，于屋下东角悬干，去甲土后，用浆水煮一日，至夜焙干，碾细用之。

【气味】味甘，寒，无毒。《证类本草》第二十一。

【主治】主小儿天吊，惊痫瘈瘲，夜啼心悸。《证类本草》第二十一。壳治目昏翳。又水煎壳汁，治小儿出疮不快，甚良。《本草衍义》卷一七。止小儿天吊瘈瘲，夜啼即住。治浑身壮热惊痫，止渴尤佳。《太乙仙制本草药性大全·仙制药性》卷八。

【发明】《绍兴本草》卷一八：蝉花，虽分此一种，亦壳之类，然罕入方。唯蜀中多产之。《本经》虽具性味、主治，但近世止取验多矣。

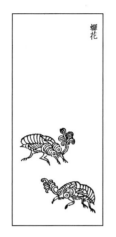

图 33-29-1 蝉花
《图经（政）》

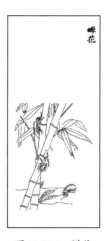

图 33-29-2 蝉花
《图经（绍）》

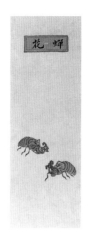

图 33-29-3 蝉花
《品汇》

图 33-29-4 蝉花
《草木状》

【附方】《太乙仙制本草药性大全·仙制药性》卷八：治风头旋。用蝉壳一两微炒为末，非时温服一钱。○风气客皮肤，瘙痒不已。蝉蜕和薄荷为末，酒调服一钱，日三服。○治头风目眩。蝉蜕为末，热汤送下。

蜚蠊《本经》

【集解】《太乙仙制本草药性大全·本草精义》卷八：蜚蠊，一名石姜，一名卢蟹，一名负盘，南人谓之滑虫。生晋阳川泽及人家屋间，形亦似虫，而轻小能飞。本在草中，八九月知寒，多入人家屋里逃。有两三种，以作廉姜气者为真，南人亦啖之。又云：形似蚕蛾，腹下赤，二月、八月采收。此虫多在树间，百十为聚。《医林纂要探源》卷三：身圆长而扁，色黄赤光润，大不及寸，甲下有翅能飞，常居厨灶碗架间，食油腻余沥，其气臭秽。《本草纲目拾遗》卷一〇：灶马今之灶马，俗呼赃郎，又作蟑螂，《纲目》所谓蜚蠊也。《纲目》虫部亦有灶马，形如蟋蟀，今人名灶壁鸡，又与蟑螂别。

【气味】味咸，气寒，有毒。又云，味辛辣而臭。《太乙仙制本草药性大全·仙制药性》卷八。味咸，寒，无毒。姚氏《食物本草》卷一一。辛，苦，咸，温。《医林纂要探源》卷三。

【主治】破积聚坚癥血瘀，治寒热寒闭咽喉。腹冷无子即补，血脉涩滞能行。《太乙仙制本草药性大全·仙制药性》卷八。主瘀血，癥坚寒热，破积聚，喉痹，通利血脉。《本草发明》卷六。健脾行水，软坚燥湿，解油腻，消食积。炙熟则香，研末，捣饭和丸，以饲小儿，大能健脾。又能治食肿水肿，黄疸诸证。《医林纂要探源》卷三。

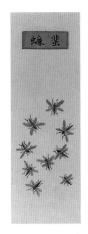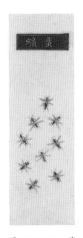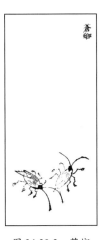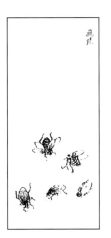

| 图 34-30-1　蜚
蠊《品汇》 | 图 34-30-2　蜚
蠊《雷公》 | 图 34-30-3　苍螂
《三才》 | 图 34-30-4　飞蠊
《图说》 |

【附方】《本草纲目拾遗》卷一〇：拔疔。灶上蟑螂不拘多少，捣烂敷之，其疔根自出。《集听》。敷疮。蟑螂虫其黄紫色甚臭者，取数个，用患者自吐唾沫几口，研烂敷疮四围，顶上露孔，使毒气从孔出，一日愈矣。卿子妙方。治疗疮。取蟑螂大者七个，去头足壳，将砂糖少许同捣烂，敷疗四围，露出头，昼夜即愈。邵仲达方。○解诸疗毒。灶上红蟑螂五个，研烂，热酒冲服，取汗为度。《传信方》。红丝疔。蟑螂一个去头，和青糖捣烂搽上，即效。《传信方》。白火丹。用蟑螂瓦上焙干为末，白滚汤服一二个，立效。兼治疗疮。《叶氏方》。对口。桂州荔枝肉二三枚，蟑螂二三个，同捣如泥敷，露头，数次即散。《活人书》。无名肿毒。蟑螂十个，盐一撮，同捣烂敷之，留头。《慈航活人书》。治诸毒恶疮。蟑螂捣，石灰敷之。严氏家用方。痧症。活蟑螂虫二三个，用纸包，灶上焙干，研细，冷水和灌，或吐或泻，即愈。周廷园方。吐血。取蟑螂五个，止去翅净，在火盆净瓦上焙干为末，纸包安土上，存性，用湿腐皮包一个，滚汤吞下，每日如此，吞五日，不可间断。徐云生方。气虚中满。以蟑螂七个为末，用地栝蒌煎汤送，数服愈。《医宗汇编》。臌胀。蟑螂一个焙干，萝卜子一撮，共炒为末，好酒吞十日，全愈。《家宝方》。一切儿疳。《集听》云：凡小儿患疳疾，不拘何等疳，垂死者皆效。取灶上蟑螂焙干，与之食，患者但闻其香，不知有腥臭之气，犹中蛊者，食豆无辛，含矾不苦也。有患此症，治之无不效，只须食一二次即愈。愈后体更肥白，且屡试屡验。《百草镜》云：儿疳初起，用蟑螂去头足翅，新瓦焙干，常与食之，百个病愈。

䗪虫《本经》

【释名】《本草衍义》卷一七：䗪虫今人谓之簸箕虫，为其像形也。《宝庆本草折衷》卷一七䗪虫，使。一名地鳖，一名土鳖，一名簸箕虫。

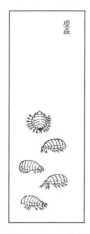

图 34-31-1　䗪虫
《图经（政）》

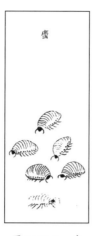

图 34-31-2　䗪
《图经（绍）》

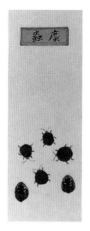

图 34-31-3　䗪虫
《品汇》

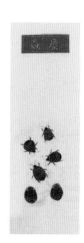

图 34-31-4　䗪
虫《雷公》

【集解】《宝庆本草折衷》卷一七：生河东川泽，及墙壁下、沙土中湿处。〇十月取，暴干。〇畏皂荚、菖蒲、屋游。《神农本经会通》卷一〇：十月取，暴干。生人家墙壁下湿土中，状如鼠妇，大者形扁如鳖，今小儿多有以负物为戏。《药性粗评》卷四：状似鼠妇而大扁，扁如鳖，故名。好生鼠壤土中，有甲，不能飞。人家墙壁下亦有之。《增订伪药条辨》卷四：专破癥瘕。考仲景《金匮》鳖甲煎丸用之，殆病疟日久，结为癥瘕。大黄虫丸用之，治虚劳腹满，内有干血。下瘀血汤用之，治产后腹痛，内有瘀血。土瓜根散用之，治经水不利，少腹满痛，以其消症而破瘀也。去冬因用蔗虫，以催痘浆，调查各药铺，方知所制鳖甲煎丸，大黄虫丸，皆用蔗虫，以讹传讹，以致贻误匪少，堪发一叹。不观夫古人制字，字其下从虫，蔗字其上从草，或作櫗旁从木。足证蔗虫由草本而化生，非如虫之从湿土而出也。又按蔗虫，气味甘微寒，为发痘行浆，托痈清毒之妙品。且能化痰醒酒，和中利小便。产广东潮州，及福建漳、泉蔗田中。形如蚕蛹，食蔗根而化生，土名蔗蛄，其味甘美，土人有用之以佐酒席。考《本草拾遗》及《南京医学报》，均有发明。可见䗪虫与蔗虫，性味不同，形质亦异。古人定方用药，各有主义，胡得妄行配制，以失效用。炳章按：王士雄云潮州蔗田接壤，食蔗之虫，形如蚕蛹而小，味极甘美。性凉，解热毒，助痘浆，可与兰虫并传。施可斋《闽杂记》云：漳、泉各处，二三月间，市上卖生熟甘蔗虫。甘蔗老根中生也，生者如蚕细，灰白色，光润无茸毛；熟者以油灼过，拳曲如蜂，淡黄色，味极鲜，佐酒尤佳。考甘蔗性寒，故王维《谢赐樱桃》诗：饱食不须愁内热，大官还有蔗浆寒。此虫既生蔗中，宜亦性寒矣。而吾乡医者，治小儿痘浆不起多用之。或有云性热，本草不载，不能辨也。又据《两般秋雨庵随笔》载姚承宪咏《甘蔗虫诗》：蕴隆连日赋虫虫，渴念寒浆解热中。佳境不须愁有蛊，蔗生原可庆斯螽。似谁折节吟腰细，笑彼含花蜜口空。毕竟冰心难共语，一樽愁绝对蛮风。玩诗次句，似亦谓其性寒，惟云蕴隆连日，则是夏月方有。诗在粤中作，岂粤中夏月始卖，而漳、泉独早在二三月耶？而郑君出产时期，亦未辨明，惟气味甘微寒，发痘行浆等效用，确与王施二君发明吻合，郑君所言，可见皆从实验。吾于斯益信，惟虫确是地鳖虫，即仲景大黄虫丸等用之，以化癥瘕去瘀血，端不能以甘蔗虫代之。吾谓以后业药者，暇时亦阅览本草，参对方书，庶不致贻误病家。

【修治】《本草述》卷二七：修治十月取，日干，炒。《顾氏医镜》卷八：去足，炙研。《罗氏会约医镜》卷一八：阴干或焙干，研末，酒调服。

【气味】味咸、寒、有毒。《绍兴本草》卷一八。味咸、苦，寒，有毒。《宝庆本草折衷》卷一七。味酸，寒。《得宜本草·下品药》。味辛，性寒，无毒。入肝、脾二经。《本草再新》卷一〇。

【主治】乳脉不行，研一枚，水半合，滤清，服，勿使服药人知。《本草衍义》卷一七。主心腹寒热洒洒，血积癥瘕，破坚下血闭，生子大良。仲景主治久瘕积结，有大黄虫丸。《汤液本草》卷六。去血积搜剔极周，主折伤补接至妙。煎含而木舌旋消，水服而乳浆立至。《医宗必读·本草征要下》。去血积，搜剔极周，主折伤，补接最速。煎含而木舌旋消，水服而乳浆立至。《冯氏锦囊秘录》卷一一。凉血破积，软坚接骨。《本草求真》卷八。

【发明】《绍兴本草》卷一八：䗪虫，世呼簸箕虫是也。《本经》已具性味主治，惟行血闭。古方间有用者。然亦非良药。东地、北地阴湿土中多产，南地罕有之。《药性解》卷六：土鳖专主血症，心主血，肝藏血，脾裹血，故三入之。今跌打损伤者，往往主此，或不效则加而用之。殊不知有瘀血作疼者，诚为要药。倘无瘀血，而其伤在筋骨脏腑之间，法当和补。愚者不察，久服弗已，其流祸可胜数耶。《本草经疏》卷二一：䗪虫生于下湿土壤之中，故其味咸，气寒。得幽暗之气，故其性有小毒。以刀断之，中有白汁如浆，凑接即连，复能行走，故今人以之治跌扑损伤，续筋骨有奇效。乃足厥阴经药也。夫血者，身中之真阴也。灌溉百骸，周流经络者也。血若凝滞则经络不通，阴阳之用互乖，而寒热洗洗生焉。咸寒能入血软坚，故主心腹血积，癥瘕血闭诸证。血和而荣卫通畅，寒热自除，经脉调匀，月事时至，而令妇人生子也。又治疟母为必用之药。《本草汇言》卷一七：破血积癥瘕，《本经》行血闭寒热之药也。梁心如曰：此物得湿土之阴，受幽暗之气，故其性有小毒。以刀断之，中有白汁如浆，凑接半日，即复联续而能行动。故今人以之治跌扑损伤、续筋骨，有奇效也。张仲景治杂病方及久病积结，有大黄虫丸；治疟疾久发成疟母，有鳖甲丸并用此，以其有破坚下血之功也。又接骨科治折伤筋骨，先以手整定骨节原位，次用好酒研烂，调服二三枚即完固，亦不痛矣。如无瘀血留积者不宜用。《本草乘雅半偈》帙五：参曰：䗪虫，一名地鳖，形类鳖也。一名过街，逢申〔日〕过街，立建以冲日破也。盖者众多，掌除毒蛊，亦以功用诠名耳。是主寒热洗洗，致血积癥瘕者。冲其街舍，而破除之，故能破坚，下血闭。《本草述》卷二七：䗪虫之治积血，固也，然而折伤接骨又必用之者，似其性味盖以化血，俾完其流行相续之用，非一于破决者。观治木舌重舌之证，可以知其功矣。夫血本能下，而乃能上者，以三焦之气也。如兹物徒以破决下行，则焉能令荣气之流，即应于舌以为功乎？临病之工，须审证以投，勿滚同而混施也。即如仲景治产妇腹痛有干血者，仍用抵当汤，内之大黄、桃仁，而却以兹物代水蛭、虻虫，其义不可深思乎哉？又按仲景治畜血用水蛭、虻虫，而治虚劳干血，则前二物外，复加䗪虫、蛴螬。医皆知干血之证，甚于畜血也。第䗪虫、蛴螬之性味，止于化血导血，能助前二物以成厥功，而不济其悍，以致其决之烈也。仲景以干血因于虚劳，加此二味，固有深义，是则未必悉矣。试观治疟母一方，止用䗪虫、蜣螂，而置水蛭、虻虫，则可以知破血之功，不任之䗪虫、蛴螬矣。《本草汇》卷一七：䗪虫，专主血症之剂也。以刀断之，中有白汁如浆，凑即连行。故今人以之治损伤续骨有效，乃足厥阴肝药也。殊不知有瘀血作疼者，诚为要药。倘无瘀血，而其伤在筋骨脏腑之间，法当和补者，岂可妄投？仲景有大黄虫丸，以其有攻坚下血之功耳。若患疟母者，乃必须之品也。然虚人亦须斟酌用之。《冯氏锦囊秘录》卷一一：生于下湿土壤之中。味咸，气寒。得幽暗之气，故性有小毒。以刀断之，中有白汁如浆，凑接即连，复能行走，故治跌扑损伤，续筋骨有奇效。乃足厥阴经药也。夫血者，身中之真阴也，灌溉百骸，周流经络者也。血若凝滞，则经络不通，阴阳之用互乖，而寒热洗洗生焉。咸寒能入血软坚，故主心腹血积，癥瘕血闭诸证。血和而荣卫通畅，寒热自除。经脉调匀，月事时至，而令妇人生子也。又治疟母，为必用之药。然血闭由于血枯，而非瘀血停留者，勿服。《本经逢原》卷四：虫伏土而善攻隙穴，伤之不死，与鲮鲤不殊。故能和伤损，散阳明积血。《本经》治心腹寒热洒洒，亦是积血所致。《长沙药解》卷二：入足厥阴肝经。善化瘀血，最补损伤。《金匮》鳖甲煎丸方在鳖甲之治病疟日久，结为癥瘕。大黄䗪虫丸方在大黄用之治虚劳，腹满，内有干血。下瘀血汤方在大黄用之治产后腹痛，内有瘀血。土瓜根散方在土瓜根用之治经水不利，少腹满痛，以其消癥而破瘀也。《本草求真》卷八：其物生于土中，伏而不出。善攻隙穴，以刀断之，中有汁如浆，斗接即连，复能行走。故书载跌扑损伤，续筋接骨，义由此耳，真奇物也。且人阴血贯于周身，虽赖阳和，亦忌燥烈。若热气内郁，则阴阳阻隔而经络不通，因而寒热顿生，得此咸寒入血软坚，则凡血聚积块癥瘕，靡不因是而除，而血脉调和，营卫畅达，月事时至，又安有血枯、血闭，而不见其生育者乎？故又能治诸般血症而使挟孕而有子也。是以古人用此以治跌扑损伤，则多合自然铜、龙骨、血竭、乳香、没药、五铢钱、黄荆子、麻皮灰、狗头骨以治。下腹痛、血痛、血闭，则合桃仁、大黄以治。颂曰：张仲景治杂病方，及久病积结。有大黄䗪虫丸，又有大鳖甲丸，及妇人药并用之。以其有破坚下血之功。各随病症所因而用之耳。阴干临时研入。

蛗螽《本草拾遗》

【集解】《通志·昆虫草木略》卷七六：螽之类亦多。《尔雅》云：蛗螽，蠜。草螽，负蠜。蛗螽，蚣蝑。螫螽，蜤蚚。土螽，蠰溪。按螽，蝗也。草螽，草虫也，亦谓蚱蜢。蚣蝑，一名蟋

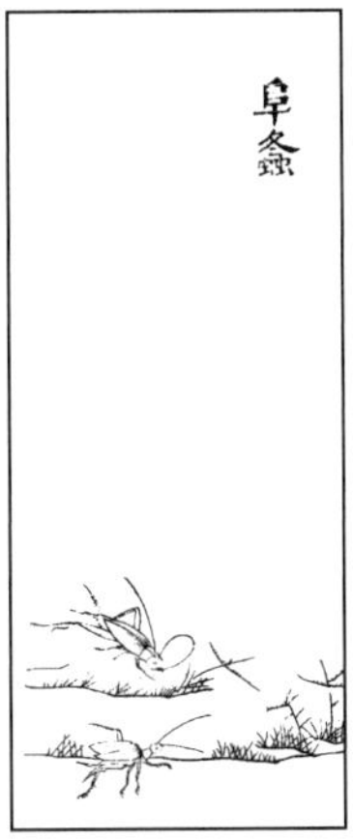

图 34-32-1　皐螽
《三才》

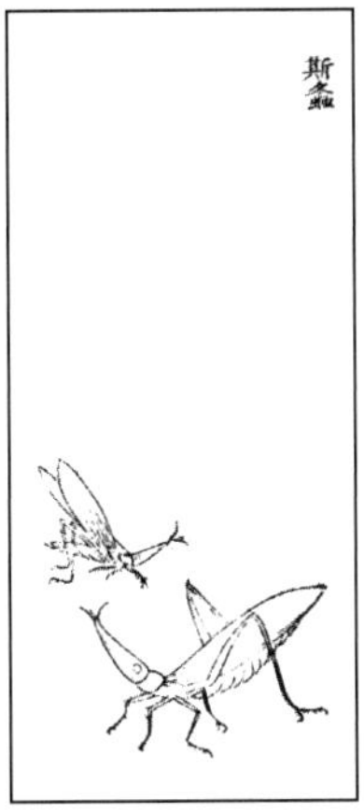

图 34-32-2　斯螽
《三才》

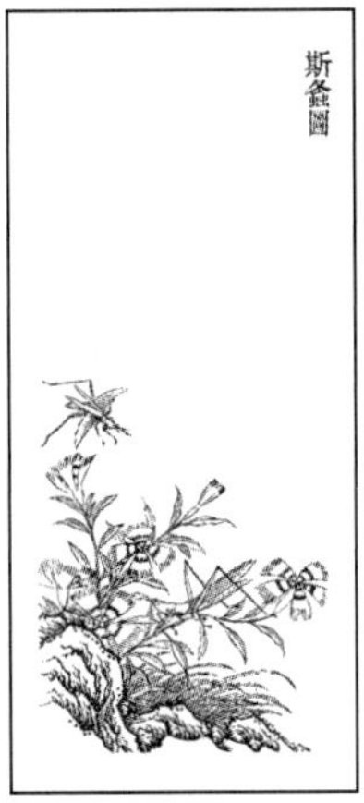

图 34-32-3　斯螽
《禽虫典》

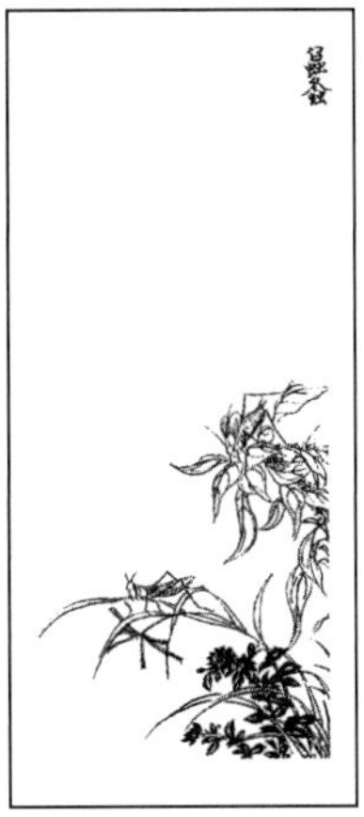

图 34-32-4　皐螽
《图说》

蚣，即一种大青蚱蜢，股长而鸣甚响。螇蚸，郭云：似蜙蚣而细长，飞翅作声者。蠰溪，似蝗而小，斑色，多生园中，郭云：今谓之土蠓。以其在土中也。

【气味】味辛，微甘，性温。入肝脾二经。《滇南本草》卷下。味辛，平，微毒。《本草纲目拾遗》卷一〇。

【主治】治山岚瘴气，寒热往来，不服水土。《滇南本草》卷下。性窜而不守，治咳嗽、惊风、破伤，疗折损、冻疮，瘢疹不出。《本草纲目拾遗》卷一〇。

【发明】**《本草纲目拾遗》卷一〇**：蚱蜢初夏大火始有，得秋金之气而繁，性窜烈，能开关透窍。一种灰色而小者，名土礫，不入药用。大而青黄色者入药，有尖头、方头二种，《救生苦海》五虎丹中用之，治暴疾气闭，大抵取其窜捷之功为引也。**《随息居饮食谱·鳞介类》**：蕽螽，蕽从阜，言其生息之緐；螽，从冬，言其子能历冬不死。必得大雪则入土也。种类不一，形状稍殊。《春秋》书之以其害稼，实即蝗之属也。若旱年水涸，鱼虾诸子悉化螽之类而食禾，，人始称为蝗矣。故平时之螽，旱岁之蝗，北人皆炙而食之。辛、甘，温。暖胃助阳，健脾运食。喂猪最易肥腯。按：捕蝗虽有法，必得大雨而始息者，蝗得水而复可为鱼虾也。鸣呼！犹之民失教，以为盗贼，诛之必不胜诛，得有善教者，何难复化为民耶？《谱》饮食以水始，以蝗终，读是书者，毋使民之失教，如鱼虾之失水则蝗飞，何至蔽天？庶不徒为饮食之人矣。吾师尝自书楹帖云：近人情之谓真学问，知书味即是活神仙。开第谓读破万卷者多，识此十六字者鲜。必识此十六字，方许读是书。受业门人同邑周开第嗣香拜识。

【附方】**《滇南本草》卷下**：瘴疟，炉烟瘴气，经着未愈。用之良效。蚂蚱五七个，新瓦焙干，为末，滚热烧酒服效。

姚氏《食物本草》卷一一：治三日疟，百方不效者。以端午日收螽，阴干研末。临发日于五更时酒服方寸匕。极凶者不过三次瘥。

《本草纲目拾遗》卷一〇：治鸬鹚瘟。鸬鹚瘟，其症咳嗽不已，连作数十声，类哮非哮，似喘非喘。小儿多患此，取谷田内蚱蜢十个，煎汤服，三剂愈。《王氏效方》。鸬鹚郁。小儿有之，其症如物哽咽，欲吐难出之状，久之出痰少许，日久必死。治以干蚱蜢煎汤服。《百草镜》。破伤风。治破伤风，用霜降后稻田内收方头灰色蚱蜢，同谷装入布袋内，晒干，勿令受湿致生虫蛀坏，常晒为要。遇此症，用十数个瓦上煅存性，酒下，立愈。《救生苦海》。痧胀。用蚱蜢五六个，煎汤温服。《养素园集验方》。冻疮。用方头黄色蚱蜢风干煅研，香油和搽，掺亦可。《养素园集验方》。小儿惊风。用蚱蜢不拘多少煅存性，砂糖和服，立愈。一方，治急慢惊，量大小人多寡用之，煎服。《李氏表方》。王立人《易简方》：用蚂蚱焙干为末，姜汤调服少许，立愈。急慢惊风。霜降后，稻田中取方头黄身蚱蜢，不拘多少，与谷共入布袋内风干，常晒，勿令受湿虫蛀。遇此症，用十个或七个，加钩藤钩、薄荷叶各一撮，煎汤灌下，渣再煎服，重者三剂愈。李东来常施此药。《百草镜》。据云山东王虫尤妙，每服只须二个。王站柱《不药良方》：急慢惊风，先用白凤仙花根汁半盏服下，即用方头蚱蜢焙干研末，滚水调下，即愈。产后冒风。干蚱蜢数十个，瓦上煅存性，好酒调服。王良生《救急方》。

鼠妇《本经》

【释名】《宝庆本草折衷》卷一七：鼠妇，一名鼠妇虫，一名鼠负，一名鼠姑，一名鼠黏，一名负蟠，一名蚜蛛，一名蛜蝛，一名湿生虫。

【集解】《本草衍义》卷一七：此湿生虫也，多足，其色如蚓，背有横纹蹙起，大者长三四分，在处有之，砖甃及下湿处多，用处绝少。《宝庆本草折衷》卷一七：生魏郡平谷，今处处人家地上、土坎、下湿处及瓮器底有之。〇五月取。

【修治】《长沙药解》卷二：炒枯存性，研细用。

【气味】味酸，微寒，有毒。《宝庆本草折衷》卷一七。气温、微寒，味酸，无毒。《汤液本草》卷六。味咸，气温、微寒，无毒。《太乙仙制本草药性大全·仙制药性》卷八。味酸，微寒。入足厥阴肝经。《长沙药解》卷二。

【主治】仲景治久疟，大鳖甲丸中使之。以其主寒热也。《汤液本草》卷六。主气癃，不得小便。能堕胎，通调月闭。破血瘕癥痞，止寒热利水。《本草元命苞》卷八。通月闭而破血瘕，利小便以宣癃秘。治久疟寒热极良，祛癥痞妊娠尤忌。《太乙仙制本草药性大全·仙制药性》卷八。主寒热瘀积、湿痰、喉症。《本草求原》卷一八。

【发明】《绍兴本草》卷一八：鼠妇，世呼湿生虫也。性味、主治已载《本经》，然但利水道方亦间用之，余未闻验据。此即非无毒。多生湿地，当作微寒、有毒是也。《本草乘雅半偈》

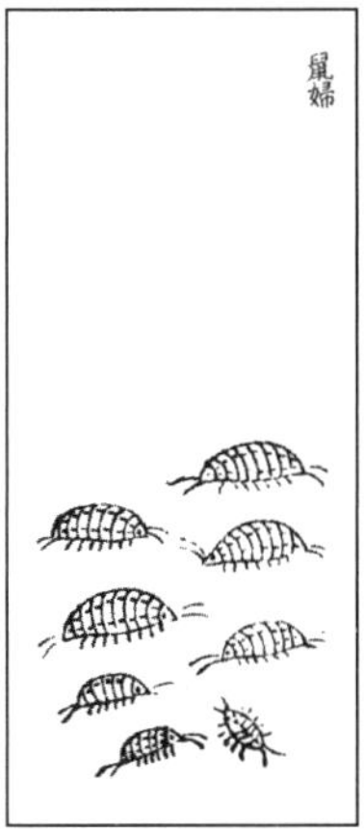

图 34-33-1　鼠妇　　　图 34-33-2　鼠妇　　　图 34-33-3　鼠　　　图 34-33-4　鼠
《图经（政）》　　　　《图经（绍）》　　　　妇《品汇》　　　　妇《太乙》

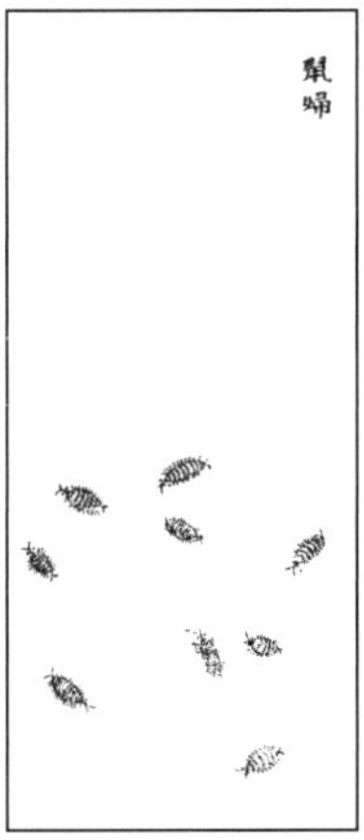

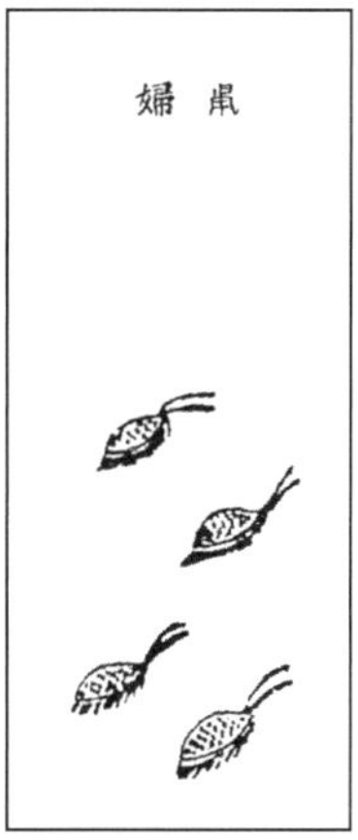

图 34-33-5　鼠　　　图 34-33-6　蛜蝛　　　图 34-33-7　蛜蝛　　　图 34-33-8　鼠妇
妇《雷公》　　　　《三才》　　　　《禽虫典》　　　　《图说》

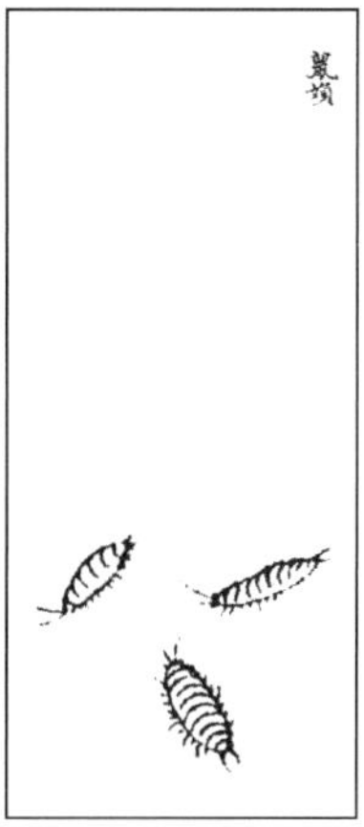

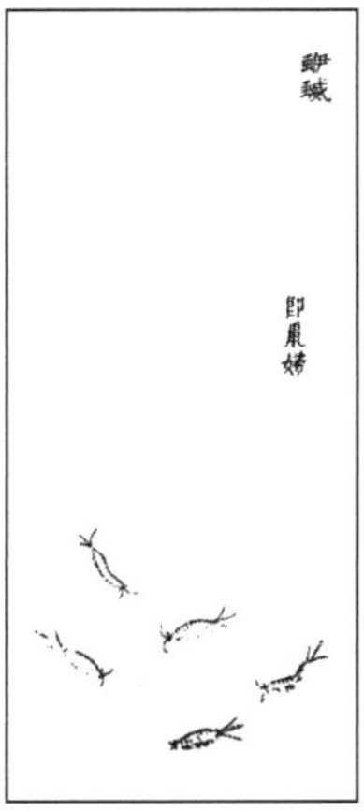

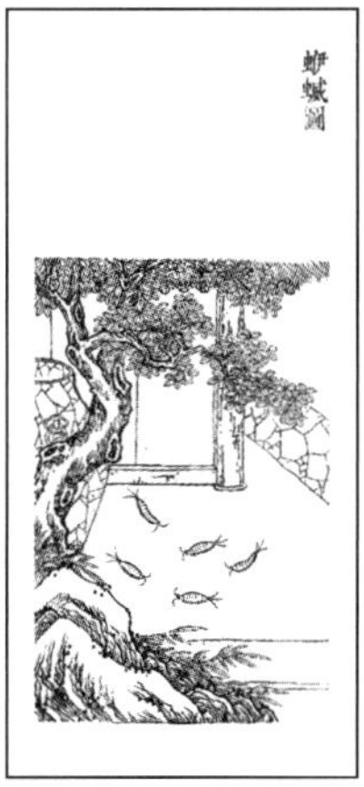

快一一：鼠妇，一名负蟠，湿生虫者，盖湿以合感，生必土坎瓮器之底，若举负而奔。虫之多足者，蟠也。犹鼠性善疑，畏明穴处，出则每不果，徘徊乃窜耳。如假血为瘕，而寒热生；假气为癥，而痹闭作。留爱纳想而乳字成，此非身所有者，窦而入之，悉皆消隙，倾营气之窠臼者也。《本草崇原》卷下：鼠妇感阴湿而生，气味酸温，禀太阳寒水厥阴风木之化。太阳水气行于肤表，则气癃而不得小便者可治也。厥阴木气上行外达，则妇人月闭而为血瘕者可治也。膀胱气癃，在内则不得小便，在外则有㾦瘰寒热之病。鼠妇治气癃，则㾦瘰之寒热亦可治也。不得小便，则水道不利，鼠妇治不得小便，则水道亦可利也。妇人恶血内闭，则为血瘕。新血内聚，则为妊娠。鼠妇治妇人月闭血瘕，则堕胎亦其验矣。《长沙药解》卷二：善通经脉，能化癥瘕。《金匮》鳖甲煎丸方在鳖甲用之治病疟日久，结为癥瘕，以其破血而消坚也。

【附方】《太平御览》卷九四九：治疟方。取鼠妇虫十四枚，各以糟封裹之，凡十四丸，临发，服七丸，便愈。葛洪。

《太乙仙制本草药性大全·仙制药性》卷八：治产后小便不利。鼠妇七枚，一味熬为屑，作一服，酒调下。

竹虱《本草纲目》

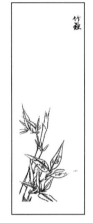

图34-34-1 竹虱
《图说》

【集解】《本草品汇精要续集》卷七：出诸竹及草木上皆有之，古方未见用者，惟南宫从《峋嵝神书》云"江南、巴邛、吴越、荆楚之间，春秋竹内有虫，似虱而苍，可治中风"，即此竹虱也。初生如粉点，久便能动，百十成簇，形大如虱。或云湿热气化，或云虫卵所化。《本草纲目拾遗》卷一○：桃丝竹虱此桃丝竹上所生竹虱。

【主治】主中风，半身不遂，能透经络，追涎。《本草纲目》。《本草品汇精要续集》卷七。罨疗疮痘疔最妙。《李氏草秘》。《本草纲目拾遗》卷一○。

【附方】《本草品汇精要续集》卷七：中风偏痹、半身不遂者。用麻黄以汤熬成糊，摊纸上，贴不病一边，上下令遍，但除七孔，其病处不糊，以竹虱焙为末三钱，老人加麝香一钱，研匀，热酒调服，就卧须臾，药行如风声，口吐出恶水，身出臭汗如胶，乃急去糊纸，别温麻黄汤浴之，暖卧将息，淡食十日，手足如故也。《峋嵝神书》方。

衣鱼《本经》

【释名】《太乙仙制本草药性大全·本草精义》卷八：衣鱼，一名白鱼，一名蟫，一名蛃鱼，一名壁鱼。

【集解】《本草衍义》卷一七：衣鱼多在故书中，久不动，帛中或有之，不若故纸中多也。身有厚粉，手搐之则落，亦啮毳衣，用处亦少。其形稍似鱼，其尾又分二歧。《通志·昆虫草木略》卷七六：衣鱼亦谓之蠹鱼，以能蠹衣裳、书帙，亦谓之蛃鱼，亦谓之蟫。《尔雅》云：蟫，白鱼。

【气味】味咸、温。○有毒。《绍兴本草》卷一八。味咸，气温，无毒。《本草集要》卷六。

【主治】世用以灭瘢痕。《本草衍义》卷一七。主妇人疝瘕，小便不利。小儿中风项强背起，摩之。小儿淋闭，取以摩脐及小腹，溺即通。又傅疮灭瘢。《本草集要》卷六。正口眼㖞斜，下胎，点翳。《药性要略大全》卷一○。疗口眼㖞斜，项强背起立效。

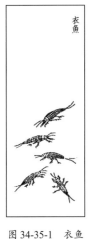

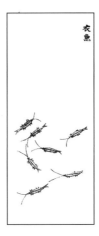

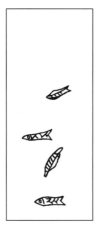

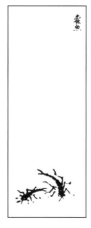

图 34-35-1　衣鱼　　　　图 34-35-2　衣鱼　　　　图 34-35-3　衣鱼　　　　图 34-35-4　蠹鱼
《图经（政）》　　　　　　《图经（绍）》　　　　　　《歌括》　　　　　　　　《图说》

淋闭取以摩脐及小腹而溺下；傅疮同合鹰屎白僵蚕而瘢灭。尤能下胎，善点目臀。
《太乙仙制本草药性大全·仙制药性》卷八。

【发明】《绍兴本草》卷一八：衣鱼，生在久不动衣服中，或在旧书册中多有之。性味、主
治已具《本经》，然诸方各具主治之宜，唯外用灭瘢颇验。《本经逢原》卷四：衣鱼主中风项强，
摩之即安。惊痫天吊、口喝淋闭，服之即愈，皆手足太阳经病，乃《神农本经》之药。古方盛用，
今人罕知。《本草崇原》卷下：俗传衣鱼入道经中，食神仙字，则身有五色，人得吞之，可至神
仙，此方士谬传，不可信也。衣鱼色白，碎之如银，禀金气也。命名曰鱼，气味咸温，禀水气也。
水能生木，故治妇人之疝瘕。妇人疝瘕，肝木病也。金能生水，故治小便之不利。小便不利，水
不行也。小儿经脉未充，若中于风，日久不愈，则项强背起，乃督脉为病，督脉合肝部，属太阳。
衣鱼禀金水之化，故当用以摩之。《本草崇原集说》卷下：仲氏曰：《神农本草》三百六十五种，
凡胎胪药石，分为上中下三品，明示人以养生疗疾之方，若泛然求之，则天地一药囊，采不胜采，
乃后世博物君子，随处搜罗，而《本经》雀瓮、萤火、衣鱼之类，反以主闲冷之药。极微之虫，
又在下品之下，存其名而已。《崇原》不惟其名惟其实，而后知《神农本草》，直与羲皇卦象、《黄
帝内经》皆足发造物之藏，启苞符之秘矣。

【附方】《太平御览》卷九四六：治小便不利。取白鱼二七，捣之令糜烂，分为数丸，
顿服之即通也。《范汪方》。

《太乙仙制本草药性大全·仙制药性》卷八：治沙石草落目中昧不出。白鱼以乳汁和
注目中。○主眼臀。白鱼末注少许于臀上。○卒患偏风，口喝语涩。取白鱼摩耳下，喝向
左摩右，向右摩左，正即止。○治妇人无故遗血溺。衣中白鱼三十个内阴中。

3819

行夜《别录》

【集解】《通志·昆虫草木略》卷七六：蜚《尔雅》曰：蜚，蠦蜰。郭云：蜰，即负盘臭虫。按此亦谓之负蠜，即草虫也。《春秋》书蜚，以其能害稼。《本草》谓之蜚虻，亦谓之蜚蠊。**姚氏《食物本草》卷一一**：行夜，一名负盘，今小儿呼为盘虫。有短翅，飞不远，好夜中行，人触之即气出。虽与蜚蠊同名相似，终非一物。戎人食之，味极辛辣。苏恭所谓巴人重负盘是也。○李时珍曰：负盘有三，行夜、蜚蠊、蟗螽，皆同名而异类。夷人俱食之，故致混称也。行夜与蜚蠊形状相类，但以有生姜气味者为蜚蠊，触之气出者为盘，作分别尔。

【气味】辛，温，有小毒。姚氏《食物本草》卷一一。

【主治】疗腹痛，寒热，利血。〔《别录》〕。《证类本草》卷三〇。下气消□□。姚氏《食物本草》卷一一。

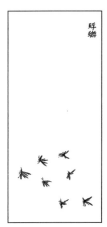
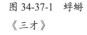

图 34-37-1　蜉蝣《三才》

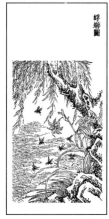

图 34-37-2　蜉蝣《禽虫典》

蜉蝣《本草纲目》

【校正】《本草纲目》原附"蜣螂"条下，今分出。

【释名】独角犀牛《医林纂要探源》。

【集解】《通志·昆虫草木略》卷七六：蜉蝣似蛣蜣而小，有文彩。《尔雅》曰：蜉蝣，渠略。又曰：蝣，蟥蛢。郭璞云：江东呼蟥蛢。以有金色。《医林纂要探源》卷三：似蜣螂而狭，长甲，色黄黑，光如漆，有翅能飞，头上角长寸许，角端分歧如刺。骨朵亦蜣螂类也。

【气味】咸，寒。《医林纂要探源》卷三。

【发明】《医林纂要探源》卷三：功用同蜣螂。力更猛。

虫之三　湿生类35种

紫梢花《宝庆本草折衷》

【校正】自《本草纲目·鳞部》移此。时珍正名"弔"，云出《拾遗》，核《证类本草》

卷二十一"陈藏品余"载"予脂"，非"弔"。今据《宝庆本草折衷》改。

【集解】《宝庆本草折衷》卷一五：《图经》曰：又云龙生二卵，一为吉弔，吉弔多与鹿游，或于水边遗沥，值流槎则粘着木枝，如蒲槌状，其色微青、黄、灰色。○《图经》论紫梢花，岂能常有耶？今江湖间有一种鱼子粘着草木，形色与紫梢花相类，人多认为紫梢花，以辅补剂者亦效，犹认红蒲根为京三棱，相因用，谁复能明？《夕庵读本草快编》卷六：弔，龙属也，名吉弔。多与鹿游，或于水边遗沥，值流枝粘裹于上，状如蒲槌，青灰色名紫梢花。或云鱼虾凝结，亦或有之。今之卖者皆松，恐非真者。

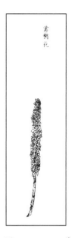

图 34-38-1　紫梢花《原始》

【气味】平，大热，无毒。《宝庆本草折衷》卷一五。甘，温，无毒。《本草原始》卷一一。

【主治】治真气虚惫，下焦伤竭，阳事不举，遗沥失精，小便滑数，脐腹弦急疼痛，膀胱小肠气患。○许洪云：主补中益气，阴痿不起，固精益髓，溺有余沥，壮筋骨。《宝庆本草折衷》卷一五。益阳秘精，疗真元虚惫，阴痿遗精，余沥白浊如脂，小便不禁，囊下湿痒，女人阴寒冷带，入丸散及坐汤用。《本草原始》卷一一。

【发明】《夕庵读本草快编》卷六：紫梢花，气味甘温，无毒之物也。得之精气凝结，故能壮阳道，起阴痿，秘精关，止余沥。男子白浊如脂，女人阴寒带下，配汤与丸，无不宜之，《和剂》玉霜丸是也。夫精气凝聚之物皆能走肾，肾固则精生，精生而气旺，气旺而神昌矣！若藉此纵欲，岂不妄哉？《玉楸药解》卷八：紫梢花味甘，性温。入足少阴肾、足厥阴肝经。起痿壮阳，暖肾秘精。紫梢花温暖肝肾，强筋起痿。治遗精白浊、阴痒囊湿、冷带之证。

【附方】《本草原始》卷一一：治阴痒生疮。紫梢花一两，胡椒半两，煎汤温洗数次愈。《总微论》。

海蛇《本草拾遗》　【校正】《本草纲目》原入"鳞部"，今移此。

【释名】蜡《宝庆本草折衷》、海蛰《续医说》、白皮子、秋风子《本草纲目拾遗》。

【集解】《宝庆本草折衷》卷一七：蜡，一名水母，一名樗蒲鱼。生东海。与□□、盐相宜。○王氏《神仙传》云：王元夜遇一道士，因随之，行至西江路旁，一物如龙，又若蛇，长十丈许。道士曰：此水母也，见者长生，灵瑞物也。今蜡亦曰水母，其类虽异，其名既同，故辨注之。○大者如床，小者如斗。无腹胃眼目，以虾为目。○续说云：《海物异名记》曰：澄澜挺实，凝沫成形，皮赤肉白，其名曰：全敛水气而生，故凡水肿痈疳及诸气疾者，皆忌食之。盐矾淹藏，即堪停久。《食治广要》卷七：水母，形浑然凝结，其色红紫，无口眼，腹下有物如悬絮，群虾附之，哑其涎沫，

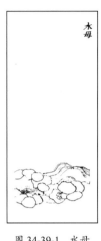

图 34-39-1　水母

《三才》

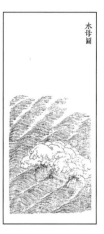

图 34-39-2　水母

《禽虫典》

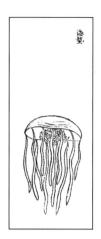

图 34-39-3　海蜇

《图说》

浮沉如飞，为潮所拥，则虾去而不得归，人因割取之，浸以石灰、矾水，去其血汁，其色遂白。其最厚者，谓之头，其味更胜。《本草纲目拾遗》卷一〇：白皮子，《蟫史》：生南海，四五月初生如带，至六月渐大如盘，形似白绿絮，而无耳目口鼻鳞骨。一段赤色破碎者，谓之头。其肉如水晶，以明矾腌之，吴人呼为水母。鲜久则渐薄如纸，俗呼为白皮纸。按：今所云白皮纸，乃海蜇外面之皮，非陈久之海蜇也，一名秋风子。朱排山《柑园小识》：海上有白皮，洁白脆美，过于海，谓之白皮子。《纲目》载海名水母，人以石灰矾水腌之，去其血水，色乃白，其形最厚者谓头，味更胜云，而不录其外皮之用，且其言性暖可治河鱼腹疾。而《农田余话》云：水母本阴海凝结之物，食而暖，其性未详，东璧亦无发明。敏曾居东瓯数年，见土人贩为生者，询之，据言其物确系海水所结。东南海俱咸，遇春夏天，雨在海中者，一滴雨水入海，辄有一小泡凝聚海面，初则大如豆，随波逐荡，受日烘染，渐长大成形如笠，上头下脚，块然随潮而行。土人捞者，每于海涂间插竹为小城，以稻草作网围之，潮长，随潮而来，入竹城，为网所络，不得去，然后取之。以刃劈其中段，暴然而开，有似肠胃秽积者，落落交下，名蜇花，食之亦最美，再以矾灰腌而售之。按：海为阴水，天雨水属阳，相入而感，便生此物。受太阳真气，所以日渐长大而性暖也。

【气味】味咸，无毒。《宝庆本草折衷》卷一七。味咸，气凉，无毒。《太乙仙制本草药性大全·仙制药性》卷八。咸，平，滑。《医林纂要探源》卷三。

【主治】主生气及妇人劳损，积血带下，小儿风疾，丹毒，汤煤，姜酢进之。《宝庆本草折衷》卷一七。南人治而食之，性热，偏疗河鱼之疾。《续医说》卷一〇。消酒积。《本草发明》卷六。此物能化积。《养生食鉴》卷下。补心益肺，滋阴化痰，去结核，行邪湿，解渴醒酒，止嗽除烦。色白而形浮，故兼入肺。肺亦水母也，见火即化，故善化痰消核。《医林纂要探源》卷三。消痰行积，止带祛风。《本草纲目拾遗》卷一〇。化痰之主药。且泄郁火，宣滞气，能消食积，通二便，止腹痛，除胀满。《重庆堂随笔》

卷下。清热消痰，行瘀化积，杀虫，止痛，开胃润肠，治哮喘、疳黄、癥瘕、泻痢、崩中带浊、丹毒、颠痫、痞胀脚气等病。《随息居饮食谱·鳞介类》。

【发明】《夕庵读本草快编》卷六：海蜇，南人说为海折。生东海中，浑然凝结，其色红紫，无口眼，腹下有物如悬絮，群虾附之，咂其涎沫，虾动则沉，故曰水母目虾是也。海味咸，色赤属火，宜其性温无毒者也。妇人劳损阴虚，积血带下，小儿风痰丹毒以及汤火所伤，类相从耳。《异苑》注其疗河鱼之疾，岂别有耶？《医林纂要探源》卷三：俗曰海蜇，水母也。形如牛胃，泛泛水上，有血气，而无耳目，顶有窝，常聚涎沫，虾集食之，得虾则浮，失虾则沉，故云水母目虾，渔者钩取，腌以盐、矾，压以石，去其沫，谓之皮。补心益肺，滋阴化痰，去结核，行邪湿，解渴醒酒，止嗽除烦。色白而形浮，故兼入肺。肺亦水母也，见火即化，故善化痰消核。《本草求真》卷九：究其主治，大约多能下血消瘀，清热解毒，而气亦不甚温。盖缘此属血类，血味多咸，咸则能以入肾，血藏于肝，海形如血，则多入于肝，产于水。肾属水，则又多入肾故也。是以劳损积血得此则消，小儿丹疾火伤，得此则除。河鱼之疾得此则疗，但忌白糖同淹，则随即消化而不能以久藏，以土克水者故耳。无他义也。《归砚录》卷二：宣气化瘀，消痰行食，而不伤正气。以经盐、矾所制，入煎剂虽须漂净，而软坚开结之勋则固在也。故哮喘、胸痞、腹痛、癥瘕、胀满、便秘、滞下、疳、疸等病，皆可量用。虽宜下之证，而体质柔脆，不能率投硝、黄者，余辄重用，而随机佐以枳、朴之类，无不默收敏效。晋三先生但言协地栗以清肝热，岂足以尽其能哉！

【附方】《本草纲目拾遗》卷一〇：贴烂腿。用白皮子照疮大小，剪作膏贴，内掺银朱。《救生苦海》。无名肿毒。用白皮子一片，白糖霜揉软，中开一孔，贴上，重者溃，轻者散，又止痛。《集听》方。流火。取海蜇皮薄者贴上，燥则易之。《文堂集验》。头风。贴两太阳，能拔风湿外出。膝髌风湿。以白皮子贴之。消痞。有二方：一用白皮子同荸荠烧酒浸服。一用白皮子荸荠同煮，止食荸荠，自消痞也。王圣俞。凡小儿一切积滞。用荸荠与海蜇同煮，去蜇食荸，则诸积自消。亦以积非寒不滞而成，海蜇能暖水脏，荸荠化坚，相因而用，其效故捷也。程克庵。治痞。用大荸荠一百个，古钱二十个，海蜇一斤，皮硝四两，烧酒三斤，共浸，七日后每早吃四钱，加至十个止，即愈。《同寿录》。

石帆《日华子》　　【校正】《本草纲目》原入"草部"，今移此。

【集解】《证类本草》卷九：陶云：又有石帆，状如柏。〇陈藏器云：石帆，高尺余，根如漆，上渐软，作交罗文，生海底。〇《日华子》云：石帆，紫色，梗大者如箸，见风渐硬，色如漆。多人饰作珊瑚装。〇《吴都赋》所谓草则石帆、水松。刘渊林注云：石帆生海屿石上，草类也。无叶，高尺许，其华离楼相贯连，死则浮水中，人于海边得之，稀有见其生者。

【气味】平，无毒。《日华子》。《证类本草》卷九。

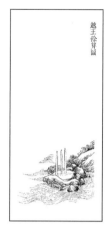

图 34-41-1　越王
余算《禽虫典》

【主治】陶云：疗石淋。陈藏器云：煮汁服，主妇人血结，月闭。《证类本草》卷九。

越王余算《本草拾遗》

【校正】《本草纲目》原入"草部"，今移此。

【集解】《通志·昆虫草木略》卷七五：越王余算生南海水中，如竹算子，长尺许。《异苑》云：越王行海，作筹有余，弃于水中而生。姚氏《食物本草》卷一九：《岭表录〔异〕》载沙箸亦似余算之类，此草生于海岸沙中。春时吐苗，其心若骨，白而且劲，可为酒筹。凡欲采者，须轻步向前拔之，不然闻人行声，遽缩入沙中，不可得也。

【气味】味咸，温，无毒。姚氏《食物本草》卷一九。

【主治】治水肿浮气结聚，宿滞不消。姚氏《食物本草》卷一九。

海参《食物辑要》

【释名】海男子《本草纲目拾遗》。

【集解】姚氏《食物本草》卷一一：海参生东南海中。其形如蚕，色黑，身多瘣。一种长五六寸者，表里俱洁，味极鲜美，功能补益，殽品中之最珍贵者也；一种长二三寸，剖开腹内多沙，虽刮剔难尽，味亦差短。今北人又以驴皮及驴、马之阴茎赝为海参。虽略相同，形带微扁者是也。固是恶物。神识者，不可不知。《本草纲目拾遗》卷一〇：《闽小记》云：闽中海参色独白，类撑以竹签，大如掌，与胶州辽海所出异，味亦淡劣。入药以产辽海者良，红旗街出者更胜于绿旗街。有刺者名刺参，无刺者名光参，入药用大而有刺者佳。一名海男子，有粳、糯二种，而黑腻者尤佳。人以肾为海，此种生北海咸水中，色又黑，以滋肾水，求其类也。《百草镜》云：南海泥涂亦产海参，色黄而大，无刺，肉亦硬，不中食品，土人名曰海瓜皮，言其如瓜皮之粗韧也。以其充庖煨猪肉食，可健脾。入滋补阴分药，必须用辽东产者，亦可熬膏作胶用。《药鉴》：海参出盛京奉天等处者第一，色黑肉糯多刺，名辽参刺参；出广海者名广参，色黄；出福建者皮白肉粳，糙厚无刺，名肥皂参；光参出浙江宁波者，大而软无刺，名瓜皮参，品更劣矣。关东韩子雅言：海参生东海中，大小不一，体滑如蜒蚰，能伸缩，群居海底，游行迅疾。取参者用海狗油滴水，海水乃清见底，见有海参，即入水取之。此物沾人气便不动，先以两手探握，置颈两傍，再取置肋下，次及两腿胯下膝，皆可夹取，此物一沾人气即不动，然后出水，以刀剖去肠胃，石灰腌去腥涎，令体肉紧密，干之乃缩至寸许，其实生者大如瓜，长尺许也。若干者寸外，生时体更大可知。蓬莱李金什言：海参亦出登州海中，与辽东接壤，所产海参亦佳。彼土人言海参多伏海中大石上，水深不可见，取参者必用海狗油滴入水中，则有一晕散开，清澈见底，然后入水取之。每每遭鲨鱼毒害，故其价亦不廉。其体生者身多滑涎，去肠胃以灰腌去腥涎，干之出售，每多灰咸气也。福山陈良翰云：海参生北海者佳，为天下第一。其参潜伏海底，至二三月东风解冻时，多浮出水面，在海涂浅沙中孳乳，入水易取。然腹中出子后，惟有空皮，皮薄体松，味不甚美，价亦廉，识者贱之，名曰春皮。四五月则入大海深水抱石而处，取之稍难，体略肥厚。至伏月则潜伏海中极深处石底或泥穴中，不易取，其质肥厚，皮刺光泽，味最美，此为第一，名曰伏皮，价颇昂，入药以此种为上。若秋冬时，则又蛰入海底不可得矣。《五杂俎》：海参辽东海滨有之，一名海男子，其状如男子势然，淡菜之对也，其性温补，足敌人参，故名曰海参。《药性考》：海参辽产者佳，吴、浙、闽、粤者肥大无味。虚火燥结，同木耳切烂，入猪大肠煮食。歌云：海参咸寒，降火滋肾，通肠润燥，除劳怯症。辽产小佳，刺密脆硬，南产厚大，肉味稍逊。

【气味】味甘、咸滑，性微寒，无毒。《食物辑要》卷七。味甘，咸，平，无毒。姚氏《食物本草》卷一一。味甘、咸，性寒滑。《饮食须知·鱼类》。

【主治】润五脏，补益人。患泄泻痢下者，勿食。《食物辑要》卷七。主补元气，滋益五脏六腑，去三焦火热。同鸭肉烹治食之，止劳怯虚损诸疾；同鸭肉煮食，治肺虚咳嗽。姚氏《食物本草》卷一一。补胃益精，壮阳疗痿。《得配本草》卷八。滋阴补肾，润燥添精。虚损挟热人宜煮食之。《药性切用》卷八。补肾经，益精髓，消痰涎，摄小便，壮阳疗痿，杀疮虫。《本草纲目拾遗》卷一〇。

【发明】《寿世秘典》卷四：今人有以驴皮及驴马之阴茎赝为状，味虽略相同，形带微扁者是也，博识者不可不知。气味：咸，平，无毒。主补元气，滋益脏腑，去三焦火热。同鸭肉烹食，治劳怯虚损诸疾。同猪肉煮食，治肺虚咳嗽。《养生食鉴》卷下：海参味甘、咸，滑性，微寒，无毒。润五脏，补益人。患泄泻、痢下者，勿食。《本草纲目拾遗》卷一〇：生百脉血。临安儒医盛天然语予云：曾往青山里视一妇人病，眼、鼻、口、耳、发根皆出血，下部亦然，其人已昏不知人。询其夫得症之由，数日前受惊而起。时天酷暑大旱，又中燥烈之气，致血溢奔腾，上下散出，即不救矣，诸医皆敛手无策。盛有叔曾于都中得一方，专治此症，幸尚记忆。逐急唤人取山泉一桶，烧酒一斤，挟妇起坐，裸其小腿，先以烧酒淋之，俾酒从踝下即滴入水桶内。淋讫，然后将腿置水中一饭顷，其上下血即止，妇亦苏，面色如粉。急叫人觅壮年乳妇，以乳哺之。再用海参半斤，切片焙为末，每次调服三钱，日三服。盖海参能生百脉之血，若失血过多，必须以此补之，其生血之功，捷于归芍也。治休息痢。宋春晖云：余姚有孝子某，其父患休息痢，经年垂危，孝子日走神庙，祈求医药，如是月余。一日，途遇老人，教以用海参，每日煎汤服，不数日，全愈。治溃疡生蛆。慈溪杨静山云：曾有人患痈破烂，内生虫蛆，累累千百计，治以杀虫药无效。一老医以海参片焙末敷之，蛆皆化黄水，然后以生肌膏贴之，愈。据言，凡一切金创及疽毒破烂，交暑内溃生蛆，惟海参末可疗。《不药良方》：夏月溃疡生蛆，系阴湿所化，海参为末掺之，或皂矾飞过为末掺之，皆化为水。《浪迹丛谈》卷八：余抚粤西时，桂林守兴静山体气极壮实而手不举杯，自言二十许时，因纵酒得病几殆，有人教以每日空心淡吃海参两条而愈，已三十余年戒酒矣。或有效之者，以淡食艰于下咽，稍加盐酒，便不甚效。有一幕客年八十余，为余言海参之功，不可思议，自述家本贫俭，无力购买海参，惟遇亲友招食，有海参，必吃之净尽，每节他品以抵之，已四五十年不改此度，亲友知其如是，每招食亦必设海参，且有频频馈送者，以此至老不服他药，亦不生他病云。

禾虫《养生食鉴》

【集解】《养生食鉴》卷下：禾虫形如百足虫，长一寸许，青黄红色，腹内有白浆，粤中秋间盛出。《本草纲目拾遗》卷一〇：禾虫闽广浙沿海滨多有之，形如蚯蚓。闽人以蒸蛋食，或作膏食，饷客为馔，云食之补脾健胃。《广志》：夏暑雨禾中蒸郁而生虫，或稻根腐而生虫，稻根色黄，虫乃稻根所化，故色亦黄。大者如箸许，长至丈，节节有口，生青熟红黄，霜降前禾熟则虫亦熟。以初一二及十五六乘大潮断节而出，浮游田上，网取之。得醋则白浆自出，以白米泔滤过，蒸为膏，甘美益人，得稻之精华者也。其腌为脯作醢酱，则贫者之食。吴震方《岭南杂记》：禾虫绝类蚂蝗，青黄色，状绝可恶厌。潮所淹没淡水田禾根内出，数尺长至丈余，寸寸断皆活，能游泳，午后即败不可食。滴盐醋一小杯，裂出白浆，蒸鸡鸭蛋、牛乳最鲜。《粤录》：禾虫状如蚕，长一二寸，无种类。夏秋间早、晚稻将熟，禾虫自稻根出，潮长浸田，因乘潮入海，日浮夜沈，浮则水面皆紫。采者以巨口狭尾之网系于杙，逆流迎之，网尻有囊，重则倾泻于舟。

【气味】味甘，性温，无毒。《养生食鉴》卷下。

【主治】暖胃气，补虚弱，少加醋煮食。多食发疮疥。有湿热人，食之腹痛。咳嗽气喘者，忌之。《养生食鉴》卷下。补脾胃，生血利湿，行小便。疮疡勿食，能作脓。《本草纲目拾遗》卷一〇。暖胃，补气，少加醋良。《本草求原》卷一八。

【发明】《本草求原》卷一八：但湿热，发疮疥，有湿食之，则腹滞痛，喘嗽人忌。

马陆《本草拾遗》

【集解】《本草衍义》卷一七：马陆即今百节虫也，身如槎节，节有细蹙，纹起紫黑色，光润，百足。死则侧卧如环，长二三寸，尤者粗如小指，西京上阳宫及内城砖墙中甚多，入药至鲜。《通志·昆虫草木略》卷七六：马陆似蜈蚣而小，尤多脚，不能毒人。曰百足，曰马轴。所谓百足之虫至死不僵者，此也。

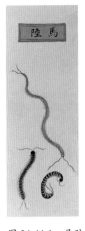 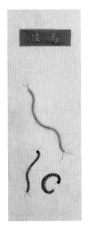 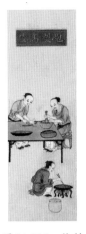 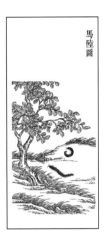

图 34-44-1　马陆　　　图 34-44-2　马陆　　　图 34-44-3　炮制　　　图 34-44-4　马陆
《品汇》　　　　　　　《雷公》　　　　　　马陆《雷公》　　　　　《禽虫典》

【修治】《太乙仙制本草药性大全·仙制药性》卷八：凡使，收得后，糠头炒，令糠头焦黑，取马陆出，用竹刀刮足去头了，研成末用。

【气味】味辛，气温，有毒。《太乙仙制本草药性大全·仙制药性》卷八。

【主治】破腹中坚癥积聚，去息肉白秃恶疮。散痞结胁满，祛寒热往来。《太乙仙制本草药性大全·仙制药性》卷八。

【发明】《绍兴本草》卷一八：马陆乃蚰蜒之类，别是一种。《本经》虽有性味、主治，今未闻诸方用据。但可以毒人，而无起疾之功矣。

山蛩虫《本草拾遗》

【集解】《证类本草》卷二二：〔《本草拾遗》〕乌斑色，长二三寸，生林间，如百足而大。更有大者如指，名马陆，能登木群吟。

【气味】有大毒。〔《本草拾遗》〕。《证类本草》卷二二。

【主治】主人嗜酒不已，取一节烧成灰，水下，服之讫，便不喜闻酒气。过一节则毒人至死。此用疗嗜酒人也。亦主蚕白僵死，取虫烧作灰粉之。以烧令黑，傅恶疮。〔《本草拾遗》〕。《证类本草》卷二二。

蚰蜒《本草拾遗》　　【校正】《本草纲目》原附山蛩虫条下，今分出。

【集解】《本草发明》卷六：蜒蚰钗股大，色黄，足生若蜈蚣多，但不露，好油脂延入人耳，故名。此使人防之。《本经》注云：菖蒲，去蚤虱，来蜒蚰，以其气芬芳所召耳。

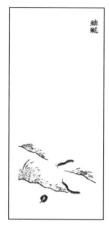

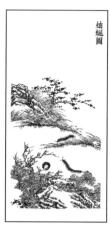

图 34-46-1　蚰蜒　　　图 34-46-2　蚰蜒
《三才》　　　　　　　《禽虫典》

【气味】味大苦，性大寒，有毒。入肝、脾、肺三经。《本草再新》卷一〇。

【主治】泻一切火毒，治痧痘斑疹。敷金疮。《本草再新》卷一〇。

蜈蚣《本经》

【释名】《宝庆本草折衷》卷一七：蜈蚣一名赤足蜈蚣，一名蒯蛆，一名甘带。

【集解】《本草衍义》卷一七：蜈蚣背光黑绿色，足赤，腹下黄。《绍兴本草》卷一：南地多产之。大而赤足者佳。《宝庆本草折衷》卷一七：生大吴川谷，及江南、京口、长山、高丽、茅山、江浙、山南，安、襄、邓、随、唐州土石屋壁间。〇七、八月采，暴干。〇畏蛞蝓、桑汁、白盐、乌鸡屎、大蒜。《本草元命苞》卷八：生吴中川谷，今江浙有之，山南、唐、邓皆有。多在土石壁间，头足赤为胜。秋后取，阴干。《太乙仙制本草药性大全·本草精义》卷八：蜈蚣生吴中川谷及江南，今江浙山南唐、邓间皆有之，多在土石及人家屋壁间。形似马陆，扁身长，黑头赤足，以头足赤者为胜。七八月取之。黄足者最多，人以火炙令赤以当之，不堪用也。其性能制蛇，忽见大蛇，便缘而啖其脑。陶隐居云今赤足者多出京口、长山、高丽山，茅山亦甚有。《增订伪药条辨》卷四：苏蜈蚣：蜈蚣以苏州产者为良。闻苏人采取生草堆积腐烂，日久便生。曝干外货，背光脊绿，足赤腹黄，此易辨物也。舍苏蚣均不可用，市肆有以本地所产混售。闻有一种千足虫，一名马陆，形最相似，若误用之，并把着腥臭气入顶，皆能毒发致死，不可不慎。炳章按：蜈蚣，江苏苏州洞庭山出者多。头红身黑有光，大者最佳。常州吴江县锅山出者少，头红身黄色略次。四川出者，头黄褐色，身黑褐色，小多力薄亦次。浙江余姚县出者，头亦红，身黑褐色，略次。大抵用者，须择长大头尾全，全身黑而有光者为地道。项元麟曰：近时有一种千足虫，其形相似，惟头上有白肉，嘴尖者，最毒，不宜作蜈蚣用。

【修治】《太乙仙制本草药性大全·本草精义》卷八：于腐烂积草处得之，勿令伤，暴干之入药，慢火炙黄，去净头足研末。

【气味】味辛、温、有毒。《绍兴本草》卷一。辛，咸，寒。《医林纂要探源》卷三。

【主治】复能治丹毒瘤。蜈蚣一条干者，白矾皂子大，雷丸一个，百部二钱，秤，同为末，醋调涂之。《本草衍义》卷一七。治虫毒疰毒，惊痫诸方多用之。《绍兴本草》卷一八。治小儿急慢惊风潮搐，项背反折，大人中风瘫痪，骨节疼痛，牙疼，偏正头风。《宝庆本草折衷》卷一七。杀鬼魅老精怪，啖诸蛇虫鱼毒。疗心

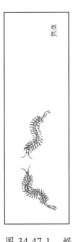

图 34-47-1 蜈蚣《图经（政）》

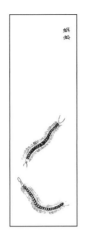

图 34-47-2 蜈蚣《图经（绍）》

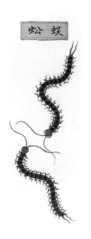

图 34-47-3 蜈蚣《品汇》

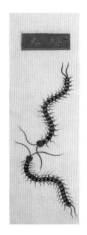

图 34-47-4 蜈蚣《雷公》

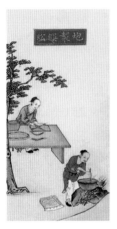

图 34-47-5 炮制蜈蚣《雷公》

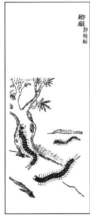

图 34-47-6 蝍蛆《三才》

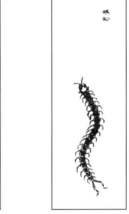

图 34-47-7 蜈蚣《原始》

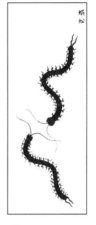

图 34-47-8 蜈蚣《草木状》

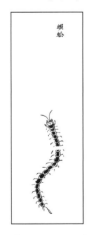

图 34-47-9 蜈蚣《类纂》

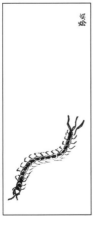

图 34-47-10 蜈蚣《求真》

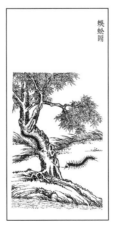

图 34-47-11 蜈蚣《禽虫典》

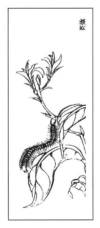

图 34-47-12 蜈蚣《图说》

腹寒热结聚,治痃癖癥瘕坚疾。逐恶血堕胎,去三虫止疟。《本草元命苞》卷八。治肿毒,而横痃立退。祛寒热,而温疟自平。去恶血,堕妇人未产之胎。搜邪风,疗小儿急搐之悸。炙研水下,解蛇瘴于岭南。猪胆末调,涂天蛇于手指。《药镜》卷一。

【发明】《本草衍义》卷一七:有中其毒者,以乌鸡屎水稠调,涂咬处,效。大蒜涂之,亦效。○又畏蛞蝓,不敢过所行之路,触其身则蜈蚣死,人故取以治蜈蚣毒。桑汁、白盐亦效。《夷坚志·支丁志》卷一:管道考妇道,州营道村妇,养姑孝谨。姑寡居二十年,因食妇所进肉而死。邻人有小憾,诉其置毒,县牒尉薛大圭往验,妇不能措词,情志悲痛,愿即死。薛疑其非是,反复扣质,妇曰:寻常得鱼肉,必置厨内柱穴间,贵其高燥且近,如此历年岁已多,今不测何以致斯变?薛趋诣其所,见柱有蠹朽处,命劈取而视,乃蜈蚣无数,结育于中。愀然曰:害人者此也。以实告县,妇得释。《医学统旨》卷八:鸡好食之,故中其毒者,取乌鸡屎水调涂咬处,大蒜涂之亦效。《本草原始》卷一一:昔有村店妇人,因用火筒吹火,不知筒中有蜈蚣藏焉,用以吹火,蜈蚣惊逆窜于喉中,不觉下胸臆,妇人求救无措手。忽有人云:可讨小猪儿一个,切断喉取血,与妇人顿吃之,须臾生油一口灌,妇人遂恶心,其蜈蚣滚在血中吐出,继与雄黄细研,水调服,遂愈。《药性解》卷六:蜈蚣最似百足虫。第百足虫足较细密,死而不僵,头上有白肉,面及尖嘴,其毒更甚,勿宜轻用。《本草经疏》卷二二:蜈蚣禀火金之气以生,故其味辛,气温,有毒。乃属阳之毒虫,足厥阴经药也。善能制蛇,见大蛇便缘上啖其脑。《淮南子》云:腾蛇游雾,而殆于蝍蛆。正指此也。故《本经》主啖诸蛇虫鱼毒及去三虫蛊毒也。性复走窜辟邪,所以能疗鬼疰温疟,杀鬼物老精。辛主散结,温主通行,故又治心腹寒热结聚,堕胎去恶血也。今世又以之治小儿惊痫风搐,脐风口噤,与夫瘰疬、便毒、痔漏等证皆用之。《本草汇言》卷一七:治小儿惊痫风搐,李时珍脐风口噤之药也。金自恒曰:此药性烈有毒,能驱风攻毒。盖行而疾者,惟风与蛇。蜈蚣能制蛇,故亦能截风。如杨士行方治风痰风毒,若瘰疬便痈,小儿风痫痰厥,并脐风口噤等疾,咸需用之。《别录》又治心腹恶血积聚,血症血癖,寒热面黄,又能去瘀血也。已上诸证,惟风气暴烈、血瘀血毒为患者,可以当之。如属血虚生风,血热成毒者,宜斟酌投之。《本草述》卷二七:蜈蚣性能制蛇,所谓腾蛇游雾,而殆于蝍蛆,音即蛆。正指此也。夫蛇应于巳,禀巽为风之用,而合于六阳盛气者也。兹物能制之,以其火合于金也。缪仲淳以兹物禀火金之气以生,良然。火合于金,是火为金用,则木不能因子之势以侮金,而风水还受金制,故曰能截风也。或曰鸡亦属巽也,乃更制蜈蚣,何哉?曰:先哲有云,鸡在卦属巽,在星应昴,兑见而巽伏,故曰伏鸡。巳酉相见,遂成金局。故曰兑见而巽伏。即斯绎之,则蛇属巽,而受制于蜈蚣者,固以其虽有火,而反为金之用也。观《蜀图》所云:采于七八月。非其金气专乎?至鸡虽在卦属巽,而不与蛇同厥肖,则虽具木之用,而实从金化也。盖蜈蚣金火相驭则有毒,鸡则金木相媾则适用,虽同气而以化气胜专气矣,可概论乎?或曰:是物能截風，如疠风，破伤风，及小儿急惊癎证，脐风撮口，皆治，是矣。然能除寒热积聚，去恶血，治癥瘕者，谓何？曰：气，阳也；血，阴也。阳壅为风，风盛而阳不化，则患于寒热，渐为积聚。阳不化，即病于血，且患恶血，更为癥瘕，是物火金相合以截风，则不病于风者，阳得化而阴亦因之以化矣。故不独疗风证，而男女之积聚胀满胥治，不独治恶血癥瘕，举血之得化者，如阳盛而结为痰涎，以患于癎及谵妄证，悉用之矣。抑更治诸毒者，谓何？曰：前义已悉矣。所谓金火相驭则有毒，即以毒攻毒，庶几从治以几于得当乎。如疗痔漏、便毒、丹毒等病，宁能外兹义乎？况瘰疬一证，明是风火之结毒以病于阴，是物固其的对者乎。

【附方】《本草汇言》卷一七：治小儿急惊风痫，脐风天吊。眼反白睛，角弓反张，声不出者，用蜈蚣一条，炙干为末，朱砂、轻粉各一钱，麝香五分，共研匀，用乳汁调灌一分，再取一分，吹两鼻孔。《直指方》。○治瘰疬溃烂不收。用蜈蚣一条，炙干为细末，每日用少许，傅之。《枕中方》。○治便毒初起。用蜈蚣一条，炙干为末，酒调空心服《济生秘要》○治腹内有恶血积聚，血瘕血癖。面黄寒热，腹胀不食，用蜈蚣三条，炙干为末，酒调，空心作三次服。《卫生方》。○治腹内蛇瘕。是误食菜中蛇精，或食蛇肉成瘕，腹内常饥，食物即吐。以蜈蚣三条，炙干研末，酒调，空心作三次服。同上。○治无故腹大如箕。用蜈蚣三条，炙干为末，入鸡子内搅匀，封固，蒸熟食之。《活人心统》。

蚯蚓《本经》

【集解】《绍兴本草》卷一八：白颈蚯蚓，世呼为地龙是矣。非止白颈者可用，其实一也。○处处湿地中产之。虽《经》注性各异同，即非大寒、有毒之物。《宝庆本草折衷》卷一七：白颈蚯蚓，一名地龙，一名地龙子，一名土龙，一名千人踏，一名曲蟮。生蜀州平土。今处处平泽泉壤地中有之。○三月采。破去土，日干。○畏盐及蜜。《太乙仙制本草药性大全·本草精义》卷八：蚯蚓一名土龙，一名地龙子，一名曲善。生平土，今处处平泽膏壤地中皆有之。白颈是老者耳。○方家谓之地龙。

【修治】《太乙仙制本草药性大全·本草精义》卷八：三月采，阴干。一云须破去土，盐之日干，《本草汇言》卷一：或捣烂，或晒干用。

蚯蚓

【气味】味咸，寒，无毒。《绍兴本草》卷一八。味咸，寒，有小毒。《宝庆本草折衷》卷一七。味咸，气寒、大寒，无毒。《神农本经会通》卷一○。

【主治】治风入经络利水道诸方，用之颇验。《绍兴本草》卷一八。去三虫、伏尸、蛇瘕，杀长虫、鬼疰、蛊毒。主伤寒伏热狂谬，治大腹黄疸虚浮。《本草元命苞》卷八。疗伤寒伏热、中风及中痈疾，疟疾。《药性要略大全》卷一○。治肾脏风，下

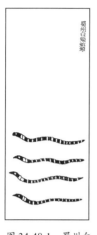

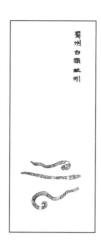

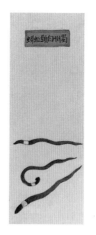

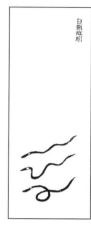

图 34-48-1 蜀州白颈蚯蚓《图经(政)》　　图 34-48-2 蜀州白颈蚯蚓《图经(绍)》　　图 34-48-3 蜀州白颈蚯蚓《品汇》　　图 34-48-4 白颈蚯蚓《蒙筌》

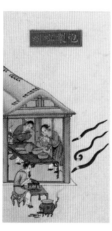

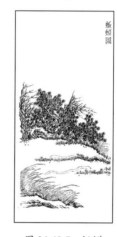

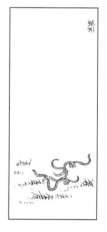

图 34-48-5 炮制蚯蚓《雷公》　　图 34-48-6 丘蚓《三才》　　图 34-48-7 蚯蚓《禽虫典》　　图 34-48-8 蚯蚓《图说》

产病不可阙也，仍须盐汤送。《本草衍义补遗》。治伤寒伏热狂谬，大腹黄瘅蛇瘕；去三虫伏尸，鬼疰蛊毒，杀长虫；仍自化作水，入葱叶管中即化；又治肾脏风，下疰脚气，通小便。《医学统旨》卷八。治中风并癫症，理肾风，消脚气，利小水，行湿如神。治热毒症，俱捣绞汁，井水调下。或稍加些蜜。卒中毒，须酒浸服。又主蛇瘕。人或被蚯蚓毒，盐水浸即解。《本草发明》卷六。利黄疸，消虫瘕。热病发狂，湿热便闭，随呷而通。化水滴耳聋最效。煅灰入乳香于内，油调抹疬烂无痕。《药镜》卷四。清热利水，治热狂，黄疸，肾风脚气，小儿痘疮痘毒。《本草再新》卷一〇。

【发明】《太乙仙制本草药性大全·本草精义》卷八：治脚风药必须此物为使。然亦有毒，曾有人因脚病药中用此，果得奇效，病既愈，服之不辍，至二十余日，而觉躁愦乱，但欲饮水不已，遂至委顿。凡攻病用毒药，病愈当便罢服也。《本草经疏》卷二二：蚯蚓得土中阴水之气，故其味咸寒，无毒。大寒能祛热邪，除大热，故主伏尸鬼疰乃疗伤寒伏热狂谬。咸主下走，利小便，故治大腹黄疸。诸虫瘕，咸属湿热所成，得咸寒之气，则瘕自消，虫自去，而蛊毒之热亦解矣。昔一道人，治热病发狂，用白颈蚯蚓十数条，同荆芥穗捣汁，与饮之，得臭汗而解。其为治伤寒伏热狂谬之明验也。《药镜》卷四：白颈蚯蚓利黄疸，消虫瘕。荆芥同捣而沥其汁，热病发狂，得汁而解。清水淋滤而出其滋，湿热便闭，随呷而通。夹盐入葱管之中，化水滴耳聋最效。煅灰入乳香于内，油调抹疬烂无痕。蚯蚓屎炒枯滤饮，清湿热于胃肠。水和调涂，解丹毒之一切。捣和蘘叶汁，时行腮肿能敷。煅入百草霜，疮号燕窝油抹。《本草述》卷二七：蚯蚓似禀水气以生，而合土德以成，即盐可化之为水，岂非反其所自生欤。然无土则不能成，水土原合德以立地，而蚓固终始于水土者也。夫人身水土一为至阴，一为太阴，如兹物由水土之气化以生，而终始于水土，得勿取其阴之专欤，是其主治有可参也。如伤寒伏热狂谬，温热病大热狂言，皆归于阳明之土以为病，乃藉土之合于水者以除之，如肾脏风下注，是水脏郁有阳毒以为病，又藉水之合于土者以疗之，是非漫然以寒除热，乃藉水中之土，能解毒而祛风也。抑是物专气于清阴乎？讵知不具有阳之化，气则无以生，其阴亦不清矣。试观兹物之孟夏始出，仲冬蛰结，雨则先出，晴则夜鸣，又岂非成质于阴，乘化于阳，而能得气之先者乎？试观方书之主治，如中风骨碎补丸，云治肝肾风虚，上攻下疰，筋脉拘挛，骨节疼痛，头面浮肿，腰背强痛，脚膝屈伸不利等证；又如鹤膝风之经进地仙丹，云治肾气虚惫，风湿流注，脚膝酸疼，行步无力；又如头疼之大追风散，云治肝脏久虚，血气衰弱，风毒上攻，新久不愈，偏正头痛；又如行痹之定痛丸、八神丹，俱云治风虚走注疼痛；又如脚气之抱龙丸，云治肾肝脏虚，风湿寒邪流注腿膝，行步艰难，渐成风湿脚气。就如数证之所云，风虚及肾气虚惫，又肝脏久虚，并肾肝脏虚，皆属阴中之阳不足也。然皆用是物于诸味中者，岂犹然藉其专阴以为助乎哉？是岂非取其成质于阴，受化于阳者，以为导阳之阴之先资，如水土所化之动物，就是一物，乃有当焉者乎？若然，即专阴犹难言之矣。观其上通于天，能治鼻中瘜肉，而化浊阴，如地龙散，济于耳窍，可外治聋闭者，不一而足，且其益肾精气，能令齿摇者坚牢，如五倍子散。举似此类，是可谓之专阴而不受化于阳者乎？更即斯义，以推求其治热狂、静风淫者，可知水土合德之元，偶透其气化于微物，原有不容觭胜，妙于济偏者也。故郭璞赞为土精，而丹溪更谓其行湿者，可合而参之。夫土本主湿，而更能行湿，岂非质阴而气阳，为土之精，乃能畅水化乎？水化行而风平矣。阅《钱乙传》，其治皇子瘛瘲，群医束手，乙进黄土汤而愈。问其故，乙曰：以土胜水，水得其平，则风自退。是则兹物之平水以及风者，是固由土之合于水也。阳实者固化，阳虚者亦化。所云去湿者，固即疗风之虚也。第细参于疗风虚之义，则知以寒胜热，其说果为不该也已。《本草新编》卷五：治温病大热狂言，疗伤寒伏热谵语，并用捣烂绞汁，井水调下立差。兼治水不通，蛊毒卒中，杀蛇瘕蛔虫，消肾风脚气，又疗黄疸，行湿如神。人或被蛇咬伤，盐水浸之即解。治屎封，悍犬咬毒，仍出犬毛殊功，尤治毒疮。蚯蚓至微之物，实至神之物也。大热发狂之症，与其用白虎汤以泻之，不若用蚯蚓浆以疗之。盖石膏虽泻火，而能伤胃；蚯蚓泻火，而又不损土。蚯蚓生于土中，土为蚯蚓之母，子见母而自安故也。《痘疹定论》卷三：论地龙者，蚯蚓之别名也。曾见有延门乞饭之男女，夜宿神庙，及有儿女出痘，至长浆之时，彼乃挖土石之下，或土屑之间得红色小蚯蚓，取三五条，以瓦罐入清水二钟，煎一钟，陆续饮之，次日亦如前法，又次日亦同前，后竟足浆。及有险症，亦无效验。揆想顺症，不药亦能足浆。彼之用之于顺症者，以为是蚯蚓之效。殊不知蚯蚓亦不能长浆足浆，亦笔之于此，以告同志。

【附方】《滇南本草》卷下：治小儿积热惊风，手足瘛瘲。地龙、五条，用细白者佳。砂仁二钱，将地龙捣烂，入朱砂调匀服。

《神农本经会通》卷一〇：治耳聋立效。以干地龙，入盐，贮在葱尾内，为水点之。《胜金》。治中蛊毒。或吐下血，若烂肝，取蚯蚓十四枚，以苦酒三升，渍之，蚓死，但服其汁，已死者皆可活。《百一》。

《药性粗评》卷四：赤眼。蚯蚓十余条，炙干为末，每服三钱，夜卧以冷茶调服，差。狂热。凡患时气中热，发狂或不知人事者，以白颈蚯蚓五六条，和水杵烂，漉过，与服之，立差。耳聋。蚯蚓干者，入盐，贮入葱尾内，化为水，滴入耳，妙。

《太乙仙制本草药性大全·仙制药性》卷八：治蜒蚰入耳。地龙一条，内葱叶中化水滴耳中，其蜒蚰亦化为水。〇治代指。用蚯蚓一条，杵为泥傅之。〇治裂齿痛。取死曲蟮末傅止。〇治小便不通。用蚯蚓杵，以冷水滤过，浓服半椀立通。兼大解热疾，不知人事欲死者，服之立效。〇治蜘蛛咬，遍身疮子。以葱一枚去尖头，作孔，将蚯蚓入葱叶中，紧捏两头勿泄气，频摇动，即化为水，点咬处差。〇治交接劳复。阴卵肿或缩入腹，腹绞痛，或便绝。蚯蚓数条，绞取汁服之良。

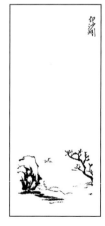

图 34-49-1　白沙蚓
《滇南图》

白沙蚓 《滇南本草图说》

【集解】《滇南本草图说》卷七：白沙蚓生石峡内，形似蚯蚓，身上有白圈毛，细尾。宜良最多，人多不识。自去头尾一年，在峡生毛长翅，化为赤鸟飞去。《博物志》云：沙蚓身长五寸，闻雷声变为映山红鸟，在枝常鸣。今只取韭菜地中小白蚓易之。

【气味】气味甘、辛，无毒。《滇南本草图说》卷七。

【主治】小儿三十六惊风，六淫风邪痰症，男妇老幼中风不语，或左瘫右痪，四肢不仁。捣烂火煅，汤下神效。一治男子精寒阳缩，敷肚脐可兴也。《滇南本草图说》卷七。

蜗牛《别录》

【释名】《宝庆本草折衷》卷一七：蜗牛，一名瓜牛，一名蠡牛，一名蜗蠡，乃负壳蜒蚰也。

【集解】《通志·昆虫草木略》卷七六：蜗牛，曰蛞蝓，曰陵蠡，曰土蜗，曰附蜗。《尔雅》：蚹蠃，螔蝓。凡蠃之类，皆负壳，惟此能脱壳而行，头有两角，故曰蜗牛。《宝庆本草折衷》卷一七：生山中。又云：生竹林池沼间。今处处有之。○久雨新晴收。《药性粗评》卷四：蜗牛，俗名野螺蛳，一名蜒蚰。负壳而行，常出于墙壁、树林阴翳之间，有四角。《庄子》所谓战于蜗角者是也。别有一种，无壳，二角而稍大者，谓之蛞蝓，自有本条，主疗大同小异。八月采壳，收贮。《本草蒙筌》卷一一：末春雨霁，多生池泽草间；盛夏日炎，自悬树木叶下。蜗悬叶下往往升高，涎沫既尽，随即枯死。头有四角，故以牛名。背负壳而行，行则头角并出；遇物惊便缩，缩乃首尾俱藏。藏入壳中。

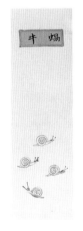

图 34-50-1　蜗牛《品汇》

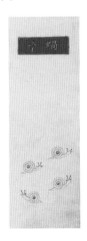

图 34-50-2　蜗牛《雷公》

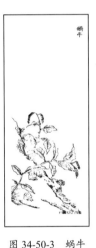

图 34-50-3　蜗牛《三才》

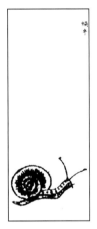

图 34-50-4　蜗牛《原始》

【修治】《药性粗评》卷四：并取其涎，水饮之。取涎之法：以净水一大碗，捉蜗牛十余条，纳其中，以物盖之，一日去蜗，其水如涎，随大人小儿，加减饮之二三次，即效。《本草蒙筌》卷一一：剂择圆大者取功，制宜火炒过杀毒。

【气味】咸，寒，无毒。《绍兴本草》卷一八。味咸，寒，有小毒。《宝庆本草折衷》卷一七。

【主治】主贼风喎僻，踠跌，大肠脱肛，筋急惊痫。《宝庆本草折衷》卷一七。主贼风口眼喎僻，治惊痫筋脉拘挛。收脱肛，止消渴。婴儿方内，每每擅名。壳治疳最灵，涎止渴亦效。《本草蒙筌》卷一一。壳：治疳最灵。涎：止渴亦效。《太乙仙制本草药性大全·仙制药性》卷八。治小儿脐风撮口，利小便，消喉痹，止鼻衄，通耳聋，治诸肿毒痔漏，制蜈蚣蝎蛊毒，研烂涂之。《本草原始》卷一一。

【发明】《宝庆本草折衷》卷一七：蛞蝓、蜗牛二物，蛞蝓身肉止一段，蜗牛背上别有肉，以负壳行。其治疗亦大同小异。两者可代用。《用药十八辨》：〔见《秘传痘疹玉髓》卷二〕蜗牛范跛仙制蜗牛膏，振痘之不起发者。徒知蜗牛能祛诸毒，而不知其性寒冷而滑，兼用香油调服尤不可也。况伤脾胃作泻，痘难治乎？评曰：虽云诸毒觅蜗牛，用治天花未必优。浪咲跛仙称绝妙，致伤脾胃泻难收。《本草经疏》卷二一：蛞蝓、蜗牛，禀阴湿之气而生，故味咸气寒无毒。经曰：清静则肉腠闭拒，虽大风苛毒，弗能害也。如阴血亏竭，阳气躁扰，则腠理不密，贼风乘虚而入。风主摇动，中于经络故喎僻挛缩，轶筋、筋急所自来矣。又风为阳邪，筋脉得之皆燥急，咸寒能益阴润燥软坚，则筋脉舒缓，经络通达而诸证除矣。惊痫者，风热也。脱肛者，大肠热也。踠跌者，血脉伤必发热也。咸寒总除诸热，所以主之。蜈蚣性畏二物，不敢过其所行之路，触其身即死。故人取以治蜈蚣毒。《本草汇》卷一七：蜗牛，即圆壳蜒蚰也。身有涎，能制蜈蝎。夏热则自悬叶下，升高涎枯，则自死也。入婴儿药最胜。其所主病，大抵皆解热消毒之功耳。《本草新编》卷五：然必须制。用甘草些须，同火炒焙干，存于药笼之中，以治前症实奇。蜗牛善杀虫，以活者投麻油中，自化为油，以油涂虫疮，效如神。○或问：蜗牛治杨梅疮毒有神，何子不言也？盖蜗牛解毒，而气过寒凉，杨梅热毒，似乎相宜，然则杨梅热毒，实出诸肾，用蜗牛未免直入肾中以泻火，火去而寒留，往往有阳痿不振，不能生子之忧。予所以略而不言也。

【附方】《宝庆本草折衷》卷一七：治发背。以蜗牛一百个活者，新汲水一盏浸，瓶中封，自晚至明，取蜗牛放之，其水如涎。将真蛤粉旋调傅，以鸡翎扫疮，日十余度愈。《集验方》。

《神农本经会通》卷一○：主消渴。取蜗牛十四枚，以水三合，浸之瓷瓶中，以器覆之一宿，其虫自沿器上，取水饮，不过三剂已。《海上方》。

《药性粗评》卷四：齿䘌。蜗牛壳数十条，烧灰为末，频擦之妙。背疽。以蜗牛所浸涎水，调蛤粉，傅其上，干复易之，朝夕当愈。

《太乙仙制本草药性大全·仙制药性》卷八：治齿䘌并有虫。用蜗牛壳二十枚烧灰，细研，每用揩齿良。○治蜈蚣咬方。用蜗牛挎取汁，滴入咬处。○治大肠久积虚冷，每因大便脱肛收不得。用蜗牛一两烧灰，猪脂和傅之立差。○治小儿一切疳疾。取蜗牛壳七个，净洗，不得有尘土，令干，向酥蜜中瓷合盛，却用纸糊于饭甑内蒸之，下馈即安之，至饭熟取出，细研，渐渐吃，一日食尽之。

《本草原始》卷一一：治小便不通。蜗牛去壳，捣贴脐下，以手摩之，加麝香少许更妙。《简易方》。

蛞蝓《本经》

【释名】《太乙仙制本草药性大全·本草精义》卷八：蛞蝓，一名陵蠡，一名土蜗，一名附蜗。

【集解】《本草衍义》卷一七：蛞蝓、蜗牛二物矣。蛞蝓，其身肉止一段。蜗牛，背上别有肉，以负壳行，显然异矣。若为一物，《经》中焉得分为二条也。其治疗亦大同小异，故知别类。又谓蛞蝓是蜗牛之老者，甚无谓。蛞蝓有二角，蜗牛四角，兼背有附壳肉，岂得为一物也。《神农本经会通》卷一〇：蛞蝓生太山池泽，及阴地沙石垣下。八月取。此即蜗牛。形似小螺，白色，生池泽草树间，头有四角，行则出，惊之则缩，首尾俱能藏入壳中。

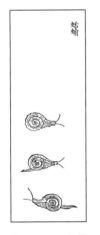
图 34-51-1 蛞蝓《图经（政）》

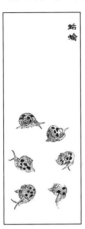
图 34-51-2 蛞蝓《图经（绍）》

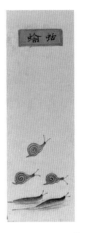
图 34-51-3 蛞蝓《品汇》

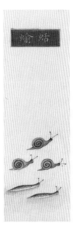
图 34-51-4 蛞蝓《雷公》

【气味】味咸、寒、无毒。《绍兴本草》卷一八。味咸，气寒，有毒。《本草汇言》卷一七。

【主治】主贼风，㖞僻轶筋及脱肛，惊痫挛缩。《本草集要》卷六。主定惊清热，解毒输筋。○以其身涎涂蜈蚣蝎虿毒，疼痛即止。《本草崇原》卷中。消痰核。生捣，涂蜈蚣咬伤。得京墨研，涂痔疮肿痛。《得配本草》卷八。治热疮痈毒肿痛。入冰片研，涂痔漏脱肛热痛最良。亦解蜈蚣毒。《本草正义》卷下。

【发明】《本草汇言》卷一七：解一切热毒之药也。蔡心吾曰：此物禀地中阴湿之气而生，水土之精也。善治一切风热火燥为眚，一切风热火痰为病。如《本经》治贼风㖞僻，筋挛肠结；甄氏治丹毒疗肿，喉痹痈毒；李氏治溲秘消渴，痰胀蛊臌，研烂入诸丸药，效验甚速。然其气大寒，非真有风热火燥者，不宜服。《本草崇原》卷中：蛞蝓即蜒蚰也，大者如人手指，肥泽有涎，头有二角，行则角出，惊之则缩。○蜒蚰感雨湿之气而生，故气味咸寒。○寇宗奭曰：蛞蝓能解蜈蚣毒。近时治咽喉肿痛，风热喉痹，用簪脚捡之，内入喉中，令吞下，即愈。《本草纲目易知录》卷五：许慎《说文》云：与蜗牛相似，背负壳者曰蜗牛，无壳者曰蛞蝓，一言决矣。葆元按：蜗牛，又名蜒蚰蠃。蛞蝓，又名蜒蚰螺，盖同类而实分。许慎文决矣。乡间俗名蜒蚰，生人家阴湿处，说春夏秋间天雨则出布墙间，至冬伏而不出，凡取用者，于湿处板底得之。有讹以蚰蜒名此者，但性殊，形亦异，附载于下，以明其讹。并附验案：一妇年五旬，由七情不舒，缺盆处结核，渐破流水，牵连数核，诸药不愈，教以蜒蚰三枚，古铜钱一枚，仝捣烂敷，日换，渐愈。又治喉科，凡喉肿、喉痹、乳蛾等症俱效。鲜青梅肉去核，铺以蜒蚰盖面上，一层梅，一层蜒蚰，候蚰化水，取梅起，留原汁，将梅晒，浸汁又晒，浸以汁尽为度，曝干，瓶盛，硼砂一钱，牙硝五分，直殭蚕四条，洗干，梅肉二钱，片脑七分，共研细末，密藏，用时以竹管吹，屡效验。

【附方】《本草集要》卷六：止消渴。生研，水服。脱肛。取一两，烧灰，猪脂和傅，立缩。发背。研，和真蛤粉，傅。

《本草汇言》卷一七：治阳火躁扰，阴血亏竭，贼风乘虚入中经络，至成口㖞身僻，四肢挛缩者。用五加皮六两，当归身四两，共酒炒，研细末，蜒蚰百枚，研烂为丸梧子大。每服五钱，人参汤下。《方脉正宗》。○治一切丹毒痈毒，疔肿喉痹。用生明矾二钱研细末，以蜒蚰十枚，研和为丸如芡实大，白汤吞下。同上。○治小便秘胀不通。用蜒蚰五个捣烂，加麝香五厘，贴脐上立通。《简易方》。○治消渴引饮。用蜒蚰十四粒，以温汤吞之。崔元亮方。○治一切臌胀蛊胀。用蜒蚰五十枚，蓖麻子肉四两，巴豆肉一钱，俱研去油，生半夏一两研细，蟾酥三钱，真牛黄二钱，用酒半钟浸化，和入蓖麻、巴豆、半夏末内，拌匀，随将蜒蚰、蟾酥、牛黄和匀，总研成膏，为丸如麻子大，每早午晚各服十丸，以津唾咽下。《方脉正宗》。

《本草纲目易知录》卷五：○痔热肿痛。取蜒蚰一条，捣泥，入胭脂坯半钱，龙脑半分，和傅。

缘桑螺《证类本草》

【释名】桑牛《类经证治本草》。

【集解】《本草集要》卷六：缘桑螺似蜗牛黄小，雨后好缘桑叶。

【气味】无毒。《本草品汇精要》卷三〇。

【主治】主患脱肛，烧末，和猪膏傅之，立缩。《本草集要》卷六。

【发明】《类经证治本草·手阳明大肠腑药类》：诚斋曰，此桑树上蜗牛也。黄色而小，雨后好援桑叶上，故别名缘桑蠃。他树皆有，不入药用。

【附方】《太乙仙制本草药性大全·仙制药性》卷八：脱肛。缘桑树螺烧之，以猪脂和傅之立缩，亦可末傅之。

水黾《本草拾遗》

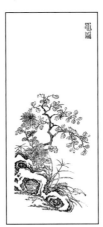

【集解】《神农本经会通》卷一〇：长寸许，四脚，群游水上，水涸即飞。亦名水马，非海中主产难之水马也。《本草纲目拾遗》卷一〇：水马四五月内出浮水面，身硬脚长，池沼中甚多，性喜食蝇。予在瓯亲见小儿捕之嬉戏，用钓竿系绳，绳头穿一蝇，掷水面，诱之即来，以四足抱蝇不放，因而获之。

【气味】有毒。《神农本经会通》卷一〇。

【主治】令人不渴，杀鸡犬。《神农本经会通》卷一〇。有治痔之功。《本草纲目拾遗》卷一〇。

【附方】《本草纲目拾遗》卷一〇：治痔。水

图 34-53-1 黾
《禽虫典》

图 34-53-2 水黾
《图说》

马散：夏月三伏内，于止水中采婆子，一名水马儿，高脚水面跳走是也。采取三十个，用三个纸包，每包十个，于背阴处悬挂阴干，每包作一服，研烂，空心酒调下，良久乃吃饭，三日连三服，十日内效，久痔脓血者，二三十服绝根。《东医宝鉴》。

豉虫《本草拾遗》

【集解】《肘后备急方》卷七：此虫正黑，如大豆浮水上相游者。

【气味】有毒。〔《本草拾遗》〕。《证类本草》卷二二。

【主治】杀禽兽，蚀息肉，傅恶疮。〔《本草拾遗》〕。《证类本草》卷二二。

【附方】《证类本草》卷二二：主射工。豉虫，取一枚致口中便愈，已死者亦起。虫有毒，应不可吞，云以白梅皮裹含之。

图 34-54-1 豉虫
《图说》

砂挼子《本草拾遗》

【释名】倒行狗子、睡虫《本草拾遗》、沙牛《本草求原》。

【集解】《证类本草》卷二一：〔《本草拾遗》〕生砂石中，作旋孔，有虫子如大豆，背有刺，能倒行，一名倒行狗子。性好睡，亦呼为睡虫，是处有之。《本草求原》卷一八：沙牛生山沙中，

形似谷牛。

【气味】有毒。〔《本草拾遗》〕。《证类本草》卷二一。

【主治】杀飞禽走兽,合射罔用之。人亦生取置枕,令夫妻相好。〔《本草拾遗》〕。《证类本草》卷二一。通窍、利水、治淋。炒研,同白糖汤下。《本草求原》卷一八。

冬虫夏草《本草从新》

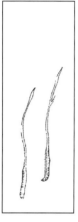

图 34-56-1 冬虫夏草《图考》

【集解】《本草从新》卷一:产云、贵。冬在土中,身如老蚕,有毛能动,至夏则毛出土上,连身俱化为草。若不取,至冬则复化为虫。《本草纲目拾遗》卷五:出四川江油县化林坪,夏为草,冬为虫,长三寸许,下跌六足,腔以上绝类蚕,羌俗采为上药。功与人参同。《从新》云:产云贵,冬在土中,身活如老蚕,有毛能动,至夏则毛出土上,连身俱化为草。若不取,至冬复化为虫。《四川通志》云:冬虫夏草出(里)〔理〕塘拨浪工山,性温暖,补精益髓。《黔囊》:夏草冬虫出乌蒙塞外,暑苗土为草,冬蛰土为虫。《青藜余照》:四川产夏草冬虫,根如蚕形,有毛能动,夏月其顶生苗,长数寸,至冬苗槁,但存其根,严寒积雪中,往往行于地上。《文房肆考》:迩年苏州皆有之,其气阳,性温,孔裕堂述其弟患怯汗大泄,虽盛暑,处密室帐中,犹畏风甚,病三年,医药不效,症在不起,适有戚自川归,遗以夏草冬虫三斤,逐日和荤蔬作肴炖食,渐至愈。因信此物保肺气,实腠理,确有征验,用之皆效。七椿园《西域闻见录》:夏草冬虫生雪山中,夏则叶歧出类韭,根如朽木,凌冬叶干,则根蠕动化为虫。入药极热。徐后山《柳崖外编》:冬虫夏草,一物也。冬则为虫,夏则为草,虫形似蚕,色微黄,草形似韭,叶较细。入夏,虫以头入地,尾自成草,杂错于蔓草间,不知其为虫也,交冬草渐萎黄,乃出地蠕蠕而动,其尾犹簌簌然带草而行。盖随气化转移,理有然者,和鸭肉顿食之,大补。绍兴平莱仲先生言其尊人曾任云南丽江府中甸司马,其地出冬虫夏草,其草冬为虫,一交春,虫蜕而飞去,土人知之。其取也有期,过期无用也。朱排山《柑园小识》:冬虫夏草生打箭炉,冬生土中如蚕,夏则头上生苗形,长寸许,色微黄,较蚕差小,如三眠状,有口眼,足十有二,宛如蚕形,苗不过三四叶。《植物名实图考》卷一〇:此草两广多有之,根如蚕,叶似初生茅草。羊城中采以馔,云鲜美,盖与啖禾虫同。

【气味】甘,平。《本草从新》卷一。

【主治】保肺益肾止血,化痰止劳嗽。《本草从新》卷一。

【发明】《本草纲目拾遗》卷五:物之变化,必由阴阳相激而成,阴静阳动,至理也。然阳中有阴,阴中有阳,所谓一阴一阳,互为其根。如无情化有情,乃阴乘阳气,有情化无情,乃阳乘阴气。故皆一变而不复返本形，田鼠化䴔，䴔化田鼠，鸠化鹰，鹰化鸠，悉能复本形者，阳乘阳气也。石化丹砂，断松化为石，不复还本形者，阴乘阴气也。夏草冬虫，乃感阴阳二气而生，夏至一阴生，故静而为草。冬至一阳生，故动而为虫。辗转循运，非若腐草为萤，陈麦化蝶，感湿热之气者可比，入药故能治诸虚百损，以其得阴阳之气全也。然必冬取其虫，而夏不取其草，亦以其有一阳生发之气可用。《重庆堂随笔》卷下：张子润云：夏取者服之可以绝孕。周兼士云：冬取者可种子治盅胀也。〔王孟英〕刊：得阴阳之气既全，具温和平补之性可知。因其活泼灵动，变化随时，故为虚疟、虚痞、虚胀、虚痛之圣药，功胜九香虫。且至冬而蛰，德比潜龙，凡阴虚阳亢而为喘逆痰嗽者，投之悉效，不但调经种子有专能也。周稚圭先生云：须以秋分日采者良，雄谓夏取者可治阳气下陷之病。《药性蒙求·草部》：出四川佳。夏为草，冬为虫，长三寸许，下跌六足，胫以上绝类蚕。《从新》云产云、贵者次之，冬在土中，身活如老蚕，有毛能动，至夏者毛出土上，连身俱化为草。若不取，至冬复化为虫。○张子润云：若取夏草服之，能绝孕无子。殆亦物理之奥云。

【附方】《本草纲目拾遗》卷五：炖老鸭法。用夏草冬虫三五枚，老雄鸭一只，去肚杂，将鸭头劈开，纳药于中，仍以线扎好，酱油酒如常蒸烂食之。其药气能从头中直贯鸭全身，无不透浃。凡病后虚损人，每服一鸭，可抵人参一两。

蟾蜍 《别录》

【集解】《宝庆本草折衷》卷一七：蟾蜍，一名蟾。○《尔雅》云：一名蟾诸。○《吴斑方》用者名蛈蚾。俗号癞虼蚾。生陆地下湿处。五月取，去腹中物，暴干或火干。《本草元命苞》卷八：生江湖池泽，今处处有之。五月五日采取，阴干。腹大形小，东行者妙。《日用本草》卷五：蟾蜍，蛈蚾是也。形大背黑，多痱磊，行跳极迟，腹下有丹书八字者，真也。世人收三足枯蟾以罔众。但以水沃半日，尽见其伪。盖本无三足者。《太乙仙制本草药性大全·本草精义》卷八：旧本不载所出州土，今江湖田野山冈处皆有之。状同虾蟆，形独胖大，又呼石蚌。背多痱磊黑癞，腹有八字丹书，不解声鸣，不能跳跃，行极迟缓，得此才真。下湿处才生，阴雨时即出。《太乙仙制本草药性大全·仙制药性》卷八：有多般，勿误用。有黑虎，有黄包，有黄，有蝼蝈，有蟾，其形各别。其虾蟆皮上腹下有斑点，脚短，即不鸣叫。黑虎，身小黑，嘴脚小斑。黄，斑色，前脚大后腿小，有尾子一条。黄，遍身黄色，腹下有脐带，长五七分已来，所住立处，带下有自然汁出。蝼蝈，即夜鸣，腰细口大，皮苍黑色。蟾，即黄斑，头有肉角。

蟾蜍

【修治】《太乙仙制本草药性大全·仙制药性》卷八：凡使虾蟆，先去皮并肠及爪子，阴干，

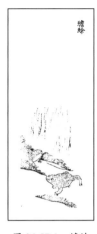

图 34-57-1 蟾蜍
《三才》

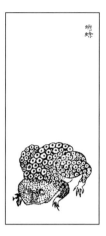

图 34-57-2 蟾蜍
《原始》

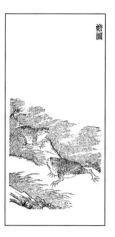

图 34-57-3 蟾
《禽虫典》

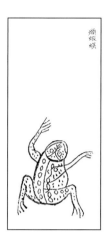

图 34-57-4 癞蝦蟆《便方》

然后涂酥炙令干，每修事一个，用牛酥一分，炙尽为度。若使黑虎，即和头、尾、皮、爪并阴干，酒浸三日，漉出焙干用。

【气味】味辛，凉，微毒。《宝庆本草折衷》卷一七。味辛，寒，有毒。《本草元命苞》卷八。味甘、咸、辛，性寒。有毒。《药性要略大全》卷一〇。

【主治】杀疳虫，治鼠漏恶疮。《宝庆本草折衷》卷一七。能杀疳虫。单用可辟百恶，主邪气，破癥坚血，消痈肿，疗疽疬疮。治鼠瘘阴蚀，医疳黄劳瘦。《本草元命苞》卷八。破癥坚，积血痈肿，阴疮阴蚀，疽疬恶疮及犬伤疮。解热毒，消肚胀。《药性要略大全》卷一〇。治小儿洞泻下痢，炙研水调吞之；疗大人跌扑损伤，活捣泥烂署上。风淫生癣，烧灰和猪脂敷；瘟疫发斑，取汁搀井水服。煨熟啖杀疳蚀成癣，小儿疳瘦成癣几危者，取蟾蜍去头皮脏腑，以桑叶包裹，外加厚纸再包，火内煨熟，日啖二只，十余日全愈。若口渴咽梨汁解之。作脍食驱犬咬发狂。一切鼠瘘恶疮，末敷亦自消释。《本草蒙筌》卷一一。

【发明】《宝庆本草折衷》卷一七：《尔雅释》谓蟾非虾蟆矣，故《局方》兼以合保童元，而寇氏、缙云并二物为一条，今析而为两。夫蟾蜍非仙家之三足蟾，即吴斑名方所用蚵蚾也。其背丁莿，其腹斑驳如癞，故俗以癞虼蚾称之。眉隆而起，中有白酥。张松以此酥治小儿急慢惊风，天吊撮口，搐搦女卓切。奶痫诸疾。凡虾蟆等类，至秋后皆服气满腹，如患心腹胀急拥闷者，最忌食之。

《本草发明》卷六：蟾蜍，属土与水。辛凉解毒之物，诸方主治，与小儿洞泄下利，炙研，水调服。活捣泥烂，疗大人跌扑损伤。取汁，和井水服，治瘟疫发斑。煨炙，治小儿疳蚀尤妙。烧灰，和猪脂，敷风癣。狂犬咬发狂欲死，作脍，频频食之。小儿疳瘦成癣者，取之去头，并皮与肠肚物净，以桑叶裹包，外加原昏再包，火内煨熟，日啖一只，十余日全愈。若口渴，梨汁解之。要之，下条虾蟆，《本经》虽云主治与此小别，均一解热毒之意也。《本草述》卷二七：蟾蜍一物，先哲类以为治小儿劳瘦疳疾最良。余阅《保婴全书》，为吴中薛铠编集，薛铠乃太医院使，薛己，立斋氏之父。其治小儿无辜疳证，投蚵蟆丸，一服虚热退，二服烦渴止，三服泻痢住。又一小儿患疳，虚证悉具，热如火炙，病状不能尽述，朝用异功散，夕用四味肥儿丸，月余诸证稍愈，佐以九味地黄丸，自能行立，遂朝以六味地黄丸，夕以异功散及蚵蟆丸而痊。若然，则兹物其治疳之善物哉。第观其所投丸散，皆疗其虚者也，而蚵蟆丸乃疗虚中之热者也。夫所谓小儿疳病，固由于脾阴虚，不能为胃行其津液者也。亡其津液，则真阴愈虚，而内热日滋。是谓疳证，小儿之肾原不足，惟赖脾阴以为生化之元，脾阴虚不能为胃行其津液，致胃阳益亢，而脾阴不绝者，将尽化于虚阳，是生化之元欲穷也。而兹物之有功于疳证者，似专禀乎土之精气，有由阴达阳之功，不致阴气之溃败，可以达阳，因不致阳邪之横噬，可以全阴。故《别录》《本草》言其辛凉，辛合于凉，则可以达阳而行之，即可以救阴而全之。此在足太阴有专功，不等于泛然益阴之诸味也。夫脾阴足，而万邪息，何况于表里之脾胃，不能收功于补虚之丸散中哉？宁止疳证而止耶，即《别录》主治阴蚀疽疠恶疮，皆不越此义也。蚵蟆丸，蟾蜍一枚，夏月沟渠中，腹大不跳不鸣，身多癞者，取粪蛆一杓，置桶中，以尿浸之，桶上要干，不令虫走出，却将蟾蜍扑死，投蛆中食一昼夜，以布袋盛置，浸急水中一宿，取出，瓦上焙为末，入麝一字，粳米饭揉丸麻子大，每服二十丸，米饮下。又薛铠云：按前方治无辜疳证，面黄壮热不食，舌下有虫，或脑后有核，软而不痛，中有粉虫，随气流散，侵蚀脏腑，便滑脓血，日渐黄瘦，头大发竖，手足细软，变生天瘹猢狲，鹅口木舌，悬痈重腭，口噤，脐风撮口，重舌，龟背龟胸，一十二种败证，急用蟾蜍丸、大芜荑汤治之，多有生者。愚按：此种不惟疗阴之为阳毒所蚀者，如《别录》所云，阴蚀诸证，亦且疗阴之为阳毒所结者。如《日华子》所云小儿面黄癖气，破症结云云。更时珍谓兹物为土之精，而希雍云禀土金之精气者更胜。盖其能瘳破伤风证，则其义可参也。至如附骨坏疮之治，可以思其能由至阴以化阳。又如发背肿毒之治，可以思其能从至阳而全阴。盖人身之背属阳，腹属阴也。

【附方】《太乙仙制本草药性大全·仙制药性》卷八：治小儿疳瘦成癖几危者。取去头、皮、脏腑，桑叶包裹，外加厚纸再包，入火煨熟，日食二只，十余日全愈。若口中作渴，煎汁解之。○治癣疮方。取蟾蜍烧为末，以猪脂和傅之妙。○治蝮蛇咬。用生者一枚，捣烂傅之。○治风邪。虾蟆烧灰，朱砂等分，每服一钱调下，三四服差。○治卒狂言鬼语。烧虾蟆杵末，酒服方寸匕，日三。○治小儿初得月蚀疮。五月虾蟆烧杵末，猪脂和傅之。○治小儿患风脐及脐疮久不差者。烧虾蟆杵末傅之，日三四度差。○肠头挺出。以皮一片，瓶内烧熏挺处。○治疳无问去处，皆治之。以虾蟆烧灰，好醋和傅，日三五度傅之差。○小儿洞泄下痢。烧虾蟆末，饮调方寸〔匕〕服。○治小儿口疮。五月五日虾蟆炙杵末，傅疮上即差，兼治小儿蓐疮。

蟾酥

【释名】眉酥、眉脂《宝庆本草折衷》。

【集解】《宝庆本草折衷》卷一七：眉酥，一名眉脂，一名蟾酥，乃蟾眉中白汁也。以油单裹眉裂取之。或蟾干则汁凝坚，当破眉刮取。

【修治】《药性要略大全》卷一〇：即老蛤蟆眉间脂汁也。取出用轻粉收之，日干用也。《太乙仙制本草药性大全·本草精义》卷八：蟾酥：旧本俱不载。即眉间白浆汁，刺取之时，先防射目，沾之即瞎。针穿桑叶遮隔，连刺凭射叶间，或拌豆粉晒干，以为外科要药，或搀膏和散，去风毒如神。又法：以油单纸裹眉，裂之酥出纸上，入药用。《戒庵老人漫笔》卷三：取蟾酥法，将活虾蟆眉棱上，用手裹捻油纸上或是黄桑叶上，便有蟾酥。用竹箆青刮离纸叶上，便于原刮竹篦上，插在背阴处，经宿酥自然干，收用之。《医宗粹言》卷四：取蟾酥法：长夏时捉取大癞虾蟆，用蛤蜊壳未离带者，合虾蟆眉上，用力一捻，则酥出于壳内，收在油明纸上，干收贮用，虾蟆仍活，放去而酥复生。《外科正宗》卷三：取蟾酥法：蟾无大小俱有酥，用阔铜镊镊蟾眉棱高肉上微紧，拔出酥来，凝聚镊里，多则括下，阴干听用。其取过之蟾，避风二日，仍送青草园中，自然不伤其生。如取之便见风下水，俱成破伤风，颠狂而死。《增订伪药条辨》卷四：蟾蜍生江湖池泽间。其眉间白汁谓之蟾酥，以油单纸裹眉裂之，酥出纸上，阴干用。或以蒜及胡椒等辣物纳口中，则蟾身白汁出，以竹篦刮下，面和成块，干之。闻有一种假酥，系面粉及别药伪造，万不可用。炳章按：鲍叔真《医方约说》云：蟾酥乃治诸毒之要药也。制合得宜，傅服皆可用。蛤蚆皮即蟾皮也，大能收毒外贴，不可缺也。《嘉兴县志》云：宫中用蟾酥锭，于每年端午日修合，各坊车虾蟆至医院者亿万计，往时取用后率毙，盖两目俱废，不能跳跃也。东山朱公典院事，命止刺其一偏，得苏者甚多。此事似微，然发念甚真，为德不浅。王文谟《碎金方》取蟾酥法：先将牙皂角三两，煎水三沸，旋候冷，用大口瓮或缸盛水，将癞虾蟆不拘多少入中，以稀物覆之，勿令跳出，过一宿其酥即浮水面。若未浮，其酥即在身上矣，可用竹刀刮下用之。《本草明辨》云：端午日以大蛤壳未离带者，合于虾蟆眉上肿处，用力一捻，则酥出壳内，贮于油纸候干。江南出者为杜酥，要无面块神色起亮光者佳。无锡出者，中有竹节痕。浙江杭绍出者，为片子酥，粉质少者亦佳。山东出者为东酥，色黄黑味麻辣，不上二层之货。盖酥本无定色，但验其粉之轻重以为衡。如看成色，以水一碗将酥化开，放入水，如乌见水即变色，水面有泡沫者真。伪者见水不动，而粉质渐露矣。

【气味】味苦、辛，有毒。《药鉴》卷二。气热，味辛，有毒。《药性要略大全》卷一〇。味辛苦烈，气热，有毒。可升，可降，通行十二经络，藏府膜原、溪谷关节诸处。《本草汇言》卷一七。辛、甘、咸，寒。《医林纂要探源》卷三。

【主治】治孩子脑疳，以奶汁调，滴鼻中。又治腰肾冷，助阳气，和牛酥，摩傅腰眼，并阴囊。又治蚛牙及齿缝中血出，以纸纤蘸干蟾酥少许，于血出处按之立止。《宝庆本草折衷》卷一七。止痛，去恶肉，治痈肿诸毒。《药性要略大全》卷一〇。端午日取眉脂浆，以朱砂、麝香为丸如麻子大小，孩儿疳瘦者，空心一丸。如脑疳，以奶汁调，滴鼻中。烧灰，傅一切有虫恶痒滋胤疮。主疮，用雄黄润末拌，丸如针样。治风虫牙痛，和牛酥摩。傅腰眼并阴囊，治腰肾冷，并助阳气，以吴茱萸苗汁调妙。《太乙仙制本草药性大全·仙制药性》卷八。疗痔积，消脏胀，解疗毒之药也。《本草汇言》卷一七。

【发明】《药鉴》卷二：破癥结，散痈毒，治恶疮，疏九窍，发臭汗，驱诸毒，俱从毛窍中出也。故痘家用蟾酥五分，大辰砂二钱，梅花、桃花各一钱半，苦参五钱，研细末，浓煎麻黄汤为饼，发热时及放标时，葛根汤磨化一钱，服之，通身臭汗即出，自然热退身凉，痘自转危为险，易险为顺好。痘出不快者，用大力子、桔梗，入干葛汤煎磨服之，则为透痘丹。如痘出稠密及血不归根者，用白芍入干葛汤煎磨，则为敛痘丹。如痘色紫黑血不活者，用紫背天葵，入干葛汤煎磨，则为活血丹。《本草经疏》卷二二：甄权云：端午日，取眉脂，以朱砂、麝香为丸，如麻子大，治小儿疳瘦，每日一丸。如脑疳，以乳汁调，滴鼻中。《日华子》云：眉酥治虫牙。和牛酥摩傅腰眼并阴囊，治腰肾冷，并助阳气。苏颂云：主虫牙及小儿疳瘦。观诸家所主，但言其有消积杀虫，温暖通行之功。然其味辛甘，气温，善能发散一切风火抑郁、大热痈肿之候，为拔疔散毒之神药。第性有毒，不宜多用。入发汗散毒药中服者，尤不可多。《药镜》卷二：蟾酥疏九窍，发臭汗。消积杀虫，力主温暖。通行拔疔散痈，义取以毒攻毒。入药依方，外治殊有神效。煅制如法，内服勿过三厘。《本草汇笺》卷九：蟾蜍禀土金之气，上应月魄。性亦灵异，味辛气寒。主散热解毒，疗小儿劳瘦疳疾最良。且辛能发汗，能使邪气散而不留。治广疮，有金蟾脱甲酒，即此一物也。其眉酥，为发背疔疮之要药。外用之能拔能攻，内用之能发能解。但其性有毒，不宜多用。即入发汗散毒药中，服者尤不可多。其肪涂玉，则刻之如蜡。近世治小儿疳疾多用之，以其走阳明，而能消积滞也。《本草述》卷二七：方书治疳证，蟾酥之用，亦不大减于蟾蜍。虽其味辛甘，其气温，似与蟾蜍之辛凉宜别。但温者不可与热例，凉者不可与寒例，曰温曰凉，皆禀其寒热之中和气也。故蟾酥之治疳，较蟾蜍亦不甚减也。特其温凉不无有差，故蟾酥之治，其功以发散风火抑郁，大热痈肿，如希雍所云，良不谬也。取专门外科书参之，谓有五疔，相应五脏，俱用蟾酥条插入孔内，以膏盖之，内服汗药散之，自愈。且分三阳三阴受毒，有可灸不可灸之殊，而用蟾酥则一也。然则缪氏谓此品为散毒拔疔之神药，岂不然哉？又如方书所治证，如牙齿动摇，与大小便不通，属大实大满者，二证似宜异治，何以俱用蟾酥也？盖均取其裕阴畅阳之功，何以曰裕阴？蟾之全角辛凉是也。何以曰畅阳？蟾酥之辛甘温是也。于缪氏发散风火抑郁，大热痈肿之治不殊，第缪氏未能明于裕阴之义耳。《本草新编》卷五：蟾酥去毒如神，以毒制毒也。消坚破块，解瘀化痈。虽皆外治之功，而药笼中断不可缺。蟾酥有大毒，似不宜服，而诸家皆云可服，不可信也。虽曰以毒攻毒，亦宜于外治，而不宜于内治。《外科明隐集》卷三：蟾酥、麝香敷毒论疔毒之证，无论麻痒木疼，其患总属迅速。初小形恶，变发急促，若待走黄，十伤八九。医治之法，勿可迟误。但见初发形险，即将蟾酥丸之原料，倍加麝香。蟾酥预研为面，如瘀滞色紫，用醋调涂。如风寒色白或暗，患处不热，用姜汁调涂周傍，勿临患近，厚至分许，干则以余汁勤润方妙。此乃外治束毒之第一法也。

古法虽多，余今择要录备，惟恐临疾不效，而误生命。但以此法为信，百无一失，其药得效，尽在蟾酥、麝香之力。疗之一患，止于毒邪，蟾酥束毒，麝香逐邪，毒邪既难漫染，走黄之决决无忧矣。毒黄不能走散，原患不过寸许，伤害何足道哉？继之内服之法，使以气血通活，脓生疼见，毒邪全解，证得效愈。医若辨明此理，岂有枉死之患？若遇初发疔毒，表里相现之际，用蟾酥丸热葱汤送服，见汗之后，毒解邪散，患自减半；溃后患内上之，化腐消坚，其功亦仗麝、蟾之力也。

【附方】《本草汇言》卷一七：治疳积骨瘦面黄，腹大肢细，或好食泥土。用真蟾酥一钱，酒二三匙浸化，朱砂一钱、麝香五分，俱研细，和入蟾酥，研为丸如麻子大，空心服一丸，白汤吞下三十丸，全愈。《千金方》。○治一切疔毒垂死。用蟾酥一钱，取酒二三匙浸化，朱砂、铜青、乳香、没药各一钱二分，研极细，取大蜒蝣二十个，共研丸如麻子大。每遇此患，服五七丸，葱头汤吞下。《古今医鉴》。

《本草述》卷二七：蟾酥丸。治疗疮发背，脑疽乳痈，附骨臀腿等疽，一切恶证歹疮，不痛或麻木，或呕吐，病重者必多昏愦，此药服之，不起发者即发，不痛者即痛，痛甚者即止，昏愦者即苏，呕吐者即解，未成者即消，已成者即溃，真有回生之功，乃恶证中至宝丹也。蟾酥二钱酒化，轻粉五分，枯矾、寒水石煅、铜绿、乳香、没药、胆矾、麝香各一钱，雄黄二钱，蜗牛二十一个，朱砂三钱，以上各为末，称准，于端午日午时，在净室中先将蜗牛研烂，再同蟾酥和研稠粘，方入各药，共捣极匀，丸如绿豆大，每服三丸，用葱白五寸，患者自嚼烂，吐于男左女右手心，包药在内，用无灰热酒一茶钟送下，被盖，如人行五六里，出汗为效。甚者再进一服。修合时妇人、鸡、犬等忌见。

蟾皮

【气味】皮汁甚有毒，犬啮之口皆肿。《太乙仙制本草药性大全·本草精义》卷八。

【主治】人得温病斑出困者，生食一两，并无不差者。○烧灰傅疮立验。《太乙仙制本草药性大全·本草精义》卷八。贴大毒，能拔毒、收毒。《本草纲目拾遗》卷一〇。

【附方】《本草纲目拾遗》卷一〇：治肠头推出。用蟾皮一片，烧熏并傅，仅录其些小功用，反遗其大者，故特着明补之。孙真人《千金方》。○指头红肿生毒。用活蟾一只，生剥皮，将皮外面向患处包好，明日，其毒一齐拔出。或发背、对口等症，毒忽收内，如又起再贴。切记不可将其皮里面着肉，即咬牢难揭，凡痘疹后回毒，亦可用此治。黄汝良《行箧检秘》。瘰疬敛口膏药。治瘰疬脓已尽，肿已平，疮口未敛，以此贴之。虾蟆皮二个要活剥者，鼠皮二张，蛇蜕二条，蜂房大者一个，右四味，俱煅灰。将水胶一两，用井花水一酒钟化开后加蜜一两，蜈蚣煎麻油一小钟，搅匀。前四味灰临起，入麝香一分，将绢摊来，不湿为度。凡患痈疽疮毒者。用土中大虾蟆一个，剥全身癞皮，盖贴疮口。于蟆皮上，用针将皮刺数孔，以出毒气，自觉安静。且能爬住疮口，不令长大。又可免蜈蚣闻气来侵，神妙神妙。《灵秘丹药》。舌拔疔。夏月患疔，用虾蟆舌一个，研烂，蟾肚皮盖贴，其根自出。《外科全书》。

虾蟆《本经》（即：蛤蟆）

【释名】《宝庆本草折衷》卷一七：虾蟆，一名醴，一名去甫，一名苦蚕，其大者名田父。
○其子名科斗。○按陈藏器辨虾蟆：旧一名蟾蜍者，非也。

【集解】《本草衍义》卷一七：虾蟆多在人家渠堑下，大腹，品类中最大者是，遇阴雨或昏夜即出食。
《药性粗评》卷四：虾蟆，俗名石蜂也。生近水石穴之中，江南处处有之，呷呷而鸣，足长能跳，大腹，
背多痱磊。可烹食之，与人家湿处所生麻癞者不同。又有一种，差小，青绿色，无痱而善鸣者，其名
为蛙，亦可烹食，与此不同。其腹下金色，有丹书八字者，亦同此种，名为蟾蜍，可取酥用。《太乙仙

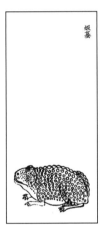

图 34-58-1 虾蟆
《图经（政）》

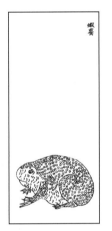

图 34-58-2 虾蟆
《图经（绍）》

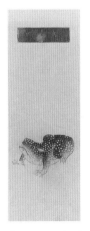

图 34-58-3 虾蟆
《食物》

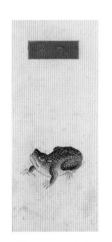

图 34-58-4 虾蟆
《雷公》

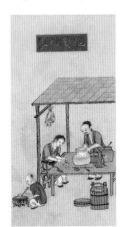

图 34-58-5 炮制
虾蟆《雷公》

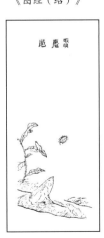

图 34-58-6 虾蟆
《三才》

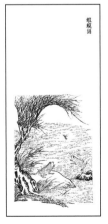

图 34-58-7 虾蟆
《禽虫典》

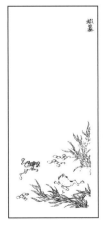

图 34-58-8 虾蟆
《图说》

制本草药性大全·本草精义》卷八：《本经》不载所出州土，生江湖田野，今池泽水中在处有之。腹大形小，皮上多黑斑点，能跳接百虫食之，时时作呷呷声者。陶云：蜂蚁蛙蝉，其类最多。背青而绿色者，俗谓之青鼃，又名青蛙；背作黄纹者，人谓之金线蛙；大腹而脊青者，俗名水鸭，其鸣甚忙；黑色者南人呼为蛤子，食之至美；长肱而又背绿，亦曰石鸭；一种小形色青，腹细，嘴尖，后脚长，致善跃能鸣唤者，即药中所用蛙是也。其余蝼蝈、石榜、蠼子之类，非药中所用，不复悉载。

【修治】**《宝庆本草折衷》卷一七**：五月取东行者良。去腹中物，暴干或火干。**《药性粗评》卷四**：凡使去皮肠，洗净，炙焦为末。**《药性会元》卷下**：凡使虾蟆，先去皮肠及爪，阴干，然后涂酥，炙令焦。每一个用酥一钱，炙尽为度。若使黑虎，即和头、尾、皮、爪并用，阴干，酒浸三日，漉出，焙干用之。

【气味】甘、冷、无毒。《绍兴本草》卷一八。味辛，寒，有毒。《图经本草药性总论》卷下。味辛，寒，无毒。《宝庆本草折衷》卷一七。味甘，性寒。《本草衍义补遗》。味甘、辛，性寒，无毒。《药性粗评》卷四。

【主治】主邪气，破癥坚血，痈肿阴疮，疗阴蚀疽疠恶疮，猘犬伤疮。《图经本草药性总论》卷下。烧灰水饮调下，可止小儿洞泄下痢。猪膏调傅背蚀疮。加朱砂，水调服，治风邪狂语。《日用本草》卷五。主治邪气热病，痈肿阴疮疽疠，猘犬伤毒，消疳散血，破癥瘕。《药性粗评》卷四。主邪气，破坚血可用；解结热，贴痈肿当求。《太乙仙制本草药性大全·仙制药性》卷八。治小儿疳气，杀疳虫，鼠瘘恶疮。《本草便》卷二。

【发明】**《太平御览》卷九四九**：虾蟆，《宋书》曰：张畅弟收，尝为猘犬所伤。医云：食虾蟆脍。收甚难之，畅含笑先尝，收因此乃食，创亦即愈。《南史·孝义传》曰：丘杰，字伟跱，吴兴乌程人也。年十四，遭母丧。以熟菜有味，不尝于口。岁余，忽梦见母曰：死亡是分别耳，何事乃尔荼苦。汝啖生菜，遇虾蟆毒。灵床前有三丸药，可取服之。杰惊起，果得瓯，瓯中有药。服之，下科斗子数升。**《绍兴本草》卷一八**：虾蟆，性味、主治已载《本经》。然但疗小儿疳方颇用，余未闻验据。种类形质不一，唯色青者，南人多作食品，即蛙之类也。后自有条。土色者堪入药用。**《本草衍义补遗》**：虾蟆属土与水。味甘，性寒。南人多食之。《本草》明言可食，不患热病，由是病人喜食之矣。《本草》之义，盖是或炙、或干、或烧、或灰，和在药剂用之，非若世人煮为羹入盐酱而啜其汤。此物〔本〕湿化，大能发湿，久则湿以化热。此因土气厚，自然有火也。《衍义》谓解劳热〔药〕之谓也，非羹之谓也。戒之！**《戒庵老人漫笔》卷五**：鹤膝风，以虾蟆用碗锋略破腹有缝，不可穿，缚置患处，待动胁移时，受毒辄死。如前再易一枚，不过二三枚愈。镇江外科史姓者，曾医一人甚效。又云：发背亦可照此治。**《本草经疏》卷二二**：虾蟆、蟾蜍，本是二物。经云一名蟾蜍者，盖古人通称蟾为虾蟆耳。经文虽名虾蟆，其用实则蟾蜍也。今世所用者皆蟾蜍，而非虾蟆，其功益可见矣。禀土金之精气，上应月魄，性亦灵异，其味辛气寒，毒在眉棱皮汁中。其主痈肿阴疮，阴蚀，疽疬恶疮，猘犬伤疮者，皆热毒气伤肌肉也。辛寒能散热解毒，其性急速，以毒攻毒则易解，毒解则肌肉和，诸证去矣。凡瘟疫邪气，得汗则解。其味大辛，性善发汗，辛主散毒，寒主除热，故能使邪气散而不留，邪去则胃气安而热病退矣。破癥坚血者，亦以其辛寒能散血热壅滞也。○近世治小儿疳疾多用，以其走阳明而能消积滞也。

【附方】《药性粗评》卷四：风邪。虾蟆烧灰，朱砂等分，为末，每服一钱，清水调下，日三四，甚效。诸癣。虾蟆金色者，烧灰为末，和猪脂涂之，日三四，妙。

《本草经疏》卷二二：五疳保童丸。治五疳八痢，面黄肌瘦，好食泥土，不思乳食，用大干蟾蜍一枚，烧存性，皂角去皮弦一钱，烧存性，蛤粉水飞三钱，麝香一分，糊丸粟米大。空心米饮下三四十丸，日二服。《全婴方》。走马牙疳，侵蚀口鼻。干蚵蚾，黄泥里固，煅过，黄连，各二钱半，青黛一钱，入麝香少许，和研傅之。《郑氏小儿方》。附骨坏疮。久不瘥，脓汁不已，或骨从疮孔中出，用大虾蟆一个，乱发一鸡子大，猪油四两，入二物煎枯去滓，待凝如膏。先以桑根皮、乌头煎汤洗，拭干，煅龙骨末糁四边，以前膏贴之。《锦囊秘览》。发背肿毒初起势重者。以活蟾一个，破开，连肚乘热合疮上。不久必臭不可闻，再易，三四次即愈。《医林集要》。治风犬伤。即用蟾蜍后足捣烂，水调服之。先于顶心拔去血发三两根，则小便内见沫也。《袖珍方》。

田父 《图经本草》

【释名】石蛇、老蛤《食物小录》。

【集解】《宝庆本草折衷》卷一七：其大者名田父。《食物小录》卷下：石蛇，俗呼老蛤。○然此二物，名虽不一，而总谓之蛙，盖以嗀哇哇然而得名也。今人食之者甚众，况其形状怪异而类人形，然终属虫类。或依腐草，或居蛇窟，专食虫蚁，岂能无毒？

【气味】甘，温，有小毒。《食物小录》卷下。

【主治】助肠胃，补肺气。肝能解毒。《食物小录》卷下。

【发明】《食物小录》卷下：又云，不食水鸡，令小儿稀痘，可知此物甚无益于人也。

雪虾蟆 《本草纲目拾遗》

【集解】《本草纲目拾遗》卷一○：雪虾蟆。《忆旧游诗话》：巴里坤雪山中有之，医家取作性命根源之药，军中人争买之，一枚价至数十金，且不易得也。○朱退谷曾于吴门见之，云遍身有金线纹，其形绝似虾蟆。

【气味】性大热。《本草纲目拾遗》卷一○。

【主治】补命门，益丹田，能回已绝之阳。《本草纲目拾遗》卷一〇。

【附方】《本草纲目拾遗》卷一〇：兴阳种子，强肾助神。内造伏虎丹：用真川贝母四两，须四制：第一次用大附子一个，童便一汤碗蒸，切细，干，烧酒三汤碗，韭菜汁三汤碗，同入砂锅，将贝母煮干，去附子不用。第二次用雪虾蟆一两，无则以大蛤蚧一对代之，用石敲碎，亦用烧酒、韭汁各三碗，同贝母煮干，去蛤蚧不用。第三次用吴茱萸一两，亦用酒、韭汁各三碗，用贝母煮干，去茱萸不用。第四次用公丁香五钱，亦用酒、韭汁各三碗，同贝母煮干，去丁香不用，制完，其贝母烂如泥，置石臼中春。再入真阿芙蓉一钱，乳制蟾酥三钱，麝香五分，拌匀作条，焙干收贮，用时唾津磨搽。《秘方集腋》。

风蛤《本草纲目拾遗》

【集解】《本草纲目拾遗》卷一〇：《职方考》：闽邵武府出风蛤，类虾蟆。峨嵋峰麓之数村，每春初东南风起，则此物满床厨间，土人取而脯之。

【气味】性温暖。《本草纲目拾遗》卷一〇。

【主治】治风及手足拘挛折伤。《本草纲目拾遗》卷一〇。

蛙《别录》

【释名】《宝庆本草折衷》卷一七：蛙，一名蛙子，一名青鼃，一名青蛙。背作黄文者名金线蛙；大腹脊青者名土鸭；黑色者名蛤子，一名长股，一名水鸡。〇张松云，一名田鸡。

【集解】《本草衍义》卷一七：蛙，其色青，腹细，嘴尖，后脚长，故善跃。大其声则曰蛙，小其声则曰蛤。《绍兴本草》卷一八：蛙乃青绿虾蟆，其性一矣。《宝庆本草折衷》卷一七：《泊宅编》云，褐色者名旱渴，晴则鸣，皆蝎蚤属也。生闽、蜀水中，及浙东陆地。〇《泊宅编》又云，其小者名青鼃，鸣则雨。生山间，今并处处有之。〇并取无时。《本草元命苞》卷八：浙人呼曰田鸡。似虾蟆，背青色绿，善能鸣，声"蛙"者是。〇生水中，捕取无时。又土鸭，脊青大腹。

【气味】味甘，微寒，无毒。《绍兴本草》卷一八。味甘，平，寒，无毒。《宝庆本草折衷》卷一七。

【主治】疗小儿疳方亦用之。此一种南地人多以为食品。《绍兴本草》卷一八。食之性平，解劳热。《宝庆本草折衷》卷一七。主小儿赤气肌疮，补大人虚损劳劣。杀尸疰病虫，解热毒止痛。《本草元命苞》卷八。解热毒，小儿赤气脐疮。《日用本草》卷五。主小儿赤气，肌疮脐伤，止痛，气不足。取以五味腌炙，酒食之良。《食物本草》卷四。治小儿赤毒热疮，脐肠腹痛，胃气虚乏。《食鉴本草》卷上。主清骨蒸热，

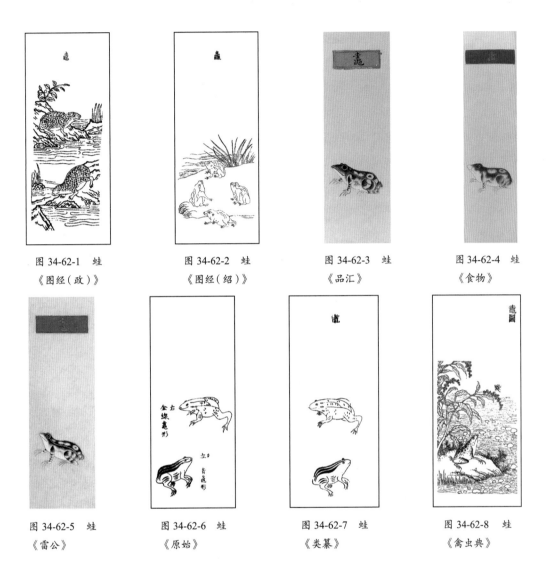

图 34-62-1　蛙　　　　图 34-62-2　蛙　　　　图 34-62-3　蛙　　　　图 34-62-4　蛙
《图经（政）》　　　　《图经（绍）》　　　　　《品汇》　　　　　　《食物》

图 34-62-5　蛙　　　　图 34-62-6　蛙　　　　图 34-62-7　蛙　　　　图 34-62-8　蛙
《雷公》　　　　　　《原始》　　　　　　《类纂》　　　　　　《禽虫典》

去劳瘵虚劳。《分部本草妙用》卷一〇。

【发明】《食物须知·诸荤馔》：石鸭，一名水鸡，生河岸及池塘。腹脊青，取来烹之，味最爽口。浙东闽蜀俱为珍馐。疳瘦能调，虚损亦补，尤宜产妇女科，可不知乎！《本草述》卷二七：蛙之用，亦以为能利水消肿，似乎与蝼蛄同功，而不知其有异也，何以故？盖观《日华子》所云去劳劣解热毒，宗奭又谓食之解劳热，嘉谟且谓其调疳瘦补虚损。合诸说以绎是物之用，似不同于蝼蛄之由阴达阳，盖别具一益阴气之质与性，而直补阳中之阴，故谓其解劳热补虚损也，是此之利水气者，盖令阴得畅于阳中，而阳即得以致阴之用。有如是尔，试观方书治水蛊腹大一方，用干青蛙二枚，复用干蝼蛄七枚，则知其用之各有所取，而实藉以相济也，其义更明矣。即取治毒痢噤口，诸痔疼痛，虫蚀肛门三证，亦当思此义以明其功，又何疑于水气之治乎哉？至如时珍指称水族之物与螺蚌同性，即是以为能解热毒利水者，亦大卤莽矣。《调疾饮食辩》卷六：蛙与虾蟆各种，性皆大热有毒，无甚功用。《日华子》、寇宗奭皆谓其能解毒，《纲目》至云性同螺蚌。其热似鱼，而鱼不过助火。即鲇鳢之类，亦不过动风发毒。此物助热，至闭人水道，使热内结而不可解，猥云寒同螺蚌乎。小蛙，苏颂云能补虚损宜产妇，尽属谬谈。《延寿书》云：蛙骨热食之，小便苦淋，小蛙食多令人尿闭，有至死者。娠妊食蛙，令人短寿。此系正论，惜骨热二字，又开疑窦。食蛙尿闭者，何尝食骨，可见肉寒骨热之说皆误。《近效方》曰：食虾蟆尿闭，浓煎豆豉汤，频饮可解。〇而《纲目》引《东方朔传》云长安水多蛙鱼得以家给人足，谓古昔已常食之如鱼。秦中自古帝王州，四塞河山，土肥地广，藉借区区之蛙以为足乎。一种小而有尾者，名溪狗，性大毒。一种大者《文字集略》曰：大如屦。名田父，能食蛇。蛇本食蛙，此反食蛇，性尤毒，杀人。其子名蝌蚪，《山海经》曰活师，《尔雅》曰活东，又曰悬针，俗名水仙子，又曰虾蟆台。《纲目》曰：蝌蚪，亦名蛞斗，虾蟆、青蛙之子也。初春蛙、蟆曳肠于水际草上，缠绕如索，渐见黑点，至春水生，鸣以聒之，则蝌蚪出，谓之聒子，故曰虾蟆声抱也。其子似河豚，青黑色。古有蝌蚪书，其点画似之，故曰虫书。始则有尾无足，渐大则足生尾脱。《古今注》曰元鱼闻雷则尾脱，非也。

金线蛙《太乙仙制本草药性大全》

【集解】《宝庆本草折衷》卷一七：背作黄文者，名金线蛙。《本草蒙筌》卷一一：背拖黄腹细者，名金线蛙。

【气味】味甘，气凉，无毒。《太乙仙制本草药性大全·仙制药性》卷八。

【主治】退时疫瘟黄。病人面赤项颈大者名虾蟆瘟，服此极效，曾活数人。并捣汁水调，须空腹顿饮。《本草蒙筌》卷一一。杀尸疰病虫，退时疫瘟黄。去劳劣快捷方式，解热毒神方。《太乙仙制本草药性大全·仙制药性》卷八。

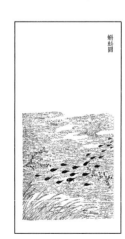

图 34-64-1　蝌蚪
《禽虫典》

【发明】《调疾饮食辩》卷六：陈嘉谟谓，天行面赤项肿名虾蟆瘟，生捣金线蛙，水调绞汁空腹饮，极效。此乃恶症，若能救疗，诚为至美，但恐以热济热，遂至不可挽回。如果他药不效，不得不一试之，故存其方以备急。若其充馔适口，嗜食者甚多，暗受其害者亦极不少。杏云以其死可惨，不忍食；性热害人，不敢食。

蝌斗《本草拾遗》（即：蝌蚪）

【集解】《太乙仙制本草药性大全·仙制药性》卷八：蝌蚪虫系虾蟆仔。初曳肠水际草上如索缴缠，渐见点日逐黑深似豆磊粒。春来水暖，鸣以聒之，乃谓聒之子也。书云鳖影抱，虾蟆声抱者是焉。始出色黑头圆，有尾无足，稍大足生尾脱，聚伙成群。俗呼虾蟆黏，亦入方药用。

【主治】子正黑，多取合桑椹染须，永不皓白。○形已成烂捣，为大疮敷药，绝无瘢痕。其卵得之，亦主明目。《太乙仙制本草药性大全·仙制药性》卷八。科斗，用胡桃肉皮和为泥，染髭发不变。《食物本草》卷四。

【发明】《本草汇言》卷一七：染须发之药也。赵天民曰：按韦氏方取蝌蚪千枚，和青胡桃皮八两研细，和捣如泥，染须发即黑，百日不变。又方：取蝌蚪、黑桑椹各半斤，和匀入瓷瓶内，密封埋土百日，化泥取涂须发即黑如漆也。《本草新编》卷五：蝌蚪，虾蟆子也。治火伤与汤火伤，捣烂敷之止痛，如皮破，且无伤痕。同桑椹汁染须亦佳，但必须加入冰片耳。

【附方】《本草发明》卷六：染须。始出其子正黑，取一斤，和黑紫桑椹一斤，瓶盛封口，悬屋东头，百日化为黑水泥，染须永不白。

石鳞鱼 姚氏《食物本草》

【集解】姚氏《食物本草》卷一一：石鳞鱼产闽地及南直徽歙、宁国诸山岩穴。形似青蛙而大，可斤许。味极佳美，土人捕之。有兽类狗，俗呼独脚鬼，能解人意，辄前追逐，鱼即避匿。将捕时，先以青蛙一二诱之，使恋于嚼食，然后可捕也。

【气味】味甘，无毒。姚氏《食物本草》卷一一。

【主治】主补虚损，健脾气，滋养肾元。治小儿疳热骨瘦，毛发焦干，小便淋浊如泔，大人白浊，女人崩漏。姚氏《食物本草》卷一一。

溪狗 《本草拾遗》

【集解】《证类本草》卷二二：〔《本草拾遗》〕似虾蟆，生南方溪石间，尾三四寸。

【气味】有小毒。〔《本草拾遗》〕。《证类本草》卷二二。

【主治】主溪毒及游蛊，烧末，服一二钱匕。〔《本草拾遗》〕。《证类本草》卷二二。

山蛤 《图经本草》

【释名】黄蛤《日用本草》、白蛤《医林纂要探源》。

【集解】姚氏《食物本草》卷一一：山蛤，在山石中藏蛰，似虾蟆而大，色黄如金。吞气，饮风露，不食杂虫。山人亦食之，味〔如〕鸡肉。《医林纂要探源》卷三：似石蛏而色黄白，身瘦而手足长，常以暮春寅日，雌雄群聚而交，相抱甚紧，任人拾取。山中多作脯。

【气味】味辛，寒，有毒。《日用本草》卷五。苦、咸，平。《医林纂要探源》卷三。

【主治】主杀疳虫，治疳瘦。○或误食骨，则小便难而痛。孕妇多食，令子夭寿。《日用本草》卷五。治小儿劳瘦及疳疾，最良。又治女子瘰疬□□，瘿肿流注。姚氏《食物本草》卷一一。杀疳虫。助阳道。《医林纂要探源》卷三。

石蛁《医林纂要探源》

【集解】《医林纂要探源》卷三：生深山石涧中，似蟾蜍，无疣瘰，色青黑，体滑口方，能食蛇虺。徽、饶、浙、闽皆有之。土人讹呼为石蛇，又曰石鸡。味甚滑美。

【气味】甘、辛、咸，温。○有毒。《医林纂要探源》卷三。

【主治】滋阴助阳，补阴中之阳。补虚羸，健脾胃，杀疳积。亦有毒，而能解毒。《医林纂要探源》卷三。

溪鬼虫《本草拾遗》

【集解】《证类本草》卷二二：〔《本草拾遗》〕出有溪毒处山林间。大如鸡子，似蛞蝓，头有一角，长寸余，角上有四岐，黑甲下有翅，能飞，六月、七月取之。《本草洞诠》卷一八：溪鬼虫，江南有溪毒处，其形则虫，其气则鬼，其头有角如弩，以气为矢，含沙以射人影。一名射工，一名含沙，一名短狐，一名蜮。《周官》壶涿氏除水虫狐蜮之属，此也。

【主治】射工虫，口边有角，人得带之，辟溪毒。《百一方》。《证类本草》卷二二。

【发明】《本草洞诠》卷一八：其毒中人，头痛恶寒，状如伤寒，二三日则腹中生虫，食人下部，渐蚀五脏，注下不禁，医不能疗。病有四种：一种遍身有黑黡子，四边悉赤，犯之如刺；一种作疮，久即穿陷；一种突起如石；一种如火灼熛疮也。方家用药，与伤寒温病相似，或以小蒜煮汤浴之。此虫蟾蜍、鸳鸯能食之，鹅鸭亦食之。故曰鹅飞则蜮沉也。头喙上角，阴干为末，带之辟溪毒。

沙虱《本草纲目》

【集解】《本草品汇精要续集》卷七：生在水中。○质○大不过虮。○色○赤。○禁○入人皮中杀人。○葛洪《抱朴子》云：虱，水陆皆有之。雨后人晨暮践沙，必着人，如毛发刺人，便入皮里，可以针挑取之，正赤如丹，不挑入肉，能杀人。凡遇有此虫处行，还以火炙身，则虫随火去也。○《肘后方》云：山水间多沙虱，甚细，略不可见。人入水中及阴行草中，此虫多着人钻入皮里，令人皮上如芒针刺，赤如黍豆，刺三日之后寒热发疮，虫渐入骨则杀人。岭南人初有此，以茅叶或竹叶挑刮去之，仍涂苦莒汁；已深者，针挑取虫子，正如疥虫也。○李时珍云：溪毒、射工毒、沙虱毒，三者相近，俱似伤寒，故有挑沙之法，今俗病风寒者，皆以麻及桃柳枝刮其遍身赤，曰刮沙，盖始于刮沙病也。沙病亦曰水沙、水伤寒。初起如伤寒，头痛壮热，呕恶，手足指末微厥，或腹痛闷乱，须臾杀人者，谓之搅肠沙也。

蛊虫《本草拾遗》

【集解】《证类本草》卷二一：〔《本草拾遗》〕蛊虫，"败鼓皮"注陶云：服败鼓皮，即唤蛊主姓名。按古人愚质，造蛊图富，皆取百虫瓮中盛，经年间开之，必有一虫尽食诸虫，即此名为蛊。能隐形，似鬼神，与人作祸，然终是虫鬼，咬人至死者。或从人诸窍中出，信候取之曝干。

【主治】有患蛊人，烧为黑灰，服少许立愈。亦是其类，自相伏耳。〔《本草拾遗》〕。《证类本草》卷二一。

【发明】《证类本草》卷二一：新注云：凡蛊虫疗蛊，是知蛊名，即可治之。如蛇蛊用蜈蚣蛊虫，蜈蚣蛊用虾蟆蛊虫，虾蟆蛊病复用蛇蛊虫。是互相能伏者，可取治之。

金蚕《本草纲目》

【集解】《本草品汇精要续集》卷七：蔡绦《丛谈》云：金蚕，始于蜀中，近及湖、广、闽、粤浸多。质：状如蚕。色：金色。治：陈藏器云：故锦灰，疗食锦虫。《蛊毒注》云：虫屈如指环，食故绯帛锦如蚕之食叶也。今考之，此虫即金蚕也。禁：此蚕日食蜀锦四寸，南人畜之，取其粪置饮食中以毒人，人即死也。蚕得所欲，日置他财，使人暴富。然遣之极难，水火兵刃所不能害，必倍其所致金银锦物，置蚕于中，投之路旁，人偶收之，蚕随以往，谓之嫁金蚕，不然能入人腹，残啮肠胃，宛然而出，如尸虫也。有人守福清，民讼金蚕毒，治求不得，或令取两刺猬入其家捕之，必获。猬果于榻下墙隙擒出。夫金蚕甚毒，若有鬼神，而猬能制之，何耶？又《幕府燕闲录》云池州进士邹阆，家贫，一日启户获一小笼，内有银器，持归，觉股上有物蠕蠕如蚕，金色烂然，遂拨去之，仍复在旧处。践之、斫之、投之水火，皆即如故。阆以问友人，友人曰：此金蚕也。备告其故。阆归告妻云：吾事之不能，送之家贫，何以生为。遂吞之。家人谓其必死，寂无所苦，竟以寿终。岂至诚之盛，妖不胜正也。

【发明】《本草品汇精要续集》卷七：李时珍谓金蚕之蛊为害甚大，故备书二事，一见此蚕畏猬，一见至诚胜邪也。《夷坚志》言：中此蛊者，吮白矾味甘，嚼黑豆不腥，以石榴根皮煎汁吐之。《医学正传》用樟木屑煎汁吐之，亦一法也。李时珍意不若以猬皮治之，为胜其天。

鳞部第三十五卷

《上医本草》卷四：鳞属皆卵生，而蝮蛇胎产。水族皆不瞑，而河豚目眨音鲸。蓝蛇之尾解其头毒，沙鱼之皮还消鲙积。苟非知者，孰能察之。《养生要括·鳞类》：鳞类甚多。取其日用不离者，分其寒热，别其宜忌，毋使偶中其毒，亦卫生之一紧要者。《本草洞诠》卷一六：鳞有水陆二类，龙蛇灵物，鱼乃水畜。种族虽别，变化相通，盖质异而感同也。《侣山堂类辩》卷下：鳞虫三百六十，而龙为之长，感水运而生。水者，至阴也。阴极阳生，故戊癸合而化火，火生于水也。玉师曰：龙身有火。是以鱼属火，而有水火相济之功。《夕庵读本草快编》卷六：蛇在禽为翼火，在卦为巽风，在神为玄武，在物为毒虫。有水、火、草、木、土五种，青、黄、赤、白、黑、金、翠、斑、花诸色。毒虫也，而有无毒者；鳞虫也，而有生毛者；卵生也，而有胎产者；腹行也，而有四足者；又有冠、有角、有翼、有飞，诸如此类，不可枚举。蛇出以春，出则食物，其蛰以冬，蛰则含土。○内解蛇毒之药，则雄黄、贝母、蒜、薤、苍耳；外治蛇啮之药，大青、姜黄、白矾、干姜、鹅犬粪也。人恶其毒，殊不知用其毒以治人，功亦不细。《滇南本草图说》卷七：滇池白鲤、鲫及青鱼、白鱼、花鱼、黄鳝、黑鱼、泥鳅、金线鱼、湾鲥、江川大头诸鱼，性与下江诸处不同，以滇南火地，虽产池中，其性属阳，况鳞属之与介属，犹未如其纯阴者乎？《调疾饮食辩》卷六：古者人掌以时鱼，鳖人掌取互物，以时籍鱼鳖龟蜃，川衡掌川泽之禁，祭祀宾客，供其鱼鲔蜃蛤，不妄取也。故宣公夏滥于泗渊，里革断其罟而弃之，以为山不槎蘖，泽不伐夭，鱼禁鲲鲕，兽长麑，鸟翼鷇卵，虫舍蚳蝝，古之训也。后世则不然，既已焚林而狩，即无妨竭泽而渔，置罗罭罶，无日不施，遑问水虫之孕哉。虽然，雀鷃蜩，并列宾筵；蚔醢蛙，同登鼎俎。后人且不若是其馋，古人贪而无艺一至此乎。是记为病人而设，常食之品，可以供我朵颐；因病而施，更且藉为药物。其余一概略之，不谋与庖丁作食谱也。

编者按：今集鳞属药物成鳞部2卷，分龙蛇类与鱼类等2类，载药149种。收入《本草纲目·鳞部》原有药物86种。新增63种，其中1种为原《纲目》附录药新分成条，其余62种来自元、明、清各本草著作。《本草纲目·虫部》原载药物94种，现收入本部凡86种，放弃原"蛇类"1种（诸蛇）及原"附录诸鱼"中的3种（鱼鳞、鱼枕、鱼子）。2种移往虫部（海蛇、吊）、一种移往金石部（龙）、1种移往兽部（鲮鲤）。

《本经》6种

《别录》7种

《唐本草》2种　唐·苏敬

《本草拾遗》26种　唐·陈藏器

《食疗本草》6种　唐·孟诜

《日华子》1种　宋人大明

《开宝本草》11种　宋·马志

《嘉祐本草》2种　宋·掌禹锡

《用药十八辨》1种　元·李云阳

《日用本草》1种　元·吴瑞

《食鉴本草》1种　明·宁源

《本草纲目》25种　明·李时珍

《食物辑要》1种　明·穆世锡

姚氏《食物本草》36种　明·姚可成

《养生食鉴》7种　清·何其言

《医林纂要探源》3种　清·汪绂

《滇南本草图说》2种　明·兰茂原撰　范洪等抄补

《本草纲目拾遗》9种　清·赵学敏

《本草求原》1种　清·赵其光

《草木便方》1种　清·刘善述　刘士季

鳞之一　龙蛇类27种

蛤蚧《开宝本草》

【释名】《宝庆本草折衷》卷一七：蛤蚧，一名蛤蟹。又以雄者名蛤，雌者名蚧。

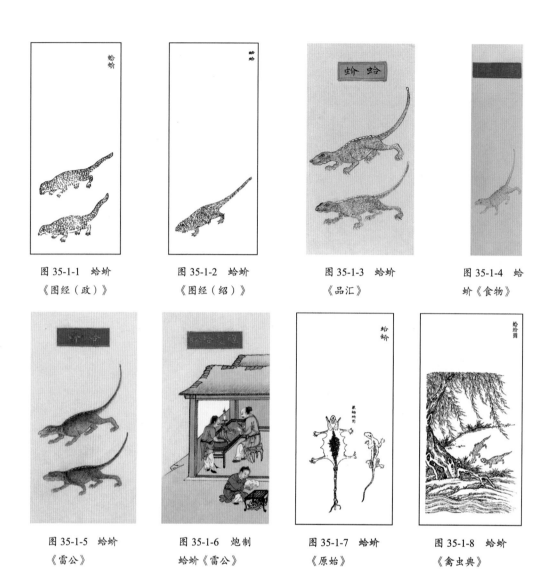

图 35-1-1　蛤蚧　　　　图 35-1-2　蛤蚧　　　　图 35-1-3　蛤蚧　　　　图 35-1-4　蛤
《图经（政）》　　　　　《图经（绍）》　　　　　《品汇》　　　　　　蚧《食物》

图 35-1-5　蛤蚧　　　　图 35-1-6　炮制　　　　图 35-1-7　蛤蚧　　　　图 35-1-8　蛤蚧
《雷公》　　　　　蛤蚧《雷公》　　　　　《原始》　　　　　　　《禽虫典》

　　【集解】《太平御览》卷九五一：《岭表录异》曰：蛤蚧，首如虾蟆，背有细鳞如蚕子，土黄色，身短尾长，多巢于树中。端州子墙内，有巢于厅署城楼间者，旦暮则鸣，自呼蛤蚧，或云鸣一声是一年者。《绍兴本草》卷一八：蛤蚧形如蝎虎，但颇大数倍矣。○岭南多产之。《宝庆本草折衷》卷一七：生岭南山谷及广南水中，及岭外端州或桂林城墙屋间。《本草元命苞》卷八：生岭南山谷，或大树之间。形长四五寸，尾与身相等，如守宫，有雌雄。盖守宫、蝘蜓之类也。故扬雄《方言》云，桂林之中守宫能鸣者，俗谓之蛤蚧。常自呼名蛤蚧。雄者为蛤，口大身小，尾粗。雌者为蚧，口尖身大，尾小。阳人用雌，阴人用雄。《药性粗评》卷四：蚧蛤，状如守宫，稍大，首如虾蟇，背有细鳞，土黄色，一雌一雄，好巢于人家厅署，及城墙大树之间，鸣则自呼其名，曰蚧蛤。最护惜其尾，见人欲取之，遂自啮断其尾，盖药力全在尾上，凡采须得其全可也。《本草求原》卷一六：蛤蚧之类有四：真蛤蚧头圆身细，长五六寸，背褐色，微有黑绿斑，如大守宫，腹白如银。

雄为蛤，皮粗口大，身小尾粗；雌为蚧，皮细口尖，身大尾小，见人欲捕之，多自啮其尾。尾不全者无效。出广南、粤西城垣榕树间，川产更胜。捕得成对、卷榕树皮中者，即真无疑，线缠蒸晒干。若常捕，不论牝牡，只可入杂药。口含少许，奔走不喘者真。○一是石龙子，又名蜥蜴。生石岩间，头扁，身长，尾与身等，长七八寸，大者尺余，其状若蛇，脚似梅花，鳞目五色，多赤斑者，腹多红紫。为雄；色黄身短者，为雌。咸温，偏助壮火，阳事不振者宜之。以其吞霍吐雹则雨，有阴阳析易之义，故亦治癃淋，利水，下血，除癥结，水肿留饮《千金》蜥蜴丸是。阴溃，《外台》方用之。能祈雨，故长于利水。雌雄并用，酒浸炙，去头足。一曰守宫，又名蝘蜓，又名壁虎，俗名四脚蛇。生屋壁间，形小身细，长二三寸，色褐斑黑，食盐及蝎蛊，故治风。咸寒小毒。入血分，治血病，滋阴降痰。其尾善动，打死仍动。尾研细末，弹熟肉上，肉即蠕动。故疮生致命之处，痘出眼目及要害之地，用之移于别处甚捷。麻城移痘方用之。生斩蒸肉食，为瘰疬症妙品。兼服六味滋阴之剂，且毒能攻毒，故治痈疽。世说以朱饲之，满三斤，干末，以涂妇人臂，有交接始脱，故名守宫。此必别有术，今不传矣。守宫祛风、移疮，而石龙利水、壮阳，功用自别。用针揉曲为钓，以蝇作饵，在灶缝中引之即得。一曰水蜥蜴，又名蛇医母。生草泽间，头大，尾短，身粗，色青黄，能入水与石斑鱼合，不入药用。

【修治】《宝庆本草折衷》卷一七：采之须存其尾，割开以竹张，暴干。《本草元命苞》卷八：又曰雌雄相随，入药亦须两用。酥炙者良，尾全为妙。《本草集要》卷六：凡采之，须存其尾，功力全在尾也。入药去头足，洗出鳞鬣内不净，以酥炙用良。《药性粗评》卷四：采得去头足、鳞鬣，酒浸一日，取出拭干，用重纸缓隔，焙焦，贮入瓷器中，悬东舍角畔一宿，研末，收贮听用。

《本草汇言》卷一八：用蛤蚧一对酒润，火上炙黄，研细末，配诸补剂，丸散膏丹，随方加入。《本草撮要》卷九：酥炙或蜜炙，或酒浸焙。

【气味】咸、平、有小毒。《绍兴本草》卷一八。咸，平、微温，小毒。《分部本草妙用》卷四。味咸，性热，有微毒。入心、肾二经。《本草再新》卷一○。

【主治】疗劳嗽方中多用。《绍兴本草》卷一八。补肺虚劳嗽有功，治久嗽不愈。《本草衍义》卷一七。补肺虚，传尸劳嗽。杀鬼物，邪气咳逆。下五淋，通利水道。疗肺痿，嗽出脓血。《本草元命苞》卷八。主治鬼疰邪气，痨病传尸，肺虚久嗽，胸膈喘塞，下石淋，通水道。各入丸散中用之。凡以口含少许，令人奔走不喘者，是其治嗽之验也。《药性粗评》卷四。仍通月经，更利水道。《本草蒙筌》卷一一。

【发明】《太平御览》卷九五一：《岭表录异》曰：里人采之，鬻于市为药。能治肺疾。医人云药力在尾，尾不具者无功。《宝庆本草折衷》卷一七：寇氏所述之方，谓其止劳嗽，解肺间虚热者，全是蛤蚧之本功，余皆泛剂耳。凡欲以蛤蚧治劳嗽者，当别选要药增减佐使，则效倍胜之矣。《本草经疏》卷二二：蛤蚧得金水之气，故其味咸，气平，有小毒。入手太阴、足少阴经。其主久肺劳传尸、鬼物邪气、咳嗽、淋沥者，皆肺肾为病，劳极则肺肾虚而生热，故外邪易侵，内证兼发也。蛤蚧属阴，能补水之上源，则肺肾皆得所养而劳热咳嗽自除，邪物鬼气自去矣。肺朝百脉，通调水道，下输膀胱，肺气清，故淋沥水道自通也。《本草汇言》卷一八：清肺热，补肺虚，《开宝本草》定咳嗽、止传尸之药也。陆平林曰：此物居不独处，出必双行。鸣则牡牝相呼，得阴阳相合之义。故《海药本草》疗肺痿肺痈，咯血咳血，咳逆息急而喘者，投此立定。按《十剂》云：补可去弱，人参羊肉之属。蛤蚧补肺定喘，生津退热，功并人参；益阴血、扶羸弱、止传尸，功同羊肉。凡气液衰、阴血竭者，宜加用之。《本草述》卷二八：蛤蚧之用，类以为补肺气，益精血耳。讵知如斯功用，何独一蛤蚧为然，而乃以之治劳嗽有专功也。试思是物雌雄相媾，果如《海槎录》所说，则以合于含此少许，虽急奔百步不喘者，亦不谬也。夫在人者，神凝则气聚，气足则精完，是物虽微，而精气亦有合于斯理矣。故用治劳嗽，诚不与诸味之补肺气、益精血者可同语也。夫气聚精完，则咳血咯血于何不除？月经于何不通？肺气既完，则通调水道，下输膀胱，又何淋沥之不下而消渴之不愈也？但于肺疾有殊功，余证皆由治肺以及之者耳。《本草汇》卷一七：蛤蚧味咸，气平，有小毒。入手太阴、足少阴经。补肺虚之劳嗽，治上气之喘促。壮元阳而解传尸，止咯血而下石淋。《开宝》治肺劳传尸，咳嗽淋沥者，皆肺肾为病也。劳极则肺肾虚而生热，故外邪易侵，内证兼发也。蛤蚧属阴，补水之上源，则肺肾皆得所养，而劳热咳嗽自除。肺气清，则水道通，而淋沥亦止。《本草新编》卷五：蛤蚧味咸，气平，有小毒。主肺虚声咳无休，治肺痿，〔定喘止嗽，益精血，助阳道〕，血咯不已，逐传尸痨瘵，却着体邪魅，仍通月经，更利水道。至神功用，全在于尾，尾损则无用也。然亦必得人参、麦冬、五味、沙参乃奇。○蛤蚧生于西粤者佳，夜间自鸣声至八九声者为最胜。捕得之须护其尾，尾伤即有毒，所断之尾反可用也。蛤蚧，善能固气，含其尾急趋，多不动喘，故止喘实神。《本经逢原》卷四：蛤蚧味咸归肾经，性温助命门，色白补肺气，功兼人参、羊肉之用。而治虚损痿弱，消渴喘嗽，肺痿吐沫等证，专取交合肾肺之气，无以逾之。愚按：蛤蚧、龙子性皆温补助阳，而举世药肆中皆混称不分，医者亦不辨混用。龙子则剖开如皮，身多赤斑，偏助壮火，阳事不振者宜之。蛤蚧则缠束成对，通身白鳞，专温肺气，气虚喘乏者宜之。虚则补其母也。《本草求真》卷一：蛤蚧补命门相火，温肺气喘乏。蛤蚧端入命〔门〕，兼入肺。绝与蛤蜊不类，生于广南，身长七八寸，首如蟾蜍，背绿色斑，头圆肉满，鳞小而厚，鸣则上下相呼，雌雄相应，情洽乃交，两相抱负，自坠于地，往捕劈之，至死不开，大助命门相火，故书载为房术要药。且色白入肺，功兼人参、羊肉之用，故用能治虚损痿弱，消渴喘嗽，肺痿吐沫等症。专取交合肺肾诸气，入药去头留尾，酥炙，口含少许，虽疾走而气不喘，则知益气之功为莫大焉！但市多以龙子混冒，举世亦不深辨。如龙子则剖开而身多赤斑，皮端助阳火，虽治阳痿，性少止涩。蛤蚧则缠束多对，通身白鳞，兼温肺气，故肺虚喘乏最宜。外感喘嗽勿用。其药不论牝牡皆可，即非相抱时捕之，功用亦同，但其药力在尾，见人捕之，辄自断尾。《本草纲目易知录》卷二：世俗因阅顾玠《海槎录》，云蛤蚧为房中术助阳药。病虚损者，恐其强阳，畏不敢服，又不细审，其所云者取其情洽交合虽死不开者之义，并非统言寻常所取也。

果尔，李时珍何注其功也！故志之。**《医方丛话》卷二**：蛤蚧出蜀中，雌雄相抱。妇人临蓐握掌中，儿即易下。**《檐曝杂记》**载，蛤蚧蛇身，而四足形如虦虎，身有瘢，五色俱备。其疥处又似虾蟆，最丑恶。余初入镇安，路旁见之，疑为四足蛇，甚恶之。问土人，乃知为蛤蚧也。其鸣一声曰蛤，一声曰蚧，能叫至十三声者方佳。其物每一年一声，十三声则年久而有力也。能润肺，补气，壮阳，其力在尾，而头足有毒，故用之者，必尾全而去其头足。**《增订伪药条辨》卷四**：今市肆有一种红点蛤蚧者，有大毒，万不可服。用者须拣尾全者，细验皮色，有无红点，方可入药。炳章按：《檐曝杂记》云：蛤蚧蛇身而四足，形如虦虎，身有瘢，五色俱备，其瘢处又似虾蟇，最臭恶。余初入镇安，路傍见之，疑为四足蛇，甚恶之。问土人乃知为蛤蚧也。郡衙傍山，处处有之，夜辄闻其鸣，一声曰蛤，一声曰蚧，能叫至十三声方止者乃佳。其物每年一声，十三声则年久而有力也。能润肺纳气，壮阳益气。口咬物则至死不释，故捕者辄以小竹片嬲之使咬，即携之来。虽已入石缝中，亦可乘其咬而掣出也。遇其雌雄相接时取之，则有用于房中术，然不易遇也。药肆中所售两两成对者，乃取其两身联属之耳。其力在尾，而头足有毒，故用之者，必尾全而去其头足。郑君云红点，或指活时言，其活时身上五色俱备，在市上通行者，皆青绿色，有鳞屑而无红点也。**《倚云轩医案医话医论》**：蛤蚧以能叫十三声者乃佳。其物每年多一声，十三声则年久而有力，能润肺补气，壮阳定喘。口咬物则至死不释。捕者辄以小竹片嬲之使咬，即携以归。虽入石缝中，亦可乘其咬而掣出之。遇其雌雄接时取之，则有用房中术，然不易遇耳。其力在尾，头足有毒。用者必尾全而去其头足。

【**附方**】**《本草衍义》卷一七**：肺间积虚热，久则成疮。故嗽出脓血，晓夕不止，喉中气塞，胸膈噎痛。蛤蚧、阿胶、生犀角、鹿角胶、羚羊角一两，除胶外，皆为屑，次入胶，分四服。每服用河水三升，于银石器中，慢火煮至半升，滤去滓，临卧微温细细呷，其滓候服尽再捶，都作一服，以水三升，煎至半升，如前服。若病人久虚不喜水，当递减水。张刑部子皋病极，田枢密况送此方，遂愈。

盐龙《本草纲目》

【**集解**】**《本草品汇精要续集》卷七**：长尺余。○出南蛮地。收以海盐饲之，每鳞中出盐则收取。

【**气味**】味咸、苦，性，大热。行走肾经。《本草品汇精要续集》卷七。

【**主治**】盐，主兴阳益肾。盐龙鳞中所出之盐，每以温酒服一钱匕，云能兴阳事。《本草品汇精要续集》卷七。

【**发明**】**《本草品汇精要续集》卷七**：李时珍：按何薳《春渚纪闻》云宋徽宗时，将军萧注破南蛮，得其所养盐龙，长尺余，藉以银盘中置玉盂，以玉箸摭海盐饲之。每鳞中出盐，则收取用。后龙为蔡京所得，及死以盐封数日，取用亦有力。愚按：此物生于殊方，古所不载，而有此功用，亦希物也。因附于此，以俟识者。

守宫《本草纲目》

【释名】《太平御览》卷九四六：扬雄《方言》曰：秦晋西夏谓之守宫，其在泽者谓之蜥蜴，南楚谓之蛇医，或谓之蝾螈，北燕谓之祝蜓，桂林之中守宫大能鸣者谓之蛤蟹。○许慎《说文》曰：荣蚖，蛇医，以注鸣者也。在壁曰蝘蜓，在草曰蜥蜴。蜥蜴，守宫也。○《吴氏本草经》曰：石龙子，一名守宫，一名石蜴，一名石龙子。

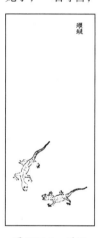

图 35-3-1　蝘蜓
《三才》

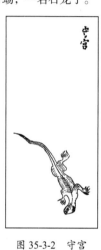

图 35-3-2　守宫
《汇言》

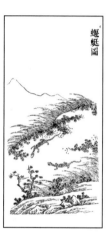

图 35-3-3　蝘蜓
《禽虫典》

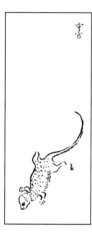

图 35-3-4　守宫
《图说》

【集解】《本草汇言》卷一八：守宫又名蝎虎。李氏曰：蝎虎，生人家墙壁间，状如蛇医，灰黑色，扁首长颈，细鳞四足，长者五六寸，亦不闻噬人。南方有十二时虫，即蝎虎之状，但黄褐青赤四色，十二时中更时变易，亦状守宫。○李氏曰：生山石间，曰石龙子，即蜥蜴。似蛇有四足，头扁尾长形细，大者长尺，小者五六七八寸。有细鳞金碧色。生草泽间者曰蛇医。头大尾短形粗，其色青黄，亦有白斑者。又能入水与鱼合，不入药用。主产壁间者曰守宫，即蝎虎也。似蛇医而短小，身褐色，尾亦短。三种并不螫人。又按《夷坚志》云：刘子见山中有蜥蜴百枚，长二三尺，色金碧光腻如脂，吐雹如弹丸者数十枚。行未数里，俄顷风雷雨雹大作。今道家取此祈雨，盖取此义。《医林纂要探源》卷三：守宫、蝾螈、晰蜴、蝘蜓，《尔雅》只反复相释，不及细别。今考居人家壁间而色黑褐，能食蝎及白蚁者，守宫也。居草泽中而色黄赤体肥大者，蝾螈也。居草石间，色黄赤而尾青绿者，蜥蜴、蝘蜓也。蜥蜴能食蜈蚣，而蛇有受伤者，蜥蜴辄采药救之，故俗曰蛇医。诗人以虺蜴并数之。其色黄赤而尾不绿者，蛮人捕食，谓之山鰌。此一种，而有毒无毒分焉，特分别录之。

【气味】味咸，气寒，有小毒。《本草汇言》卷一八。

【主治】治风瘫急惊，李时珍瘰疬流注之药也。○利水道，通小便，《别录》下瘀血，破胎娠之药也。《本草汇言》卷一八。治中风瘫痪，历节风痛，及惊痫小儿疳痢，血积成痞，疬风瘰疬。《本草洞诠》卷一六。祛风痰，补心血，治惊痫。《医林纂要探源》卷三。

【发明】《太平御览》卷九四六：《淮南万毕术》曰：守宫涂脐，妇人无子。取守宫一枚，置瓮中，及蛇衣，以新布密裹之，悬于阴处百日，治守宫、蛇衣，分等以唾和之，涂妇人脐，磨令温，即无子矣。又曰：守宫饰女臂，有文章。取守宫新合阴阳者，牝牡各一，藏之瓮中，阴干百日，以饰女臂，则生文章。与男子合阴阳，辄灭去。又曰：取七月七日守宫，阴干之，治合，以井花水和，涂女人身有文章，则以丹涂之，不去者不淫，去者有奸。《本草汇言》卷一八：守宫，治风瘫急惊，李时珍瘰疬流注之药也。沈孔庭曰：守宫善食蝎蛊，蝎蛊乃治风要药，故李氏方言守宫所治风痉惊痫诸病，亦犹蜈、蝎之性，能透经络、化痰涎也。且入血分，如瘰疬流注，及疳积食癖，亦属血分凝结于经络，故延生不已。用此攻散凝结之血，所以兼主之也。倘病属血虚气弱，非关风痰风毒所感者，宜斟酌用之。《本草洞诠》卷一六：杨仁斋言，惊痫皆心血不足，蝘蜓之血与心血相似，取其血以补心，故治惊痫。其说近似，而实不然。盖蝘蜓食蝎蛊，蝎蛊乃治风要药，故蝘蜓所治风痉惊痫诸病，亦犹蜈蝎之性，能透经络也。蜥蜴利水，蝘蜓祛风，功用自殊，不可不辨。《本经逢原》卷四：守宫食蝎蛊，蝎蛊乃治风要药。详守宫所治风痉惊痫诸病，犹蜈蚣之性能透经络也；且入血分，故又治血病、疮疡，以毒攻毒，皆取其尾善动之义。麻城移痘方治痘出眼目及正面稠密，用以移痘于不伤命处，其效最捷。观术士以守宫尾杵为细末，弹熟肉上，其肉便翕翕蠕动，移痘方得非从此悟出。陶弘景云：蝘蜓喜缘篱壁间，以朱饲之满三斤，杀，干末，以涂妇人臂，有交接事便脱，故名守宫。苏恭曰：饲朱点妇人臂，谬说也。张华言：必别有术，今不传矣。时珍曰：守宫祛风，石龙利水，功用自别，不可不知。《草木便方》卷二：守虎、壁虎咸寒除疬风，中风瘫痪惊痫攻。手足不遂历节痛，疳痢痒劳血积通。

【附方】《本草汇言》卷一八：治小儿脐风。用蝎虎后半截焙为末，用人乳汁调匀，入雄鸡矢一分，搽舌根及牙关，再以热手轻摩病儿胸腹背间，取汗出，甚妙。邓笔峰方。○治久年风瘫。用蝎虎一个，剪去四足及尾，研烂，珍珠二分和豆腐煮，研细，麝香、冰片各三分，共研匀。大人服三分，小儿服一分，用薄荷汤下。《奇效良方》。○治瘰疬初起。用蝎虎一枚，焙燥研末，每日食后服五厘，酒调下。或乘活捣烂，敷疬渐消。《青囊》。○治男妇大小人血积成块。用蝎虎一枚研烂，白干面五钱，和丸梧子大。每早服三钱，白汤下，当下血块，不过一二次即愈。同上。○治小儿疳积羸瘦，面黄腹大及无辜疳毒。用蝎虎一个微炙干，蜗牛壳三个，靛青二钱，雄黄一钱，俱研细，麝香、冰片各一分，再总研匀，米醋打神曲糊为丸黍米大。每服五丸，白汤化下，早晚各一服。《奇效良方》。○治历节风痛不可忍。用蝎虎三个，白颈蚯蚓五条，俱生研烂，蛴螬虫三个纸包煨研烂，草乌三个，酒煮一时辰，木香五钱，乳香出汗、没药出汗各二钱，麝香、冰片各五分，俱研细，再总研匀，酒打麦面作糊，为丸梧子大。每早晚各服二十丸，渐效。《圣济录》。○治大麻风成癞。用蝎虎五个生捣烂成膏，生半夏二两研细末，和入蝎虎膏内，丸梧子大。每服五十丸，浓煎绿豆汤吞下。《卫生宝鉴》。○治痈疽大痛。用蝎虎焙干研末，脂麻油调傅即止痛。《医方摘要》。○治翻胃方。用蝎虎三五个，取公鸡一只笼住，饿二日，只与水吃，或频灌水数十匙，换净肚肠。将蝎虎切碎，与鸡食之。取粪焙干为末，每服一钱，烧酒送下。○又方，只用活蝎虎一个，烧酒半壶，入蝎虎浸七日，将酒顿热，去蝎虎，只饮酒即愈。治蛊亦同。《万病回春》。

石龙子《本经》

【释名】蛇师《绍兴本草》、石聋《药性粗评》、迅蜓《本草纲目易知录》。

《宝庆本草折衷》卷一七：石龙子。一名山龙子，一名龙子，一名石蝎，一名蜥蝎，一名蝎蜥，一名虵蝎，一名刺易，一名守宫，一名荣螈，一名蝘蝶，一名蝎虎，一名蠦。其黄色者名蛇医，一名蛇舅；其小而黑者名蝘蜓。

【集解】《本草衍义》卷一七：石龙子，蜥蝎也，今人但呼为蝎蜥。大者长七八寸，身有金碧色。仁庙朝，有一蜥蝎在古掖门西浚沟庙中，此真是蜥蝎也。《宝庆本草折衷》卷一七：生平阳川谷山石间，及荆楚、江淮、河济、山南、秦晋、西夏、南阳、襄、安、申州。今处处草泽中，或篱壁上有之。○三、四、五、八、九月采，去腹中物，火干。○恶硫黄、斑猫、芜荑。《神农本经会通》卷一〇：生川谷山石间。五月取着石上，令干。以五色具者为雄而良。色不备者为雌，劣尔。形皆细长，尾与身相类，似蛇着四足。四者一物，形状相类而四名也。在草泽中者名蝾螈、蜥蝎。在壁者名蝘蜓、守宫。入药当用草泽者。

【修治】《本草原始》卷一一：石龙子三、四、八、九月采，去腹中物，以竹棒挣之，熏干入药。或酥炙，或酒炙。惟治传尸劳瘵天灵盖丸，以石蜥蝎连肠肚，以醋炙四十九遍用之。《玉楸药解》卷六：酥炙，研细用。

【气味】咸、寒、有小毒。《绍兴本草》卷一八。咸，温，小毒。《本经逢原》卷四。

【主治】治淋方家亦间有用。《绍兴本草》卷一八。攻通淋血。《药性粗评》卷四。破石淋下血，利小便水道。主五癃闭之神方，祛邪结气之妙剂。《太乙仙制本草药性大全·仙制药性》卷八。消癞通淋，破水积，治瘘疮。《玉楸药解》卷六。其功长于利水。治癥结水肿，尸疰留饮，○滑窍破血，下胎。《本草纲目易知录》卷五。

【发明】《本草衍义》卷一七：石龙子，蜥蝎也，今人但呼为蝎蜥。大者长七八寸，身有

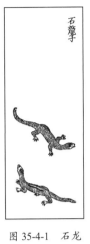

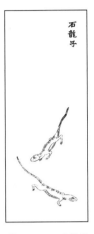

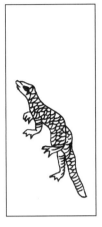

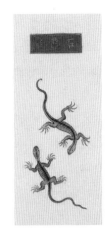

图 35-4-1　石龙
子《图经（政）》

图 35-4-2　石龙子
《图经（绍）》

图 35-4-3　石龙子
《歌括》

图 35-4-4　石龙子
《品汇》

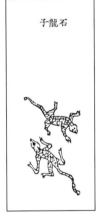

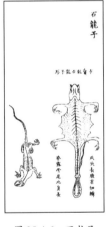

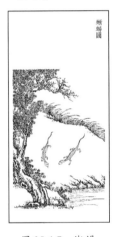

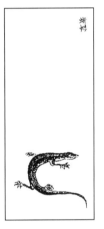

图 35-4-5　石龙子
《太乙》

图 35-4-6　石龙子
《原始》

图 35-4-7　蜥蜴
《禽虫典》

图 35-4-8　蜥蜴
《图说》

金碧色。仁庙朝，有一蜥蜴在古披门西浚沟庙中，此真是蜥蜴也。郑状元有诗。有樵者于涧下行，见一蜥蜴自石罅中出，饮水讫而入。良久，凡百十次，尚不已。樵者疑，不免翻石视之，有冰雹一二升。樵人讶而去，行方三五里，大雨至，良久风雹暴作。今之州县依法，用此祈雨。《经》云治五癃，破石淋，利水道，亦此义乎。**《本经逢原》卷四**：石龙子咸，温，小毒。《纲目》作咸寒，误。产平阳山谷荆襄等处，其类有四。一种生岩石间，头扁身长，尾与身等，长七八寸，大者尺余，其状若蛇而脚似梅花，鳞目五色者为雄，色黄身短者为雌。此物最惜鳞甲，故见人不动，捕之亦不螫人。以其生岩石间，故《本经》谓之石龙子，以其善于变易，吞霾吐雹，有阴阳析易之义，故《字林》谓之蜥蜴，楚人名为蝾螈，实一物也。入药雌雄并用，去头足酒浸酥炙用之。入传尸药，醋炙用之。一种生草泽间，头大尾短身粗，其色青黄，有伤则衔草自敷，故谓之蛇医母，能入水与石斑鱼合，故又名水蜥蜴，不入药用。一种生人家屋壁，形小身细，长三四寸，色褐斑黑者谓之蝘蜓，吴俗名为壁虎，以其居壁而善捕蝎蝇也。或云，饲之以朱，点宫娥臂，故名守宫。一种似守宫而头圆身细，长五六寸，色白如银，通身细鳞，雌雄上下相应而鸣，情洽乃交者，蛤蚧也。荆襄岭泽皆有，而西川产者最胜。捕得成对线缠，炙干，卷榕树皮中者是也。以此明辨，方无误用之失。发明：石龙子为《本经》中品，而《纲目》主治中有《别录》，而无《本经》，岂《本经》之文有所残缺欤，抑《本经》之文误注《别录》欤？其治五癃邪结气，利小便水道，破石淋下血者，以蜥蜴能吐雹祈雨，故治癃淋利水道，是其本性。《千金》治症结水肿，尸疰留饮，有蜥蜴丸，《外台》治阴方用之，皆取其长于利水道耳。按：蜥蜴即是石龙。今房术药中用之，以其兴发助阳而无止涩之患也。**《本草纲目易知录》卷五**：其功长于利水。治癥结水肿，尸疰留饮，五癃邪结气，利小便水道，破石淋下血，消水饮阴。滑窍破血，下胎，妊妇忌之。○葆按：山人俗名迅蜓，谓其疾走迅速意。

脆蛇《本草纲目拾遗》

【集解】**《本草纲目拾遗》卷一〇**：脆蛇，《云南志》：顺宁府出脆蛇，见人则断，人去复续。取而干之，可治肿毒。《滇黔记游》：出滇黔土司，长尺余，伏草莽，见人辄跃起跌数段，顷复合一，色如白金光亮，误拾之，触毒即毙。陈鼎《蛇谱》：脆蛇产贵州土司中，长尺有二寸，圆如钱，嘴尖尾秃，背黑腹白，暗鳞点点可玩，见人辄跃起数尺，跌为十二段，须臾复合为一。不知者误拾之，即寸断，两端俱生头，啮人即毙。出入往来恒有度，捕之者置竹筒于其径侧，则不知而入其中，急持之方可完，稍缓则碎矣，故名曰脆。予家多蓄奇药，曾购得其腊，见寸断处皆光润如新截然，亦一异也。查慎行《人海记》：脆蛇出昆仑山，闻人声即寸断，人伺其断，钳取之，须寸各异处，待风干入药；若少顷无人声，寸寸仍续成蛇。

【主治】治色痨及惊疑丧胆诸症。○肉熬膏，箍痈疽，去风疬。其骨醋磨围肿毒，良。○接断骨。○又治大麻风及痢。《本草纲目拾遗》卷一〇。

【发明】**《本草纲目拾遗》卷一〇**：《滇黔记游》：脆蛇人得而腊之，用接断骨，价值兼金，视其上、中、下，治头腹胫股，无不效。○《滇略》：脆蛇，一名片蛇，产顺宁大候山中，长二尺许，遇人辄自断为三四，人去复续，干之色如黄金，治恶疽，腰以上用首，以下用尾，又治大麻风及痢，近人货之为夹棍药。

蚺蛇《别录》

【集解】**《神农本经会通》卷一〇**：蚺蛇，胆大者三二团，在地行住，不举头者是，举头者非。此胆剔取如米粟，着净水上，浮游水上，回旋行走者为真。多着亦即沉散，其少着径沉者，诸胆血并尔。**《重庆堂随笔》卷下**：蚺蛇出两广，而西省为更多。其形头方口阔，目光如镜，皮色黑白斑然，尾甚细，其末可贯数百钱。土人言蛇大如人臂，行即风生，常竖身三四尺而逐人。性最淫，

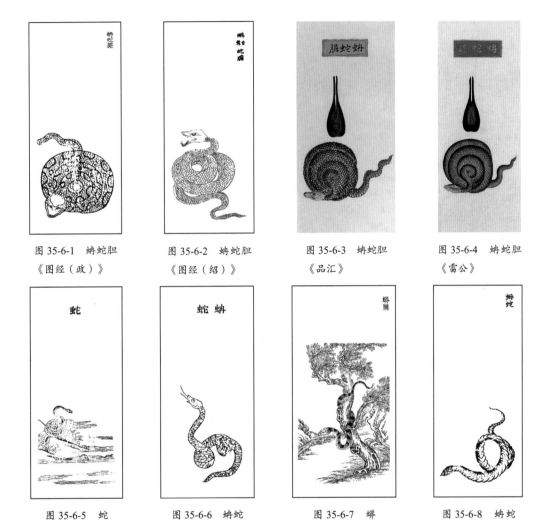

图 35-6-1　蚺蛇胆　　　图 35-6-2　蚺蛇胆　　　图 35-6-3　蚺蛇胆　　　图 35-6-4　蚺蛇胆
　　《图经（政）》　　　　　《图经（绍）》　　　　　　《品汇》　　　　　　　《雷公》

图 35-6-5　蛇　　　　　图 35-6-6　蚺蛇　　　　　图 35-6-7　蟒　　　　　图 35-6-8　蚺蛇
　　《三才》　　　　　　　《备要》　　　　　　　《禽虫典》　　　　　　　《图说》

妇女山行者，皆佩观音藤一条，否则必为其所缠，以尾入阴死。观音藤遍身皆倒刺，似吾乡之虎杖而较柔。人见山有此藤，即知近处有蚺蛇矣。其穴两头皆通，此入则彼出，彼入则此出。捕者探知穴之所在，群集多人，各断藤尺许，携之以往。伺其入穴，以妇女污裈袒衣置诸前穴之口，而燔柴草于后穴，以叉入之，烟满穴中，蛇不能耐，直窜前穴而出，闻衣裈秽气，即盘旋缠绕之，至于破碎而不已，人伺其力懈，群以所赉藤遍掷其身，遂垂首贴地不敢动矣。复用藤作圈套其颈，弄之若鳗鳝然。盛诸竹筐，舁之以归。宰蚺之法，出置于地，先取其胆。胆有二：在肝者曰坐胆，不适于用；在皮曰行胆，以杖频击其一处，则此处渐高如鸡卵，剖之而胆出焉，盖护疼也。炭火煿干，瓷瓶锢之。用作伤科之药，价比兼金。然后直舒其身，以毛竹巨钉钉之于地，剖腹剥皮毕，逐段断之。其颈上藤圈，至断之为段，方可弃去，否则虽已剖腹剥皮，尚能奋跃而起。物之相制，此为最甚矣。其肉能祛风疾，愈疮疡，功效如神，以烧酒浸之，可以历久。其皮蛇大则纹细，乐器中用以鞔三弦之鼓，必硝熟而后可用，生则易蛀易裂也。其骨有名如意钩者，形仅如钱，惟雄者有之，为房术中上药，口衔之可通宵不倦。其腹中之油，力能缩阳，人不可近，稍近之则玉茎睾丸俱入腹中，无药可治。土人云蛇生几年，则阳缩几年，届期自能出也。余在梧州时，见太守永公宰一条，大如屋柱，长二丈余，肉味鲜美，殆胜于鸡。按此可补诸家本草之未详，故录之。

胆

【气味】味甘、苦，气寒，有小毒。《本草集要》卷六。味苦，性凉，有毒。入肝、脾二经。《本草再新》卷一〇。

【主治】散损伤恶血瘀痛。《本草发明》卷六。退目翳，定痫疾。《本草汇言》卷一八。凉血明目，疗疳杀虫。《本草再新》卷一〇。主心腹痛，治疳疮瘘，眼目肿痛用之立效。小儿八痫服之即止。《太乙仙制本草药性大全·仙制药性》卷八。

【发明】《医说》卷三：泉州有客卢元钦，染大风，唯鼻根未倒。属五月五日，官取蚺蛇胆欲进。或言肉可治风，遂取一截蛇肉食之，三五日顿渐可，百日平复。《本草发明》卷六：蚺蛇胆味甘，寒，有小毒。主心腹痛，下部疮，目肿痛。又疗小儿五疳。今人用之，散损伤恶血瘀痛。妇人经后，用些少磨，入阴户中，能绝产。男子一月忌与房，令阳痿。其胆难识，割胆看内细如粟米，着水浮走方真，沉水非也。《本草经疏》卷二二：蚺蛇禀火土之气，其胆为甲乙风木之化，故其味苦中有甘，气寒有小毒。气薄味厚，阴也。降也。入手少阴，足厥阴、阳明经。心腹痛者，虫在内攻啮也。下部疮者，虫在外侵蚀也。湿热则生虫，苦寒能燥湿杀虫，故内外施之皆得也。肝开窍于目，肝热则目肿痛，入肝泄热，则肿痛除矣。今人受杖时，用此噙化，可得不死。其功能护心止痛，使恶血不上薄心，有神力也。《本草汇言》卷一八：退目翳，定痫疾，《日华子》治小儿疳积成劳之药也。魏景山曰：蚺蛇禀火土之气，其胆为甲乙风木之化，故《别录》主目赤肿痛、翳障昏蒙，或五痫陡发，暴仆痰迷，或疳积久困，黄瘠成劳；或跌扑杖打，血闷垂死，或疠风疮癞、血溃肉崩、关节倾败、腐秽臭烂等证。用蚺蛇胆二三分，入口即安。功能化痰活血，护心止痛。受杖人服此，能使恶血流通，不上薄心，真救急之神丹也。姚氏《食物本草》卷一一：《一统志》云：蚺蛇生西南夷孟良府界内，相去云南八千余里。夷人欲捕者，先以鸡骨卜，吉则入山求之。蛇见人辄伏不动。语之曰：中国皇帝求尔胆，可伏死，否则亦不汝赏，是不昭汝灵也。蛇乃反背就剖。今人言胆去犹活，谬耳。胆凡三等，生额下者，以傅毒矢；居腹中，入药治疳，以童便研一合吞，又以少许傅疮孔，立愈；居尾者，不堪用，人亦不取。《本草汇笺》卷九：蚺蛇胆，禀己土之气，其胆受甲乙风木之化，故其味苦中有甘，所主皆厥阴、太阴之病。能明目凉血，除疳杀虫。今世惟为受杖人所需，他症稀使。盖人受杖时，用此噙化，可得不死。其功能护心止痛，使恶血不上薄心，有神力也。真胆绝难得，狭长通黑，皮膜极薄，舐之甜苦，剔取粟许，着净水中，浮游水上，回旋行走者为真。其径沉者，非也。勿多着，亦令沉散。○雷州有养蛇户，每端午日即舁蛇入官，取胆暴干，以充土贡。每先以软草藉蛇于篮中，盘屈之，将取则出于地上，用权拐十数，翻转蛇腹，按定约分寸，于腹间剖出肝胆，胆状若鸭子大，取讫，内肝于腹，以线缝合，异放之，他日再相值，则远远露腹疮，以明无胆。或云：肉极腴美，皮可冒鼓，及饬刀剑乐器，岂有取胆而复纵之？《本草述》卷二八：诸蛇类禀风火之气，唯蚺蛇独禀于己土，而肝胆风木正藉土以为用者也。此舐之其味甜苦，乃其征矣。故风脏之血，因风木得土以全其生化，如用以护心，而无上薄之患者，心固血之主也。用以明目去翳，疗肿痛，止血痢，固肝脏之所司也。又方书类以治小儿五疳证，盖土为木用，何疳病之不瘳乎？亦不独以其杀虫也，虫因风木不化所生，得土为用，而虫无生理矣。然则所云甜苦者诚确，不当以诸胆皆苦之义求之也。《本经逢原》卷四：蚺蛇产岭南，禀己土之气，其胆受甲乙风木，其味苦中有甘，所主皆厥阴、太阴之病。其治心腹痛者，虫在内攻啮也。下部疮者，虫在外侵蚀也。湿热则生虫，燥湿则杀虫，内外施之，皆可取用，更能散肿消血，故直谏之臣受廷杖者，临时服少许则血不凝滞于内。又能明目凉血，除疳杀虫。惜乎难得真者。

【附方】《本草汇言》卷一八：治目赤、目肿、目障、目昏不明。用蚺蛇胆半豆许，水化，点些须于两目眦内，立效。○治五痫痰厥，昏迷卒仆。用蚺蛇胆一分，酒化灌服立苏。每日服一次，连服五次，痫疾永不复发。○治小儿疳积成劳。用蚺蛇胆一钱，每日用一分，胡黄连一分，煎汤调服。服十次全愈。○治杖打血胀垂危，并跌扑极重者。用蚺蛇胆五钱，血竭、乳香、没药、狗头骨、虫、天灵盖、麻皮灰、象牙末各一钱五分，共为末，炼蜜丸弹子大，每丸重三钱，临杖服一丸，护心止痛。○治疠风癞疮，皮肉崩溃者。用蚺蛇胆每日服二分，白汤化服，一月全安。已上五方出顾朽匏《医集》。○治痔疮肿痛。用蚺蛇胆研烂，菜油调涂立效。《医方摘要》。

膏

【气味】气平，有小毒。《神农本经会通》卷一○。

【主治】主皮肤风毒，妇人产后腹痛余疾。《神农本经会通》卷一○。

肉

【气味】味甘，平，有小毒。《药性全备食物本草》卷三。

【主治】主瘟疫气良，可脍食尤妙。《太乙仙制本草药性大全·仙制药性》卷八。酿酒治大风及诸疮瘰疬肤顽，妇人产后腹痛。《药性全备食物本草》卷三。

环蛇《本草纲目拾遗》

【集解】《本草纲目拾遗》卷一○：《蛇谱》云：出三佛齐国，如环，大数围至数十围者，逐兽即疾走，如转车轮于千仞山，兽入环中即毙，其口眼俱生环之半，与尻相对。

【主治】脂：服之刀剑不能伤。《本草纲目拾遗》卷一○。

翠蛇《本草纲目拾遗》

【集解】《本草纲目拾遗》卷一〇：《珍异药品》云：形如曲蟮，长可五六寸，蟠旋作圈。

【主治】治疔毒痈疽良。《本草纲目拾遗》卷一〇。

鳞蛇《本草纲目》

【集解】姚氏《食物本草》卷一一：李时珍曰：按《方舆胜览》云：鳞蛇出安南、云南镇康州、临安、沅江、孟养诸处，巨蟒也。长丈余，有四足，有黄鳞、黑鳞二色，〔能食麋〕鹿。春冬居山，夏秋居水，能伤人。土人杀而食之，取胆治疾，以黄鳞者为上，甚贵重之。按此亦蚺蛇之类欤，但多足耳。陶氏注蚺蛇分真假，其即此也。

胆

【气味】味苦，寒，有小毒。姚氏《食物本草》卷一一。

【主治】主解药毒，治恶疮及牙齿疼痛。姚氏《食物本草》卷一一。

肉

【气味】味甘，平，有毒。姚氏《食物本草》卷一一。

【主治】主杀虫，去死肌，已大风。姚氏《食物本草》卷一一。

蛇蜕《本经》

【释名】《宝庆本草折衷》卷一七：蛇蜕，一名蛇退。〇一名蛇蜕皮，一名蛇皮，一名蛇符，一名龙子皮，一名龙子衣，一名龙子单衣，一名弓皮。〇《是斋方》用者，名龙退。

【集解】《本草衍义》卷一七：蛇蜕从口翻退出，眼睛亦退，今合眼药多用，取此义也。入药洗净。《绍兴本草》卷一八：蛇蜕，即所蜕之皮也。〇唯头尾全长者可用。《宝庆本草折衷》卷一七：蛇蜕生荆州川谷、田野。又云：生南中木石上及屋栱间，退于石上者佳。〇五月采。〇畏磁石及酒。〇蛇之色品多矣。其所蜕皮，雷公辨择然矣。《本草崇原》卷下：蕲州之白花蛇，龙头虎口黑质白花者，其蜕尤佳。

【修治】《太乙仙制本草药性大全·仙制药性》卷八：凡使勿用青、黄、苍色者，要用白如银色者。凡欲使先于屋下以地掘一坑，可深一尺二寸，安蛇皮于中一宿至卯时出，用醋浸，于火上炙干用之。

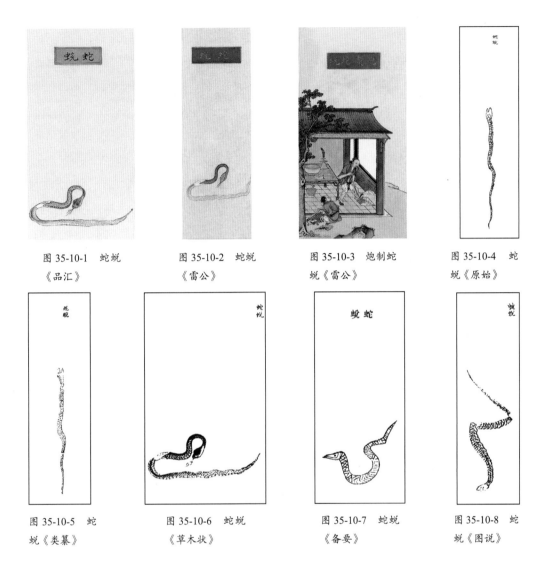

图 35-10-1　蛇蜕　　　图 35-10-2　蛇蜕　　　图 35-10-3　炮制蛇　　　图 35-10-4　蛇
　　　《品汇》　　　　　　　《雷公》　　　　　蜕《雷公》　　　　　蜕《原始》

图 35-10-5　蛇　　　图 35-10-6　蛇蜕　　　图 35-10-7　蛇蜕　　　图 35-10-8　蛇
蜕《类纂》　　　　　　《草木状》　　　　　　《备要》　　　　　蜕《图说》

【气味】味咸、甘，平，无毒。《绍兴本草》卷一八。味平，气微温，有毒。《药性要略大全》卷一〇。甘、咸，寒。《医林纂要探源》卷三。味甘，性寒，有毒。入肝、脾二经。《本草再新》卷一〇。

【主治】治难产及小儿惊风。《绍兴本草》卷一八。主瘻瘲惊痫，癫疾寒热；疗客忤蛇痫，弄舌摇头。杀蛊毒百邪鬼魅，治疬疡紫白癜风。眼药多用，喉痹当施。横生难产，盐泥固济，烧灰，榆白皮汤调下；吹奶肿痛，存性火煅，为末，无灰酒调温服。《本草元命苞》卷八。辟恶，止呕逆，明目去翳膜。火熬之良，甚疗诸恶疮。《本草集要》卷六。去翳膜，明澈双睛；止呕逆，辟除诸恶。疗大人肠痔蛊毒，治小儿瘻瘲惊痫。疗蛇痫弄舌摇头，理五邪言语僻越。癫疾寒热治良，安胎热用尤捷。《太乙仙制本草药性大全·仙制药性》卷八。

【发明】《本草经疏》卷二二：蛇蜕，蛇之余性犹存，不以气味为用者。故蛇之性上窜而主风；蜕之用，入肝而辟恶，其性一也。小儿惊痫、瘈疭、癫疾、寒热，蛇痫弄舌摇头，大人五邪，言语僻越，皆肝经为病，邪恶侵犯也。蛇蜕走窜，能引诸药入肝散邪，故主如上等证。善能杀虫，故主肠痔、虫毒、恶疮。邪去木平，故止呕咳，明目。今人亦用以催生、去翳膜者，取其善脱之义也。○小儿惊痫癫疾，非外邪客忤，而由于肝心虚者，不效。《本草汇言》卷一八：神农散风毒，时珍解痫疡，甄权开喉痹之药也。李秋江曰：蛇蜕统一身之衣，从口退出。龙则脱骨，蛇则脱皮也。蛇以腹行而速，其性上窜，蜕则自里出表，退脱而解，专治风动为病。故前古主小儿百二十种风邪惊痫癫疾，四肢瘈疭，摇头弄舌，寒热等证，皆属厥阴肝经为病也。如日华方治大人喉痹不通，小儿重舌重腭，及目翳眵障，丁肿痛毒，亦取此属风性窜，攻而善散，蜕而善解之义。须五月蜕之为佳。《本草述》卷二八：第蛇蜕用之，在《本经》言其治小儿惊痫，癫疾瘈疭，弄舌等证，即《别录》亦云治大人五邪，言语僻越，乃方书用之又鲜，即以治小儿亦少，不如《本经》所云，何哉？盖同此善行数变之本气，但蜕却主于在表，犹人身天表之分也。故方书治目疾居多，而退目翳为最。又如大人喉风木舌，小儿重舌口紧等证，大人痔病，疗肿漏疮肿毒，皆取其于阴血之风病，而患于表分者为最切耳。然则方书之治惊痫等证，固有在彼不在此者，犹之外治诸证，又在此而不在彼也，岂得不细审哉？《本草汇》卷一七：蛇蜕，蛇之余，性犹存，不以气味为用者。蛇之性上窜而主风，蜕之用入肝而辟恶。瘈疭弄舌等症，皆肝经之患也。蜕能走窜，善引诸药入肝而除邪耳。

《本草崇原》卷下：痫证唯一，即曰惊痫。复曰蛇痫，则痫证不止一端，若以内之七情，外之形象求之，不啻百二十种，先圣立言，当意会也。《玉楸药解》卷六：蛇蜕味咸，气平。入手太阴肺经。发表驱风，退翳败毒。蛇蜕发散皮毛，治疮疡毒肿。至于退翳膜，止惊痫，则非蛇蜕、蝉蜕所能奏效。庸工往往不解病源，而但用表散之品，可见庸陋极矣。《医林纂要探源》卷三：凡蛇感湿热之气，则肌肤发痒而皮壳枯脱。其有蜕亦毒气于是而舒也。宜取新脱色白者，皂荚水洗过，或酒、醋、蜜浸炙黄，或烧灰存性，随宜制之。缓肝保心，去毒热，除风湿，平君相之火，以滋养真阴。能定惊痫，去皮肤之湿热；能治疥癣痫疽，疗肿痔瘘，舒气血中之风热；能治重舌喉痹，又治目翳，催生产，取其能脱也，又能祛鬼魅，解蛊毒，亦取其有所蜕也。凡蛇蜕皆可用，特附说于此。

【附方】《宝庆本草折衷》卷一七：治小儿重腭、重龂肿痛。烧末傅之。《圣惠方》。○治恶疮似癞。烧全者一条为末，猪脂和傅上。《千金方》。○治紧唇。烧灰，先拭之，傅上。同上。○治陷甲入肉，有血疼痛。蛇皮一条烧存性，雄黄一弹子同研，以温浆水洗疮，针破贴药。初虞世。○治豆疮后，余毒上攻，咽喉闭壅，声语不透。以此皮于麻油灯上烧存性，碾末，沙糖和为饼子，嚼服甚效。《经验方》。

《太乙仙制本草药性大全·仙制药性》卷八：治白驳。用烧末，醋糊傅上佳。○治身体白驳。以皮熟摩之数百遍讫，弃皮于草中。○治诸肿失治有脓。烧蛇蜕皮，水和封肿上即虫出。○日月未足而欲产。以全蛇蜕一条，欲痛时，绢袋盛遶腰。○治恶疮十年不差似癞者。烧全蜕一条为末，猪脂和傅上。○治横生难产者。蛇皮一条，瓶子内盐泥固济，存性烧为黑灰，每服二钱，用榆白皮汤调服立下。○五痔脱肛。以死蛇一枚指大者湿用，掘地作坑烧蛇，取有孔板覆坑坐上，虫尽出也。○主蛇露疮。用蛇蜕烧末，和水调傅上。○治缠喉风。喉中如束气不通，蛇蜕炙黄，以当归等分为末，温酒调一钱匕，得吐愈。○治产不顺，手足先见者。蛇蜕皮烧作灰，研，面东酒服一钱匕，更以药末傅手足，即顺也。○疗儿吹着奶肿疼欲作，急疗方：蛇蜕一尺七寸，烧令黑，研，以好酒一盏，微研顿服，未甚效，更服。○小儿初生月蚀疮及恶疮。烧末和猪脂傅上。○小儿喉痹肿痛。烧末，以乳汁服一钱效。○小儿重舌。焦炙研末，日三傅舌下，一度着一豆许。○治小儿吐血。烧蛇蜕末，以乳汁调服。○治小儿生诸毒疮在头面。烧末和猪脂傅上。

《本草汇言》卷一八：治遍身一切风癣风癞，风核风毒，风麻风痛，风瘢风痒，风痰流痛诸疾。用蛇蜕一条去头尾，酒浸炙黄为末。每早晚各服五分，和雄黄末二分，白汤调服。○治一切疔肿痛毒垂危者。用蛇蜕二条去头尾，制法同前。俱研末，一条作五次用，真粪清一盏，调服一条。用新鲜人粪调涂患处四围，毒势渐减。○治喉痹肿痛。用蛇蜕一条去头尾，制法同前。每服一钱，白汤调服。小儿减半。又一方，用蛇蜕揉烧烟，竹筒吸入喉间即通。○治小儿百种风邪，惊痫癫疾，或四肢瘈瘲，或摇头弄舌，寒热往来诸证。用蛇蜕一条去头尾，制法同前。研细末，配雄黄、胆星、天竺黄、黄连、甘草各三钱，俱研极细末，总和匀。每遇此患，服三分，薄荷汤调服。已上五方俱出《方脉正宗》。

黄颔蛇《本草纲目》

【释名】慈鳗蛇姚氏《食物本草》。

【集解】**姚氏《食物本草》卷一一**：黄颔蛇，俗名慈鳗蛇。多在人家屋间，吞鼠子、雀雏。身上黄黑相间，喉下色黄，大者近丈。不甚毒，丐儿多养为戏弄，死即食之。

肉

【气味】味甘，温，有小毒。姚氏《食物本草》卷一一。

【主治】治风癞顽癣恶疮。须酿酒，或作羹亦可。姚氏《食物本草》卷一一。

头骨

【主治】烧灰，治久疟，入丸散用。姚氏《食物本草》卷一一。

蛇吞鼠

【主治】治鼠瘘蚁瘘有细孔如针者。以腊月猪脂煎焦，去滓涂之。姚氏《食物本草》卷一一。

蛇蚕蛙

【主治】治噎膈。姚氏《食物本草》卷一一。

【发明】《调疾饮食辩》卷六：黄喉蛇即黄颔蛇。赤楝蛇，即赤蛇，又名桑根蛇，俱已见前，皆大毒杀人，而诸家方中用之，已属非是，且用自死者，其好奇无理，尤为可笑，《千金方》乃至用自死黄颔、赤，烧焦为末，治疯犬咬伤。此乃必死恶症，救宜极早，庶可回生。乃欲寻自死蛇，知在何年何地乎。古人有如此奇方，后人不知驳正，反笔载之，更奇而又奇也。况自死禽兽犹且害人，蛇本毒物，加以自死，其毒何如，可酿酒、可入丸散乎。医书每用自死龟板，似亦非理。至于救疯犬伤，不拘何蛇，可食者食之，以头尾烧焦为末，涂患处。毒蛇不可食者，外用涂之皆可。

水蛇《本草纲目》

【集解】姚氏《食物本草》卷一一：水蛇，一名公蛎蛇。所在有之，生水中。大如鳝，黄黑色，有缬纹，啮人不甚毒。能化为黑鱼者，即此也。《调疾饮食辩》卷六：此种，古人治病但用其皮。《圣惠方》治消渴，亦只用皮方不甚佳，不录。想其肉不可食矣。

肉

【气味】味甘、咸，寒，无毒。姚氏《食物本草》卷一一。

【主治】治消渴烦热，毒痢。姚氏《食物本草》卷一一。

皮

【主治】治天蛇毒疮。姚氏《食物本草》卷一一。烧研，治小儿骨疳。《得配本草》卷八。治骨疳，骨痛甚，出脓血。《本草求原》卷一六。

乌蛇《开宝本草》

【释名】剑脊乌稍《本草衍义》、断草乌《本草纲目拾遗》、黑花蛇《调疾饮食辩》。

【集解】《本草衍义》卷一七：乌蛇尾细长，能穿小铜钱一百文者佳。有身长一丈余者，蛇类中此蛇入药最多。尝于顺安军塘泺堤上，见一乌蛇，长一丈余，有鼠狼啮蛇头，曳之而去，是亦相畏伏尔。市者多伪以他蛇熏黑色货之，不可不察也。乌蛇脊高，世谓之剑脊乌稍。《宝庆本草折衷》卷一七：生商洛山，及蕲黄州、顺安军塘泺上及芦丛中。《汤液本草》卷六：背有三棱，色黑如漆，性善，不噬物。江东有黑稍蛇，能缠物至死，亦是其类。生商洛山。《本草元命苞》卷八：今蕲、黄所产，背有三棱，色黑如漆。其性至善，不噬生命。头有逆毛，二寸一路，可长半分，头尾相对，用之入神。形小，称重一两，尾细穿钱百文。居芦丛，乘南风而吸，至枯死眼不陷，最灵。它蛇熏黑，将以乱真，惟眼不光为异。用酒浸服通神。

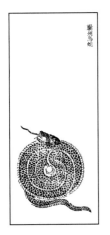

图 35-13-1 蕲州乌蛇《图经（政）》

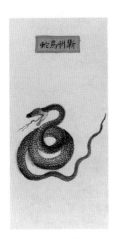

图 35-13-2 蕲州乌蛇《品汇》

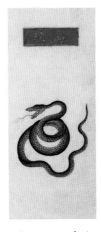

图 35-13-3 乌蛇《雷公》

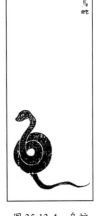

图 35-13-4 乌蛇《原始》

肉

【修治】《本草集要》卷六：尾细尖长者佳，眼不陷为真。酒浸，去头尾，炙熟，去皮骨，入丸散用。亦浸酒合膏。《药性粗评》卷四：取获去头尾，剥去皮，剖去肠秽，切成陵子，煎令香熟，任意食之，无异鸡鱼之味。

【气味】味甘、温、有小毒。《绍兴本草》卷一八。味甘、咸，气平。《药性要略大全》卷一〇。

【主治】疗头面皮肤诸风，用之颇验。《绍兴本草》卷一八。主诸风瘾疥癣，疗皮肤顽痹不仁。医疬病眉毛脱落，治风瘫行步艰辛。《本草元命苞》卷八。主治大人小儿风疥瘾，癣癫瘑痒，眉髭脱落，皮肤顽痹，手足拘挛，一切风气皆有奇功。《药性粗评》卷四。去疮疡、风热诸风。《药性要略大全》卷一〇。

【发明】《朝野金载》卷一：泉州有客卢元钦染大疯，惟鼻根未倒，属五月五日，官取蚺蛇胆欲进，或言肉可治疯，遂取一截蛇肉食之，三五日顿渐可，百日平复。又商州有人患大疯，家人恶之，山中为起茅舍。有乌蛇坠酒罂中，病人不知，饮酒渐差。罂底是蛇骨，方知其由也。《分部本草妙用》卷七：已大风诸症，与白蛇同功。但乌性善，而白性毒耳。其膏绵裹塞耳，可愈耳聋。《本草述》卷二八：李氏谓此种与白花蛇同功，但性善耳。第两种虽味俱甘，皆入血。而白花蛇独兼有咸，则入血而驱风者。乌梢似难与之同。故《本草》所列主治，即有轻重之别也。但方书之用乌者，于他证或与白花蛇合用，或分用，且用乌蛇反多于白者，岂以其性善之故，于他证更有攸利欤？《玉楸药解》卷六：乌梢蛇味咸，气平。入足厥阴肝经。起风瘫，除疥疬。乌梢蛇穿筋透络，逐痹驱风。治中风麻痹，疥疬瘙痒，与白花蛇同。风癫因风伤卫气，卫敛营郁，营热外发，红点透露则为疹，红点不透，隐于皮里，是为隐疹，隐而不发，血热瘀蒸，入而肌肤溃烂，则成痂癞。仲景有论及之，而后世不解，用搜风之物，枉害生灵，无补于病。诸如此类，概不足取也。《医林纂要探源》卷三：功用同白花蛇，而尤能滋阴明目。蛇目虽死而光不枯，故皆能明目。此色黑，尤得阴性之纯，而不甚毒，尤能澄清肾水，以有滋阴明目之功云。《调疾饮食辩》卷六：黑色蛇除此二种外，均杀人，慎不可食。此二种既云性善，毒宜较轻，何以刘纯《治例》及《乾坤秘韫》，皆用其肉喂鸡，然后食鸡治病。考方书用此法，盖因物性极毒，不敢径食其肉，不得已辗转迂回，而出于此。乃不施于性恶之蛇，而施于此，或者以其不噬人，不食生命，为善而毒亦无异他乌蛇之甚乎，用宜审慎也。又俗传乌蛇行过之路，草俱变黑者，乃为至宝，幻谈也。

《随息居饮食谱·鳞介类》：或谓君以限于篇幅，虽谷肉果菜未及遍搜，顾因鳗鳝而类及于蛇，岂以其形相若耶？然毒物恶，可以供馔也。余曰：子但知蛇之毒，不可以供食，而不知腊之以为饵，可已大风挛踠，瘰疬，去死肌，杀三虫，更有乌蛇之性善无毒，误饮其酒者，大风遂愈，此非常之士，能立非常之功也。彼鳗鳝者，世以为寻常食品，竟有食之而即死者，此庸碌之人，往往偾事也。类而谱之，可为任才者，循名不责实之鉴，岂徒为饮食之人费笔墨哉？

金蛇《开宝本草》

【集解】**《宝庆本草折衷》卷一七**：生滨、澄州。**《太乙仙制本草药性大全·本草精义》卷八**：金蛇出宾、澄州，大如中指，长尺许，常登木饮露，体作金色，照日有光，及能解金毒。亦有银蛇解银毒。今不见有捕得者。而信州上饶县灵山乡出一种蛇，酷似此，彼人呼为金星地鳝，冬月收捕之，亦能解众毒，止泄泻及邪热。人中金毒候之法，合瞑取银口中含，至晓银变为金色者是也。令人肉作鸡脚裂。

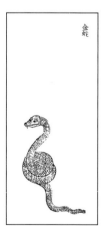

图 35-14-1 金蛇
《图经（政）》

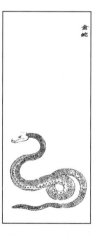

图 35-14-2 金蛇
《图经（绍）》

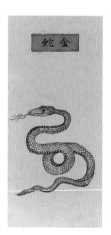

图 35-14-3 金蛇
《品汇》

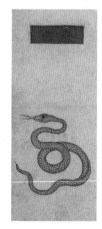

图 35-14-4 金蛇
《雷公》

【气味】味咸，平，无毒。《宝庆本草折衷》卷一七。

【主治】解生金毒。中金药毒者，取蛇四寸，炙黄，煮汁饮。《宝庆本草折衷》卷一七。金蛇能解生金毒，银蛇亦解银毒。《太乙仙制本草药性大全·仙制药性》卷八。

【发明】《绍兴本草》卷一八：金蛇与银蛇二种，《本经》止云解金银毒，余无为用，然近世亦未见入方，固非起疾之药矣。

蛇婆《本草拾遗》

【集解】《证类本草》卷二二：〔《本草拾遗》〕生东海，一如蛇，常在水中浮游。

【气味】味咸，平，无毒。〔《本草拾遗》〕。《证类本草》卷二二。

【主治】主赤白毒痢，蛊毒下血，五野鸡病，恶疮。炙食，亦烧末服一二钱匕。〔《本草拾遗》〕。《证类本草》卷二二。

白花蛇《开宝本草》

【集解】《本草衍义》卷一七：白花蛇诸蛇鼻向下，独此蛇鼻向上，背有方胜花纹，以此得名。《鸡肋编》卷下：今医家所用，惟取蕲州蕲阳镇山中者。去镇五六里有灵峰寺，寺后有洞，洞中皆此蛇，而极难得，得之者以充贡。洞内外所产，虽枯两目犹明。至黄梅诸县虽邻境，枯则止一目明。其舒州宿松县又与黄梅为邻，间亦有之，枯则两目皆不明矣。市者视此为验，以轻小者为佳，四两者可直十千足。土人冬月寻其蛰处而撅取之，夏月食覆盆子者，治疾尤有功。采者置食竹筒中，作绳网以系其首，剖腹乃死。入药以酒浸煮，去首与鳞骨，三两可得肉一两用也。《宝庆本草折衷》卷一七：生南地诸山中，及蜀郡、黔中，蕲、邓州。《本草元命苞》卷八：生南地蜀郡、黔中，惟蕲州、邓州者妙。九、十月采捕，火干。其背有白花方胜。诸蛇鼻向下，独此鼻向上。换酒浸入药，去皮骨炙黄。《太乙仙制本草药性大全·本草精义》卷八：赵延禧云，遭恶蛇所螫处，贴蛇皮，便于其上炙之，引出毒气，即止。○凡使，即云治风。元何治风？缘蛇性窜，即令引药至于有风疾处，因定号之为使。凡一切蛇须认取雄雌及州土。有蕲州乌蛇，只重三分至一两者妙也。头尾全，眼不合如活者，头上有逆毛，二寸一路可长半分已来，头尾相对，使之入药。彼处若得此样蛇，多留供进，重二两三分者，不居别处也。《干宁记》云：此蛇不食生命，只吸芦花气并南风，并居芦枝上，最难采捕，亦不害人也。又有重十两至一镒者，其蛇身乌光，头圆尾尖细，眼目赤光，用之中也。蛇腹下有白肠带子一条，可长一寸已来即是雄也。《本草汇言》卷一八：欲识真伪，悬蛇于瓮上或缸上，注酒数斗，酒即冉冉而动如沸者，若磁石之翕铁、琥珀之拾芥然。否则形色虽备，亦无力也。土人仅饮此酒，亦获大益。得此真蕲蛇入药用，功力大倍。《增订伪药条辨》卷四：蕲蛇真蕲州所产之蛇。龙头虎口，黑质白花，胁有二十四个方胜文，腹有念珠斑，口有四长牙，尾上有一佛指甲长一二分，肠形如连珠。市肆有用本地白花蛇伪充。欲辨真伪，但视蛇虽干枯，而眼光不陷者为真。故罗愿《尔雅翼》有云：蛇死目皆闭，惟蕲蛇目开如生耳。炳章按：《虞初广志》云：蚺蛇大者达十余丈，围可八九尺，为蛇中之最大者，故又名王蛇。属动物学蛇类中之阔口类。其部分之构造，头部以下，躯干及尾，无显然之判别。皮肤中含有色素，成特有之体色。外皮半脱数次，谓之蛇脱。此系蛇类之特别机关，因蛇类外皮，无生长之力，故苟躯干增大，势必脱去之也。心脏具二心耳，一心室，故生理学上之消化作用欠缺，而血行迟缓，其所以成冷血动物者此也。此蛇腹部之下，尚存有后足遗迹，由动物学之历史考之，可知其蜕变之迹。现多产热带诸地，岭南亦着，皆夙以为贡品。如《唐书·地理》所谓广州土贡鳖甲、蚺蛇是也。常栖树上，虽无毒齿，而筋肉强大，能咬杀人畜，候麋鹿过者，吸而吞之，至已溶化，即缠束大树，出其头角，乃不复动。土人每伺而杀之，其所以能吞较己大之动物者，即以此蛇无胸骨，而体中筋肉可任意张缩也。《金楼子》有《楚辞》云蛇有吞象其大如何之句，或谓指巴蛇，或云即指此也。《埤雅》云：蚺蛇尾圆无鳞，身有斑绞，故如暗锦缬，似鼍行地，常俯其首，胆随日转，上自近头，中自近心，下自近尾。蚺蛇肉，俗谓食之辟蛊毒。其牙长六七寸，土人云，利远行，避不祥，每枚值牛数头。其说亦见于《括地志》。然最贵者为胆，能疗疾。唐时敕令桂、贺、泉、广四州轮次以进。段公路亦云：广州南海县，每年端午日，尝取其胆贡进。蛇则诸郡采送事参亲看出之，郑重如此，实则由身中具一种特别之液体，利去风湿诸疾。其皮性坚韧，可鞔鼓，今潮州亦有为之者，其声绝类象皮鼓。盖蚺蛇全体殆无一非有用之材也。据前辨蚺蛇，乃产两广深山热带地者，故其形甚大。我浙江金、衢、严等所产亦多，惟大者绝少。是蛇一日中惟午时开眼，其捕法，以长竹竿端系绳圈，打于丛草上，如下有蚺蛇，则草经打摇动，而蛇遂直立欲扑状，即以绳圈套于蛇身抽紧，则蛇将绳缠紧，遂持竹竿于石上，将竹竿压于蛇上，以利刃剖蛇腹去肠脏，以竹鎗撑而晒干。惟胆亦取出收藏，以作药用。郑君有言以白花蛇伪充，白花蛇甚小，重不及两。干蚺蛇大者十余两，小者五六两，断不能充。且白花蛇价昂蚺蛇十倍。惟初生小蚺蛇充白花蛇，或亦合理，惟斑纹亦有不同耳。

【修治】《本草衍义》卷一七：用之去头尾，换酒浸三日，弃酒不用，火炙，仍尽去皮、骨。此物毒甚，不可不防也。《宝庆本草折衷》卷一七：九十月采捕，去腹中物蟠之，烧大砖通红，沃醋令热蒸，置蛇于上，用盆覆一宿，仍火干。

【气味】味甘、温、有毒。《绍兴本草》卷一八。味甘、咸，温，有大毒。《宝庆本草折衷》卷一七。

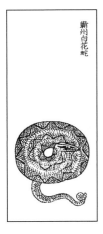

图 35-16-1 蕲州白
花蛇《图经（政）》

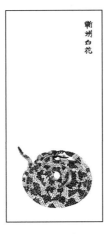

图 35-16-2 蕲州白
花《图经（绍）》

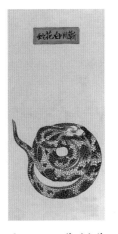

图 35-16-3 蕲州白花
蛇《品汇》

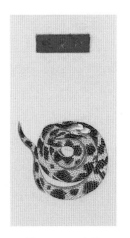

图 35-16-4 白花
蛇《雷公》

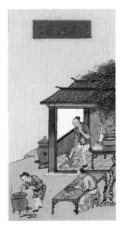

图 35-16-5 炮制白
花蛇《雷公》

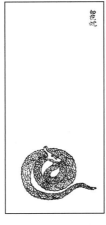

图 35-16-6 白花
蛇《原始》

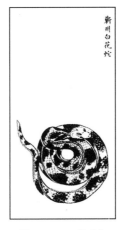

图 35-16-7 蕲州白
花蛇《草木状》

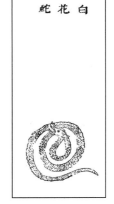

图 35-16-8 白花
蛇《类纂》

【主治】主中风，湿痹不仁，筋脉拘急，口面㖞斜；疗瘫缓，半身不遂，骨节疼痛，大风疥癞。医肺风瘾疹遍身难痊，治暴风脚弱不能久立。《本草元命苞》卷八。止风痛甚速，性窜而然；去风毒弥佳，力倍故尔。功力倍于诸蛇。癞麻风、白癜风、髭眉脱落、鼻柱坏者急求，鹤膝风、鸡距风、筋爪拘挛、肌肉消蚀者速觅。诸药力莫及者，悉能引达成功。《本草蒙筌》卷一一。治一切风症，力倍诸蛇，癞麻风，白癜风，髭眉脱落，鼻柱榻坏者，急须求之。鹤膝风，鸡距风，筋爪拘挛，肌肉消蚀者，速为觅用。《本草汇》卷一七。

【发明】《绍兴本草》卷一八：白花蛇取肉用，性味、主治具于《本经》，然但疗风诸方用之颇验。〇唯产蕲州者入方用之，取效的矣。《宝庆本草折衷》卷一七：艾原甫论已为风门，蛇属巳，故锐于理风。今白花蛇又锐于诸蛇矣。《琐碎录》辨此蛇，蕲州出者两眼如蝉壳，口有獠牙，背有金线，此力尤倍。又庐州出者一眼枯，一眼金色，头方而背花方胜，不插串而自蟠屈，尾尖白爪，此为次也。《图经》及寇氏皆言头尾无用，而古方乃以花蛇之头合蛇头元疗小儿急慢惊风，则是蛇头亦有用矣。要知用蛇身者，但当除其项颈及尾各一尺耳。《名医录》谓昔有患者，遇饥而食，食至胸即吐。众医为噎疾、膈气、翻胃三证治之，略不应，召老医任度视之，曰：非此三证，因食蛇肉不消而心腹中有蛇成形也。患者曰：旧有大风，当食蛇肉。今风稍愈，复苦此疾，任度以芒消、大黄合而治之，微泄利而愈。识者以为蛇瘕之病，故知药中用蛇者，必当严于修制也。**《本草经疏》卷二二**：白花蛇，生于土穴阴霾之处，禀幽暗毒厉之气，故其味虽甘咸，性则有大毒也。《经》曰：风者，百病之长，善行而数变。蛇性走窜，亦善行而无处不到，故能引诸风药至病所，自腑脏而达皮毛也。凡疠风、疥癣、㖞僻、拘急、偏痹不仁因风所生之证，无不藉其力以获瘥。本经着其功能，信非虚矣。**《本草乘雅半偈》帙一〇**：蛇字，古但作它耳。从虫而长，象冤曲垂尾形，上古草居患蛇，故相问：无它乎。今之字旁加虫，而变其音。《考工记》以为纡行之属，故退食委蛇，亦用蛇字。蛇性窜疾，独居处隐僻，禀随风重巽之体用，风大动静之本性，故身形端直而象甲，尾甲纡行而象乙。虽标甲胆乙肝之木行，复具时四，干十，支十二，节二十四之全数也。《埤雅》言：蛇以眼听。《尔雅翼》言蛇死目皆闭，蕲产者目开如生。舒蕲两界者一开一闭，此理之不可晓者。然肝开窍于目。庄周云蛇怜风，风怜目，故蛇听以眼。精专于目，蕲东南也，具巽位之生成，故至死不变耳。《埤雅》言蛇盘向壬，壬北方也。又言十二子辰为龙，巳为蛇，巳六阳具，不为龙而为蛇者，龙至此而亢，宜为蛇而已。然壬固位北，而蛇不归坎，此以丁向壬，丁壬合而化干之风木；亥向巳，巳亥对而待支之风木，岂龙至此而亢，宜为蛇而已。故蛇有两肾，左曰水藏，亥支之阴水；右曰火藏，壬干之阳水。有壬巳，则有丁亥；有流行，则有对待；有干木，则有枝木矣。又不独精专胆窍，且精专胆府。观蚺蛇胆随日转，上旬在头，中旬在心，下旬在尾。更有应胆，击首则应首，击尾则应尾，击左右则应左右，取而还生者应胆也，精专肝胆，斯足征矣。更观螣蛇雄鸣上风，雌鸣下风而化成形，游于雾露，乘于风雨，行非千里不止。禀随风重巽之体用，风大动静之本性，亦足征矣。先人云：蛇禀风性，白花者更秉金制，则凡风力有所不逮动摇失矣。用益风大之力，仍相待成摇，互持四大中者，莫良于此。是以力主中风，微则痹闭不仁，或瘙痒，或疥癣；甚则暴风、大风，或筋脉拘急，骨节疼痛，或口面㖞斜，半身不遂，或脚弱不能久立。此皆风气通于肝，肝藏筋膜之气也。大筋聚于节，筋骨相亲着也。所谓微则侮己所胜之土，埃土飘扬，丘陵崩溃；甚则病己所赋之形，草木摇落，摧拉倾仆者是也。**《本草述》卷二八**：诸蛇方书言其性善窜，且十二子中，巳为蛇，禀随风重巽之体用者也。若然，则此种禀于六阳盛气，用益风大之力，故其性善窜，可以疗善行数变之风。况此种于治风为最乎？属外中之风，固所应投。若投之内风诸证，不能已疾，而实甚之矣。虽然，先哲有云湿病似中风，又云《医垒元戎》曰酒湿之为病，亦能作痹证，口眼㖞斜，半身不遂，浑似中风。舌强不正，当泻湿毒，不可作风治之而汗也。按此则知，所患前证，岂止风之一端而已？余即是说而绎之，湿痹还有病风者，又不独似风而已。盖其血脉之所壅阻，即病于风，久之血中郁为风毒，以心脏同风脏也，得毋《开宝本草》之所谓中风湿痹者，乃指此证乎？不则先因于风之郁以病气，遂致血壅而患于湿痹者乎？后学不揣，但滚同谓兹物治风，妄投贻害，殊不浅也。试观张鸡峰白花蛇膏云治营卫不和，阳少阴多，手足举动不快者，其取义不与此合乎？鸡峰为先代名流，岂如后来之贸贸者乎？况兹物之味甘咸，固入血分。而中风湿痹，乃风壅于血分之病，此正足以逐之，如漫谓其疗阴虚阳焰之风也，岂其然哉？至如诸风疡癣，及瘰疬杨梅，皆风之浸淫于血以为患，其对待之治，固应然耳。《本草汇》卷一七：白花蛇，生于土穴阴霾之处，禀幽暗毒疠之气，性窜最烈，彻骨搜风，外走经络，内透脏髓，能引诸药至有风疾处，自脏腑而达皮毛也。凡疠风癫癣，偏痹不仁，因风所生之症，无不藉其力以获瘳。然非风气交固不能通达者，用之则引风入骨矣。若中风口喎，半身不遂，定缘阴虚血少内热而发，与得之风湿者殊科，非所宜也。《本草新编》卷五：或问：白花蛇虽异于凡蛇，然蛇终是毒物，以毒攻毒，不畏伤损肠胃乎？曰：诚哉是言。风症尽有祛风之药，何必食蛇〔以去风〕。不论是否癞麻风，俱觅蛇食之，信邪不信正，人情大都如是，可慨也。《玉楸药解》卷六：中风病因木郁风动，血燥筋枯，外风虚邪表闭，筋缩四肢而成。而木郁之由，全缘水寒土湿，生发不遂。白花蛇外达筋脉，则益其枯燥，内行藏府，不能去其湿寒，非善品也。庸工习用，诸方标本皆背，无益于病，而徒杀生灵，甚无益也。读柳子厚《捕蛇》之篇，至可伤矣。

蝮蛇《别录》

【集解】《太乙仙制本草药性大全·本草精义》卷八：一名蚖蛇。山南汉沔、金州、房州、均州皆有。其蛇黑色，黄颔尖口，毒最烈。虺形短而扁，毒不异于蚖，中人不即疗多死。蛇类甚众，惟此二种及青蝰为猛，疗之并别有方。多在人家屋间吞鼠子及雀雏，见其腹大，破取鼠干之，疗鼠瘘。陈藏器云：蛇中此蛇独胎产，形短，鼻反，锦文，其毒最猛，着手断手，着足断足，不尔全身糜溃矣。至七八月毒盛时当自啮木以泄其毒，其木即死。又吐口中沫于草木上，着人身成疮，名曰蛇漠，卒难疗治。所主与众蛇同方。众蛇之中此独胎产。《本经逢原》卷四：诸蛇皆是卵生，惟蝮蛇破母腹出，恶毒尤烈，故以蝮名。其状较诸蛇迥异，形短而粗，嘴尖鼻反，故又名反鼻蛇。有头斑身赤如锦纹者，有黄黑青黑而斑白者，皆蝮蛇也。有头扁与土同色而无纹者，土虺也，亦名曰蚖，字形相类之误也。时珍曰：蝮大虺小，其毒则一。《抱朴子》言：蛇类最多，惟虺中人甚急，实时以刀割去疮肉，投之于地，其热如炙，须臾毒尽，人乃得活。一种形如蜥蜴，长一二尺者，千岁蝮也。年久脚生，能跳上树啮人，啮已还树，垂头听人哭声，头尾相类，大如捣衣杵，俗名望板归，言被其啮必死，专望板归以备殓具也。苏颂以细辛、雄黄等分为末，内疮口中，日

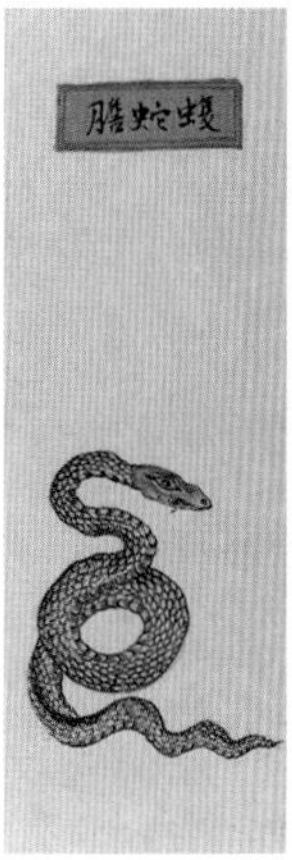

图 35-17-1 蝮蛇胆《品汇》

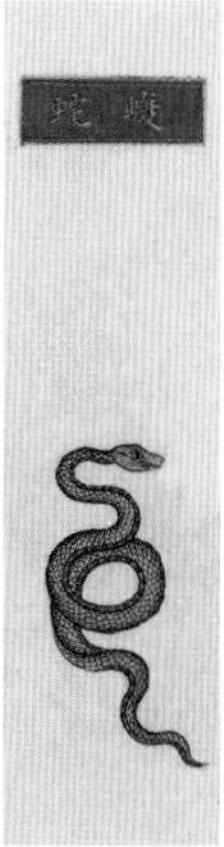

图 35-17-2 蝮蛇《雷公》

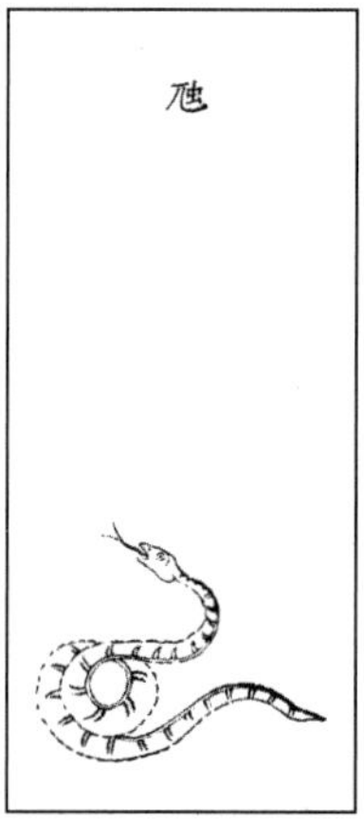

图 35-17-3 虺《三才》

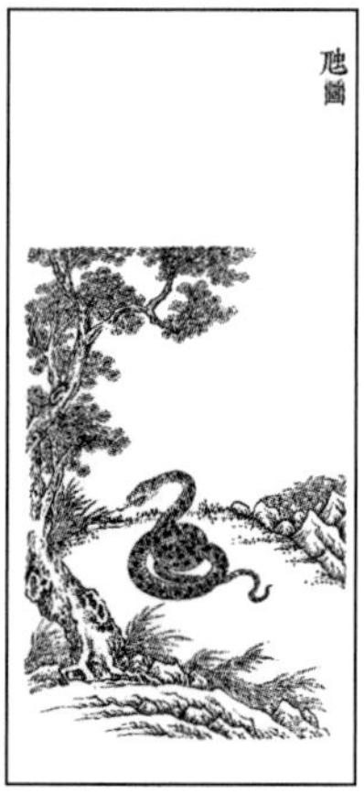

图 35-17-4 虺《禽虫典》

易三四次。又以栝蒌根、桂末着管中，密塞勿令走气，佩之，中其毒者急敷之。《谈野翁方》急以黄荆叶捣烂敷之。上皆解救之法。然有用其毒以攻疾厄之毒者，《别录》取蝮蛇肉酿酒，以疗癞疾。蝮蛇胆磨汁以涂疮，总取杀虫攻毒之用耳。窃谓攻毒急救之药颇多，奚必藉此而为异端之术哉，姑存以备解救之法可也。**《本草纲目拾遗》卷一〇**：《湖州府志》：武康山多蝮蛇，名碧飞，大者如围瓮，小亦如杯案，斧首、出目、锯齿、方文而绶色，厥雄赤紫，厥雌青黑，色晔焴如蜃甲光，目亦如之，山中人谓有目而无视也。春夏布丝草筱，人物触丝，激射迅于矢，忽不见已攫肉去矣，杀人至死。霜降丝脆，开商树杪，施吐白涎，乌鹊下啄，则吞之。惟鹿以为膳，猎获之，前左足扼其腰中，首尾盘绕，右足又趾寸解，啖无余者。人得而腊之，可入药。凡西北诸山，自余英岭而内，皆是物也。治风痹蝮伤，人被其啮者，还食其肉则生。〇敏按：《湖志》所言碧飞，吾杭山乡多有之，土人名方胜板，以其遍身花纹如锦中方胜形，匾似板，故名。啮人最毒，惟野猪能食之。土人言冬日蛇蛰地中，野豕嗅其气，辄翻石掘土出而啖之。蛇性大热，野猪食三条，即能过严冬。《纲目》蝮虺为二，蝮即方胜板，虺即土锦，俗呼灰地匾是也。恶风顽痹，非此猛烈积热之性驱之，则肢废者不能复举，殆以毒攻毒之义，想碧飞或同类而异名者，书此以俟证。

胆

【气味】味苦，气微寒，有毒。《太乙仙制本草药性大全·仙制药性》卷八。

【主治】诸疮神效，治下部虫极良。《太乙仙制本草药性大全·仙制药性》卷八。

肉

【气味】平，有毒。《千金要方·食治》卷二六。

【主治】去癞疾、诸九瘘、心腹痛，下结气，除蛊痛。《千金要方·食治》卷二六。疗癞疾而医诸瘘，下结气止心腹痛，除蛊毒仙方。《太乙仙制本草药性大全·仙制药性》卷八。

皮灰

【主治】疗肿恶疮堪疗，骨疽痈毒能祛。《太乙仙制本草药性大全·仙制药性》卷八。

蜕皮

【主治】主身痒疡瘙，治癞癫疥癣。《太乙仙制本草药性大全·仙制药性》卷八。

屎

【主治】器中养取，能治痔瘘。《太乙仙制本草药性大全·仙制药性》卷八。

腹中鼠

【气味】平，有小毒。《千金要方·食治》卷二六。

【主治】去鼠瘘。《千金要方·食治》卷二六。

【发明】《绍兴本草》卷一八：蝮蛇胆及肉，《本经》虽各分主治，然罕入于方。此至毒之物，非良药。但未能起疾而致伤人者有之，云有毒是矣。形质、出产已具于注也。其腹中鼠，亦有主疗，固不可为据。《太乙仙制本草药性大全·本草精义》卷八：本功外，宣城间山人，取一枚活着器中，以醇酒一斗投之，埋于马溺处，周年已后开取，酒味犹存，蛇已消化，有患大风及诸恶风恶疮、瘰疬、皮肤顽痹，半身枯死，皮肤手足脏腑间重疾并主之，不过服一升已来，当觉举身习习，服讫服他药不复得力。亦有小毒，不可顿服。《本经逢原》卷四：蝮蛇肉，大热；胆，微寒。并有毒。发明：诸蛇皆是卵生，惟蝮蛇破母腹出，恶毒尤烈，故以蝮名。其状较诸蛇迥异，形短而粗，嘴尖鼻反，故又名反鼻蛇。有头斑身赤如锦纹者，有黄黑青黑而斑白者，皆蝮蛇也。有头扁与土同色而无纹者，土虺也，亦名曰蚖，字形相类之误也。时珍曰：蝮大虺小，其毒则一。《抱朴子》言：蛇类最多，惟虺中人甚急，实时以刀割去疮肉，投之于地，其热如炙，须臾毒尽，人乃得活。一种形如蜥蜴，长一二尺者，千岁蝮也。年久脚生，能跳上树啮人，啮已还树，垂头听人哭声，头尾相类，大如捣衣杵，俗名望板归，言被其啮必死，专望板归以备殓具也。苏颂以细辛、雄黄等分为末，内疮口中，日易三四次。又以栝蒌根、桂末着管中，密塞勿令走气，佩之，中其毒者急敷之。《谈野翁方》急以黄荆叶捣烂敷之。上皆解救之法。然有用其毒以攻疾厄之毒者，《别录》取蝮蛇肉酿酒，以疗癞疾。蝮蛇胆磨汁以涂疮，总取杀虫攻毒之用耳。窃谓攻毒急救之药颇多，奚必藉此而为异端之术哉，姑存以备解救之法可也。《调疾饮食辩》卷六：蝮之毒如此，而《别录》《拾遗》《药性本草》并用以酿酒，治大风疬疾，五痔肠风，恶疮、顽痹，半身枯死等病，恐其难信。《纲目》曰：疬疾，感天地肃杀之气而成恶疾也；蝮蛇，禀阴阳毒烈之气而生恶物也，非恶物不能攻恶疾。语虽有理，终不宜轻用，故不敢列其方。必不得已而用，非访来阅历之人不可。

【主治】《太乙仙制本草药性大全·仙制药性》卷八：治白癜。大蝮蛇一条，勿令伤，以酒渍之，大者一斗，小者五升，以糠火温令稍稍热，取蛇一寸许，以腊月猪脂和傅上。○治胃脘痛。取死蛇一条，以水煮取浓汁浸肿痛，冷易之。○主癞。取一枚及他蛇亦得，烧坐上当有赤虫如马尾出，仍取蛇肉塞鼻中。○主赤痢。收骨烧为黑末，饮下三钱。

两头蛇《本草拾遗》

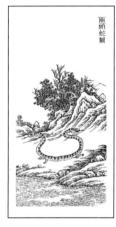

图 35-18-1　两头蛇
《禽虫典》

【集解】《证类本草》卷二二：〔《本草拾遗》〕两头蛇见之令人不吉。大如指，一头无目无口，二头俱能行。出会稽，人云是越王弩弦。昔孙叔敖埋之，恐后人见之，将必死也。人见蛇足，亦云不佳。蛇以桑薪烧之，则足出见，无可怪也。

【主治】疟疾。山人收取干之。佩于项上。《本草纲目》卷四三。

【发明】《调疾饮食辩》卷六：两头蛇，《尔雅》曰：中央有枳首蛇，中国之异气也。注：枳，两也。《纲目》曰：郭注云：江东人呼越王约发，亦名弩弦。《博物志》云：鳖食牛血所化。然自有种类，非尽化生也。《岭表录》云：岭外极多，长尺余，大如小指，背有锦文，腹下鲜红，人习见不以为异。《尔雅翼》云：宁国甚多，数十同穴，黑鳞白章。又一种大如蚯蚓，有鳞，其尾如首。张耒《杂志》云：黄州者大如蚯蚓，云是老蚓所化，行甚钝，不类蛇。《南越志》云：无毒，夷人食之。按：两头蛇，何等戾气，古云见之者死，故孙叔敖杀而埋之。可食乎，适成其为夷人也。

麻团蛇《草木便方》

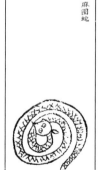

图 35-19-1　麻团蛇《便方》

【释名】麻蛇《草木便方》。

肉

【气味】辛。《草木便方》卷二。

【主治】治疬风毒，惊痫瘫痪透筋骨。《草木便方》卷二。

蛇皮

【主治】退翳，贴痔疡，疥癣恶疮汤火涂。《草木便方》卷二。

蓝蛇《本草拾遗》

【集解】《证类本草》卷二二：〔《本草拾遗》〕蓝蛇头大毒，尾良，当中有约，从约断之。
○蓝蛇如蝮，有约，出苍梧诸县。头毒尾良也。

【气味】用头合毒药，药人至死。岭南人名为蓝药，解之法，以尾作脯，与
食之即愈。〔《本草拾遗》〕。《证类本草》卷二二。

蚖《别录》

【集解】《证类本草》卷二二：〔《别录》〕蚖，短，土色而文。《本草品汇精要续集》卷七：
俗呼土虺。地：山间草泽，所在有之。时：生惊蛰后。采：夏秋捕之。用：肉。质：长尺余，如
蝮蛇而小。色：身如土色。

【主治】疗痹，内漏。〔《别录》〕。《证类本草》卷二二。破伤中风，大风恶疾。《本
草纲目》。《本草品汇精要续集》卷七。

【发明】《本草品汇精要续集》卷七：《名医别录》云：蚖类，一名蚖，短身，土色而无纹。
李时珍云：蚖，与蝮同类，即虺也。蝮大而蚖小，其毒则一，《食经》所谓虺色如土，小于蝮蛇
者是也。旧本作蚖类，一名蚖，误矣。当作蚖蝮类，一名虺，即虺字。蚖、虺字像相近，传写脱
误尔。陶氏注，蝮即蚖，亦误矣。蚖，既是蝮，《别录》不应两出，今并改正。

【附方】《本草品汇精要续集》卷七：破伤风。牙关紧急，口噤不开，口面㖞斜，肢体弛
缓。用土虺蛇一条，去头、尾、肠、皮、骨，醋炙，地龙五条，去泥醋炙，天南星八钱重一枚炮，
右为末，醋煮面糊丸如绿豆大，每服三丸至五丸，生姜酒下，仍食稀葱白粥取汗即瘥。昔宫使明
光祖向任统制官，被重伤，服此得效。《普济方》。

天蛇《本草纲目》

【集解】《本草品汇精要续集》卷七：李时珍：按沈存中《笔谈》云，天蛇，生幽阴之地，
遇雨后则出，越人深畏之。○其大如箸而扁，长三四尺。色黄赤。

【气味】毒。《医说》卷六。

【发明】《医说》卷六：天蛇，毒。太子中允关杞，曾提举广南西路常平仓行部邕管，一吏
人为虫所毒，举身溃烂。有一医言能治，使视之，曰此为天蛇所螫，疾已深，不可为也。乃以药
傅其创，有肿起处以钳拔之，有物如蛇，凡取十余条，而疾不起。又予家祖莹在钱塘西溪，尝有

一田家，忽病癞，通身溃烂，号呼欲绝。西溪寺僧识之曰，此天蛇毒尔，非癞也。取木皮煮饮一斗许，令其恣饮。初日疾减半，两三日顿愈。验其木乃今之秦皮也。然不知天蛇何物？或云：草间黄花蜘蛛是也。人遭其螫，仍为露水所濡，乃成此疾。露涉者，亦当戒也《笔谈》。《调疾饮食辨》卷六：天蛇毒外治，何不即用醋及石灰，宜必有效。予每思天蛇螫者，疮中有蛇，与犬伤者腹中生狗，其理无异。但天蛇毒服秦皮，可不出蛇而安，不则出十余蛇而亦死，未知可以相例否。犬伤，亦有小便内出十余狗而不得生者《类经证治本草·经外药类》：诚斋曰，天蛇乃神物，人患之亦为天刑之疾。人遭其螫，为露水所濡，则遍身溃烂。或云草间花蜘蛛毒，非也。轻者可愈，重者周身肿处，钳之有小蛇出者，多死也。

苟印 《本草拾遗》

【集解】《证类本草》卷二二：〔《本草拾遗》〕苟印一名苟斗。○出潮州，似蛇，有四足。

膏

【主治】取膏滴耳中，令左右耳彻。○大主聋也。〔《本草拾遗》〕。《证类本草》卷二二。

蛇角 《本草纲目》

【集解】《本草品汇精要续集》卷七：李时珍：按陶九成《辍耕录》云，骨咄犀，大蛇之角也。当作蛊毒，谓其解蛊毒如犀角也。《唐书》有古都国亦产此，则骨咄又似古都之讹也。 地 按《大明会典》云：蛇角，出哈密卫。刘郁《西域记》云：骨笃犀，即大蛇角，出西番地。 色 曹昭《格古论》云：骨笃犀，碧犀也，色如淡碧玉，稍有黄色，其纹理似角，扣之声清越如玉，磨刮嗅之有香，烧之不臭，最贵重，能消肿解毒。洪迈《松漠记闻》云：骨咄犀，犀不甚大，纹如象牙，带黄色。作刀靶者，以为无价之宝也。

【气味】有毒。《本草品汇精要续集》卷七。

【主治】解诸毒、蛊毒。○主消肿毒，以毒攻毒也。《本草纲目》。《本草品汇精要续集》卷七。

竹青蛇 《用药十八辨》（即：竹叶青）

【释名】青蛇《药性要略大全》。

【集解】《药性要略大全》卷一〇：此物有二种。其腹大尾小者名青冬瓜，不入药。唯腹小渐小至尾者佳。即青竹蛇也。

【修治】《药性要略大全》卷一〇：去头尾炙黄为末，酒调服。又有入膏煎之，亦佳。

【气味】味甘，有小毒。《药性要略大全》卷一〇。

【主治】治诸般肿毒。○能去肿毒风邪。《药性要略大全》卷一〇。治诸般肿毒如神，主风痈肿毒尤妙。《太乙仙制本草药性大全·仙制药性》卷八。

【发明】《用药十八辨》：竹青蛇，孟僧治痘，专取丛山竹青蛇烧存性，为细末，名金不换，以毒攻毒，痘难鼎灌。殊不知虎去而狼入，其有不噬人者乎？评曰：孟僧专用竹青蛇，治痘功多徒自夸。虎去狼存危不免，花栏一变掩黄沙。

鼍龙《本经》

【集解】《通志·昆虫草木略》卷七六：鼍亦作鼍，状如鲮鲤，长一二丈者，能吐气成雾致雨，善攻碛岸，性嗜睡，常闭目，极难死，声甚可畏，其皮可冒鼓。凡鼋鼍之老者，能变为邪魅。或云：多年鼍入水化为龙。梁周兴嗣常食其肉，后为鼍所喷，便为恶疮。实强灵之物，不可轻杀。《本草品汇精要》卷三〇：《图经》曰：生南海池泽，今江湖极多，即鼍也。形似守宫、陵鲤辈，而长一二丈，背、尾俱有鳞甲，善攻碛岸，夜则鸣吼，舟人甚畏之。其皮亦中冒鼓，其最大者为鼋。江中或有阔一二丈者，南人亦捕而食之。其肉有五色而白多，如鸡肉。卵大如鸡、鸭子，一产一二百枚，人亦掘取，以盐淹可食之。陈藏器云：鼍鱼，即鼍，合作鼍字，口内涎有毒。长一丈者，能吐气成雾致雨，力至猛，能攻陷青江岸，性嗜睡，恒目闭，形如龙，大者自啮其尾，极难死，声甚可畏。人于穴中掘之，百人掘亦须百人牵，一人掘亦须一人牵，不然终不可出。此物灵强，不可食其肉，云是龙类，宜去鱼字，可也。《太乙仙制本草药性大全·本草精义》卷八：鼍鱼，合作鼍字，《本经》作鼍鱼之别名，已出《本经》。今以鼍为鼍，非也，宜改为鼍字。生湖畔土窟中，形似守宫而大，长丈余，背、尾俱有鳞甲。今江南诸州皆有之。畏狗胆、芫花、甘遂。用尾当炙，皮可以贯鼓，肉至补益。于物难死，沸汤沃口入腹良久乃剥尔。鼍肉亦补，食之如鳖。云此等老者多能变化为邪魅，自非急勿食之。甲炙浸酒服。口内涎有毒。长一丈者能吐气成雾致雨，力至猛，能攻陷江岸。性嗜睡，恒目闭，形如龙，大长者自啮其尾，极难死，声甚可畏。人于穴中掘之，百人掘亦须百人牵，一人掘亦须一人牵，不然终不可出。梁周兴嗣常食其肉，后为鼍所喷，便为恶疮。此物灵强不可食。《寿世秘典》卷四：鼍穴极深，渔人以篾缆系饵探之，候其吞钩，徐徐引出。性能横飞，不能上腾。善夜鸣，其声如鼓，夜鸣应更。谓之鼍鼓，亦曰鼍更，俚人听之以占雨。性嗜睡，恒闭目，力至猛，能攻江岸。生卵甚多至百，亦自食之。皮可冒鼓，性至难死。沸汤沃口，入腹良久，乃剥之。

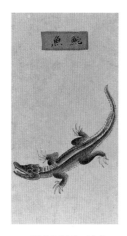 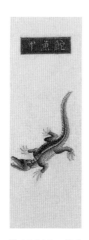 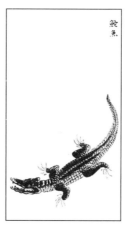 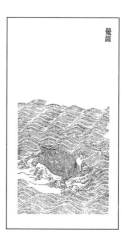

图 35-26-1　鼍鱼　　　图 35-26-2　鼍鱼　　　图 35-26-3　鼍鱼　　　图 35-26-4　鼍
《品汇》　　　　　　甲《雷公》　　　　　　《草木状》　　　　　《禽虫典》

甲

【气味】味辛，气微温，有毒。《神农本经会通》卷一〇。味甘、辛，性微温，有小毒。《药性粗评》卷四。味酸，微温，有毒。《太乙仙制本草药性大全·仙制药性》卷八。

【主治】主瘰疬，杀虫。治风顽瘙疥。心腹癥瘕伏坚可破，积聚寒热结痛堪除。疗妇人血崩带下，治少儿便闭气癃。理五邪涕泣时惊，止小腹茎中肿痛。《太乙仙制本草药性大全·仙制药性》卷八。

肉

【气味】味甘，气平，有小毒。《太乙仙制本草药性大全·仙制药性》卷八。甘，咸，涩，微寒。《医林纂要探源》卷三。

【主治】主湿气百邪鬼魅诸虫，治少气吸吸足不立地。《太乙仙制本草药性大全·仙制药性》卷八。治湿气、邪气，诸虫，腹内癥瘕、恶疮。《寿世秘典》卷四。用熬膏，溃坚拔毒，去瘀生肌。《医林纂要探源》卷三。

膏

【主治】摩风及恶疮。《太乙仙制本草药性大全·仙制药性》卷八。

肝

【主治】治五尸痨瘵。《太乙仙制本草药性大全·仙制药性》卷八。

皮骨

【主治】烧灰，入红鸡冠花、白矾末共为末，米饮调服，治肠风痔疾甚效。《药性全备食物本草》卷三。

【发明】《绍兴本草》卷一七：鮀鱼甲，今之鼍甲也。形质、出产、性味、主疗，《经》注已载。但今方家亦罕用之。然性味有毒，当从《本经》为正。其肉在方中尤无用验。**《本草纲目易知录》卷五**：鼍龙甲，酸，微温，有毒。属厥阴，平肝木。除血积，治阴疟，功同鳖甲。杀虫辟蠚，治心腹癥瘕，伏坚积聚，寒热五邪，涕泣时惊，腰中重痛，牙齿疳宣露，瘰疬瘘疮，风顽瘙疥，恶疮死肌。女子少腹阴中相引痛，崩中下血，五色带下，百邪魍魉。小儿气癃眦溃，小腹气疼及惊恐。畏芫花、甘遂、狗胆。

【附方】**《太乙仙制本草药性大全·仙制药性》卷八**：治五尸。鼍肝一具熟炙，切食尽，亦用蒜齑食之。

蛟龙 《本草纲目》

【集解】**《本草品汇精要续集》卷七**：李时珍：按任昉《述异记》云：蛟乃龙属，其眉交生，故谓之蛟。有鳞曰蛟龙，有翼曰应龙，有角曰虬龙，无角曰螭龙也。梵书名宫毗罗。地：出处变化无穷，不可拘定。○按王子年《拾遗记》云：汉昭帝钓于渭水，得白蛟若蛇，无鳞甲，头有软角，牙出唇外，命大官作鲊，食甚美。据此则蛟亦可食也。用：髓。质：裴渊《广州记》云：蛟长丈余，似蛇而四足，形广如楯，小头细颈，尾有肉环，大者数围。其卵亦大，能率鱼飞，得鳖可免。色：颈有白婴，胸前赭色，背上青斑，胁边若锦，骨青而肉紫。

精

【气味】有毒。《本草纲目》。《金匮要略》云：春夏二时，蛟龙带精入芹菜中，人食之则病。○张仲景方：蛟龙癥痛不可忍，治以硬糖，日服二三升，当吐出，如蜥蜴状也。唐医周顾治此，用雄黄、朴硝煮服下之。

髓

【主治】主傅面，令人好颜色，又主易产。《本草品汇精要续集》卷七。

鳞部第三十六卷

鳞之二　鱼类122种

乌贼鱼《本经》

【释名】鸦乌、算袋鱼《宝庆本草折衷》。

【集解】《宝庆本草折衷》卷一六：生东海池泽，又越、雷州。今近海州郡有之。○取无时。○恶白敛，白及、附子。《医林纂要探源》卷三：出东海。大腹，首足聚于腹下，八足皆肉须耳。形如算袋，故有秦皇渡海遗墨袋所化之说。常吐黑汁自覆，人因取之。或云腹有墨，以书字踰年乃灭，则妄也。捕则足据石上甚固，又名章距，又名章邸。其身无骨，只背一骨，长扁如鲫，鱼目皆圆，此独一边平，如半珠。

骨

【气味】味咸，微温，无毒。《千金要方·食治》卷二六。味咸、酸，性温、平，无毒。《药性粗评》卷四。味咸，性温，无毒。入肝、脾、肾三经。《本草再新》卷一〇。

【主治】主女子漏下赤白经汁、血闭、阴蚀肿痛、寒热癥瘕、无子、惊气入腹、腹痛环脐，丈夫阴中痛而肿，令人有子。《千金要方·食治》卷二六。疗惊风入腹，腹痛环脐。止疮口多脓，脓汁不燥。炼蜜熬膏，点眼浮翳侵睛。水飞为散，治目热泪时出。《本草元命苞》卷八。又疗牛马目中障翳。小儿痢下，细研，米饮下之。丈夫阴头痛，末粉傅之。《本草集要》卷六。加片脑点，去赤白目衣；加麝香吹，止耳疮脓出。炒蒲黄同末，已舌肿之血流；干胭脂油调，停脐疮之渗血。《药镜》卷一。耳内疳疮吹之。《本草通玄》卷下。宣通经络，祛寒湿。咸走血，温和血。入肝肾血分。通血脉，祛寒湿，治血枯。《本草备要》卷四。治哮症最神效。《本草新编》卷五。

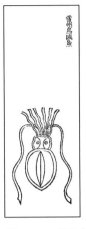

图 36-1-1 雷州乌
贼鱼《图经（政）》

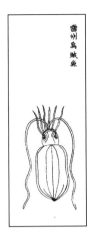

图 36-1-2 雷州乌
贼鱼《图经（绍）》

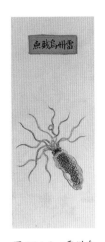

图 36-1-3 雷州乌
贼鱼《品汇》

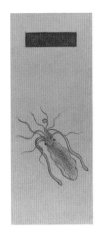

图 36-1-4 乌贼
鱼《食物》

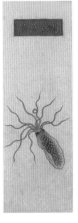

图 36-1-5 乌贼
鱼骨《雷公》

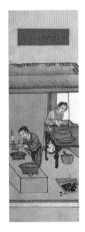

图 36-1-6 炮制
乌贼鱼骨《雷公》

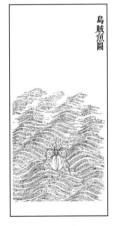

图 36-1-7 乌贼鱼
《禽虫典》

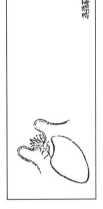

图 36-1-8 海螵
蛸《图说》

肉

【气味】味酸，平，无毒。《千金要方·食治》卷二六。

【主治】益气强志。《千金要方·食治》卷二六。主益气，通月经。亦发疮疥瘙痒，患者忌之。《宝庆本草折衷》卷一六。

腹中墨

【主治】主血刺心痛，炒墨醋调服也。《宝庆本草折衷》卷一六。

卵

【气味】味咸。《本草纲目拾遗》卷一〇。

【主治】开胃利水。《本草纲目拾遗》卷一〇。

【发明】《绍兴本草》卷一七：乌贼鱼骨，俗呼海螵蛸。性味、主治已载《本经》。然但治女人漏下，断血诸方颇用。当从《本经》味咸、微温、无毒是也。产海中，厚而大者佳。其肉未闻入方，唯作食品，而善动风矣。《本草蒙筌》卷一一：昔秦王东游，弃算囊所化。今种类生育，犹仿佛同形。口生腹下似囊，须长口傍若带。口傍两须若带而长，风波稍急以须络石为缆，故又名缆鱼。腹中血并胆汁，又如墨黑甚多。每见大鱼及人，吐墨混水自卫。人反认熟，得以网张。肉唉亦佳，益气强志。且通经闭，兼疗黑枯。骨名海螵蛸，医科切要药。轻脆而白，堪镂作钿。择上纹直顺者才真，上纹横者，沙鱼骨也。煮卤水三伏时莫缺。仍烧地坎藏闭，务过昼夜研罗。作散调膏，拯病任使。主女子漏下赤白，经汁血闭阴蚀肿疼；治妇人寒热癥症，惊气入脐环腹疼痛。去目睛浮臀，收疮口腐脓。腹中墨酽醋摩浓，虫心痛顿服即愈。写契略淡，过岁全无。土人借贷骗钱，每每用此书契。为客商者，不可不知。《药性解》卷六：乌贼之咸，宜归水脏，治病有殊效。今用之者鲜，夫亦未达其功欤。《本草经疏》卷二一：乌贼鱼骨禀水中之阳气以生，故其味咸，气微温无毒。入足厥阴、少阴经。厥阴为藏血之脏，女人以血为主，虚则漏下赤白，或经汁血闭，寒热癥瘕；少阴为藏精之脏，主隐曲之地，虚而有湿，则阴蚀肿痛。虚而寒客之，则阴中寒肿。男子肾虚则精竭无子，女子肝伤则血枯无孕。咸温入肝肾，通血脉而祛寒湿则诸证除，精血足，令人有子也。其主惊气入腹，腹痛环脐者，盖肝属木，主惊，惊入肝胆则荣气不和，故腹痛环脐也。入肝胆舒荣气，故亦主之。温能燥湿，故又主疮多脓汁也。《本草汇言》卷一九：乌贼鱼骨：陈藏器散血瘕，通血闭，《农皇本经》止赤白漏下之药也。张少怀曰：此药味咸走血，色黑归肾，体轻属肺，气腺入肝，实为厥阴之剂。故李氏方主血瘕血闭，赤白带下，乃厥阴本病也。寒热疟疾，阴中痛，疝瘕痛，乃厥阴经病也。目热流泪，翳障攀睛，乃厥阴窍病也。厥阴属肝，肝藏血，故诸血病皆宜之。又吴瑞方治老人痰闭哮喘，呼吸不宁；妇人房事违理，小户肿痛；小儿重舌鹅口，及牙疳走马；或痘疮湿烂不收。如痰与气伤之病，风湿脓血之病，亦宜用之。《经验方》言：乌贼鱼骨专主血闭。然血闭有有余、不足二证。有余者血滞，不足者肝伤。此药所主血闭，肝伤不足之病也。正与《素问》相合。入药宜煮去咸味用。《本草述》卷二八：女子赤白带下，方书多主湿热。在李东垣先生云，此任脉之病也。尺脉濡弱而滑，沉微无力，为白带，为血虚。或涩数而实，为赤带，为热。然则乌鲗所主者任脉病，非中宫湿热下溜之病也。中梓云：乌鲗之咸，宜归水脏。夫肾乃水脏也。血为水所化，肝为藏血之地。一切主治诸证，总益肾之阴气，并使肝之藏血者，能司其运化出纳之职，是宁独为女子之要药乎？故凡属血病，如上而舌肿出血、鼻衄，下而小便大肠之血，皆能疗之。即不属血病，如上而目眚、耳病，下而小便不禁、遗精、痔患，亦能疗之。即如《别录》所主惊气入腹腹痛，缪氏曰肝属木，主惊，惊入肝胆，则荣气不和，故腹痛环脐也。入肝胆，舒荣气，故亦主之。即此细绎，毋论肾肝相因之病，可以推类而用，即专病于肝，而不能遗肝之化原以为治，如惊气入腹之证，可概见矣。《本草汇》卷一七：乌贼鱼骨，禀水中之阳气，味咸入血，性涩能收，故有软坚止滑之功。而所主皆肝伤血闭不足之病，凡血枯血瘕，经闭崩带，下痢疳疾，皆厥阴本病也。寒热疟疾，聋瘿，小腹痛，阴痛，厥阴经病也。目翳流泪，厥阴窍病也。厥阴属肝，为藏血之脏。女人以血为主，虚则漏下赤白，或经窒血闭，寒热癥瘕矣。少阴为藏精之脏，主隐曲之地，虚而行湿，则阴蚀肿痛，虚而寒客之，则阴中寒肿矣。男子肾虚，则精竭无子。女人肝伤，则血枯无孕。今用此药通血脉，而祛寒湿，自然诸病去，而精血足，尚焉得而无子哉？又考陈氏治闺房三病，一犯月水行房，精血相射，入于任脉，留于胞中，而致小腹结痛，病如伏梁，水溺频涩，是名精积也。一胸胁支满，妨于食，如闻臊臭，出清液，先唾血，四肢清而目眩，时时前后〔血〕，皆年少时大脱血，或醉入房，气竭肝伤而成血枯也。一子死腹中，秽物不消，恶血淹留，而致胞冷绝娠。《经》旨用此以佐茹，通调血气，施布恶积，允法三代，以前汤液之美矣。若血病多热者，勿用。《本草新编》卷五：或问：海螵蛸即乌贼鱼骨，他本云服之令人有子，先生何不言也？夫男子肾虚则精涸，女子肝伤则血枯，皆非有子之兆。乌贼鱼骨虽入肝肾，不能大补其精血，徒藉此物，即终年饱食，又何能生子哉。《本草经解要》卷四：乌贼鱼骨气微温，禀天春和之木气，入足厥阴肝经。味咸无毒，得地北方之水味，入足少阴肾经。气味升多于降，阳也。女子以血为主，肝为藏血之藏，肝血不藏，则赤白漏下，其主之者，气温以达之也。肝藏血，血枯则血闭，其主之者，味咸以通之也。肾为藏精之藏，主阴户隐曲之地；肝为厥阴，其经络阴器，其筋结阴器，二经湿浊下注，则阴蚀肿痛。其主之者，气温可以燥湿，味咸可以消肿也。寒热癥瘕者，癥瘕而发寒热也。乌贼骨咸可软坚，温可散寒热也。男子肾虚则精竭无子，女子肝伤则血枯无子，咸温入肝肾，通血益精，令人有子也。制方：乌贼鱼骨同蘆茹、雀卵丸，治肝伤血枯。同橘红末，寒食面丸，治骨鲠。同蒲黄末，治舌肿出血不止。同北味、杞子、淫羊藿、归身丸，久服令人多子。《本草求真》卷九：乌贼鱼专入肝，兼入肾。肉按书止言气味酸平，又言其味珍美，食则动风与气。其治载能益气强志，及通妇人月经。可知其性属阴，故能入肝补血，入肾滋水强志，而使月事以时而下也。又考书言乌贼鱼既能吸波噀墨，令水溷黑，自卫以防人害。又能日浮水上诈死以啄乌，是其性阴而险，固不待言。且其腹中血出与胆有如墨黑，手染色变，书字则逾年迹灭，惟存空纸已尔。是其色黑入肾，又不待言。是以阴脏服之，则能动风与气，泄泻腹痛，阳脏服之，则能敛阴秘阳，故在其骨名为螵蛸，亦能以治血枯气竭肝伤之病也。惟是其肉久不入食，故义亦不甚明，今则南北通用。觉血枯阴燥，服则有益无损，而血衰气寒，服反见害。岂非性阴不燥之义欤？柔鱼无骨，形质与气皆与乌贼骨鱼肉相若，但味胜于乌贼鱼。越人重之。

《调疾饮食辩》卷六：此物既补血虚，又主上下血热妄行，复治癥瘕血闭，女子血闭，月事不行，久则不治，必须此物为君，随症辅以他药。是其于血能行能止，可谓通才。乃张鼎云久服绝嗣无子，吴瑞云动风，皆属妄谈，切勿为其所误。《本经续疏》卷五：海舟遇风势，虞漂覆则下矴。鱼非畏漂覆者，何以亦下矴？不知鱼固优游涵泳于水，若掀舞簸荡，非所乐也。况云九月寒乌入水所化，过小满则形缩小，是乌本以不胜风力，故下矴而为鱼。虽既为鱼，岂忘风猛？且思休息，若不下矴，终无休息之期。小满已后，风力自微，而此物防范勇敢之气亦遂懈，是以形转小，不曰瘠而曰缩。人身之气犹风也，血犹水也。血由气而化，以气而行，气由血而泽，以血而安。若血有所脱，则气遂独胜，而激扬飘骤，不能绸缪相感而相化，于是怒则促血妄出而成漏卮，弛则任血结聚而成癥瘕。得此轻虚洁白骨之似气者，既能从空际下矴于水而为鱼，转危殆为安居，复能水中下矴于石，更使安居牢固焉。可会意！夫摄气入血，固气即所以固血，气顺而血不能不顺矣。若命曰涩，或命曰通，其理均有所隔。观其肉能益气强志，不可为摄阳入阴之证耶？《草木便方》卷二：墨鱼骨咸温血脉，崩闭枯瘕腹痛血。疟痢疳虫目翳泪，烂眩风眼耳脓捷。《本草纲目易知录》卷五：一妇久患赤白带下，教食墨鱼和肉煮食，渐愈。

【附方】《药性粗评》卷四：眼翳。凡患热毒攻眼昏雾，或多泪者，乌贼骨研蜜点之，日二三，差。或以骨研末，入龙脑少许，点之亦可。阴肿。丈夫阴头痛肿，不能治者，乌贼骨研末，傅之最良。

《太乙仙制本草药性大全·仙制药性》卷八：治伤寒热毒气攻眼生赤白翳。用乌贼鱼骨一两，不用大皮，杵末，入龙脑少许，令细，日三四度，取少许点之。○治疬疡风三年。酢磨乌贼鱼骨，先布磨肉赤，即傅之。○治妇人阴户嫁痛。乌贼骨烧末，酒下方寸匕，日三服。治丈夫阴头痛。师不能治，乌贼骨末粉傅之良。○治痔眼。乌贼鱼骨、牡蛎并等分为末，糊丸如皂子大，每服用猪子肝〔一〕具，药一丸，清米〔泔〕内煮，肝熟为度，和肝食，用煮肝泔水下三两服。○治小儿重舌。烧乌贼鱼骨，和鸡子黄傅之喉及舌上。○小儿痢下。细研为末，饮下之。

章鱼《本草纲目》

【释名】《寿世秘典》卷四：章鱼，一名章举，一名章锯，以其足似锯也。

【集解】《食物本草》卷四：章举鱼，一名石矩，比乌贼鱼差大，味更珍好。《上医本草》卷四：章鱼生南海，形如乌贼而大，八足，身上有肉。闽粤人多采鲜者，姜醋食之，味如水母。

【气味】味甘、咸，性寒，无毒。《食物辑要》卷七。

【主治】养血益气。《上医本草》卷四。

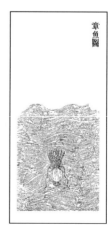

图 36-2-1　章鱼
《禽虫典》

【发明】《食物辑要》卷七：性虽冷，不伤胃，益气血。闽地以鲜者和姜醋食，味如水母，颇佳。石距亦此类，身小足长。入盐烧食，最佳。《调疾饮食辩》卷六：《图经》曰：似乌鲗而差大，更珍好。《纲目》曰：补血益气，闽、粤人食其鲜者，味如水母。非也，味如鲜乌鲗耳。李九华曰：章鱼冷而不泄。亦非也，海物味咸能养血，故性平不热，何至于冷。

柔鱼 姚氏《食物本草》

【集解】姚氏《食物本草》卷一〇：柔鱼生海中。与乌贼鱼相似，但无骨尔。越人重之。柔鱼，食之。

【气味】味甘，平，无毒。姚氏《食物本草》卷一〇。

【主治】益脾滋肾，利血脉。姚氏《食物本草》卷一〇。

【发明】《调疾饮食辩》卷六：《图经》曰：柔鱼似乌鲗，但无螵蛸。越人重之而不着其性味。予意既无螵蛸，便非同类。虽养阴益血，海物均有同功，而力必不及乌鲗也。

鲛鱼 《唐本草》

【释名】鲛沙鱼《宝庆本草折衷》。

【集解】《宝庆本草折衷》卷一七：此鱼皮，其珠起突如沙，故一名沙鱼也。又有别种沙鱼，形类不一，皆通身生细沙，或浅青、淡白，或斑褐黯暗，皆毒而发风气疮痒。更有鹿鱼，脑脊生莉，其沙尤峭，却不致发疾也。《太乙仙制本草药性大全·本草精义》卷八：旧不着所出州土。出南海。形似鳖，无脚而有尾。其皮上有珍珠斑，可以饰剑是也。有二种，其最大而长喙如锯者谓之胡沙，性善而肉美；小而皮粗者曰白沙，肉强而有小毒。二种彼人皆盐为修脯，其皮刮治去沙，翦为鲙，皆食品之美者，食之益人。然皆不类鳖，盖其种类之别耳。《本草纲目拾遗》卷一〇：《纲目》鲛鱼条集解下，濒湖注云：沙鱼腹下有翅，味并肥美，南人珍之。主治下特载其肉、皮、胆之功用，翅独略焉。今人习为常嗜之品，凡宴会肴馔，必设此物为珍享。其翅干者成片，有大小，率以三为对，盖脊翅一，划水翅二也。煮之折去硬骨，检取软刺色如金者，瀹以鸡汤，佐馔，味最美。漳泉有煮好剔取纯软刺，作成团，如胭脂饼状，金色可爱，名沙刺片，更佳。

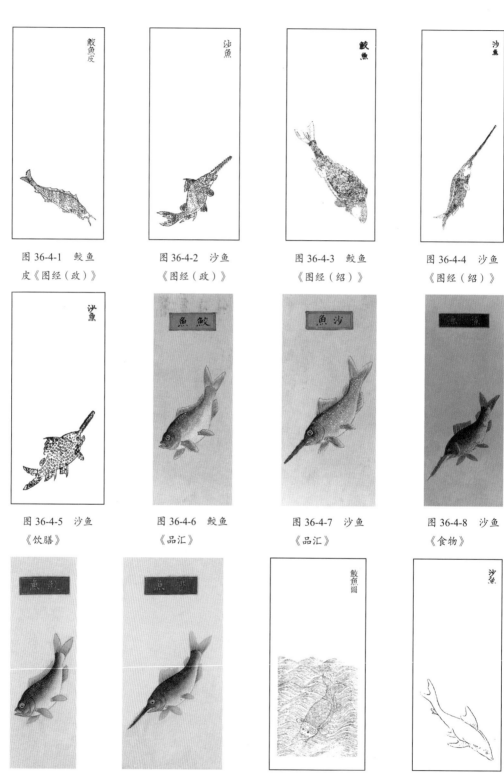

图 36-4-1　鲛鱼皮《图经（政）》　　图 36-4-2　沙鱼《图经（政）》　　图 36-4-3　鲛鱼《图经（绍）》　　图 36-4-4　沙鱼《图经（绍）》

图 36-4-5　沙鱼《饮膳》　　图 36-4-6　鲛鱼《品汇》　　图 36-4-7　沙鱼《品汇》　　图 36-4-8　沙鱼《食物》

图 36-4-9　鲛鱼《雷公》　　图 36-4-10　沙鱼《雷公》　　图 36-4-11　鲛鱼《禽虫典》　　图 36-4-12　沙鱼《图说》

肉

【气味】味甘、咸，平，微毒。《宝庆本草折衷》卷一七。味甘、咸，气平，无毒。《太乙仙制本草药性大全·仙制药性》卷八。

【主治】主心气而止吐血，祛鬼疰而解蛊毒。《太乙仙制本草药性大全·仙制药性》卷八。

皮

【主治】主蛊气蛊疰堪治，疗食鱼中毒。《本草品汇精要》卷三〇。

胆

【主治】主患喉闭，取胆汁和白矾灰，丸之如豆颗，绵裹内喉中，良久，吐恶涎，即喉咙开也。《宝庆本草折衷》卷一七。

鱼肚

【主治】益肺补心，消痰逐水，下行养精固气，澄清肾水，滋阴补阳，令人多子。《医林纂要探源》卷三。

翅

【气味】甘，咸，滑。《医林纂要探源》卷三。味甘性平。《本草纲目拾遗》卷一〇。

【主治】爽脾胃，甚益人。《养生食鉴》卷下。渗湿行水。《医林纂要探源》卷三。补五脏，消鱼积，解蛊毒，益气开膈，托毒，长腰力，清痰，开胃进食。《本草纲目拾遗》卷一〇。

【发明】《绍兴本草》卷一七：鲛鱼，世呼沙鱼是也。其皮《本经》虽具主治，但未闻入方验据。其肉亦作食品，善动风气。产海中，当云性温、微毒为定。《调疾饮食辩》卷六：鬼疰最恶，其症腹中作痛，时发时止。药不能除，禳不能解，久则必死，死则其骨肉一人继病。杀人愈多，疰愈灵，愈难制伏，必至灭门。惜龙角、犀角难得，予意用羚羊角、狸血，《外台》治尸疰，有狸骨散方。或虎睛、虎爪等代之，亦系血肉有情。凡邪祟病，非藏伏肝内，非血肉腥膻，不达病所，非神灵威猛，不能驱除。故《伤寒论》有小柴胡加龙骨牡蛎法，为后人治祟诸方之祖也。

海鹞鱼《本草拾遗》

【释名】荷叶鱼、锅盖鱼《医林纂要探源》。

【集解】《太乙仙制本草药性大全·本草精义》卷八：海鹞鱼一名邵阳鱼。生南海。形似鹞，有肉翅，能飞上石头，一名石蛎。尾长二尺，刺在尾中，逢物以尾拨之。食其肉，而去其刺。

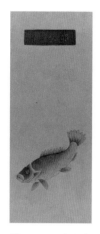

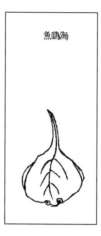

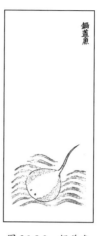

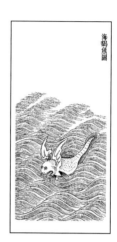

图 36-5-1　邵阳鱼　　图 36-5-2　海鹞鱼　　图 36-5-3　锅盖鱼　　图 36-5-4　海鹞鱼
　《食物》　　　　　　《太乙》　　　　　　《三才》　　　　　　《禽虫典》

肉

【气味】味甘，平，无毒。《药性全备食物本草》卷三。

【主治】主癣，和柳叶捣碎热炙傅之。又主马疬疮，取酸臭者和糁及屋上尘傅之。《药性全备食物本草》卷三。

齿

【气味】无毒。《太乙仙制本草药性大全·仙制药性》卷八。

【主治】主瘴疟神方，烧黑末服二钱。《太乙仙制本草药性大全·仙制药性》卷八。

【发明】《食物本草》卷四：邵阳鱼有毒。主瘴疟。尾有刺，人犯之至死。《太乙仙制本草药性大全·本草精义》卷八：尾刺人者有大毒，三刺中之者死，二刺者困，一刺者可以救。候人溺处钉之，令人阴肿痛，拔去即愈。海人被其刺毒者，鱼扈竹及海獭皮解之已。《食物辑要》卷七：同生姜煮，临起和紫沙糖，味颇佳，不腥气。《调疾饮食辩》卷六：此鱼极有毒，除白浊外，病人忌食。一说此鱼具十二生肖肉，蛇肉在尾，去尾则无毒，大不然也。尾刺如剑，两傍有锯齿，伤人至死。海獭皮炙焦研末，醋调敷可解，外以海獭皮包之。若候人溺处，以尾刺钉其地，令人阴肿痛，发寒热。然则非仅恶毒，亦妖物也，可轻食乎。

鱼脂《本草拾遗》

【气味】甘，温，有小毒。《养生要括·鳞类》。

【主治】治癥疾，用和石灰泥船鱼脂腥臭者二斤，安铜器内，燃大炷，令暖，隔纸熨癥上，昼夜勿息火。又涂牛狗疥立愈。《本草医旨·食物类》卷五。

【发明】《调疾饮食辩》卷六：鱼油，《拾遗》曰：能治癜癣，腥臭鱼油二斤，盛铜器内，炷火令暖，隔纸熨癜上，昼夜勿息。一法用旧棉絮一块，入鱼油内浸透，置癜所，熨斗炷火熨之，日一作，久熨取效。又涂六畜疥癞。然灯损人目。

鳣鱼《本草拾遗》

【释名】黄鱼《本草拾遗》、乞里麻鱼《饮膳正要》、鲟黄鱼《本草医旨》、著甲鱼《饮食须知》、鳇鱼《医经允中》、鲟鳇鱼《食物小录》。

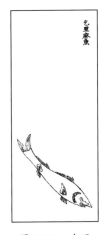

图 36-7-1　乞里
麻鱼《饮膳》

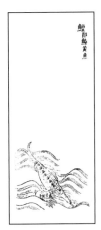

图 36-7-2　鳣
《三才》

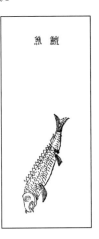

图 36-7-3　鳣鱼
《备要》

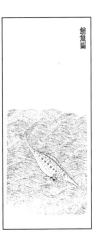

图 36-7-4　鳣鱼
《禽虫典》

【集解】《饮膳正要》卷三：脂黄肉稍粗。胞亦作鳔。其鱼大者，有五六尺长，生辽阳东北海河中。《上医本草》卷四：其居也，在矶石湍流之间；其食也，张口接物，听其自入，食而不饮，蟹鱼多误入之。昔人所谓鳣鲔岫居，世俗所谓鲟鳇鱼吃自来食是矣。其小者，近百斤；其大者，长二三丈，至一二千斤。味极肥美，楚人尤重之。《本草医旨·食物类》卷五：名鲟黄鱼。出江、淮、黄河、辽东深水处，无鳞，大鱼也。其背有骨甲三行，其鼻长，肉色白，脂色黄如蜡，其脊骨及鼻并鬐与鳃，皆脆软可食。《医林纂要探源》卷三：江湖河沛中大鱼，有百余斤者，首似龙，身无鳞而夹鬐，有甲二道至尾，可以磨姜，肉色黄，骨脆软可食。今曰鳇鱼。壮筋骨，长气力。

肉

【气味】味甘，平，无毒。《饮膳正要》卷三。味甘，平，有毒。《日用本草》卷五。甘，温，小毒。《本经逢原》卷二。

【主治】利五藏，肥美人。《饮膳正要》卷三。主恶疮疥癣。《太乙仙制本草药性大全·仙制药性》卷八。补虚，令人肥健。《随息居饮食谱·鳞介类》。

【发明】《日用本草》卷五：发诸气病，不可多食。亦发疮疥，动风。不宜合荞麦食，令人失音。《本经逢原》卷四：发明：鳣鱼无鳞而有甲，故俗名为着甲。江淮、黄河、辽海水深处皆有之。长二三丈，逆上龙门，能化为龙，味极肥美。但发气动风，和荞麦食令人失音。其肝味胜河豚，食之令人肌肤干脱，亦动风之验也。《调疾饮食辩》卷六：凡物脂肥者皆补，黄鱼脂肉相间，其利脏腑，自不待言。然过肥必壅，且夜视有光者皆有毒，疮疡、风损人不宜食也。

鳔

【气味】甘，温。《本草纲目易知录》卷五。

【主治】其鳔最良，固精止带。《随息居饮食谱·鳞介类》。增壮阳事，暖子宫，益精强阴，调经种子。治丈夫肝肾不足，腰脊骨痿，梦遗淋浊，劳伤虚损，女子冲任俱衰，赤白漏下，经闭寒热，阴冷无子。《本草纲目易知录》卷五。固精止带。《随息居饮食谱·鳞介类》。

【发明】《本草纲目易知录》卷五：葆按：初诊临症，意谓《本草》不载，未敢据用。承庭训先严述其功旋，因一妇年三十六未受孕，培补药服罔效。求治予，仿种子丸，倍鱼鳔常服，连举二子。一许姓妇带浊年久，补之不应，滋之益甚，教以黄鱼鳔，每早切数片，饭上蒸软如麻糍，白糖调，点食渐愈。一余叟，年已登古稀，每动脑后，枕骨渍渍辄响，亦教照法食，俱服斤许，愈。

肝

【气味】味甘，无毒。《食物辑要》卷七。

【主治】主恶疮癣疥。《食物本草》卷四。炙食，散恶血。《食物辑要》卷七。

鲟鱼《本草拾遗》

【释名】阿八儿忽鱼《饮膳正要》。

【集解】《饮膳正要》卷三：其鱼大者有一二丈长，一名鲟鱼，又名鳣鱼。生辽阳东北海河中。《日用本草》卷五：背如龙，长丈余，鼻上有肉，作脯名为鹿脯。嫩骨如玉板。味虽美，久食令人卒患心疼，腰痛，发诸药毒，令人少气，发一切疮疥，发瘫痪，动风气。《太乙仙制本草药性大全·本草精义》卷八：鲟鱼、鳣鱼旧本《本经》俱不载。生江中，背如龙，长一二丈，鼻上肉作脯名鹿头，一名鹿肉，其味虽美，而发诸药毒。鲊，世人虽重，尤不益人。服丹石人不可食，令人少气，发一切疮疥，动风气，不与干笋同食。鳣鱼长二三丈，《颜氏家训》曰：鳣鱼纯灰色，无文。古书云有多用。鳣鱼字为鳝，既长二三丈，则非鳝鱼明矣。《本经》又以鳝为鼍，此误深矣！今明鳞鱼体有三行甲，上龙门化为龙也。《食物辑要》卷七：此鱼有二种：紫白味佳，剖之，脂水滴下若珠者；水白无味，有毒，脂汁滴下若水者。人不知也。《医林纂要探源》卷三：今曰鲟鱼。

又混称鳣为鲟鳇，谬也。鲟似鳇而色青，长鼻如铁兜鍪。又名鳣鲔。岫居而川游，尝以三月出水，大者不及百斤。功用略似鳣。

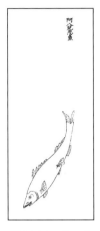

图 36-8-1　阿八儿
忽鱼《饮膳》

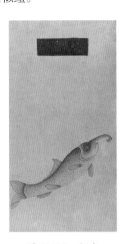

图 36-8-2　鲟鱼
《食物》

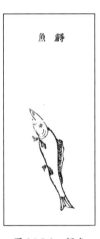

图 36-8-3　鲟鱼
《蒙筌》

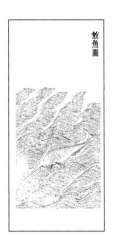

图 36-8-4　鲔鱼
《禽虫典》

肉

【气味】味甘，平，有毒。《宝庆本草折衷》卷一六。味甘，平，无毒。《饮膳正要》卷三。味甘，平，有小毒。《食鉴本草》卷上。甘，温。《医林纂要探源》卷三。

【主治】主益气补虚，肥健。《宝庆本草折衷》卷一六。补胃，活血通淋。《随息居饮食谱·鳞介类》。

子

【气味】性寒，无毒。《食物辑要》卷七。

【主治】杀腹内小虫。《宝庆本草折衷》卷一六。

膘

【主治】胞可作膘胶，甚粘。膘与酒化服之，消破伤风。《饮膳正要》卷三。

【发明】《本草发明》卷六：《食疗》云：有毒。血淋，可煮汁饮之。味虽美，而发诸药毒。○鲊，虽世重，尤不益人。服丹石人不可食。发一切疥疮，动风气。与笋同食，发瘫痪风。小儿食，结症瘕。久服令人卒心痛。此与《经》旨不合。愚见常食无伤，或痼疾食者相犯忌之。《调疾饮食辩》卷六：鲟首即化龙，所谓鬶鼎、兜鍪者，皆比拟不切。《拾遗》曰：补虚益气，令人肥健。《食疗》曰：煮汁饮，治血淋。然动风发毒，久食令人心痛、腰痛。小儿食之成癥瘕及咳嗽。同干笋食，发瘫痪。则其性虽滋补，为害亦不浅也。

凤尾鱼《养生食鉴》

【释名】刀鱼《食物小录》。

【集解】《养生食鉴》卷下：尖嘴长尾，首亦有石，肉多丝骨。《食物小录》卷下：此鱼味佳于诸鱼，清明后其骨则硬。

肉

【气味】味甘，性平，无毒。《养生食鉴》卷下。甘，温，无毒。《食物小录》卷下。

【主治】和中暖胃。多食动风，亦发疮疥。《养生食鉴》卷下。胃助脾。多食助火，动痰，发疥。《食物小录》卷下。

子

【气味】味甘美，酸。《养生食鉴》卷下。

【主治】食益人。《养生食鉴》卷下。

鲏子鱼姚氏《食物本草》

【集解】姚氏《食物本草》卷一〇：鲏子鱼生江海交畛之处。形躯大小与鲚鱼相似，但首驼。每四五月浮出，腹内有子。

【气味】味甘，无毒。姚氏《食物本草》卷一〇。

【主治】主益胃润肠。姚氏《食物本草》卷一〇。

【发明】姚氏《食物本草》卷一〇：多食泄泻发疥。

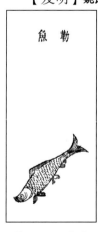

图 36-11-1 勒鱼
《备要》

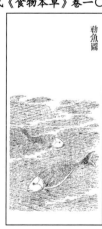

图 36-11-2 勒鱼
《禽虫典》

勒鱼《本草纲目》

【释名】《寿世秘典》卷四：干者，谓之勒鲞。冬天出者名雪映鱼，味佳。

【集解】姚氏《食物本草》卷一〇：出东海中，以四月、五月至，渔人设网候之，听水中有声，则鱼至矣。有一次、二次、三次乃止。状如鲥鱼，小首细鳞，腹下有硬刺，如鲥腹之刺。头上有骨，合之如鹤喙形。鱼目比之他鱼最大，目傍有骨，宛似鼠状。

【气味】味甘，平，无毒。《食物辑要》卷七。甘，咸，平。《医林纂要探源》卷三。

【主治】和中气，健脾养胃。盐腌作鲞，功用同。《食物辑要》卷七。

【发明】《本经逢原》卷四：勒鱼腹下有骨勒人，因以得名。以其甘温开胃，有宜于老人之说，作鲞尤良。脊骨治疟，以一寸入七宝饮，酒水各半煎，露一宿服之。《随息居饮食谱·鳞介类》：勒鱼甘，平。开胃，暖藏，补虚。大而产南洋者良。鲜食宜雄，其白甚美；雌者宜鲞，隔岁尤佳。多食发风，醉者更甚。

鲥鱼《食疗要草》

【释名】箭鱼《寿世秘典》。

【集解】《日用本草》卷五：鲥鱼似鲂肥美，江东四月有之。《食鉴本草》卷上：美过诸鱼，年年初夏时则出，甚贵重，余月不复有也，故名。《太乙仙制本草药性大全·仙制药性》卷八：其鱼似鲢而鳞粗些，其尾小而短促。生江湖中。《本草洞诠》卷一六：初夏时有，余月则无，故名。其性浮游，渔人以网沉水数寸取之，一丝罣鳞，即不复动，护其鳞也。何景明称其银鳞细骨，彭渊材恨其美而多刺，金陵以充御贡，蜀人呼为瘟鱼，岂地产有不同耶？

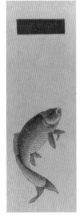

图 36-12-1 鲥鱼《食物》

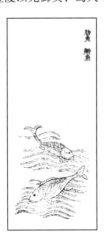

图 36-12-2 肋鱼、鲥鱼《三才》

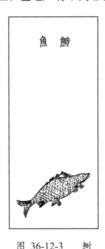

图 36-12-3 鲥鱼《备要》

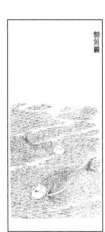

图 36-12-4 鲥鱼《禽虫典》

肉

【气味】味甘，无毒。《日用本草》卷五。味甘，温，平。《食鉴本草》卷上。甘，温，无毒。《本经逢原》卷四。

【主治】主补虚劳，稍发疳疾及痼疾。《日用本草》卷五。快胃气，补虚劳。小儿有疳痼忌食之。《食鉴本草》卷上。

鳞

【主治】贴治疗毒。是疗则粘，非疗则脱。《医林纂要探源》卷三。

【发明】《食鉴本草》卷上：渔翁口诀：鲥鱼乃鱼中君子也。最惜鳞甲，以其美肥在鳞甲中故也。凡食不可煎，宜以五味同竹笋、荻芽蒸食之，亦不可去鳞甲也。蒸下五味汁，以小瓶埋土中，遇汤火伤涂之不作。《本经逢原》卷四：鲥鱼性补，温中益虚而无发毒之虑。其生江中者大而色青，味极甘美；生海中者小而色赤，味亦稍薄。观其暗室生光，迥非常鱼可比，其鳞用香油熬涂汤火伤效。《本草纲目拾遗》卷一○：毛世洪《经验集》：鲥鱼靥用手剖下，不可见水，阴干收贮，此拔疗第一妙药也。用时以银针拨开疗头，将一片贴上，以清凉膏盖之，俟一宿揭开，其疗连根拔出，后用生肌散收功。予治两贵妇大脚趾患疮，二三年不收功，将靥一片，以银花汤浸软拭干贴之，不数日而愈。

【附方】《本草纲目拾遗》卷一○：疗疮。用鲥鱼鳞贴上，则咬紧，先须与酒饭吃饱，然后将鱼鳞边略略揭起些，须用力急揭去，疗根便带出也。但揭出疗根时，极痛无比，非醉饱，即晕倒也。《陈氏传方》。○水疗。用鲥鱼腮下近腹处有划水二瓣，瓣间有长鳞二瓣，最佳，但难得；今人以背上大鳞代之，贴上即消。《傅氏方》。○下疳。鲥鱼鳞焙干煅研白色，名白龙丹，敷之即愈，得此可包医。《救生苦海》。○血痣。人生血痣，挑破血出不止者，用鲥鱼鳞贴之，即痂而愈。蔡云白。

水晶鱼 姚氏《食物本草》

【集解】《食物本草》卷一○：出吴浙太湖及诸湖中。颇似鲙残，长四五寸，大者及尺，无骨无鳞，圆浑如筯。初出水时，莹洁如水晶，久则稍晦。然光白无疵，终属可爱，姜葱烹煮，甚为佳品。

【气味】味甘，平，无毒。《食物本草》卷一○。

【主治】主疏利肠胃，消痰润肺。不可多食，动湿生疮。《食物本草》卷一○。

银条鱼 《食鉴本草》（即：鲙残鱼）

【释名】鲙残鱼《本草纲目》、自饭鱼《养生食鉴》。

尤氏《食鉴本草·鱼类》：鲙残鱼即银鱼。宽中健胃。细者名银鱼，粗者名鲙残，功同。

【集解】姚氏《食物本草》卷一○：银鱼生江湖中。色白如银，身无骨，长二三寸，圆细如灯心者，乃为真也。味极鲜好，可以供上客、佐樽酌。土人曝而货之四方，尤为珍美。但不可失风露水，恐致变坏也。《本经逢原》卷四：鲙残出苏松浙江，大者不过三四寸。

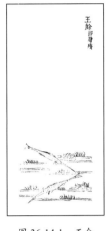 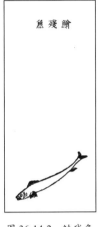 

图 36-14-1　王余
《三才》

图 36-14-2　鲙残鱼
《备要》

图 36-14-3　鲙残鱼
《禽虫典》

【气味】甘，平，无毒。《食鉴本草》卷上。味甘，性温，无毒。《食物辑要》卷七。味甘、淡，性平，无毒。《养生食鉴》卷下。甘，苦，平。《医林纂要探源》卷三。

【主治】宽中健胃，合生姜作羹良。《食鉴本草》卷上。利水润肺止咳。《食物本草》卷一〇。补肺清金，滋阴，补虚劳。《医林纂要探源》卷三。

养胃阴，和经脉。《随息居饮食谱·鳞介类》。

【发明】《饮食须知·鱼类》：鲙残鱼味甘，性平。鲜食多，令人发疮疥及小儿赤游风。晒干者，名银鱼。又一种鳠鱼，形似鲙残，但喙上多生一针，功用相同。《本经逢原》卷四：鲙残出苏松浙江，大者不过三四寸，身圆无鳞，洁白如银。小者尤胜，鲜食最美，曝干亦佳。作羹食之宽中健胃，而无油腻伤中之患。《调疾饮食辩》卷六：《博物志》曰，吴王阖闾江行，食鲙，弃其余于水，化此鱼，或又作越王，故名鲙残。又名王余，或又作僧宝志，皆幻说也。外无鳞，内无刺，莹白如银，故又名银鱼。《纲目》曰：出苏松、浙江等处，大者长四五寸，彼人尤重小者，曝干以货四方。按：此鱼吾乡亦多有，小者才寸余，今市肆以江南泗州者为最。《食鉴本草》曰：宽中益胃，滋气血，养阴阳，百病无忌。

糊团鱼 姚氏《食物本草》

【集解】姚氏《食物本草》卷一〇：糊团鱼生诸河中。长寸许，色白细小，无鳞无骨。土人曝而货之。味亦下劣。

【气味】味淡，平，无毒。姚氏《食物本草》卷一〇。

【主治】和脾胃，利小便。不可多食，动风助火。姚氏《食物本草》卷一〇。

鳙鱼 《本草拾遗》

【释名】皂鲢、皂包头姚氏《食物本草》、花鲢《饮食须知》、鳙头鲢《医林纂要探源》、大头崇鱼《养生食鉴》、雄鱼、大头鱼《新编六书》、鲢胖头《调疾饮食辩》、包头鱼《随

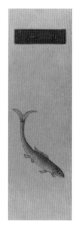
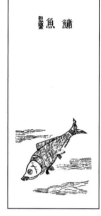
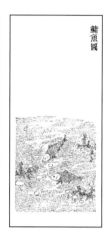

图 36-16-1 鳙
鱼《食物》

图 36-16-2 鳙鱼
《备要》

图 36-16-3 鳙鱼
《禽虫典》

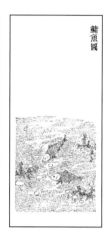

息居饮食谱》。

【集解】《食物本草》卷四：鳙鱼，格额，目傍有骨，名乙。《礼》云：〔食〕鱼去乙。一云：东海鲦鱼，食之别无功用。又云：池塘所蓄头大细鳞者，甘平益人。一种鲢鱼，似鳙，头小色白，性急味胜。《调疾饮食辨》卷六：鳙鱼形全似鲢，但头大而且肥。俗误呼鲢胖头，盖缘《诗疏》有鲂似鲂而大头之语，故沿误也。不知鲢乃鲂鱼，头不胖，色白。

此鱼色微青，头胖。一名鱃鱼。郑康成《诗注》作溶鱼。性与鲢不甚相远，热病、风损、疮疡均忌。又此鱼目旁有曲骨如乙字，《礼记》曰：食鱼去乙。或曰鱼肠名鲖，又名乙。《礼》所谓去乙者，去肠也，泛指诸鱼，非专谓鳙也，其理较优。性惟食草，不食小鱼。山居凿池畜养，苗尽是此种，极易长大，为利亦溥也。

【气味】味甘，性温，无毒。《食物辑要》卷七。

【主治】暖胃健脾。《食物辑要》卷七。暖胃，去头眩，益脑髓，虚寒人以姜醋煮。老人痰喘宜之。蜜酒作脍食。《本草求原》卷一六。

【发明】《饮食须知·鱼类》：状似鲢而色黑，其头最大，俗呼花鲢。鲢之美在腹，鳙之美在头。其目旁有乙骨，食鱼去乙是矣。多食动风热，发疮疥。《本草求真》卷九：鳙鱼温胃益人。鳙鱼专入胃。形状似鲢，而究实不相同。盖鲢首细而白，而鳙则首大而黑也。鲢则水动而跃，而鳙则水即动而不跃也。且鲢之美在腹，而鳙之美在头，鲢之性动而燥，而鳙之性则稍亚于鲢也。时珍曰：鳙为鱼之下品，故有庸常之号。究其所论主治，在鲢谓能补中益气。鲢性跳跃而上，气主上出，故于气分则补。而鳙谓能温胃益人，并其所论多食之戒，则亦有动风发疮发热之虞，岂鳙鲢二物同为一类之性乎？否则何其适相合矣！

鲃鱼 姚氏《食物本草》

【集解】姚氏《食物本草》卷一〇：生西南夷孟良府界内，小孟贡江中，去云南省城八千余里。此鱼食之，日御百女，故夷性极淫，无论贵贱，有数妾而不相妒忌。故彼中有八百大甸宣慰使司，其酋长有妻妾八百人。

【气味】味甘，性热，有小毒。姚氏《食物本草》卷一〇。

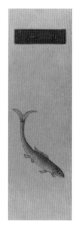

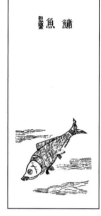

鳙魚鱃

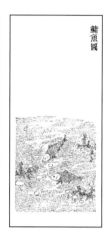

鳙魚圖

【主治】主壮阳道，坚长玉茎，温中补衰，延龄广胤。姚氏《食物本草》卷一〇。

【发明】姚氏《食物本草》卷一〇：中原之地，禀性寡薄，虽或遇之，不可过食。

鲫鱼《唐本草》

【集解】《本草品汇精要》卷二九：似鲤鱼，色黑而体促，肚大而脊隆。其小者重八九两，大者重二三斤，诸鱼中最可食者。或云：稷米所化，故其腹尚有米色。又一种背高，腹狭小者，名鱼，功用亦与鲫同，但力差劣耳。又黔州有一种重唇石鲫鱼，亦其类也。《食物须知·诸荤馔》：池泽多生，在处俱有。色黑体促，肚大脊隆。原由稷米化成，故肚尚有米色，名因此得。小而耐寒，过半斤者方良。犯天门冬，须记。

肉

【气味】味甘，平，无毒。《千金要方·食治》卷二六。味甘、温、无毒。《绍兴本草》卷一七。味甘，平，温，无毒。《宝庆本草折衷》卷一六。味甘，气平。《太乙仙制本草药性大全》卷八。味甘，温、平，无毒。《仁寿堂药镜》卷八。

【主治】主一切疮，烧作灰，和酱汁傅之，日二。又去肠痈。《千金要方·食治》卷二六。调中，益五藏。和莼菜作羹食良。患肠风，痔瘘下血宜食之。《饮膳正要》卷三。和中，平胃气。《本草元命苞》卷八。鲫鱼合莼作羹，主胃弱不下食。《本草衍义补遗》。主治胃寒，饮食不下，齿痛，暴痢，核肿丹毒，调中平胃，益五脏。《药性粗评》卷四。主健脾养胃，止痢除崩。《本草纂要》卷一二。主诸恶疮，肠痈，胃弱不下食，调中下气，补虚。《本草便》卷二。补土益脾，温中开胃。治消渴水肿，下利便血，噎膈反胃，骨疽肠痈，痔疮秃疮。涂久年诸疮不差。《玉楸药解》卷六。和五脏，通血脉。《校补滇南本草》卷上。

子

【主治】益肝气，尤能调中。猪肝不可共食，砂糖亦为所忌。与砂糖同食，则生疳虫也。《本草元命苞》卷八。

鳞

【主治】食鱼中毒烦乱，或成癥积。烧灰水服二钱。○诸鱼鳞。烧灰，主鱼骨鲠。《本草原始》卷一一。

鲙

【主治】止久痢赤白。疗诸疮，烧之，酱汁调涂。脾胃弱，煮以五味同食。

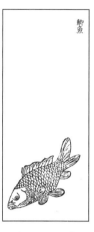

图 36-18-1 鲫
鱼《图经（政）》

图 36-18-2 鲫鱼
《图经（绍）》

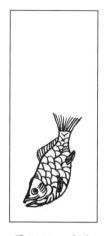

图 36-18-3 鲫鱼
《歌括》

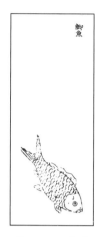

图 36-18-4 鲫鱼
《饮膳》

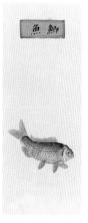

图 36-18-5 鲫鱼
《品汇》

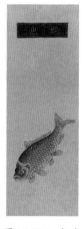

图 36-18-6 鲫鱼
《食物》

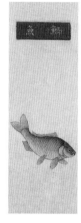

图 36-18-7 鲫鱼
《雷公》

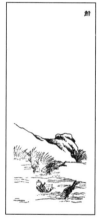

图 36-18-8 鲫
《三才》

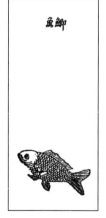

图 36-18-9 鲫鱼
《汇言》

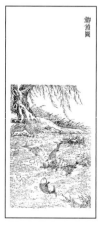

图 36-18-10 鲫鱼
《禽虫典》

图 36-18-11 鲫鱼
《滇南图》

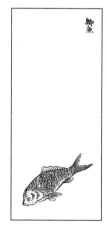

图 36-18-12 鲫鱼
《图说》

五味者，豉汁、胡椒、干姜、莳萝、陈皮也。酿白矾，烧灰，治肠风下血。捣鱼干作末，傅疮肿结核。《本草元命苞》卷八。

【发明】《千金要方·食治》卷二六：鱼白目不可食之。鱼有角，食之发心惊害人。鱼无肠胆食之，三年，丈夫阴痿不起，妇人绝孕。鱼身有黑点不可食。鱼目赤，作鲙食，成瘕病，作鲊食之害人。一切鱼共菜食之作蛔虫、蛲虫。一切鱼尾，食之不益人，多有勾骨，着人咽害人。鱼有角，白背，不可食。凡鱼赤鳞不可食。鱼无腮不可食。鱼无全腮，食之发痈疽。鲔鮧鱼不益人，其尾有毒，治齿痛。鲧鱼有毒，不可食之。二月庚寅日勿食鱼，大恶。五月五日勿以鲤鱼子共猪肝食，必不消化，成恶病。下利者食一切鱼，必加剧致困，难治。秽饭、鲅肉、臭鱼不可合食之，害人。三月勿食鲛龙肉及一切鱼肉，令人饮食不化，发宿病，伤人神气，失气恍惚。《绍兴本草》卷一七：鲫鱼，《本经》虽分主治，然皆未闻验据。及云作脍，主久赤白痢，尤非宜矣。但多作食品。○热疾者尤不宜食之。处处池泽皆产矣。《本草纂要》卷一二：但胃弱者不可用，用之必生呕也；脾虚者不可用，用之必致泻也。大抵鲫鱼之性，与诸鱼不同，诸鱼皆属火，惟鲫鱼属土，诸鱼之性皆喜于水面行者最多，惟鲫鱼其性沉静，生于水底，常居土中，此其所以属土者然也。盖有病之人，诸鱼并不可用，而鲫鱼亦可食者，此也。《滇南本草图说》卷七：鲫鱼一作鲑鱼。气味甜平，无毒。合五味煮食，主治虚羸，温中下气。○治肠中瘀垢，痔漏最良。作羹养胃，调中益气。鲫鱼黄老者，熬膏贴疮效。《本经逢原》卷四：诸鱼性动属火，惟鲫鱼属土，有调胃实肠之功。故有反厚朴之戒，以厚朴泄胃气，鲫鱼益胃气。故大明言温中下气，保升言止痢厚肠。皆言其补益之功也。

【附方】《药性粗评》卷四：齿痛。取鲫鱼，破去肠，纳盐其中，烧存性，为末，擦齿上，瘥。核肿。取鲜鲫鱼，捣烂敷上，当消。

《太乙仙制本草药性大全·仙制药性》卷八：丹石热毒发者。取荬首和鲫鱼作羹，食一两顿即差。小儿头无发，烧鲫鱼末，酱汁和傅之。○治牙齿疼。取鲫鱼内盐花于肚中，烧作灰末，傅之即差。○主恶核肿不散，取鲫鱼杵傅之。○治脾胃气冷，不能下食，虚弱无力。鹘突羹：鲫鱼半斤，细切，起作鲙，沸豉汁热投之，着胡椒、干姜、莳萝、橘皮等末，空心食之。○主脚气及上气。取鲫鱼一尺长者，作鲙食一两顿差。○热病差后百日。食五辛者必目暗，鲫鱼作臛熏之。治小儿面上忽生疮，黄水出。鲫鱼头烧末，和酱清汁傅，日易之。○中风寒热，腹中绞痛。以干鲫鱼一头烧作末，三指撮，以苦酒服之，温服取汗出良。

《本草汇言》卷一九：治肿毒结核不散。用鲫鱼一个，以赤小豆一合，水浸软，和鲫鱼同捣烂，敷一二日即散。○治诸疮十年不瘥。以鲫鱼连肠肚，用滋泥裹固，火烧通赤，去泥，取鲫鱼研细末，日日掺之。一月平复。○治腘中便毒。用鲫鱼一个，连肠肚捣烂，再和山药一两同捣，敷之即消。《医林集要》。

姚氏《食物本草》卷一○：治男妇劳瘦，发热咳嗽，汤药不愈者。取活鲫一尾，刮去鳞肠，将蓖麻子去壳，如病人年纪，一岁一粒，纳鱼腹中，外以隔草纸包五十重，柴火中煨，令极熟。临卧食之，必尽。连进三尾，奏功甚速。

莼丝鲫姚氏《食物本草》

【集解】**姚氏《食物本草》卷一〇**：莼丝鲫生江西安福县东南十五里蜜湖中。水味如蜜，鱼亦甚甘。

【气味】味甘，无毒。姚氏《食物本草》卷一〇。

【主治】主补脾胃，去风湿邪气，益肝胆，明目，退昏花，生津液。姚氏《食物本草》卷一〇。

金鱼《本草纲目》

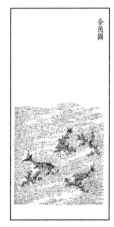

图 36-20-1　金鱼
《禽虫典》

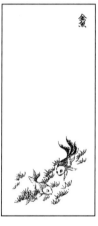

图 36-20-2　金鱼
《图说》

【集解】**姚氏《食物本草》卷一〇**：《抱朴子》云：丹水出京兆上洛县冢岭山，入于汋水。中出丹鱼。先夏至十日，夜伺之。鱼浮水侧，必有赤光上照若火。割血涂足，可以履冰。其即金鱼之类乎。**《本草纲目拾遗》卷一〇**：此鱼自宋南渡始有，一名朱砂鱼，乃人家蓄玩于盆盎中者，有三尾、四尾、品尾、金管、银管之分。有蛋鱼，名龙蛋、文蛋、虎头及鳞诸品纯红纯白，或红白相间，体具五色。极大者三四寸，小者寸许。《纲目》金鱼条云主治痢，而所用乃金丝鲤鱼。按：金鱼虽有鲤、鲫、鲦诸种，殊不知鲤鱼中一种红鲤名金鲤，鲫鱼中一种红鲫名金鲫，皆有金鱼之名，与此全别，而东璧合为一则误矣。

【气味】酸，平。《医林纂要探源》卷三。味苦、微咸，有小毒。《本草纲目拾遗》卷一〇。

【主治】治久痢及捣涂火疮。姚氏《食物本草》卷一〇。疗赤白痢。能行水。赤入血分，酸敛肺，厚大肠，泻肝，去血瘀热结。《医林纂要探源》卷三。调胃治痢。《药性切用》卷八。解砒石及鸦片烟毒。《本草纲目易知录》卷五。

【附方】**《本草纲目拾遗》卷一〇**：解服卤毒。用金鱼一二枚捣之，灌下，吐出涎水，自苏。治疯癫、石臌、水臌、黄疸。俱用红色金鱼一个，取三尾者，甘蔗大者一二枚，同捣烂，绞汁服，立刻即吐出痰涎，愈。《慈航活人书》。

《本草纲目易知录》卷五：鸦片烟毒，一时气愤，吞鸦片烟寻死。急觅人家缸养形三尾鱼一尾，生捣汁，和阴阳水滤汁，灌之，使上吐下泻，屡效，不吐泻者，难救。解矾石毒。
同方。

鲮鱼 姚氏《食物本草》

【释名】土鲮《养生食鉴》。

【集解】姚氏《食物本草》卷一〇：鲮鱼生广东琼州府城东峻灵潭中。鱼色白而身短促不舒，大者长二尺。作脍食之，味甚香美。《养生食鉴》卷下：土鲮鱼似小鲤而鳞细，腹颔冬天益肥。《本草纲目拾遗》卷一〇：《粤语》：鲮鱼广人池塘多蓄之，以鱼秧长成，与鲫性相反。鲫属土，其性沉，长潜水中。鲮属水，其性浮，长跃水上。鲫食之可以实肠，鲮食之可以行气，鲫守而鲮行，性各不同如此。其物以冬而肥，故名。喜泳浮波上，得溇流则跳跃寻丈。生食之，益人气力。《梧浔杂佩》：鲮鱼形似鲢而稍短，味甚美，作脍尤佳。

【气味】味甘，无毒。姚氏《食物本草》卷一〇。味甘，性平，无毒。《养生食鉴》卷下。

【主治】主滑利肌肉，通小便，治膀胱结热，黄疸水鼓。姚氏《食物本草》卷一〇。补中开胃，益气血，功同鲫鱼，不发疮疥。嗽者忌之。《养生食鉴》卷下。健筋骨，活血行气，逐水利湿。《本草纲目拾遗》卷一〇。

鲩鱼《本草拾遗》（即：草鱼）

【集解】《日用本草》卷五：似鲤而背不高，池塘看养者。《医林纂要探源》卷三：此人家池塘所养草鱼，略似鲤而色青白，种出九江。〇似鲤与鲩而大鳞，力雄，善裂网，且健唼小鱼。发疮发热。此鱼鳃下有二虫，须检去之。

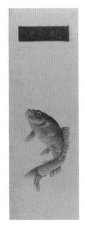

图 36-22-1 鲩鱼《食物》

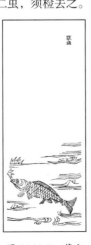

图 36-22-2 草鱼《备要》

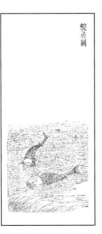

图 36-22-3 鲩鱼《禽虫典》

图 36-22-4 鲩鱼《图说》

肉

【气味】味甘，性平，无毒。《日用本草》卷五。味甘，性温，无毒。《食物辑要》卷七。

【主治】主益人，疗喉闭、飞尸。《日用本草》卷五。暖胃助脾益气。多食，发疮疾及湿毒流气痰核病。《食物辑要》卷七。平肝祛风，治痹截疟。○治虚劳及风虚头痛。《医林纂要探源》卷三。

胆

【气味】味最苦。《食物本草》卷四。

【主治】治喉痹飞尸。《食物本草》卷四。

【发明】《本经逢原》卷四：鲩鱼多蓄池中，饲草而长，与青鲢混杂，故名曰鲩，江湖亦皆有之，食品之长味也。时珍言暖中和胃，此指池中蓄者而言；李鹏飞言能发诸疮，此指湖中获者而言，各有至理。《本草求真》卷九：鲩鱼专入脾胃。食品味长，江湖与池皆有，以草为饲。常与青鲢混杂，故名曰鲩，又名曰鲲。时珍曰：鲩因其性舒缓而名。第在池中，则味甘温无毒，时珍言其暖中和胃，即是此物。若在江湖所蓄，则饲非尽青草，常有秽恶混食，故书又言能发疮。但鱼性多温，无论在池在湖，施于阳脏之人，则自发热动燥；施于阴脏之人，不惟其燥全无，且更鲜有温和之力矣。食物之宜，当先视人脏气以为转移，非独鲩鱼然也。《调疾饮食辩》卷六：俗呼晚鱼。春时鲤鱼散子浅水中，水退子干，不以时出，复涨始生者为晚。形似鲤，身稍圆，性较鲤鱼稍不毒。然鱼皆热，动风发毒之害亦不能无。《纲目》曰：暖胃和中。《延寿书》曰：能发诸疮。合二说观之，始为定论。《随息居饮食谱·鳞介类》：鲩鱼，俗作鲩，非。甘，温。暖胃和中。俗名草鱼，因其食草也。婺州云：间以其色青也，误以青鱼呼之。禾人名曰池鱼，尤属可笑。夫池中所蓄之鱼，岂独鲩而已哉？《本草纲目易知录》卷五：我婺山人，于夏初至九江办鱼苗，约分许，挑养至家，择水缓掘池养之，稍大，择去杂鱼，放入塘养，每日用嫩草及溪边水藻饲之。其塘水来路远近河者，谓之热水，其鱼易长价廉，俗传不益人。其塘水由石泉涉近者，谓之冷水，价昂，云大补益，甚有养数十年重仅数斤者。相传云：炖熟食，治病虚羸瘦，胃不纳食，阴疟肿满，痘疮痈疽及产后浮喘等症，以其性温，又藉涵养，故能补益，然食亦有应效、不效者。

鲤鱼《本经》

【释名】《宝庆本草折衷》卷一六：其鱼一名鲤，一名赤鲤鱼，一名玄鱼。其白鲤名白骥，黄鲤名黄雉。《本草蒙筌》卷一一：兖州谓赤鲤为玄驹，白鲤为白骥，黄鲤为黄雉，皆取马名，以仙人所乘也。

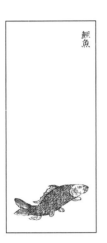

图 36-23-1 鲤鱼
《图经（政）》

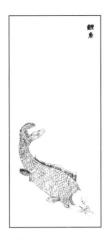

图 36-23-2 鲤鱼
《图经（绍）》

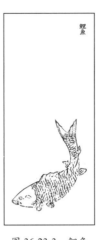

图 36-23-3 鲤鱼
《饮膳》

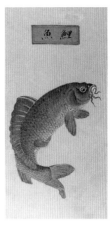

图 36-23-4 鲤鱼
《品汇》

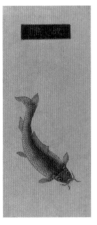

图 36-23-5 鲤鱼
《食物》

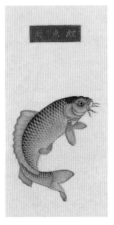

图 36-23-6 红鲤
鱼《雷公》

图 36-23-7 鲤
《三才》

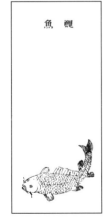

图 36-23-8 鲤鱼
《原始》

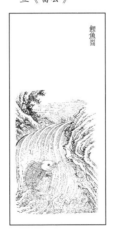

图 36-23-9 鲤鱼
《类纂》

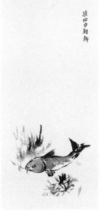

图 36-23-10 鲤鱼
《禽虫典》

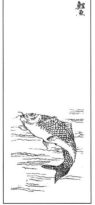

图 36-23-11 滇地
白鲤鲫《滇南图》

图 36-23-12 鲤鱼
《图说》

【集解】《宝庆本草折衷》卷一六：生九江池泽，今处处诸溪涧中有之。○其脊中鳞一道，从头数至尾，计三十六鳞。古语云：五尺之鲤与一寸之鲤，大小虽殊，而鳞之数一等也。○取无时。○蜀漆为使。《本草蒙筌》卷一一：形质虽大小不等，首尾并三十六鳞。阴极阳复之征，故能神变飞越。江湖渔者尝云：每获此鱼虽止三十六鳞，即无三十六斤，只缘飞化之蚤，不及诸鱼之长大也。

【修治】《本草蒙筌》卷一一：须去黑血及脊背上两筋，有毒故也。或切碎和米粉煮羹，或切片同蒜齑作脍，或烧灰末，或煮糜汤，随病所宜，依方应用。

肉

【气味】味甘，平，无毒。《千金要方·食治》卷二六。味甘，寒，有毒。《饮膳正要》卷三。味甘，寒、平，无毒。《日用本草》卷五。味苦、甘，气寒，无毒。《药性会元》卷下。味甘，性温。入足太阴脾、手太阴肺、足太阳膀胱经。《玉楸药解》卷六。

【主治】主咳逆上气、瘅黄，止渴。《千金要方·食治》卷二六。生者，主水肿、脚气满，下气。《图经本草药性总论》卷下。安胎。治水肿，脚气。天行病后不可食，有宿瘕者不可食。《饮膳正要》卷三。烧灰，酒饵，下乳汁。《本草元命苞》卷八。妊娠身肿，冷气痃癖，气块横关伏梁。《药性解》卷六。痃癖气块，横关伏梁，结在胸腹作痛，定喘。亦治男妇暴疟反胃尤效。《滇南本草图说》卷七。

【发明】《千金要方·食治》卷二六：黄帝云，食桂竟，食鲤鱼肉害人。腹中宿瘕病者，食鲤鱼肉害人。《本草衍义》卷一七：鲤鱼至阴之物也，其鳞故三十六。阴极则阳复，所以《素问》曰鱼热中。王叔和曰热即生风，食之所以多发风热，诸家所解并不言。《日华子》云：鲤鱼凉，今不取，直取《素问》为正。万一风家更使食鱼，则是贻祸无穷矣。《本草蒙筌》卷一一：消水肿脚满下气，大腹肿满亦佳；治怀孕身肿安胎，黄疸消渴尤妙。驱冷气痃癖气块，横关伏梁；止下痢肠澼来红，咳逆喘嗽。天行病后忌食，再发即死。腹有宿症禁尝。若服天门冬，切勿过口颊，因其性相犯故也。误食中毒，浮萍可解。鱼子食忌同猪肝，鱼鲊食忌同豆藿。胆性寒苦，又治眼科。去赤瘴令风热不侵，退青盲使神水渐复。耳聋可滴，疮燋堪涂。久服不厌其多，强悍且益志气。骨烧灰主阴蚀，脑煮粥除暴聋。齿疗石淋，皮主瘾。血涂身表丹毒，肠治腹内疮痈。脂理小儿惊痫，鳞止产妇腹痛。《本草经疏》卷二〇：鲤鱼禀阴极之气，故其鳞三十六。阴极则阳复，故《素问》言鱼热中。其气味虽甘平，然多食能令人发风热也。甘可以缓，故主咳逆上气止渴。阴中有阳，能从其类以导之，故能利小便，使黄疸、水肿、脚气俱消也。河间云：鲤之治水，因其气以相感者是矣。《本经逢原》卷四：鱼性逆水而上，动关翅尾，其力最劳，且目不夜瞑，故释氏雕木象形，以警世之昏惰者。鲤性跳跃急流，故取以治水肿之病。河间云：鲤之治水，鹜之利水，因其气相感也。黄疸、脚气、湿热、孕妇身肿宜之。《调疾饮食辩》卷六：鲤鱼为诸鱼之长，其脊鳞三十六片。

鲤三十六鳞为老阴，龙八十一鳞为老阳，故皆能变化，老变而少不变也。段成式《寄温庭筠》诗云：三十六鳞充使时，数番犹得表相思。宋景文诗云：君轩恋结萧萧马，尺素愁凭六六鱼。并用鲤鱼传书故事也。极大不过三十六斤。阴数之尽，能变至阳，故飞越江河，上龙门即化为龙。《汉书·地理志》注曰：交州有龙门，水深百寻，鱼跃过此，雷为烧尾，即化为龙。不得过者，曝腮点额而已。故唐人比进士登科为登龙门。《后汉书》：李膺负重名，被其接见者，谓之登龙门。注：龙门在绛州。按：龙门见《禹贡》，本河流入中国之所，故唐人有河鲤登龙门诗，作绛州者是。然鲤鱼化龙，亦无人确见其在何处。交州近海或别有一龙门，亦未可知。然涝岁鼠能化鲤，旱岁鲤亦化鼠，此则不可解也。《校补滇南本草》卷上：鲤鱼味甘，平。治妇人怀孕身肿，痢疾水泻，冷气存胸。作羹食，〔治小儿风痰〕。鲤鱼，味甘肉嫩，煮食令人下元有益，中不脱气，不炎火，添精补髓，能补三焦之火。

【附方】《药性粗评》卷四：妊娠伤寒。鲤鱼烧存性，为末，温酒调下一钱匕。

《太乙仙制本草药性大全·仙制药性》卷八：主上气咳嗽，胸膈妨满气喘。鲤鱼一头，切作鲙，以姜、醋食之，蒜齑亦得。○主肺咳嗽气喘促。鲤鱼一头重四两，去鳞，纸裹火炮去刺，研煮粥空腹吃之。○疗妊娠伤寒。鲤鱼一头，烧末酒服方寸匕，令汗出，兼乳无汁。○凡肿已溃、未溃者。烧鲤鱼作灰，酢和涂之一切肿上，以差为度。○下乳汁。烧鲤鱼一头，研为末，酒调下一钱服。○治暴痢。小鲤一枚，烧为末，米饮调服之，大人小儿俱服得。

《本草发明》卷六：治十种水气垂死。鲤鱼头重一斤者，和冬瓜、葱白，羹食之。

胆

【气味】味苦、寒、但无毒。《绍兴本草》卷一七。

【主治】主目热赤痛、青盲，明目，久服强悍益志气。《图经本草药性总论》卷下。点眼去膜翳，雀盲即明。滴耳治聋。《滇南本草图说》卷七。

【发明】《本草经疏》卷二〇：凡胆皆苦寒走厥阴，故鲤鱼胆亦主明目及目热赤痛、青盲也。肝为将军之官，肾为作强之官，二经有热，则虚怯志气衰。苦寒除二经之热，故久服强悍益志气也。

【附方】《太乙仙制本草药性大全·仙制药性》卷八：小儿咽肿喉痹。以鲤鱼胆二七枚，和竃底土以涂咽喉立差。○疗雀目。鲤鱼胆及脑傅之，燥痛即明。

鳞

【主治】治产妇腹痛及滞血，烧灰酒调服。兼治血气，杂诸药用之。《宝庆本草折衷》卷一六。鱼骨鲠喉中，七日不出，鲤鱼鳞皮烧屑，以水服之即出。《日用本草》卷五。

【发明】《本草经疏》卷二〇：鱼鳞得水中之阳气，而鲤鱼鳞则又禀阴极生阳之数，性能入血散滞。入血者，阴之用也；散滞者，阳之用也。故主妇人产后腹痛及血气不和等证。

【附方】《日用本草》卷五：破产妇滞血。鱼鳞火烧烟绝，研酒下方寸匕。

《药性粗评》卷四：鲠刺。鲤鱼鳞烧存性，为末，清水调下一钱匕。

骨

【主治】主女子带下赤白。《图经本草药性总论》卷下。

【附方】《药性粗评》卷四：赤白带下。鲤鱼骨烧存性，为末，酒调服一钱匕。

齿

【主治】主石淋。《图经本草药性总论》卷下。

【附方】《药性粗评》卷四：石淋。鲤鱼齿烧存性，为末，温酒调服，愈。

《太乙仙制本草药性大全·仙制药性》卷八：疗卒淋。鲤鱼齿烧灰，酒服方寸〔匕〕。○治石淋。鲤鱼齿一升，筛末，以三岁苦酒和，分三服，宿不食，旦服一分，日中服一分，暮服一分，差。

脑

【主治】与粥和服，医暴聋。《本草元命苞》卷八。

嘉鱼《开宝本草》

【集解】《宝庆本草折衷》卷一七：嘉鱼出丙穴。王荆公诗云：水清但有嘉鱼出。陶商翁诗云：草没嘉鱼穴。○按《方舆志》达、雅、梧、贵、韶州，成都府、兴元府、梁山军等郡丙穴池并乳穴中有之。○春月丙日出。又谓其穴向阳，故称丙也。○鄂州嘉鱼县，乃邑之名，非言出鱼

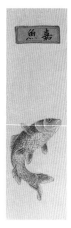

图 36-24-1 嘉鱼《品汇》

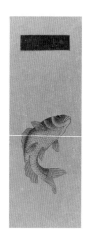

图 36-24-2 嘉鱼《食物》

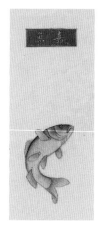

图 36-24-3 嘉鱼《雷公》

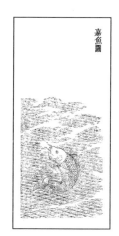

图 36-24-4 嘉鱼《禽虫典》

也。○观诸郡志，惟达州丙穴嘉鱼特盛。其首有黑点，长身细鳞，肉白如玉。但穴中盐泉，故此地嘉鱼味咸也。《本草品汇精要》卷三：《诗》传云：嘉鱼鲤质，鳟鲫肌肉。美食乳泉，出于丙穴。先儒谓穴在汉中沔阳县北，穴口向丙，故曰丙也。《食物本草》卷四：此乃乳穴中小鱼，常饮乳水，所以益人，味甚珍美，力强于乳。

【气味】味甘，气温，无毒。又云微温，有小毒。《太乙仙制本草药性大全·仙制药性》卷八。

【主治】主人肥健而悦泽颜色，久食益人而坚强筋力。治肾虚消渴，补羸瘦劳伤。《太乙仙制本草药性大全·仙制药性》卷八。

【发明】《本经逢原》卷四：此鱼食乳水，功用同乳。食之令人肥健悦泽，肾虚消渴、劳瘦虚损者，食之最宜。《调疾饮食辩》卷六：《拾遗》曰：治肾虚消渴，劳瘦虚损。误也。鱼性本热，加以乳石更热，内寒极宜，内热及疮疡宜戒之，岂可反用以治虚劳、消渴乎？

苦鱼 姚氏《食物本草》

【集解】姚氏《食物本草》卷一○：苦鱼生浙江遂昌县匡山之溪。匡山之巅，四面峭壁拔起，崖嵎皆苍石，下多白云，上多北风，植物之味皆苦。鱼生溪中，身有斑文而小，状如吹沙，味苦而辛。章三益先生结庐其间，曰苦斋，名虽苦，而意甚甘之。

【气味】味苦、辛，无毒。姚氏《食物本草》卷一○。

【主治】主平肝，降逆气，补心血，益脾肺，生津开慧。姚氏《食物本草》卷一○。

阿罗鱼 《本草纲目拾遗》

【集解】《本草纲目拾遗》卷一○：阿罗鱼一首十身，音如吠犬，亦可御火。《珍异药品》。

【主治】疗痈疽。《本草纲目拾遗》卷一○。

渼陂鱼 《本草纲目拾遗》

【集解】《本草纲目拾遗》卷一○：渼陂鱼，《舆地志》：鄂县渼陂出鱼，味美，可入药。

【主治】治痔。《本草纲目拾遗》卷一○。

蜜姑鱼《本草纲目拾遗》

【集解】《本草纲目拾遗》卷一〇：《宦游笔记》：自光溪入四明二十余里，有蜜岩，峭壁千寻，下临深溪，窅洞无底，岩颠旧有蜂窠，聚蜂数百万，其蜜滴下，溪鱼食之，故鱼味甘绝，曰蜜姑鱼。其钓法倍多曲折，鱼性极喜苔，须缒悬崖下，有水衣演漾深碧而细者，剜以为饵。鱼性暴，遇钓则跳岩，卒不可制。而蜜岩下溪水清甚，用粗绠，则恐鱼之瞥见而惊游也。用细丝，则又恐不足以胜鱼跳岩之力。钓者乃取丝长十余丈，盘于竿上，遥望见深波中鱼诩诩鼓鬣而至，则取丝徐徐放之，如小儿之送纸鸢者，使得纵其所往。鱼入钩，果一跃数尺，翻波跋浪，横激溪面，其鳞光闪烁，如千片碎金，杂珠颗中随风散洒，观者莫不目眩心动，已而徐徐力倦，乃可取之。

【气味】性温，味甘。《本草纲目拾遗》卷一〇。

【主治】生胃津，益肺气，补血脉，增髓去热，除虚羸，壮筋骨，止嗽定喘，功同燕窝、蛤蚧也。《本草纲目拾遗》卷一〇。

【附方】《本草纲目拾遗》卷一〇：此鱼最洁，惟食苔蜜，苔寒而蜜温，得水火既济之力，大能补土生金。燕窝性清肃而下行，蛤蚧性和中而温脏，此则故能兼之，真劳嗽虚羸之食品上药也。《柳崖外编》载张方海浙人，少年读书四明，尝断炊者数月。山硐谷多竹，峭壁有蜜，蜜入江化为鱼，名蜜鲇。张遂掘笋钓鲇而食，自言笋味淡以清，蜜鲇浓而美，有天台胡麻所不如者。嗣后遂轻身耐寒暑，不复思烟火味。据此，则其功用信不诬也。

鼠头鱼姚氏《食物本草》

【释名】鸡鱼姚氏《食物本草》。

【集解】姚氏《食物本草》卷一〇：四五月有之。长四五寸，头类鼠头，身圆肉厚，鳞细有斑点。

【气味】味甘、淡，平，无毒。姚氏《食物本草》卷一〇。

【主治】利五脏，能助湿热发疮疥。不宜过食。姚氏《食物本草》卷一〇。

𩶣鱼《本草纲目拾遗》

【集解】《本草纲目拾遗》卷一〇：《滇程记》：云南百夷中有小孟贡江，产𩶣鱼。彼夷食之，日御百妇，故夷性极淫，贵贱俱数妻。其地亦产弯姜。○《说略》云：𩶣鱼产孟贡江，牡者恒多牝而游。夷人常食其肉，一日能御百女。入药用雄者。

【主治】壮阳道，固精髓，八十老翁服之，多子。《本草纲目拾遗》卷一〇。

五色鱼姚氏《食物本草》

【集解】姚氏《食物本草》卷一〇：五色鱼生江西信丰县城奉真观右凰凰井中。浙江杭州府城吴山北吴山井中亦产此鱼。身有五彩斑文，味美可食。

【气味】味甘，无毒。姚氏《食物本草》卷一〇。

【主治】主益胃气，养精神，悦颜耐老，生津补脾。姚氏《食物本草》卷一〇。

耳鱼姚氏《食物本草》

【集解】姚氏《食物本草》卷一〇：耳鱼生浙江会稽县越城山盘石穴中。如鳗而有鳞，两耳甚大，尾有刀迹。相传为唐寇黄巢所刺。人捕而取之，了无惊猜。

【气味】味腥，无毒。姚氏《食物本草》卷一〇。

【主治】主温中益血，消瘿瘤，解诸毒，清脏腑邪热。姚氏《食物本草》卷一〇。

鲖鱼姚氏《食物本草》

【集解】姚氏《食物本草》卷一〇：鲖鱼生直隶宁国县东岸溪涧中。长二三寸，细鳞。味极甘美。其性甚黠，人难捕捉，惟暮春时，腹中孕子，则目昧不见，才能网之。

【气味】味甘，无毒。姚氏《食物本草》卷一〇。

【主治】主补五脏六腑，益精气，令人有子，延年却疾。姚氏《食物本草》卷一〇。

明府鱼姚氏《食物本草》

【集解】姚氏《食物本草》卷一〇：明府鱼色朱，腰有痕如束带。奴鱼、婢鱼生直隶和州湖中。湖，古历阳之地，源出桑山，即《淮南子》所载历阳之郡，一夕反而为湖者也。昔有书生过历阳，一妪待之甚厚。生谓妪曰：此县门前石龟眼见血，地当陷为湖。妪数往视龟，门吏叩之，具以告，吏笑之，因以朱点龟眼。妪再至，遂走上西山，反顾城，已陷为湖矣。今湖中所产诸鱼，其名盖本诸此。

【气味】味甘，无毒。姚氏《食物本草》卷一〇。

【主治】主除目中花翳，解热祛邪。姚氏《食物本草》卷一〇。

奴鱼 姚氏《食物本草》

【释名】婢鱼姚氏《食物本草》。
【主治】主益筋骨，助气力。姚氏《食物本草》卷一〇。

石花鱼 姚氏《食物本草》

【集解】姚氏《食物本草》卷一〇：石花鱼出山西保德州，游泳水石间，食石之花，人捕食之，肥美双绝。
【气味】味甘，无毒。姚氏《食物本草》卷一〇。
【主治】主抑火邪，清利咽嗌之气，治头目昏眩。姚氏《食物本草》卷一〇。

鹹鱼 姚氏《食物本草》

【集解】姚氏《食物本草》卷一〇：鹹鱼生直隶宿松县西南八十里鹹湖中。湖水广阔，鱼极大且佳。
【气味】味甘，无毒。姚氏《食物本草》卷一〇。
【主治】主养阴补血，滋腰肾，除燥热，生津止渴，益智慧。姚氏《食物本草》卷一〇。

抱石鱼 姚氏《食物本草》

【集解】姚氏《食物本草》卷一〇：抱石鱼生江西龙泉县南遂水中，其鱼抱石而生。
【气味】味甘，无毒。姚氏《食物本草》卷一〇。
【主治】主清邪热，祛暑气，益胃调中，消痞满。姚氏《食物本草》卷一〇。

双鳞鱼 姚氏《食物本草》

【集解】姚氏《食物本草》卷一〇：双鳞鱼出湖广石门县东阳山下，东阳水中。鱼身鳞甲每有两重。味肥而美，颇为彼中珍贵。

【气味】味甘，无毒。姚氏《食物本草》卷一〇。

【主治】主益肾精，生血，利筋脉，和胃气，去风湿痰涩。姚氏《食物本草》卷一〇。

羊头鱼 姚氏《食物本草》

【集解】姚氏《食物本草》卷一〇：羊头鱼产四川云阳县巴乡村溪中。鱼似羊头，多肉少骨，美于他鱼。

【气味】味甘，无毒。姚氏《食物本草》卷一〇。

【主治】主补中益气，厚肠胃，除风热，消痰涩，利肺气。姚氏《食物本草》卷一〇。

鬼头鱼 姚氏《食物本草》

【集解】姚氏《食物本草》卷一〇：鬼头鱼生广东韶州府乐昌荥溪中。味极香美，形状狞恶，故名。

【气味】味甘。姚氏《食物本草》卷一〇。

【主治】主痃癖蛊毒，下痢，伤寒后余热不解，温疟风疟。姚氏《食物本草》卷一〇。

五味鱼 姚氏《食物本草》

【集解】姚氏《食物本草》卷一〇：五味鱼生陕西鄠县西三里溪坡中，五味具焉。

【主治】主补五脏，益气力，养精神，悦颜色，定咳喘，消痰涩稠浊。姚氏《食物本草》卷一〇。

鱤鱼 《本草纲目》

【气味】味甘，平，无毒。《食物辑要》卷七。性味，苦平。《药性切用》卷八。甘，温。《随息居饮食谱·鳞介类》。

【主治】和中气，养脾胃，止呕吐。《食物辑要》卷七。

【发明】《调疾饮食辩》卷六：《纲目》曰：贪食无厌曰鱤，此鱼啖鱼，最毒也。又名鳡鱼，性好独行也。《诗》

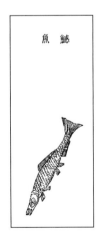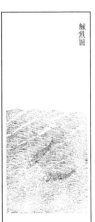

图 36-43-1 鱤鱼《备要》　　图 36-43-2 鱤鱼《禽虫典》

曰：其鱼鲂鳏。又其游行觅食，虽夜不停，故傲夜木梆，刻作此行。《山海经》曰：姑儿之山多鳢鱼。头似鲇而口大，颊似鲶而色黄，鳞似鳟而稍细，大者可一二百斤。力最猛，触箔即穿，跃可至寻丈。食之已呕，止冷泻，暖中益胃。按：此诸有鳞鱼皆有之功，中寒人宜之者也。然性热已在言外矣。

<h1 style="text-align:center">白鱼《开宝本草》</h1>

【释名】鲚鱼《随息居饮食谱》。

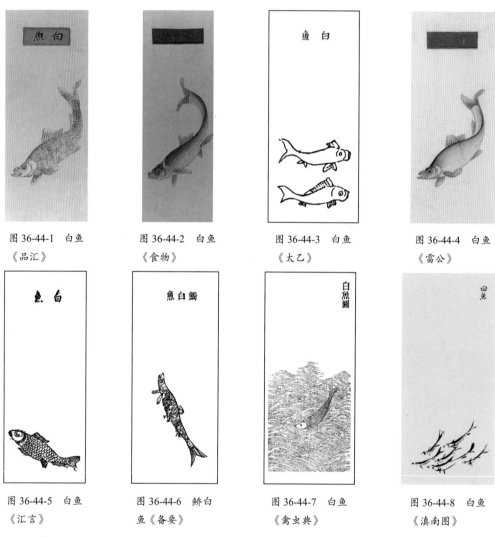

图 36-44-1 白鱼《品汇》　　图 36-44-2 白鱼《食物》　　图 36-44-3 白鱼《太乙》　　图 36-44-4 白鱼《雷公》

图 36-44-5 白鱼《汇言》　　图 36-44-6 鲚白鱼《备要》　　图 36-44-7 白鱼《禽虫典》　　图 36-44-8 白鱼《滇南图》

【集解】《日用本草》卷五：白鱼大者六七尺，色白，鳞细头昂，生江湖中。《药性全备食物本草》卷三：白鱼其鱼似鲢尤小，而鳞细极长，色白头昂，大者六七寸长。和豉作羹一两顿而已，新鲜者好食。若经宿者不堪食，令人腹冷生诸疾，或淹，或糟藏，犹可食。又可炙了于葱醋中重煮，食之。《本草乘雅半偈》帙一一：白鱼，一名鱇，一名鲌。生江湖中，大者长六七尺，色白形窄，腹扁，鳞细，内有细刺，头尾俱昂。

【气味】味甘、平、无毒。《绍兴本草》卷一七。味甘，入足太阳膀胱经。《长沙药解》卷四。味辛，寒，无毒。《滇南本草图说》卷七。甘，温。《随息居饮食谱·鳞介类》。

【主治】调五脏，助脾气，能消食，理十二经络舒展不相及气。时人好作饼炙食之。犹少动气，久亦不损人也。患疮疖人不可食，发脓。灸疮云不发，作鲙食之良。《太乙仙制本草药性大全·本草精义》卷八。主胃气，开胃下食；去水气，令人健肥。润五脏而理血脉，补肝虚而明眼目。《太乙仙制本草药性大全·仙制药性》卷八。善行水道，最通淋涩。《长沙药解》卷四。诸疮肿毒疥癞，同大蒜食可解。《滇南本草图说》卷七。下气行水，助脾，发痘排脓。《随息居饮食谱·鳞介类》。

【发明】《绍兴本草》卷一七：白鱼，《本经》已载性味、主治。但作食品，固非起疾之物。江湖池泽中皆产之。《本草汇言》卷一九：楼渠泉曰：按卢氏曰，白者金色，金者水之母，故仲景方治水亡泽上而消渴，水亡润下而小便不利。《开宝》推广开胃。开胃者，开发上焦，熏肤充身，泽毛若雾露之溉，令人润身而肥健，气无不下，水无不去矣！大氏曰：此鱼多食，能使热中发疮，故患疮疖人不可食，食之发脓。灸疮不发者，作鲙食之良。《本草乘雅半偈》帙一一：鱼，冬渊春涉，化无停机者，共浮沉于生长之门。白者，金色；金者水母，生生不息之源也。仲景先生用治水亡泽上而消渴，水亡润下而小便不利。《开宝》推广开胃。开胃者，开发上焦，熏肤充身，泽毛若雾露之溉。令人润身而肥健，气无有不下，水无有不去矣。盖用则体消，体止则用息。用不忘体，体不亡用，亡则不祥莫大焉。顾水之从鱼，犹云之从龙，风之从虎，亲上亲下，物各从其类也。

《本经逢原》卷四：白鱼入肺利水，开胃下气。《金匮》治淋病，小便不利，滑石白鱼散用之。取其佐滑石以利气，兼乱发以破血，血气通调而淋涩止矣。同枣食之，令人腰痛，以其渗泄脾肾也。

《夕庵读本草快编》卷六：白鱼甘平，开胃下气，去水助脾之品也。白属西方，法金而走肺。《食疗》谓其能调五脏，理十二经络舒展之气不相及者，盖肺主治节是也。日华又云补肝气，明目，助血脉，何哉？予因思之，气为血母，动静随之，气盛则血随而生，故目可明，肝得滋矣！能不令人肥健乎？胜于他鱼者，无热中之患也。《本草求真》卷九：功专入肺利水，开胃下气，故《金匮》治淋，每用白鱼同滑石以投，名曰滑石白鱼散。取其长以治水，兼佐乱发以破血，血气通调而淋涩止矣。但此性亦滑利，故同枣食脾肾受泄，必致腰有痛楚。脾胃过食不温，必致饱胀不快，惟有炙食差可，乃或腌或糟，以为食耳。至书有言补肝明目，调五脏，理十二经络者，时珍亦谓此属溢美之辞，未足深信，当以《开宝》之注为正。

横贯鱼姚氏《食物本草》

【集解】姚氏《食物本草》卷一〇：横贯鱼生江〔湖〕中。颇类白鱼，但头尖身浑，大者长数寸。性悍而有力，跳掷横斜，极善遁网者也。

【气味】味甘，平，无毒。姚氏《食物本草》卷一〇。

【主治】肥健人，去水气。多食生痰。姚氏《食物本草》卷一〇。

红料鱼姚氏《食物本草》

【集解】姚氏《食物本草》卷一〇：红料鱼生江湖中。形类横贯，尾赤肉厚，充庖甚佳。

【气味】味甘，温，无毒。姚氏《食物本草》卷一〇。

【主治】暖脾益胃。腌藏尤美。亦不可多食，恐助火生痰。姚氏《食物本草》卷一〇。

重唇鱼姚氏《食物本草》

【集解】姚氏《食物本草》卷一〇：重唇鱼出湖广石门县东阳山下，东阳水中。鱼口两层，故名。其味鲜美，为此地珍品。

【气味】味甘，无毒。姚氏《食物本草》卷一〇。

【主治】治十年腰脊疼痛，腿膝酸麻，不能行动。姚氏《食物本草》卷一〇。

图 36-48-1　鲦鱼《三才》

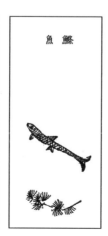

图 36-48-2　鲦鱼《备要》

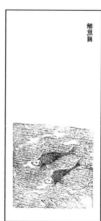

图 36-48-3　鲦鱼《禽虫典》

鲦鱼《本草纲目》

【释名】鲹鲦鱼姚氏《食物本草》、白鲦《本草省常》。

《通志·昆虫草木略》卷七六：鮂，《尔雅》云：鮂，黑鰦。郭氏谓即白鲦，江东呼为鮂。臣又疑即鲦鱼。以背黑，故亦名黑鰦。

【集解】《食治广要》卷七：

鲦，条也，状其形而名之也。亦为江湖中小鱼，长仅数寸，形狭而扁，状如柳叶，鳞细而整，洁白可爱，性好群游者是矣。**姚氏《食物本草》卷一〇**：鲦鱼生河泽中。扁身锐首，长五六寸，性善跳跃。**《医林纂要探源》卷三**：此江河湖泽中鱼，色白而身长，味亦美。

【气味】味甘，性温，无毒。《食物辑要》卷七。味甘、淡、平，无毒。姚氏《食物本草》卷一〇。

【主治】温中益脾，止冷泻。多食，发疮疥丹毒。《食物辑要》卷七。

鲢鱼《本草纲目》

【释名】白脚鲢《医林纂要探源》。

【集解】**《寿世秘典》卷四**：鲢鱼，一名鲭鱼，状如鳙而头小，形扁，细鳞，肥腹，其色最白，性急，失水易死。《诗义疏》云：鲭似鲂而大头，鱼之不美者。故里语云：买鱼得鲭，不如啖茹。**《医林纂要探源》卷三**：腹有白棱一条，故俗曰白脚鲢，人家亦池养之，味薄于鲩。

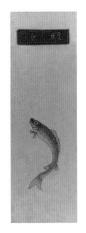

图 36-49-1 鲢鱼《食物》

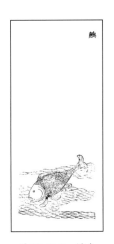

图 36-49-2 鲢鱼《三才》

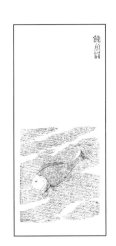

图 36-49-3 鲢鱼《禽虫典》

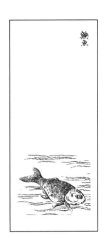

图 36-49-4 鲢鱼《图说》

【气味】味甘，性温。《饮食须知·鱼类》。

【主治】暖胃，补气，泽肤。《随息居饮食谱·鳞介类》。

【发明】**《本经逢原》卷四**：池鱼大都无毒，兼此鱼恒食诸鱼之遗，其毒虽少，不无助长湿热之虞。有皂白二种，皂者头大，白者腹腴。虽食品之下，而有温中益气之功，与鲑鱼无异也。**《本草求真》卷九**：鲢鱼温补脾。鲢鱼专入脾肺。性最急迫，开水即跳，与诸鱼性绝不相同，味甘性热，且食诸鱼之遗，故书载能补中益气。而又载其多食则有助长湿热，变生渴热疥疮之病也。鱼有皂白二种：皂者头大，白者腹腴，皆与鳝鱼之性相似，而非食品之所共贵者矣！

鯮鱼《食疗本草》

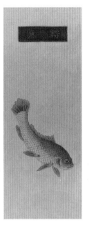
图 36-50-1 鯮鱼
《食物》

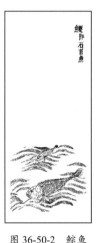
图 36-50-2 鯮鱼
《三才》

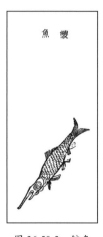
图 36-50-3 鯮鱼
《备要》

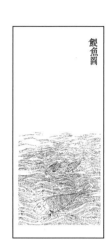
图 36-50-4 鯮鱼
《禽虫典》

【集解】《食治广要》卷七：鯮鱼生江湖中，体圆厚而长，似鳡鱼而腹稍起，扁额长喙，口在颔下，细鳞，腹白，背微黄色，亦能唼鱼。大者重二三十斤。《调疾饮食辩》卷六：鯼鱼俗作鯮。生江湖水深阔处。似鳡鱼，体圆厚，长身细鳞，背黄腹白。善唼小鱼。其喙甚长，如吹喇叭之状，故呼鯮喇叭。

【气味】味甘，性平，无毒。《药性全备食物本草》卷三。

【主治】补五脏，益筋骨，和脾胃。多食宜人，作鲊尤佳，暴干甚香美。不毒，亦不发病。《食物本草》卷四。补五脏，益筋骨大效；和脾胃，消谷食如神。《太乙仙制本草药性大全》卷八。

鲂鱼《食疗本草》（即：鳊鱼）

【集解】《食治广要》卷七：此鱼小头缩项，穹脊阔腹，扁身细鳞，其色青白。腹内有肪，味最腴美。故《诗》云：岂其食鱼，必河之鲂。俚语云伊洛鲤鲂，美如牛羊者是矣。

【气味】甘，温、平，无毒。《饮膳正要》卷三。味甘，气平，无毒。《太乙仙制本草药性大全·仙制药性》卷八。

【主治】补益，与鲫鱼同功。若作鲙食，助脾胃。不可与疳痢人食。《饮膳正要》卷三。调胃气，理五脏。和芥菜子酱食之，助肺气，去胃家风。消谷不化者，作脍食。助脾气，令人能食。作羹臛食，宜人。《食物本草》卷四。消

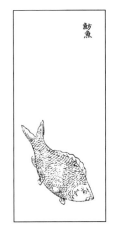 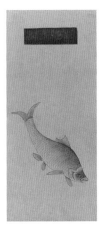 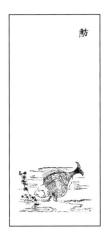 

图 36-51-1　鲂鱼　　　图 36-51-2　鲂鱼　　　图 36-51-3　鲂鱼　　　图 36-51-4　鲂鱼
《饮膳》　　　　　　　《食物》　　　　　　　《三才》　　　　　　　《图说》

谷食克化宜人，助脾气令人能食。患疮痢者忌服，其功与鲫鱼同。《太乙仙制本草药性大全·仙制药性》卷八。主胃家风。消谷不化者。《本草发明》卷六。扶脾胃，进饮食。《食物辑要》卷七。

【发明】《本经逢原》卷四：鳊鱼缩项，性不喜动，严冬善息土中，故食之能调胃气，而无动风发热之虑，与白鱼之性相仿，但无利水之功耳。

青鱼《开宝本草》

【释名】五侯鲭《宝庆本草折衷》、乌鰡《太乙仙制本草药性大全》。

【集解】《宝庆本草折衷》卷一七：青鱼，一名鲭鱼，一名五侯鲭。○鲭，生江湖间，及南方、北地、荆楚间。○取无时。《本草元命苞》卷八：江湖间多生，背上青为上。《太乙仙制本草药性大全·本草精义》卷八：青鱼，一名乌鰡，一名鲭鱼。生江湖间，今在处有之。其鱼似鲤鲩，而背色正青。南人多以作鲊，所谓五侯鲭鲊是也。不可同葵蒜食之，服术人亦勿啖也。《归砚录》卷一：藤江口出青鱼胆，售者以黄藤膏混之，黄藤亦能行血去翳也。余过藤，询渔人获青鱼否，渔人以一尾来献，状似鲩而黑。取其胆悬之船窗上，越宿浆裂出过半。土人云：胆衣甚薄，浆发即裂，故难得全者。张七泽云：松江人谓草鱼为青〔鱼〕，青鱼为乌青。草鱼今人家池中用草蓄之者，即鲩也。愚按：金华人谓青鱼即乌鰡，以其状似鰡而色黑也。谓鲩鱼为青鱼，则彼俗之讹也。盖各处方言不同，沿习既久，虽博雅者亦承讹而不自知。即此类推，博物难矣。至嘉兴人则谓鲩鱼为池鱼，最属可笑。夫池中可蓄之鱼甚多，何得独指于鲩耶？更有误鲩为鲔、为鲌者。一寻常食品，尚尔难辨，况遐方罕觏之药乎？青鱼善唼螺蛳，杭人以螺蛳青呼之最通，使人不致混淆也。

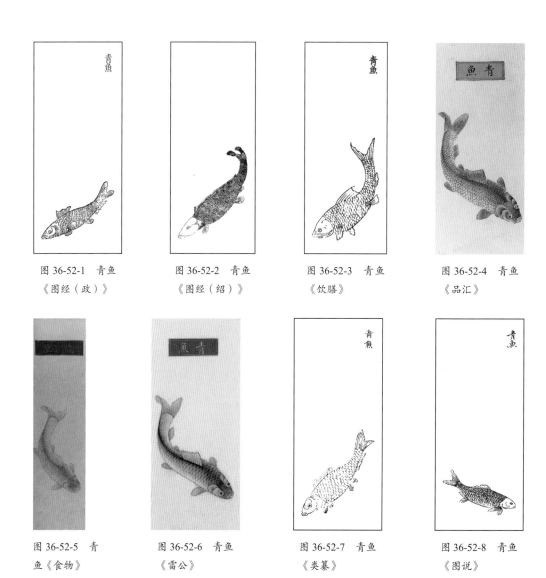

图 36-52-1 青鱼
《图经（政）》

图 36-52-2 青鱼
《图经（绍）》

图 36-52-3 青鱼
《饮膳》

图 36-52-4 青鱼
《品汇》

图 36-52-5 青
鱼《食物》

图 36-52-6 青鱼
《雷公》

图 36-52-7 青鱼
《类纂》

图 36-52-8 青鱼
《图说》

肉

【气味】味甘，平，无毒。《绍兴本草》卷一七。味甘，平，微毒。《宝庆本草折衷》卷一七。味甘，气平，微有毒。沉也，降也。入足厥阴、阳明经。《本草汇言》卷一九。甘，温。《医林纂要探源》卷三。气味甘，寒，无毒。《滇南本草图说》卷七。

【主治】白煮治湿痹脚气。○水研鱼肉，止腹痛。《本草元命苞》卷八。主脚气湿痹脚软，益心力烦惫燥闷。疗水气研服，止腹痛白煮。《太乙仙制本草药性大全·仙制药性》卷八。滋阴平肝，逐水截疟，治痢，益肺，治疟痢。《医林纂要探源》卷三。滋阴调元，暖肾填精，明目，延年之仙品也。《滇南本草图说》卷七。利水除脚气目昏。《本草求真》卷九。补气养胃，除烦满，化湿，祛风，治脚气脚弱。《随息居饮食谱·鳞介类》。

【发明】《绍兴本草》卷一七：鲭鱼，乃青鱼是也。肉、睛、头中枕骨及胆，《本经》虽各具主疗，然但皆未闻方用验据，唯肉世作食品，固非起疾之物。江湖多产之。《本草述》卷二八：鲤为鱼族之长，以其能神变也。先哲所谓阴极阳复者，故能神其变化欤。若然，合于人身阴极阳生之脏，如足厥阴者，是故治目之用为多。又如青鱼亦治目疾，时珍所谓东方青色，入通肝胆，开窍于目。青鱼胆以疗目眚，盖取诸此，其说亦不妄也。或曰：二种俱取斯义，是矣。然何事独取于水族之类耶？曰：水为木之化原，二种适合斯义，是之取尔。如鲤之下水气，亦岂非取诸阴中之阳乎？阳在阴中，故真水之气化乃行。万物各禀阴阳之气，但在察物者知所以用之耳。虽然，青、鲤二胆，《本草》俱言其苦寒，不知鲤之苦寒稍和，以其阳能达阴也，故用之较青为多，此亦不可不审。《夕庵读本草快编》卷六：青鱼，《开宝》青亦作鲭，以色名也。青鱼味甘无毒，得东方之正色，入通于肝。凡肝气湿痹，筋络不舒者，宜之。《随息居饮食谱·鳞介类》：可鲙、可脯、可醉。古人所谓五侯鲭即此。其头尾烹鲜极美，肠脏亦肥鲜可口。而松江人呼为乌青；金华人呼为乌鳢；杭人以其善啖螺也，因呼为螺蛳青。其胆腊月收取，阴干，治喉痹、目障、恶疮、鱼骨鲠，皆妙。右五种皆购秧而蓄之，故无子。惟鲤鱼则溪河亦有，故间有有子者。鲙以诸鱼之鲜活者，剞切而成，青鱼最胜。一名鱼生，沃以麻油、椒料，味甚鲜美，开胃析酲。按《食治》云：凡杀物命，既亏仁爱，且肉未停冷，动性犹存，烹饪不熟，食犹害人，况鱼鲙肉生损人尤甚，为癥瘕、为锢疾、为奇病，不可不知。昔有食鱼生而成病者，用药下出，已变鱼形，鲙缕尚存；有食鳖成积者，用药下出，已成动物而能行，可不戒哉？鲊，以盐糁酝酿而成，俗所谓糟鱼、醉鲞是也。惟青鱼为最美。补胃醒脾，温营化食。但既经糟醉，皆能发疥动风，诸病人均忌。

头中枕

【主治】醋摩枕骨，消水气。《本草元命苞》卷八。蒸，取干代琥珀，用之磨服，主心腹痛。《食鉴本草》卷上。磨服，主心腹痛，而治水血气。《太乙仙制本草药性大全·仙制药性》卷八。

眼睛汁

【主治】眼睛能令夜视。《本草元命苞》卷八。主目暗，滴汁目中。并涂恶疮。《本草集要》卷六。汁点最能夜视，而令眼目光明。《太乙仙制本草药性大全·仙制药性》卷八。

胆

【气味】苦，寒，无毒。《药性要略大全》卷一〇。

【主治】胆汁善疗目昏。《本草元命苞》卷八。连胆汁入白矾浸埋，阴干，治喉蛾痹结。《药性要略大全》卷一〇。滴汁目中，主目暗而涂恶疮。干末吹喉下骨鲠，而治喉痹。《太乙仙制本草药性大全·仙制药性》卷八。凉肝，开目翳。〇涂痔疮，擦火疮俱效。〇开喉痹，助熊胆。《新编六书·药性摘录》卷六。

【附方】《食鉴本草》卷上：治咽喉肿痛。取青鱼胆，调白矾细末，阴干，以少许点，效。《海上方》。治鱼骨鲠。以少许口中咽津，即愈。《急救方》。

《太乙仙制本草药性大全·仙制药性》卷八：治喉闭及骨鲠。以腊月取青鱼胆阴干，如患此证及骨鲠，即以胆少许，口中含咽津即愈。又用锦纹大黄为末一两，竹筒盛贮，陆续聚鱼胆七个，待干为末，遇喉风痹塞，取末吹下喉中立差。

《本草述》卷二八：骨鲠。竹木刺入咽喉，不拘大人小儿，日久或入脏腑，痛刺黄瘦甚者，服之皆出。腊月收鳜鱼胆，悬北檐下，令干，每用一皂子，煎酒温呷，得吐则鲠随涎出。未吐再服，以吐为度。酒随量饮，无不出者。蠡、鲩、鲫胆皆可。

大麦青鱼《食物辑要》

【气味】味甘，平，无毒。《食物辑要》卷七。

【主治】肥美开胃，益人。患疫病者、泄泻者，不可食。多食，发疮癣。《食物辑要》卷七。

麦鱼《医林纂要探源》

【集解】《医林纂要探源》卷三：麦鱼出贵池江滨。小不半寸，色赤黑。麦熟时出，过时则化为小蜻蜓。

【气味】甘，咸，平。《医林纂要探源》卷三。

【主治】发疮。《医林纂要探源》卷三。

鲈鱼姚氏《食物本草》　　【校正】《本草纲目》原附"鲫鱼"条下，今分出。

【集解】姚氏《食物本草》卷一〇：鲈鱼，一名鳡鮧鱼。形类鲫鱼而小，扁身缩首，颇似竹篦。处处湖泽有之。冬间煮食味美，夏、秋微有土气，味稍不及。云是栉化，恐无是理。惟鲂鼠化，化鲂鼠，刘绩《霏雪录》中尝书之。李时珍亦云曾亲见之。生生化化之理，犹可征信。至于无情而化有情，安足诬也。《医林纂要探源》卷三：大不满五寸，形扁薄，多骨少肉，易馁，其色青赤相间，故曰文。好游飞水面。有同类而白者，则谓之小白鱼。

【气味】味甘，平，无毒。姚氏《食物本草》卷一〇。甘，温。《医林纂要探源》卷三。

【主治】善发疮，可用以起痘毒。其性好急水，而又善飞扬。《医林纂要探源》卷三。

【发明】**《调疾饮食辩》卷六**：作鳑魮鲫，吾乡直呼鳑魮鱼，不以鲫名也。《纲目》曰：形似小鳊，非鲫类，甚薄无肉，鱼之最下者。或谓即《尔雅》之鳜鳎。郭注曰妾鱼、婢鱼，似鲋子而黑。《古今注》曰青衣鱼。皆贱之之辞也。味既不佳，性又无取，动风发毒助火在诸鱼之上，凡有纤微疮毒，食之即发。又复生虫，百病不宜者也。

石鲫姚氏《食物本草》

【集解】**姚氏《食物本草》卷一〇**：石鲫生溪涧池泽中。长五六寸，有斑点，身圆厚。

【气味】味甘，平，无毒。姚氏《食物本草》卷一〇。

【主治】安胃和中，利小便，解热毒。腌食更佳。姚氏《食物本草》卷一〇。

公鱼姚氏《食物本草》

【集解】**姚氏《食物本草》卷一〇**：公鱼生滇南洱水中。长三寸许，味甚佳。

【气味】味甘，无毒。姚氏《食物本草》卷一〇。

【主治】主妇人劳损，崩漏下血。小儿痰热风痫，丹毒。姚氏《食物本草》卷一〇。

油鱼姚氏《食物本草》

【集解】**姚氏《食物本草》卷一〇**：油鱼生云南大理府邓川州南廿里油鱼穴中。长仅二三寸，中秋则肥美，其味更胜于公鱼。

【气味】味甘，无毒。姚氏《食物本草》卷一〇。

【主治】主补益元气，和养脏腑，治泄痢久不得瘥。又治吐血，女子崩中。姚氏《食物本草》卷一〇。

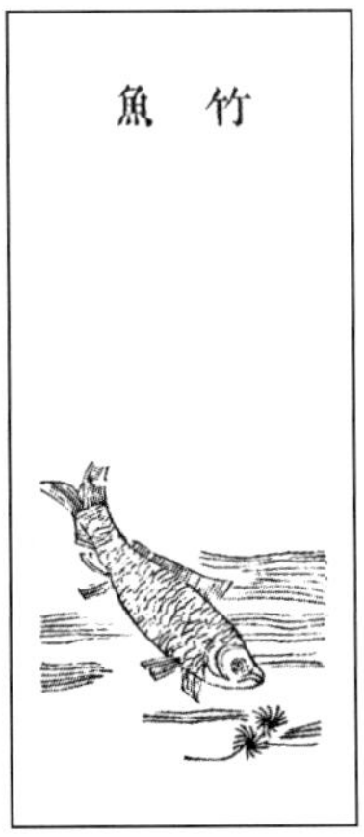

图 36-59-1　竹鱼《备要》

竹鱼《本草纲目》

【释名】**《本草省常·鱼虫类》**：竹鱼色翠如竹，故名。

【集解】**《饮食须知·鱼类》**：出广南桂林湘江，状似鲭鱼而少骨刺，色青翠可爱,鳞间有朱点。《**医林纂要探源**》**卷三**:色青,身圆长,腹中只一肠,肉厚而肥美。《**新编六书**》**卷六**:竹鱼状如青鱼,长者尺余,其子满腹有黄,味美。

【气味】味甘,平,无毒。《食物辑要》卷七。甘,温。《医林纂要探源》卷三。

【主治】开胃和中,益气,除湿痹疼痛。多食发疮疾。《食物辑要》卷七。开胃,利五脏,令人肥健。《新编六书》卷六。

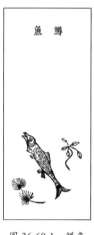

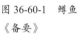

图 36-60-1 鳟鱼
《备要》

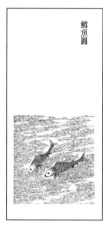

图 36-60-2 鳟鱼
《禽虫典》

鳟鱼《本草纲目》

【释名】鮅鱼《通志》。

【集解】《**通志·昆虫草木略**》**卷七六**:鮅,《尔雅》云:鮅,鳟。似鲩而小,眼赤,多生溪涧,傅丽水底,难网捕。

【气味】味甘,性温,无毒。《食物辑要》卷七。

【主治】和中温胃。多食,动风气,助湿热,发疮疖及痼疾。《食物辑要》卷七。

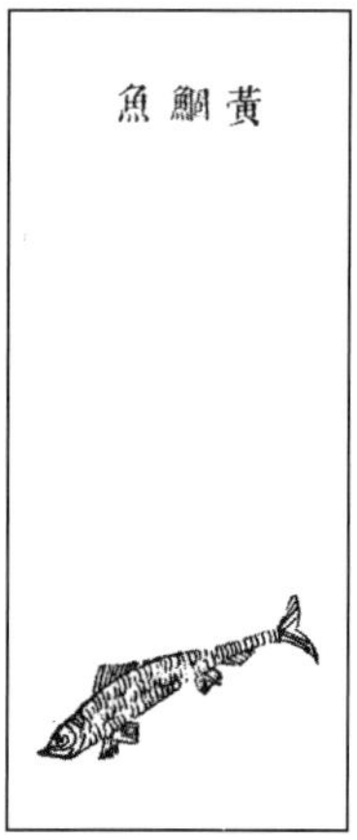

黄鲴鱼《本草纲目》

【集解】《**食治广要**》**卷七**:《本草纲目》云:鱼肠肥曰鲴。此鱼肠腹多脂,为江湖中小鱼。状似白鱼而头尾不昂,扁身,细鳞白色,阔不踰寸,长不近尺。可作鲊菹,煎炙甚美。《**医林纂要探源**》**卷三**:黄鲴,甘,温。鲴,鱼肠也。此鱼腹中只一直肠,黄脂裹之,肉最肥美。多食令人发热作渴。

肉

【气味】味甘,性温,无毒。《食物辑要》卷七。

【主治】治胃寒泄泻。《食物辑要》卷七。

油

图 36-61-1 黄鲴鱼
《备要》

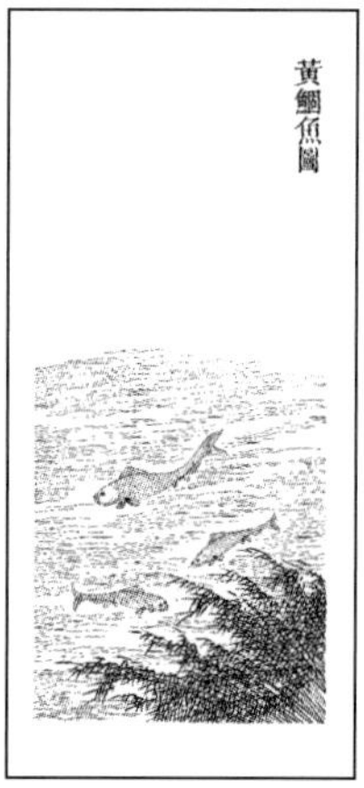

图 36-61-2 黄鲴鱼
《禽虫典》

【主治】杀虫,治疮疥。燃灯,昏目。《食物辑要》卷七。

石鮂鱼《本草拾遗》

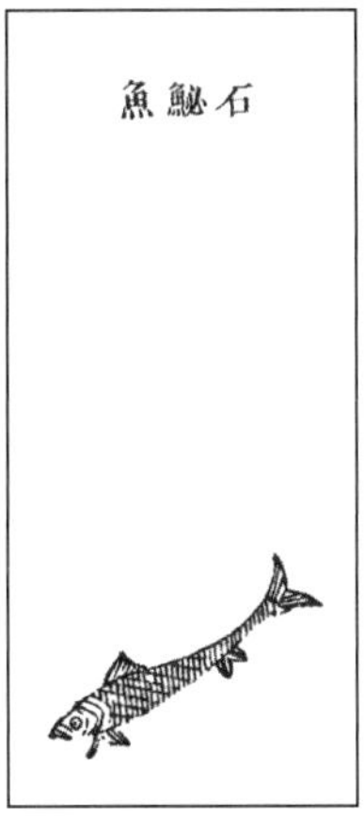

【释名】桃花鱼《医林纂要探源》。

【集解】《证类本草》卷二〇：〔《本草拾遗》〕出南方山涧中。长一寸，背里腹下赤。南人取之作鲊。《本草医旨·食物类》卷五：石鮂鱼，生南方溪涧中，长一寸，背黑腹下赤，南人以作鲊，云甚美。《医林纂要探源》卷三：出婺源，大不满寸，形似黄。桃花开时取之，故名。味美。

【气味】味甘，平，有小毒。〔《本草拾遗》〕。《证类本草》卷二〇。

【主治】主疮疥癣。〔《本草拾遗》〕。《证类本草》卷二〇。

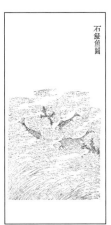

图 36-62-1 石鮂鱼《备要》

图 36-62-2 石鮂鱼《禽虫典》

鰍鱼《本草纲目》

【集解】《通志·昆虫草木略》卷七六：鰌，《尔雅》云：鳛，鳅。今泥鳅也，似鳝而小。

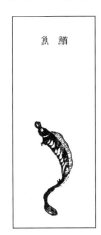
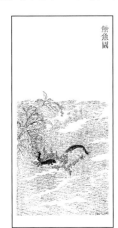
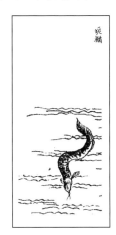

图 36-63-1 鳅《三才》

图 36-63-2 鳅鱼《备要》

图 36-63-3 鳅鱼《禽虫典》

图 36-63-4 泥鳅《图说》

【气味】味甘，性凉，无毒。《食物辑要》卷七。甘，咸，平。《医林纂要探源》卷三。甘淡，平。《滇南本草图说》卷七。味酸、甘。《校补滇南本草》卷上。

【主治】调中益气。煮食收痔。《药性切用》卷八。五劳五热，小儿脾胃虚弱，久服可以健胃补脾，令人白胖。《滇南本草图说》卷七。暖胃，壮阳，杀虫，收痔。

《随息居饮食谱·鳞介类》。益气醒酒。《本草省常·鱼虫类》。煮食治诸疮百癣，通血脉而大补阴分。《校补滇南本草》卷上。

【发明】《本草求真》卷九：鳅鱼温润脾胃。鳅鱼专入脾。即泥鳅，伏于泥中，得土阴气以养，性动而侵，故能入土以补脾。书言暖中益气者，义根是也。得水则浮而出，涸则入泥而不见，故能下入而治病。书言同米粉煮羹，下入而收痔者，义由斯也。他鱼水涸即毙，惟鳅常自染涎以自养，伏泥而不涸，故人服之而津生。书言醒酒消渴者，义亦由兹起也。《调疾饮食辩》卷六：鳅之功用不止此，凡养阴益血，通经络，攻疮毒，补虚羸，壮筋骨之效，均与鳗、鳝同。凡草作藤蔓者，皆能走经络，治筋骨之病，形相似也。鱼之有鳗、鳝、鳅三种，其形亦同，故俱能通经络、壮筋骨。而鳗、鳝之良者有益，毒者害人，鳅则有良无毒，其品乃在鳗、鳝之上。石痈坚硬，凡大痈大毒，血不成脓，痘不成浆，俗医用黄鳝、鲤鱼、鸡汁等毒物发之，未免贻后日之患。不如此鱼加酒煮食，饮其汁，效更速而无弊也。又《普济方》治消渴，沃焦散：鳅鱼阴干去头、尾，烧灰，干荷叶等分为末，每服二钱，日三服，新汲水下。又海鳅生海中，初生未开目时，即长数十丈，或百余丈，而且风雷云雾随之，然游至浅水，人力得而制之，云味极肥美。予曾见其截骨一段，长尺余，大可盈拱，重至数十斤，此或别是一种神物，因其形长而无鳞无足，故命以鳅名，非鳅类也。至《水经》曰：海鳅入穴则潮涌，出穴则潮退，出入有节，故潮有时。此极言海鳅之大，不知潮随月吸也。

【附方】《食物辑要》卷七：凡中鳝、鳖、虾、鳅、虾蟆毒，令脐下痛，小便秘。用豆豉一合，煎浓汁频饮，可瘥。

花鱼《滇南本草图说》

【气味】甘，无毒。《滇南本草图说》卷七。味甘，平。《校补滇南本草》卷上。

【主治】补肾添精，养肺，止咳嗽。《滇南本草图说》卷七。食之令人肌肤细腻，而解诸疮最效。烧灰服之，治疟疾冷症。《校补滇南本草》卷上。

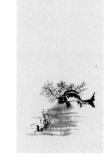

图 36-64-1　花鱼
《滇南图》

赤鱼《养生食鉴》

【集解】《养生食鉴》卷下：赤鱼状似鲇鱼而身青，粤东二三月间甚多，大者十余斤。

【气味】味甘，性温，无毒。《养生食鉴》卷下。甘，温，小毒。《本草求原》卷一六。

【主治】益脾胃，养气血。《养生食鉴》卷下。

【发明】《养生食鉴》卷下：多食动风气，发疮疥，有病人，忌之。糟藏久者，味颇佳，但不益人。

鮵鱼《养生食鉴》

【集解】《养生食鉴》卷下：鮵鱼，音庵，言其味鮵鮵也。状似赤鱼而小，头上亦有石二枚，俗名骨鮵。

【气味】味甘，性温，无毒。《养生食鉴》卷下。

【主治】补血气，滋水脏。多食发痼疾。咳嗽、疮患人，尤忌之。《养生食鉴》卷下。

鮧鱼《别录》

【集解】《本草衍义》卷一七：鮧鱼，形少类獭，有四足，腹重坠如囊，身微紫色。尝剖之，中有三小蟹，又有四五小石块，如指面许小鱼五七枚，然无鳞，与鲶、鮠相类，今未见用者。《宝庆本草折衷》卷一六：鮧鱼，一名鳀鱼，一名鳡鱼，一名河豚，一名鳢。其口腹俱大者名鳠，背青而口小者名鮎。口小背黄腹白者名鮠鱼。生江浙。缙云云：今处处有之。○忌鹿肉、牛肝、野鸡、野猪。《太乙仙制本草药性大全·本草精义》卷八：生江河湖海池泽中，今在处有之。《新编六书·药性摘录》卷六：鮎鱼无鳞，大首，口腹俱大，有齿有须。生流水，色青白；生止水，青黄。大者三四十斤。

肉

【气味】味甘，无毒。《千金要方·食治》卷二六。甘，平，无毒。《绍兴本草》卷一七。味甘，寒，有毒。《宝庆本草折衷》卷一六。味甘，性微寒，无毒。《食物辑要》卷七。甘，咸，平，滑。《医林纂要探源》卷三。

【主治】主百病。《千金要方·食治》卷二六。作臛食，补益人。《宝庆本草折衷》卷一六。主水浮肿病，利小便。忌牛肝。《食物本草》卷四。利小水，消水肿，助胃气。《食物辑要》卷七。益胃，利水，消肿，治五痔下血，肛门涩痛。《本草求原》卷一六。

涎

【主治】主三消。取生鱼涎，黄连末作丸，饭后乌梅煎，饮下五七丸。○三消者，谓消渴、消中、消肾也。当元如鸡头实。《宝庆本草折衷》卷一六。

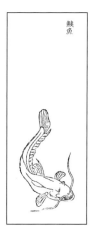 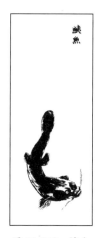 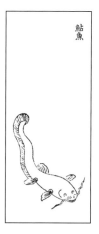 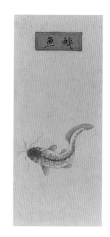

图 36-67-1　鮧鱼《图经（政）》　图 36-67-2　鮧鱼《图经（绍）》　图 36-67-3　鲇鱼《饮膳》　图 36-67-4　鮧鱼《品汇》

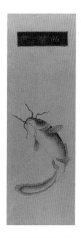 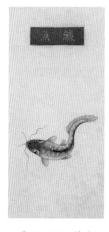 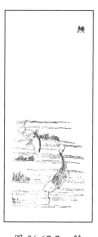 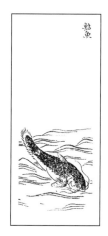

图 36-67-5　鲇鱼《食物》　图 36-67-6　鮧鱼《雷公》　图 36-67-7　鮧《三才》　图 36-67-8　鲇鱼《图说》

目

【主治】治刺伤而中毒水，水烧鱼目灰涂之。《太乙仙制本草药性大全·仙制药性》卷八。

【发明】《绍兴本草》卷一七：鮧鱼、鳠鱼、鮠鱼，皆一种，即鲶鱼也。然世作食品，盖此鱼无鳞无须。而食之过多，发痼疾即有之。《本经》云主百病，颇无据矣。○江湖池泽皆有之。《日用本草》卷五：鮧鱼即鲇鱼也。○凡鱼无鳞，多食则失人志。味甘，平，无毒。合鹿肉食，杀人。鳠鱼同野猪肉食，令人吐泻。鮠鱼同野猪、鸡食，令人患癞，能动痼疾。主百病。四种鱼，性味皆同，赤目、赤须者杀人。《本经逢原》卷四：鮧鱼类蛇，故能治风。凡口眼㖞斜，切活鲇鱼尾尖，朝吻贴之即正。《调疾饮食辩》卷六：鮧鱼一名鲇鱼。俗作鲶，非。一名鳀鱼。《纲目》曰：鲇鱼无鳞，大头偃额，大口大腹，背无鬐鬣，有齿有须有胃，多涎沫。生流水者，色青白，即《尔雅》之鳠鱼。生止水者，色青黄，即《尔雅》之鲇鱼。大抵鳠与鲇一种二类。又有八须者，味较美。陶隐居曰：作臛补人。苏恭曰：疗水肿，利小便。均谬说也。此鱼煮时火候不足，能戟人喉舌，与鳠鱼、黄颡、鳊鮔四种，为水族中至毒之物。且背色青，腹中子色全绿，木之象也，故最能动风发毒。不拘内外、寒热、虚实百病，概不宜食，疮疡、风损尤切忌之，平人亦勿多食。同甘草煮杀人。八须者更毒。其尾可贴口眼㖞邪，此乃外治，以风引风之意也。

【附方】《太乙仙制本草药性大全·仙制药性》卷八：主三渴。取生鱼涎，搜黄连末作丸，饭后乌梅煎饮下五七丸，渴便顿减。

土鲇鱼《本草求原》

【气味】甘，平，无毒。《本草求原》卷一六。

【主治】鱼补中开胃，益气血。功近鲥鱼。但燥火、动气，阴虚喘嗽忌之。《本草求原》卷一六。

鮠鱼《本草拾遗》

【集解】《食物本草》卷四：鮰鱼味美，鳔可作胶，与鳇鱼鲟白相似。《食治广要》卷七：鮠鱼无鳞，亦鲟属也。头尾身鳍俱似鲟状，惟鼻短尔。口亦在颔下，骨不柔脆，腹似鳣鱼，背有肉鳍者是矣。《寿世秘典》卷四：鮠鱼，一名鳠鱼，又名鮰鱼，迩来通称鮰鱼，而鮠、鳠之名不彰矣。生江淮间。○郭璞云：鳠鱼似鲇而大，白色。

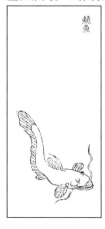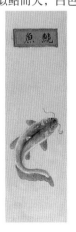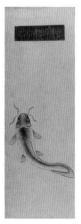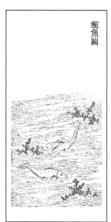

图 36-69-1　鮠鱼　　　图 36-69-2　鮠鱼　　　图 36-69-3　鮠鱼　　　图 36-69-4　鮠鱼
《图经（政）》　　　　《图经（绍）》　　　　《饮膳》　　　　　　《品汇》

【气味】味甘，无毒。《食鉴本草》卷上。味甘，平，无毒。《食物辑要》卷七。甘，温，无毒。《本经逢原》卷四。

【主治】补中益气。《食鉴本草》卷上。和肠胃，下膀胱水。多食，动痼疾。《食物辑要》卷七。

【发明】《本经逢原》卷四：鮸生海中，与石首同类。以之剖腹曝干，亦与石首作鲞无异，以其颔下有骨撑开，故有阔之称。能开胃进食，下膀胱水气。病人食之，无发毒之虑。食品中之有益者也。

黄颡鱼《食疗本草》

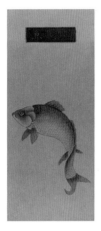
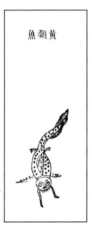
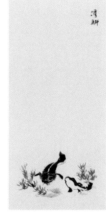

图 36-70-1　黄颡鱼　　图 36-70-2　黄颡鱼　　图 36-70-3　湾鲥
《食物》　　　　　　　《备要》　　　　　　　《滇南图》

【释名】鮠丝鱼姚氏《食物本草》、黄䁂《医林纂要探源》、湾鲥《滇南本草图说》、黄骨鱼《新编六书》、黄刺鱼《随息居饮食谱》。

【集解】《日用本草》卷五：黄颡鱼，一名鮠鱽。背身黄、头小、稍大，腮下有刺，尾如鲇鱼。

肉

【气味】味甘，性平，无毒。反荆芥。《日用本草》卷五。味甘，平，无毒。《食物辑要》卷七。甘，咸，平。《医林纂要探源》卷三。味甘、辛，平，无毒。《滇南本草图说》卷七。

【主治】主醒酒，不益人。能祛风。《日用本草》卷五。祛风消肿，利小水。多食，发疮疾。《食物辑要》卷七。诸般冷积痞块，五寒能退，九种气疼能止。温中理气，虚疟可疗。亦不可多食。《滇南本草图说》卷七。

涎

【主治】疗消渴。《日用本草》卷五。

【发明】《医说·饮食禁》卷七：食黄颡鱼不可服荆芥。吴人魏几道在妻家啖黄鱼羹罢，采荆芥和茶而饮。少焉足底奇痒，上彻心肺，跣足行沙中，驰宕如狂，足皮皆破欲裂，急求解毒药饵之，几两日乃止。《夕庵读本草快编》卷六：黄以其色，鳃下有二横刺，故曰颡。群游作声，故曰鮠鱽。其胆春夏近上，秋冬近下。虽甘，无鳞而有声，最毒之物也。虽有醒酒祛风之功，消肿利便之效，但性反荆芥，犯之必死。用芥炊煮，亦复如是。予见吴中小儿痘花初见，则煮羹发之，医者不察，误投荆芥，多致不救。不独司命者当谨，为人父母亦宜慎矣！**《调疾饮食辨》卷六**：《纲目》曰：一名鉠軋，或析而呼之，曰黄鉠、黄鉠軋。《诗》曰鲿，注曰黄颊，又名黄颡。《陆疏》作黄杨。形似小鲇，色黄不似，腮下有二横骨，两旁各有一硬刺，背有刺鬐，刺皆锯齿，螫人极痛。（令人发寒热，以头垢擦之立止。）两须，亦有八须者。群游作声，过罾、钓出水时，作声如轧轧。动风发毒，无异鲇、鳠。《日用本草》谓其祛风，《普济方》用治消渴，均大谬。《纲目》谓能消水肿，又敷瘰疬、恶疮久不收口，亦难深信。总之有毒之物，病人切忌。《铁围山丛谈》云：食黄鲿鱼，不可用姜为调和。又不得犯荆芥，可杀人。中其毒，多饮地浆解之。

塘虱鱼《养生食鉴》

【释名】肉鱼《养生食鉴》、角鱼、暗钉鱼《本草求原》。

【集解】**《养生食鉴》卷下**：形似鲇而小，青黄色，腮下有二横骨，能刺人，亦名肉鱼。

【气味】味甘，性平，无毒。《养生食鉴》卷下。

【主治】补血滋肾，调中兴阳，治腰膝酸疼，作脍食良。《养生食鉴》卷下。

鳗鲡鱼《别录》

【释名】白鳝《绍兴本草》、蛇鱼《上医本草》、金丝鱼《新编六书》。

【集解】**《通志·昆虫草木略》卷七六**：鳗，《尔雅》云：鳛，鰌。今鳗鱼亦呼鳗鳛。徽州一种鳗，头似蝮蛇，背有五色，生溪涧。**《宝庆本草折衷》卷一六**：鳗鲡，一名鳗鱼。〇俗号湖鳗。生江河，今在处有之。**《日用本草》卷五**：鳗鲡鱼，身似鳝，头似蝮，背有五色。有金线，名金线鳗鲡。自海中来者，名海鳗鲡。大而腹下有黑斑者，其毒尤甚。**《本草品汇精要》卷三〇**：《图经》曰：《本经》不载所出州土，今在处有之。似鳝无鳞而腹大，青白色，善攻碕岸，使辄颓阤除尔切，小崩也，近江河居人畏之。此鱼虽有毒，能补五脏虚损。烧之熏毡中及舍屋，免竹木生蛀蚛，置其骨于衣箱中，亦断白鱼诸虫。歙州出一种，头似蝮蛇，背有五色文，其功最胜。**《随息居饮食谱·鳞介类》**：补虚损，杀劳虫，疗疬疡、瘘疮，祛风湿。湖池产者胜。肥大为佳，蒸食颇益人。亦可和面。苗亦甚美，名曰鳗线。然其形似蛇，故功用相近。

肉

【气味】味甘，大温，有毒。《千金要方·食治》卷二六。味甘，有小毒。《绍兴本草》

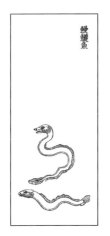

图 36-72-1 鳗鲡鱼
《图经（政）》

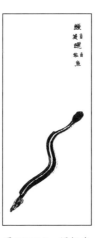

图 36-72-2 鳗鲡鱼
《图经（绍）》

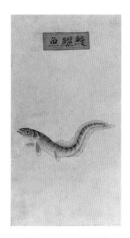

图 36-72-3 鳗鲡鱼
《品汇》

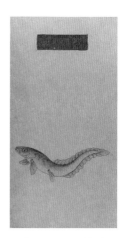

图 36-72-4 鳗鲡鱼
《食物》

卷一七。味甘，平，微毒。《宝庆本草折衷》卷一六。味甘，性寒，有小毒。《药性粗评》卷四。味甘，气温，无毒。《本草纂要》卷一二。味甘，性微温，有小毒。《食物辑要》卷七。甘，咸，温。《医林纂要探源》卷三。

【主治】能医五痔疮瘘，补虚劳不足，杀痊气传尸。暖腰膝冷起阳，除病疡风脚气。杀草木诸虫毒，去皮肤疮疥痒。治女子带下百病，疗妇人产户疮靁。形似鳝腹大青黄，补五脏虚损罢瘵。《本草元命苞》卷八。腰背间湿风痹，常如水洗及湿脚气人服之良。患诸疮瘘及病疡，妇人带下百病，一切风瘙如虫行者，长食之。烧之，熏毡中，断蛀虫。置其骨箱中，断白鱼诸虫咬衣服。又熏诸木竹，辟蛀虫。又治蚊虫，取干者于室烧之，蚊化为水。《本草集要》卷六。主治男女五痨七伤，骨蒸发热，尸疰蛊毒，风湿麻痹，痔瘘疥癫，丹毒恶疮诸疾。《药性粗评》卷四。主杀诸虫，去寸白，除疥癫，疗肠风，治痔漏之神药也。《本草纂要》卷一二。主虚劳不足，阳事衰微，传尸鬼疰，蛊毒诸虫，妇人阴疮虫痒带下，皮肤恶疮，痔痔漏，腰背间风寒湿痹，诸般草石药毒，脚气病疡风，白剥风。《药性解》卷六。

油

【主治】鳗鲡鱼生剖干，取少许，火上微炙，候油出，涂白剥风，以指擦之，实时色转。凡如此五七次用，即愈，仍先于白处微微擦动。《本草衍义》卷一七。

【发明】《绍兴本草》卷一七：鳗鲡鱼，世之称白鳝是矣。性味、主治已载《经》注，及诸方亦用之，但未闻的验之据。唯作食品，亦善动风气。○处处池泽有之。《本草纂要》卷一二：吾尝以鳗烧熏辟虱，其虱尽除；以鳗日逐糟食其食，肌肤滑泽。又有劳瘵之人食之，可退劳热；

风症之人食之，可驱诸风。大抵鳗之治病，实在驱风杀虫之专主也。风驱则肌体滑泽，虫杀则劳热可除。然而痔漏疥癣皆然，观此鳗之一物，可杀一切无骨之虫，可驱一切疥癞之风，人不知之矣。宜纂记之。《食鉴本草》卷上：《闻见录》：唐天宝年间，田家生一女，甫十七岁，染劳瘵疾，二年，愈笃。夫妇贫而无措，恐其死，遂弃之于江滨。适逢一渔舟来，怜而救之，置于舟中。忽见渔翁婆煮鳗鱼食，女子哀而求食之。是夜，腹中闷刺，亦不敢言。次日，所下恶粪异虫许多，疾渐痊。可调养，姿容胜于昔时。渔翁送归田家，后适人，生有二三子。《月令记》：夏月间以干鳗鱼焚于室内，则蚊虫皆化为水。《东坡记》：置骨于衣厢书匣中，断蠹鱼蛀虫，果验。《村翁记》：烧之熏屋舍，免竹木之类生蛀虫，熏毡毛衣褐亦断虫蛀。新增：水中头浮者不可食，恐蛇类而杀人也。《折肱漫录》卷七：宁都曾友懋素园，携一姑苏仆来偶。园丁有子患痢，苏仆即传一方与之，用大鳗鱼骨一条并头，新瓦炙存性，为末，黑糖调姜汤下，服之旋愈。适友人朱伯思之子亦患噤口痢甚危，转传此方服之亦即愈滞下。《本草述》卷二八：白鳝善穿深穴以藏，则其禀土中之阴气，诚如希雍所云，是气寒味甘，当从益阴以治劳损矣。而《日华子》就是谓其暖腰膝，且起阳也，义将若何？曰：如孟诜所说，疗腰肾间湿风痹，并湿脚气，则益阴而即起阳者，有可思也。尤当取其能杀虫之义以参之。盖人物之生，皆以其禀阴中之阳也。阴中无阳，则不能生矣。然犹是水土合德而后生，所谓万物造于土也。其虫即生于所生之中以为蠹者，即是水土相合之中而有为之郁，其真气郁积，遂聚其邪气以生化，还以蚀其所生者也。故先哲论虫曰，木从土化，是即水土病于湿化，而风化变眚者也，不独人身为然。凡生蠹，如屋舍竹木之类，举同此理耳。先哲言九虫，其中有五脏劳热，又病后余毒，气血郁积而生，以此推白鳝之所治，义当如是，本土中之阴气以散热，而不令湿化为之郁，以畅真气，不使湿化之郁邪蟠以变风眚，故《别录》于兹物专以杀虫为言也。宜以地龙疗肾脏风之义参看。是其由益阴而即疗湿气，由疗湿而即起阳气，乃所谓补劳损而益五脏，缪氏谓食之有大益者，岂浪语哉？《本草新编》卷五：鳗鱼治痨瘵，自是杀虫，然必须淡食为佳。盖咸则尽入于肾中，而淡则无经不达也。或问：鳗鱼亦杀痨虫，何以不同鳖方共治？曰：鳖与鳗，虽同是杀虫之物，而性各别，鳖喜攻入，而鳗喜攻出也。虽二物亦可同用出奇，然用之以治骨蒸，宜分而不宜合。一欲出，一欲入，两相拂意，反忘其杀虫矣，况骨内之虫，驱外出而杀之，不若攻入内而尽诛之也。故用鳗又不若用鳖之更胜。倘单用鳗鱼作餐以杀虫，此鳖又不若鳗鱼之功也。盖鳖肉但补而不攻耳。或问：鳗鱼杀虫而不补精，何以能愈骨蒸之病，岂杀虫即可以愈骨蒸乎？曰：鳗鱼实止杀痨虫，而骨蒸之病可全愈者，必胃健能食，有滋补之味也。倘胃气不开，又无填精降火之药，徒恃鳗鱼之杀虫也，亦何益乎。《医林纂要探源》卷三：鳝体圆长，此稍扁似鳢，尾亦稍大。滋阴养阳，补虚劳，理冲任，杀虫。性味颇同鳝，然鳝居于土，得土气之冲和，此游于水，得水石之清洁。而鳝有穿穴之力，则非此所能及。此有从容滋补之能，又鳝所难同也。得水石之清洁，故能泻肾之邪水积湿，治劳热骨蒸，理冲任之沉寒逆气，而止心痛满闷，又治湿痹，杀虫，盖虫生于热，湿去则虫不生矣。○溪涧中者，色青黑，能资肾平肝，最清劳热。

若江海中色黄者，每钻入尸及死牛马，难免毒。昔人云：昂首上山者不可食。乃今濒海处则专取能上山者，谓之竹鳗，味尤美，是不可解。○昔又云：鳗无雌，以影漫鳢而有子，故名。此亦不然。予尝食此，亲见其有子满腹云。骨：烧烟辟蚊。昔人云其骨烧烟，蚊化为水。《调疾饮食辩》卷六：《日华本草》曰：治劳损，暖腰膝，起阳。《食疗本草》曰：和五味食，甚补益。盖凡物脂肥者皆补，鳗鲡脂膏最厚，性虽有毒，却能补虚治瘵，通经络，壮筋骨，即《稽神录》所载金山渔者捞得病瘵女子，食以鳗鲡遂愈之说，亦由得力于补，岂尽关杀虫哉。惟孕妇食之令儿多疾，同银杏食令人患软风，性有毒故也。《折肱漫录》曰：大鳗鱼骨一条连头，新瓦煅存性，为末，沙糖搅淡姜汤下，可治噤口痢。理（可）可信，存以备急可也。或不用姜，以黄连汤下更稳。

【附方】《药性粗评》卷四：消白驳。凡患头面白驳，以生鳗鲡取脂，涂之二三次愈。辟蚊虫。干鳗鲡烧烟，蚊蝇皆化为水，其房屋有虫痒者，亦能辟之。

《太乙仙制本草药性大全》卷八：治蚊虫。以鳗鲡鱼干者，于室烧之，即蚊子化为水矣。○主五痔瘘疮，杀虫方。鳗鲡鱼一头，治如食法，切作片，炙着椒、盐、酱调和食之。○治颈项及面上白驳浸淫渐长，有似癣，但无疮。可治鳗鲡鱼脂傅之，先拭剥上刮使燥痛，后以鱼脂傅之，一度便愈，甚者不过三度。○白剥风。鳗鲡鱼生剥煞干取少许，火上微炙，俟油出，遂以指擦之，实时色转，如此凡五七次用即愈，仍先于白处微微擦动。

《古今治验食物单方》：骨蒸劳嗽。用多年溺尿乌瓶一个，入鳗鱼在内，纸包口，外以盐泥封固，火煅通红，冷定取出，连瓶内白垢并鱼刮下研，人参末四两，共研，麦冬汤为丸，每服三十丸，以五味子汤送下。

海鳗鲡 《日华子》

【释名】马鲛《医林纂要探源》。

【集解】《日用本草》卷五：海鳗鲡，比鳗鲡而大。淡干名风鳗、慈鳗，盐干名海鳗。《医林纂要探源》卷三：体斑似鲛鳗，而非类也。出山东濒海诸郡。

【气味】平，微毒。《宝庆本草折衷》卷一六。味甘，平，有毒。《日用本草》卷五。味甘，性温，无毒。《食物辑要》卷七。

【主治】治皮肤恶疮疥，疳痔瘘。《宝庆本草折衷》卷一六。治劳补虚，杀尸虫。《日用本草》卷五。治皮肤风燥恶疮。《食物辑要》卷七。

【发明】《宝庆本草折衷》卷一六：鳗鲡鱼性最补，本条所纪详矣。但肥甘特甚，制以辛辣，终不能全变，故易发呕泄。脾胃素怯者，宜斟酌食之，惟产妇尤忌也。若夫海鳗，虽不伤脾胃，而补性差劣。其细者仅如拇指，巨者重十余斤。以冬月巨而黄色为胜焉。《日用本草》卷五：有人得劳疾，传染死者数人。以病者活入棺中钉之，弃于江中，以绝此病。流至金山，有人引岸，开棺视之，见一女子犹活，留之渔舟，每多得鳗鲡，食之遂病愈，后为渔人妻。

鱵鱼《本草纲目》

【释名】针嘴鱼姚氏《食物本草》、针工鱼《医林纂要探源》、针公鱼《调疾饮食辩》。

【集解】《医林纂要探源》卷三：出太湖。长二寸许，色青，口有长刺如针，上湖者针在上唇，下湖者针在下唇。滋阴，能穿溃痈毒。作汤服之。

【气味】甘，苦，平。《医林纂要探源》卷三。

【主治】益人，食之不染疫症。多食，发疮疥。《食物辑要》卷七。

【发明】《调疾饮食辩》卷六：《临海异物志》名铜哾鱼。俗名姜公鱼，云姜太公钓针所化。吾乡呼针公鱼，则姜乃针之讹耳。形似鲙残，但不及其莹白。喙前有刺如针。《东山经》曰：水北注于湖，中多箴鱼，状如鲦，其喙如针，食之无疫。此鱼之辟瘟疫，实有

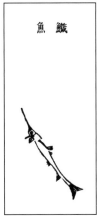

图 36-74-1　鱵鱼　　图 36-74-2　鱵鱼
《备要》　　　　　　《禽虫典》

奇功。若冬月多收淡干者，夏秋食之，不惟无疫，即痢疾盛行时，亦不传染。已染者食之易愈。又能消肿胀，不拘气肿、水肿，微加盐、醋、葱、姜，以愈为度。

鳠鱼《本草纲目》

【集解】姚氏《食物本草》卷一○：李时珍曰：按段公路《北户录》云，广之恩州出鹅毛脡，用盐藏之，其细如毛，其味绝美。郭义恭所谓武阳小鱼大如针，一斤千头，蜀人以为酱者也。又《一统志》云，广东阳江县出之，即鳠鱼儿也。然今兴国州诸处亦有之，彼人呼为春鱼。春月自岩穴中随水流出，状似初化鱼苗。土人取收，曝干为脡，以充苞苴。食以姜、醋，味同虾米。或云即鲤鱼苗也。

【正误】《调疾饮食辩》卷六：鲦鱼，小鱼也。《纲目》以为鳠鱼，非也。鳠鱼亦见《尔雅》，曰：鳠鮥，鳜鰦，味不佳。此鱼味绝佳，作腊名鹅毛脡。淡干为腊。

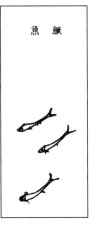
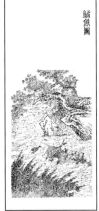

图 36-75-1　鳜（鳠）　图 36-75-2　鳠鱼
鱼《备要》　　　　　　《禽虫典》

性能滋气血，养阴阳，和中益气，令人喜悦。《纲目》曰：《北户录》云，出恩州，盐藏，不如淡曝。其细如毛。《广志》曰：武阳小鱼大如针，一斤千头，蜀人以为酱。《一统志》曰：广东阳江县最多，兴国州诸处亦有。按：此鱼春末夏初多出。或曰鳢鱼苗，大误。此自一种小鱼，非鱼苗也。俗呼鲲鱼，亦误。鲲乃鱼苗之通称，见《家语》"鱼之大者为鲟，小者为鲲"是也。

【气味】甘，平，无毒。《食物辑要》卷七。

【主治】性能滋气血，养阴阳，和中益气，令人喜悦。《调疾饮食辩》卷六。

文鳐鱼《本草拾遗》

【集解】《证类本草》卷二〇：〔《本草拾遗》〕出南海。大者长尺许，有翅与尾齐。一名飞鱼，群飞水上，海人候之，当有大风。《吴都赋》云"文鳐夜飞而触网"是也。姚氏《食物本草》卷一〇：飞鱼生陕西鄠县南廿五里，牛首山下涝水中。状似鲋鱼，食之味美。

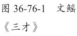
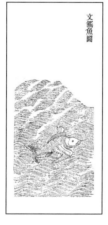

图 36-76-1 文鳐《三才》　　图 36-76-2 文鳐鱼《禽虫典》

肉

【气味】味甘、酸，平，无毒。《食物辑要》卷七。

【主治】治颠狂者、痔痛者。《食物辑要》卷七。开胃，化痰涎。○主痔漏下血，大肠火热，血痢，去瘀血，治腹痛。姚氏《食物本草》卷一〇。

骨

【主治】妊妇临月带此骨，易产。烧灰，酒调服一钱，催生。《食物辑要》卷七。

鮹鱼《本草拾遗》

【释名】《证类本草》卷二〇：〔《本草拾遗》〕似马鞭，尾有两歧，如鞭鞘，故名之。出江湖。

【气味】味甘，平，无毒。《食物本草》卷四。

【主治】主五野鸡痔下血，瘀血。《食物本草》卷四。益血气，治肠风下血，五痔。患痈疽者勿食。

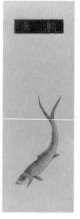

图 36-77-1 鮹鱼《食物》　　图 36-77-2 鮹鱼《禽虫典》

《食物辑要》卷七。

海马《本草拾遗》

【集解】《宝庆本草折衷》卷一七：首如马，身如虾，背伛偻，身有竹节纹，长二三寸。或五六寸。○生西海，又云生南海。○又云：收之暴干。○《夷坚志》云：广州海墟忽有异兽如马状，蹄、鬛丹赤，亦曰海马，乃怪诞之物，不复再见。其名适同，因并注以辨之。《药性粗评》卷四：生海中，似守宫，头如马形，黄褐色，渔者网而得之。暴干收贮。《太乙仙制本草药性大全·本草精义》卷八：海马生西海海中。种亦虾属，一二寸长，细小，形如守宫，雌雄相对不离，色则黄褐，首类马，仍系虾身，皆有纹，仿佛竹节。布网水面，每每得之。

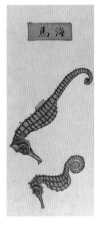
图 36-78-1 海马
《品汇》

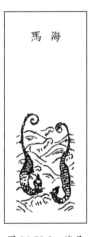
图 36-78-2 海马
《太乙》

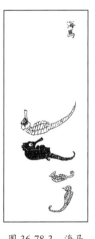
图 36-78-3 海马
《原始》

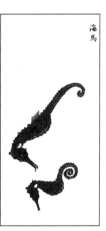
图 36-78-4 海马
《草木状》

【修治】《本草元命苞》卷八：今人使房室之补，酥炙黄，入药弥佳。

【气味】平，温，无毒。《宝庆本草折衷》卷一七。性温，辛。《本草发明》卷六。

【主治】主难产，带之神验。《宝庆本草折衷》卷一七。主治妇人难产，带之于身神验。或烧存性，为末，水饮调服。或手持之亦可。得雌雄成对者更佳。《药性粗评》卷四。下胎易来，果难产圣药；兴阳不痿，诚取乐春方。治血气亦效。《太乙仙制本草药性大全·仙制药性》卷八。专善兴阳，功不亚于海狗，人未知也。更善堕胎，故能催生。《本草新编》卷五。暖水壮阳，滑胎消癥。海马温暖肝肾，起痿壮阳。破癥块，消疔肿，平痈疽，催胎产。《玉楸药解》卷一。

【发明】《宝庆本草折衷》卷一七：海马本功外，又能补助元阳，多与石燕相须而行，其色黄褐，大抵楄塌者为雌，混厚者为雄。《医学疑问》：问：龟龄延寿丹材料中海马，有雌雄分辨之语，未知何者为雌，何者为雄耶？此药养火法有火行三方之语，铃内滴水响之言，俱未详知，切愿见教。答曰：海马形长腹小者雄，形短腹大者雌。火行三方之语，用炭火作品字样放灰缸内。铃上滴水响之言，此云每换火时，以铃内滴水响为度，止宜中热以文火，不可大热而用武火，惟取温和以养之之意。水响之声，其音渍渍也。《本草新编》卷五：海马之功用，不亚腽肭脐，乃尚腽肭而不尚海马，此世人之惑也。谁知海马不论雌雄，皆能字兴阳道，若腽肭脐，必须用雄者始效。贵价而买，仍是赝物。何若用海马之适用哉？或问：海马以何地生者为佳？海马沿海多生之，而最能兴阳者，山东第一，广东次之。盖山东则得生气也。阳气之生，尤能种子耳。

龙头鱼 姚氏《食物本草》（即：海龙）

【释名】海龙《本草纲目拾遗》。

【集解】姚氏《食物本草》卷一〇：龙头鱼生海中。长尺余，首如龙形，味短。《本草纲目拾遗》卷一〇：《赤嵌集》：海龙产澎湖澳，冬日双跃海滩，渔人获之，号为珍物。首尾似龙，无牙爪，大者尺余，入药。《译史》：此物有雌雄，雌者黄，雄者青。

【气味】味甘、咸。姚氏《食物本草》卷一〇。

【主治】主利肠胃。不可多食，发疥。姚氏《食物本草》卷一〇。功倍海马，益房箔。催生尤捷效，握之即产。《本草纲目拾遗》卷一〇。

【发明】《本草纲目拾遗》卷一〇：〇《百草镜》云：海马之属有三：小者长不及寸，名海蛆，不入药；中等者长一二寸，名海马，尾盘旋作圈，形扁如马，其性温味甘，暖水脏，壮阳道，消瘕块，治疗肿产难血气痛。海龙乃海马中绝大者，长四五寸至尺许不等，皆长身而尾直，不作圈，入药功力尤倍。虽同一类形状，微有不同，此物广州南海亦有之。体方，周身如玉色，起竹节纹，密密相比，光莹耀目，诚佳品也。〇《介语》：虾姑，一名海马，其扁如蜈蚣者，烧服，主夜遗。子医》卷二：海龙能补阴回阳。人有肾虚忽脱阴，浑身大汗似雨淋。我用海龙一两条，沙土炒焦为末匀。黄酒烧滚凄下喝，须臾时节即回春。较之草头药万倍，其功不下海东参。人说河车（紫河车）力更大，镇店集上何处寻？不及此药容易得，且治遗精妙如神。

瑰鱼 姚氏《食物本草》

【集解】姚氏《食物本草》卷一〇：瑰鱼生广东南海中。大如指，长七八寸。惟脊骨美滑肥脆，宜于作羹。

【气味】味甘，无毒。姚氏《食物本草》卷一〇。

【主治】治风湿邪气，头目不利，四肢痿痹作痛。姚氏《食物本草》卷一〇。

君鱼姚氏《食物本草》

【集解】姚氏《食物本草》卷一〇：君鱼生南海中。长一寸，背骨如笔管，大者如刀。每遇诸小鱼及鼋，腹皆破之。

【气味】味甘，无毒。姚氏《食物本草》卷一〇。

【主治】主男子白浊，小便淋沥，女人经闭。姚氏《食物本草》卷一〇。

鹿子鱼姚氏《食物本草》

【集解】姚氏《食物本草》卷一〇：鹿子鱼生南海中。身有鹿斑，赤黄色。每春、夏跃出洲渚，化而为鹿。曾有人拾得一鱼，头已化鹿，尾犹是鱼，已化未化。肉极腥臭，不可向口。

【气味】味腥臭，不可食。姚氏《食物本草》卷一〇。

【主治】惟可治风。姚氏《食物本草》卷一〇。

羊肝鱼姚氏《食物本草》

【集解】姚氏《食物本草》卷一〇：羊肝鱼生东洋海中。形斑头大，尾有星。老则化而为蛇。

【气味】有毒。误食害人。姚氏《食物本草》卷一〇。

拖枪鱼《医林纂要探源》

【集解】《医林纂要探源》卷三：出闽海。大寸许，阔而扁，长刺在背。闽人腌之以为鲊。

【气味】甘，咸，平。《医林纂要探源》卷三。

【主治】解酒除烦，宽中化食。醉饱后略食此，顿觉胸腹宽畅。《医林纂要探源》卷三。

3947

鲻鱼《开宝本草》

【集解】《宝庆本草折衷》卷一七：此鱼与百药无忌，似鲤，身圆骨软。〇生江海浅水中。《食物本草》卷一〇：子鱼产闽之莆田县通应港。鱼身长七八寸，阔二三寸。其味绝佳，名著天下。王荆公诗：长鱼俎上通三印。盖亦误认也。《遁斋闲览》云：莆阳通应子鱼名播海内。盖其地有通印庙，庙前有港，港中鱼最多，故世传为通印子鱼。今人必求其大可容印者，乃谓之通印子鱼。非也。

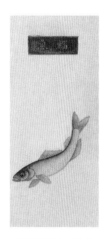

图 36-85-1 鳛鱼
《雷公》

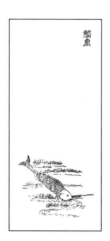

图 36-85-2 鳛鱼
《三才》

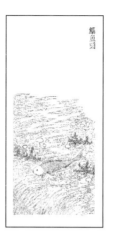

图 36-85-3 鳛鱼
《禽虫典》

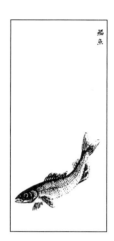

图 36-85-4 鳛鱼
《草木状》

【气味】味甘，平，无毒。《宝庆本草折衷》卷一七。甘，咸，平。《医林纂要探源》卷三。

【主治】开胃气，通利五脏。久食之，令人肥健。《本草元命苞》卷八。主宽中健胃，利五脏。作鲙食之，助脾气，令人能食，益筋骨。作羹臛，肥健人，益气力，温中下气。姚氏《食物本草》卷一〇。

【发明】《本草发明》卷六：此鱼食泥，与百药无忌，盖得土气，能益人也。姚氏《食物本草》卷一〇：其味绝佳，名著天下。王荆公诗：长鱼俎上通三印。盖亦误认也。《遁斋闲览》云：莆阳通应子鱼名播海内。盖其地有通印庙，庙前有港，港中鱼最多，故世传为通印子鱼。今人必求其大可容印者，乃谓之通印子鱼。非也。〇秦桧夫人尝入禁中，显仁太后赐馔，因言近日子鱼绝小。夫人对曰：妾家颇有之，当以百尾进。比归告桧，桧咎其失言，恐朝廷因此一物，察其所受四方供进富于帝厨也。乃与馆客谋之，进青鱼百尾。显仁抚掌大笑曰：我道这婆子村，果然。盖青鱼类子鱼，而味不相若，特差大耳。

鳝鱼《别录》

【集解】《宝庆本草折衷》卷一六：鳝，一作鱓。鱼头附。其腹下黄者，名黄鳝；粗白者名白鳝。生所在水窟，水岸泥窟中。〇夏秋取。冬月土下掘取之。《日用本草》卷五：鳝鱼似鳗鲡而细长，似蛇而无鳞，腹中有青黄二色，生水岸泥窟中。发风动气，多食令人霍乱，鳅、鳝不可合白犬血食。味甘，大温，无毒。头中无鳃，头有白色如连珠至脊上，腹中无胆者，并杀人。《药性粗评》卷四：鳝鱼，俗名黄鳝也。或作鳣者，非似鳅，略大而长，处处池泽有之。《本草纲目拾遗》卷一〇：血鳝出浙江宁波府慈溪县，以白龙潭产者为第一，他产者尾尖尚黑，不能通体如朱砂红也。葛三春言：白龙潭血鳝，周身红如血，每年所产亦稀。

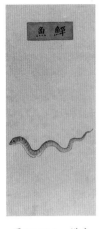

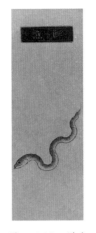

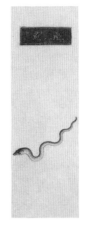

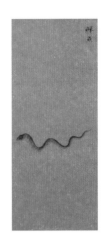

图 36-86-1　鳝鱼　　　图 36-86-2　鳝鱼　　　图 36-86-3　鳝鱼　　　图 36-86-4　鳝鱼
　　《品汇》　　　　　　　《食物》　　　　　　　《雷公》　　　　　　　《草木状》

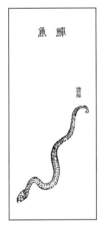

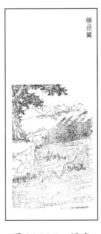

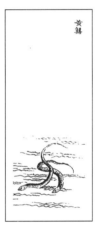

图 36-86-5　鳝鱼　　　图 36-86-6　鳝鱼　　　图 36-86-7　鳝鱼　　　图 36-86-8　鳝鱼
　　《备要》　　　　　　　《禽虫典》　　　　　　《滇南图》　　　　　　《图说》

肉

【气味】味甘，大温，黑者无毒。《千金要方·食治》卷二六。味甘，平，无毒。《饮膳正要》卷三。味辛。《校补滇南本草》卷上。甘，咸，温。《医林纂要探源》卷三。

【主治】主补中养血，治沈唇。○主少气吸吸，足不能立地。《千金要方·食治》卷二六。陈藏器云：主湿痹气，产后淋沥，血气不调，羸瘦，止血，除腹中冷气肠鸣。《宝庆本草折衷》卷一六。主湿痹。天行病后，不可食。《饮膳正要》卷三。逐风邪。《日用本草》卷五。善补气。○妇人产前有疾可食。《本草衍义补遗》。寒生胃上，充鳝鲫之多温。《药性粗评》卷四。治五痨七伤，添精益髓，通神，壮筋骨，久服令人肥胖，肌肤白嫩。但食后无饮冷水，饮则解矣。然又能燥血。《校补滇南本草》卷上。

血

【气味】咸，温。《医林纂要探源》卷三。

【主治】治癣疮及瘘，断取血涂之。《太乙仙制本草药性大全》卷八。血涂口眼，能止㖞斜，为急救之需。又治火丹赤肿，出鳝血涂之效。《本草新编》卷五。能正经络，去壅滞，缓风软坚，渗湿去热。《医林纂要探源》卷三。

头及头骨

【气味】平，无毒。《千金要方·食治》卷二六。

【主治】烧服，止久利。《千金要方·食治》卷二六。主消渴，食不消，去冷气，除痞疹。《宝庆本草折衷》卷一六。

【发明】《本草衍义》卷一七：鳝鱼腹下黄，世谓之黄鳝。此尤动风气，多食令人霍乱，屡见之。向在京师，邻舍一郎官，因食黄鳝，遂致霍乱吐利，几至委顿。又有白鳝，稍粗大，色白，二者皆亡鳞。大者长尺余，其形类蛇，但不能陆行，然皆动风。江陵府西有湖曰西湖，每岁夏秋沮河水涨，即湖水满溢，冬即复涸。土人于干土下撅得之，每及二三尺，则有往来鳝行之路，中有泥水，水涸又下，水至复出。《绍兴本草》卷一七：鳝鱼，性味、主治已具《经》注，但世作食品，然食之过多，亦发痼疾。当云味甘、温、无毒为定。处处池泽皆有之。又云取头骨烧之止痢，无可据也。《本草元命苞》卷八：鳝鱼味甘，大温，无毒。主产后淋沥，血气不调。疗虚劳羸瘦，冷气肠鸣。黄鳝腹下黄，多食成霍乱。大忌白犬血，尤能动风气。《药性解》卷六：鳝鱼甘温之品，脾所快也，宜专入之。生于泥窟，其性善蛰，过夏方出，则为阴类可知。大有补血之功，惜《本经》及诸家未能悉载尔。多食令人霍乱，时行病食之多复。《本草经疏》卷二〇：鳝鱼得土中之阳气以生，故其味甘、气大温。甘温具足，所以能补中益血；甘温能通经脉，疗风邪，故又主涊唇及今人用之以治口眼㖞斜也。《本草述》卷二八：《本草》言鳝善补气，又曰益血。既曰除湿痹气，又曰逐风邪。盖鳝气温味甘，故善补气。然甘温即以通血脉，血脉通，即湿痹之行，湿痹行，即风邪之逐也。故《本草》又云湿风是诸风即湿之不化，以病乎血者也。水族中多以血为用，而此种由气为先导。如用其肉，治女子产后血气羸瘦，及久痢肠滑。用其血，如口眼之㖞斜等证，无不各有攸宜者耳。《本经逢原》卷四：鳝鱼禀己土之气，能补中益血。妇人产后恶露淋沥，肠鸣湿痹并宜食之。曝干煅灰存性，治老人虚痢。大鳝鱼重斤余者，能助臂力，食后遍体疼胀，尽力搥之。大力丸用熊筋、虎骨、当归、人参等分为末，酒蒸大鳝鱼取肉捣烂为丸，每日空腹酒下两许，气力骤长。鳝鱼血力能助阳，壮年阳道不长，育龟丸用之。方用石龙子、蛤蚧、生犀角、生附子、草乌头、乳香、没药、血竭、细辛、黑芝麻、五倍子、阳起石等分为末，生鳝鱼血为丸，朱砂为衣，每日空心酒下百丸。曾有人服此得以嗣续宗祧者，不可以房术论也。其尾血疗口眼㖞斜，同麝香少许，右㖞涂左，左㖞涂右，正即洗去。其骨烧灰，香油调涂汤火甚效。《医林纂要探源》卷三：蛇一于阴，而鳝则阴中之阳，此其稍异也。又蛇鱼力俱在尾。○中恶风而口眼㖞斜。取此血和麝涂之，左㖞涂右，右㖞涂左，俟正则急洗去。以滴耳治聤耳肿痛。以滴鼻治鼻衄。以点目治痘后生翳。《本草新编》卷五：或问：鳝鱼与黄芪同用，能益气力，有之乎？曰：有之。然必须鳝头上有冠者用之始效。《调疾饮食辩》卷六：《纲目》之言是已，然亦忘其能补。《拾遗》曰：补虚损，益血气，通经络，壮筋骸，祛风邪，除湿痹，又治产后恶露淋沥不止。凡病在经络及血分，与筋无力、阴虚血热者宜之。亦不免有毒，夜以灯照，通身浮水面者，项下有白点者，能跳跃嗛火者，皆是蛇种，蛇与鳝交。并杀人。中其毒者，食蟹解之。出《集见方》。天行病后尤不可食。

【附方】《本草求真》卷九：产后恶露淋滴，肠鸣湿痹。用此煮食即除。老人虚痢不止。用此曝干，煅灰存性，调服即绝。且能通力壮筋，故大力丸取此同熊筋、虎骨、当归、人参等分以进。用大鳝鱼重斤余者取肉，酒蒸同药为丸，空腹酒下两许。阳道不长，不能续嗣，用此血同蛤蚧等药以入，方见蛤蚧内。皆以借其性力相助。但此味甘性热，其力能补。若病属虚热，及时行病后阴虚火烁，食则必有气弱动风与气之变，不可不慎。

赤赖鱼《养生食鉴》

【集解】《养生食鉴》卷下：赤赖鱼形如小鳝，身紫赤色，大者长五六寸。

【气味】味甘，性平，无毒。《养生食鉴》卷下。

【主治】醒脾开胃，醋煮食良。有病人，忌之。《养生食鉴》卷下。

白颊鱼《养生食鉴》

【集解】《养生食鉴》卷下：白颊鱼形似赤赖，肉颇厚，身黄色，腹中有泥味。

【气味】味甘，性平，无毒。《养生食鉴》卷下。

【主治】开胃益脾，令人肥健。少食则不发病。《养生食鉴》卷下。

石斑鱼《本草纲目》

【集解】姚氏《食物本草》卷一〇：生南方溪涧水石处。长数寸，白鳞黑斑。浮游水面，闻人声则划然

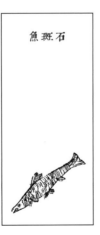
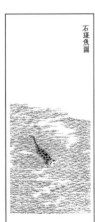

图 36-89-1 石斑鱼《备要》　　图 36-89-2 石斑鱼《禽虫典》

深入。《临海水土记》云：长者尺余，其斑如虎文，而性淫，春月与蛇医交牝，故其子有毒。《南方异物志》云：高鱼似鳟，有雌无雄，二三月与蜥蜴交于水上，其胎毒人。《酉阳杂俎》云：石斑与蛇交。南方有土蜂，土人杀此鱼摞树上，引鸟食之，蜂窠皆尽也。○石斑鱼毒，鱼尾草汁可解之。

【气味】味甘，平，有毒。不益人。○子及肠：令人吐泻。姚氏《食物本草》卷一○。甘，酸，温。《医林纂要探源》卷三。

【发明】《医说》卷六：中石斑鱼子毒。误吃石斑鱼子，吐不止者，取鱼尾草，研汁服少许，立止。鱼尾草，又名樜木，根形似黄荆，八月间开紫花成穗，叶似水杨，无大树，经冬不凋，渔人用以药鱼。《医林纂要探源》卷三：溪涧小鱼，身颇长厚。味美，有青黑紫赤斑文及金色者。腹中子不可食，令人作胀痛。子自含毒耳。或云此鱼与蜥蜴交，恐亦未必然。《本草求真》卷九：石斑鱼服之有毒令人头痛泄。石斑鱼专入□。属毒物。凡服之者，无不谓患头痛作泄。

鲈鱼《嘉祐本草》

【集解】《日用本草》卷五：鲈鱼与鳜鱼相似，白色，疏有小黑点。子作鲊尤佳。《本草品汇精要》卷三○：此鱼出松江，巨口，细鳞，背有黑点，一尾四腮，作脍食之甚佳，即张翰思之者也。

【气味】味甘，平，有小毒。《日用本草》卷五。味甘，淡，气平。《本草汇笺》卷九。甘，温，微毒。《随息居饮食谱·鳞介类》。

【主治】益肝肾，补五藏，和肠胃，食之宜人，不甚发病。《本草衍义》卷一七。安胎，治水气。食之宜人，作鲊尤良，暴干甚香美。虽有小毒，不致发病。一云：发痃癖及疮肿。不可与奶酪同食，中其毒，以芦根汁解之。《食物本草》卷四。和肠胃，能健中，益肾，补骨髓，扶肝木，壮筋养血。《食物须知·诸荤馔》。开胃，安胎，补肾舒肝。《随息居饮食谱·鳞介类》。

【发明】《本草经疏》卷二一：鲈鱼，秋月方美，其得水中之清气者乎。味甘淡，气平，虽有小毒，不至发病，乃与脾胃相宜之物也。肾主骨，肝主筋，滋味属阴，总归于脏。益二脏之阴气，故能益筋骨。脾胃有病，则五脏无所滋养而积渐流于虚弱。脾弱则水气泛滥，益脾胃则诸证自除矣。《夕庵读本草快编》卷六：鲈鱼，宋《嘉祐》此鱼白质黑章如芦色也，巨口细鳞而有四腮，状似鳜者为是。今松俗将形如虾虎为鲈，谬也。子瞻《赤壁赋》云：状似松江之鲈。则知似鳜者为鲈，非虾虎明矣。杨诚斋诗云：鲈出鲈乡芦叶前，垂虹亭下不论钱。买来玉尺如何短，铸出银梭直是圆。白质黑章三四点，细鳞巨口一双鲜。春风已有真风味，想待秋风更迥然。岂不判然哉？鲈鱼甘平，益脾补肾之物也。故能强筋骨而和肠胃，安胎气而利水气，鱼中之不发病者，莫此为良。煮羹虽美，作脍犹佳，曝干更胜。隋大业中，有献鲈羹者，炀帝食之而美曰：金齑玉鲙，东南之佳味也。张季鹰入洛受齐王冏之辟，知冏必败。见秋风起，乃思吴中莼羹鲈鲙，曰：人生贵在适志尔，何用羁宦数千里以要名爵乎？遂命驾而归。予有感焉。士之出处，贵在知几，物之遇人，亦各有数。莼、鲈至微，得季鹰一语而成千载佳话，较之华亭之嗥，北门之犬，岂不天壤耶？

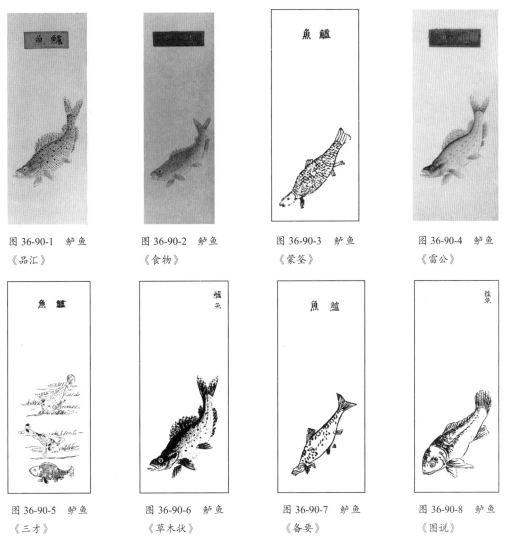

图 36-90-1　鲈鱼　　　　图 36-90-2　鲈鱼　　　　图 36-90-3　鲈鱼　　　　图 36-90-4　鲈鱼
　　《品汇》　　　　　　　　《食物》　　　　　　　　《蒙筌》　　　　　　　　《雷公》

图 36-90-5　鲈鱼　　　　图 36-90-6　鲈鱼　　　　图 36-90-7　鲈鱼　　　　图 36-90-8　鲈鱼
　　《三才》　　　　　　　　《草木状》　　　　　　　《备要》　　　　　　　　《图说》

鳜鱼《开宝本草》

【释名】鳜豚《宝庆本草折衷》、鳟鱼《随息居饮食谱》。

【集解】《宝庆本草折衷》卷一七：鳜，一名石桂鱼，一名鳜豚，一名水豚。生溪江间。坡仙词云桃花流水鳜鱼肥。春月取佳。○背有黑点。《太乙仙制本草药性大全·本草精义》卷八：生江湖溪泽间。其鱼似白鱼，背有黑点，尾圆而味犹重。昔仙人刘凭常食石桂鱼，今此鱼犹有桂名，恐即此也。《食治广要》卷七：鳜扁形，阔腹大口，细鳞黑斑，厚皮紧肉，肉中无细刺者是也。《医

林纂要探源》卷三：大头，巨口锯齿，身方而短，鳞细如沙，文杂白黑，尾小无歧，鬐坚锐如刺，有十二鬐骨应十二月，闰则益刺。鱼皆无胃，此独有，尤健唉小鱼。

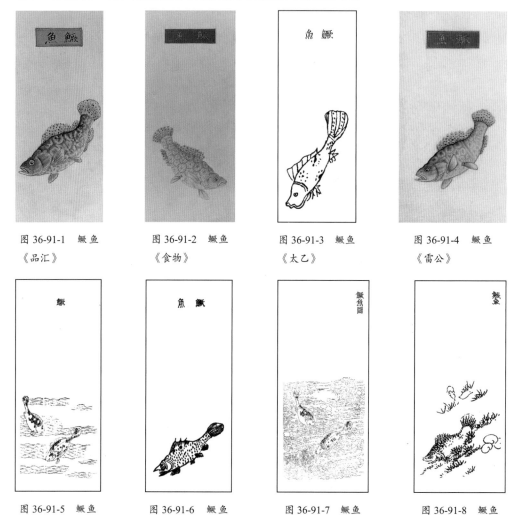

图 36-91-1　鳜鱼　　　图 36-91-2　鳜鱼　　　图 36-91-3　鳜鱼　　　图 36-91-4　鳜鱼
　　《品汇》　　　　　　《食物》　　　　　　　《太乙》　　　　　　《雷公》

图 36-91-5　鳜鱼　　　图 36-91-6　鳜鱼　　　图 36-91-7　鳜鱼　　　图 36-91-8　鳜鱼
　　《三才》　　　　　　《备要》　　　　　　　《禽虫典》　　　　　　《图说》

肉

【气味】味甘，平，无毒。《绍兴本草》卷一七。甘，温。《医林纂要探源》卷三。

【主治】主腹内恶血，益气力，去腹内小虫。○《日华子》云：治肠风泻血。○《食疗》云：补劳，益脾胃。《宝庆本草折衷》卷一七。健脾胸，而补虚劳。治肠风泻血即止，疗骨鲠喉内立瘥。《太乙仙制本草药性大全·仙制药性》卷八。补劳益胃，去瘀杀虫。《药性切用》卷八。

【发明】《绍兴本草》卷一七：鳜鱼，《本经》虽具主治，而未闻起疾之验，但世作食品多矣。○处处池泽皆产之。《食治广要》卷七：《医说》云：越州邵氏女，年十八，病劳瘵累年，偶食鳜鱼羹，遂愈。又仙人刘凭、隐士张志和之嗜此鱼者，非无谓也。

胆

【修治】《宝庆本草折衷》卷一七：胆，腊月取，挂北檐下，干。

【气味】味苦用诸鱼胆。《宝庆本草折衷》卷一七。

【主治】治小儿、大人一切骨鲠，或竹木签刺喉中，取胆一皂子许，以酒煎化，温呷。若便吐，骨即随顽涎出。若未吐，更煎一块服。应鲠在藏腑中日久痛黄瘦者，服之皆出。《宝庆本草折衷》卷一七。

【附方】《太乙仙制本草药性大全》卷八：治小儿、大人一切骨鲠，或竹木签喉中不下。于腊月取鳜鱼胆悬北檐下令干，每有鱼鲠即取一皂子许，以酒煎化，温温呷，若得逆便吐，骨即随顽痰出。若未吐，更吃温酒，但以吐为妙，酒即随性量力也。若更未出，煎一块子，无不出者。此药应是鲠在脏腑中日久痛，黄瘦甚者，服之皆出。若卒求鳜鱼不得，蠡鱼、鲩鱼、鲫鱼俱可，腊月收之甚佳。

骨刺

【发明】《食物辑要》卷七：《延寿书》云：鳜，髻刺凡十二，以应十二月，误鲠害人。姚氏《食物本草》卷一〇：李鹏飞《延寿书》云：鳜，髻刺凡十二，以应十二月。误鲠害人，惟橄榄核磨水可解，盖鱼畏橄榄故也。尤氏《食鉴本草·鱼类》：有十二骨，每月一骨，有毒，杀人，犯者取橄榄仁末，流水调服即解，桃末汁水调亦可。

鰧鱼《本草纲目》

【集解】姚氏《食物本草》卷一〇：李时珍曰：按《山海经》云：洛水多鰧鱼。状如鳜，居于逵，逵乃水中穴道。苍文赤尾，食之不痈，可以已瘘。

【气味】味甘，平，无毒。姚氏《食物本草》卷一〇。

【主治】可以已瘘。其他功用，与鳜鱼同。姚氏《食物本草》卷一〇。

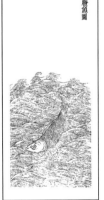

图 36-92-1　鰧鱼
《禽虫典》

鮸鱼姚氏《食物本草》

【集解】姚氏《食物本草》卷一〇：鮸鱼生东海。形似石首，但头小而色青白，肉松而腥气更重。味之下者。《随息居饮食谱·鳞介类》：鮸鱼形似石首鱼而大，其头较锐，其鳞较细，鲜食味逊，但宜为腊。《正字通》以为即石首鱼者，误也。鮸，本音兔，今人读如米。其鳔较石首鱼者大且厚，干之以为海错。产南洋者佳。古人名为鯼鳔，煨烂食之。

【气味】味甘，平，无毒。姚氏《食物本草》卷一〇。

【主治】食之补中益气。不宜多食，发疮疥，动脾湿，足膝不利。姚氏《食物本草》卷一〇。补气填精，止遗带，大益虚损。外感未清，痰饮内盛者，勿食，以其腻滞也。又治诸血证，疗破伤风如神。《随息居饮食谱·鳞介类》。

石首鱼《开宝本草》

【释名】黄鱼、江鱼《随息居饮食谱》、鮸鱼《本草省常》。

【集解】《医说》卷六：鱼枕遇蛊毒。南海鱼有石首者，盖鱼枕也。取其石治以为器，可载饮食。如遇蛊毒，器必曝裂，其效甚着。福唐人制作尤精，人但玩其色，而鲜能识其用。《随息居饮食谱·鳞介类》：以大而色黄如金者佳。

肉

【气味】味甘，无毒。《本草元命苞》卷八。味甘，气寒，无毒。《本草纂要》卷一二。甘，咸，平。《医林纂要探源》卷三。甘，温。《随息居饮食谱·鳞介类》。

【主治】和莼菜作羹，开胃益气。《宝庆本草折衷》卷一七。主下石淋，和莼菜作羹，开胃益气，腹胀食不消，暴下痢。《日用本草》卷五。主宽中利气，止泄实脾。《本草纂要》卷一二。开胃，补气填精。《随息居饮食谱·鳞介类》。

【发明】《宝庆本草折衷》卷一七：《杨氏方》用鱼胶和药，治破伤风口噤强直证者，实石首胶，他鱼之胶不堪用也。石首肉最宜产妇，惟疮疥人不可食，为其行血发脓之故。更有一种鳖鱼，稍似石首而色昏暗。谚谓鳖鱼一鳞一升水，尤发脓。凡水肿痈疽，食鳖鱼必难疗矣。《本草纂要》卷一二：主宽中利气，止泄实脾，必与胡椒同煮食之则可，否则多食亦生胀满。石首鱼鲞主实脾健胃，补虚温中，凡有病之人宜与食之也。○大抵海鱼多发气，河鱼多滞气；发气之物多食则生霍乱，滞气之物多食则生胀满。所以海鱼偏喜姜胡，河鱼亦喜香椒，此各治其性也。如多食而生病者，由此详之。《本草经疏》卷二一：石首鱼得海中水土之气，故其味甘气平无毒。胃属土，甘为土化，故能开胃。胃气开则饮食增，五脏皆得所养而气自益矣。干鲞其性疏利，故能入肠胃宽中、消食止痢。头中石坚重下走，故主下石淋也。凡泄痢腹痛，与夫肠胃诸疾，最忌油腻鱼腥，惟白鲞不忌。盖鲞饮咸水而性平不热，且无脂腻，不惟少热中之患，更有消食理脾实肠胃之功也。《本经逢原》卷四：石首鱼生咸水中，而味至淡，故诸病食之，无助火之虞。与河豚之性禀阴毒迥殊。脑中石魫主石淋。脑骨为末，入有嘴壶中熏脑漏，然惟暴患得效。痢疾切忌油腻，惟白鲞食之最宜。《夕庵读本草快编》卷六：此鱼脑如白石，故名。鲞字从美，令人爱而想之之意也。按吴阖闾征海，绝食，祷于天，海中泛出此鱼，三军得济，余为曝干，岛夷惊骇，遂降，归而命此名。黄鱼色黄，味甘，开胃益气之品也。曝而成鲞，性益香美，专治暴痢腹胀，消瓜成水。夫痢最忌油腥，独于此物宜者，盖谓其生于海，饮咸水而性不热，且无脂腻，故免热中之患。其鱿似石，磨末可以疗淋秘，煅末可以治耳脓。其鳔名曰鳔鳔，其性柔滑，濒湖言其治难产以及产后风搐，止呕血，散瘀血，消肿毒，尚矣！予每谓胶腻之物，能益人精，且味咸无毒，与精滑寒薄不种子者恒宜。更以牡蛎粉炒末，服无不效。亦管窥之一得也。

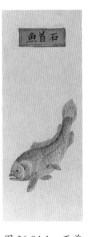

图 36-94-1　石首鱼《品汇》

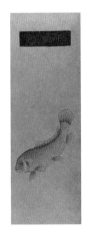

图 36-94-2　石首鱼《食物》

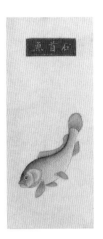

图 36-94-3　石首鱼《雷公》

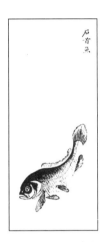

图 36-94-4　石首鱼《草木状》

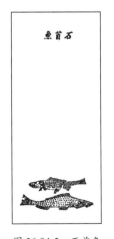

图 36-94-5　石首鱼《汇言》

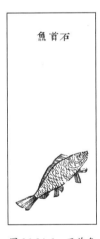

图 36-94-6　石首鱼《备要》

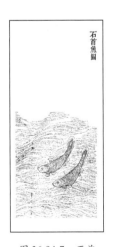

图 36-94-7　石首鱼《禽虫典》

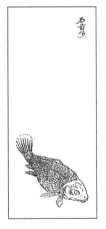

图 36-94-8　石首鱼《图说》

鲞

【集解】《宝庆本草折衷》卷一七：鲞，《周礼》云一名鳔鱼。注谓鱼干也。以鱼破去腹中物，盐淹晒干，俗号日鱼。

【主治】主卒腹胀，食不消，暴下痢，主中恶。消瓜成水。不堪鲜食，并炙食之。《宝庆本草折衷》卷一七。曝干为鲞，消宿食，止泻痢，宜病人。炙食，消瓜成水，宽腹胀。《食物辑要》卷七。

【发明】《食物本草》卷四：用大麦秆包，不露风，陈久愈好。否则发红失味。《本草汇言》卷一九：石首鱼鲞：健养肠胃，清理积痢，《开宝》消化瓜果之药也。陈五占曰：石首鱼色黄，成鲞色白，得土金清和之化，有养脾理肺之功。故《开宝》方治久病胃虚食减，不能进厚味者，以此鲞白水煮烂食之。其性不热不寒，不克不腻，能消故滞，能补新清，健利肠胃，为肠虚胃弱人必需用之，诚药食中之良品也。如生鲜者，用葱、蒜、香草和盐捣拌，压实一时，入锅蒸熟，食之味极鲜美，为食中佳肴。不免有动风发气、起痰助毒，有病人不宜食之。石首骨：味咸，火炙性燥。研极细，能止久年脑漏。每晚临睡时服一钱，酒调下。

头中石枕

【主治】下石淋，磨服。亦烧末服，状如棋子。《宝庆本草折衷》卷一七。为细末，主敛金疮止血生肌，敷疮立验，此治疮之神药也。《本草纂要》卷一二。

骨

【气味】味咸，火炙性燥。《本草汇言》卷一九。

【主治】研极细，能止久年脑漏。每晚临睡时服一钱，酒调下。《本草汇言》卷一九。

鱼胶

【集解】《宝庆本草折衷》卷一七：胶，是此鱼腹有白鳔成块，乘湿除外血膜，拔如长带，或蟠为片。六月及腊月取，暴干或风干成胶。

【气味】味咸、甘，气平。《本草述钩元》卷二八。

【主治】暖精益肾。《医林纂要探源》卷三。烧存性，妇人难产，赤白崩中，产后风搐，破伤风痉，止呕血，散瘀血，消肿毒。《本草述钩元》卷二八。

【发明】《宝庆本草折衷》卷一七：《杨氏方》用鱼胶和药，治破伤风口噤强直证者，实石首胶，他鱼之胶不堪用也。石首肉最宜产妇，惟疮疖人不可食，为其行血发脓之故。更有一种鳘鱼，稍似石首而色昏暗。谚谓鳘鱼一鳞一升水，尤发脓。凡水肿痈疽，食鳘鱼必难疗矣。《医林纂要探源》卷三：鱼鳔，腹中白泡也。能浮水以有此，无者则不能浮，是鱼之水脏也。最软润胶固，澄浊水，固精气，用同阿胶。且鱼类多子，故鳔合破故纸等药，能暖精种子。然不独此鱼，取此以其下沉耳。《本草述钩元》卷二八：鳔即江鱼之白胕，中空如泡，可治为胶，亦名缬胶。诸鳔皆可为胶，而海鱼多以石首鳔作之，名江鳔，谓江鱼之鳔也，粘物甚固。○论：鱼鳔胶同沙苑蒺藜，服之种子，盖取其精血粘聚，不致疏泄也。其能治难产及散瘀消肿，或者鱼得天一之气为先，而脬为水化之腑，用以调阴中之气化有殊功欤。

【附方】《本草发明》卷六：治破伤风，口噤强直者。鱼胶，烧七分，存性，研细，入麝香少许，酒二钱。

《本草述钩元》卷二八：聚精丸。黄鱼鳔胶，白净者一斤，切碎，用蛤粉炒成珠，沙苑蒺藜八两，马乳浸两宿，隔汤蒸一炷香，焙干，为末，炼蜜丸梧子大，每服八十丸，空心，温酒、白汤任下。忌食鱼及牛肉。治破伤风。同雄黄、殭蚕、天麻等药。难产。鱼胶五寸烧存性为末，温酒服。产后风入子脏，搐搦强直。此与破伤风同，不可便作风中治。鳔胶一两、蛤粉炒焦，去粉为末，分三服，蝉蜕煎汤下。崩中赤白，鱼缥胶三尺，焙黄研末，同鸡子煎饼，好酒食之。便毒肿痛，石首胶一两，烧存性，研末，酒服，外以石菖蒲生研盦之，效。

鳠鮧《本草拾遗》

【集解】《调疾饮食辩》卷六：鳠鮧有二种：一种工匠所用，可作胶粘物者，名鱼鳔，乃海鱼腹内白脬，中空如泡，形似壶卢。一种入食品者，乃海鱼之胃，名鱼肚。《唐韵》《梦溪笔谈》皆云鱼肠。肠胃相连，鱼大者或肠亦可食。《本草纲目易知录》卷五：即今俗片鱼肚名也。宁波近海处，造以鱼白脬剪开裹帖而成。用板压紧，微蒸，取起。如生就无痕，剪圆如盘者，名片肚，筵席用；剪长如带者，名鱼鳔，入药用。及工匠用为胶物，甚牢固。又有岳州产者，名荷肚，以其形似荷包。照见内有山字，云鮰鱼脬。又广东产者坚厚，小者一个数两，大者数斤，名广肚，云是鳣鲟鱼脬也，性味主治附载鳣鱼下，俟考。

【修治】《本草汇》补遗：切碎，螺粉拌炒。《本经逢原》卷四：凡用入丸，切作小块，蛤粉炒成珠，方可磨末，炼蜜调剂，须待凉用。又不可捣，捣则粘韧，难为丸矣。

鳔

【气味】味甘、咸，性平。《饮食须知·味类》。味甘，气温，入肾经。《本草新编》卷五。

【主治】治月蚀疮、阴疮、瘘疮，并烧灰用立愈。主竹木刺入肉不出，取白傅烂即出。《太乙仙制本草药性大全·仙制药性》卷八。补肾而暖精种子，男妇皆宜。诚斋曰：治肾虚久泻神效，并疗妇人漏带。《类经证治本草·足少阴肾脏药类》。性温。补肺益肾。《本草省常·鱼虫类》。

【发明】《寿世秘典》卷四：鱼鳔，今人种子方中，往往用以作丸，谓

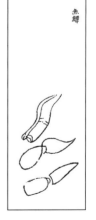

图 36-95-1　鱼鳔《便方》

其有固精气,暖肾脏之功,而诸家本草不载,殊为阙略。《本草新编》卷五：专补精益阴,更能生子。近人多用此为种子之方,然而过于润滑,必须同人参补阴之药同用乃佳。鱼鳔胶绸,绝似人之精,其入肾补精,不待言矣。恐性腻滞,加入人参,以气行于其中,则精更易生,而无胶结之弊也。

鳔胶

【气味】味甘、咸,平,无毒。《食物辑要》卷八。咸,甘。《顾氏医镜》卷八。

【主治】养筋脉,定手战,补肝肾。烧灰酒服,能催生。治产后虚风痉症,止呕血,消瘀血,散肿毒。凡脾虚者,勿多食。《食物辑要》卷八。治赤白崩中,止折伤出血。敷阴疮瘘疮。疗瘀血吐血,肾虚腰痛,遗精白浊,产后血衰搐搦,虚人筋骨痹疼。《冯氏锦囊秘录·杂症痘疹药性主治合参》卷一一。

【发明】《本草汇言》卷一九：鱼胶,龚云林暖子藏,益精道之药也。周士和曰：鱼胶系石首鱼之鳔,甘咸而寒,乘夏令而出,得水土和平之气。甘能养脾,咸能归肾,故方书用之。善种子安胎,生精补肾,治妇人临产艰涩不下,及产后一切血崩溃乱,血晕风搐。剪碎和麦面炒焦,研细末,白汤调服三钱。入十全大补丸料,大补阴阳两虚,血虚精少。《本草述》卷二八：近代方书中,用此味同沙苑蒺藜名聚精丸,男子服之种子,岂取其精血粘聚,不致疏泄乎? 然又有用之难产,及散瘀消肿诸证,则止谓其粘聚精血,亦不可也。或者水族如鱼,得天一之气为先,而胙为水化之府,用以调阴中之气化有殊功欤? 姑俟之明者。《本草汇》补遗：鳔胶,即乌贼鱼肠,今工匠用以粘物者也。诸鳔皆可为,而海渔多以石首鳔作之,不知此乃江鱼之鳔耳。鳔之功用,备载《本草》,诸家俱用以治呕血,散瘀血,赤白崩中,与夫折伤血出不止,及傅阴疮瘘疮之属,今世每每施之肾虚腰痛,遗精白浊,一概不足之症。不知出于何典,或别有所本欤。记此以备参考。《顾氏医镜》卷八：补肾止遗滑,益精多子嗣。性极粘腻,为添精益髓止滑之神品,近人用之甚效。宜入丸剂,若入汤液,胃弱人恐难胜受。《本经逢原》卷四：诸鱼之鳔皆可为胶,而石首鱼者胶物甚固,故涩精方用之,合沙苑蒺藜名聚精丸,为固精要药。《丹方》又以一味炒研,砂糖调,日服一钱匕,治痔最良,经久痔自枯落。烧灰治产后风搐、破伤风痉,取其滋荣经脉,而虚风自息也。

【附方】《太乙仙制本草药性大全·仙制药性》卷八：治呕血。鳔胶长八寸,广二寸,炙令黄,刮二钱已来,用甘蔗节三十五个,取自然汁调下即止。

带鱼《医林纂要探源》

【释名】鞭鱼《医林纂要探源》。

【集解】《医林纂要探源》卷三：出东南濒海诸郡。形长如带,青白色,一名鞭鱼,以形名也。

或云此一鱼出水，则众鱼衔其尾而上如带云。多脂易化。《**本草纲目拾遗**》卷一〇：带鱼出海中，形如带，头尖尾细，长者至五六尺，大小不等，无鳞，身有涎，干之作银光色，周身无细骨，正中一脊骨如边箕状，两面皆肉裹之，今人常食为海鲜。据渔海人言，此鱼八月中自外洋来，千百成群，在洋中辄衔尾而行，不受纲，惟钓斯可得。渔户率以干带鱼肉一块作饵以钓之，一鱼上钓，则诸鱼皆相衔不断，掣取盈船。此鱼之出以八月，盛于十月，雾重则鱼多，雾少则鱼少，率视雾以为贵贱云。

【气味】甘，咸，平。《医林纂要探源》卷三。性味甘温。《药性切用》卷八。味酸，气膻。动热发疮。《食物小录》卷下。

【主治】益五藏，祛风杀虫，作鲞尤良。《药性切用》卷八。暖胃，补虚泽肤。《随息居饮食谱·鳞介类》。

【发明】《**本草纲目拾遗**》卷一〇：《纲目》无鳞鱼条独遗此品，故为补之。《五杂俎》：闽有带鱼，长丈余，无鳞而腥，诸鱼中最贱者，献客不以登俎，然中人之家用油沃煎，亦甚馨洁。《福清志》：带鱼身薄而长，其形如带，无鳞，入夜烂然有光，小者俗名带柳。《物鉴》：带鱼形纤长似带，衔尾而行，渔人取得其一，则连类而起，不可断绝，至盈舟溢载，始举刀割断，舍去其余。《玉环志》：带鱼首尾相衔而行。钓法：用大绳一根，套竹筒作浮子，顺浮洋面，缀小绳一百二十根，每小绳头上拴铜丝一尺，铜丝头拴铁钩长三寸，即以带鱼为饵，未得带鱼之先则以鼻涕鱼代之，凡钓海鱼皆如此。钓期自九月起至次年二月止，谓之鱼汛。朱排山《柑园小识》：带鱼生海中，状如鳗，锐首扁身，大眼细齿，色白无鳞，脊骨如箆，肉细而肥，长二三尺，形如带，亦谓之裙带鱼。冬时风浪大作，辄钓得之。藁为鲞，以致远。《**随息居饮食谱·鳞介类**》：带鱼甘，温。暖胃，补虚泽肤。产南洋而肥大者良。发疥动风，病人忌食。作鲞较胜，冬腌者佳。《**本草撮要**》卷九：带鱼味甘，入手太阴经，功专温补五脏，去风杀虫，作羹良。

鲳鱼《本草拾遗》

【释名】昌侯鱼《食物本草》、鲳鳊《医林纂要探源》。

【集解】《上医本草》卷四：鲳鱼，昌，美也，以味名。或云：鱼游于水，群鱼随之，食其涎沫，有类于娼，故名。闽人讹为鲍鱼。广人连骨煮食，呼为狗瞌睡鱼。《寿世秘典》卷四：形似鳊鱼，脑上突起连背，身圆肉厚，白如鲩肉，只有一脊骨，亦软而可食。《医林纂要探源》卷三：好从他鱼后而食其沫。味微苦而腴，但腥气重。

肉

【气味】味甘，平，无毒。《食物本草》卷四。甘，苦，温。《医林纂要探源》卷三。

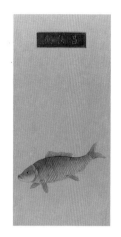

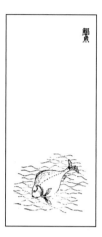

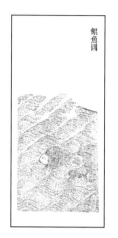

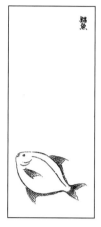

图 36-97-1　鯧　　　　　图 36-97-2　鯧　　　　　图 36-97-3　鯧鱼　　　　图 36-97-4　鯧鱼

鱼《食物》　　　　　　　鱼《三才》　　　　　　　《禽虫典》　　　　　　　《图说》

【主治】益气肥健。《食物本草》卷四。益气力，令人肥健。和葱、姜、粳米煮，骨皆软。《食物辑要》卷七。补胃，益血充精。《随息居饮食谱·鳞介类》。

子

【气味】有毒，令人痢下。《食物本草》卷四。

土鯆鱼 姚氏《食物本草》

【释名】土附、菜花鱼、土部、鲈鳢、鲈鳢、鮒鱼、土鹜、土哺、吐哺《本草纲目拾遗》。

【集解】姚氏《食物本草》卷一〇：处处溪河有之。长三四寸。头扁口阔，腹大，青黑色，有斑点。目傍有肉，身肉亦厚。冬月最多。姜、葱烹食，为佳品。《本草纲目拾遗》卷一〇：《嘉兴县志》：一名菜花鱼，以其出于菜花时最肥美，故名。程大昌《演繁露》：土部，吴兴人呼为鲈鳢，以其质圆而长，与黑鳢相似。其鳞斑驳，又似鲈鱼，故两名之。长兴谓之荡部，又曰荡鱼。《湖州府志》：鮒鱼今呼土部。此鱼质沈，常附土而行，不似他鱼浮水游也，故又名土附。《钱塘县志》：土鹜，俗名土哺，以清明前者佳。《藻异》云：吐哺产杭，本名土附，以其附土而生也，色黑味美。《雨航杂录》：吐哺，或曰食物嚼而吐之，故名。敏按：美上诸说，皆无杜父之名，而《纲目》载杜父鱼云：其色黄黑有斑，脊背上有髻刺螫人，又名渡父鱼、黄鱼、船矴鱼、伏念鱼。似与土附绝不相类。沈云将《食纂》、陈芝山《食物宜忌》皆以为今之土部鱼，即杜父鱼也，此乃承《山堂肆考》之误。今土部杭城甚多，一年皆有，惟正二三月独旺，背黑，亦有淡黑带土黄色者，不闻能刺人。俗云，此鱼立冬后则伏土，闭眼不食，冬至后出土，附土而行，清明后开眼，遍食小虫虾，故有毒。陈芝山云：土部，清明后头上生红虫，不可食。细核其形状食性，与杜父全不相类，何能强合。予故于禽虫考中鱼类辨之甚详，以杜父入吹沙类，而另立土附本条，盖不敢附古人而欺后世也。土部，《纲目》所无，复为补之。

肉

【气味】味甘，温，无毒。_{姚氏《食物本草》卷一〇。}

【主治】补脾胃，益元气，养荣血。多食亦不伤人。_{姚氏《食物本草》卷一〇。}补脾胃，治噎膈，除水肿湿气，疗一切疮疥。_{《本草纲目拾遗》卷一〇。}

子

【主治】助相火，暖腰肾。_{《本草纲目拾遗》卷一〇。}

鲨鱼_{《日用本草》}　　【校正】时珍云出"纲目"，今据《日用本草》改。

【释名】虾虎鱼_{姚氏《食物本草》}、溪鲨、鮀、沙竹_{《医林纂要探源》}。

【集解】《通志·昆虫草木略》卷七六：鲨，《尔雅》云：鲨，鮀。小鱼，体圆而有点文，常张口吹沙，故亦名吹沙。《日用本草》卷五：鲨鱼本名鲛鱼。其皮粗，可装饰刀鞘鞍剑。○切肉作丝晒干，食品中用为佳。《食治广要》卷七：李时珍曰：此非海中沙鱼，乃南方溪涧中小鱼也。居沙沟中，吹沙而游，咂沙而食，

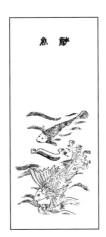
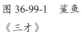
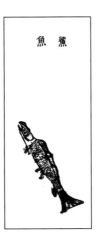
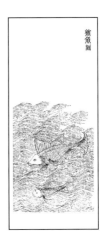

图 36-99-1　鲨鱼　　图 36-99-2　鲨鱼　　图 36-99-3　鲨鱼
《三才》　　　　　《备要》　　　　　《禽虫典》

俗呼为阿浪鱼是也。_{姚氏《食物本草》卷一〇：}虾虎鱼出吴淞江湖间。形类土鱼，善〔唼〕鱼虾。《寿世秘典》卷四：鮀鱼一名沙沟鱼，居沙沟中，吹沙而游，咂沙而食。鮀者肉多形圆，陀陀然也。大者长四五寸，其头尾一般大，头状似鳟，体圆似鳝，厚肉重唇，细鳞黄白色，有黑斑点文，背有髻刺甚硬，其尾不歧。小时即有子，味颇美。《医林纂要探源》卷三：小如指，腹下平，口在颔下，鳞细如沙，背有方格文，行尝附沙，而张口吹沙。

【气味】味甘，平，无毒。_{《日用本草》卷五。}味甘，温，无毒。_{姚氏《食物本草》卷一〇。}甘，咸，平。_{《医林纂要探源》卷三。}

【主治】主治蛊气蛊疰。《日用本草》卷五。补五脏,主蛊气、蛊疰,与鲛鱼同。《食物本草》卷四。暖胃益气。多食,发疮疥。《食物辑要》卷七。主益阳道,健筋骨,行血脉,消谷肉。多食生痰〔助〕火。姚氏《食物本草》卷一〇。利小水,通淋。《医林纂要探源》卷三。

鳢鱼《本经》

【释名】鳢鲩、鲂鳢、黑鲤鱼、鲷鱼《宝庆本草折衷》、乌蠡鱼《日用本草》、七星鱼《滇南本草图说》、黑鱼《本经逢原》、乌鱼《本草再新》。

肉

【气味】甘、平、无毒。《绍兴本草》卷一七。味甘,寒,无毒。《宝庆本草折衷》卷一六。味甘、微苦,气寒,无毒。《本草纂要》卷一二。甘,咸,平。《医林纂要探源》卷三。味咸,性凉,有微毒。入心、肝、肾三经。《本草再新》卷一〇。味甘,寒,平。《校补滇南本草》卷上。

【主治】主湿痹,面目浮肿。治便溺,壅塞不通。下水,医五痔。有疮,不可食。《本草元命苞》卷八。主驱风湿,利风肿,散风气。又利水道,行水气,治肿胀之要药也。《本草纂要》卷一二。宽膈消胀,利大小肠,治湿痹脚气,痔疾,及妊妇子肿。同小豆煮食,消肿满。多食,发痼疾。《食物辑要》卷七。补中调元,养饥不食,久服令人轻身大补。《滇南本草图说》卷七。大补气血,治妇人干血痨症,煅为末,服之。又煮茴香食,治下元虚损。《校补滇南本草》卷上。

【发明】《绍兴本草》卷一七:蠡鱼,俗呼黑鳢鱼是也。性味、主治已具《经》注。虽云疗五痔,下水肿,但未闻验据,亦非专起疾之物。世人以为食品,今当作味甘、平、无毒是矣。处处池泽有之。《本草纂要》卷一二:吾见胀满水肿之症,用蠡鱼一尾,去肠洗净,以椒盐擦,包裹煨熟制,令食之,则胀满可去,而肿亦可除者矣。大抵此剂利气之物,气散则肿亦可去,气行则水亦可除。若以椒盐制之,乃辛散咸下之谓也。或有风、有毒,因宜而制矣,曾不谓治风驱水之药乎。《太乙仙制本草药性大全·本草精义》卷八:生九江池泽,今处处有之。陶以为公蛎蛇所变,至难死,犹有蛇性。据上所说,则黑鳢鱼者亦至难死,形近蛇类。浙中人多食之。然《本经》着鳢鱼主湿痹下水,而黑鳢鱼主妇人妊娠。《千金方》有安胎单用黑鳢鱼汤方,而《本经》不言有此功用,恐是漏落耳。肝肠亦入药。诸鱼胆苦,惟此胆味甘可食为异也。今道家以谓头有星为厌,世有知之者,往往不敢食。又发故疾,亦须忌尔。今用之疗病,亦止取其一端耳。《本草经疏》卷二〇:蠡鱼禀北方玄水之精,得中央阴土之气,故其色黑,味甘,气寒,无毒。乃益脾除水之要

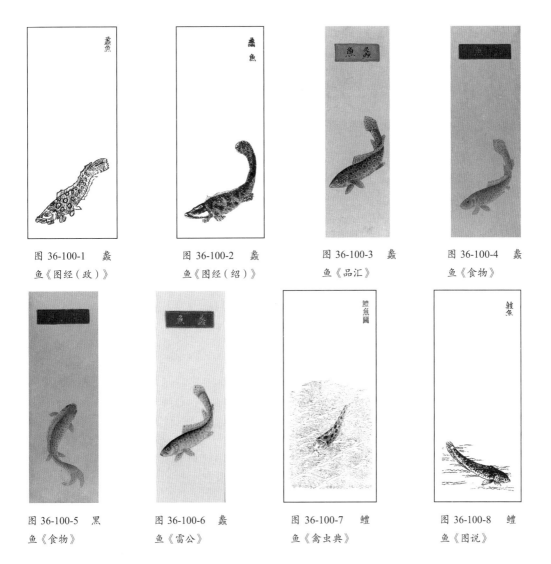

图 36-100-1　蠡 鱼《图经（政）》

图 36-100-2　蠡 鱼《图经（绍）》

图 36-100-3　蠡 鱼《品汇》

图 36-100-4　蠡 鱼《食物》

图 36-100-5　黑 鱼《食物》

图 36-100-6　蠡 鱼《雷公》

图 36-100-7　鳢 鱼《禽虫典》

图 36-100-8　鳢 鱼《图说》

药也。土虚则水泛滥，土坚则水自清。凡治浮肿之药，或专于利水，或专于补脾，其性各自为用，惟蠡鱼色黑象水，能从其类以导横流之势；味甘土化，能补其不足以遂敦阜之性。补泻兼施，故主下大水及湿痹，面目浮肿，有神效也。五痔因湿热所生，水去则湿热自除。今世俗小儿痘后咸食之。然而早食多食，能令皮肤瘢痕皆黑。本草独云有疮者食之令人瘢白，非也。孟诜主下大小便壅塞气，作鲙与脚气、风气人食，良。苏颂主妊娠有水气。并取其除湿下水益脾之功也。《**本草汇笺**》**卷九**：蠡鱼即黑鳢。首有七星，夜朝北斗，禀北方玄水之精，得中央阴土之气，乃益脾除水之要药也。凡治浮肿之药，或专于利水，或专于补脾，其性各自为用。惟蠡鱼色黑象水，能从其类，以导横流之势。味甘土化，能补其不足，以遂敦阜之性。补泻兼施，故主下大水及湿痹，面目浮肿有神效。《**本草述**》**卷二八**：水以土为主，土以水为用。如鳢鱼色黑，且朝北斗，固禀北方水气。然其味甘，即其胆亦变苦为甘，可见其气归于土，反以土为用矣。故行水气有功，皆土为之用，以行其水化，较他行水者，觉有殊绩。缪希雍之言，亦切中也。《医林纂要探源》卷三：非海鱼而有咸味，一名鲖。形似筒也。皮黑白斑驳如蛇，故又名蛇皮鱼。首有七黑点，故又名七星鱼。俗曰乌鱼，亦善唼小鱼。补心养阴，澄清肾水，行水渗湿，解毒去热。味咸补心，色黑入肾。取鳢鱼一斤以上者，和冬瓜、葱白作羹，可治十种水气。其行水之功，加以咸软，故无坚不达也。除夕日煎汤浴小儿，且令稍食之，可免出痘，须周身九窍浴遍，勿嫌腥而洗净，使自腠理熏蒸入里，经络筋节俱到，乃能去毒也。道家以此列三厌，好事者又巧为之说，知道君子必无惑焉可也。

【附方】《本草品汇精要》卷二九：下一切恶气。以大者洗去泥，开肚，合胡椒末半两，切大蒜三两颗，内鱼腹中缝合，并和小豆一升煮，熟时下萝卜三五颗如指大，切葱一握，煮熟，空腹服之，并豆等强饱，必尽食之，至夜即泄气无限。○疗患肠痔，每大便常有血。合姜齑作鲙食之，瘥。忌冷毒物。○疗十种水气病不瘥垂死者。以一头重一斤，熟煮汁，合冬瓜、葱作羹食之。

《太乙仙制本草药性大全·仙制药性》卷八：疗患肠痔，每大便常有血。鳢鱼鲙，姜齑食之佳，任性多少差，忌冷毒物。○治野鸡病下血不止，肠疼痛。鳢鱼一头如食法作鲙，蒜齑食之。○小便壅塞气，又作鲙与脚气、风气人食之效。又以大者洗去泥，开肚，以胡椒末半两，切大蒜三两颗，内鱼腹中缝合，并和小豆一升煮之，临熟下萝卜三五颗如指大，切葱一握煮熟，空腹服之，并豆等强饱，尽食之。至夜即泄气无限，三五日更一顿，下一切恶气。又十二月作酱良也。

肠及肝

【主治】主久败疮中虫。肠，贴痔瘘及蚘骱。以五味炙贴，良久虫出，即去之。《宝庆本草折衷》卷一六。

【发明】《药性全备食物本草》卷三：肝肠亦入药，诸鱼胆苦，惟此胆甘可食为异也。今道家以谓头有七星为厌，世有知之者，往往不敢食。又发癎疾，亦须忌尔。今用之疗病，亦止取其一端耳。

胆

【气味】味甘。《宝庆本草折衷》卷一六。

【主治】治急喉闭，取胆为末，水调少许灌之。《宝庆本草折衷》卷一六。

【发明】《本草备要》卷四：鳢鱼胆泻热。凡胆皆苦，惟鳢鱼胆甘。昂按：味终带苦。喉痹将死者，点入即瘥，病深者水调灌之。俗名乌鱼，即七星鱼。首有七星，夜朝北斗，道家谓之水厌。雁为天厌，犬为地厌。《卫生歌》云：雁行有序犬有义，黑鱼拱北知臣礼。人无礼义反食之，天地鬼神皆不喜。

蘚壳鱼《养生食鉴》

【集解】《养生食鉴》卷下：蘚壳鱼，状如七星，口大身圆，黄白色，有胃有鳞，大者长五六寸，咬虾，虽至小者，亦有子。

【气味】味甘，性平，无毒。《养生食鉴》卷下。

【主治】暖中，益气，其子尤佳。食去肠胃，则不发病。《养生食鉴》卷下。

鱼虎《本草拾遗》

【集解】《证类本草》卷二〇：〔《本草拾遗》〕鱼虎有毒。背上刺着人如蛇咬。皮如猬有刺，头如虎也。生南海，亦有变为虎者。《食物本草》卷一〇：李时珍曰：按《倦游录》云：海中泡鱼大如斗，身有刺如猬，能化为豪猪。此即鱼虎也。

【气味】有毒。不可食。《食物本草》卷一〇。

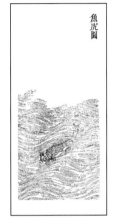

图 36-102-1　鱼虎
《禽虫典》

鱼师《本草纲目》

【集解】《食物本草》卷一〇：李时珍曰：陈藏器诸鱼注云：鱼师大者，有毒杀人。今无识者。《山海经》云：历虢之水有师鱼，食之杀人。其即此与？

【气味】有毒。能杀人，不可食。《食物本草》卷一〇。

杜父鱼《本草拾遗》

【释名】黄鲉鱼《调疾饮食辩》、土鲋、菜花鱼《随息居饮食谱》。

【集解】姚氏《食物本草》卷一〇：生溪涧中。长二三寸，状如吹沙而短，其尾歧，大头阔口，其色黄黑有斑，脊背上有鬐刺，螫人。见人则以喙插入泥土中，如船矴也。《饮食须知·鱼类》：状似鲨而短，尾歧，头大口阔，身黄黑有斑，脊有刺。患疮疖者，忌食。脊

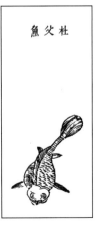

图 36-104-1　杜父鱼《备要》

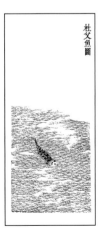

图 36-104-2　杜父鱼《禽虫典》

有细虫如发，宜去之。**《医林纂要探源》卷三**：小鱼，形如蝌蚪，常沉水依沙，目不明，性复骙钝，好啖小虾。**《调疾饮食辩》卷六**：见人则倒竖其身，以首插入泥中。《纲目》误以为舡矴，说见前。此鱼长仅二三寸，大头阔口，色黄，背上有鬐刺螫人，皆类黄䰾。独其尾歧，身有黑斑为异，亦有无斑者。盖黄䰾之同类异种也。三四月子满腹，肉味颇佳。性则动风发毒。

【气味】味甘，温，无毒。姚氏《食物本草》卷一〇。味甘，性温。《饮食须知·鱼类》。甘，咸，平。《医林纂要探源》卷三。甘，温。《随息居饮食谱·鳞介类》。

【主治】治小儿差颓，用此鱼擘开，口咬之七下即消。姚氏《食物本草》卷一〇。暖胃运食，补虚。春日甚肥。与病无忌。《随息居饮食谱·鳞介类》。

比目鱼《食疗本草》

【释名】塌沙鱼《养生食鉴》、龙唎塌沙《本草求原》、箬鱼《随息居饮食谱》。

【集解】**《食治广要》卷七**：郭璞云，所在水中有之，状如牛脾及女人鞋底，又谓之鞋底鱼。细鳞，紫白色，两片相合乃能行，其合处半边平而无鳞，口近腹下者是矣。**《医林纂要探源》卷三**：鱼各一目，两片相合乃能行。若乍相离，则泛泛无所著。然其类亦不一，有长短、紫白青，随在各异。令人夫妇相媚。或以此为脍残鱼，或以银鱼为脍残鱼，未知孰是。

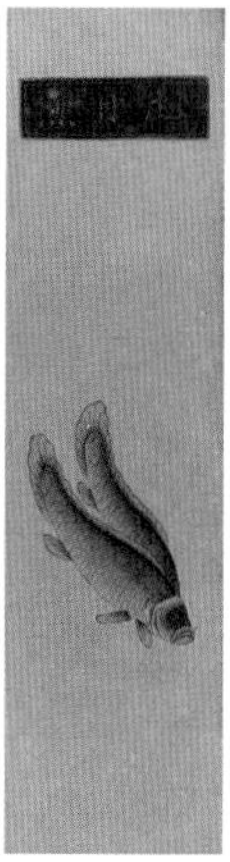

图 36-105-1　比目鱼《食物》

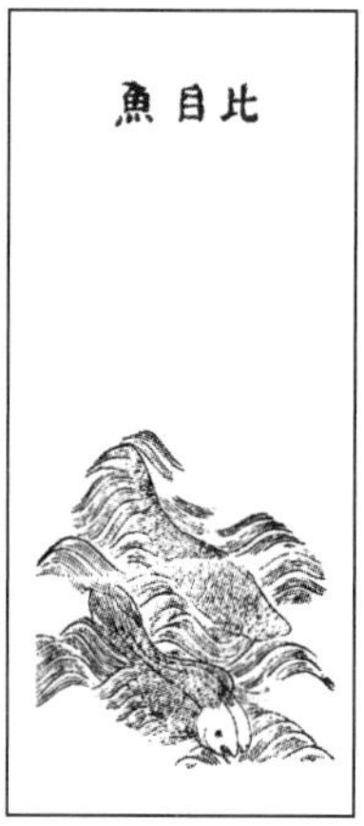

图 36-105-2　比目鱼《三才》

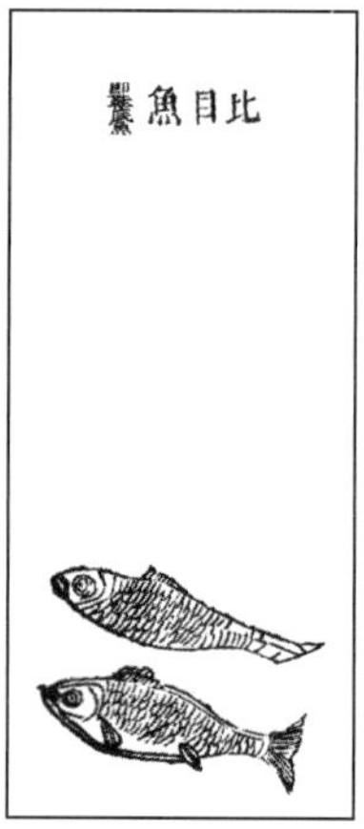

图 36-105-3　比目鱼《备要》

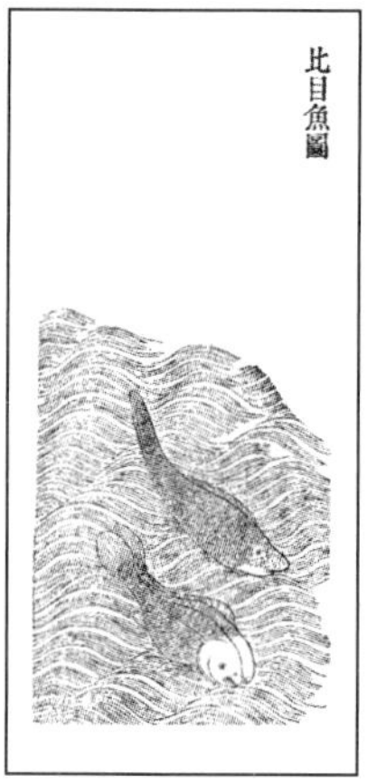

图 36-105-4　比目鱼《禽虫典》

【气味】味甘，性平，无毒。《日用本草》卷五。

【主治】补虚，益气力。多食稍动气。《宝庆本草折衷》卷一六。有风湿病者，勿食。《食物辑要》卷七。

【发明】**《本经逢原》卷四**：比目形如箬叶，故俗以是称之。《尔雅》所谓东方有比目者是也。鱼各一目，相并而游，今吴中昆山最多。孟诜虽有补中益气之说，而多食动气亦是助湿生热之故，此必溺于伉俪者之所化也。

增比鱼《养生食鉴》

【集解】《养生食鉴》卷下：增比鱼形如比目，身横大而短，微黑色，以其肉增与比目也。

【气味】味甘，性平，无毒。《养生食鉴》卷下。

【主治】暖脾胃，益气血，与比目同而更宜人。《养生食鉴》卷下。

河豚《开宝本草》

【释名】胡夷鱼、规鱼、鲍鱼、鲑鱼、乌鲑、乌郎、花鲑、黄鲑《宝庆本草折衷》、鯸鲐鱼《太乙仙制本草药性大全》。

【集解】《本草衍义》卷一七：河豚，《经》言无毒，此鱼实有大毒。味虽珍，然修治不如法，食之杀人，不可不慎也。厚生者不食亦好。苏子美云：河于此时，贵不数鱼虾。此即诗家鄙讽之言，未足全信也。然此物多怒，触之则怒气满腹，翻浮水上，渔人就以物撩之，遂为人获。橄榄并芦根汁解其毒。《药性粗评》卷四：江淮处处有之，形如荷叶，其口在下，有物触之则宓气胀满如胡芦，然翻浮水面，渔人因而得之。其味可佳。苏子所谓河于此时，贵不数鱼虾者，是也。烹调有法，以去其毒。

【气味】味甘，温，有大毒。《宝庆本草折衷》卷一七。

【主治】主补虚，去湿气，理腰脚，去痔疾。《宝庆本草折衷》卷一七。补中益气。《药性要略大全》卷一〇。理腰脚，去疳。杀虫补虚羸，去湿气消肿。痔疾食瘘，小疾亦去。《太乙仙制本草药性大全·仙制药性》卷八。开胃，杀虫。多食，发风助湿动痰。《食物辑要》卷七。

【发明】《绍兴本草》卷一七：河豚产江淮中，但食之致疾者有之，其疗病者固无矣，即非无毒之物。有误食肠胃物，则可以杀人，当作味甘、温、有毒者是矣。《宝庆本草折衷》卷一七：河味佳而性最毒，惟冬及早春，刮去膏、肠、血、膜，并两眼、鬣、涎净尽，纯取皮肉，和料熟煮而食，但服诸风药及胎前产后，皆当禁忌。至春晚，其毒尤炽焉。《本草品汇精要》卷三〇：梅圣俞云：河豚于此时，贵不数鱼虾。庖厨一失手，入口为镆铘。然此物多怒，触之则怒气满腹，翻浮水上，遂为人获也。《本草蒙筌》卷一一：河豚鱼味甘，气温，有大毒。江淮河海俱生，率以冬至后出。中孚卦象，此鱼应之，故解易信及豚鱼是也。状类蝌蚪，体短尾尖。背黑而上有黄纹，腹白而目能开闭。内无胆，外无腮。触物辄嗔，胀腹球大。翻浮水面，又名嗔鱼。肉味虽珍，肝子极毒。大鱼及獭，并无敢吞。得之须如法烹调，去肝及子，水洗血净。移釜洁净处，

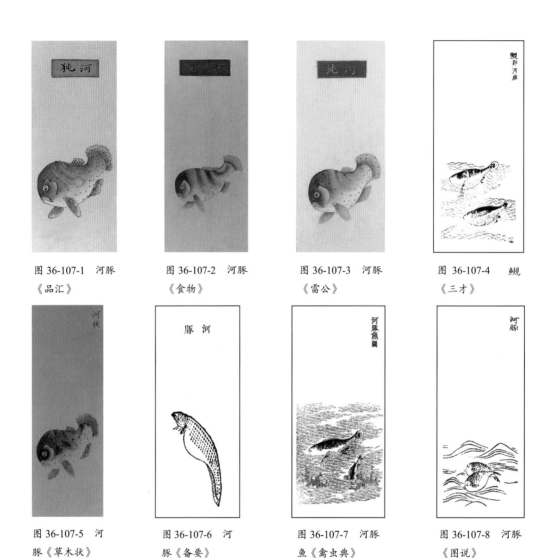

图 36-107-1　河豚　　　　图 36-107-2　河豚　　　　图 36-107-3　河豚　　　　图 36-107-4　鳀
《品汇》　　　　　　　　　《食物》　　　　　　　　　《雷公》　　　　　　　　　《三才》

图 36-107-5　河　　　　　图 36-107-6　河　　　　　图 36-107-7　河豚　　　　图 36-107-8　河豚
豚《草木状》　　　　　　　豚《备要》　　　　　　　　鱼《禽虫典》　　　　　　　《图说》

盖密煮之，忌沾灰尘。杀人尤验，宜焚橄榄木荻草煮佳，勿用炕煤。不尔则中毒卒殁。谚云：舍命吃河。善于养生，宁谨慎勿入口也。毒中初觉，急嚼芦根，或以橄榄木煎，满饮浓汤可解。《太乙仙制本草药性大全·仙制药性》卷八：厚生者不食亦可。其煮法去肝及子，水洗血净，移釜洁净处，盖密煮之，忌沾灰尘。杀人尤验，宜焚橄榄木、荻草煮佳，勿用炕煤。《食鉴本草·鱼类》：河豚毒之所在，腹之子，目之睛，脊之血。有损无益，浸血不尽，有紫赤斑眼者，及误破肠子，或修治不如法，及染屋尘，皆胀杀人。肝与子大毒，犯者以橄榄汁，或芦根汁解之，及粪汁并解。

《本经逢原》卷四：凡物之美者谓之尤物，靡不贾毒伤人，如妲己亡殷，夷光倾吴，蒙其祸而不自觉也。河豚嗜咸，内藏信智，外显文利，窄口巨腹，阴毒内蓄可知。凡阴毒之物，必藉阳气而为鼓舞，得春升之令而浮游水面。非信而乎？散子必入淡水，既生必归巨海。非智而乎？得咸则肥，得淡则瘦。所以淡水中者，其毒渐解，而不致伤人之甚也。以其味美，人争食之。春初为贵品，其腹腴呼为西施乳。南人有云，凡鱼之无鳞、无腮、无胆、有声、目能眨者，皆有毒。河豚目能开阖，触之则曳曳有声，嗔怒则腹胀，如球浮起水面，故人得以取之。其毒入肝助火，莫有甚于此者。患痈疽脚气人切不可食，助湿发毒动气，其患最速。惟取其子，同蜈蚣烧研，香油调搽疗癣有效。抉其目拌轻粉埋地中化水，拔妇人脚上鸡眼疮，可以脱根。《调疾饮食辨》卷六：陆云士《离亭燕》词曰：三月桃花春水，网撒江鲜初起。不使纤尘沾鼎俎，乳炙西施甚美。下箸且徘徊，此事不如已矣。昨日传闻，西第醉饱，翻成涕泪。子孝臣忠千古事，只是难一死。口腹亦何为，竟肯轻生如此。此盖因倪鸿宝先生有将无忠义事，不及食河鲀之句而作也。忆乾隆丙子，邻居李姓者六人共食河豚，一人食多毒先发，急觅芦根，以昏夜不能卒得而死，舌出口外，遍身青黑，腹胀，即似河豚。其五人毒后发，皆得芦根煮汁饮之，泻紫黑血斗许而解，然皆大病月余。世传煮忌梁上尘落釜内，又忌洗血不净。然食者皆知此忌，而有死有不死，与食蔊子同。中其毒者，以芦根、荻芽、橄榄木或核、甘蔗、槐花、粪汁解之。而可解不可解，亦与食蔊子同。又食河豚鱼，不可服荆芥风药，《夷坚志》《辍耕录》均有其语。《延寿书》云：诸无鳞鱼，皆忌荆芥。《韦航细谈》亦云：凡鱼不论有鳞无鳞，无不忌荆芥。语皆有理。《物类相感志》反云河豚宜同荆芥煮三五次，换水再煮则无毒，切勿轻从。《拾遗》曰：肝与子有大毒，入口烂舌，入腹烂肠，无药可解。今人不敢食肝、子，则盐腌货之，食而不死者固多，死者亦时有，但贪口腹者讳言之。苏长公云味美可值一死，乃戏言耳。《开宝本草》乃谓其有补虚疗疾之用，岂遂无他药而以杀人之物治病，医家好奇之过乃至于此，乌可训乎。《稗史》曰同鸭卵食则不毒，未知果否。《本草求原》卷一六：制食：须去子及嘴目，与脊中、肝内恶血，并周身脂膜。以滚盐水泡去涎，煮忌煤火及煤炱落入。反荆芥、桔梗、菊花、甘草、附子、乌头，故食之一日内忌服药。其子要久渍石灰水中，乃可煮食。中其毒者，唇舌麻，头旋目眩，步行欹侧。急以荻芽、芦根汁、橄榄汁、甘草汁等，或槐花同干胭脂末调水灌之。如腹绞痛、昏倒者，粪清灌之；蜈蚣汁亦可，鸭血亦妙。《归砚录》卷一：丁巳春，钱塘姚君欧亭宰崇明，招余往游，适余滞迹禾中，辞不能往，使者复来，初夏始去。姚云：来何暮？三月间河豚极美，为此地物产之最。余谓此物不吃也罢。姚笑曰：君惑矣！止须去其肝、子、眼三件，而洗净其血，并无所谓忌煤炱之说也。吾阖署大啖，试问曾有人中毒否？其西席张君心锄，余戚也，今春至署，初不敢食，及见多人食之无恙，亦恣啖。且云谚谓拼死吃河豚之死字，乃洗字之讹。苟能拼用工夫，洗得净尽尔可吃也。鱼则彼地亦有，余曾染指，惜河豚未尝其味，赘此以质博雅。然卫生者不可以余之所闻如此遂纵尔口腹而不之慎也。《墨余录》卷三：河豚毒人。医家张麟祥，字玉书，有声于时。求治者踵相接，日得金数十，家顿裕，而供馔之盛可拟贵官。凡遇时鲜异味，必以先尝为快。一日，出见肆有河豚，责问厨丁何不市，庖谓此似越宿物，或不宜食。张怒曰：此我素嗜，尔何知！庖即往市，得六尾，急烹以进。张呼弟与子同食，食时极口称美，独尽一器。有顷，子觉唇上微麻，以告张。张曰：汝自心疑耳，我固无他也。遂乘舆出诊。诊至第五家，忽谓舆夫曰：速买橄榄来，河豚果有毒。果至，初尚能嚼，顷之，口渐不能张。舆夫急异归,入门但呼麻甚,扶坐椅上,仅半时许气绝矣。初死,面如生,旋闻腹鸣如雷,遍体浮肿,色渐如青靛,继而红,继而黑,则七窍流血焉。同治丁卯二月三日事也。弟与子食幸不多,张归时已吞粪水,故得不死。

绷鱼 姚氏《食物本草》

【释名】斑鱼《食物小录》。

【集解】姚氏《食物本草》卷一〇：绷鱼处处有之。形似河豚而小,背青有斑纹,无鳞,尾不歧,腹白,有刺戟人手。亦善瞋,瞋则腹胀大,圆紧如泡,仰浮水面。《食物小录》卷下：斑鱼。形似河豚而小,长二三寸不等,宜剥皮去头食。〇其肝更美。

肉

【气味】味甘,平,无毒。姚氏《食物本草》卷一〇。甘,平,有小毒。《食物小录》卷下。

【主治】主补中益气。不可多食,久食发疮疥诸癣。有目疾者不可食之。姚氏《食物本草》卷一〇。开胃,利五脏,食之令人肥健。多食,发诸疮。《食物小录》卷下。

肝

【气味】味甘。姚氏《食物本草》卷一〇。

【主治】补肝益筋。姚氏《食物本草》卷一〇。

鲵鱼《本草拾遗》

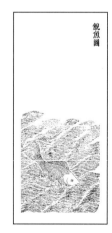

图 36-109-1 鲵鱼
《禽虫典》

【集解】《通志·昆虫草木略》卷七六：鲵,《尔雅》云：鲵,大者曰虾,即雌鲸也。大者长八九尺,状似鲇鱼,脚前似猕猴,后似狗,声如小儿啼。今洞庭有之。《上医本草》卷四：鲵鱼,生山溪中,似鲇,有四足,长尾,能上树。大旱,则含水上山,以草叶覆身,张口,鸟来饮水,因吸食之。声如小儿啼。

【气味】味甘,性温,有毒。《食物辑要》卷七。

【主治】辟瘟疫。《食物辑要》卷七。

【发明】《调疾饮食辩》卷六：古医书、本草皆不载,惟《拾遗》有鲵鱼,《纲目》益以鱼,皆据《山海经》着其功用。而形既似鲇、鲍,有声,又有足,其有毒确矣。病人不食为是,慎毋过信古人,致噬脐之悔也。

鳀鱼《本草纲目》

【释名】《上医本草》卷四：鳀鱼，一名人鱼。荆州临沮青溪多有之，似鲵而有四足，声如小儿，其膏燃之不消耗，秦始皇骊山冢中所用人鱼膏是也。徐铉《稽神录》云：谢仲玉者，见妇人出没水中，腰已下皆鱼，乃人鱼也。又《徂异记》云：查道奉使高丽，见海沙中一妇人，肘后有红鬣，问之曰：人鱼也。此二者乃名同物异，非鳀，鲵也。

【气味】味甘，性温，有小毒。《食物辑要》卷七。

【主治】解蛊毒，治癥瘕积聚。《食物辑要》卷七。

【发明】《调疾饮食辨》卷六：冢中灯，古用漆，所谓苍梧故隧漆灯明者，舜陵也。后世用鱼油，所谓隧道鱼灯膏不烬者，陈友谅墓也。然漆易干燥，鱼油易臭腐成水，均不能耐久，且诸史礼志皆不言其制。吾郡前明淮藩诸园寝，乾隆戊子、己丑间多遭匪窃刨挖，并无隧灯形迹，恐悉

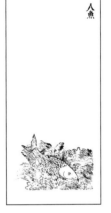

图 36-110-1　人鱼
《三才》

属子虚也。而唐人之咏双桧，所谓长明灯是前朝焰，曾照青青年少时者，盖指佛火而言。其油可以添换，与隧灯迥殊也。《纲目》曰：孩儿鱼有二种，皆类鲇、鲵。一种生江湖，腹有翅如足，腮颊轧轧如儿啼者，鱼也。一种生溪涧，形声皆同，而能上树者，鲵鱼也。《稽神录》云：谢仲玉见妇人出没水中，胸有两大乳，故似妇人。腰以下皆鱼者，白鳘也。吾乡彭蠡湖亦有，极膻不可食，但可熬油耳。《述异记》云：查道使高丽，见海沙中一妇人，肘后有红鬣者。海中别种人鱼，非鲵、白鳘类也。《山海经》云：决水多人鱼，状如鳀，四足，音如小儿，食之无痴疾。又云：休水北注于洛，中多鱼，状如蛰蜼而长距足白，食之无蛊疾，可以御兵。

四足鱼《本草纲目拾遗》

【集解】《本草纲目拾遗》卷一〇：《物理小识》：游子六曰：闽高山源有黑鱼，如指大，其鳞即皮，四足。

【主治】可调粥入药。治小儿疳。《本草纲目拾遗》卷一〇。

海豚鱼《本草拾遗》

【集解】《太乙仙制本草药性大全·本草精义》卷八：海豚鱼，生大海中，候风潮出，形如豚，鼻中声，脑上有孔喷水直上，百数为群，人先取得其子系着水中，母自来，就而取之，其子如蠡

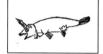

图 36-112-1　海豚
《备要》

鱼子，数万为群，常随母而行。《**调疾饮食辨**》**卷六**：江豚又名江猪，又名水猪，又名馋鱼。《魏武帝食制》名，生海中者为海豚。《纲目》误以为鳖鱼，云胸有两乳，形似人。不知鳖色白，即《尔雅》之是鲼，其逐波而行，一浮一沉，顺风而拜，胸有乳如妇人。此物远望如猪，色黑，无妇人乳，逆风而拜，同出同没。

肉

【气味】味咸，无毒。《太乙仙制本草药性大全·仙制药性》卷八。

【主治】主飞尸蛊毒大效，治时行疟疾神功。《太乙仙制本草药性大全·仙制药性》卷八。

肪

【主治】摩恶疮疥癣痔瘘，搽犬马瘑疥杀虫。《太乙仙制本草药性大全·仙制药性》卷八。

龙涎香《本草纲目拾遗》

【集解】《**游宦纪闻**》**卷五**：诸香中，龙涎最贵重，广州市直，每两不下百千，次等亦五六十千，系蕃中禁榷之物，出大食国。近海傍常有云气罩山间，即知有龙睡其下。或半载，或二三载，土人更相守视。俟云散，则知龙已去，往观必得龙涎，或五七两，或十余两，视所守人多寡均给之，或不平，更相雠杀。或云：龙多蟠于洋中大石，卧而吐涎，鱼聚而嚼之，土人见则没而取焉。又一说，大洋海中有涡旋处，龙在下。涌出其涎，为太阳所烁则成片，为风飘至岸，人则取之纳官。予尝叩泉广合香人，云：龙涎入香，能收敛脑麝气，虽经数十年，香味仍在。《岭外杂记》所载，龙涎出大食。西海多龙，枕石一睡，涎沫浮水，积而能坚，鲛人采之，以为至宝。新者色白，稍久则紫，甚久则黑。又一说云：白者如百药煎而腻理，黑者亚之如五灵脂而光泽。其气近于燥，似浮石而轻。或云异香，或云气腥能发众香气，皆非也。于香本无损益，但能聚烟耳。和香而用真龙涎，焚之，则翠烟浮空，结而不散，坐客可用一剪以分烟缕。所以然者蜃气楼台之余烈也。又一说云：龙出没于海上，吐出涎沫有三品：一曰泛水，二曰渗沙，三曰鱼食。泛水轻浮水面，善水者，伺龙出没，随而取之。渗沙乃被涛浪飘泊洲屿，凝积多年，风雨浸淫，气味尽渗于沙土中。鱼食乃因龙吐涎，鱼竞食之，复化作粪，散于沙碛，其气腥秽。惟泛水者，可入香用，余二者不堪。《**本草纲目拾遗**》**卷一〇**：《通雅》：龙涎有屿，在花面国傍，独立南海中，彼人言于树收之，最收香气，今大内甜香用之。《澳门记略》：大食国产龙涎香为上，西洋产于伯西儿海，焚之则翠烟浮空，结而不散，坐客可用一剪，以分烟缕。《峤南璅记》：龙涎香新者色白，久则紫，又久则黑，白者如百药煎，黑者次之，似五灵脂，其气近臊，和香焚之，则翠烟浮空不散。试法：将结块者奋力投没水中，须臾，突起浮水面；或取一钱口含之，微有腥气，经宿，其细沫已咽，余胶结舌上，取出就湿秤之，仍重一钱，又干之，其重如故。虽极干枯，用银簪烧极热，钻入枯中，乘暖抽出，其涎引丝不绝，验此，不分褐白、褐黑俱真。《海东札记》：海翁鱼，大者三四千斤，小者千余斤，即海鳅也。皮生砂石，刀箭不入。或言其鱼口中喷涎，常自为吞吐，有遗于海滨者，黑色、浅黄色不一，即龙涎香也。闻上淡水有之，欲辨真赝，研入水搅之，浮水面如膏，以口沫捻成丸，掷案有声，噙之通宵不耗分毫者为真，每两值数十金。《广志》：新安有龙穴洲，每风雨，即有龙起，去地不数丈，朱鬣金鳞，两目如电，其精华在浮沫，时喷薄如澹泉如雨，土人争承取之，稍缓则入地中，是为龙涎。或谓龙涎多积于海上枯木，如鸟遗状，其色青鹜，其香腥杂，百和焚之，翠烟千结，蜿蜒蟠空，经时不散，可以翦分香缕，然多不真。从番舶来者，出大秦波斯，于雨中焚之，膈膊有声者真。《坤舆图记》：龙涎香，黑人国与伯西儿两海最多，有大块重千余斤者，望之如岛，每为风涛涌泊于岸，诸虫鸟兽亟喜食之。汪机《本草》：龙吐涎沫可制香。《星槎胜览》：锡兰山国、卜剌哇国、竹步国、木骨都束国、剌撒国、佐法儿国、忽鲁谟斯国、溜山洋国，俱产龙涎香。《稗史汇编》：龙涎香，白者如百药煎，而腻理极细。黑者亚之，如五灵脂而光泽，其气近于臊，似浮石而轻香，本无损益，但能聚香耳。和香而用真龙涎，焚之则翠烟浮空，结而不散，坐客可用一翦以分烟缕，所以然者，入蜃气楼台之余烈也。泉广合香人云：龙涎入香，能收敛脑麝气，虽经数十年者，香味仍存。《广东通志》：龙涎在水采者褐黑色，在山采者褐白色。《东西洋考》：海傍有花，若木芙蓉花，落海，大鱼吞之腹中，先食龙涎，花咽入，久即胀闷，昂头向石上吐沫，干枯可用，惟粪者不佳，若散碎皆取自沙渗，力薄。范咸《台湾府志》：龙涎香传为鳅鱼精精液，泡水面凝为涎。能止心痛，助精气，以淡黄色嚼而不化者为佳。出淡水者，皆淡黄色，无黑色。朱国桢《大政记》：龙涎香出苏门荅剌国，西有龙涎屿，峙南巫里大洋之中，群龙交戏其上，遗涎焉。国人驾独木舟伺采之，舟如龙形，浮海面，人伏其中，随风潮上下，傍亦用桨，龙遇之亦不吞也。每一斤值其国金钱一百九十二枚，准中国铜钱九千文。嘉靖三十四年下户部取香百斤，遍市京师不得，下广东藩司采买。部文至，台司集议，悬价每斤银一千二百两，仅得十一两上进，内验不同，姑存之，亟取真者。部文再至，广州夷囚马那别的贮有一两三钱，上之，黑褐色。密地都密地山夷人继上六两，白褐色。细问状之，黑者采在水，白者采在山，皆真不赝。寻有密地山商再上，通前共得十七两二钱五分。次年进入内，辨验是真，许留用。自后夷船闻上供，稍稍挟来市，始定价每一两价百金。龙涎之为用也，入香合和，能收敛脑麝清气，虽数十年香味仍存。得其真者，和香焚之，翠烟袅空不散。涎沫有三品：曰泛水，曰渗沙，曰鱼食。泛水则轻浮水面，善水者伺龙出取之。渗沙则凝积年久，气渗沙中。鱼食则化粪于沙碛。惟泛水者可食香用。又言鱼食亦有二种：海旁有花若木芙蓉，春夏间盛开，花落海，大鱼吞之，若腹肠先食龙涎，花咽入，久即胀闷，昂头向石上吐沫，干枯可用，惟粪者不佳。《岭南杂记》：诸香龙涎最贵，市值每两不下百千，次亦五六十。出大食国，近海有云气罩山间，知有龙睡下，或半年一二载，土人守视云散，则龙已去，必得其涎五七两或十余两，众共分之。又大洋中有涡旋处，龙在其下，涌出之涎，日烁成片，风漂至岸，取之。又《岭外杂记》：龙枕石而睡，涎浮水，积而坚，新者色白，久紫，甚久者黑，气近臊，形如浮石而轻，腻理光泽，入香焚之，翠烟浮空，结而不散。又出没海上，吐出涎沫，有三品：一泛水，二渗沙，三鱼食。泛水轻浮水面，善水者伺龙出随取；渗沙凡风浪飘泊舟屿，积年气尽于沙土中；鱼食涎作粪，散沙碛，气腥秽，进贡亦不过四两。按：龙涎论色，则《琐记》言有白与紫黑之分，而《札记》又有浅黄色，《广志》有青黧色，辨真伪，亦诸说互异。大抵不必论其色，总以含之不耗，投水不没，雨中焚之能爆者良。东璧《纲目》鳞部龙下，龙脑、龙胎俱有主治，而于龙涎独遗之，惟附其名。云龙涎方药鲜用，惟入诸香。云能收脑麝数十年不散，出西南海洋，春间群龙所吐涎沫，浮出者，番人采货之。亦有从大鱼腹中剖得者，其状初若脂胶，黄白色，干则成块，黄黑色，如百药煎而腻理，久则紫黑如五灵脂而光泽，其体细飘似浮石而腥臊，其说亦未确核。盖所云鱼腹中得者，即《札记》所云海鳅鱼之精也，亦名龙涎，出台湾，不若大洋中产者佳。夫龙脑、龙胎，世上所无，龙涎则闽粤货售者多。东璧何得于罕见者载之，于所有者反略之耶？则甚矣该博之难也。入药用隔汤顿化如胶糖状者佳。

【修治】《本草纲目拾遗》卷一〇：张瑶实云，夹砂者有小毒，乃土人于砂碛上收取之，入药须以甘草水煮过用。

【气味】气腥，味微酸、咸，无毒。《本草纲目拾遗》卷一〇。

【主治】活血，益精髓，助阳道，通利血脉，利水通淋散癥结，辟精魅鬼邪，消气结，逐劳虫尸疰。《本草纲目拾遗》卷一〇。

【发明】《本草纲目拾遗》卷一〇：龙乃东方之神，其体纯阳，能嘘气成云，阳之质轻浮，故云上升。其骨反入手足少阴、厥阴经者，盖凡知觉运动之物，皆肖阴阳以立体，孤阳则不生。龙秉纯阳，而骨反属阴，入药能收阳中之阴，治心肾诸病，所谓一阴一阳之谓道也。其质灵，其齿能治魂游不定，镇惊痫。凡病在肝，而龙主肝木，治之最神。涎乃阳中之阳，故其气绝香。龙属木，木之气得太阳多者必香，故诸香以龙为最。得盂水径扑其中，不落空外，龙以水为用，见水则精入焉。入药所以能利水道，分阴阳，能杀精魅鬼邪者，亦以至阴之物，见真阳而立解也。○龙泄。河南薛姓客言：曾在嘉兴永太守处，见有龙泄结成大块，其质亦轻，有六七两及斤许不等。每块皆起螺旋纹，如象牙花纹，其色有纯黑，有褐白二种。欲辩真伪，刮屑少许，以滚水泡之，其气悉滃而成云，遇妇人，云辄扑入发际，旋绕不散，盖龙性好淫故也。人服之，入腹亦不耗，惟见鸡汤辄化。如服后不食鸡汤，次日粪出，其药仍在，色亦不改，淘出洗净，复可再用，气亦不臭。其功效，食之能暖妇人子宫，治男子下元虚冷，入房术中用。又史良宇言：曾见龙血结块如棋子大，光滑可鉴，触手冷如冰。夫龙，纯阳也，而血独冷，又不解何故。龙泄又何物也，其涎与血欤，抑精与溺欤，俱不可知，悉存其说以俟证。

海虾《本草拾遗》

【集解】《神农本经会通》卷一〇：生临海、会稽，大者长一尺，须可为簪。虞啸父答晋帝云：时尚温，未及以贡。即会稽所出也。盛密器及热餴作鲊，毒人至死。《本草医旨·食物类》卷五：海虾，海中大红虾，长二尺余，头可作杯，须可作簪，其肉可为鲙，甚美。干之谓之对虾，以充上馔。《本草纲目拾遗》卷一〇：对虾《粤志》：虾产咸水中，大者长五六寸，出水则死。渔人以黏网，其深四尺有五寸六寸者，仄立海中，丝柔而轻，虾至则须尾穿胃，弗能脱也。两两干之为对虾，鲜者肉肥白而甘。朱排山《柑园小识》：海虾磔须铍鼻，背有断节，尾有硬鳞，多足而好跃，大于溪河所生，长尺余，须可为簪。土人两两干之，谓之对虾，以充上馔。《宦游笔记》：淮海产对虾，长数寸，两两干之，勾结如环，烹以为羹，味鲜美，居人往往以享客，且可致远。或曰：以雌雄为对，但当怀子，即散之后，雌雄亦无从辨。至其出时，自正月望后始，二三四月大盛，端阳而后即杳不可得，亦物理之不可推者也。

【气味】味甘，平，小毒。《神农本经会通》卷一〇。味甘、咸，性平，有小毒。《饮食须知·鱼类》。

【主治】主飞尸，虫，口中疳，风瘙身痒，头疮牙齿，去疥癣。涂山蛉蚊子入人肉，初食疮发，后而愈。《神农本经会通》卷一〇。䘌齿头疮，去疥癣，风痒，湿痒。《本草从新》卷六。补肾兴阳，烧酒浸服。《本草纲目拾遗》卷一〇。

【发明】《调疾饮食辨》卷六：海虾《纲目》曰：《尔雅》名鰝，《拾遗》谓之红虾。小者长一二尺，大者可至丈余。其壳每节可作大灯笼一枚。《岭表录〔异〕》云：其色如朱。又闽中有五色虾，长尺余。彼人两两干之，名对虾，用供上馔。〇按：海虾，肆中干者长不过二三寸，味极鲜美，性有小毒。而生于咸水，则能养阴益血，故助热生风发毒之害，与淡水虾不同。《拾遗》曰：治头疮，去癣疥、风瘙、身痒。盖此数者皆血中风热，虾性动风，而出咸水者能益血，故反以治风，理可信也。又闽中一种龙虾，长二三尺，首全似龙。周栎园先生曰：望之如钱塘破阵，擘青天飞去时令人敬畏。初不敢食，后见群食，亦尝试之，味殊淡耳。《本草撮要》卷九：海虾，味甘、咸，平，入手足太阴、少阴、厥阴经。功专祛风杀虫，治疥癣风痒湿痒。以生虾壳晒干研末，加白糖拌涂秃疮神效。同猪肉食，令人多唾。

【附方】《本草纲目拾遗》卷一〇：治痰火后半身不遂，筋骨疼痛。核桃仁、棉花子仁、杜仲炒、巴戟、朱砂、骨碎补、枸杞子、续断、牛膝各二两，大虾米四两，菟丝饼四两，用烧酒二十斤煮服，如年高者，加附子、肉桂各一两，酒服完，将渣晒干为细末，蜜丸，每服二钱，酒送下。《医学指南》。

虾《嘉祐本草》

【集解】《宝庆本草折衷》卷一七：生水田、沟渠，及江湖中。又云：生临海、会稽。○无须及煮色白者不可食也。○本条所纪功用，乃生于田沟湖中之虾也。其生于海者，巨则盈尺，细则半寸，极细才如虮虱。又有壳硬莿多，谓之虾蛄，虽有青、黄、赤、白之色，其动风发疮之性则均尔。《本草品汇精要》卷三一：生江湖池泽水田，及沟渠中处处皆有之。种类虽有大小、青白之分，其形皆似蜻蛉，背伛偻有节，蟹目，长须，头多芒刺，游则冉冉而进退捷速。又谓之长须虫也。《本草纲目拾遗》卷一○：虾米、莺爪、虾子、对虾。虾生淡水者色青，生咸水者色白。溪涧中出者壳厚气腥，以其得土气薄也；湖泽池沼中者壳薄肉满，气不腥，味佳；海中者色白肉粗，味殊劣。入药以湖泽中者为第一。以虾煮晒干去壳，大者曰莺爪，小者曰虾米，又虾子名曰

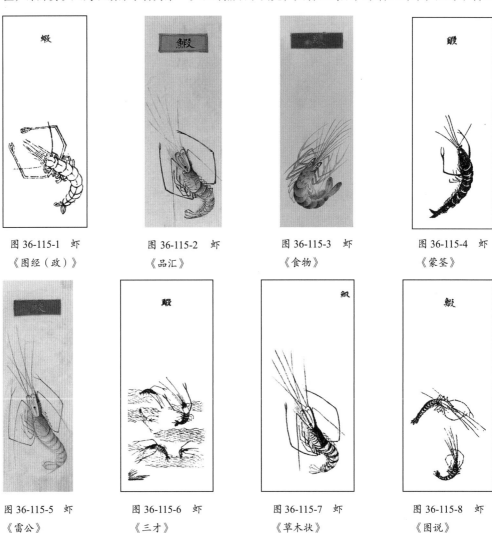

图 36-115-1　虾　　　　图 36-115-2　虾　　　　图 36-115-3　虾　　　　图 36-115-4　虾
　《图经（政）》　　　　　　《品汇》　　　　　　　　《食物》　　　　　　　　《蒙筌》

图 36-115-5　虾　　　　图 36-115-6　虾　　　　图 36-115-7　虾　　　　图 36-115-8　虾
　《雷公》　　　　　　　　《三才》　　　　　　　　《草木状》　　　　　　　　《图说》

虾春。钱塘八月潮盛时，江滨人俟潮退后，率于江沙浅水处捞取虾子，入市货卖。黠者以腐渣搅和，须取少许置铜铫中，和盐炒之，色纯红者乃真。多腌藏贮作来春食品。《纲目》虾及海虾分条明晰，于虾内集解下载虾米，海虾集解下载对虾，皆不立主治，仅云充馔品而已，故悉为补正其缺。

【气味】平，有小毒。《宝庆本草折衷》卷一七。味甘，有毒。《饮膳正要》卷三。味甘，平，有毒。作鲊尤毒，发风之验甚捷，发疮疥。《日用本草》卷五。甘，温，有小毒。《本草原始》卷一一。味甘，性平，有小毒。《药性全备食物本草》卷三。

【主治】小儿患赤白游肿，捣碎傅之。《宝庆本草折衷》卷一七。产妇无乳，生捣，投以热酒，滤去渣，剧饮一碗，其乳自下。《药性粗评》卷四。作羹，治鳖瘕，托痘疮，下乳汁。法制，壮阳道；煮汁，吐风痰；捣膏，傅虫疽。《本草原始》卷一一。

【发明】《古今治验食物单方》：大虾公活者，烧酒浸食一枚，能令阳事不倒。血风臁疮，生虾、黄丹，捣和，贴之。《本草纲目拾遗》卷一〇：《纲目》虾及海虾分条明晰，于虾内集解下载虾米，海虾集解下载对虾，皆不立主治，仅云充馔品而已，故悉为补正其缺。〇虾米。味甘，性平，逐风痰。胡潜《法制编》有蛤蚧虾制法，云食之补肾益阳。虾米一斤，蛤蚧二枚，茴香、蜀椒各四两，并以青盐化酒炙炒，以木香末一两和匀，乘热收新瓶中，密封，每服一匙，空心盐酒嚼下，甚妙。〇莺爪。味甘，性平，治疣去癣《食物宜忌》。治无乳及乳病，虾米酒：鲜虾米一片，取净肉捣烂，黄酒热服，少时乳至，再用猪蹄汤饮之，一日几次，其乳如泉。宣吐风痰：《不药良方》：连壳虾米半斤，入葱姜酱煮汁，先吃虾，后吃汁，紧束肚腹，以鸡翎探引取吐。赤白游风：《不药良方》：虾米捣碎傅之。〇虾子。鲜者味甘，腌者味咸甘，皆性温助阳，通血脉俱见《食物宜忌》。敏按：《粤语》云：虾春，非虾子也。江中有水蟊，大仅如豆，其卵散布，取之不穷，然则虾春之性当与虾性有别。陈芝山助阳之说，或未加精核耳。〇虾酱。《粤语》：虾酱以香山所造为美，曰香山虾，其出新宁大襟海上下二川者，亦香而细，头尾与须皆红，白身黑眼。初腌时，每百斤用盐三斤，卦定缸口，候虾身溃烂，乃加至四十斤盐，于是味大佳，可以久食。解毒树蛊。广有毒树蛊，其树无花，结子如牛奶，食之立死，以虾酱解之。《宦游笔记》：辽东大凌河出虾酱、虾油，皆甘美。平海又出一种小虾，名红毛子，作虾酱尤佳。今浙江宁波及苏，皆有虾酱，味亦佳。《调疾饮食辨》卷六：虾一作虾。介虫之小者。首似龙，身似蚱蜢，磔须铖鼻，皆有断节，尾有硬鳞，前四小足两钳，后两大足善跃。每九十月有雾，则虾出必广。盖有一种飞虫名天虾，雾时则群堕水中，化为虾也。然亦自生子，子在腹下，两边排列。味甚鲜美。性则动风发毒，助火生虫。数十年前，邻居取虾为业者，冬月每顿食之。一夜腹痛不可忍，吐出小虫，急煮苦楝根皮服之，吐泻交作，下血数升，血中有天虾虫千百。平人不宜过食，痈疡、风损、血疾、目疾人尤忌之。糟藏最美。蒸曝去壳名虾米者次之。陶隐居曰：无须及腹下通黑煮之色白者，并不可食。《拾遗》曰：和热饭作鲊，味虽美，能毒人至死。其用则能托痘疮：凡真正虚寒塌陷者，大鲜虾数头捣烂，热酒和服。如山居不可卒得，干虾米亦可，但力缓耳。内有毒火者，慎不可用。又能下乳汁，方同上，但宜多食耳。又能补肾兴阳并出《纲目》。又外治血风、臁疮，同黄丹捣贴，日一换。出《集简方》。

鲍鱼 《别录》

【释名】鳔鱼、鲗、腊、鲝、干鱼、法鱼、虾鱼《调疾饮食辩》。

【集解】《本草品汇精要》卷二九：据陶、苏之说，今汉、沔间所作淡干鱼，味辛而臭者。苏又引李当之《本草》亦言胸中湿者良，盖暴鱼时不以盐，外虽干而鱼肥，故中湿也。中湿则弥臭矣。所谓与不善人居，如入鲍鱼之肆是也。盖鲍鱼自是一种，形如小鳙鱼，生海中，其臭如尸，始皇置车中者是此。据《绍兴校定》云：鲍乃海生之鱼，其气极臭，然《素问》有治血枯，饮鲍鱼汁以利肠中之说，但今未闻用验之据，虽有性味主治，固非起疾之物矣。

肉

【气味】味腥臭，无毒。《饮膳正要》卷三。味辛、臭，气温，无毒。《神农本经会通》卷一〇。

【主治】主坠蹶跛折瘀血，痹在四肢不散者，及治妇人崩血不止。《饮膳正要》卷三。治女子妊娠中风，寒热腹痛，并血崩不退者神功。《太乙仙制本草药性大全·仙制药性》卷八。通肝瘀涤肠秽。《本草求真》卷九。

【发明】《绍兴本草》卷一七：鲍鱼，乃海生之鱼，其性颇臭，然《素问》有治血枯饮鲍鱼汁以利肠中之说，但今未闻用验之据。虽有性味、主治，固非起疾之物矣。《神农本经会通》卷一〇：《蜀本》注云：据《本经》云，勿令中咸，是知入药当少以盐成之，有盐则中咸而不臭，盐少则味辛而臭矣。考其实，则今荆楚淡鱼，颇臭而微辛，方家亦少用，即所在皆可作之也。《本经逢原》卷四：鲍鱼腥秽可淡曝，而不可着盐，干则形如块肉，专取腥秽，以涤一切瘀积，同气相感也。入肝散血，煮汁送四乌鲗一蔍茹丸，治女子血枯经闭。《内经》用以疗伤肝利肠，而不伤伐元气。惜乎，世罕用之。今庖人用以煮肉，则脂沫尽解，涤除垢腻之验也。秦始皇死沙丘，会暑尸腐，令辒车载鲍鱼以乱其臭。始皇本吕不韦萌蘖，溷厕宫帏，非取其涤除遗臭之义欤。《药性切用》卷八：鲍鱼辛臭性温，入肝散血。煮汁，送四乌鲗骨一蔍茹丸，治女子血枯经闭。内有干血，其涤除垢腻之功可知。又以其质靱肉松，故能调肝益肾，今古食品共珍之。《本草求真》卷九：鲍鱼专入肝，兼入肠。考之长洲张璐有言，其鱼腥秽，止可淡曝，而不可煮盐。干则形如块肉，性温无毒，端取腥秽以涤一切瘀积，同气相感也。入肝散血，煮汁送四乌鲗一蔍茹丸。治女子血枯经闭，《内经》以疗伤肝利肠而不伤伐元气，惜乎世罕用之。今庖人用以煮肉，则脂沫尽解，涤除垢腻之验也。昔秦皇死沙丘，会暑尸腐，令辒车载鲍鱼以乱其臭。始皇本吕不韦萌蘖，溷厕宫帏，非取其涤除遗臭之义欤？《调疾饮食辩》卷六：不拘鱼之种类，淡曝不用盐腌。其气腥臭如尸，故秦始皇崩于沙丘后，车载鲍鱼以乱其臭。《礼》鲍鱼不登于俎，昔文王使太公傅太子发，太子嗜鲍鱼，公勿与，曰：岂有非礼而可以养太子者哉。性能散血，又能止血，又能生血。凡跌折瘀血在腹内、四肢不散者，女子崩中血不止者，均宜煮汁，微加醋饮，不得用盐。出《别录》。又治女子血枯。出《素问》。又治水肿、气肿。陈者良，未隔冬者勿用，隔两冬者太陈，亦勿用。又同葱、豉、酒煮食，饮其汁，能通乳。出《纲目》。杂虾曝者尤良。但杂鳑鲏、鲇、鳢、黄鲴、鲦鱼者均有毒，仅供食料，不堪疗疾。又孕妇不宜食，李九华曰：令子多疾。又今市肆所售鲍鱼，用充海错，乃海鱼之干者，亦属佳品，上文血分诸病，亦能治之，但不能消胀耳。

【附方】《太乙仙制本草药性大全·仙制药性》卷八：治妊娠中风寒热，腹中绞痛，不可针灸。鲍鱼一枚烧末，酒服方寸匕，取汗。

鱼鲙《本草拾遗》

【集解】《食物本草》卷四：鱼鲙乃诸鱼所作之鲙。〇凡鲙，若鱼本佳者，鲙亦佳。《寿世秘典》卷四：鱼鲙，一名鱼生，剁切而成，故谓之鲙。凡诸鱼之鲜者，薄切，洗净血腥，沃以蒜齑、姜、醋、五味，食之。

【气味】味甘，温。《太乙仙制本草药性大全·仙制药性》卷八。味甘，温，无毒。姚氏《食物本草》卷一〇。

【主治】温补。去冷气湿痹，除喉中气结，心下酸水，腹中伏梁，冷痃，结癖，疝气，补腰脚，起阳道。鲫鱼鲙，主肠癖，水谷不调，下利，小儿、大人丹毒，风痹。鲤鱼鲙，主冷气块结在心腹，并宜蒜、薤食之。以菰菜为羹，谓之金羹玉鲙，开胃口，利大小肠。以蔓菁煮去腥。凡物，脑能消毒，所以食鲙必鱼头羹也。近夜食不消，马鞭草汁能消之。饮水令成虫，病起食之令胃弱。不宜同奶酪食，令霍乱。《食物本草》卷四。

【发明】《食物辑要》卷八：疫病后食之，损脾成内疾。崔浩云：用马鞭草汁和酒服，能消。《药性全备食物本草》卷四：以蔓菁煮去腥。凡物脑能消毒，所以食鲙必鱼头羹也。近夜食不消，马鞭草汁能消之。饮水令成虫，病起食之令胃弱。同奶酪食令霍乱。又云不可同蒜食。昔一妇患吞酸，食鱼鲙遂愈，盖以辛辣有劫病之功也。凡鲙，若，鱼本佳者鲙亦佳。《调疾饮食辩》卷六：鱼鲙又名鱼生。《纲目》曰：旋烹不熟，食犹害人，况鱼鲙肉生，损人尤甚，为癥瘕，为痼疾，为奇病，皆所不免。昔有食此致病者，用药下出鲙缕，已变虫形。而《本草拾遗》暨《食物本草》谓其能治多病，均不足信。至汪颖谓亲见一妇人病吞酸，因食鱼鲙而愈，尤为无理。大抵此物自古有之，屡见经传。今北人常食，未必人人皆病。而现已有病，及大病、久病、新愈之人，则断断不宜犯也。《本草求原》卷一六：鱼生虽沃以姜醋五味，而生冷之性犹存，多食令人为癥瘕，为痼疾，近夜食尤甚。

惟久痢肠澼，丹毒，吞酸，胃热病，宜此冷利辛辣并用以劫之。若时行病后，胃弱人忌之。藏器以为温补起阳，谬甚。

鱼鲊 《本草拾遗》

【集解】《太平御览》卷八六二：《释名》曰：鲊，菹也。以盐米酿之，如菹熟而食之也。

【气味】味甘，气平，无毒。《神农本经会通》卷一〇。

【主治】主癣，和柳叶捣碎，热炙，傅之。又主马瘑疮，取酸臭者，和糁及屋上尘，傅之，瘑似疥而大。凡鲊皆发疮疥，可合杀虫疮药用之。《神农本经会通》卷一〇。

【发明】《日用本草》卷五：凡肉与鱼皆可为。稍生，不益脾胃，反致疾。鲤鱼鲊：同青豆、小豆藿食，令人成消渴。蜜瓶盛鲊，杀人。鲊内有虾，不可食。鲭鱼鲊不可合胡荽、葵、麦酱食。鲊不可同羊肉食，伤人心。鱼目赤，不可作鲊，害人，发疮疥。《食物本草》卷四：诸鱼所作之鲊，不益脾胃，皆发疥。鲤鱼鲊，忌青豆、赤豆；鲭鱼鲊，忌胡荽、羊肉。鲊中有鳗者、蜜瓶盛者，不可食。《药性全备食物本草》卷四：鱼鲊乃诸鱼所作之鲊，不益脾胃，皆发疮疥。鲤鱼鲊忌青豆、赤豆。青鱼鲊忌胡荽、羊肉。鲊中有虾者不可食。《调疾饮食辨》卷六：鲞鱼俗作鲊，大者曰鲞，小者曰。《尔雅》《释名》：鲞，酝也。以盐糁酝酿而成也。其性大不益人。今人率用红曲，稍易消，他无益等也。《日用本草》曰：损人脾胃。《拾遗》曰：发疮疥，鲞内有发害人。《纲目》曰：不可同生胡荽、葵菜、豆叶、麦酱食，令人病。同蜂蜜食，令人暴死。无鳞鱼作鲞，尤不堪食。凡有病人，概宜远之也。《每日食物却病考》卷下：鲊，凡肉皆可造，而今人多用鱼者。乃以盐料酝酿成熟，不由火化。其不熟者，损人脾胃，致疾，虽无他毒而不益人也。

鮹鱼 《食疗本草》

【释名】《通志·昆虫草木略》卷七六：鲨，《尔雅》云：鮤，鱴刀。郭云：今之鲨鱼也。亦呼为鮥鱼。按：鲨鱼所在有之。姚氏《食物本草》卷一〇：鮹生江湖中，常以三月始出。状狭而长，薄如削木片，亦如长薄尖刀。细鳞白色。吻上有二硬须，腮下有长鬣如麦芒。腹下有硬角刺，快利若刀。腹后近尾有短鬣，肉中多细刺。煎、炙或作鲊、鳙食皆美，烹煮不如。○常鮹，四时皆有，出诸湖中，巨细不一。然大者不踰四五寸，小者如针芒，味短。湖鮹，时或有之，产洞庭、鄱阳、具区诸大湖中。光白如银，形长尺许，味略鲜美。江鮹，每岁清明前，来自长江大海接畛之处，味鲜而美。渔人捕得以充时物，颇珍贵之。

【气味】味甘，平，无毒。发疥，不可多食。《日用本草》卷五。味甘，性温，无毒。《食物辑要》卷七。甘，平，小毒。《本经逢原》卷四。

【主治】和中气，开胃助脾。多食，助火动痰，发疮疾。《食物辑要》卷七。

【发明】姚氏《食物本草》卷一〇：鲚鱼：味甘，温，无毒。助火生痰，发疥。不可多食。

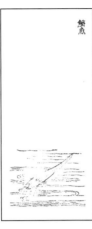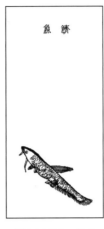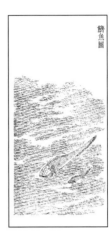

图36-119-1　鲚鱼　　　图36-119-2　鲚鱼　　　图36-119-3　鲚鱼
《三才》　　　　　　　《备要》　　　　　　　《禽虫典》

○江鲚：味甘，温，无毒。主开胃爽脾。鲜而不腥，鱼中佳品。多食亦能助火生痰，发疮。○湖鲚：味甘，温，无毒。虽有适口之用，而无资养之功。有湿病疮疥勿食。《本经逢原》卷四：诸鱼皆用翅尾游行，惟鲚不劳翅尾，逐队齐行，故以命名。种类不一，独产江水中者应春而起，味极鲜美，性专降泄。故败疽痔漏人忌食，诸鲚皆然。《调疾饮食辩》卷六：鲚鱼，一名鱴，一名望鱼。《异物志》云是鳙乌所化，腹中尚有乌肾，故又名鳢鱼。幻说也。状狭长如削木片，亦如薄篾，又如长薄尖刀，故又名魛鱼。《尔雅》曰：鱴，刀。吾乡名鲚花。细鳞白色，腹下快利如刀，肉如纸薄，细刺极多。性能助火生风。发疮发疥，亦发瘟疫，凡纤微有病患人，概不宜食。又此鱼出多，一冬鱼出必少，来春病发必多。是不惟害人，且害其同类，真劣物也。

金线鱼《滇南本草图说》

【集解】《滇南本草图说》卷七：金线鱼多生石洞有水处。《校补滇南本草》卷上：金线鱼味甘甜美。滇中有名。出昆池中，晋宁多有之。

【气味】气味甜美，平温，无毒。《滇南本草图说》卷七。

【主治】润五脏，养六腑，通津液于上窍。治胃中之冷痰，可助养肾脏之精血，久服不老之仙品也。《滇南本草图说》卷七。食之滋阴调元，暖肾添精，久服轻身延年。《校补滇南本草》卷上。

鲅鲹鱼姚氏《食物本草》

【集解】姚氏《食物本草》卷一〇：鲅鲹鱼生小泽中。长二三寸，身扁，色白，骨硬而无味。

鱼之下品。

【气味】味淡，平，无毒。姚氏《食物本草》卷一〇。

【主治】不益人。食之发疮疥，多食伤脾胃。姚氏《食物本草》卷一〇。

牛鱼《本草拾遗》

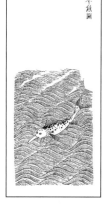

图 36-122-1　牛鱼
《禽虫典》

【集解】《食物本草》卷一〇：牛鱼生东海。其头似牛。〇李时珍曰：按《一统〔志〕》云，牛鱼出女直混同江。大者长丈余，重三百斤。无鳞骨，其肉脂相间，食之味长。又《异物志》云，南海有牛鱼，一名引鱼。重三四百斤，状如鳢，无鳞骨，背有斑文，腹下青色。知海潮。肉味颇长。

【气味】无毒。〔《本草拾遗》〕。《证类本草》卷二〇。

【主治】主六畜疾疫。作干脯捣为末，以水灌之，即鼻中黄涕出。亦可置病牛处，令其气相熏。〔《本草拾遗》〕。《证类本草》卷二〇。

诸鱼有毒《本草拾遗》

《食物本草》卷四：下诸鱼有毒：目有睫、目能开合、二目不同，逆腮、全腮、无腮、脑中白连珠、连鳞、白鬐、腹下丹字、形状异常者，并杀人。海产皆发霍，多食令吐利。凡中毒，以生芦根、马鞭草取汁，大豆、陈皮、大黄煮汁，并解之。《太乙仙制本草药性大全》卷八：诸鱼有毒。鱼目有睫杀人。目得开合杀人。逆鳃杀人。脑中有白连珠杀人。无鳃杀人。二目不同杀人。连鳞者杀人。白鬐杀人。腹下丹字杀人。鱼师大者有毒，食之杀人矣。凡鱼头有白色如连珠至脊上、腹中无胆者杀人。鱼汁不可合鸬鹚肉食之。鳅鱼不可合猴、雉肉食之。鳅鳝不可合白犬血食之。鲤鱼子不可合猪肝食之，鲫鱼亦尔。青鱼鲊不可合生胡荽及生葵并麦酱食之。虾无须及腹下通黑，及煮之反白，皆不可食；生虾鲙不可合鸡肉食之，亦损人矣。《食物辑要》卷七：凡中鱼毒，服黑豆汁、马鞭芦汁、橘皮大黄朴硝汤，皆可解。凡鱼，目有睫、目能开合，二目不同、逆腮、全腮、无腮、脑白连珠、白鬐、腹下丹字形、形状异常者，并有大毒。误食，杀人。《药性全备食物本草》卷三：诸鱼有毒凡鱼目有睫，目能开合，二目不同，逆腮，无腮，脑白连珠，白鬐，腹下丹字形，形状异常者，并有大毒，不可食。凡鱼头有白色如连珠至脊上，腹中无胆者杀人。鱼汁不可合鸬鹚肉食之。鲫鱼不可合猴、雉肉食。鳅鳝不可合白犬血食之。鲤鱼子不可合猪肝食之，鲫鱼亦尔。青鱼鲊不可合生胡荽及生葵并麦酱食之。虾无须及腹下通黑及煮之反白者皆不可食。生虾鲙不可合鸡肉食之，亦损人矣。鱼赤鳞者不可食。鱼凡无鳞者有毒。鱼有鱼食之发心惊。鱼无肠胆，食之三年，丈夫阴痿不起，妇人绝孕。食黄颡鱼之后食荆芥汤，即变生他鱼，亦宜禁之。鱼身有黑点者不可食。鱼不熟食之成瘕。鱼投地尘上不污不可食之。炙鲤鱼切忌烟不得令熏着眼，损人眼光，三两日内必见验也。食桂竟食鲤鱼害人。鲤鱼不可合犬肉食。鲫鱼不可合雉肉食之。食鲫鱼不可食沙糖，令人成疳虫。鲫鱼不可合乌鸡食之，令人发疽。鲫鱼不可与麦门冬同食，杀人。鲈鱼肝有毒，人食之发毒，面皮剥落。鲈鱼食之令人不堪发病，又不可与奶酪同食。白鱼新鲜者好食，若经宿者不可食之，即发冷生诸疾。青鱼服术人勿食。青鱼不可同葵蒜食害人。黄鱼发诸病，亦发疮疥动风。黄鱼不宜和荞麦面食，令人失阴。鲟鱼小儿食结癥瘕及嗽，大人久食令人卒心痛及患腰痛。鱼不可与干笋同食，发瘫痪风也。鮆鱼多食发疥。比目鱼多食动气。鳜鱼益气力，令人肥健。黄颡鱼醒酒，无鳞不益人。石首鱼和莼菜作羹，开胃下气。河鱼眼红独肝者不可食。鮀鱼即鼍也，老者多能变化为邪魅，能吐气成雾露雨，不可食。鳅鱼不可合白犬食之。鳝鱼腹下黄者，世谓之黄鳝，此尤动风气，多食霍乱。鳝鱼不可合白犬血食之。食鳝折人寿禄，作事不利。鳗鲡鱼煮羹食之能治瘵疾，干者烧之能治蚊虫，即化为水。鳗鱼烧水熏毡中断蛀，置其骨于衣箱中断虫蚁诸虫咬衣服，烧之熏竹木不生蛀虫。鲇鱼赤目赤须无腮者食之并杀人。鲇鱼不可与牛肝合食，令人患风多噎。鲇鱼不可与野猪肉同食，令人吐泻。**姚氏《食物本草》卷一〇**：偶或中毒，以生芦根、马鞭草取汁，大豆、陈皮、大黄煮汁，并解之。《素问》曰：鱼热中。丹溪曰：鱼在水无一息之停，食之动火。孟子曰"舍鱼而取熊掌"，良有以也。食者节焉，自无口腹之虑，而灾及其身者矣。**《饮食须知·鱼类》**：解诸鱼毒：黑豆汁，马鞭草汁，橘皮、大黄、芦根汁，朴硝汤，饮之皆可解。凡中鳅、鳝、虾、鳖、虾蟆毒，令脐下痛，小便秘，用豆豉一合，煎浓汁频饮可解。

《本草省常·鱼虫类》：凡鱼虫形色异常者，不可食。凡鱼虫自死者，不可食。凡鱼无肝胆者，食之三年阴不起。凡无鳞鱼，俱有毒，服药人切忌之。凡鱼子同禽兽肉食生痈疽，同禽兽肝食尤甚。凡鱼鳖虾蟹，不可同枣与荆芥、狗肉、蜂蜜食。凡疮疥人，不可食鳞介之物。凡六甲日，不可食鳞介之物。

介部第三十七卷

《本草洞诠》卷一七：介虫三百六十，而龟为之长。《周官》鳖人取互物以时籍，春献鳖蜃，秋献龟鱼，祭祀供蠃蠃蚳以授醢人。则介亦供馔所不废矣。以充药品，大抵多养阴者也。而性味功用，应分条云。**《食物本草会纂》卷八**：将曰：天壤间生物之奇，之富，之味美而易取者，至水族尽之矣。然鱼之美虽多，不过曰鲜，曰肥，曰肉细，曰肉松，四者尽之矣。合而论之，鱼味不甚相远，总不出此四美而已。独水族之介部，鼋、鳖之味，判乎不同于蟹之味。蟹之味判乎不同于蛤、蚌之味。至如海东之蛎黄，浙东之蛏、之蚶，淮海之车螯，青溪之碧螺，奉化之江瑶柱，种种异味，笔难尽述。讵可恣意快啖，而不穷其物理乎？○爰辑水族之介虫，凡三十有一种为介部。**《医林纂要探源》卷三**：介部有壳者皆介虫，无壳而附在介虫者，居在水石间，则皆介虫。且羽毛鳞介中皆有裸者，犹土之分寄四时也。

编者按：今集介属药物成介部2卷，分蛤蚌与龟鳖等2类，载药66种。收入《本草纲目·鳞部》原有药物46种。新增20种，其中3种为原《纲目》附录药新分成条，其余17种来自元、明、清各本草著作。另新收一条"介甲龟鳖有毒"，共成67条。《本草纲目·介部》原载药物46种，现全部收入本部。

《本经》8种

《别录》5种

《唐本草》3种　唐·苏敬

《本草拾遗》10种　唐·陈藏器

《蜀本草》1种

《海药本草》3种

《开宝本草》2种　宋·马志

《嘉祐本草》7种　宋·掌禹锡

《图经本草》2种　宋·掌禹锡

《宝庆本草折衷》1种　宋·陈衍

《日用本草》2种　元·吴瑞

《滇南本草》2种　明·兰茂

《太乙仙制本草药性大全》2种　明·王文洁

《本草纲目》7种　明·李时珍

《本草原始》1种　明·李中立

《药性全备食物本草》1种　明·吴文炳

姚氏《食物本草》2种　明·姚可成

《养生食鉴》1种　清·何其言

《本草从新》2种　清·吴仪洛

《医林纂要探源》2种　清·汪绂

《本草纲目拾遗》1种　清·赵学敏

《草木便方》2种　清·刘善述　刘士季

介之一　蛤蚌类47种

石决明《别录》

【集解】《宝庆本草折衷》卷一六：石决明，一名真珠母。一名九孔螺，乃出珠空壳也。○又云：是蚌蛤类。生南海即广地海畔，附石上生，及岭南，登、莱、雷州。○又云：生豫章。○采无时，亦三、四月采。○忌山桃。《本草元命苞》卷八：生南海、岭南州郡。取七孔、九孔者良。入药水飞，点磨外障。《日用本草》卷五：石决明一名紫贝，如蛤，一片无对，内亦含珠，明耀五色。肉名鳆鱼。从海舶来，以竹木穿串。《神农本经会通》卷一〇：石决明，亦名九孔螺。生南海，壳大者如手，小者如三两指。其肉南人皆啖之。附石生，状如蛤，惟一片，无对，七孔九孔者良，十孔已上者不佳。明耀五色，内亦含珠，谓是紫贝及鳆鱼甲，并误。采无时。

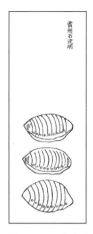

图 37-1-1　雷州石
决明《图经（政）》

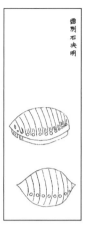

图 37-1-2　雷州石
决明《图经（绍）》

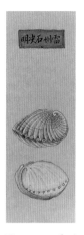

图 37-1-3　雷州
石决明《品汇》

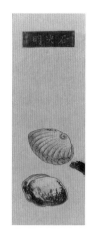

图 37-1-4　石
决明《食物》

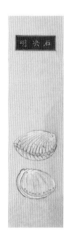

图 37-1-5　石
决明《雷公》

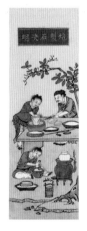

图 37-1-6　炮制
石决明《雷公》

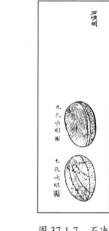

图 37-1-7　石决
明《原始》

图 37-1-8　石决
明《图说》

【修治】《神农本经会通》卷一〇：凡使，先磨去外黑处并上粗皮，用盐并东流水于大瓷器中煮一伏时了，漉出，拭干捣末，研如粉。《药性要略大全》卷一〇：尝见王友治眼科，只以火煅通红，取出为末入药。《太乙仙制本草药性大全·仙制药性》卷八：凡使，即是真珠母也。先去上粗皮，用盐并东流水于大甕器中煮一伏时了，漉出拭干，捣为末，研如粉，却入锅子中，再用五花皮、地榆、阿胶三件，更用东流水丁甕器中，如此淘之三度，待干再研一万匝，方入药中用。凡修事五两，以盐半分，取则第二度煮用地榆、五花皮、阿胶各十两。服之十两，永不再食山桃，令人丧目也。《眼科指掌》：制石决明法：用滚水泡，削去粗皮，分作四制，一分乳淬，一分童便浸淬，一分三黄淬，一分生矾水淬，俱淬七次，阴干听用。

【气味】味咸，平，无毒。《绍兴本草》卷一七。味咸，平，寒，无毒。《宝庆本草折衷》卷一六。

【主治】治目，壳研，水飞，点磨外障翳。《本草衍义》卷一七。主目障翳痛，青盲，益精。《宝庆本草折衷》卷一六。主青盲障翳目痛，治肝肺风热骨蒸。《本草元命苞》卷八。久服轻身益精，去肝络黑翳。渍水洗眼亦妙。《太乙仙制本草药性大全·仙制药性》卷八。

【发明】《本草衍义》卷一七：石决明，《经》云：味咸，即是肉也。人采肉以供馔，及干致都下，北人遂为珍味。肉与壳两可用，方家宜审用之。○登、莱州甚多。《绍兴本草》卷一七：石决明，采壳为用。形质、出产、性味、主治备载《经》注，然治目疾诸方多用之。○其肉世作食品，但多食亦动风气，而未闻疗疾。《宝庆本草折衷》卷一六：天地间物有母斯有子。真珠生于石决明之中，则石决明为母而真珠为子显矣！故雷公及艾氏皆言石决明是真珠母焉。然方书母或称未钻之真珠为〔真〕珠母者，不亦缪乎？《药性解》卷六：石决明本水族也，宜足以生木而制阳光，故独入肝家，为眼科要药。命曰决明者，丹溪所谓以能而名也。《本草经疏》卷二：石决明得水中之阴气以生，故其味咸，气应寒，无毒。乃足厥阴经药也。足厥阴开窍于目，目得血而能视，血虚有热，则青盲赤痛障翳生焉。咸寒入血除热，所以能主诸目疾也。咸寒又能入肾补阴，故久服益精轻身也。研细水飞，主点外障翳。《本草求真》卷六：石决明入肝除热，磨翳。石决明专入肝。一名千里光。得水中阴气以生，其形如蚌而扁，味咸气寒无毒，入足厥阴肝经除热。为磨翳消障之品。缘热炽则风必生，风生则血被风阻而障以起，久而固结不解，非不用此咸寒软坚逐瘀清热祛风，则热何能祛乎？故本事真珠母丸与龙齿同用，皆取清散肝经积热也，但此须与养血药同入，方能取效。且此气味咸平，久服消伐过当，不无寒中之弊耳，亦治骨蒸劳热五淋。《本经续疏》卷三：障，目病总称也。翳多属痰，痛多属火，痰火阻于精明之道，上引之气遂不能达精明，而反达痰火于目，所以为翳痛也，此为外障。青盲则精明亏乏，无以上荣，故黑白分明，瞳子无异，直不能鉴物耳，此为内障。然是二者致病有先后之殊，或由痰火久涸，精明遂不上朝；或由精明衰减，痰火乘机上扰。今曰目障、翳痛、青盲，乃因痰火而致青盲，非因青盲而痰火窃出。石决明之粗皮外蒙，正如痰火之隔蔽，去粗皮而光耀焕发，正如精明之遂得上朝。目者肝窍，目中精明，则肾家阴中之阳，故其光藏于黑珠之内，肝特襄以发生升举之气而奉之于目耳。是则石决明之用，不过拨芜累而发精光，乃目之曰镇肝清肺，其意何谓？

【附方】《太乙仙制本草药性大全》卷八：治小肠五淋。石决明去粗皮甲，捣研细，右件药如有软硬物淋，即添朽木细末，熟水调下二钱服。

《本草汇言》卷一九：治风热伤血，成翳障青盲。用石决明火烧通赤，研极细，水飞过三钱，羚羊角、人指甲切碎微炒各二钱，甘菊花、生地黄、木贼草、谷精草、蝉蜕、密蒙花、决明子俱微炒各一两，研为细末。共十味，总和匀，用生羊肝七个，捣烂成膏，和为丸梧子大。每早晚食后各服三钱，白汤下。《方脉正宗》。○治锁喉风。用石决明火烧、醋淬三次，研细末，用米醋调，鹅羽蘸搽喉内，即吐痰立愈。汪玄通传。

鲍鱼《日用本草》

【集解】《日用本草》卷五：鲍鱼冬后去肠，淡干者颇臭，盐淹者名咸鱼。汉阳来者极厚。《医林纂要探源》卷三：海蛤之更圆大者，其肉中实，不似淡菜之含沙，中亦时含有珠。今讹曰鲍鱼。功同淡菜。

【气味】咸，寒。《医林纂要探源》卷三。甘、咸，温。《随息居饮食谱·鳞介类》。

【主治】《素问》有治血枯，饮汁以利肠中。主坠堕、蹉蹩、踠折，瘀血不散，女子崩中不止。《日用本草》卷五。补肝肾，益精明目，开胃养营，已带浊崩淋，愈骨蒸劳极。《随息居饮食谱·鳞介类》。

【发明】《随息居饮食谱·鳞介类》：体坚难化，脾弱者饮汁为宜。

甲香《唐本草》　　【校正】时珍并入"海螺"条下，今分出。

【集解】《太平御览》卷九八二：甲香，《广志》曰：甲香出南方。《南州异物志》曰：甲香，螺属也。大者如瓯，面前一边直擑长数寸，围壳岨峿有刺，其掩可合众香烧之，皆使益芳。独烧则臭。甲香一名流螺，谓之中流最厚味。《本草衍义》卷一七：甲香善能管香烟，与沉、檀、龙、麝用之，甚佳。《太乙仙制本草药性大全·本草精义》卷八：甲香一名流螺。生南海，今岭外闽中近海州郡及明州皆有之。海蠡音螺之掩也。○其蠡大如小拳，青黄色，长四五寸，人亦啖其肉。凡蠡之类，亦多绝有大者。珠蠡莹洁如珠，鹦鹉蠡形似鹦鹉头，并堪酒杯者。梭尾蠡如梭状，释辈所（甲香善能管香烟与吹）用者，皆不入药。甲香善能管香烟，与沉檀龙麝用之甚佳。今医家稀用，但合香家所用，先以酒煮去腥及涎，云可聚香使不散也。

【修治】《太乙仙制本草药性大全·仙制药性》卷八：不限多少，先用黄土泥水煮一日，以温水浴过，次用米泔或灰汁煮一日，依前浴过，后用蜜、酒煮一日，又浴过，焙干用之。太乙曰：凡使，须用生茅香、皂角二味煮半日，却漉出于石臼中捣，用马尾筛筛过用之。

【气味】味咸，平，无毒。《图经本草药性总论》卷下。

【主治】主心腹满痛气急，止痢下淋。《图经本草药性总论》卷下。主心腹满痛气急神方，祛肠风下血痔漏妙剂。和气清神，下淋止痢。疥癣疮癫即疗，蛇蝎蜂螫并治。《太乙仙制本草药性大全·仙制药性》卷八。

【发明】《绍兴本草》卷一七：甲香乃海生一种螺之屝也。《本经》虽具性味、主治，在古方间用之，然近世罕入于药。但世人多和诸香，甚益芳。其性味以《本经》为正。《宝庆本草折衷》卷一七：甲香亦螺也，品汇繁伙。凡海族诸螺之肉，甘而冷利。其头肉坚白，能解蕴热，亦可盐

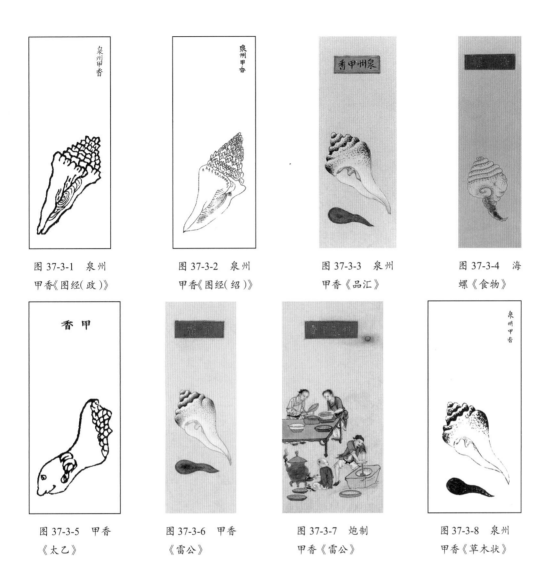

图 37-3-1 泉州
甲香《图经(政)》

图 37-3-2 泉州
甲香《图经(绍)》

图 37-3-3 泉州
甲香《品汇》

图 37-3-4 海
螺《食物》

图 37-3-5 甲香
《太乙》

图 37-3-6 甲香
《雷公》

图 37-3-7 炮制
甲香《雷公》

图 37-3-8 泉州
甲香《草木状》

淹酒浸为、为酱，以供馔。其尾肉青软而微苦，无益于脾也。

甲煎《本草拾遗》

【集解】《证类本草》卷一〇:〔《本草拾遗》〕甲煎，合诸药及美果花烧成灰，和蜡成口脂，所主与甲煎略同。

【气味】味辛，平，无毒。〔《本草拾遗》〕。《证类本草》卷一〇。

【主治】主甲疽疮及杂疮难差者，虫蜂蛇蝎所螫疼，小儿头疮，吻疮，耳后月蚀疮，并傅之。三年者治虫杂疮及口旁馋疮、甲疽等疮。〔《本草拾遗》〕。《证类本草》卷一〇。

蜗螺《别录》

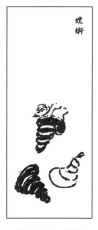

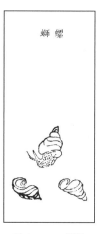

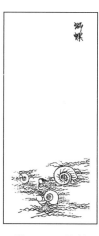

图 37-5-1　螺蛳　　图 37-5-2　螺蛳　　图 37-5-3　蛳螺
《汇言》　　　　　　《备要》　　　　　　《图说》

【集解】《日用本草》卷五：螺蛳生水田中及湖渎溪河岸侧。姚氏《食物本草》卷一一：蜗蠃一名螺蛳。处处湖溪有之，江夏、汉沔尤多。大如指头而壳厚于田螺，惟食泥水。春月，人采置锅中蒸之，其肉自出，酒烹糟煮食之。清明后其中有虫，不堪用矣。此物难死，误泥入壁中，数年犹活也。《本草述》卷二九：处处溪湖有之。大如指头，而壳厚于田螺。后所列白螺蛳壳，又非溪湖中所生者也。白螺蛳壳：或屋上、墙上、壁上年久者良。

肉

【气味】味甘，性寒，无毒。《日用本草》卷五。味甘、微苦，气寒，有毒。《本草汇言》卷一九。甘，温，无毒。《食治广要》卷七。

【主治】煮而食之，其汁疗热，醒酒止渴，压丹石。主利大小便，去腹中结热，目下黄，脚气上冲，脚手浮肿。热疮，生盐汁傅之。《日用本草》卷五。解热毒，治酒疸，利小水，消疮肿。食多发寒湿气痼疾。《食鉴本草》卷上。明目，下水，止渴，醒酒，解热，利大小便，消黄疸水肿，治反胃，痢疾，脱肛，痔漏。《食治广要》卷七。

壳

【气味】甘，寒。《得配本草》卷八。

【主治】反胃、胃冷，壳烧灰为末，服之则瘥。《日用本草》卷五。治痰饮积及胃脘痛，反胃膈气，痰嗽鼻渊，脱肛痔疾，疮疖下疳，汤火伤。《本草从新》卷六。治痰饮胃痛，疗疳毒火伤。配倒挂尘，油涂小儿软疖。配辰砂、片脑，搽杨梅疮。《得配本草》卷八。

【发明】《本草汇言》卷一九：解酒热，消黄疸，李时珍清火眼，利大小肠之药也。顾汝琳曰：此物食土居水，体性大寒，善解一切热瘴，因风、因燥、因火者，服用见效甚速。惟堪煮熟，挑出壳，以油、酱、椒、韭调和食之，不杂药料剂中。但寒而有毒，如胃中有冷饮，腹中有久泄不实，并有冷瘕宿疝，或有久溃痈疮未敛，及痔漏、瘰疬破烂诸疾，不宜食之。食之恐生努肉。《**本草述**》卷二九：田螺之性味，缪氏谓其产于水田中，禀水土之阴气，故其汁大寒，不知产于泥水中如蚌、蛤、蚬、蛳诸物，宁有异乎？而此味功用似有殊者，谓何？时珍曰：螺、蚌属其壳旋文，其肉视月盈亏，故王充云月毁于天，螺消于渊。夫月乃水之精，故海潮与月相应，而兹物又应于月，即此论之，则其物虽小，或亦乘至阴之精气而化生欤。故蚌、蛤、螺、蚬之肉，皆谓其清热行湿。而细绎此味所用，如开禁口痢等病，皆捣烂和他药贴脐之上下。夫脐固两肾所夹，为至阴之所居也，岂非取乘至阴之化者，即用之以化阴中之气，更能开阳之结欤？况取其自然汁以瘥疾者，在蚌、蛤、蚬、蛳未可等也，乌得概以水土之阴论哉？至蚌、蛤、蚬之壳，与田螺大同小异，固皆言其治心胸痰饮，及痰热反胃之证矣。唯朱丹溪先生所用白螺壳，乃不生于泥水中，而陈朽粘于或屋或墙者，是又少异。盖其不生于泥水中，感地中阴湿之气以生，乃上升于屋墙，或又乘于他气之化。诸壳皆取其金气以破痰结，而此壳色白，更得金气之专矣。以湿土始而以燥金终，先生言其治痰饮积及胃脘痛，岂非其的对乎？夫痰饮皆因湿化而畜其正气者也，第此味似止治湿痰之结者，不比于蛤、蚌、田螺之壳能开湿热之痰也。姑揣其理如是，用者察之。《**本草求原**》卷一七：白螺蛳壳生于屋下阴湿之地，升于墙壁之上，朽腐而粘于墙屋间，风日吹曝，其色大白，气味虽甘寒，而金气尤厚。凡蛤壳皆外刚，属金，而此尤足于金。故能燥湿运脾以开痰结。凡痰蓄肺气而为心痛、膈痛、胃脘痛，或反胃，皆宜烧存性酒下。

【附方】《**日用本草**》卷五：治连饮酒，喉烂、舌上生疮。螺蚌肉、葱、豉、椒、姜，煮汁，饮三两盏即瘥。

《**本草汇言**》卷一九：治诸疮烂湿不收。用墙内白螺蛳壳，火烧存性，敲碎，去壳内泥土，研极细，掺之即收。

石上螺蛳 《滇南本草》

【释名】鬼螺蛳《本草纲目拾遗》。

【集解】《**本草纲目拾遗**》卷一〇：形如海蛳而小，秋冬常在墙脚石隙中，夏月在湿地青苔上，取用洗去土。

肉

【气味】味酸，有毒。《*滇南本草*》卷下。

【主治】疗痈疽毒疮。《*滇南本草*》卷下。

壳

【主治】治反胃症。《*滇南本草*》卷下。

【附方】《滇南本草》卷下：反胃病，胸膈饱胀，饮食不下，口吐痰涎。用壳放新瓦上焙干，共为细末，每服一钱，用好春茶汤下。

《本草纲目拾遗》卷一〇：治黄疸。取石上螺蛳半盏，捣如泥，无灰白酒顿热冲服之。《慈航活人书》。疔。黄风膏治疗疮，及头面热毒疮。雄黄一两，钉锈、白梅肉各五钱，消风散一两，夏月加鬼螺蛳二十个，共研细末，苦盐卤调匀，贮瓷罐内。凡患疔肿毒疮，用银针挑破毒顶，敷上此药，以绵纸盖定，其毒收敛不走，三日后即愈。《济世良方》。取细长小鬼螺蛳捣烂，连壳敷患处，露头出脓，次日即可消。《黄氏医抄》。拔疔。鬼螺蛳一个，荔枝核三个，煅存性，白梅肉六个，共捣烂成膏，贴之。取出疔根后用八宝丹收功。《保合堂秘方》。鼻疔。花盆中青螺二三个，同盐捣涂，立效。《慈航活人书》。丹有五种，青、黄、赤、白、黑。黄白易治，黑丹莫救，青丹十日内可治，赤丹亦然，俱不可见灯火、食盐物。治法：取溪涧中鬼螺蛳，酒煮食，即消。胀肿气闷者，食数次愈。三漏丸。治穿屁漏、通肠漏、瓜藤漏。皆湿热之邪毒，杀虫退管稳当之剂。土蜂窝煅、鬼螺蛳煅、蝉蜕煅各七钱，乳香、没药、川草薢酥炙、陈棕煅、管仲煅各五钱，猪悬蹄甲煅十个，刺猬皮炙一个，雷丸三钱，黄蜡四两化开，加麻油六七匙，入药为丸桐子大，每服六七十丸，空心白汤下。《活人书》。通经。鬼螺蛳十四个砑碎，油纸摊贴脐上，缚定周时。此螺生在阴处。《周氏家宝》。

田螺《别录》

【集解】《宝庆本草折衷》卷一七：田螺汁肉及壳附。小者名螺螺。生水田，及湖渎岸侧。〇夏秋采，亦无时。收大者洗净，新汲水养，去秽泥，重换水浸洗，渐取于干净器中，着少盐花于口处，取自出之汁而用。用了放之。〇或以黄连末入口，取其汁亦得。《药性粗评》卷四：田螺，螺蛳也。生水田池泽中。一种生砂石水中，头尖紧小者，俗名石螺。皆可烹食。采得先以净水浸一二日，频频换水，临烹锥透眼底，然后入锅。《本草蒙筌》卷一一：生水田中及湖渎岸侧。如桃李大，类蜗牛尖长。色则青黄，采于秋夏。浊酒煮熟，挑肉食之。《养生食鉴》卷下：田螺有大口，光身、花身二种。

肉

【气味】味甘，大寒，无毒。《饮膳正要》卷三。

【主治】利大小便，去腹中热结，目黄，脚气冲上，小腹急硬，小便赤涩，脚手浮肿，及饮酒咽喉烂痛，治以葱、豉、椒、姜，煮饮汁差。又傅热疮，碎其肉傅。《宝庆本草折衷》卷一七。治肝气热，止渴，解酒毒。《饮膳正要》卷三。生浸取汁饮之，止消渴。碎其肉，傅热疮。《本草集要》卷六。滋阴降火，清肺理气。《校

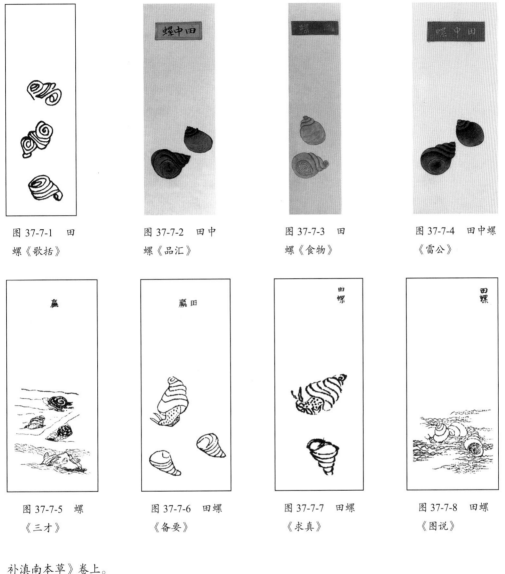

图 37-7-1　田
螺《歌括》

图 37-7-2　田中
螺《品汇》

图 37-7-3　田
螺《食物》

图 37-7-4　田中螺
《雷公》

图 37-7-5　螺
《三才》

图 37-7-6　田螺
《备要》

图 37-7-7　田螺
《求真》

图 37-7-8　田螺
《图说》

补滇南本草》卷上。

壳

【气味】味咸，性温。《滇南本草》卷下。

【主治】疗尸疰，心腹痛，失精，止泄。反胃，胃冷心痛，烧为灰服。《宝庆本草折衷》卷一七。消痞积，五积六聚，肚腹寒冷，饮食不下。烧酒为引，冲服。《滇南本草》卷下。烧末服，主反胃。煮汁饮，疗热醒酒。《本草集要》卷六。烂壳多取，烧末汤吞。主反胃胃寒，涩遗精精滑。卒暴心痛，服下即除。《本草蒙筌》卷一一。

【发明】《绍兴本草》卷一七：田中螺汁，乃田螺汁是也。主治已具《本经》而不载有无毒，但云大寒，当作性凉、无毒为定。处处田泽皆产之。然但陈久者，壳烧粉傅疮，近世用之颇验。

《夷坚志·三志辛》卷五：螺闭结。饶医熊彦诚，年五十五岁，病前后便溲不通伍日，腹胀如鼓，同辈环坐候视，皆不能措力。与西湖妙果僧慧月相善，遣信邀至诀别。月惊驰而往，过钓桥，逢一异客，风姿潇洒出尘，揖之曰：方外高士，何子孑趋走如此？月曰：一善友久患闭结，势不可料，急欲往问之。客曰：此易事耳，待奉施一药。即脱靴入水，探一大螺而出，曰：事济矣。持抵其家，以盐半匕和壳生捣碎，置病者脐下三寸三分，用宽帛紧系之，仍办浊器以须其通。月未深以为然，姑巽谢之而前。及见熊，昏不知人，妻子聚泣，诸医知无他策，漫使试之，曾未安席，君然暴下，医媿叹而散。《宝庆本草折衷》卷一七：田螺壳烧存性，宜入药，以治□疮。或收田池中自然空壳尤妙，经煮者力劣。食其肉过多，则发肠胃间冷疾。《本草述》卷二九：田螺壳曰甘平，而蚬壳曰咸温，蚌壳粉又曰咸寒，然则功用仿佛，而不无少殊，用者宜审病因，如概以为无别，何以治反胃者，田螺壳与蚬壳并用，而不止用其一哉？蚬，音显。小蛤也。多生溪湖中，渔家类食之。

【附方】《滇南本草》卷下：治单腹胀疼。效验。田螺一个、葱头三钱、麝香二钱，共捣烂，填脐上，用油帕包，过一宿，以痢为度。搽腋臭方。田螺二钱、冰片二分，将田螺捣烂，入磁罐内，加冰片，露一宿，化为水，搽两腋下，臭气必止。

《本草集要》卷六：主目热赤痛。取黄连末，内其中良久，汁出，取以注目中。

《药性粗评》卷四：胃冷翻食。螺蛳壳不拘多少，烧存性，研末，每服一钱匕，姜汤调服，日二三次，差。目赤生雾。生螺蛳三四枚，以盐着其口上，承取其汁，以滴目中，日三四次，甚妙。

《本草汇言》卷一九：治时行风火暴发赤眼，痛涩难忍。用大田螺七枚洗净，新汲水养去泥秽，再换水养，先取一个于净碗内，着少盐花于厣内，承取自然汁点目，逐个用了，随放水中。如治烂弦风眼，本方再加铜绿末数厘，和盐花内。《药性论》。○治老人大便秘结不通。以田螺数枚，水煮熟去壳，以原汤少许，调和葱、椒、油、酱食之。《食疗方》。○治小便不通，腹胀如臌。用田螺一枚，连壳捣烂，和食盐三分、麝香五厘，烘热，敷脐下一寸即通。此法兼治禁口痢疾，能使积毒下行，即思食矣。《类编方》。○治黄疸湿热。用田螺二枚，水养一日，去泥，取出连壳生捣，入好酒一钟，布帛滤过，将汁饮之，三服效。《寿域方》。○治水气浮肿。用田螺二个，大蒜肉一个去衣，芥辣子二钱，三味同捣匀，隔帛贴脐上一寸，一周时，水从小便旋旋而下。仇氏方。○治上消渴饮不厌。用田螺十个，和糯米作粥，去螺，食粥尽，吐涎沫，乃收饮之，立效。《圣惠方》。○治丹石发毒。用田螺十个，和绿豆五合煮食并汁尽，作五制即解。《方脉正宗》。○治痔疮肿痛。用田螺一个，揭开厣，入冰片五厘，取水涂痔即消。《小品方》。○治大小便不通。用田螺三枚捣烂，入青盐三分，摊成膏，贴在脐下一寸即愈。用蜗牛亦可。此方治热闭者极效。

石蛇《图经本草》

【集解】《证类本草》卷四：〔《本草图经》〕石蛇出南海水傍山石间，其形盘屈如蛇也，无首尾，内空，红紫色，又似车螺，不知何物所化？采无时。《本草衍义》卷五：石蛇，《本经》不收，始自《开宝本草》添附。其色如古墙上土，盘结如楂梨大，中空，两头巨细一等，无盖，不与石蟹同类。蟹则真蟹也，蛇非真蛇也，今人用之绝少。

【气味】味咸，性平，无毒。〔《本草图经》〕《证类本草》卷四。

【主治】大抵与石蟹同类，功用亦相近。尤能解金石毒，以左盘者良。〔《本草图经》〕《证类本草》卷四。

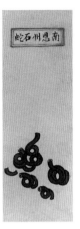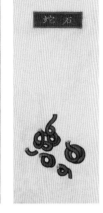

图 37-8-1　南恩州石蛇《品汇》　　图 37-8-2　石蛇《雷公》

紫贝《唐本草》

【集解】《本草衍义》卷一七：紫贝大二三寸，背上深紫有点，但黑。《本经》以此烧存性，入点眼药。《本草品汇精要》卷三〇：苏恭注云：出东海及南海，南海多有之，即研螺也。形似贝而圆，大二三寸，儋振夷黎采以为货币，北人惟画家用研物。按《尔雅》云：余貾直其切，黄白文。谓以黄为质，白为文点。余泉，白黄文。谓以白为质，黄为文点。今紫贝则以紫为质，黑为文点也。贝之类极多，古人以为宝货，而此紫贝尤为世所贵重。汉文帝时，南越王献紫贝五百。后世以多见贱，而药中亦稀用之。《本草发明》卷六：形似贝，圆大，紫斑，骨白，可以研纸物。入药烧灰存性，古以贝为宝，紫贝尤珍，但疗病不如贝子。

【气味】平，无毒。《神农本经会通》卷一〇。味咸，平，无毒。《食物辑要》卷七。

【主治】明目去热，功用不如贝子。《本草发明》卷六。明目，消热毒及癍疹目翳。胃寒者，勿多食。《食物辑要》卷七。利水道，逐蛊下血，治脚气目翳，五癃，水肿蛊毒鬼疰，小儿斑疹。《新编六书》卷六。

【发明】《绍兴本草》卷一七：紫贝，乃世之呼研螺是矣。《本经》虽云明目、去热毒，但未闻方用验据。产海中。当从《本经》味平、无毒是矣，或云车螯为紫贝者，非矣。《本草求真》卷五：紫贝利水通道，逐蛊下血。紫贝专入脾肝。即贝子之色赤者也。味咸气平，其物出于云南，白入气，紫入血。紫斑而骨白。功端利水通道，逐蛊下血。凡人症患脚气，小儿斑疹目翳，五癃

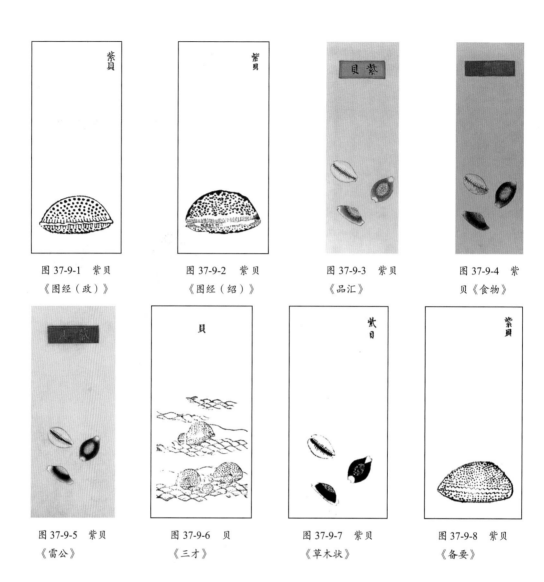

图 37-9-1　紫贝　　　　图 37-9-2　紫贝　　　　图 37-9-3　紫贝　　　　图 37-9-4　紫
《图经（政）》　　　　《图经（绍）》　　　　《品汇》　　　　　贝《食物》

图 37-9-5　紫贝　　　　图 37-9-6　贝　　　　图 37-9-7　紫贝　　　　图 37-9-8　紫贝
《雷公》　　　　　　《三才》　　　　　《草木状》　　　　　《备要》

水肿，蛊毒鬼疰，用此的能解除。盖因咸有软坚之力，脚症湿热，用此得以透骨逐邪。贝骨坚硬，故能透骨。和以诸药，使其蒸蒸作汗，次第而解也。目翳用此粉点，亦以能除湿热而使血得上营。但与贝子相类甚多，如研蠃之类皆能相混，分别用之。颂曰：贝类极多，古人以为宝货，而紫贝尤贵。后世不用贝钱，而药中亦希使之。背上深紫有黑点者良，生研细末用。

贝子《本经》

【集解】《本草衍义》卷一七：贝子今谓之贝齿，亦如紫贝，但长寸余，故曰贝子。色微白，有深紫黑者。○北人用之毡帽上为饰及缀衣，或作蹀躞下垂。《通志·昆虫草木略》卷七六：贝即璛瑂也。《说文》云：贝，海介虫也。其甲人之所宝，古人以为钱货交易。《本草蒙筌》

卷一一：一名贝齿，亦产海涯。皆紫黑蜗壳略同，腹洁白鱼齿近似。画者每用研纸，婴儿常带压惊。俗又呼压惊螺。上古珍之，以为宝货，故贿赂贡赋赏赐，凡属于货者，字皆从贝，意有在矣。至今云南犹作钱用，盖亦不违古也。

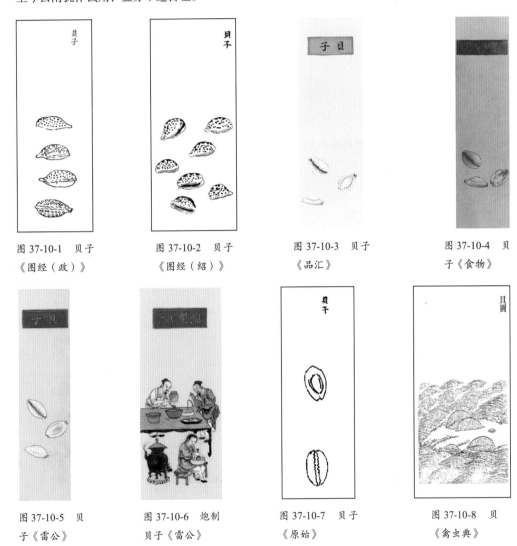

图 37-10-1 贝子
《图经（政）》

图 37-10-2 贝子
《图经（绍）》

图 37-10-3 贝子
《品汇》

图 37-10-4 贝
子《食物》

图 37-10-5 贝
子《雷公》

图 37-10-6 炮制
贝子《雷公》

图 37-10-7 贝子
《原始》

图 37-10-8 贝
《禽虫典》

【修治】《本草蒙筌》卷一一：医家入药，制法须知，醋蜜等分和蒸，清酒淘净，研末。

【气味】味咸，平，有毒。《图经本草药性总论》卷下。味咸，平，凉，无毒。《宝庆本草折衷》卷一七。

【主治】治目中翳，烧用。《本草衍义》卷一七。主目翳，鬼疰蛊毒，腹痛下血，五癃，利水道，除寒热温疰，解肌散结热。烧用良。《图经本草药性总论》卷下。解肌散结热，利水消肿浮。去男妇赤目生翳无休，点上即愈；除孩子疳蚀吐乳不止，服下立安。鬼疰善驱，蛊毒并解。《本草蒙筌》卷一一。镇心安神，坠痰明目。《医林纂要探源》卷三。

【发明】《绍兴本草》卷一七：贝子，乃海螺之类，别一种矣。性味、主治已载《本经》，然利小水方中多用之，呼贝齿是也。产海中。当云味咸、有小毒是矣。**《本经逢原》卷四**：贝生南海，云南极多，土人用为钱货交易。因其味咸软坚，故《本经》专主目翳，其治五癃等病，取咸润走血之力。《千金》脚气丸中用之，专取咸能破坚之意，虽数十年之疾，靡不克效，以其透入骨空，搜逐湿淫之气，和诸药蒸蒸作汗，次第而解也。古方点目用贝子粉入龙脑少许，有瘜肉加珍珠末吹点，亦入老翳诸方。紫贝治小儿癍疹、目翳。今人用以研纸谓之研蠃，大者曰珂，亦名马轲螺。治目消翳，去筋膜翳，肉与贝子相类，分紫、白，煅灰用之。

【附方】**《太乙仙制本草药性大全·仙制药性》卷八**：点小儿黑花眼翳涩痛。用贝齿一两烧作灰，研如面，入少龙脑，点之妙。○去目翳。十枚贝子烧灰，细筛，取一胡豆大，着翳上，卧如炊一石米久乃灭。若有息肉者，加真珠与贝子等分。○治食物中毒。取贝子一枚，含自吐。太乙曰：凡使勿用花虫壳，其二味相似，只是用之无效。

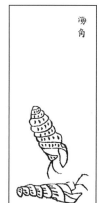

图 37-11-1　海角
《便方》

海角《草木便方》

【气味】咸，平。《草木便方》卷二。

【主治】能清神，肠风痔瘘止痢淋，心腹满胀缓气急，疥癣头疮甲疽灵。《草木便方》卷二。

海贝《草木便方》

【气味】咸，平。《草木便方》卷二。

【主治】点目翳，鼻渊脓血止下痢，小儿疳蚀男阴疮，解漏脯面药箭易。《草木便方》卷二。

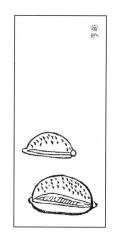

图 37-12-1　海贝
《便方》

蓼螺《本草拾遗》

【集解】**《证类本草》卷二二**：〔《本草拾遗》〕蓼螺无毒。主飞尸游蛊。生食，以姜、醋进之，弥佳。生永嘉海中，味辛辣如蓼，故名蓼螺。**姚氏《食物本草》卷一一**：蓼蠃生永嘉海中。紫色，有斑文。味辛辣如蓼。今宁波出泥螺，状如蚕豆，可代充海错者。

【气味】味辛，平，无毒。姚氏《食物本草》卷一一。

【主治】主飞尸游蛊，生食之。姚氏《食物本草》卷一一。

郎君子 《海药本草》

【释名】相思子《本经逢原》、催生子《本草简明图说》。

【集解】《证类本草》卷二一：〔《海药本草》〕生南海。有雄雌，青碧色，状似杏人。欲验真假，先于口内含，令热，然后放醋中，雄雌相趁，逡巡便合，即下其卵如粟粒状，真也。乃是人间难得之物。

【主治】妇人难产，手把之便生，极验。《本草医旨·食物类》卷五。

【发明】《本经逢原》卷四：郎君子即相思子。○相思子状如螺中之子，大如小豆，藏箧笥积岁犹活。

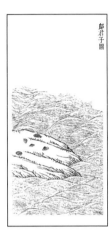 

图 37-14-1 郎君子
《禽虫典》

图 37-14-2 催生
子《图说》

海螺 《本草拾遗》

【集解】《通志·昆虫草木略》卷七六：蠃之类多。《尔雅》云：蠃，小者蜬。郭云：螺大者如斗，出日南涨海中，可以为酒杯。按今所谓鹦鹉杯者，出南海。《食物本草》卷一一：海蛳生海中。比之螺蛳，身细而长，壳有旋文六七曲，头上有厣。每春初蜓起，矴海崖石壁。海人设网于下，乘其不测，一掠而取，货之四方。治以盐、酒、椒、桂烹熟，击去尾、尖，使其通气，吸食其肉。烹煮之际，火候太过不及，皆令壳肉相粘，虽极力吸之，终不能出也。《**寿世秘典**》卷四：海蠃，螺蚌属也，其类不一，大者如斗。香螺，厣可杂甲香；老钿螺，光彩可饰镜背者；红螺，色微红；青螺，色如翡翠；蓼螺，味辛如蓼；紫贝螺，即紫贝也；珠螺，莹洁如珠；鹦鹉螺，质白而紫，文如鸟形。螺之有文者，曰云螺，其肉常离壳出食，出则有虫寄居壳中，螺还则虫出也。肉为鱼所食，则壳浮出，人因取之作杯。又有梭尾螺，形如梭，今释子所吹者，皆不入药。

【气味】味甘，性冷，无毒。《食物辑要》卷七。味咸，寒，无毒。《食物本草》卷一一。

【主治】汁亦明目，尤治心疼。《太乙仙制本草药性大全·仙制药性》卷八。止心腹痛。

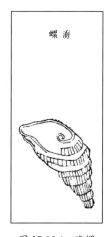

图 37-15-1　海螺
《备要》

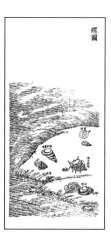

图 37-15-2　螺
《禽虫典》

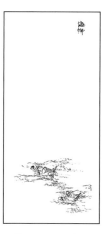

图 37-15-3　海蛳
《图说》

《食物辑要》卷七。治瘰疬结核，胸中郁气不舒。《食物本草》卷一一。

【发明】《本经逢原》卷四：海蠃肉甘寒，食之能止心痛。生螺汁洗眼止痛，经二三十年者辄应，入黄连末点之尤良。○厴性闭藏，能敛香气经月不散，独烧则臭。与沉、麝诸香及诸花和蜡煎成者曰甲煎，可作口脂。《千金方》用之，

唐李义山诗所谓沉香甲煎为庭燎者是也。其壳五色璀璨，为钿最精，烧过点眼能消宿瞖。惜乎，专目科者罕知。《本草纲目拾遗》卷一〇：海蛳有大如指长一二寸许者，名钉头螺，温、台沿海诸郡多有之。海蛳螺生海涂中，立夏后，有人见其群变为虻，今人所称豆娘是也。或云，此螺能跳丈许，盖迁其处。此物又能食蚶。明州奉化多蚶田，皆取苗于海涂种之，久则自大，蒔田者不时耨视，恐有海蛳苗，盖蚶不畏他物，惟畏海蛳，蚶田中一有此物，蚶无遗种，皆被其吮食尽。玉环出者大如指，名钉头螺。咸寒，治瘰疬结核，能降郁气。

【附方】《神农本经会通》卷一〇：治目痛累年，或三四十年方。取生螺一枚，洗之，内燥抹螺口开，以黄连一枚，内螺口中，令其螺饮黄汁，以绵注取汁，著眦中。《百一》。

吐铁 姚氏《食物本草》

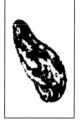

图 37-16-1　土铁《三才》

【释名】沙螺《养生食鉴》、麦螺、梅螺《本草从新》、土螺《医林纂要探源》。

【集解】姚氏《食物本草》卷一一：吐铁生海中。螺属也。大如指顶者，则有脂如凝膏。色青，外壳亦软。其肉黑色如铁，吐露壳外。人以腌藏糟浸，货之四方，以充海错。《寿世秘典》卷四：吐铁出宁波，螺属也。○一种生沙土中者，形亦相似，名泥螺，壳厚肉硬而味短，中多夹沙，远不及也。《养生食鉴》卷下：沙螺大五六分，长二三寸，两头一样大，壳青黑色，生沙中。《食物本草会纂》卷八：吐铁生海中，螺属也。大如指头者则有脂如凝膏，自其壳中吐出，则膏大于本身，光明洁白可爱，且可口，每个植青蚨数枚，苏人享客，佐下酒小盘，

为海错上品。○别有小如菉豆者，桃花时方有，名桃花吐铁。**《医林纂要探源》卷三**：土螺，咸，寒。生海滨泥淳中。浙人曰土蚨。壳扁薄如豆壳，肉色青绿。生腌食之，亦鲜美。

【气味】味咸，寒，无毒。姚氏《食物本草》卷一一。味甘，性寒冷，无毒。《养生食鉴》卷下。甘、酸、咸，寒。《本草从新》卷六。

【主治】补肾明目，益精髓。姚氏《食物本草》卷一一。清火调中，解酒止渴，去积热。胃冷人忌之。《养生食鉴》卷下。清火解烦渴。《食物小录》卷下。除烦醒酒。《医林纂要探源》卷三。泻热益阴，聪耳明目。盐水煮。《药性切用》卷八。

【发明】《本草纲目拾遗》卷一〇：吐铁色青，得甲木之气，以斥卤为食，不复他食，更得土之余润而生脂膏，八九月不食土者，以秋金盛而木气衰，故吐泥而不食，其能补肝肾益精髓，亦犹脾土得养，化津液上升，而并及耳目也。东璧以蓼螺为泥螺，味酸入肝，二物形质不同，性味亦异，则强合为一，误矣。此物又能润喉燥生津，予庚申岁二月，每患燥火，入夜喉咽干燥，舌枯欲裂，服花粉生津药，多不验。一日市吐铁食之，甘，至夜咽干亦愈，可知生津液养脾阴之力大也。

青螺 《医林纂要探源》

【集解】**《医林纂要探源》卷三**：青螺生溪涧中沙石上。壳肉汁色皆青绿，形尖长如小指顶，味苦而鲜美。

【气味】苦、咸，寒。《医林纂要探源》卷三。

【主治】补心气，泻心火，平相火，解暑热，明目散血，利三焦，通水道。味苦泻火，色青入肝，除烦解渴，醒酒，利大小便。尤平暑喝。大抵功同田螺，而效更捷，但不利脾胃。《医林纂要探源》卷三。

海粉 《太乙仙制本草药性大全》

【集解】**《太乙仙制本草药性大全·仙制药性》卷八**：海粉，又海石火煅研成。总因咸软坚之名，但治顽痰块必用之。按：丹溪曰：海粉即海石。热痰能降，湿痰能燥，结痰能软，顽痰能消。宜为丸散，勿煎汤液。又治带下，云无海石，以蛤粉亦可。可见海石、蛤粉明是二物。《衍义》又以海石功用尽注蛤粉条下。则海石、蛤粉虽是二物，亦可相通治也。又云：蛤粉乃烧蛤蜊壳为之，今考《本经》诸注，并指海蛤即海石。夫海蛤而谓之海石者，盖海蛤非有肉之蛤，乃蛤壳也。壳在海中久被风涛礴砺，廉棱消尽，其所存者，无复形质光莹，礴块杂于泥沙，有似碎石，故曰海石。炼冶为粉，故曰海粉。其蛤粉乃烧蛤蜊壳而成。盖蛤蜊人所常食，其壳多而易取，海石必须临海淘沙收之，其功稍难，舍难就易，比比皆然。是以蛤粉多，海粉少，不可必得，故乃曰如无海石，以蛤粉亦可。然蛤粉之新，终不及海石之陈，正如烂蚬蚌壳与生者，自不同耳。《寿世秘典》卷四：海粉出海中沙石间，状如线粉，色绿，得水则易烂。《医林纂要探源》卷三：海滨作池，养海粉母于中，则粉生焉。其形如参而色白，体多粘沙。充货曰白参，味涩不美，粉如菉豆索粉，色青绿，味鲜滑。《本草纲目拾遗》卷八：《虫语》：海珠生岭南，状如蛞蝓，大如臂，所茹海菜，于海滨浅水吐丝，是为海粉。鲜时或红或绿，随海菜之色而成，或晒晾不得法，则黄。有五色者，可治痰。或曰：此物名海珠，母如墨鱼，大三四寸，海人冬养于家，春种之。濒湖：田中遍插竹枝，其母上竹枝吐出，是为海粉，乘湿舒展之，始不成结。

【气味】咸，寒，无毒。《寿世秘典》卷四。咸，寒，滑。《医林纂要探源》卷三。甘、咸，性寒。《药性切用》卷六。

【主治】主解热醒酒，化痰软坚。《寿世秘典》卷四。治肺燥郁胀，咳喘热痰，能降湿痰，能燥块痰，能软顽痰，能消渴。汤、酒泡食良。胃寒、虚弱人忌之。《养生食鉴》卷下。主散瘿瘤，解热毒。但性寒滑，肠虚者弗服。《医经允中》卷二三。解渴醒酒。《医林纂要探源》卷三。软坚化痰，散结消瘿。与紫菜功力相近。《药性切用》卷六。以点羹汤佳，治赤痢风痰。《本草纲目拾遗》卷八。

【发明】《本经逢原》卷四：海粉色碧微咸，专行肝肾，云是海中介属，得东南水土之气而成，与蜂之酿蜜无异。土人采得而货之，以供食品。能散瘿瘤，解毒热，但性寒滑，脾胃虚人勿食。

【附方】《本草纲目拾遗》卷八：疳积坏眼。谷精草、小青草俱炒，青黛水飞，海粉、刺蒺藜、使君子肉各一两，为末，早用羊肝七片拌药三钱，蒸熟食。《慈航活人书》。

海牛《本草原始》

【集解】《本草原始》卷一一：海牛生东海。海蠃之属。头有角如牛，故名海牛。○角硬尖锐有纹，身苍色，有龟背纹，腹黄白色，有筋，顶花点，鱼尾。

【气味】咸，温，无毒。《本草原始》卷一一。

【主治】益肾，固精，兴阳。○今房术中多用。《本草原始》卷一一。

魁蛤《别录》（即：瓦楞子）

【释名】天脔炙、瓦屋子、蚶《太平御览》、瓦垄《宝庆本草折衷》。

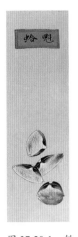

图 37-20-1　魁
蛤《品汇》

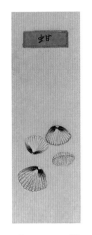

图 37-20-2　蚶
《品汇》

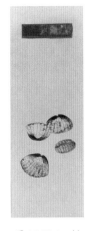

图 37-20-3　蚶
《食物》

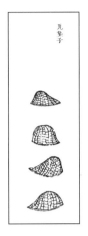

图 37-20-4　瓦
垄子《蒙筌》

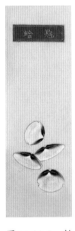

图 37-20-5　魁
蛤《雷公》

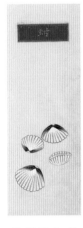

图 37-20-6　蚶
《雷公》

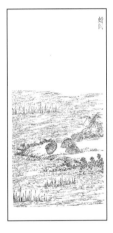

图 37-20-7　蚶
《禽虫典》

图 37-20-8　瓦楞
子《图说》

【集解】《太平御览》卷九四二：蚶，《岭表录异》曰：瓦屋子，盖蚌蛤之类也。南中旧呼为蚶子。顷因卢钧尚书作镇，遂改为瓦屋子。以其壳上有棱如瓦垄，故名焉。壳中有肉，紫色而满腹。广人尤重之，多烧以荐酒，俗呼为天脔炙。吃多即壅气，背膊烦疼，未测其本性也。《宝庆本草折衷》卷一七：蚶，一名瓦屋。○《海物异名志》云：一名瓦垄，一名天脔炙。出海中。《本草蒙筌》卷一一：生海水中，即蚶子壳。状类瓦屋，故名瓦垄。大如人拳者力优，小若栗子者力少。

肉

【气味】温，无毒。《宝庆本草折衷》卷一七。味甘，温，无毒。《日用本草》卷五。

【主治】主心腹冷气，腰脊冷风，利五藏，建胃温中，消食起阳。《宝庆本草折衷》卷一七。主益血。发风致痰，动肾气、心腹气。利五脏，健胃，令人能食。《日用本草》

卷五。肉藏壳内，为世所珍。醒酒固宜，却病亦用。○益血驻颜，健胃消食。凡啖须饭压下，不尔令人口干。《本草蒙筌》卷一一。主痿痹泄痢而脓血即止，润五脏消渴而关节疏通。服丹石人食之免生疮肿热毒。《太乙仙制本草药性大全·仙制药性》卷八。补血润藏，生津，健胃暖腰，息风，解毒，治泄痢脓血，痿痹不仁。《随息居饮食谱·鳞介类》。

壳

【修治】《神农本经会通》卷一〇：以米醋三度淬后，埋令坏，醋膏丸。《本草蒙筌》卷一一：火煅淬酽醋三度，研细筛密绢两遭。务赛粉霜，才入药剂。

【气味】味咸，气温。无毒。《本草蒙筌》卷一一。

【主治】治一切血气冷气癥癖。《神农本经会通》卷一〇。消妇人血块立效，虽癥瘕并消；逐男子痰癖殊功，凡积聚悉逐。《本草蒙筌》卷一一。入药滌飲消癖，破血止疼，傅牙疳皆有效。《随息居饮食谱·鳞介类》。

【发明】《本草经疏》卷二二：蚶得水中之阳气，故其味甘，气温，性亦无毒。《经》曰：里不足者，以甘补之。又曰：形不足者，温之以气。甘温能益气而补中，则五脏安，胃气健，心腹腰脊风冷俱瘳矣。胃健则食自消，脏暖则阳自起，气充则血自华也。壳味咸，走血而软坚，故能治血气冷气症癖。丹溪用以消血块，化痰积，以此也。今世糟其肉为侑酒之物，罕有人药者。壳惟消症癖之外，无他用。故并不着主治及简误。《本草述》卷二九：时珍言其咸走血而软坚，故能消血块，散痰积。但蚶之肉甚甘，甘能和血，壳甘而兼以咸平，其效当更甚于诸咸味乎。《本经逢原》卷四：蚶肉仅供食品，虽有温中健胃之功，方药曾未之及。其壳煅灰，则有消血块、散痰积、治积年胃脘瘀血疼痛之功。与鳖甲、虻虫同为消疟母之味，独用醋丸则消胃脘痰积。观制蚶饼者，以蚶壳灰泡汤搜糯粉则发松异常，软坚之力可知。《本草求真》卷八：瓦楞子泻肝经血分积块。瓦楞子专入肝。即今所谓蚶子壳者是也。味咸而甘，性平，故治多主消血、化痰、除积。为妇人血块疾癥瘕，男子痰癖积聚要药。

淡菜 《嘉祐本草》

【集解】《宝庆本草折衷》卷一七：淡菜，一名壳菜，一名东海夫人。生东南海，及江湖。○生似珠母。一头尖，中衔少毛。

【气味】味甘，温，无毒。《宝庆本草折衷》卷一七。味甘，气寒，无毒。沉也，降也。入足阳明、太阳经。《本草汇言》卷一九。咸，寒。《医林纂要探源》卷三。

【主治】补五藏，理腰脚，益阳消食，除冷气痃癖。多食令烦闷目暗。又补

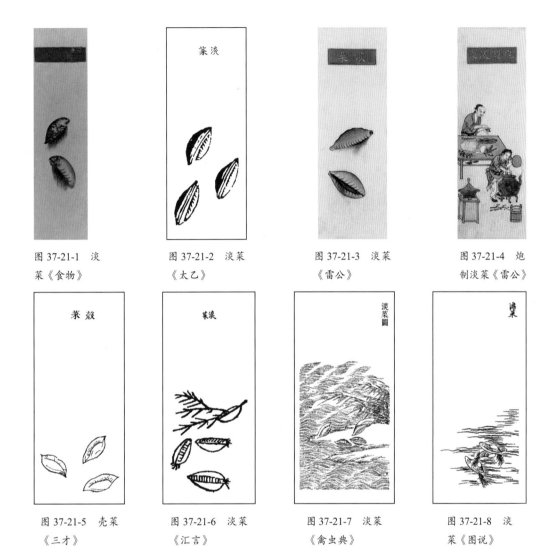

图 37-21-1　淡　　图 37-21-2　淡菜　　图 37-21-3　淡菜　　图 37-21-4　炮
菜《食物》　　　《太乙》　　　　　　《雷公》　　　　　制淡菜《雷公》

图 37-21-5　壳菜　　图 37-21-6　淡菜　　图 37-21-7　淡菜　　图 37-21-8　淡
《三才》　　　　　《汇言》　　　　　　《禽虫典》　　　　菜《图说》

虚劳损。《宝庆本草折衷》卷一七。消食，益阳事，补五脏，主劳损虚羸。消疬癖，
除腹中冷气。润毛发，止带下崩中。破癥瘕，理腰脚重痛。治产后血结瘦瘠，
下痢肠鸣。疗男子肾经伤惫，精血衰少。《本草元命苞》卷八。妇人崩中、漏下、带下、
吐血、久痢、血结、疝瘕，消宿食、冷痛、肠鸣、腰痛、产后瘦瘠，理腰脚气，
为消瘿上品。《本草求原》卷一七。

　　【发明】《本草汇言》卷一九：阮氏云，淡菜生海藻上，故治瘿气，与海藻同功。淡菜：补
虚养肾之药也。蔡心吾曰：此物本属介类，原其气味甘美而淡，性本清凉，故藏器方善治肾虚有
热，及热郁吐血、痢血、便血，及血郁成瘿留结筋脉诸疾。惟堪和冬瓜、茭白、白萝卜同煮，调油、
酱、葱、韭食之，足以疗已上诸疾。不和药料同用。《夕庵读本草快编》卷六：淡菜、东海夫人，
淡以味，夫人以形似也。淡菜生于海而味反淡，益胃助阳之物明矣。夫胃为一身根本，胃不和则

冷气乘之，痛犹自作，宿食不化，聚为癥瘕。胃为气血之海，胃伤则血上溢，下为泄痢，在女则带下而崩中。此品专补阳明，使转输得职，病自痊尔。

真珠《开宝本草》

【集解】《本草衍义》卷一七：真珠小儿惊热药中多用。河北塘泺中，亦有围及寸者，色多微红，珠母与廉州珠母不相类。但清水急流处，其色光白；水浊及不流处，其色暗。《宝庆本草折衷》卷一六：真珠，一名珠，一名真珠子。○俗号药珠。出廉州北海蚌类中，及南海诸州石决明中。○及蜀中西路女瓜、河北塘泺中，亦从舶上来。《本草蒙筌》卷一一：珍珠气寒，无毒。老蚌生者，蚌即珠母，惟老者生多，小者少有。出廉州海岛大池，属广东，海中有州岛，岛上有池谓之珠池。人疑其底与海通，池水乃淡，此不可测也。刺史掌之，督珠户岁采充贡。圆大寸围为上，光莹不暗纏优。得此售人，价值难估。欲穿孔眼，非金刚钻不能；求入医方，惟新完者可用。瓷钵极研，薄纸重筛。《增订伪药条辨》卷四：珍珠，伪名药珠。每用上海假珠，或广东料珠伪充。若研为粉，更难辨识。按珠类不一，入药当以蚌珠为贵。不用首饰及见尸气者，宜拣新完未经钻缀之珠。以人乳浸三日，煮过，方可捣研。一法以绢袋盛入豆腐内，煮一炷香，不伤珠质，研细如粉，方堪服食。不细则伤人脏腑。古方外症多用，汤药罕用。近人汤剂喜用苏珞珠，又岂料为假珠所欺诳乎？用者慎之。炳章按：范成大《虫鱼志》云：珍珠出合浦，海中有珠池，蜑户投水采蚌取之。相传海底有处所如城郭，大蚌居其中，有怪物守之不可近，蚌之细碎蔓延于外者，始得而采之。○据近市上所通用，最上者为廉珠，即廉州合浦县珠池所产，粒细如梁如粟，色白光滑有宝光。其次曰药珠，种类甚多，即北海所产，色白黄有神光者亦佳。惟色黑质松者，为最次，不入药用。

【修治】《本草述》卷二九：用豆腐一块，入珠于腐腹，煮一炷香，取出，将洗净无浆白棉布二三重包珠，于石上杵烂为细末。

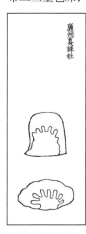

图 37-22-1　廉州
真珠牡《图经（政）》

图 37-22-2　廉州真
珠子《图经（绍）》

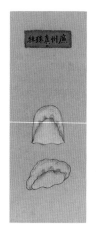

图 37-22-3　廉州
真珠牡《品汇》

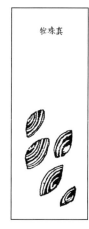

图 37-22-4　真珠
牡《太乙》

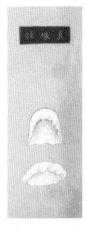
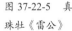
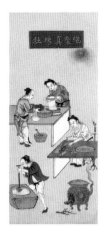
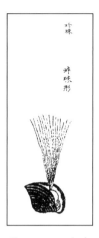

图 37-22-5　真　　　　图 37-22-6　炮制　　　　图 37-22-7　珍珠　　　　图 37-22-8　真珠
珠牡《雷公》　　　　真珠牡《雷公》　　　　《原始》　　　　　　牡《图说》

【气味】微寒、无毒。《绍兴本草》卷一七。味甘，性寒，无毒。《药性粗评》卷四。
味咸，气温，无毒。《药性会元》卷下。味甘、咸，微凉。入手太阴肺、足厥阴肝经。
《玉楸药解》卷六。

【主治】破毒定志、利经络，用之颇验。《绍兴本草》卷一七。点目中肤翳障
膜，除面上光泽。安心明目，坠痰下涎。合知母疗烦热消渴，和酒服治子死腹
中。绵裹塞耳，医聋。炼蜜调服，定魄。《本草元命苞》卷八。细研如粉，入药傅面，
令人润泽，好颜色。又点眼，以去肤翳障膜。和酒调服，以治难产。炼蜜丸服，
以治小儿惊忤。和鸡冠血为丸，纳口中，以治卒死不醒。《药性粗评》卷四。安魂定悸，
止渴除蒸，收口生肌，点睛退翳。《宝命真诠》卷三。敷疗拔毒。止渴除烦，滑胎催生。
《玉楸药解》卷六。

【发明】《宝庆本草折衷》卷一：诸方以真珠为镇心要剂，而许叔微又取为入肝之第一也。
夫心主火，肝主木，火炎则暴扰，木病则枯槁。珠生于水，禀水之性，以水降火，则成既济之功；
以木得水，则有相生之益。荀卿言渊生珠而崖不枯者，以喻珠之润泽，非常物比也，惟娠妇忌服耳。
凡珠以未钻、气魄不散者为有力。出珠之壳名真珠母，后条石决明之类是也。《芷园臆草题药》：
川泽藏珠而色媚，子女饰珠而姿妍，皆宜于灯月之下。其所称夜光者，珠之德乎？中秋有月则
蚌孕珠，是至阴精华所成。余意老妇不成孕者，合服之于秋，宜常乘月色，必成孕育。古方有
以治产难，盖取其从胎生而流利，因以及胎毒之痘疮，有以治盲昧，盖取其光明而象形，因以
及眼中之翳障。李怀伊先生有不夜膏方治目疾，内用珠子，谓之海不夜；古镜取月华，谓之天
不夜；晒人乳粉淘夜明砂，谓之人虫不夜。四味合成，可服可点，真妙义神异方也。《药性解》
卷六：真珠为水精所孕，端能制火，且其性镇重，心经之所由入也。研之不细，伤人脏腑，功
未获奏，害已随之。《本草经疏》卷二〇：珠禀太阴之精气而结，故中秋无月则蚌无胎。其体光明，

其性坚硬，大小无定，要以新完未经钻缀者为上。味甘、微咸，气寒，无毒。入手少阴、足厥阴经。心虚有热，则神气浮越；肝虚有热，则目生肤翳障膜。除二经之热，故能镇心去目中障翳也。耳聋本属肾虚有热，所以主之。逆胪者，胪胀也，胸腹胀满气逆以及于手足皮肤皆肿也。《经》云：诸湿肿满，属脾土。又云：诸腹胀大，皆属于热。此因脾虚有热，兼有积滞所致。真珠味甘，亦能益脾气，寒能除热，体坚能磨积消滞，故主手足皮肤逆胪也。古人未发斯义，所以方书叙论不详，亦为阙略也。珠藏于泽，则川自媚，况涂面，宁不令人润泽好颜色乎？凡小儿惊热风痫，为必须之药。《本草汇言》卷一九：镇心定志，安魂养魄，解结毒，龚云林化恶疮，收内溃破烂之药也。黄正旸曰：珠生于蚌，而得中秋明月映之乃孕，得中天太阴之精，水土至阴之清气也。故寇氏方用此治惊悸怔忡，癫狂恍惚，神志不宁，魂魄散乱，及小儿血气未定，精神不足，尝多惊恐，以此神光宝足之物，而惊乱可镇，神明自安矣。甄氏方用此治一切诸毒疽疮，穿筋溃络，烂肌损骨，破通关节，脓血淋漓，溃久不收之证。以此清明莹洁之物，而恶毒自解，溃脓自收，肌肉自长矣。又若目生翳障，研末点之即消；瞳仁反背，研浆点之即正。以此日受水精月华之气，含光内媚之物，而目可明矣。但体质坚硬，入药须裹豆腐煮熟，拌灯草研如飞面，方堪服食、敷点。倘研制不细，用之能伤人藏府，攻吸生肉，为害匪轻。《本草乘雅半偈》帙八：真者，仙化通乎天；珠者，木一在中，胞胎之象，指生成功行为名耳。故中秋月满，海蚌食其光而孕珠。盖月各有望，唯中秋主维四气之枢键，处三秋之正中，交两弦之嘘，烹金水之华藏时也。食其光而柔丽乎中者，此以坎填离，神丹金液耳。是故神室根身，因形而易，点饵涂塞，咸归化成。所谓神用无方，不与觉时同也。《本草汇笺》卷九：心虚有热，则神气飞越。肝虚有热，则目生肤翳障膜。除二经之热，故能镇心，去目中翳障也。耳聋，本属肾虚，以其有热，故亦主之。诸湿肿满，本属脾土，以其脾虚有热，故亦用真珠之甘以益脾，寒以除热。质坚能磨积消滞耳。珠禀太阴之精气而结。中秋无月则蚌无胎。其体光明，其性坚硬，大小无定，要以新完未经钻缀者为上。《本草述》卷二九：蚌之产珠，陆佃言其专一于阴者，似是矣。第蛤蚌珠胎，与月盈亏。而讵知月之盈亏，又系于日？是先哲所谓月本无光，日耀之乃光也。然则《淮南》月死而螺蚌膲之说，岂非指阴不得阳之故欤？其食月之光而后孕珠者，又岂非阴必藉于阳之义欤？是珠诚为阴中之阳，有如《管子》所云矣。本至阴之精，乃分至阳之光，丽至阳之光，乃凝至阴之质。然则如方书主治诸证，岂徒取其纯阴，如草木中苦寒之味哉？即疗中风之活命金丹，又疗中风之至圣保命金丹，及热痹之石楠散，投此于诸队中，固有转阳入阴，而神其清化者也。即治惊者率以为镇怯，不观方书真珠母丸，其主治者乃因肝虚而内受风邪，卧则宽散不收，有似惊悸，然此味固逐队以益肝者也。《本草汇》卷一七：珠，禀太阴之精气而结，故中秋无月，则蚌无胎，其体光明，其性坚硬。要以新完未经锁缀者为上。《本草》所云逆胪者，胪，胀也，胸腹胀满气逆，以及于手足皮肤皆肿也。《经》云：诸湿肿满，属脾土。又云：诸腹胀大，皆属于热。此因脾虚有热，兼有积滞所致。真珠味甘，能益脾气，寒能除热，体坚能磨积，故手足皮肤逆胪皆治。

古人未及斯义，所以方书叙论不详，亦阙略也。病不由火热者，勿用。《**本草备要**》卷四：虽云泻热，亦藉其宝气也。大抵宝物多能镇心安魂，如金箔、琥珀、真珠之类。龙齿安魂，亦假其神气也。坠痰拔毒，收口生肌。《**冯氏锦囊秘录**》卷一一：珠禀太阴之精气而结，故中秋无月，则蚌无胎，是以功用多入阴经。其色光明，其体坚硬，大小无定，要以新完未经钻缀者为上。味甘微咸，气寒，无毒。入手少阴、足厥阴经。心虚有热，则神气浮越，肝虚有热，则目生翳障。除二经之热，故能镇心明目也。耳聋，本属肾虚有热，甘寒所以主之。逆胪者，胪胀也，胸腹气逆胀满以及手足皮肤皆肿矣。《经》云：诸湿肿满，皆属脾土。诸腹胀大，皆属于热。此脾虚有热，兼有积滞所致。珍珠味甘既能益脾，寒能除热，体坚复能磨积消滞，故亦主之。珠藏于泽，则川自媚。况涂于面，宁不令人润泽颜色乎？至于疔毒痈肿，长肉生肌，尤臻奇效。但体最坚硬，研如飞面，方堪服食。否则，内服伤人脏腑，外掺肌肉作疼。蛤蚌无阴阳牝牡，须雀化成，故珠专于阴精也。《**医林纂要探源**》卷三：蚌无阴阳牝牡固也，然雉化为蜃，雀化为蛤，亦一时偶有耳。水中自有蜃蛤，乃气化而生。若必待雉雀之化，则溪涧污泽中，此物不少，安得许多雉雀化此也。补心缓肝，养肺清肾，定魄拘魂，保精安神，聪明耳目，除热毒，去浮痰。月之体黑，其魄也，肾水也，精，受日光之而生明。其魂也，心火也，神。蚌之毓精于月，而月明亦犹是，毓而成珠，则其以魄拘魂而不散，以精凝神而不离，是如老子之所谓载营魄抱一能无离，魏伯阳之所谓坎离交媾矣。故珠能镇心安神，定惊去痫，洗濯肺金，澄清肾水。以点目则去翳膜，以绵裹塞耳则通耳聋；以傅面则去斑痕，悦颜色；以傅痈疽，则去瘀肉，生新肉，敛疮口；以治产难，则下死胎、胞衣。但须新洁未经钻缀，圆白如菉豆大之珠，乳浸三日七日，然后研细用。若药肆中细碎水花珠，只宜疮科，未能有补心安神诸大功也。

【附方】《**本草汇言**》卷一九：治大人惊悸怔忡，癫狂恍惚，神志不宁，魂魄散乱；治小儿血气未定，遇触即惊；或急慢惊风，痫痓搐搦等证。用真珠一钱，以豆腐裹煮一时许，拌灯草同研如飞面极细末，配丹砂、琥珀、犀角、璀瑁、天竺黄各五钱，以铁碾研极细末，再加茯苓、钩藤、半夏曲各一两，甘草、人参各六钱，同炒黄，研极细末。三末总和匀，炼蜜丸龙眼核大。每服一丸，生姜汤化下。《方脉正宗》。○治一切诸毒疽疮，穿筋溃络，烂肌损骨，破通关节，脓血淋漓，溃久不收之证。方名油蜡膏：用真珠一钱，制法同前，研极细末，头生儿胞衣一具，以银簪穿孔数十，清水涤洗恶血净，火烘干燥不可焦，研极细末。如不细，再烘再研，务宜细如飞面者佳。如内有筋皮坚纫、研不细者，去之。白蜡一两，猪脂油一两，火上共熔化，和入胞衣末，并真珠末调匀，磁器收贮。遇是患，以猪蹄汤淋洗毒疮净，将蜡油药以软抿子脚挑取，轻轻敷上，再以铅粉麻油膏药贴之。瓦氏秘传。○治目生翳障。用真珠三分，制法同前，研极细末，炉甘石、白硼砂各一钱，人手指甲五分，三味共研极细，和入真珠末内，小磁瓶封贮。每日点栖许于两眦内，闭眼半时许，点三四次，翳障自退。谭春台方。○治痘疮有疔，或紫黑而大，或黑烂而臭，或中有紫血线，此证十死八九。用真珠一钱，制法同前，研极细末，豌豆四十九粒烧存性，头发灰三分，再取好油胭脂二钱，同捣成膏。先以银簪挑破疗毒，咂去恶血，以少许点之，实时变红活色。真奇方也！牛御史方。○治痘后翻瘢，不拘上下部分，肿烂淋漓者俱效。用真珠末、象牙末、孩儿茶各三钱，白僵蚕二钱，总和为极细末，以济宁胭脂调敷，毒水如注，渐渐收口。《广笔记》。○治下疳蛀梗。用珍珠生研细，象牙末、牛黄、冰片各一钱，牙皂二钱，滴乳石一两，研极细如飞面，共再研。每服一分，土茯苓汤调下。同上。

江珧柱 《本草从新》

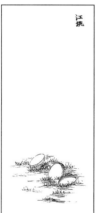

图 37-23-1 江珧
《三才》

【释名】角带子《养生食鉴》。

【集解】《本草从新》卷六：产四明奉化者佳。《异物名记》云：厥甲美如瑶玉，肉柱肤寸，名江珧柱。屠本畯曰：江珧壳色如淡菜，上锐下平，大者长尺许，肉白而韧，柱圆而脆。沙蛤之美在舌，江珧之美在柱。《岭表录》作海月者，误也。《医林纂要探源》卷三：肉柱突起，形如宝塔，味甚甘脆鲜美，为海菜中第一。功用无可考。

【气味】味甘，性平，无毒。《养生食鉴》卷下。甘，咸，微温。《本草从新》卷六。甘，咸，寒。《医林纂要探源》卷三。甘，温。《随息居饮食谱·鳞介类》。

【主治】止消渴，下气调中，利五脏，止小便，消腹中宿物。煮食甚益人。《养生食鉴》卷下。消腹中宿食，令人能食易饥。《本草从新》卷六。

【发明】《随息居饮食谱·鳞介类》：江瑶柱甘，温。补肾，与淡菜同，鲜脆胜之，为海味冠。干者咀食，味美不醒，娇娆异常，味重易化，周栎园比之梅妃骨。其壳色如淡菜，上锐下平，大者长尺许，肉白而韧，不中食，美惟在柱也。濒湖以为海月者，谬已。

海月 《本草拾遗》

【释名】镜鱼《食物辑要》。

【集解】《神农本经会通》卷一〇：南海水沫所化，煮时犹变为水，似半月，故以名之。姚氏《食物本草》卷一一：又有一种镜鱼，一名琐蛣，生南海。两片相合成形，壳圆如镜，中甚莹滑，映日光如云母。内有肉如蚌胎。腹有寄居虫，大如豆，状如蟹。镜鱼饥则出食，入则镜亦饱矣。郭璞赋云"琐蛣腹蟹，水母目虾"，即此。

【正误】《**本草纲目拾遗**》：濒湖以海月为江瑶柱，复附海镜。不知海月即海镜，而江瑶非海月也。此乃承《岭表录》之误。屠本畯《海物疏》云：海月形圆如月，亦谓之蛎镜，土人磨其壳以为明瓦者是也。岭南谓之海镜，又呼膏药盘。江瑶壳色如淡菜，上锐下平，大者长尺许，肉白而韧，柱圆而脆，与海月绝不相类，何可牵为一物耶。

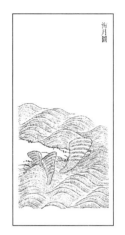

图 37-24-1　海月
《禽虫典》

肉

【气味】味辛，气平，无毒。《神农本经会通》卷一〇。味甘、辛，平，无毒。《食物辑要》卷七。

【主治】主消渴下气，令人能食。利五脏调中，能使易饥。消宿物仙方，止小便秘药。用生姜、酱食之。《太乙仙制本草药性大全·仙制药性》卷八。

壳

【气味】咸，大寒。《本草从新》卷六。

【主治】煎汤洗鹤膝风有效，煅研为粉涂湿烂疮如神。《本草从新》卷六。

牡蛎《本经》

【释名】蛎房、蚝山、蚝蒲《宝庆本草折衷》。

【集解】《**宝庆本草折衷**》卷一六：牡蛎，一名牡蛤，一名蛎蛤，一名蛎房，一名蚝山，一名蚝蒲。〇又云：一名左顾牡蛎。生东海池泽，附石而生，及南海。〇及永嘉、晋安、闽中及通、泰、莱、泉州。今海傍有之。〇采壳无时。或二、三、十一月采。《**太乙仙制本草药性大全·本草精义**》卷八：牡蛎一名蛎蛤，一名牡蛤。生东海池泽，系咸水结成，居海傍不动。天生万物皆有牝牡，惟蛎是咸水结成，块然不动，阴阳之道何从而生。《经》言牡者，非指为雄，正犹牡丹之牡同一义也。小乃碗�，大则崭岩，始生小如拳，四面渐长一二丈者，如山崭石，口向上如房相连，肉藏中随房渐长，每一房有蛎肉一块，肉之大小随房渐长。海潮辄至，房口悉开，涌入小虫，合以充腹。海人欲取其肉，凿房火逼得之，以锥凿房，用烈火逼开，方得挑取其肉。入药拯疴，除甲并口，采腮腮如粉之处。得左顾大者犹良。左顾之说诸注不同，一云取蛎向南视之，口斜向东者是；一云头尖者是，俱无证据。如大者为上品，火煅微红，杵罗细末。宜蛇床、牛膝、甘遂、甘草、远志，恶吴茱萸、麻黄、辛夷。入少阴肾经。十一月采左顾者入药。南人以其肉当食品，其味犹美好，更有益。兼令人细肌肤，美颜色，海族之最可贵者。

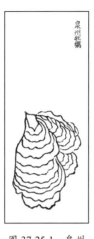

图 37-25-1 泉州牡蛎《图经（政）》

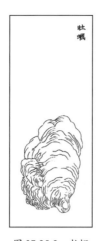

图 37-25-2 牡蛎《图经（绍）》

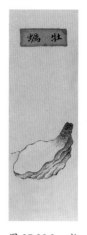

图 37-25-3 牡蛎《品汇》

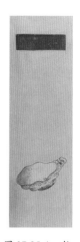

图 37-25-4 牡蛎《食物》

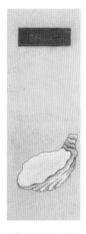

图 37-25-5 牡蛎《雷公》

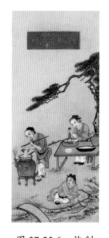

图 37-25-6 炮制牡蛎《雷公》

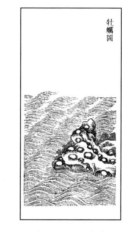

图 37-25-7 牡蛎《禽虫典》

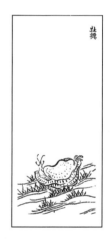

图 37-25-8 牡蛎《图说》

壳

【修治】《医宗必读·本草征要》下：火煅，童便淬之。《本草述》卷二九：取壳，以顶向北，腹向南，视之口斜向东者为左顾，尖头大者胜。先用盐水煮一时，后入火煅红，研粉用。大抵天左旋，而日月亦因之左旋。前哲论辨甚晰。潮依月附日者也。故牡蛎之因潮而结者，亦左顾也。

【气味】味咸、平、无毒。《绍兴本草》卷一七。味咸，平、微寒，无毒。《图经本草药性总论》卷下。味咸，平，涩，微寒，无毒。《宝庆本草折衷》卷一六。咸，寒，入少阴之经。《本草元命苞》卷八。味微咸、微涩，气平。《景岳全书》卷四九。

【主治】软痞积，又治带下，温疟疮肿。为软坚收涩之剂。《洁古珍珠囊》。主伤寒寒热，温疟洒洒，惊恚怒气，除拘缓，鼠瘘，女子带下赤白，除留热在关节，荣卫虚热往来不定，烦满，止汗，心痛气结，止渴，除老血，涩大小肠，止大小便。疗泄精，喉痹咳嗽，心胁下痞热。久服强骨节，杀邪鬼。贝母为之使。得甘草、牛膝、远志、蛇床良。恶麻黄、吴茱萸、辛夷。《图经本草药性总论》卷下。能去瘰疬，一切疮肿。入足少阴。咸为软坚之剂，以柴胡引之，故能去胁下之硬；以茶引之，能消结核；以大黄引之，能除股间肿；地黄为之使，能益精收涩，止小便，本肾经之药也。久服，强骨节，杀邪鬼，延年。《汤液本草》卷六。消瘀血，化老痰，去烦热，止惊痫心脾气痛，解喉痹咳嗽，疝瘕积块，痢下赤白，涩肠止便。禁鬼交遗沥，止滑精带下，及妇人崩中带漏，小儿风痰虚汗。《景岳全书》卷四九。

肉

【主治】主丹毒，酒后渴，宜姜醋生食之。主虚损血气，调中，宜煮食之。《宝庆本草折衷》卷一六。久食其肉，令人肌肤细腻。《药性粗评》卷四。

【发明】《绍兴本草》卷一七：牡蛎乃海生之物，采壳烧粉为用。性味、主治《本经》具载。大率固涩之性，用之取效多矣，而疗热未闻的验。今当作味咸、平、无毒为定。其肉非起疾之物矣。《本草纂要》卷一二：主女子赤白带下，男子遗精梦泄；又软积去痞，开结下气之要药也。吾闻和杜仲服可止盗汗，和黄芪服可止自汗，和干姜服可止阴汗，和麻黄根服可止头汗。至若柴胡为引，能去胁痛；茶清为引，能消结核；三棱为引，能破弦气；蓬术为引，能除痃癖；大黄为引，能疗股间之痛；甘草为引，能治瘰疬之核。又若益精止泄而不辞，莫非地黄为使可也；涩肠去澼而不继，亦非防风为使然也。大抵此剂生则味咸，咸能软坚故也。煅则味涩，涩则止泄是也。以海水所化之物，而治痰涎郁结之症，则化可去结，而咸亦下气者矣，岂精汗之症，有不治之然乎。《本草经疏》卷二〇：牡蛎得海气结成，故其味咸平，气微寒无毒。气薄味厚，阴也，降也。入足少阴、厥阴、少阳经。其主伤寒寒热，温疟洒洒，惊恚怒气，留热在关节，去来不定，烦满气结心痛，心胁下痞热等证，皆肝胆二经为病。二经冬受寒邪，则为伤寒寒热。夏伤于暑，则为温疟洒洒。邪伏不出，则热在关节，去来不定。二经邪郁不散，则心胁下痞热。邪热甚，则惊恚怒气，烦满气结心痛。此药味咸气寒，入二经而除寒热邪气，则荣卫通，拘缓和，而诸证无不瘳矣。少阴有热，则女子为带下赤白，男子为泄精，解少阴之热而能敛涩精气，故主之也。咸属水，属阴而润下，善除一切火热为病，故又能止汗止渴，及鼠瘘、喉痹、咳嗽也。老血者，宿血也，咸走血而软坚，所以主之。其性收敛，故能涩大小肠，止大小便利也。肾主骨，入肾益精，则骨节自强。邪本因虚而入，肝肾足则鬼邪自去。人以肾为根本，根本固，则年自延矣。更能止心脾气痛，消疝瘕积块，瘿瘤结核，胁下坚满等证，皆寒能除热，咸能软坚之功也。《本草汇言》卷一九：牡蛎涩精气，止崩带之药也。顾汝琳曰：此得海水浮沫附石结成，乃湿生也。本以水凝为质，应潮开阖，体类坚金，生则味咸，咸能软坚。《别录》所以化积去痞、消瘿散瘰疬也。煅则味涩，涩能止泄，农皇所以止妇人赤白带下；孟诜所以止男子遗精梦泄也。大抵此海水所化之物，实无情而致有情也。遗精淋带，感无情之气，致损有形之质也。如失精与失血者，投此旋定。但味咸气寒，凡病虚而有热者宜用，虚而有寒者忌之。肾虚无火、精寒自出者，亦非宜矣。**《医宗必读·本草征要》下**：寒者禁与，虚热者宜之。**《药镜》卷四**：牡蛎疗遗精，旋施带下。善固涩，又治崩中。咸以软坚，故坠凝痰于胁肋。寒以敛热，故消瘰疬于喉咙。若乃水肿阴囊，须臾可疗，必须干姜为末，冷水同调。欲止盗汗，则佐以杜仲；欲止自汗，则佐以黄耆；欲止头汗，则佐以麻黄。欲消胁硬，则引以此胡；欲消项核，则引以芽茶；欲消股肿，则引以大黄。**《本草新编》卷五**：牡蛎味咸，气平、微寒，无毒。左顾者良，火煅末用。入少阴肾经。软积癖，消结核，去胁下硬，泻热敛肿，益精，遗尿可禁，敛阴汗如神，摩宿血，消老痰，绝鬼交，收气滞。但止可为佐使。佐之补则补，佐之攻则攻，随药转移不能自主也。**《顾氏医镜》卷八**：牡蛎咸，寒。入肝肾二经。火煅，或童便，或醋淬之。盗汗梦遗便浊均求，溺频带下崩淋并简。皆取其咸能走血，咸能入肾，寒能除热，涩能固脱也。又咸能软坚，故又有化痰，消瘰疬积块之功。虚而热者宜之。有寒者勿用。**《长沙药解》卷四**：牡蛎味咸，微寒，性涩。入手少阴心、足少阴肾经。降胆气而消痞，敛心神而止惊。《金匮》牡蛎泽泻汤，牡蛎、泽泻、海藻、蜀漆、葶苈、商陆根、栝蒌根，等分为散，白饮和服方寸匕，小便利止服。治大病差后，腰以下有水气者。大病新瘥，汗下伤中之后，脾阳未复，不能行水，从腰以下，渐有水气。牡蛎、栝蒌清金而泄湿，蜀漆、海藻排饮而消痰，泽泻、葶苈、商陆决州都而泄积水也。伤寒小柴胡汤方在柴胡治少阳伤寒，胁下痞硬，去大枣，加牡蛎，以其软坚而消痞也。柴胡桂枝干姜汤方在干姜用之治少阳伤寒，汗下后胸胁满结。以其化结而消满也。《金匮》栝蒌牡蛎散方在栝蒌用之治百合病，渴不差者。以其凉金而泄热也。白术散方在白术用之养妊娠胎气，以其消瘀而除烦也。《金匮》桂枝龙骨牡蛎汤，《伤寒》桂枝甘草龙骨牡蛎汤，桂枝去芍药加蜀漆龙骨牡蛎汤，柴胡加龙骨牡蛎汤诸方并在龙骨皆用之，以其敛神而止惊也。牡蛎咸寒降涩，秘精敛神，清金泄热，安神魂而保精液。凡心悸神惊，遗精盗汗之证皆医，崩中带下，便滑尿数之病俱疗，善消胸胁痞热。缘少阳之经，逆而不降，则胸胁硬满，而生瘀热。牡蛎降摄，君相之火甲木下行，经气松畅，硬满自消。一切痰血癥瘕，瘿瘤瘰疬之类，得之则化，软坚消痞，功力独绝。粉身止汗最良。煅粉，研细用。**《神农本草经读》卷二**：牡蛎气平者，金气也，入手太阴肺经；微寒者，寒水之气也，入膀胱经；味咸者，真水之味也，入足少阴肾经。此物得金水之性。凡病起于太阳，皆名曰伤寒。传入少阳之经，则为寒热往来，其主之者，藉其得秋金之气，以平木火之游行也。温疟者，但热不寒之疟疾，为阳明经之热病；洒洒者，即阳明白虎证中背微寒、恶寒之义，火欲发而不能径达也，主以牡蛎者，取其得金之气，以解炎暑之苛。白虎汤命名，亦同此意也。惊恚怒气，其主在心，其发在肝。牡蛎气平，得金之用以制木。味咸，得水之用以济火也。拘者筋急，缓者筋缓，为肝之病。鼠瘘即瘰疬之别名，为三焦胆经火郁之病，牡蛎之平以制风，寒以胜火，咸以软坚，所以咸主之。止带下赤白与强骨节二句，其义互见于龟板注中，不赘。杀鬼邪者，补肺而申其清肃之威。能延年者，补肾而得其益精之效也。

【附方】《药性粗评》卷四：瘰疬。凡患鼠瘘结核，肿痛不消者。牡蛎火内煅过，放湿地上，纸衬过夜，以出火毒，取四两，玄参三两，共捣为末，以面糊丸，如梧桐子大，每早并晚卧时各三十丸，温酒送下，服尽而根亦除矣。痈肿。凡患肿毒未成脓，但红硬焮痛者。白牡蛎研成粉，水调涂肿上，干复易之，即差。

《本草汇言》卷一九：治久年痞积及癥瘕坚块。用牡蛎八两，生捣极细，重罗筛过，配干姜十两、于白术一斤，俱用酒拌炒，共研极细末，饴糖为丸梧子大。每食前早晚各服二钱，好酒吞下。《方脉正宗》。○治瘰疬瘿核，不拘已破、未破。用牡蛎四两，甘草一两研极细，每早饭后用一钱，茶汤调服。初虞世方。○治妇人赤白带下，男子遗精梦泄。用牡蛎、龙骨各二两，俱火煅通红，研极细末，配芡实、白术各五两，俱酒拌炒，研细末，总和匀，饴糖为丸梧子大。每早饭前用二钱，米汤吞下治心虚自汗，盗汗，经月不止。用牡蛎火煅五钱，麦门冬、黄耆、白术、石斛各三钱，半夏、陈皮各二钱，甘草、北五味各一钱，水二碗，煎八分，侵晨一服，临睡一服，半月即愈。《方脉正宗》。○治痢疾窘急胀痛。用牡蛎生捣一两，大黄酒煮五钱，枳壳麸炒一两，三味共为极细末，红曲打糊为丸如黍米，每服一钱，白汤下。三四服即止。按：牡蛎火煅即涩而止积，生捣即行而消积，不可不知。同上。○治阳虚自汗。用牡蛎火煅五钱，人参三钱，麦门冬五钱，北五味二钱，煎汤饮立止。外再用牡蛎火煅数两，捣细粉，布包扑身上，亦可收汗。《方脉正宗》。

蚌 《嘉祐本草》

【释名】河歪《本草新编》。

【集解】《本草品汇精要》卷三一：《埤雅》云：蚌孚乳以秋，闻雷声则，其孕珠若怀妊然，故谓之珠胎。一名蜃，乃蚌之大者也。物有非其类而化者，若牡蛎、蚌蛤，无阴阳牝牡，须雀、鸽以化，故蚌之久者能生珠，专一于阴也。《海物异名记》曰：蜃，布泥有疆界，其蒸气为楼台。《月令》云：雉入大水为蜃是也。

肉

【气味】冷，无毒。《图经本草药性总论》卷下。味甘，冷，无毒。《日用本草》卷五。味甘、咸，性冷，无毒。《太乙仙制本草药性大全·仙制药性》卷八。

【主治】明目，止消渴，除烦解热毒，补妇人虚劳下血，并痔瘘，血崩带下，压丹石药毒，以黄连末内之。取汁，点赤眼并暗眼。《图经本草药性总论》卷下。止消渴除烦而解热毒，补妇女虚劳损伤不足。血崩带下堪止，丹石药毒服良。治痔瘘捷剂，明眼目神方。以黄连末纳口内取汁，能点赤眼并盲。《太乙仙制本草药性大全·仙制药性》卷八。

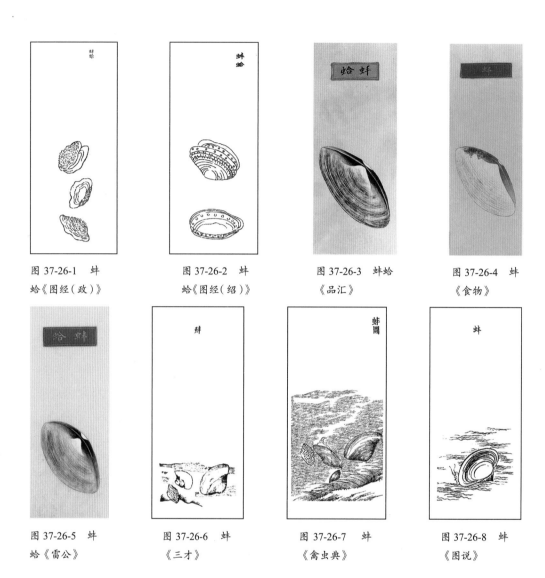

图 37-26-1 蚌
蛤《图经（政）》

图 37-26-2 蚌
蛤《图经（绍）》

图 37-26-3 蚌蛤
《品汇》

图 37-26-4 蚌
《食物》

图 37-26-5 蚌
蛤《雷公》

图 37-26-6 蚌
《三才》

图 37-26-7 蚌
《禽虫典》

图 37-26-8 蚌
《图说》

蚌粉

【气味】冷，无毒。《宝庆本草折衷》卷一七。微咸，寒，无毒。《本草述》卷二九。

【主治】治反胃痰饮，治疳，止痢，呕逆。痈肿，醋调傅。兼制石亭脂。《宝庆本草折衷》卷一七。除烦解热，止消渴，明目，断下痢，治疳。补妇人虚劳下血，疗痔漏带下崩中。《本草元命苞》卷八。治痔瘘捷剂，明眼目神方，翻胃痰饮相当。《太乙仙制本草药性大全·仙制药性》卷八。

【发明】《绍兴本草》卷一七：蚌，《本经》虽具主治，而有服饵、外用之说，皆非所宜。惟以壳烧粉外用涂傅疮肿者，间亦用之，余无验据。《本经》云性冷、无毒者是矣。海多产之。《宝庆本草折衷》卷一七：宥师《必效方》治脾疼，以真蚌粉研细，沸汤点二钱服之。或用醋调服，忌食生冷。又暑月发热痱（音沸），遍体赤，或疼或痒，以此粉裹傅，最凉肌除痱。近世多以南康军出者为胜。《本草汇言》卷一九：化痰积，定咳嗽，解湿热，李时珍止白浊白带之药也。释医临水曰：蚌，水产也。壳研为粉，其体沉坠，其性寒润而滑。治病之要，只在行湿、清热、化痰而已。如宋医李防御治湿痰咳嗽，肺气壅闭，面浮喘肿者；而《日华子》治膀胱湿热不清，为淋、为癃、为浊、为带；或小儿脾热疳积，为痢、为胀诸证。膀胱为水府，此药味咸水化，气类相从，故兼用之。但性惟寒降，诸病属脾肺虚寒而无火者，须禁用之。《侣山堂类辩》卷下：蚌蛤，介虫三百六十，皆具坚甲之象。感金气而生，金生水也，外刚内柔，离之象也。故蚌蛤之肉，皆主清凉；在外之壳，又能燥湿，是一物而有水火寒热之分焉，非惟蚌蛤之为然也。如坎为水，水生木，其于木也，为坚多心，是木皮之清凉者，其心则热，又非惟木之为然也。凡物之极寒者必有热，极热者必有寒。盖物极则变，变则生化。《本草述》卷二九：蚌不分湖海，俱应月而胎珠。夫月乃至阴之精，然借光于日，是则至阴之中，固有至阳也。应气以生者蚌，谓其壳粉不因至阴之气以清热，而阴中有阳者以利湿乎？时珍云：江湖蚌粉与海蛤粉同功，但无咸水浸渍，止能清热利湿而已。虽然，蚌壳粉亦有微咸，以俱原于水也。第其收阴归阳之功，实不及海粉，投剂宜酌之。《本经逢原》卷四：蚌与蛤皆水产，而蛤则生咸水，色白，入肺，故有软坚积化顽痰之功。蚌生淡水，色苍，入肝，故有清热行湿，治雀目夜盲之力。盖雀目则肝肾之病也。初生小儿哑惊，活蚌水磨墨滴入口中，少顷下黑粪而愈。生蚌炙水，治汤火伤甚效。古方用治诸水，清神定魄，以大蚌向月取水是也。

【附方】《本草汇言》卷一九：治湿痰发嗽，终夕不寐，喘促、面浮肿如盘。用蚌壳粉研极细一两，真青黛三钱，共研匀，每蚤晚各食前服一钱五分，白汤调服。《类编》方。○治男妇小便淋沥、痛涩，或白浊白带。用蚌壳粉研极细一两，车前子六钱炒黄，同研细，每早晚各食前服二钱，灯心汤调下。《方脉正宗》。○治痰涎积聚，结于胸膈心腹作疼、日夜不止，或干呕哕食者。用蚌壳细粉一两，巴豆仁十粒同炒，豆焦黑，去豆不用，以红曲六钱作末，醋打糊丸梧子大。每服三十丸，姜酒下。孙仁存方。○治汤泡火烧疼痛。用蚌壳细粉，不拘多少，用香油调涂患上，不痛不而愈。《方脉正宗》。

马刀 《本经》

【集解】《本草衍义》卷一七：马刀，京师谓之烁岸。春夏人多食，然发风痰，性微冷。又顺安军界河中亦出，大抵与马刀相类，肉颇澹。人作鲊以寄邻左，又不能致远。亦发风。此等皆不可多食。今蛤粉皆此等众蛤灰也。《太乙仙制本草药性大全·本草精义》卷八：马刀，一名马蛤，京师谓之岸。生江湖池泽中及东海，在处皆有之。细长小蚌也，长三四寸，阔五六分以来，头小锐，多在沙泥中，江汉间人名为单姥，亦食其肉，大类蚌。

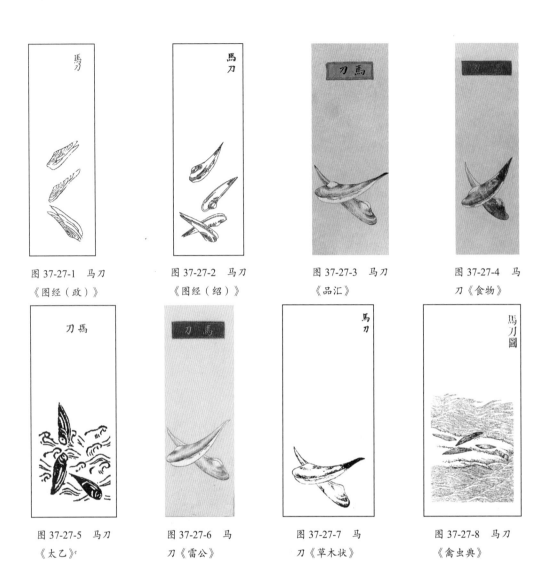

图 37-27-1 马刀 《图经（政）》　　图 37-27-2 马刀 《图经（绍）》　　图 37-27-3 马刀 《品汇》　　图 37-27-4 马刀《食物》

图 37-27-5 马刀 《太乙》　　图 37-27-6 马刀《雷公》　　图 37-27-7 马刀《草木状》　　图 37-27-8 马刀 《禽虫典》

【气味】味辛，气微寒，有毒。《本草集要》卷六。

【主治】主漏下赤白寒热，破石淋，杀禽兽、贼鼠。《本草集要》卷六。主漏下赤白，寒热，破石淋，杀禽兽贼鼠，除五脏间热，肌中鼠，止烦满，补中，去厥痹，利机关。《神农本经会通》卷一〇。消水瘘，气瘿，痰饮。《本草纲目易知录》卷五。

【发明】《绍兴本草》卷一七：马刀，如蚌蛤之类，别是一种之物。《本经》虽具性味、主治，然非起疾良药，况未闻入方用验。当云性冷、有毒是矣。江海多产之。《本草衍义补遗》：马刀与蛤、蚌、蛳、蚬大同小异，属金而有水、木、土。《衍义》言其冷而不言湿。多食发疾，以其湿中有火，久则气上升而不降，因生痰，痰生热，热生风矣。何冷之有？《神农本经会通》卷一〇：用之当炼，得水烂人肠。又云得水良。《调疾饮食辩》卷六：马刀壳粉，既云能烂人肠，合诸《本经》能杀禽兽贼鼠之语，明明大毒之物，肉又安能如蚌肉之无毒乎，不宜轻食。

蛼蜯《嘉祐本草》

【集解】《本草品汇精要》卷三一：
《图经》曰：此种亦蚌属，其形似蛤，长
扁而有毛，生江海，及湖泽中有之，人
取壳为药，食其肉无功用也。旧本俱不
载所出州土，今在处有之。其形有毛，
似蛤而长扁。

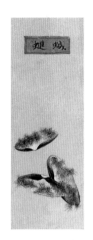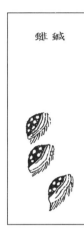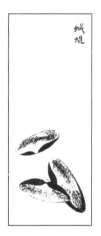

图 37-28-1　蛼蜯
《品汇》　　图 37-28-2　蛼蜯
《太乙》　　图 37-28-3　蛼蜯
《草木状》

肉

【气味】无毒。《本草品汇精要》
卷三一。味淡，性冷。《药性全备食
物本草》卷三。味咸，平，无毒。
姚氏《食物本草》卷一一。

【主治】主利大、小肠，多食发风。姚氏《食物本草》卷一一。

壳

【主治】壳烧灰作末服之，主痔疾之神方。《太乙仙制本草药性大全·仙制药性》卷八。
壳烧灰作末，米饮下，治痔疾神效。《药性全备食物本草》卷三。

蚬《嘉祐本草》

【集解】《食鉴本草》卷上：按《图经》云：小于蛤，黑色，生泥水中，候风雨，能以壳为
翅飞也。《本草纲目拾遗》卷一〇：蚬生沙泥中，江湖溪涧多有，其类不一，有黄蚬、黑蚬、白蚬、
金口、玉口等名。黄蚬壳薄肉肥，黑蚬壳厚肉薄。又番禺韦涌地方产无耳蚬，更甘美异常。凡蛤
之属皆能孕子，而黄蚬化蛾而散卵，白蚬藉雾以生形，则又一异。《海南介语》：蚬在沙者黄，在
泥者黑。蚬老则肉出小蛾而蚬死，小蛾复散卵水上为蚬。凡南风雾重，则多白蚬，北风雾则否。
盖白蚬之生，生于雾。雾味咸，咸为白蚬所生之本。始生时，白蚬之形如雾，自空而下，若无若有，
人见以为雾也。渔人知之，以为天雨蚬子也。蚬子即成，以天暖而肥，寒而瘠。在茭塘沙湾二都
江水中，积厚至数十百丈，是曰蚬塘，其利颇大。《纲目》蚬下集解，尚欠详晰，且其主治下壳
肉蚬水皆载，而蚬腊无闻焉，特采《介语》以补。解蛊，并治不服水土《介语》。

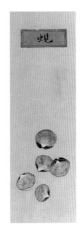

图 37-29-1 蚬
《品汇》

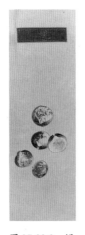

图 37-29-2 蚬
《食物》

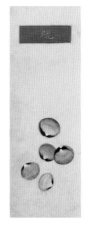

图 37-29-3 蚬
《雷公》

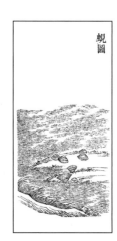

图 37-29-4 蚬
《禽虫典》

肉

【气味】冷，无毒。《宝庆本草折衷》卷一七。味甘、咸，性冷，无毒。《药性要略大全》卷一〇。

【主治】治时气，开胃，压丹石药，下湿气。下乳，糟煮服良。生浸取汁，洗丁疮。多食发嗽并冷气，消肾。去暴热，明目，利小便，下热气，脚气湿毒，解酒毒，目黄。浸汁服，主消渴。《宝庆本草折衷》卷一七。清湿热，治目黄、溺涩，脚气，洗疔毒、痘痈诸疮。《随息居饮食谱·鳞介类》。

【附方】《食鉴本草》卷上：治疔疽恶毒，以蚬肉杵烂，涂之立消。壳：曾经风雨日久者尤佳。新增陈壳止阴疮，止痢。《神仙秘法》：治翻胃吐食及化胸中痰涎，烧为白灰，米饮调方寸匕。《外科集要》。

壳

【气味】温。《本草元命苞》卷八。甘、咸，寒。《随息居饮食谱·鳞介类》。味咸，温，无毒。姚氏《食物本草》卷一一。

【主治】疗阴蚀，止渴，胃反失精。〇烧为白灰，饮下，除心胸痰水。《本草元命苞》卷八。治阴疮、止痢及反胃失精。《药性要略大全》卷一〇。烧灰服，治反胃吐食。除心胸痰水，化痰止呕，治吞酸心痛及暴嗽。烧灰，涂一切湿疮。姚氏《食物本草》卷一一。

【附方】《食鉴本草》卷上：治翻胃吐食及化胸中痰涎。烧为白灰，米饮调方寸匕。《神仙秘法》。

沙白《养生食鉴》

【集解】**何氏《养生食鉴》卷下**：肉形如蟠而大些，壳光滑，黄白色。**《新编六书·药性摘录》卷六**：似沙白而差小，壳青黄色，多食动风发疮。

【气味】味甘，性温，无毒。《养生食鉴》卷下。

【主治】清热补虚，除烦解渴，令人肥健，煮食最宜。《养生食鉴》卷下。

车螯《海药本草》

【集解】**《宝庆本草折衷》卷一七**：车螯，一名大蛤，一名蜄。○《博济方》用者名车螺，一名昌娥。○又云：紫者名紫贝。○蜄，生南、北海《图经》。○又云：采无时。○药中所用车螯，即大黄蛤之壳也。以紫唇光厚者为上。**《药性全备食物本草》卷三**：车螯，蜃名，系蛤之至大者。春夏吐气俨若楼台，变态顷刻多端，土人称为海市。有肉可荐，有珠可穿。壳可嵌饰屏风。

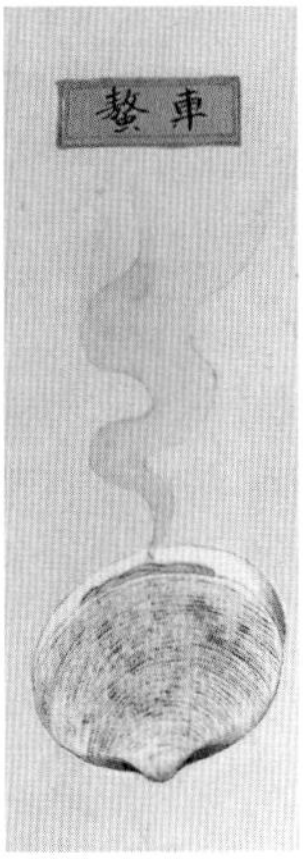

图 37-31-1　车螯《品汇》

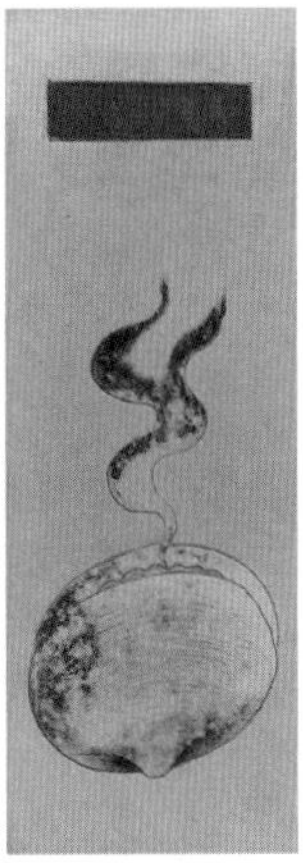
图 37-31-2　车螯《食物》

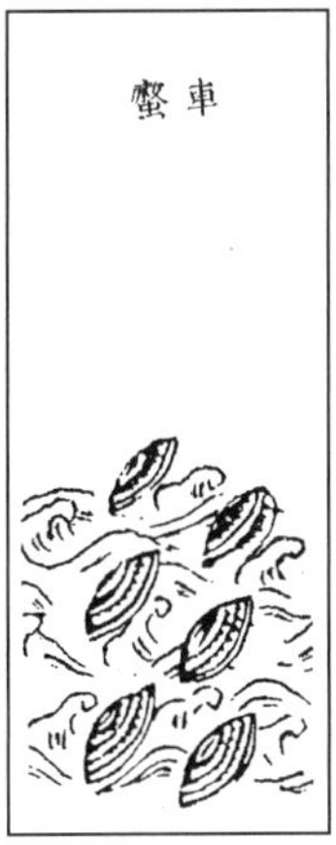
图 37-31-3　车螯《太乙》

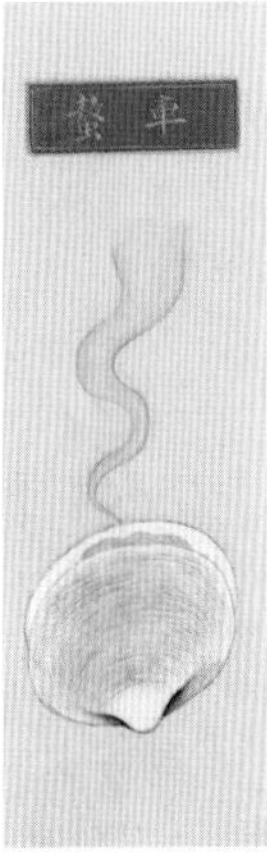

图 37-31-4　车螯《雷公》

肉

【气味】味咸，平、冷，无毒。《宝庆本草折衷》卷一七。

【主治】治酒毒，消渴，并痈肿。《宝庆本草折衷》卷一七。

壳

【气味】味甘、咸，气寒，无毒。沉而降，阴中阴也。入足三阴经血分。《本

【主治】入药治疗疮肿毒弥佳。火煅两遭，以醋淬，捣末绝细，甘草对和，酒送下咽，又以醋调敷于肿处。《太乙仙制本草药性大全·仙制药性》卷八。消积块，治痈疽发背焮痛。《养生要括·介类》。

【发明】《绍兴本草》卷一七：车螯，《本经》云治酒毒消渴之说，显非所宜。然多食之动风致痰者固有之。产海中。当从《本经》性冷、无毒者是矣。其壳又未闻入方验据。《养生要括·介类》：车螯，味咸气寒而降，阴中之阴也。入血分，故宋人用治痈疽，取恶物下，云有奇功。亦须审其气血虚实，老少如何，可也。《调疾饮食辨》卷六：车螯性虽冷，而能解毒，痈肿初起宜食。《水土记》曰：似车螯而角不正者名移角，壳薄者名姑劳，小者名羊蹄，肉性皆与车螯仿佛。

【附方】《宝庆本草折衷》卷一七：治疮疖肿毒。烧二度，各以醋煅，捣为末，甘草等分，酒服。又以醋调傅肿上。

《本草汇言》卷一九：治酒积癖块。以车螯粉每早用二钱，白汤调服。

车渠《海药本草》

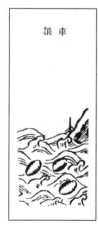

图 37-32-1　车渠《太乙》

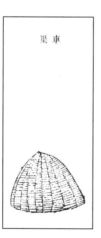

图 37-32-2　车渠《备要》

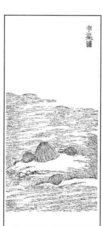

图 37-32-3　车渠《禽虫典》

【集解】《太乙仙制本草药性大全》卷六《本草精义》：车渠生自西国，玉石类同。形如蚌蛤，外多纹理。亦出海中，得者珍藏不忝金玉。《西域记》云：重堂殿梁楶皆以七宝饰之，此其一也。

壳

【气味】大寒，无毒。《药性要略大全》卷八。味甘、咸，性寒，无毒。《食物辑要》卷七。

【主治】生用安神镇宅，解诸药毒及虫螫毒。入眼药。《药性要略大全》卷八。实安神镇宅之灵符，解诸毒虫螫之妙药。以玳瑁一片，同车渠一倍，人乳摩之极有效。《太乙仙制本草药性大全·仙制药性》卷六。解酒毒，止消渴。《食物辑要》卷七。

海蛤《本经》

【集解】《太平御览》卷第九八八：《博物志》曰：东海有蛤，鸟尝啖之肉，消尽，壳起出，浮泊在沙岸，潮水往来，揩荡白如雪，入药最良胜。取自死者。《梦溪笔谈·药议》卷二六：海蛤今不识其生时，但海岸泥沙中得之，大者如棋子，细者如油麻粒，黄白或赤相杂，盖非一类。乃诸蛤之房，为海水砻砺光莹，都非旧质蛤之属，其类至多。房之坚久莹洁者皆可用，不适指一物，故通谓之海蛤耳。《宝庆本草折衷》卷一六：海蛤，一名魁蛤，一名海蚧，一名豚耳，一名紫薇，一名伏老，乃文蛤之壳浪濯而滑泽者也。生东海，及登、莱、沧州。○采无时，或四、五月采。○蜀漆为使，畏狗胆、甘遂、芫花。《本草元命苞》卷八：出东海，登、莱、沧州。乃烂壳，风波淘洒。又云：经雁食之，从粪中出过数多，故有光泽也。陈藏器以海蛤是海中烂壳，久为风

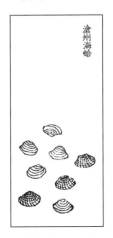

图 37-33-1　沧州
海蛤《图经(政)》

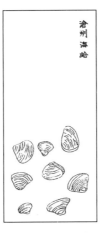

图 37-33-2　沧州
海蛤《图经(绍)》

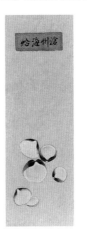

图 37-33-3　沧州
海蛤《品汇》

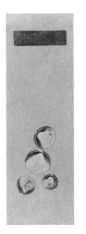

图 37-33-4　海
蛤《食物》

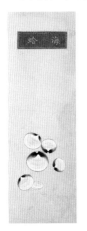

图 37-33-5　海
蛤《雷公》

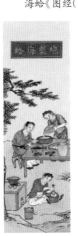

图 37-33-6　炮
制海蛤《雷公》

图 37-33-7　海蛤
《汇言》

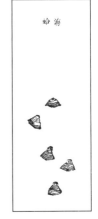

图 37-33-8　海蛤
《备要》

波淘洗而为之，不必雁腹中出也。自然圆净，大小不齐，久远最佳。新为文蛤。又一种游波骨极类，比海蛤但少莹泽，误食之，令人狂眩，用醋蜜解之即愈。

【修治】《太乙仙制本草药性大全·仙制药性》卷八：凡修事一两，于浆水中煮一伏时后，却以地骨皮、柏叶二味又煮一伏时后出，于东流水中淘三遍，拭干，细捣研如粉，然后用。凡一两，用地骨皮二两，并细剉，以东流水淘取用之。《本草发明》卷六：只宜火煅作散用。

【气味】味咸，平，无毒。《绍兴本草》卷一七。味苦、咸，平，无毒。《宝庆本草折衷》卷一六。味苦、咸，气寒，无毒。《太乙仙制本草药性大全·仙制药性》卷八。

【主治】主咳逆上气喘息，治烦满胸胁急胀，疗阴痿五痔崩中。止消渴，润五脏。下水肿，利小便。《本草元命苞》卷八。

【发明】《绍兴本草》卷一七：海蛤，采壳为用。性味、主治、形质、出产已载《经》注，然治咳嗽诸方亦间用之。《本草汇言》卷一九：海蛤粉，李时珍化痰饮，农皇下逆气，甄权定喘肿，消胸胁满胀之药也。马继高曰：此属海水沙沫结而成形，又随海水奔聚沙碛，日暴而肉消，仅存空壳也。其体坚洁，日随湍水奔荡不已，故《本草》专主积痰留饮，停滞经络、藏府、胸臆之间，遏逆气道不行，而为肿、为喘、为胀满、为大小不通。假此坚洁润下、汩荡通流之物，而治闭逆不通之证，则热可清，痰可化，湿可利矣。病因热邪痰结气闭者宜之，若气虚有寒、中阳不运而为此证者，切勿轻授。《本草述》卷二九：海蛤之用，在《本经》谓其治咳逆上气喘息，烦满胸痛，寒热，盖所主治，固治阴气虚而上逆者也。夫肾乃气之元，气阳也，出于阴中。《内经》曰：阴者，阳之守也。阴不能为阳之守，故有种种如上诸证。即《别录》谓其疗阴痿，则知其归阳于阴矣。然《唐本草》又谓其主十二水满急痛，并甄权治水气浮肿者，云何？在《内经》曰：肾者，牝藏也。地气上者，属于肾而生水液也。又曰：出地者，阴中之阳，阳予之正，阴为之主。若然，但病于阴之不为阳守，而阳乃上逆，则至阴之生水液者，不得阳以为正，亦即随阳泛滥四出矣。虽然，在《本经》已包举而言之，如《内经》曰阳明，所谓上喘而为水者，阴气下而复上，上则邪客于藏府间，故为水也。所谓胸痛少气者，水气在藏府也。水者，阴气也，阴气在中，故胸痛少气也。即此参之，在《本经》所主治不已悉其未言之证乎？抑已既病于水，而萧炳何以又谓其止消渴，润五脏也？曰：《内经》明言其邪客于藏府矣，是真阴实大损也。兹味之治，固导邪水而益真阴，以还其生水液之原也。真阴益，则阳不孤行，而消渴除，五脏润矣。阳不孤行，即附于阴，故在下焦之膀胱及大小肠，所谓气化斯出者，先受其益，以其开窍于二阴之故也。且并阴之已成血者，阴得阳化，而亦不病于孤行，如伤寒血结之类是也。推而疗痰饮及胸膈胀急，为水液之所结，更血之所结，如瘿瘤类，何莫非此不孤行之阴阳以奏功乎？至于妇人崩中带下，固亦以其阳不孤行者守之，妇人血结，并以其阴不孤行者化之矣。或曰：兹物以其咸也，如咸味固侈，何独如是之功乃在兹欤？曰：海咸之异于河淡者，明明犹之人身水脏也。而其气所生化之物，如兹种无情而有情，更与人身之气化相感，先圣取之以疗如上诸证，岂苟然哉？虽然，取鲜蛤而用之，唯滨海诸郡易易耳，即疗水肿证，亦多有取蛤壳煅成粉者，临证从其权宜可也。○水之原在肾，然水之主在土，治斯证者，固宜参酌于胃肾以投剂矣。然如斯味为补肾归阳要药，乃方书治水证用之亦寥寥也，何哉？

【附方】《太乙仙制本草药性大全·仙制药性》卷八：治伤寒汗不溜，搐却手脚。海蛤、川乌头各一两，川山甲二两，为末，酒糊和丸大一寸许，捏扁，置所患足心下，擘葱白盖药，以帛缠定，于暖室中取热水浸脚至膝上，久则水温又添热水，候遍身汗出为度。凡一二日一次浸脚，以知为度。○主水癖。取二两，先研三日，汉防己、枣肉、杏仁三两，葶苈子六两，熬研成脂为丸，一服十丸，利下。

《本草汇言》卷一九：治痰饮停滞中焦。逆气不下，喘促成肿，以致胸胁满胀，甚则大小不通，坐卧不宁等证。用海蛤粉、汉防己、葶苈子各七钱，赤茯苓、桑白皮各一两，陈广皮、郁李仁各六钱，共为末，红曲、姜汁打糊丸梧子大。每早晚各服二钱，米汤下。《圣济录》。

文蛤《本经》

【集解】《太乙仙制本草药性大全·本草精义》卷八：文蛤旧本不载所出州土，今登莱诸州亦有之。系新蛤壳未烂，临东海岸可收。斑紫形尖，表多文彩，金名文蛤，贵之之辞。仲景伤寒方中曾用研为散末，有文蛤散。《唐本》云：文蛤大者圆三寸，小者圆五六分。若今妇人以置胭脂者，殊非海蛤之类也。夫天地间物，无非天地间用，岂限其数为正副耶！陈藏器云：文蛤是未烂蛤壳犹有文者。此乃新旧为名，二物元同一类，假如雁食蛤壳，岂择文与不文？苏恭此言殊为未达，至如烂蚬蚌壳，亦有所主，与生不同。陶云副品，正其宜矣。《说文》曰千岁燕化为海蛤，一名伏老，伏翼化为，今亦生子滋长也。

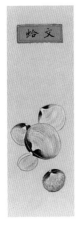

图 37-34-1　文蛤《品汇》

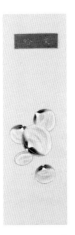

图 37-34-2　文蛤《雷公》

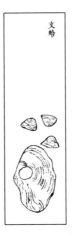

图 37-34-3　文蛤《本草汇》

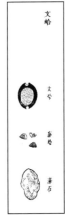

图 37-34-4　文蛤《类纂》

【气味】气平，味咸，无毒。《汤液本草》卷六。味苦、咸，性平、寒，无毒。《药性全备食物本草》卷三。

【主治】主恶疮蚀，五痔，咳逆胸痹，腰痛胁急，鼠瘘出血，崩中漏下。《宝庆本草折衷》卷一六。走肾可以胜水，软坚而能开结。主恶疮痹蚀五痔，疗鼠瘘大孔出血。除胸痹腰痛，治漏下崩中。《本草元命苞》卷八。利水为咸走肾，坠痰因咸软坚。驱胁急腰疼，除喉咳胁痹。收涩崩中带下，消平鼠瘘痔疮。走马疳蚀口鼻将危，和腊猪脂为膏敷贴。疝气引小肠吊痛，同香附末姜汁调吞。《本草蒙筌》卷一一。

【发明】《绍兴本草》卷一七：文蛤，主治已具《本经》，与海蛤性味无异多矣。但古方亦用之，未闻的验。当从《本经》味咸、平、无毒为正。《宝庆本草折衷》卷一：海蛤、文蛤本一物也，风涛磨荡，有远近耳。艾原甫编二蛤为一条，其中剖析功用，皆祖述经注之旨。按木部五倍子亦名文蛤。详玩张仲景方文蛤散，即此文蛤也。若《三因方》文蛤散，乃五倍子也。今文蛤之肉，味甘而寒，可解酒热，除渴及丹石毒，并煮汁饮。惟风疾疮痹泻痢人忌食之。或盐淹久藏，尤发嗽疾。《本草经疏》卷二〇：文蛤即花蛤，大小背上有班文。得阴水之气，故其味咸，气平，无毒。《经》曰：硬则气坚，咸以软之。文蛤之咸，能消散上下结气，故主咳逆胸痹，腰痛胁急也。恶疮蚀，五痔，鼠瘘大孔出血，崩中漏下，皆血热为病，咸平入血除热，故主之也。更能止烦渴，化痰，利小便。《本草汇言》卷一九：止咳逆，《别录》消胸痹，时珍化痰软坚之药也。吴养元曰：按成无己云：文蛤之咸走肾，以胜水气。凡病水湿痰饮，胶结不化，致成中宫否隔，升降失调，滞于气而为咳逆，滞于血而为胸痹者，以此咸寒软坚之物，如气之逆而不下，痹而不通者，可迎刃而解矣。又如仲景书论伤寒病在阳，当以汗解，反以冷水噀之或灌之，其热被却不得出，弥更益烦，皮上粟起，意欲饮水、反不渴者，以文蛤散主之。此药生聚海湍急流，捣研成散，用沸汤调服数钱，能分利水湿之邪，壅遏阳道。昔仲景用之，为因寒郁热，假此分利表间水气故耳。则知此为清热消饮之轻剂，且必于欲饮水、反不渴者用之，则知能泄偶郁之热，而不能胜实结之热矣。《本草乘雅半偈》帙一一：文蛤，生海湍沙碛，湿生也。湿以合感，故虫偕合，表彩陆离，复名文蛤。两瓣函合，中含灵液，可菹可苴，流而不盈，故主火亢浸淫而蚀疮，水郁肠澼而五痔，至水亡润，火失炎，体用两竭，坎窞化息者，功力捷如影响。《本草述》卷二九：张仲景先生治伤寒在阳明未入府者，固宜汗解，乃有因其烦燥，误以水噀及灌之，遂使寒转郁，而郁中增热，所以更益烦热，然皮上却有粟起，此外寒郁热之征，故欲饮水者，中有热也，不渴者，非真热，乃郁而成也。如是证，先生乃以文蛤散主之，是为其能开寒郁于阳明，而使阳之结气得散，故此证亦列之结胸例也。愚妄揣蛤粉能开郁热，谓其阳郁于阴中者，藉同气之阴，引之归下，而所结之阳亦逐之以散也。初意以为创，及阅先生文蛤散之治，大获我心矣。然则此味又岂但如丹溪所云能降能消能软能燥，而其功仅仅在一痰饮乎哉？○附案：愚于戊戌岁，冬深终之气，主气寒水，既与司天相合，而客气湿土又与在泉相合，更加于主气寒水之上，其病于阳气甚矣。气乃肺主之，故肺易受寒邪，既病于主气之肺，则阳气益不得施化，而水中之阳化更微，致湿淫滋患，故湿痰生聚于胃而不行，是湿痰愈覆其阳，则肺之郁热，遂口舌为燥，而肺所治之上焦，亦俱不爽，且移于所合之大肠而化风矣。治之者宜麻黄杏仁辈以散寒，炒干姜、制白术以除湿，第所郁之热，骤以干姜、白术投之，适益其郁热之势耳。愚散寒以麻黄杏仁，而除湿暂用二陈加南星，乃入蛤粉于中，以归阴僭而散阳郁，其痰渐化，而热亦行，徐以干姜、白术、枳实辈理中，乃得全愈。希雍曰：病属邪热痰结者宜之。气虚有寒者审之。**《本草思辨录》卷四：**文蛤考。仲圣文蛤散、文蛤汤，渴不用栝蒌之属，有表邪不用桂枝之属，而独用文蛤，几莫明其故。迨即所治之三证细究之，而后知宜文蛤不宜他药者，固自有至精至切之义焉。蛤者，雀所化，具自外飞入水之概。壳有文彩，又其精气所注。用在壳而味咸，则为由表以入里；气寒性燥，则能清热而胜湿。其清里热，只清上焦心肺之热；以咸平无深入之能，气复走表，又分其势也。《活人书》治血结胸，李防御治痰嗽面肿，皆治在心肺之明征。而仲圣又有精者焉。病在阳，应汗解而不汗解，则热邪遗留于表。以冷水潠之灌之，内心烦而外粟起，则其寒为外附之寒，不必治寒而止须治热治湿，文蛤治表间热湿，恰与证合。若不差，必热已退而咸寒不克任之。与五苓散者，取其淡辛化气，而表邪得尽也。吐后渴欲得水而贪饮，贪饮由心肺热炽，渴饮在于吐后，必表间尚有余邪。故以麻、杏发汗，即以文蛤协石膏清热，甘草和之于中，姜、枣调之于表，麻、杏止三两，而蛤、膏各用至五两，意自在于清热。麻、杏力微，故兼主微风，此汤实非为风寒设也。至渴欲饮水不止，亦主以文蛤散。不止即贪饮之谓，而无吐后之余邪，则止其热渴，已足疗病。文蛤治表热不必有渴，治心肺之里热，则正能止渴。盖其渴非津亏与小便不利也。

【附方】**《宝庆本草折衷》卷一六：**治急疳蚀口鼻。烧文蛤灰，腊月脂和涂。《千金翼》。

《本草汇言》卷一九：治痰饮胶结不化，为咳逆，为胸痹者。以文蛤一两、烧存性，研极细末，配姜制半夏、胆星、厚朴、广陈皮、白芥子、于白术、枳实各一两，俱同麸皮拌炒，研为末，每蚤晚各服一钱，食后白汤调服。《方脉正宗》。

西施舌 《本草从新》

【集解】**《寿世秘典》卷四：**西施舌壳似蛤而长，肉白如乳，阔约大指，长及二寸，如舌，极脆美，舌本有数肉条如须，然是其饮处。**《本草从新》卷六：**生温州海泥中。似车螯而扁，常吐肉寸余，类舌，故名。屠本畯曰：沙蛤，上匙也。产吴航，似蛤蜊而长大，有舌白色，名西施舌。《闽部疏》曰：海错出东四郡者，以西施舌为第一，蛎房次之。西施舌本名车蛤，以美见谥，产长乐湾中。

《本草纲目拾遗》卷一〇：屠本畯曰，沙蛤土匙也，产吴航，似蛤蜊而长大，有舌白色，名西施舌。《闽部疏》曰：海错出东四郡者，以西施舌为第一，蛎房次之。西施舌本名车蛤，以美见谥，产长乐湾中。《本草从新》：西施舌，浙温州有之，生海泥中，似车螯而扁，常吐肉寸余，类舌，故名。

【气味】甘，温，无毒。《寿世秘典》卷四。甘，咸，平。《本草从新》卷六。甘，平。开胃。《随息居饮食谱·鳞介类》。

【主治】益精，润脏腑，止烦渴。《本草从新》卷六。开胃。滋液养心，清热息风，凉肝明目。《随息居饮食谱·鳞介类》。

【发明】《本草纲目拾遗》卷一〇：临安馆刘芳洲明府署中，刘为诸城相国胞侄，据言介属之美无过西施舌，天下以产诸城黄石澜海滨者为第一。此物生沙中，仲冬始有，过正月半即无。取者先以石碌碡磨沙岸，使沙土平实，少顷视沙际见有小穴出泡沫，即知有此物，然后掘取之。《纲目》海蛤蛤蜊条中独遗此，今依吴氏《从新》本补之。甘、咸，平，益精，润脏腑，止烦渴，为补阴要药《从新》。《宦游笔记》：西施舌似车螯而扁，生海泥中，一名沙蛤，长可二寸，常吐肉寸余，类舌，俗以其甘美，故名。

珂 《唐本草》

【集解】《证类本草》卷二二：〔《唐本草》〕珂，贝类也，大如鳆，皮黄黑而骨白，以为马饰。生南海，采无时。

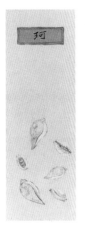

图 37-36-1 珂
《品汇》

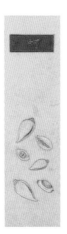

图 37-36-2 珂
《雷公》

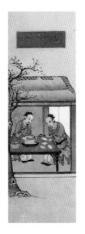

图 37-36-3 炮
制珂《雷公》

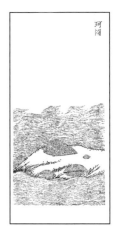

图 37-36-4 珂
《禽虫典》

【修治】《证类本草》卷二二：雷公云：要冬采得色白腻者，并有白旋水文。勿令见火，立无用处。夫用，以铜刀刮作末子，细研，用重绢罗筛过后，研千余下用。

【气味】味咸、平、无毒。《绍兴本草》卷一七。

【主治】主目中瞖，断血，生肌。〔《唐本草》〕。主消瞖膜及筋弩肉，并刮点之。〔《海药》〕。《证类本草》卷二二。

【发明】《绍兴本草》卷一七：珂乃海生螺属是也。性味、主治虽载《本经》，但未闻诸方验据。

蛤蜊《嘉祐本草》

【集解】《太乙仙制本草药性大全》卷八：蛤蜊，旧本俱不载，今川泽俱有之。多似蚌略小，壳圆而薄，白腹紫唇。《月令》云，雉入大水为蜃，乃后车螯，雀入大水为蛤是也。

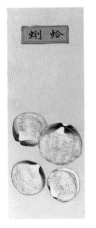
图 37-37-1　蛤蜊
《品汇》

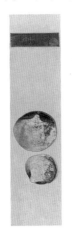
图 37-37-2　蛤
蜊《食物》

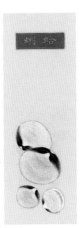
图 37-37-3　蛤
蜊《雷公》

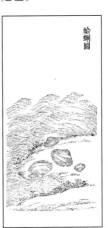
图 37-37-4　蛤蜊
《禽虫典》

肉

【气味】冷，无毒。《宝庆本草折衷》卷一七。味甘，大寒，无毒。《饮膳正要》卷三。味咸，寒，无毒。《食鉴本草》卷上。

【主治】润五藏，止消渴，开胃，解酒毒，主老癖寒热。服丹石人食之，令腹结痛。《宝庆本草折衷》卷一七。消女人血块，食之甚宜。《食鉴本草》卷上。

蛤蜊粉

【修治】《本草衍义补遗》：以蛤蜊壳火煅过，研为粉。不入煎剂。

【气味】冷，无毒。《宝庆本草折衷》卷一七。味咸，性寒，无毒。《药性粗评》卷四。

【主治】疗痈肿，主心胸间痰饮。冷，无毒。《宝庆本草折衷》卷一六。汤火伤，研末油调涂。○不煮者良。陈猪脂调最妙。《宝庆本草折衷》卷一七。治痰气，能降能消，能软能燥。同香附末、姜汁调服，以治痛。《本草衍义补遗》。

【发明】《本草发明》卷六：蛤粉乃新海蛤所烧，终不及海石之陈。《衍义》云如无海石，以蛤粉亦可，是可见海石、蛤粉虽二物，亦可相通用。《食物辑要》卷七：蛤性虽冷，湿中有火者，

4031

服丹石人忌食。紫口蛤壳，煅为末，名蛤粉。肾经血分药，治肾滑湿嗽，消顽痰、瘰核、白浊。李达云：用枇杷核同煮，脱丁。《本草经疏》卷二二：蛤蜊，禀水中之阴气以生，其味咸，气冷，无毒。入足阳明经。五脏皆属阴，得水气之阴者，其性滋润而助津液，故能润五脏，止消渴，开胃也。咸能入血软坚，故主妇人血块及老癖为寒热也。煮食更能醒酒。○此即蛤壳煅成粉者，其味咸，气寒，无毒，为诸痰证之要药。盖痰未有不由火气上炎，煎熬津液而成。咸能软坚润下，得之则火自降，痰结自消矣。疝气、白浊、带下，皆肾经为病也。肾属水，咸为水化，气类相从，故能入肾以除其所苦也。心痛者，心虚而热邪客之也。五脏苦欲补泻云：心欲软，急食咸以软之。此之谓也。更有消浮肿，利小便，散瘰核肿毒，妇人血块，汤火伤疮等用。《本草汇言》卷一九：蛤蜊粉，主热痰、湿痰、老痰、顽痰之药也。蔡心吾曰：此药生成海滨，味咸气寒，体燥性润。按丹溪翁言：此药治顽痰，能降能消，能软能燥，寒制火而咸润下，故能降焉；寒散热而咸走血，故能消焉。坚者软之以咸，取其属水而性润也；湿者燥之以渗，取其经火煅而消水肿、利小便也。如阴虚火胜，肺燥叶伤而成咳嗽痰涩者勿用。《本草述》卷二九：蛤粉之用，其所主治不一而足。然都不究其有合于人身元阴之气，更不究其能于阴中归阳，故丹溪之所谓能降能消，能软能燥者，概以为其义在寒则降，咸则软耳。试问消且燥者当属何说哉？实时珍亦强作解耳。夫《本经》于海蛤，其气味属咸平矣。而其壳用火煅者，反得咸寒乎？夫元阴之气，非偏于寒者。阴中有阳，故此味阴气之所至，而阳之浮者自还其宅。如喘息嗽逆之类，是曰降也。由真阴得归，则阳亦归于阴。凡阴邪之所聚以成形者，自由有形而化无形，如浮肿之类，故曰消也。阴邪之所郁者，畜阳于中，阳即依阴以为坚核，为积块，阴邪消归无形，则阳不得畜于中，不能依阴以为坚核，为积块，故曰软也。阴邪渐归消化，则阳即行其化，而水湿之气皆净，如水肿白浊之类，故曰燥也。由是参之，则可以知其主治诸证之故矣。如徒以为气寒味咸而已，然则治嗽血溲血，固不得谓咸能软坚矣。若但取其气之寒乎，彼清热者其同队不少，何得赘此？是盖取真阴之原为阳守者，以化阳也。

【附方】《本草集要》卷六：疗汤火伤。取壳，灰火烧，研为末，油涂之神妙。

《食鉴本草》卷上：治汤火燎成疮。以壳火煅，放土上出火毒，碾为末，香油调敷。《海上方》。

《本草汇言》卷一九：治一切顽痰老痰。如绵絮、如梅核、如桃胶、如蚬肉形者，其为病状，为咳呕、为痞塞、为胀满、为疼痛。用海上蛤蜊火烧赤、研极细粉，每早用指头蘸数分擦牙，用白汤泔口，随咽下。如此用半月，全愈。能日日用之，终身无痰患，能延寿。《于氏家传》。○治遗精白浊。用海上蛤蜊一斤，火烧赤，研极细粉，川黄柏十两，盐水炒，研细末，和匀，用米糊丸梧子大。每早服三钱，空心温酒送下。○治气虚水肿垂危者。用海上蛤蜊三两，火烧赤，研极细粉，用大蒜肉火煨熟，去衣净，捣烂为丸如梧子大，每早晚各食前服百丸，白汤下。《普济方》。

蛏《嘉祐本草》

【集解】《日用本草》卷五：生海中，长二三寸，大如拇指，两头开。《太乙仙制本草药性大全·本草精义》卷八：蛏肉，旧本俱不载。生海中及闽广。其形亦似蚌，长二三寸，大如指，两头开。《寿世秘典》卷四：蛏生海泥中，长二三寸，大如指，两头开者名竹蛏。大如小指，壳薄，其肉下截有分叉，如人形者俗呼女儿蛏，其味短不及也。《医林纂要探源》卷三：海蚌之狭长者，大如指，肉分两歧如箸，色赤。闽有竹蛏，壳形如小竹管，味尤鲜美。

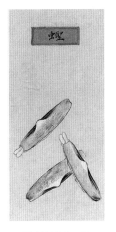
图 37-38-1　蛏
《品汇》

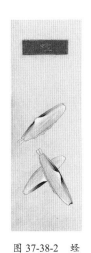
图 37-38-2　蛏
《雷公》

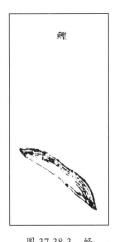
图 37-38-3　蛏
《三才》

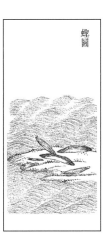
图 37-38-4　蛏
《禽虫典》

肉

【气味】甘，寒，无毒。《宝庆本草折衷》卷一七。味甘，温，无毒。《日用本草》卷五。甘，咸，平。《本草从新》卷六。甘，咸，寒。《医林纂要探源》卷三。

【主治】补虚，主产后虚损。○主胸中邪热，烦闷气。与服丹石人相宜。天行病后不可食。又止渴，在饭后食之。《宝庆本草折衷》卷一七。主补虚冷痢，妇人产后虚损。《日用本草》卷五。

壳

【主治】专治咽喉一切急症。《本草纲目拾遗》卷一〇。

【发明】《本草求真》卷九：蛏，解胸中烦热。蛏专入肾，兼入肝。乃海中小蚌耳，与江湖蚌蛤相类，闽人以田种之，候潮泥壅沃，谓之蛏田。其肉可为蛏肠干淡以充海错。蛏生海泥中二三寸，大如指，两头开。味甘性平，煮食可治胸中邪热烦闷。饭后食之。与服丹石人适合。并治妇人产后虚热。可知性体属阴，故能解热涤烦，然惟水衰火盛者则宜。若使脾胃素冷，服之必有动气泄泻之虞矣！书言可治冷痢。似属巧说，未可深信。《**本草纲目拾遗**》卷一〇：蛏壳。《纲目》蛏条止载其肉，云治冷痢，补蓐劳，不及其壳之功用。

【附方】《**本草纲目拾遗**》卷一〇：治喉风急痹：用蛏壳置瓦上，日晒夜露，经年取下，色白如雪，捣细，水漂净末，晒干，同冰片吹喉。《万选方》。

担罗《本草拾遗》

【集解】姚氏《食物本草》卷一一：担罗蛤类也。生新罗国，彼人食之。

【气味】味甘，平，无毒。《食物辑要》卷七。

【主治】消食解热。同昆布作羹食，散结气。《食物辑要》卷七。

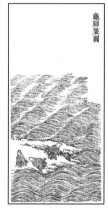

图 37-40-1 龟脚菜
《禽虫典》

石蜐《本草纲目》

【集解】《**本草纲目拾遗**》卷一〇：蜐，俗呼龟脚蛏，海滨多有之。古未闻入药，濒湖独增比品，止载其能利小便，不知其别有功用，今依《介语》补之。朱排山《柑园小识》：龟脚蛏形似龟脚，生海中石上，壳如蟹螯，其色紫可食，即石蜐也。江淹有《石蜐赋》。

【气味】味甘、咸，平，无毒。《食物辑要》卷七。

【主治】利小水。《食物辑要》卷七。下寒澼，消积痞湿肿胀，虚损人以米酒同煮食，最补益。《介语》。《**本草纲目拾遗**》卷一〇。

寄居虫《本草拾遗》

【集解】《证类本草》卷二一：〔《本草拾遗》〕陶云：海边大有，似蜗牛，火炙壳便走出。食之益颜色。按寄居在壳间，而非螺也。候螺、蛤开，当自出食，螺、蛤欲合，已还壳中，亦名寄生，无别功用。海族多被其寄。又南海一种似蜘蛛，入螺壳中，负壳而走，一名辟，亦呼寄居，无别功用也。

【气味】甘，温，无毒。《本经逢原》卷四。

【主治】主益颜色，美心志。姚氏《食物本草》卷一一。

【附方】《本经逢原》卷四：妇人难产。以七枚捣酒服之，或临产两手各握一枚，与相思子无异。

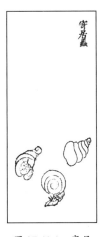

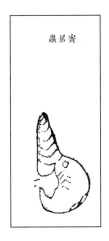

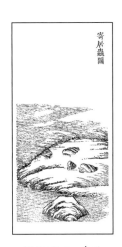

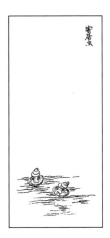

图 37-41-1 寄居　　图 37-41-2 寄居　　图 37-41-3 寄居　　图 37-41-4 寄

虫《三才》　　　　虫《备要》　　　　虫《禽虫典》　　　居虫《图说》

蝤蛑《宝庆本草折衷》　　　【校正】《本草纲目》原附"蟹"条下，今分出。

【释名】蛑、蜐、拨棹子《宝庆本草折衷》。

【集解】《宝庆本草折衷》卷一六：生岭南及淮海。八月取。《太乙仙制本草药性大全》

卷八：其壳扁而最大，后足甚阔。岭南人谓之拨棹子，以后脚形如棹也。随潮退壳，一退一长，

其大者如升，小者如盏楪，两螯舞拜，所以异于蟹。其力至强，能与虎斗，往往虎不能胜。

【气味】冷，无毒。《宝庆本草折衷》卷一六。

【主治】主小儿闪痞，煮食之。《宝庆本草折衷》卷一六。解热，散小儿痞气。《药

性全备食物本草》卷三。

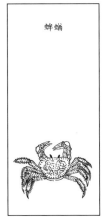

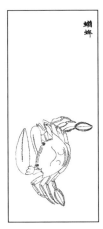

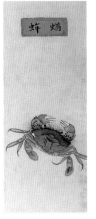

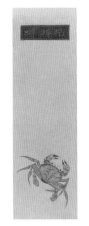

图 37-42-1　蝤蛑　　图 37-42-2　蝤蛑　　图 37-42-3　蝤蛑　　图 37-42-4　蟹

《图经（政）》　　　《图经（政）》　　　《品汇》　　　　蝤蛑《食物》

山螃蟹《滇南本草》

【气味】味咸，性寒。《滇南本草》卷下。

【主治】强壮筋骨，走经络，横行络分。爪甲，破血摧生，治癥瘕瘀血块积疼痛。腹中有子，名纵横子。壮药中用之。捣烂，敷棒疮疼立效。《滇南本草》卷下。

【附方】《滇南本草》卷下：治妇人产后儿枕瘀血疼，良效。山螃蟹不拘多少，新瓦焙干，烧酒炖热服之。

蟹《本经》

【集解】《宝庆本草折衷》卷一六：蟛似蟹而色青，螯足无毛。《日华子》虽云无毒，而坡仙又云多食则发风动气，有疾者自当忌也。此螃蟹亦似蟹而形短，螯足皆毛。《药性粗评》卷四：螃蟹黄，腹中黄也。蟹类甚多，其名各异，惟八足二螯，出淮海、伊洛中，常取市卖者，可食，经霜后取之无毒。其物八月后食稻芒，先取一二寸长者，东行以输送其长，然后自食，亦物之暗合于礼者也。凡得之或入酒糟，或以姜醋烹食皆可。尖脐为雄，团脐为雌，世贵团脐者，以其黄多也。妊娠不可食，令儿横生。味甘、咸，性寒，有小毒。八月食稻芒后无毒。《药性全备食物本草》卷三：螃蟹生陂泽中，穴于沮洳，遇八九月出食稻芒，稻熟时尽出田内，各持一穗以朝其魁，随小从其所之，昼夜矕沸，望长江而去，自江转海，其形益大，或谓持稻以输海神也。行旁横，有八跪，二螯八足，壳黄褐，现十二星点微红，如鲤之三十六鳞，大小相类，腹虚实应月盛衰。雌者脐丸而大，雄者脐尖而小。渔人采捕，霜后益佳，未经霜取者有毒，不可食。酒糟醉死，藏留馔品，亦为珍味。凡取食忌见灯火，犯则发烧易坏。十二月勿食蟹，伤神。

蟹

【气味】凉，微毒。《宝庆本草折衷》卷一六。味咸，有毒。《饮膳正要》卷三。味咸，性寒，微毒。《本草元命苞》卷八。味甘，寒，有毒。《食物本草》卷四。甘，咸，寒。《随息居饮食谱·鳞介类》。

【主治】治产后肚痛，血不下，并酒服。筋骨折伤，生捣，炒罯。《宝庆本草折衷》卷一六。主胸中邪热结痛，通胃气，调经脉。《饮膳正要》卷三。愈漆疮证，杀莨菪毒。主胸中邪气热结，去五脏烦闷不安。能解结散血，善理胃消食。《本草元命苞》卷八。筋骨损伤者，生捣，炒罯之。可解鳝鱼毒。治疟疾及黄疸。涂疥疮，滴耳内可医聋。《滇南本草图说》卷七。补骨髓，利肢节，续绝伤，滋肝阴，充胃液，养筋活血，治疽愈痰，疗跌打骨折筋断诸伤。《随息居饮食谱·鳞介类》。

蟹爪

【主治】破宿血，止产后血闭肚痛，酒及醋汤煎服。《宝庆本草折衷》卷一六。主疗孕妇僵仆，胎转上抢心，困笃，用蟹爪煎汤治之。金疮，用蟹黄及爪中肉为末，傅之，筋断亦可续。《日用本草》卷五。小儿解颅，以螯并白及烂捣，涂囟上，颅合。《宝庆本草折衷》卷一六。堕胎续筋。《本草元命苞》卷八。

黄

【主治】傅疽消肿。产后血闭肚胀，共酒醋汤煎服。《本草元命苞》卷八。

壳

【气味】味酸，寒，有毒。《千金要方·食治》卷二六。

【主治】主胸中邪热，宿结痛，喎僻，面肿，散漆，烧之致鼠。其黄解结散血，愈漆疮，养筋益气。《千金要方·食治》卷二六。

【发明】《千金要方·食治》卷二六：黄帝云：蟹目相向足斑者，食之害人。十二月勿食蟹、鳖，损人神气。又云：龟鳖肉共猪肉食之害人。秋果菜共龟肉食之，令人短气。饮酒食龟肉，并菰白菜，令人生寒热。六甲日勿食龟鳖之肉，害人心神。螺、蚌共菜食之，令人心痛，三日一发。虾鲙共猪肉食之，令人常恶心多唾，损精色。虾无须，腹下通乌色者，食之害人，大忌！勿轻！十一月、十二月，勿食虾、蚌着甲之物。《宝庆本草折衷》卷一六：蝤似蟹而色青，螯足无毛。《日华子》虽云无毒，而坡仙又云多食则发风动气，有疾者自当忌也。《绍兴本草》卷一七：蟹，《本经》虽具有主治，唯爪古方间亦用之。其肉与壳中黄，但食之发风、动痼疾，显有验据，即非起疾之物。当从《本经》味咸、寒、有毒是矣。《药性解》卷六：蟹者解也，故其用主散不主敛。过食

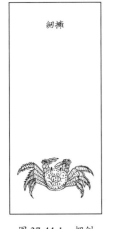

图 37-44-1　拥剑
《图经（政）》

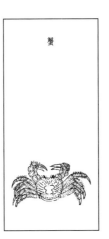

图 37-44-2　蟹
《图经（政）》

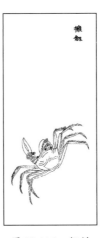

图 37-44-3　拥剑
《图经（绍）》

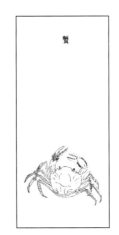

图 37-44-4　蟹
《图经（绍）》

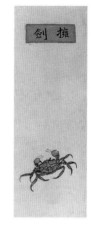

图 37-44-5　蟹
《饮膳》

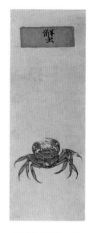

图 37-44-6　拥
剑《品汇》

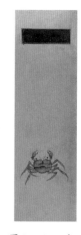

图 37-44-7　蟹
《品汇》

图 37-44-8　拥
剑蟹《食物》

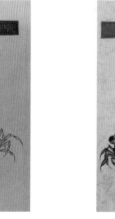

图 37-44-9　蛾
蟹《食物》

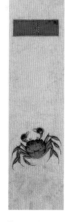

图 37-44-10　蟹
《雷公》

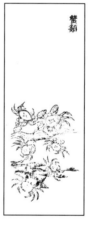

图 37-44-11　蟹类
《三才》

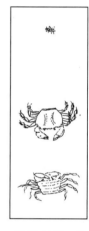

图 37-44-12　蟹
《原始》

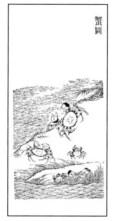

图 37-44-13　蟹
《类纂》

图 37-44-14　蟹《禽
虫典》

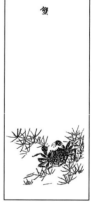

图 37-44-15　蟹
《滇南图》

图 37-44-16　蟹
《图说》

令人伤脾吐泻，风疾食之再发，孕妇食之横生，状异者能杀人。误中其毒，用头水冬瓜黑豆煎汤，并可解之。《本草经疏》卷二一：蟹禀水气以生，故其味咸气寒。《本经》虽云有毒，然今人多食之卒无害。其有害者，大抵形质怪异，如后文所载诸种，始有大毒耳。外骨内肉，阴包阳也。入足阳明、足厥阴经。《经》曰：热淫于内，治以咸寒。故主胸中邪气热结痛也。喝僻者，厥阴风热也。面肿者，阳明热壅也。解二经之热，则筋得养而气自益，喝僻、面肿俱除矣。咸走血而软坚，故能解结散血。漆得蟹则化为水，烧之可集鼠于庭，此物性之相感相制，莫能究其义也。愈漆疮者，以其能解漆毒故也。爪性迅利，故能破胞堕胎也。《食物本草》卷一一：有一富室新娶，其妇忽身热不食，面目肿胀焦紫，势甚危险，人莫能措。延医诊视间，见床椅奁具之类，皆金彩炫耀，知其为漆之所中也，必矣。潜用生蟹、青黛同捣傅之，立愈。《本草新编》卷五：散血解瘀，益气养筋。除胸热闷烦，去面肿喝僻，愈漆疮。续筋骨。凤疾人食之，其病复发。怀孕妇食下，令人横生。此物最不利人，而人最喜噬。然得此以解散胸热，亦有可取。若入药，则止用之于跌损之内也。或问：蟹爪主破胞堕胎，岂以其爪性过利耶？夫蟹性最动，而爪尤动之至者。子死腹中，胞不能破，用之实神，正取其动也。《冯氏锦囊秘录》卷一一：螃蟹禀水气以生，味咸，气寒，《经》云有毒。然今人食之多无害。其有毒者，大抵形质怪异，如后文所载耳。外骨内肉，阴包阳也。入足阳明、足厥阴经。《经》曰：热淫于内，治以咸寒。故主胸中邪气热结痛也。喝僻者，厥阴风热也。面肿者，阳明热壅也。解二经之热，则筋得养而气自益，喝僻面肿俱除矣。咸走血而软坚，故能解结散血。《调疾饮食辩》卷六：蟹之类既繁，则识之难尽。《图经》《纲目》虽各有考订，亦未能全。其诸蟹之性，俱动风发毒，在虾之上，虽诗词中以把盏持螯为韵事，而病人概不宜食。痈疡、风损及血疾、目疾人，尤不宜。其色生青熟赤，与虾同。宋人诗曰：水清讵免双螯黑，秋老难逃一背红。盖讥朱勔之贪横必败也。

【附方】《本草元命苞》卷八：小儿解颅不合。同白敛末调贴。用足骨，焙干，同白敛等分，为末，使乳汁和，贴骨缝上，以差为度。

蟛蜞 《太乙仙制本草药性大全》　　【校正】《本草纲目》原附"蟹"条下，今分出。

【正误】《本草纲目拾遗·正误》：蟹下集解，濒湖引述诸种云：蟛蜞大于蟛螖，生陂池田港中，有毒，令人吐下，不可食。故蟛蜞主治惟取其膏涂湿癣疽疮，外治而已。又云：似蟛蜞而生沙穴中，见人便走者，沙狗也，不可食。不知二种皆可食。按《介谱》生毛者曰毛蟛蜞，有毒，多食发吐痢，而潮州人无日不食，以当园蔬。故谚有曰：水湖蟹，食咸解。解者以毛蟛蜞入盐水中，经两月，熬水为液，投以柑橘之皮，其味佳绝，盖不用渣滓而用其精华，故曰解也。则是蟛蜞可食明矣。又《海错疏》，松江上海出沙狗，即沙中小蟹，土人取之，以酒糟酿食，壳软，内含脂膏。凡食，置盏中，以沸酒沃之，少顷则壳内脂浆尽浮于外，惟剩空壳，酒更甘美，食之益人。吴淞人以为珍品，呼为沙里狗，则沙狗不特可食，又为珍馔也。濒湖仅据吕亢图所言，以为不可食，未免为古人所愚耳。

【气味】味咸，冷，有毒。姚氏《食物本草》卷一一。

【主治】取膏，涂湿癣、疽疮。壳烧存性，蜜调，涂冻疮及蜂虿伤。酒服，治妇人儿枕痛及血崩腹痛消积。《养生要括·介类》。膏涂湿癣疽疮。《医经允中》卷二三。

【发明】《太乙仙制本草药性大全·仙制药性》卷八：蟛蜞蟹略小，食多吐利损人。蟛蝟蟹：至微，膏涂湿癣杀毒，食则令人吐至困。

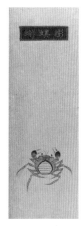

图 37-45-1　蟛蜞蟹《食物》

鲎鱼《嘉祐本草》

【集解】《日用本草》卷五：鲎，形如车，文青黑色，十二足，长五六尺，似蟹。雌常负雄，渔人取之，必得其双。《神农本经会通》卷一〇：鲎，大者如扇，牝牡相随，牡无目，得牝始行，牝去牡死。《寿世秘典》卷四：鲎，形如覆釜及熨斗之形，广尺余，其甲莹滑，青黑色，鳌背骨眼，眼在背上，口在腹下，头如蜣螂，十二足，似蟹，在腹两旁，长五六寸，尾劲而尖，长一二尺，有刺能触伤人，尾中有珠如粟色黄，带之，云利市。其壳坚硬，腰间横纹一线，软可屈折，每一屈一行。牝常负牡，大小皆牝牡相随，牝者背有目，牡者则无，失牝则牡即不动。渔人取之，必得其双，雄小雌大置之水中，雄浮雌沉。每海中群行，辄相积于背，高尺余，乘风而游，俗呼鲎帆，亦曰鲎簰。其血碧色，腹有子如黍米，可为醢酱。皮壳入香中能发香气，尾可为小如意，脂烧之可集鼠。其性畏蚊，螫之即死，又畏隙光，射之亦死，而日中曝之无恙。《医林纂要探源》卷三：如蟹，八足聚腹下，长尾如铁鞭，形又似木杓，其壳当脊中横断，可屈伸俯仰，雌大雄小，常负雄，故谓之鲎媚。血色青如蓝靛。

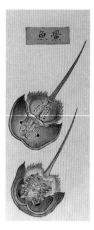

图 37-46-1　鲎鱼《品汇》

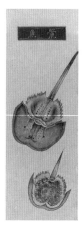

图 37-46-2　鲎鱼《食物》

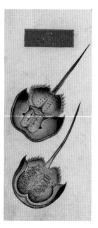

图 37-46-3　鲎《雷公》

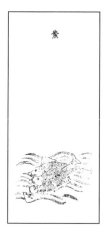

图 37-46-4　鲎《三才》

【气味】味辛，平，微毒。《宝庆本草折衷》卷一七。味平，无毒。《日用本草》卷五。辛、咸，平。《随息居饮食谱·鳞介类》。

【主治】治痔，杀虫。多食发嗽并疮癣。○治肠风泻血，崩中带下，烧焦用。及产后痢，烧黑灰末，酒下。《宝庆本草折衷》卷一七。

【发明】《本经逢原》卷四：善候风，外壳内肉，与蟹无异。其血苍色，其肉松脆，亦如蟹脐。能散肝肾结血，故产后痢不止，及肠风泻血，崩中带下，用尾烧灰，米饮服即止。《圣惠方》治积年咳嗽呀呷作声，用鲎鱼壳半两、贝母、桔梗，入牙皂末少许，蜜丸，嚼一丸咽汁，服三丸即吐出恶涎而瘥。

海燕《本草纲目》

【集解】《本草原始》卷一一：海燕出东海。形扁，大二三寸，色青腹白，似海螵蛸，有纹，五角，不知头尾，口在腹下。阴雨则飞。生时体软，死则干脆。其形仿佛燕子，故名。○海燕、海盘车、海胆，俱生海中。咸能软坚，功亦不甚相远。《寿世秘典》卷四：海燕出东海，大一寸，状扁面圆，背上青黑，腹下白，脆似海螵蛸，有纹如蕈茵，口在腹下，食细沙，口旁有五路正勾，即其足也，不知头尾，生时体软，死即干脆。

【气味】气味：咸，温，无毒。《本草原始》卷一一。

【主治】阴雨发损痛，煮汁服，取汗即解。入滋阳药中用之。《本草原始》卷一一。

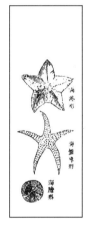 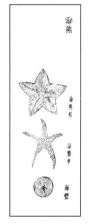

图 37-47-1　海燕　图 37-47-2　海燕
《原始》　　　　　《类纂》

介部第三十八卷

介之二　龟鳖类19种

龟《本经》

【集解】《通志·昆虫草木略》卷七六：龟之类多。《尔雅》：一曰神龟，二曰灵龟，三曰摄龟，四曰宝龟，五曰文龟，六曰筮龟，七曰山龟，八曰泽龟，九曰水龟，十曰火龟。《太乙仙制本草药性大全·本草精义》卷八：龟甲一名神屋。旧本俱不载。生南海池泽湖中。云属金有水，阴中阳也，无毒。深泽阴山处处俱有。得神龟甲为上。神龟产水中，底壳当心前有一处四方透明如琥珀色者是也。分阴阳用才灵，头方壳圆脚短者为阳龟，形长头尖脚长者为阴龟。阴人用阳，阳人用阴。今医不复分别，杀死煮脱者力微，自死肉败者力猛。

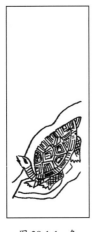

图 38-1-1　龟
《歌括》

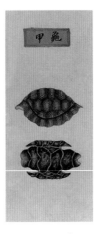

图 38-1-2　龟甲
《品汇》

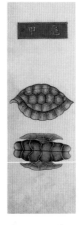

图 38-1-3　龟甲
《雷公》

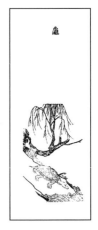

图 38-1-4　龟
《三才》

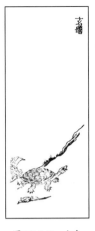

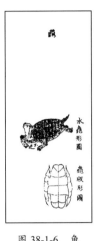

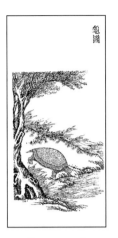

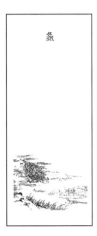

图 38-1-5　玄龟　　　　图 38-1-6　龟　　　　图 38-1-7　龟　　　　图 38-1-8　龟

《三才》　　　　　　　　《原始》　　　　　　　　《禽虫典》　　　　　　　《图说》

龟甲

【修治】《药性要略大全》卷一〇：凡用以酥油或猪脂、酒皆可涂炙。《太乙仙制本草药性大全·本草精义》卷八：只取底版，悉去旁弦，精制择真酥油，或用猪脂醇酒，旋涂旋炙，直待脆黄，杵细末作丸。《寿世秘典》卷四：凡入药锯去四边，石上磨净，灰火炮过，涂酥，炙黄用，亦有酒炙、醋炙者，须研极细，不尔留滞肠胃能变癥瘕。

【气味】味咸、甘，平，有毒。《宝庆本草折衷》卷一六。味甘、咸，气平，无毒。《药性要略大全》卷一〇。味咸，性寒，有小毒。入心、肝、肾三经。《本草再新》卷一〇。

【主治】主漏下赤白，破癥瘕痎疟，治头疮难燥，及小儿囟门不合。疗伤寒劳复，或肌体寒热欲死。除湿痹四肢重弱，医阴蚀五痔脱肛。〇败龟酥炙，医血痹顽麻。《本草元命苞》卷八。大有补阴之功，力猛。兼去瘀血，续筋骨，治劳倦，久服轻身不饥，益气资智，亦使人能食。《本草集要》卷六。壳，炙末酒服，主风脚弱。版，治血麻痹。〇烧灰，治脱肛。下甲补阴，主阴血不足，去瘀血，止血痢，续筋骨，治劳倦，四肢无力。治腰脚酸痛，补心肾，益大肠，止久痢久泄，主难产，消痈肿。烧灰，傅臁疮。《本草原始》卷一一。治痰疟，破癥坚，消五痔漏下。甲能补阴血，清阴火，退劳热。《本草正义》卷上。补心益肾，降火滋阴，治阴血不足，劳热骨蒸，腰脚酸痛。疗久泻久痢，痎疟癥瘕，崩漏五痔，产难，阴虚血弱之证。《本草再新》卷一〇。

肉

【气味】味咸、甘，平。一云：酸，温。《食物本草》卷四。

【主治】龟肉酿酒，主大风瘫痪。《本草元命苞》卷八。令人身轻不饥，益气资智，令人能食。酿酒，主风脚软弱并脱肛。《食物本草》卷四。煮啖除风痹身肿瘴气及蹉折并奇，又酿酒主风痛拘挛缓急并瘫痪皆妙。作成羹臛，尤补虚赢。《太乙仙制本草药性大全·仙制药性》卷八。

血

【主治】涂脱肛缩肠。《太乙仙制本草药性大全·仙制药性》卷八。

溺

【主治】滴尿入耳，治聋。《本草元命苞》卷八。主耳聋，又疗久嗽，断疟。《食物本草》卷四。

【发明】《宝庆本草折衷》卷一六：《局方》乌犀元、返魂丹，悉用败龟。败龟者，《日华子》取钻卜十遍者，此不能常有。今但以水龟，或斗噬，及为物伤而毙，其肠肉败尽，惟甲独存于水浒，收燥而不腥者入药足矣。《本草衍义补遗》：败龟板属金而有水，阴中阳也。大有补阴之功而《本草》不言，惜哉。其补阴之功力猛，而兼去瘀血，续筋骨，治劳倦。其能补阴者，盖龟乃阴中至阴之物，禀北方之气而生，故能补阴，治阴血不足，止血，治四肢无力。酥、酒、猪脂皆可炙用。○龟，以其灵于物，方家故用以补心，然甚有验。《诸症辨疑》卷二：论补阴丸用败龟板。先贤用败龟板补阴，最得其理。盖因龟能养阴，故人用之。论曰：鹤以养阳气而升于上，龟能养阴气而运于下。龟坏得板，气性存焉。故借其性气，导引诸药达其本源，用者验矣。今人每以钻龟卦板，用之无益。盖卦板皆乡人生采煮烂取肉食之板以货人。煮过气脱，性何存焉？入药用之故少效也。尝考败龟板出灵山诸谷，因风坠自败者最佳。其池中、田中、碙中伏气自败者次之。家养金井沟有打坏者，又次之。《本草蒙筌》卷一一：方药用败龟版者，乃龟死深山之中，形肉烂渗甲内，人或捡拾，因有此名。奈何《本经》款下注系卜师钻灼者为是？取名漏天机，则甚误矣。夫龟禀北方阴气而生，为阴中至阴之物，大能补阴而治阴血不足。是以下焦滋补丸药，多用为君。惟此败者，血肉渗尽，性气具全。匪特补足真元，抑且引达诸药。空腹吞服，反掌成功。故诸明医方中，但用此味，不书曰龟版，而特曰败龟版者，盖亦真知功力健捷，使人必求得之而弗略也。若以钻灼过者为然，不过枣核作炷，烧炙焦燥而已。较生者何殊，用治病何益，又何取义，特加败字谆谆以示人耶！《药性解》卷六：龟甲禀壬癸之气而生，其补阴也甚捷，心主血，肝藏血，脾裹血，故并入之。骨蒸云云等症，靡非阴虚所致，用此主之，不亦宜哉？欲取其尿者，取龟置磁器中，以镜照之，既见镜中影，则淫发而失尿。另有一种夹蛇龟中心折者，不堪服食。生捣其肉，罨傅蛇毒最良。败龟版及自死之龟，形肉渗烂，甲内性气具全，故其功力较倍，今《本经》以卜师钻灼过者为是，恐非，灼者不过烧炙焦黑而已，与生者何异？又何取义，特加败字，谆谆以示人耶。

《本草汇言》卷一九：补肾滋阴之药也。程君安曰：龟性神灵，体静息伏，能变化吉凶，延年多寿，故古方于阴虚有火之证专主之。如《别录》方治虚劳骨蒸，发热恶寒，或痎疟久缠，阴气衰乏；或淋带赤白，漏下不收；朱丹溪或痢疾留连，滞痛不止，皆阴虚而邪热为病者。用龟版外刚内柔之具，借其气以相通，且得水火既济之义，而阴虚疟痢、淋带诸病自少矣。《折肱漫录》卷三：败龟板取其自死者，血肉尽渗甲中，气性全具，故佳耳。予闻之王宇泰先生云：龟性最恋躯壳，故死后其甲尚灵，可占吉凶。有人久服龟板腹中滋生小龟无数，以此病死，确有证验，故王先生用药多不用龟板。《药镜》卷三：龟板上补心血有亏，因而降火。下补肾元不足，所以滋阴。攻痔漏，脓干肉长。治肠风，痛止血消。令健忘之多记，使不睡之安寝。续筋骨而囟门自合，逐瘀血而难产催生。亦止血痢，兼治骨蒸。《景岳全书》卷四九：龟板膏：功用亦同龟板，而性味浓厚，尤属纯阴。能退孤阳阴虚劳热，阴火上炎。吐血衄血，肺热咳喘，消渴烦扰，热汗惊悸谵妄狂躁之要药。然性禀阴寒，善消阳气，凡阳虚假热，及脾胃命门虚寒等证，皆切忌之，毋混用也。若误用，久之则必致败脾妨食之患。《本草汇笺》卷九：龟，为阴中之至阴，其底甲又属纯阴，气味厚浊。专入肾脏，方家用入补心药。盖以心藏神，而龟性有神，借其气以相通。且得水火既济之义，实非补心之正药也。其主咽痛口燥，干咳喘嗽，劳热骨蒸，及产妇阴脱发躁者，皆由肾虚相火无依，此非气柔贞静者，不能息其炎上之火，所谓静能制动，诚为至理。其主潮热盗汗，遗精，腰痛腿酸，瘫痪拘挛，久疟血枯，小儿囟颅不合者，皆由真脏衰，致元阴不生，非此味厚纯阴者，不能补其不足之阴。所云寒养肾精，职是义耳。《寿世秘典》卷四：《紫桃轩杂缀》云：龟性难死而易生。余畜一绿毛者，偶为孩童所虐，已僵挺，首尾俱出，且作枯蜡矣，不忍腐露，令埋之竹下，踰冬历春业忘之矣。至四月大雷雨，此物忽蹒跚行草间，急发故埋处，则成空坎，以得土气伏藏，再活也。昔润州一大老，性喜服食所制补剂，中用败龟板饵之，垂十年颇健朗。晚岁忽患蛊膈，奄奄就尽，乃谒白飞霞。飞霞诊视良久，曰：此瘕也，公岂饵龟板药耶？今满腹皆龟，吾药能逐之。其在骨节、肤腠中者，非吾药所能也。公可速治后事。乃与赤丸数粒，服之，下龟如豆大者升余，得稍宽。不数月，仍毙。易箦时，验小遗，悉有细虫仿佛龟形。其得气而传化，如此可畏哉。缪希雍曰：新剖之甲，断乎有毒，不宜频使。妊妇不宜用。凡入药锯去四边，石上磨净，灰火炮过，涂酥，炙黄用，亦有酒炙、醋炙者，须研极细，不尔留滞肠胃能变癥瘕。观此，可以证龟之难死易生，入腹成癥。养生者信方书为补阴之上剂，终日服食，荏苒不悟，遂致伤生，可不慎欤。按：《医学正印》云：龟版、龟胶不宜单用，盖龟性不交，与牝龟隔水相视而得孕。《种子方》中配以虎胫骨、鹿角胶，得阴阳之义可用，若单用能痿阳寒精，交不成孕，不可不知。《本草述》卷二九：龟能闭息，其首常藏向腹，使任脉常合于督也。鹿鼻常反向尾，使督脉常合于任也。盖任督二脉，原同源而分，龟、鹿能使分者常合，此其所以寿也。龟板固能补阴，讵知其所补者阴气，其所以能补阴气者，为其阴中含阳也。观《本经》主治小儿囟不合，其不合者，由于肾气之不足也。夫脑为髓海，而足太阳入络于脑，乃督脉固附足太阳膀胱之脉者，则其能治解囟，岂非任之合于督，以为肾气哉？丹溪谓为阴中阳，亦为能察物矣。故其破癥瘕，破瘀血，续筋骨，益劳倦等证，皆其益阴气之功。丹溪曰阴足而血气调和，则瘀血癥瘕自消，崩带血痢自治，筋骨自健。若然，是朱先生之所谓主阴血不足者，盖从补阴气中而血自足者也。原理云：痛风证，气虚者主方加参、术、龟板。然则破癥瘕等种种之功，不必借阳以行阴之滞，乃即阴而达阳之用，此所谓大能补阴者，如以纯阴为补，庸可几乎？盖少阴肾，《经》曰阴中之至阴，然又曰阴中之少阴，以此合于龟之使任常合肾者，则又曰为阴中至阴之物，先生犹似察焉而未精者欤。○愚按：龟板为治痛风要药，丹溪于阴火痛风必用之，盖因其多属血虚。而血脏即风木之脏也。然实取其能益阴气，故《本经》云治湿痹，乃阴气不足之湿以成痹者也。若属于感受之湿，以是投治，可乎？不观其更用之治食积而肩腿痛者乎？《经》曰：阴之所生，本于五味，阴之五宫，伤于五味。夫五脏之伤，属于味之阴矣，不从阴气之所生者以为治，而漫然谓其益血，为能中的也，不同于梦哉？《玉楸药解》卷六：龟版味咸，性寒。入手少阴肾经。泄火滋阴，寒胃滑肠。龟版咸寒泄火，败脾伤胃，久服胃冷肠滑，无有不死。朱丹溪以下庸工，作补阴之方，用龟版、地黄、知母、黄柏治内伤虚劳之证，铲灭阳根，脱泄生气。俗子狂夫广以龟鹿诸药，祸流千载，毒遍九州岛，深可痛恨也。烧研敷饮，治诸痈肿疡甚灵。《罗氏会约医镜》卷一八：龟版味咸寒，入肝经。恶矾。酒浸炙黄。性至阴。治血虚劳伤、骨蒸、腰背酸痛，破癥瘕咸软坚，止崩漏咸润下、久咳虚火、痰疟。老疟也，中有痞块，名疟母。至阴能除虚热，无虑阴火之亢烈也。熬膏用大者洗净搥碎，水浸三日，以桑柴火熬膏。性味浓厚，尤属纯阴，能退孤阳。凡阴虚劳热，阴火上炎，为吐血衄血、肺热咳喘、消渴烦扰、蒸汗狂妄之要药。滋阴以除邪火。然性寒，善消阳气，若阳虚假热，及脾胃命门虚寒者忌之。《神农本草经读》卷二：陈修园曰，龟甲诸家俱说大补真水，为滋阴第一神品，而自余视之亦不尽然。大抵介虫属阴，皆能除热。生于水中，皆能利湿。其甲属金，皆能攻坚，此外亦无他长。《本草崇原集说》卷一：龟甲又名龟板，乃古今称谓不同，后人误以在上为甲，在下为板，实由形象傅会不足征信。

【附方】《太乙仙制本草药性大全·仙制药性》卷八：令子易产。烧龟甲末，酒服方寸匕。○治小儿头疮不燥。烧灰为末，麻油调搽效。○治卒得咳嗽。生龟三枚，治如食法，去肠，以水五升，煮取三升，以渍曲，酿米四升，如常法熟饮二升令尽，此则永断。○治小儿龟背。以尿摩胸背上，差。○溺最难得，采时置雄龟于磁盘中，以镜照之，龟见影往往淫发而失溺，急以物收。又法：以纸烛火上燣热，以点其尻，亦致失溺，然不及镜照快也。

《本草汇言》卷一九：治虚劳骨蒸，发热恶寒。用龟版、童便浸炙，配沙参、知母、地骨皮、牡丹皮、银柴胡、怀熟地、白芍药。○治痎疟久缠，阴气衰乏，热多寒少。用龟版醋浸炙，配白术、半夏、牛膝、当归、何首乌、枸杞子。○治血淋白带，渗漏不止。用龟版酒浸炙，配当归、川芎、白术、茯苓、续断、杜仲、牡丹皮。○治痢疾留连不止，下后而积滞转生，疼痛转加，延久不愈者。用龟版醋浸炙，配川黄连、吴茱萸、白芍药、木香、甘草、芡实、陈皮、当归。已上集程松谷《家乘》。

《寿世秘典》卷四：千岁灵膏。千岁灵龟一个，纸包，用火煨死。然后，用桑木用水煮熟，约一昼，连身甲捣碎。入人参一斤，白术二斤，熟地二斤，桑叶二斤，山茱萸、薏仁、茯苓、巴戟天各一斤，五味子四两，柏子仁六两，杜仲半斤，各为末，同龟捣烂，加蜜为丸。每日白滚水服五钱，服后，精神还少，须发重乌，寿至百岁外，犹身如少年也。

秦龟《别录》

【集解】《本草衍义》卷一七：秦龟即生于秦者。秦地山中多老龟，极大而寿。龟甲即非止秦地有，四方皆有之，但取秦地所出，大者为胜。今河北独流钓台甚多。取龟筒治疗，亦入众药。止此二种，各逐本条，以其灵于物，方家故用以补心，然甚有验。《神农本经会通》卷一〇：秦龟生山之阴土中。二月八月取。即山中大龟，有如碑趺。不入水者，形大小无定，方药不甚用。龟类甚多，入药止有两种。食草根、竹笋，深山谷有之。冬月藏土中，至春而出游山谷。今市肆间人或畜养为玩，至冬而埋土穴中。《太乙仙制本草药性大全·本草精义》卷八：秦龟，山中龟，不入水者是也。生山之阴土中。或云秦以地称，云生山之阴者，是秦地山阴。山中龟，其形大小无定，大者有如碑趺，食草根、竹萌，冬月藏土中，至春而出，游山谷中。今市肆间人或畜养为玩，至冬而埋土穴中，而药中稀用。卜人亦取以占山泽，揭取其甲，亦堪饰器物。

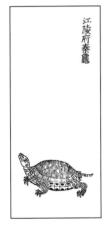 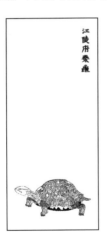 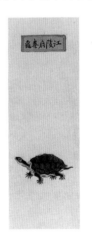 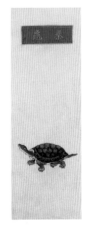

图 38-2-1　江陵府
秦龟《图经（政）》

图 38-2-2　江陵府
秦龟《图经（绍）》

图 38-2-3　江陵
府秦龟《品汇》

图 38-2-4　秦
龟《雷公》

甲

【气味】味苦，无毒。《神农本经会通》卷一〇。苦，温，无毒。《分部本草妙用》卷三。

【主治】其破癥瘕，痎疟，五痔，阴蚀，湿痹重着，皆秦龟之功用，以能入脾经治风湿也。《本经逢原》卷四。除湿痹风气，身重、四肢关节不能动者。《药性要略大全》卷一〇。除湿痹气身重，四肢关节不可动摇。顽风〔冷〕痹，关节气壅，妇人赤白带下，破积瘕，补心。治鼠瘘。姚氏《食物本草》卷一一。

肉

【主治】补阴益血。姚氏《食物本草》卷一一。

头

【主治】阴干炙研服，令人长远入山〔不〕迷。姚氏《食物本草》卷一一。

【发明】**《绍兴本草》卷一七**：秦龟以秦地称之，产山土中。性味、主治大率与龟甲无异多矣。谓其非水中生，故又立此一条，亦非专起疾之物也。**《医经允中》卷一八**：主治湿痹身重，四肢不可动，赤白带下。主治皆太阴血分症。

摄龟《蜀本草》

肉

【气味】味甘、咸，气温，无毒。《药性要略大全》卷一〇。肉寒，有毒。《太乙仙制本草药性大全·仙制药性》卷八。

【主治】专治诸般大风疮毒。〇煮汁可洗风疮及诸疮毒。《药性要略大全》卷一〇。肉捣糜烂，惟敷蛇咬。生筋脉良方，治扑损妙剂。专治诸般大风疮毒如神。〇治扑打损伤，取血作酒食，肉生研厚涂立效。《太乙仙制本草药性大全·仙制药性》卷八。

蠵龟《本草纲目》

【集解】**《太乙仙制本草药性大全·本草精义》卷八**：蠵蠵一名兹夷。出广州海边。山龟之大者，人立背上可负而行，潮循间甚多，乡人取壳，以生得全者为贵，初用木楔出其肉，龟被楚毒鸣吼如牛，声动山谷。工人以其甲通明黄色者，煮拍陷瑇瑁为器，今人所谓龟筒，据此乃别是一种也。

肉

【气味】味甘，平，无毒。姚氏《食物本草》

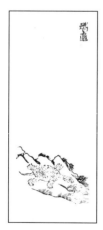
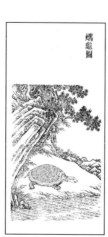

图38-4-1　蠵龟
《三才》　　图38-4-2　蠵龟
《禽虫典》

卷一一。

【主治】肉治中刀箭闷绝欲死，取血饮敷伤立差。壳治妇人赤白漏下，破积症冷痹，头风关节气壅良方，经水过下更妙。《太乙仙制本草药性大全·仙制药性》卷八。

血

【气味】味咸，平。姚氏《食物本草》卷一一。

【主治】治毒箭伤。中刀箭闷绝者，刺饮便安。姚氏《食物本草》卷一一。

龟筒

【气味】味甘、咸，平，无毒。姚氏《食物本草》卷一一。

【主治】治血疾及中刀箭毒。煎汁饮，解药毒蛊毒。姚氏《食物本草》卷一一。

阴鼍《医林纂要探源》

【集解】《医林纂要探源》卷三：山龟也。头扁大，难缩入腹。居山。

【气味】甘，咸，寒。《医林纂要探源》卷三。

【主治】滋阴清热，治久泻久痢，痎疟，去疟母，杀痔。补心清肾之功不如龟，以其陆处也。然能治久痢老疟。凡疟痢皆起于暑，此能滋阴清暑，为治其原。又咸能软坚，以破其寒热之结聚。在山常食蛇虫，故治痔。《医林纂要探源》卷三。

瑇瑁《开宝本草》

【集解】《太平御览》卷九四三：《岭表录异》曰：玳瑁，形状如龟，唯腹背甲有红点，其大者悉似盘盖。《太乙仙制本草药性大全·本草精义》卷八：瑇瑁，一名玳瑁。生岭南山水间，今亦出广南。盖龟类也。身似龟，首如鹦鹉，惟腹背甲皆有红点斑文，其大者有如盘。入药须生者乃灵，带之亦可以辟蛊毒。凡遇饮食有毒，则必自摇动，死者则不能神矣。昔唐嗣薛王之镇南海，海人有献生瑇瑁者，王取上甲一小片系于左臂，欲以辟毒。瑇瑁甚被楚毒，复养于使宅后池，伺其揭处复生，还遣送旧处，并无伤矣。又一种鼊，亦瑇瑁之类也，其形如笠，四足缦胡无指，其甲有黑珠，文采亦好，但薄而色浅，不任作器，惟堪贴饰耳，今人谓之鼊皮，不入药用。

肉

【气味】味咸，微寒，无毒。《绍兴本草》卷一七。味甘，平，无毒。《药性要略大全》卷一〇。

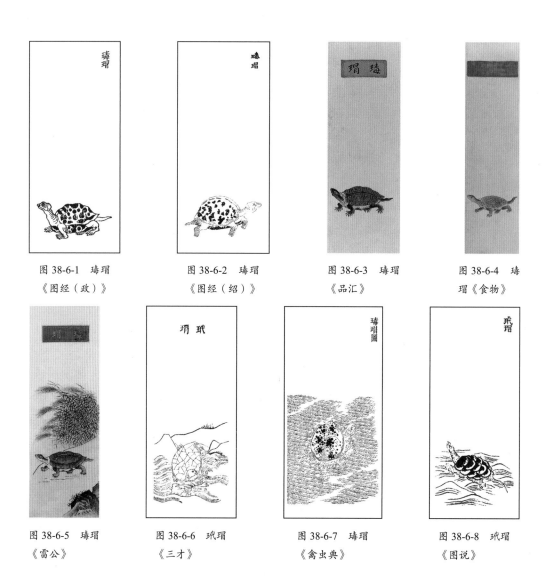

图 38-6-1　瑇瑁　　　　图 38-6-2　瑇瑁　　　　图 38-6-3　瑇瑁　　　　图 38-6-4　瑇
《图经（政）》　　　　《图经（绍）》　　　　《品汇》　　　　瑁《食物》

图 38-6-5　瑇瑁　　　　图 38-6-6　玳瑁　　　　图 38-6-7　瑇瑁　　　　图 38-6-8　玳瑁
《雷公》　　　　《三才》　　　　《禽虫典》　　　　《图说》

【主治】治心经风热。《本草衍义》卷一七。主解岭南百药毒，俚人刺其血饮，解诸药毒。《图经本草药性总论》卷下。主风毒，行气血，去胸膈中之风痰；镇心脾，逐邪热，利大小肠之赤涩。治心内风邪，通女人经脉。解烦热而止惊痫，消肿毒而破癥结。《太乙仙制本草药性大全·仙制药性》卷八。

甲壳

【气味】性寒，无毒。《本草发明》卷六。

【主治】疗心风邪，解烦热。《日华子》云：破癥结，消痈毒，止惊痫等疾。《图经本草药性总论》卷下。

【发明】《本草衍义》卷一七：生者入药，盖性味全也。既入汤火中，即不堪用，为器物者是矣，与生熟犀其义同。《绍兴本草》卷一七：玳瑁，形如龟之类，采壳为用。出产、形质及性与主治《经》注已载。但解诸毒，退风热用之颇验。今当作味咸、微寒、无毒为定。其血肉虽分所疗，而未闻验据矣。**《太乙仙制本草药性大全·仙制药性》卷八：**方药用败龟版者，及龟死深山之中，形肉烂渗甲内，人或捡拾，因此有名。奈何《本经》卜师钻灼者为是。夫龟禀北方阴气而生，为阴中至阴之物，大能补阴而治阴血不足，是以下焦滋补丸药多用为君。惟此败者，血肉渗尽，性气具全，匪特补足真元，抑且引达诸药。空腹吞服，反掌成功，故诸明医方中，但用此味，不书曰龟版，而特曰败龟版者，盖亦真知功力健捷，使人必求得之而弗略也。若以钻灼过者为然，不过枣核作炷，烧炙焦燥而已，较生者何殊？用治病何益？又何取义？特加败字谆谆以示人耶？**《本草汇言》卷一九：**玳瑁，陈藏器解岭南百蛊、百药诸毒，陈士良安神定惊，解热化痰之药也。翟秉元曰：玳瑁，龟类也。得水中至阴之气，寒而无毒，善解一切百蛊百药热毒，及伤寒热烦狂言，小儿惊风客忤，胎毒痘毒，干枯火疔诸证，其功力与犀角相等。缪仲淳先生曰：此物其性最灵，凡遇饮食有蛊毒者，必自摇动。须用生者乃灵，死者则不能矣。岭南人善以诸毒药造成蛊，人中之则昏愦闷乱，九窍流血而死，惟用活玳瑁刺其血饮，或用生甲磨浓汁，服之可解。其性禀纯阴，气味至寒。如诸病虚寒无火毒者勿用。**《分部本草妙用》卷二：**玳瑁色赤，象心，而性反寒凉，解毒清热之功，同于犀角。近用犀角，而不用玳瑁，何哉？**《本草述》卷二九：**是物诚为良药，但疗病唯用生者。生者难得，在边海之地，容或有之。而远海诸郡，绝不能获生者，犹之不得其用也，故未及详论。希雍曰：痘疮虚寒，不起发者不宜服。

【附方】**《本草汇言》卷一九：**解一切蛊毒。用生玳瑁磨浓汁服一盏，即消。杨氏方。〇预解痘毒。遇时行痘疹服此，未发者内消，已发者稀少。用生玳瑁、生犀角，合磨浓汁一盏，和匀，作三四次温和服。《灵苑方》。〇治痘疹黑陷，乃心热血凝也。方同上，加入猪心血、紫草汁各五匙，温服。闻人规方。

鼍姚氏《食物本草》　　【校正】《本草纲目》原附“鳢龟”条下，今分出。

【集解】**姚氏《食物本草》卷一一：**鼍生南海地泽。皮可冒鼓。性至难死，沸汤沃口，入腹良久乃剥之。鼍性嗜睡，恒闭目。力至猛，能攻江岸。人于穴中掘之，百人掘，须百人牵之；一人掘，亦一人牵之。不然，终不可出。今江湖极多。形似壁虎、穿山甲辈，而长一二丈，背尾俱有鳞甲。夜则鸣吼，舟人畏之。〇李时珍曰：鼍穴极深，渔人以篾缆系饵探之，候其吞钩，徐徐引出。性能横飞，不能上腾。其声如鼓，夜鸣应更，谓之鼍鼓，亦曰鼍更。俚人听之以占雨。其枕莹净，胜于鱼枕。生卵甚多至百，亦自食之。南人珍其肉，以为嫁娶之敬。陆佃云：鼍身具十二生肖肉，惟蛇肉在尾最毒也。

肉

【气味】味甘，有小毒。姚氏《食物本草》卷一一。

【主治】主少气吸吸，足不立地及湿气邪气，诸蛊，腹内癥瘕，恶疮。多食发冷气痼疾。姚氏《食物本草》卷一一。

甲

【气味】味酸，微温，有毒。姚氏《食物本草》卷一一。

【主治】主心腹癥瘕，伏坚积聚，寒热，女子小腹阴中相引痛，崩中下血五色及疮疥死肌。五邪涕泣时惊，腰中重痛，小儿气癃眦溃。小腹气疼及惊恐。除血积，妇人带下，百邪魍魉。疗牙齿疳宣露。杀虫，治瘰疬痿疮，风顽瘙疥恶疮。炙烧，酒浸服之，功同鳖甲。治阴疟。姚氏《食物本草》卷一一。

脂

【主治】主摩风及恶疮。姚氏《食物本草》卷一一。

肝

【主治】治五尸病，用一具炙熟，同蒜齑食。姚氏《食物本草》卷一一。

图 38-8-1　绿毛龟
《备要》

绿毛龟《本草纲目》

【校正】时珍云出《蒙筌》，然此书中附于"龟甲"条下，今改。

【集解】《本草蒙筌》卷十一：绿毛龟蕲州出产，浮水面绿色鲜明。包缚额端，能禁邪疟。收藏书笥，堪辟蠹虫。

【气味】味甘、酸，〔平〕，无毒。姚氏《食物本草》卷一一。

【主治】主通任脉，助阳道，补阴血，益精气，治痿弱。姚氏《食物本草》卷一一。

鹗龟《本草拾遗》

【集解】姚氏《食物本草》卷一一：鹗龟生南海。状如龟，长二三尺，两目在侧如鹗，亦呼曰水龟。

【气味】无毒。姚氏《食物本草》卷一一。

【主治】主妇人难产，临月佩之，临时烧末酒服。姚氏《食物本草》卷一一。

疟龟《本草拾遗》

【集解】《太乙仙制本草药性大全·仙制药性》卷八：疟龟，一名鹗龟。高山石下生，嘴如鹗鸟。

【气味】无毒。姚氏《食物本草》卷一〇。

【主治】能治老疟无时发，烧灰汤调服下二钱，微利而止。《太乙仙制本草药性大全·仙制药性》卷八。

贲龟《本草纲目》

【集解】姚氏《食物本草》卷一一：《山海经》云：狂水西注伊水，中多三足龟，人食之，可以已肿。

肉

【主治】食之，辟时疾，消肿。姚氏《食物本草》卷一一。

蛴螂鱼《本草纲目拾遗》

【集解】《本草纲目拾遗》卷一〇：蛴蜋鱼《三才藻异》：产抚仙湖，状如龟壳，青大如盘，无尾，八足，腹白。

【主治】食之辟瘴毒。《本草纲目拾遗》卷一〇。

鼋《本草拾遗》

【集解】《太乙仙制本草药性大全·本草精义》卷八：鼋甲亦系鳖之最大者。生南海池泽，今江湖极多。即鼍也，形似守宫、陵鲤辈而长一二丈，背尾俱有鳞甲，善攻埼岸，夜则鸣吼，舟人甚畏之。南人亦捕而食，煮之白不凝之，云其肉有五色而白似鸡，但发冷疾。其卵大如鸡鸭子，一产一二百枚，人亦掘取，以盐淹可食。

肉

【气味】甘，极冷。《太乙仙制本草药性大全·仙制药性》卷八。味甘，平，微毒。《食物辑要》卷七。

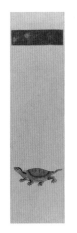
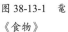
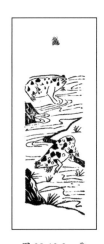
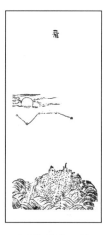
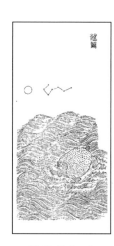

图 38-13-1　鼋　　　图 38-13-2　鼋　　　　图 38-13-3　　鼋　　　　图 38-13-4　鼋
　《食物》　　　　　　《蒙筌》　　　　　　　《三才》　　　　　　　《禽虫典》

【主治】补虚。《食物本草》卷四。补益人，杀诸虫，去湿痹邪气。《食物辑要》卷七。

甲

【气味】味咸，气平，无毒。《太乙仙制本草药性大全·仙制药性》卷八。味甘，平，无毒。姚氏《食物本草》卷一一。

【主治】主五脏邪气，妇人血热。《太乙仙制本草药性大全·本草精义》卷八。炙黄酒浸，治瘰疬，杀虫逐风，恶疮痔瘘，风顽疥癣，功同鳖甲。又治五脏邪气，杀百虫毒、百药毒，续筋骨。治妇人血热。姚氏《食物本草》卷一一。

皮骨

【主治】烧灰米饮调，主肠风痔疾。《太乙仙制本草药性大全·仙制药性》卷八。

脂

【主治】治麻风恶疮。《食物辑要》卷七。

胆

【气味】味苦，寒，有毒。姚氏《食物本草》卷一一。

【主治】治喉痹，以生姜、薄荷汁化少许服，取吐便瘥。姚氏《食物本草》卷一一。

【发明】《调疾饮食辩》卷六：鼋，水族巨物，冬则蛰于江水深处，至清明后散而之诸大泽中，如楚之洞庭，吾乡之彭蠡，游行觅食。其出也，千百为群，蔽江而上。此数日，往来舟楫皆停泊小港避之。至霜降时，水涸天寒，仍入江潜伏不出矣。此数月，舟行夜不敢露坐，昼不敢濯足于水。又不敢炙煿腥膻，鼋闻其气即出。盖此物能食人，故呼为水老虎。其力之大，莫与比伦，又且便捷过于猿猱，万斛之舟能坏之，竹木簰筏长百余丈者，能折之。舟人遇此，皆抛撒米粒，焚香罗拜，寂不敢哗。操舟为业暨贸敢江湖者，终身不敢食其肉，并不敢食鳖肉。虽至远方，不敢斥其名，称为老爷，并鳖亦呼老爷。盖鼋与鳖同类，故亦与鳖交。论其食人，大为人害，然榜人尝语予曰：凡舟子谋害孤客取财者，不愁天理王法不容，但恐老爷难见。是乃神道设教，可借以儆凶顽。无怪左蠡之滨，老爷庙香火之盛，血食所宜有也。乾隆庚辰，青湖夏姓戚家尝获大鼋，予曾食之，腥膻无味，此或烹饪失宜。鼋羹为八珍味之一。《左传》：楚人献鼋于郑灵公，子公之食指动，示子家，曰必尝异味，公故弗与，子公染指于鼎而食，遂酿弑君之祸。其性有毒，病人概不宜食。陶隐居曰：食之补益。此物多力而矫健，又且多寿，揆诸熊肉振羸之义，所言或当不谬。又云能变为魅，非魅也，鼋为灵物，不甘鼎俎，复仇也。凡脔割其肉，偶一落地沾泥，任洗濯百遍，食之必至杀人。即腌熏干肉，任悬挂甚高，无人时能垂长至地沾惹泥土，闻人声遂缩如初，此肉食之无得免者，其灵异何如。又肉色黄者有大毒。邻邑都昌江姓邨疃，地滨彭蠡，乾隆辛亥夏，见大黄鼋浮游稻田浅水，群以火器击毙。村中男妇食者百十人，皆患黄汗症，以常法治之不愈，死者五人，其余皆委顿数月，老弱者至连年始愈。戒之戒之。

【附方】《太乙仙制本草药性大全·仙制药性》卷八：肠风痔。取皮骨烧灰，研末，米饮服。甚者入红鸡冠花末、白矾杵末和，空心服效。

鳖《本经》

【集解】《宝庆本草折衷》卷一六：古方用者名败鳖，一名伤鳖。○今有甲有足，亦以鱼称，故俗号团鱼。生丹阳池泽，及岳州、江陵府。今处处有之。○取无时，去肉，或暴干。○恶矾石、理石，忌苋菜。○附：肉等，尤忌苋菜、鸡子、芥子。畏黄耆、吴蓝。《太乙仙制本草药性大全·本草精义》卷八：鳖甲出江河湖海，丹阳池泽，今处处有之，以岳州沅江、洞庭湖色绿七两为佳。大者有毒，杀人。裙多九肋益妙。恶矾石。取无时。乃生取甲剔去肉为好。不用煮脱者，但看有连厴，及干岩者便真，若上两边骨出，是已被煮也。

肉

【气味】味甘，平，无毒。《千金要方·食治》卷二六。

【主治】主伤中益气，补不足，疗脚气。《千金要方·食治》卷二六。主伤中益气，补不足，及主热气湿痹，腹中激热，妇人带下，血瘕腰痛，去血热，不可久食。不与苋菜同食，生鳖瘕。合鸡子、芥子，作恶疾。《宝庆本草折衷》卷一六。下气，除骨节间劳热，结实壅塞。《饮膳正要》卷三。主补阴，调中益气，去热气、血热、湿痹、腹中癥热、妇人带下羸瘦。然性冷，久食损人。《食物本草》卷四。

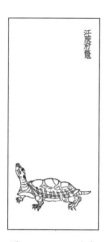

图 38-14-1　江陵府
鳖《图经（政）》

图 38-14-2　江陵府
鳖《图经（绍）》

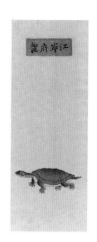

图 38-14-3　江陵
府鳖《品汇》

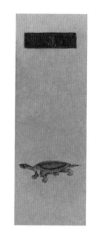

图 38-14-4　鳖
《食物》

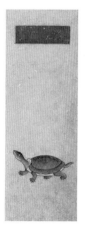

图 38-14-5　鳖
甲《雷公》

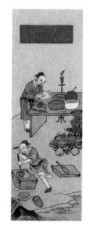

图 38-14-6　炮制
鳖甲《雷公》

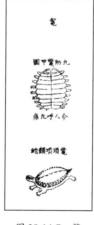

图 38-14-7　鳖
《原始》

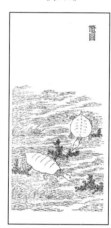

图 38-14-8　鳖
《禽虫典》

鳖甲

【修治】《日用本草》卷五：生取甲，剔去肉者，可入药用。《本草集要》卷六：九肋者佳。酽醋浸，炙黄色用。《神农本经会通》卷一〇：生取甲，剔去肉良，不用煮脱。须酽醋浸，炙黄色用。凡使要绿色，九肋，多裙，重七两者为上，要去裙。《医宗必读·本草征要》下：酒浸一宿，炙黄。

【气味】味咸、平、无毒。《绍兴本草》卷一七。味咸，寒，无毒。入肝经。《医宗必读·本草征要下》。

【主治】主心腹癥瘕，坚积寒热，去痞、息肉、阴蚀、痔、恶肉。疗温疟血瘕，腰痛，小儿胁下坚。《图经本草药性总论》卷下。治劳疟瘴疟，主心腹癥瘕坚积。除冷气，骨蒸劳瘦。疗妇女带下，血瘕腰痛。医男子阴蚀，内痔脱肛。《本草元命苞》卷八。妇人漏下五色，羸瘦，堕胎。《本草集要》卷六。消疮肿，疗瘟疟，劳瘦骨热，小儿尸疰。《食物本草》卷四。鳖甲疗虚劳而去骨中之热，理温疟而消腹内之症。《本草约言》卷二。安神妙药。《重庆堂随笔》卷下。

头

【主治】头血涂脱肛，又烧头灰，亦治。《本草衍义》卷一七。头灰。○主小儿诸疾，及产后阴脱下坠，尸疰心腹痛，脱肛。《宝庆本草折衷》卷一六。

卵

【主治】盐腌煮食，补阴。《本草发明》卷六。

【发明】《千金要方·食治》卷二六：黄帝云：五月五日以鳖子共鲍鱼子食之，作瘅黄。鳖腹下成五字，不可食。鳖肉、兔肉和芥子酱，食之损人。鳖三足，食之害人。鳖肉共苋、蕨菜食之，作鳖瘕，害人。《绍兴本草》卷一七：鳖甲乃壳也。性味主治已载《本经》。然治蒸劳诸方颇用之，当从《本经》味咸、平、无毒是矣。其肉虽有主治，但罕入于方，唯作食品，多食即发痼疾。处处池泽有之。《宝庆本草折衷》卷一六：鳖甲者，盖鳖或为獭啮呷食肠肉，或交斗致毙，肉已蠹腐中空，而甲壳尚全，久则枯燥而腥秽断除，名曰败鳖，亦曰伤鳖，皆宜用也。大要以巨而厚者力壮，或朽薄臊恶者，不足任矣。《药性解》卷六：丹溪云，鳖甲属金与土，肺脾之所以入也，须生取之，煮脱者不堪用。肉性大冷，过食伤脾，癥瘕勿食，恐益其疾。孕妇勿食，恐短子项。同鸡食成瘕，同鸡子食能杀人，同苋菜食生血鳖，同芥子食发恶疾，不可不慎。《本草汇言》卷一九：鳖甲，除阴虚热疟，方龙潭解劳热骨蒸之药也。魏景山曰：鳖甲，虫也。与龟同类而异种，亦禀至阴之性。色青入肝，统主厥阴血分为病。如农皇治心腹癥瘕，坚积寒热；《别录》之治老疟疟母，寒热痞积；甄权之治骨蒸劳瘦，骨节烦热；濒湖之治妇人血闭，淋沥，经脉不通，或五色漏下，或产难不顺，产后寒热，癥瘕恶血诸证，悉属厥阴血闭，邪结渐至寒热，为癥瘕，为痞胀，为疟疾，为淋沥，为骨蒸者，咸得主之。倘阳虚胃弱，食饮不消，呕恶泄泻者；阴虚胃弱，吞咽不下，咳逆短气，升降不足息者，用此无益也。《颐生微论》卷三：鳖色青，主治皆肝症。龟色黑，主治多肾症。同归补阴，实有分别。性皆至阴太寒，多用必伤土也。《本草述》卷二九：丹溪乃揭出补阴补气以为言，可谓探其要领矣。宗奭所谓《经》中不言治劳，然治虚劳多用之，亦甚有据者，以是言合于方书之主治，良不谬也。如先哲曰：五脏虽皆有劳，而心肾为多。心主血，肾主精，精竭血燥，则劳生焉。即斯以思其所治之方，有用鳖甲者，如清骨散，固谓其治骨蒸劳热也。如扶羸汤，是除骨蒸劳热，而兼以益精血之味也。又麦煎散，云治少男室女骨蒸黄瘦，口臭肌热，盗汗。即此参之，则此证乃先哲所谓七情之为病也。《本草新编》卷五：鳖甲味咸，气平，无毒。醋炙用之。散痃癖癥瘕及息肉、阴蚀、痔疣，除痨瘦骨蒸并温疟往来寒热，愈肠痈消肿，下瘀血堕胎。肉，性亦不冷，项下有软骨，亦不必捡去。鳖甲善能攻坚，又不损气，阴阳上下，有痞滞不除者，皆宜用之，但宜研末调服，世人俱炙片，入汤药中煎之，则不得其功矣。《顾氏医镜》卷八：凡寒热属阴虚者皆用，故产后血虚发热最宜，劳热骨蒸，则饮食不为肌肤，此能益阴除热，故悉主之。治吐血者，以其为肝经血分之药，兼能下瘀血也。疟疾劳复，癥瘕坚积咸收用。凡阴虚人，或坐劳，或房劳，疟发于阴，或疟疾多热久不解者，必用之以益阴除热而消散，故劳复，女劳复，亦为必须之药。食复，及小儿胁下坚，亦用。疟母必需者，以其有咸能软坚，破积消瘀之功。经行先期，漏下五色共寻求。皆益阴除热之功。鳖色青，主治皆肝症。龟色黑，主治皆肾症。同归补阴，实有分别。凡阴虚人，胃弱呕恶，脾虚泄泻者，勿用。能堕胎，孕妇亦忌。《调疾饮食辨》卷六：鳖背，青木之色也。木性善升，故冬月蛰于沙泥，其背上如盏大一块常燥不湿，人以是寻得之，阳气聚于上甲之说，不为无见。性有毒，孙思邈谓同芥子食，令人生恶疮，则生发背之言，不为无本。戴氏所论确矣。俗医反云滋阴，大谬。虽作臛为八珍味之一，然痈疽、痘后、热病后、平素血热、阴虚火旺及癥瘕之人，概不宜食。孕妇食之，令子短项，多食或竟生鳖。《拾遗》曰：《内则》食鳖去丑，谓项下软骨如龟形者也。凡三足、赤足、独目者、头足不缩者、目凹陷者、无裙者，腹下有王字、十字、蛇纹者，旱鳖在山上者，并杀人。究之此物本有毒，其不犯此数种而外，亦间有能害人者。平人亦宜少食，病人不食为是。中其毒者，芦笋煮汁解之，无则用芦根。《折肱漫录》曰：中鳖毒，蓝汁可解，无则以染布缸内靛花代之。又不可同苋菜食。陶隐居曰：剉鳖肉，包以赤苋，置湿地经旬，皆成小鳖。此说虽未必尽然，而同食必有害则确也。又同薄荷食亦害人。小者味美而毒轻，愈大愈毒无味。洪容斋所谓沙地马蹄鳖是也。而《国语》：公父文伯饮南宫敬叔酒，露睹父为客，羞鳖焉小，睹父怒，曰将使鳖长而后食之，遂出。盖北人远于水，不知水族之味也。甲能治老疟，攻疟母，及痃癖症积：生取醋炙黄色，研末服。出《肘后方》。又治骨蒸发热：童便浸二三日煮，再用酒炙黄，研末服。又治痈疽久不收口，用生肌药不效者，烧存性，研末掺。出《怪症奇方》。又治人咬指欲脱，方同上，龟壳亦可。出《摘元方》。头治产后阴脱，及脱肛不收，烧灰傅。出《千金方》。取其善缩也。卵盐藏煨食，止久痢出《纲目》。《本草思辨录》卷四：鳖甲、牡蛎之用，其显然有异者，自不致混于所施。惟其清热软坚，人每视为一例，漫无区分。不知此正当明辨而不容忽者。甲介属金，金主攻利，气味咸寒则入阴，此二物之所同，清热软坚之所以并擅，而其理各具，其用亦因而分。鳖有雌无雄，其甲四围有肉裙，以肉裹甲，是为柔中有刚，阴中有阳。蛎有雄无雌，魂礧相连如房，房内有肉，是为刚中有柔，阳中有阴。鳖介属而卵生色青，则入肝而气沉向里。蛎介属而化生色白，且南生东向，得春木之气，则入肝而气浮向外。向里则下连肾，向外则上连胆。《本经》于鳖甲主心腹癥瘕坚积，于牡蛎主惊恚怒气拘缓。仲圣用鳖甲于鳖甲煎丸，所以破癥瘕。加牡蛎于小柴胡汤，所以除胁满。所谓向里连肾、向外连胆者，正即此可推其软坚不能无铦钝之差，清热亦大有深浅之别也。由斯以观，凡鳖甲之主阴蚀、痔核、骨蒸者，岂能代以牡蛎？牡蛎之主盗汗、消渴、瘰疬颈核者，岂能代以鳖甲？鳖甲去恶肉而亦敛溃痈者，以阴既益而阳遂和也。牡蛎治惊恚而又止遗泄者，以阳既戢而阴即固也。

【附方】《本草集要》卷六：丈夫阴头痈。取甲一枚，烧末，以鸡子白和傅之良。产难。取甲烧灰，服方寸匕，立出。

《药性粗评》卷四：老疟。凡患疟疾日久不愈者，鳖甲炙焦，杵为末，将发之前，东流水调下方寸匕，未愈再服。石淋。鳖甲杵为末，每服方寸匕，空心温酒调下，日二三，下石子差。脱肛。历年不愈者，鳖头骨一枚，烧过，杵末，以傅肛上，手按捺之，差。尸疰。凡患尸疰，不拘大人小儿，寒热痨瘦，鳖头骨一枚，烧过，杵为末，每服半钱匕，新汲水调下，差。腰痛。卒患腰痛，不得俯仰者，鳖甲烧过，杵末，温酒调下方寸匕，差。

《本草汇言》卷一九：心腹癥瘕血积。用鳖甲一两，汤泡洗净，米醋浸一宿，火上炙干，再淬再炙，以甲酥为度，琥珀三钱，俱研极细末，大黄五钱，酒拌炒，共研细作散。每早服二钱，白汤调下。甄氏家乘。○治老疟疟母将成疟劳。用鳖甲二两醋淬火炙同前，白术一两土拌炒，明雄黄五钱，共研极细末，每早晚各服二钱，白汤调下。《肘后方》。○治骨蒸夜热劳瘦，骨节烦热，或咳嗽有血者。用鳖甲一斤，滚汤泡洗、去油垢净，北沙参四两，怀熟地、麦门冬、天门冬各六两，白茯苓三两，陈广皮一两，水五十碗，煎十碗，渣再煎，滤出清汁，微火熬膏，炼蜜四两收。每蚤晚各服数匙，白汤调下。《方脉正宗》。○治妇人血闭不通，或淋沥不净，或临产艰难不顺，或产后恶血不行，留结成癥瘕痞积，渐发寒热，几成劳者。临产须豫服此，可免产后一切血患。用鳖甲一斤，制法同前，乳香、没药各二两，俱用瓦上焙出汗，白术、当归、川芎、白芍药、干姜、肉桂、川黄连、牡丹皮、玄胡索、木香、甘草各一两，俱用酒拌，晒干微炒，共十四味，俱研极细末，炼蜜丸弹子大，重三钱。妊娠九月，随宜服之。临产、产后俱可服。俱用白汤调下。《产宝方》。○治妇人五色淋带。用鳖甲二两，制法同前，每早服二钱，白汤调下。《梅师方》。○治一切痈疽或肠痈内毒。用鳖甲一斤，制法同前，研细末，再重罗筛过，再研极细，疮口日掺少许，但不可多。内服二钱，白汤调。毒在上，食后服；在下，食前服。治胁痛：和肝饮加减方：用鳖甲、柴胡、当归、川芎、半夏、白芍药、枳壳各二钱，水煎服。《传信方》。

《本草述》卷二九：猬皮散。治肛门脱出不收，猬皮、磁石、桂心、鳖头，为细末，服。伏龙肝散，治阴证脱肛，伏龙肝、鳖头骨、百药煎，为末，紫苏汤温洗，清油调涂。此证前内治，后外治，皆用鳖头。后云阴证者，以其有阳证另用他药也。

纳鳖 《本草纲目》

【校正】时珍云出《图经》，《证类本草》中可见附于"鳖甲"条下。今改。

【集解】《证类本草》卷二十一：〔《图经》〕：无裙而头、足不缩者名鲈。

肉

【气味】食之令人昏塞，误中其毒，以黄耆、吴蓝煎汤服之，立解。〔《图经》〕。《证类本草》卷二十一。

甲

【气味】有小毒。姚氏《食物本草》卷一一。

【主治】主传尸劳及女子经闭。〔《图经》〕。《证类本草》卷二十一。

能鳖 《本草纲目》

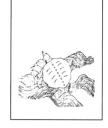

图 38-16-1　能
《三才》

4060

【集解】姚氏《食物本草》卷一一：能鳖，一名三足鳖。《尔雅》云：鳖之三足为能。郭璞云：今吴兴阳羡县君山〔池〕中出〔之〕。或以鲧化黄熊即此者，非也。

【气味】大毒。误食之，杀人。姚氏《食物本草》卷一一。

【主治】惟折伤，止痛化血，生捣涂之。道家辟诸厌秽死气，或画像止之。姚氏《食物本草》卷一一。

【发明】姚氏《食物本草》卷一一：《庚己编》：太仓民家得三足鳖，命妇烹，食毕入卧，少顷形化为血水，止存发耳。邻人疑其妇谋害，讼之官。〔知〕县黄廷宣鞫问不决，乃别取三足鳖，令妇如〔前烹〕治，取死囚食之，入狱亦化为血水。其冤遂〔决〕。

朱鳖 《本草拾遗》

【集解】《证类本草》卷二二：〔《本草拾遗》〕生南海山水中，大如钱，腹下赤如血。云在水中着水马脚，皆令仆倒耳。

【主治】带之主刀刃不伤。亦云令人有媚。〔《本草拾遗》〕。《证类本草》卷二二。丈夫佩之，刀剑不能伤。妇女佩之，增媚。不闻可食。姚氏《食物本草》卷一一。

本草纲目续编　五　虫鳞介禽兽部

珠鳖 《本草纲目》

【集解】姚氏《食物本草》卷一一：李时珍曰，按《山海经》云：葛山澧〔水有珠鳖〕，状如肺而有目，六足有珠。《一统〔志〕》云：生高州〕海中，口中吐珠。《埤雅》云：鳖珠在足，蚌珠在腹。皆指此也。

肉

【气味】味甘、酸，无毒。姚氏《食物本草》卷一一。

【主治】食之，辟疫疠。姚氏《食物本草》卷一一。

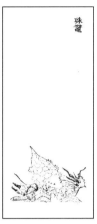

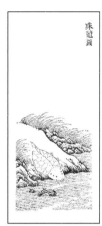

图 38-18-1　珠鳖　　　　图 38-18-2　珠鳖

　　　《三才》　　　　　　《禽虫典》

介甲龟鳖有毒 《药性全备食物本草》

《药性全备食物本草》卷三：诸虫有毒不可食者，鳖目白杀人，腹下有卜字及五字不可食，额下有骨如鳖不利人。鳖三足食之害人。鳖肉共苋蕨菜食之成鳖瘕。鳖肚下成王字不可食。鳖肉与鸡肉共食成瘕疾。食鳖须看肚下有蛇盘纹者是蛇，不可食。蟹目赤者杀人。蟹肚下有毛有骨不利人。蟹目相向，足斑者食之害人。食蟹食红花及荆芥令人动风，缘黄者有风虫，去虫食之不妨。蟹未被霜食有毒。秋蟹毒者无药可疗。蟹极动风，体有风疾人勿食。蝤蛑不可食，蔡谟渡江，误啖之几死。牡蛎火上炙，令勿去壳，食之美极，令人肌肤细美颜色。蛤蜊性冷甚，与丹石相反，服丹石人食之，令肚内结痛。螺大寒，疗热醒酒，压丹石，不可常食。螺不可共菜食，令人心痛。蚌冷无毒，明目除烦，压丹石药毒。蛏与服丹石人相宜，天行病后不可食，切忌之。又云主胸中烦闷邪热，止消渴，须在饭后食之佳。蚬多食发嗽。虾无须及肚中通黑煮之反白者不可食。虾动风发疮疥。不可食生虾鲙。虾不可合鸡肉食，损人。已上禁忌卫生者切宜戒之。

禽部第三十九卷

《食治广要》卷五：师旷《禽经》云：羽虫三百六十，毛协四时，色合五方。交感变化，物理万殊，所当致知。《记》曰：天产作阳，羽类则阳中之阳也，故多养阳摄生者。宜谨节焉。**《本草医旨·食物类》**卷三：凡诸禽中之形色异常，如白身玄首，或白首玄身，凡死不闭目、不伸足、三足四距、六指四翼，种种异状者，断不宜食，食之杀人。施子曰：今羽虫三百六十，毛协四时，色合五方。山禽岩栖，原鸟地处，林鸟朝嘲，水鸟夜。山禽味短而尾修，水禽味长而尾促。其交也，或以尾臎，或以睛睨，或以声音，或合异类。雉孔与蛇交之类。其生也，或以翼孚卵，或以同气变，鹰化鸠之类。或以异类化，田鼠化驾之类。或变入无情。雀入水为蛤之类。物理万殊若此，学者可不致知乎！《记》曰：天产作阳，羽类则阳中之阳。故列禽部。**《本草洞诠》**卷一四：二足而羽曰禽。羽虫三百六十，毛协四时，色合五方。山禽岩栖，原鸟地处，林鸟朝嘲，水鸟夜。山禽味短而尾修，水禽味长而尾促。其交也，或以尾臎，或以睛睨，或以声音，或合异类。其生也，或以翼孚卵，或以同气变，或以异类化，或变入无情。禽类万殊若此，物理可胜穷乎？记曰天产作阳。羽类则阳中之阳，大抵多养阳者也。

编者按：今集禽属药物成禽部1卷，不分类，载药83种。收入《本草纲目·禽部》原有药物73种。新增10种，其中2种为原《本草纲目》附录药新分成条，其余8种来自元、明、清各本草著作。另收入《本草纲目》原有条目"诸鸟有毒"，共成禽部84条。《本草纲目·禽部》条目77条，除"诸鸟有毒"外，原载药物76种，现收入本部凡73种，3种移往兽部鼠类（伏翼、寒号虫、鼺鼠）。

《本经》3种

《别录》11种

《唐本草》2种　唐·苏敬

《本草拾遗》25种　唐·陈藏器

《食疗本草》2种　唐·孟诜

《日华子》1种　宋人大明

《嘉祐本草》13种　宋·掌禹锡

《图经本草》1种　宋·掌禹锡

《饮膳正要》2种　元·忽思慧

《食物本草》9种　明·卢和

《本草纲目》7种　明·李时珍

《食物辑要》3种　明·穆世锡

《医林纂要探源》1种　清·汪绂

《本草纲目拾遗》2种　清·赵学敏

《本草求原》1种　清·赵其光

禽部84种

鸊鷉《本草拾遗》

【释名】鸰䴏𪆻子《日用本草》、油鸭《食治广要》。

【集解】《通志·昆虫草木略》卷七六：《尔雅》曰须蠃。鸊鷉也。似凫而小，其膏可莹刀剑。《日用本草》卷四：刁鸭，野鸭中最小者，呼为鸰䴏𪆻子，味最佳，食之补益。**《本草品汇精要》卷二八**：旧本不载所产，今池泽、水田多有之。其形似水鸡，小而尖喙，长颈短尾，苍赤色。飞跃水面，能捕鱼食者也。**《食物本草》卷三**：水鸟也，如鸠，鸭脚连尾，不能陆行，常在水中，人至即沉，或击之便起。

肉

【气味】味甘，平，无毒。《饮膳正要》卷三。

【主治】补中益气。宜炙食之，甚美。《饮膳正要》卷三。补中开胃。《随息居饮食谱·毛羽类》。

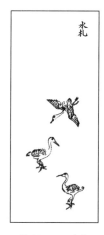

图 39-1-1　水札

《饮膳》

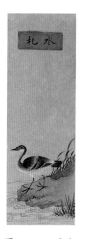

图 39-1-2　水札

《品汇》

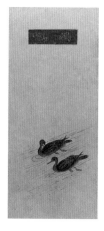

图 39-1-3　鸀鳿

《食物》

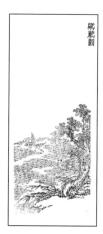

图 39-1-4　鸀鳿

《禽虫典》

膏

【主治】主耳聋，滴耳中。又主刀剑，令不锈。《食物本草》卷三。

【发明】《调疾饮食辩》卷五：《尔雅》曰"须蠃"，《食疗本草》曰"刁鸭"，《日用本草》曰"鹨鳵"。《纲目》曰"油鸭"，则非。油鸭亦生于水，善没不善鸣，冬月肥，脂肉腥臊无味，油涂刀剑不锈，此鸟名鸯子。《饮膳正要》曰：水鸯，春暮肥美，油不可涂刀剑，善鸣。宋人诗曰：绿阴鸣鸯静频嘶。而《英华集》云：马衔首蓿叶，剑莹鸀鳿膏。郭注《尔雅》亦曰：膏中莹刀。皆误以油鸭为鸀鳿。南方最多，北方亦有。郅支单于之地，有水名鸀鳿泉。李义山《上契苾何力》诗曰：日晚鸀鳿泉畔猎，路人遥识郅都鹰。或作鸀鹒，罗邺诗曰：腊晴江暖鸀鹒飞。误，鹒亦水鸟，另是一种。《诗》：维鹈在梁。注曰：淘河，大鸟也。鸀鳿性能滋补，然食鱼虾，不免于热，阴虚血热及诸热病忌之。且每岁惟暮春一二十日可得（俗云此时眼瞎）。过此则高飞不可罗致，性虽滋补，不能长食。况热则有毒，其身又小，一簋须费十余命，补物甚多，何必此也。

4064

鹈鹕《嘉祐本草》

【释名】淘河《通志》。

【集解】《通志·昆虫草木略》卷七六：形极大，喙长尺余，颔下有胡大如数升囊，好群飞，沉水食鱼，俗谓之淘河。许慎云"鹏"也。《太乙仙制本草药性大全·本草精义》卷七：此鸟大如苍鹅，颐下有皮袋，容二升物，展缩由袋，中盛水以养鱼。一名逃河。身是水沫，惟胸前有两块肉如拳，云昔为人窃肉入河，化为此鸟。

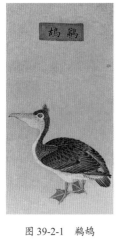

图 39-2-1　鹈鹕
《品汇》

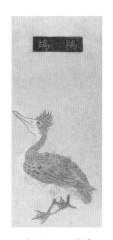

图 39-2-2　鹈鹕
《食物》

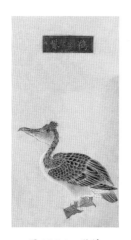

图 39-2-3　鹈鹕
觜《雷公》

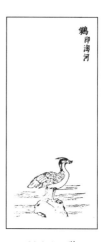

39-2-4　鹈
《三才》

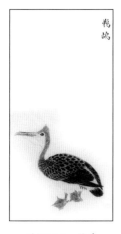

图 39-2-5　鹈鹕
《草木状》

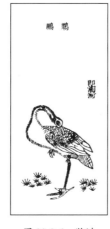

图 39-2-6　鹈鹕
《备要》

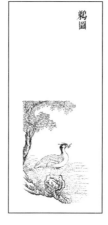

图 39-2-7　鹈
《禽虫典》

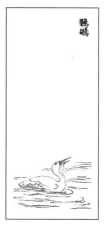

图 39-2-8　鹈
鹕《图说》

肉

【气味】味咸，性温，无毒。《食物辑要》卷五。

【主治】主风湿肌肉不仁。《食物辑要》卷五。

油

【气味】味咸，温，滑，无毒。姚氏《食物本草》卷一二。

【主治】通耳聋，散痈肿痹症，引药透入病所。《食物辑要》卷五。理痹痛痈疽，可穿筋透骨。《医宗必读·本草征要》下。淘鹅油性走，能引诸药透入病所拔毒，故治聋痹肿毒诸病。《本经逢原》卷四。拔毒，引诸药直达病所。治聋痹痈肿，取油热化，即以其噀盛之。仅堪外敷，不入汤丸。《药性切用》卷八。

嘴

【气味】味咸，气平，无毒。《食物本草》卷三。

【主治】主赤白久痢。成痔者，嘴烧灰为末，服方寸匕，愈。《食物本草》卷三。

舌

【主治】治疔疮，取入心拔毒外出也。《本经逢原》卷四。

皮毛

【主治】主反胃吐食，烧存性，每酒服二钱。姚氏《食物本草》卷一二。

鸬鹚《别录》

【释名】摸鱼公《本草纲目拾遗》。

【集解】《本草纲目拾遗》卷九：鸬鹚形如鹅而色黑面红，俗呼摸鱼公，水乡人家多养之以捕鱼。十月后饲以狗肉，则身暖不畏寒，虽破冰入水，亦不死。

肉

【气味】酸、咸，冷，微毒。《本草洞诠》卷一四。

【主治】治大腹鼓胀，利水道。《本草洞诠》卷一四。

骨

【气味】

【主治】主鱼鲠。《宝庆本草折衷》卷一六。

头

【气味】微寒。《宝庆本草折衷》卷一六。

【主治】主鲠及噎，烧服之。《宝庆本草折衷》卷一六。

喙

【主治】治噎，欲发时衔鸬鹚嘴，遂下。《太乙仙制本草药性大全·仙制药性》卷七。

嗉

【主治】治鱼鲠，吞之最效。《食治广要》卷五。

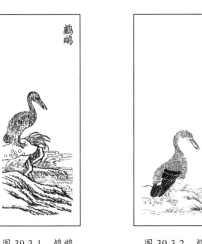

图 39-3-1　鸬鹚
《图经（政）》

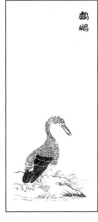

图 39-3-2　鸬鹚
《图经（绍）》

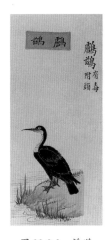

图 39-3-3　鸬鹚
《品汇》

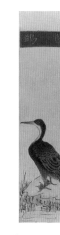

图 39-3-4　鸬
鹚《食物》

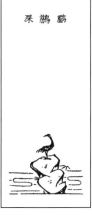

图 39-3-5　鸬鹚
屎《太乙》

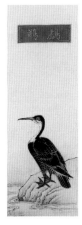

图 39-3-6　鸬鹚
《雷公》

图 39-3-7　鸬鹚
《三才》

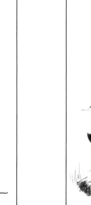

图 39-3-8　鸬鹚
《草木状》

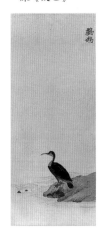

图 39-3-9　鸬鹚
《图谱》

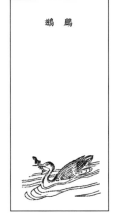

图 39-3-10　鸬鹚
《类纂》

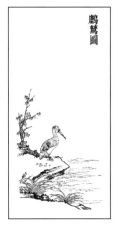

图 39-3-11　鸬鹚
《禽虫典》

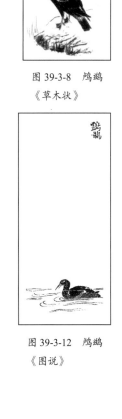

图 39-3-12　鸬鹚
《图说》

蜀水花（即屎）

【气味】冷，微毒。《宝庆本草折衷》卷一六。

【主治】主去面黑黵志。《宝庆本草折衷》卷一六。治疗疮、汤火疮痕。《太乙仙制本草药性大全·仙制药性》卷七。治小儿疳蛔，干研为末，炙猪肉蘸食，效。《养生食鉴》卷下。

蛋

【主治】能打胎。有不欲留孕者，取一个，白水煮服，胎即化为血水，从小便出，多则二服，无有不验。《本草纲目拾遗》卷九。

翅羽

【主治】烧灰，水服半钱，治鱼鲠，即愈。姚氏《食物本草》卷一二。

涎

【主治】治肾咳，俗呼顿呛，从小腹下逆上而咳，连嗽数十声，少住又作。甚或咳发必呕，牵掣两胁，涕泪皆出，连月不愈者，用鸬鹚涎滚水冲服，下咽即止。《本草纲目拾遗》卷九。

【发明】《本草衍义》卷一六：陶隐居云，此鸟不卵生，口吐其雏。今人谓之水老鸦，巢于大木，群集，宿处有常，久则木枯，以其粪毒也。怀妊者不敢食，为其口吐其雏。陈藏器复云使易产，临时令产妇执之，与陶相戾。尝官于澧州，公宇后有大木一株，其上有三四十巢。日夕观之，既能交合，兼有卵壳布地，其色碧。岂得雏吐口中？是全未考寻，可见当日听人之误言也。《绍兴本草》卷一九：鸬鹚屎，主治已载《本经》，此物每于水边捉鱼食之，传化为水，即非性冷，又非无毒。其屎近世未闻用之，当作微温、有小毒是矣。及云头疗哽及噎，烧服，盖借意为用，亦无验矣。《本草求原》卷一九：鸬鹚，即水老鸦。酸寒胜热，咸利水湿。治腹大如鼓、体寒者。卫气并于血脉则身寒。烧存性，米饮下。头及骨治鱼骨鲠及噎。烧灰酒下。鱼骨鲠，但密念鸬鹚则下，以其食鱼故也。其屎多在石上，色紫如花，去面上黯黑、黵痣、瘢疵，及汤火疮痕、疗疮、猪脂和涂。鱼骨鲠。水调服，并涂喉外。

【附方】《本草品汇精要》卷二八：治疳蛔。屎干碾为末，炙猪肉点与小儿啖之。〇酒齄疱。粪一合，研，以腊月猪脂和，每夜傅鼻面。

《太乙仙制本草药性大全·仙制药性》卷七：治断酒。鸬鹚粪灰，水服方寸〔匕〕。

鹭《食物本草》

【集解】《通志·昆虫草木略》卷七六：鹭，《尔雅》曰春锄。白鹭也。亦曰鹭鸶。陆玑曰：汶阳谓之白鹭，齐鲁谓之春锄，辽东、乐浪、吴扬皆谓之白鹭。《食物本草》卷三：一种白鹤子，脚黄，形似鹭，但头上无毵毛袅耳。又红鹤，形亦相类。姚氏《食物本草》卷一二：鹭，一名鹭鸶。水鸟也。林栖水食，群飞成序，洁白如雪，颈细而长，脚青善翘，高尺余，解指短尾，喙长三寸。顶有长毛十数茎，毵毵然如丝，欲取鱼则弭之。

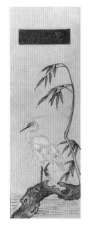

图 39-4-1　鹭
鹭《食物》

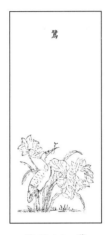

图 39-4-2　鹭
《三才》

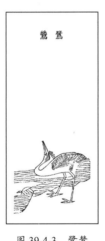

图 39-4-3　鹭鸶
《备要》

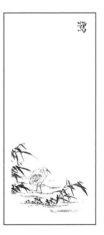

图 39-4-4　鹭
《图说》

肉

【气味】味咸，平，无毒。《食物本草》卷三。

【主治】主瘦虚，益脾补气，炙食之。《食物本草》卷三。益脾胃，补气血。《食物辑要》卷五。

头

【主治】治破伤风，肢强口紧，连尾烧研，以腊猪脂调傅疮口。姚氏《食物本草》卷一二。

鸂𪆟《本草拾遗》

【集解】姚氏《食物本草》卷一二：鸂𪆟，一名鹭鸶。山溪有水毒处即有之，因为食毒出所致也。其状如鸭而大，长项，赤目斑嘴，毛紫绀色，如鸡鹊色也。姿标如鹤，林栖水食，近水处极多。人捕食之，味不甚佳。

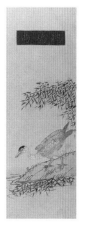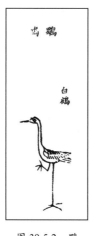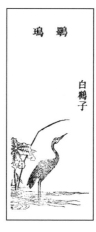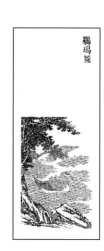

图 39-5-1　鹈鹕　　　图 39-5-2　鹈　　　　图 39-5-3　鹈鹕　　　图 39-5-4　鹈
鸟《食物》　　　　　　鹕《太乙》　　　　　　《三才》　　　　　　　鹕《禽虫典》

毛及屎

【主治】主溪毒、砂虱、水弩、射工、蜮等病。《食物本草》卷三。烧灰，治溪毒、砂虱、水弩、射工、蜮、短狐、虾须等病。亦可将〔鸟〕近病人，即能唼人身，讫，以物承之，当有沙出，〔其〕沙即含沙射人〔之〕箭也。又可笼鸟近人，令鸟气相吸。姚氏《食物本草》卷一二。

【发明】姚氏《食物本草》卷一二：陈藏器曰，已上数病大略相似，俱是山水间虫含沙射影所致。亦有无水处患者。或如疟，或如天行寒热，或有疮无疮。但夜卧时以手摩身体，有辣痛处，熟视当有赤点如针头，急捻之，以芋叶入内，刮出细沙，以蒜封之即愈，否则寒热渐深也。惟虾须疮最毒，十活一二，桂岭独多。但早觉时，以芋及甘蔗叶，屈角入肉，勾出其根如虾须状则愈。迟则根入至骨，有如丁肿。最恶，好着人隐处。○李时珍曰：水弩、短狐、射工、蜮，一物也。溪毒，有气无形。砂虱，沙中细虫也。

鹳《别录》

【集解】《本草衍义》卷一六：鹳，头无丹，项无乌带，身如鹤者，是。兼不善唳，但以啄相击而鸣，作池养鱼、蛇以哺子之事，岂可垂示后世？此禽多在楼殿吻上作窠，日夕人观之，故知其未审耳。

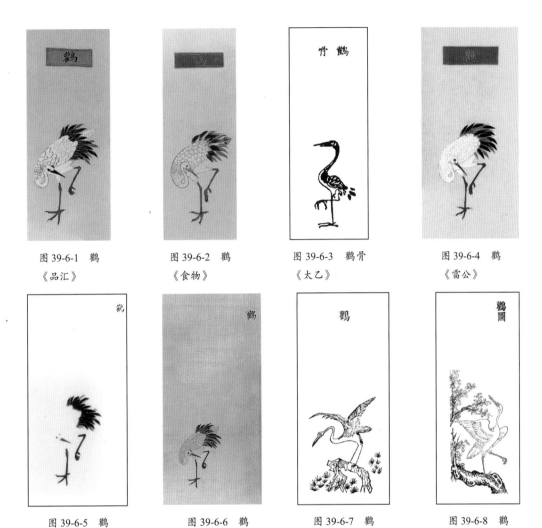

图 39-6-1　鹤　　　　　图 39-6-2　鹤　　　　　图 39-6-3　鹤骨　　　　图 39-6-4　鹤
《品汇》　　　　　　　　《食物》　　　　　　　　《太乙》　　　　　　　　《雷公》

图 39-6-5　鹤　　　　　图 39-6-6　鹤　　　　　图 39-6-7　鹤　　　　　图 39-6-8　鹤
《草木状》　　　　　　　《图谱》　　　　　　　　《备要》　　　　　　　　《禽虫典》

骨

【气味】味甘，寒，无毒。《宝庆本草折衷》卷一六。味酸，平，无毒。《食物辑要》卷五。

【主治】主鬼蛊诸疰毒，五尸心腹疾。《宝庆本草折衷》卷一六。治尸疰腹痛。炙令黄，为末，空心暖酒服方寸匕。《食物本草》卷三。喉痹飞尸即除，蛇虺咬螫堪止。小儿闪癖用之大效，大腹痞满服之如神。《太乙仙制本草药性大全·仙制药性》卷七。有风疾者、湿病者宜食。多食，发疮疥。《食物辑要》卷五。

脚骨及嘴

【气味】小毒。《宝庆本草折衷》卷一六。

【主治】主喉痹，飞尸，蛇虺咬及小儿闪癖，大腹痞满，并煮汁服之。亦烧为黑灰，饮服。《宝庆本草折衷》卷一六。

卵

【主治】预解痘毒。《食物辑要》卷五。

【发明】**《绍兴本草》卷一九**：鹳骨，《本经》云味甘，无毒。虽载主治，但诸方未闻用验之据。然此物食诸毒物，及注云能落人毛发，固非无毒矣。今当作味甘、寒、有小毒为定。

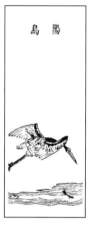

图 39-7-1　阳乌《备要》

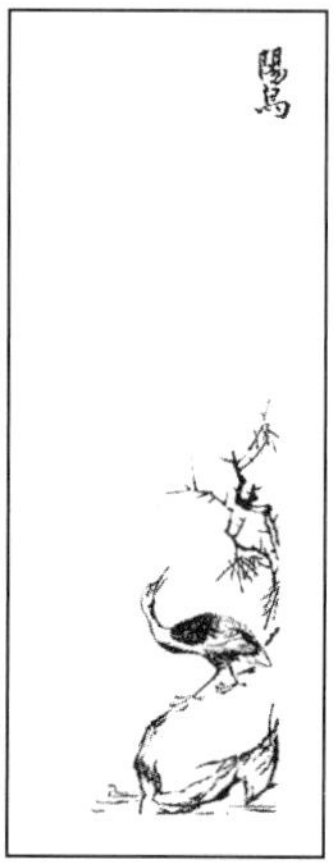

图 39-7-2　阳乌《图说》

阳乌《本草拾遗》

【集解】**《证类本草》卷一九**：〔《本草拾遗》〕陶云：阳乌是鹳。按：二物殊不似，阳乌身黑，颈长白，殊小鹳嘴。

《本草医旨·食物类》卷三：阳乌出建州。似鹳而味小，身黑颈长而白。

嘴

【主治】烧灰酒服，治恶虫咬成疮。《本草医旨·食物类》卷三。

鸭《别录》

【释名】家鸭《宝庆本草折衷》。

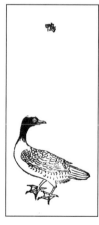

图 39-8-1　鸭《饮膳》

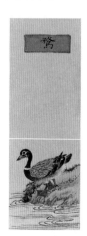

图 39-8-2　鹜《品汇》

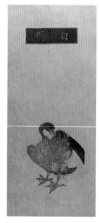

图 39-8-3　白鸭《食物》

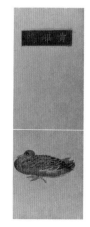

图 39-8-4　黄雌鸭《食物》

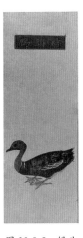
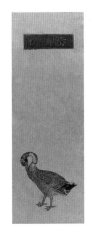
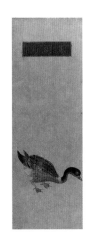
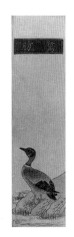

图 39-8-5 绿头
鸭《食物》

图 39-8-6 青
头鸭《食物》

图 39-8-7 黑头
鸭《食物》

图 39-8-8 鹜
肪《食物》

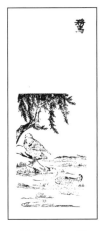
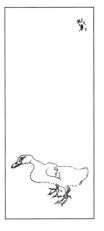
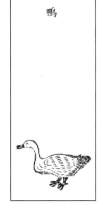

图 39-8-9 鹜
肪《雷公》

图 39-8-10 鹜
《三才》

图 39-8-11 鹜
《原始》

图 39-8-12 鸭
《类纂》

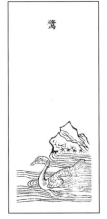
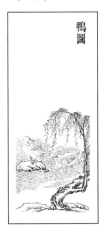

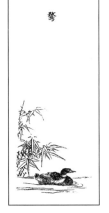

图 39-8-13 鹜
《备要》

图 39-8-14 鸭
《禽虫典》

图 39-8-15 鸭
《滇南图》

图 39-8-16 鹜
《图说》

【集解】《宝庆本草折衷》卷一六：一名家鸭，一名白鸭，乃家养不能飞翔者。生处处有之。

《太乙仙制本草药性大全》卷七：野鸭与家鸭有相似者，有全别者。《尸子》曰：野鸭为凫，家鸭为鹜鹜音木，质木故也。鹜性木，不能飞翔，如庶人守耕稼而已，故《周官》庶人执鹜。即此观之，则鹜为家鸭明矣。寇氏《衍义》引王勃云落霞与孤鹜齐飞，乃以鹜为野鸭，殊不知词人描写景象，托物起兴而已，难以泥其形迹，况下条雁肪《本经》亦以鹜名，此指雁未可知。若据此以鹜为野鸭，则凫又当为何鸭耶？

鹜肪

【气味】味甘，平，无毒。《千金要方·食治》卷二六。味甘，无毒。《神农本经会通》卷九。味甘，气寒，无毒。《太乙仙制本草药性大全·仙制药性》卷七。

【主治】主风虚寒热。《千金要方·食治》卷二六。主风虚寒热大效。《太乙仙制本草药性大全·仙制药性》卷七。

肉

【气味】冷，微毒。《宝庆本草折衷》卷一六。味甘，冷，无毒。《饮膳正要》卷三。味甘，微凉，无毒。《食鉴本草》卷上。

【主治】补虚乏，除客热，利藏腑，利水道。《千金要方·食治》卷二六。补内虚，消毒热，利水道及治小儿热惊痫。《饮膳正要》卷三。消胀，止惊痫，解丹毒，止痢血，解毒头，治水肿，白鸭尤佳。《食物本草》卷三。头生疮肿，和葱、豉作汁饮之，去卒暴烦热。《药性要略大全》卷一〇。除水肿，消胀满，利脏腑，退疮肿，定惊痫。绿头者亦堪用，白目者能杀人。《药性解》卷六。

头

【主治】主水肿，利小便。《宝庆本草折衷》卷一六。十种水病，以青头鸭，如法修食之。《日用本草》卷四。能消顶上秃疮。《滇南本草图说》卷七。

脑

【主治】能敷一切疮毒。《滇南本草图说》卷七。涂冻疮。《本草求原》卷一九。

血

【气味】味咸，气寒，无毒。《本草汇言》卷一八。

【主治】医风肿之盛。《药性要略大全》卷一〇。调酒频吞，解诸毒极验。《太乙仙制本草药性大全·仙制药性》卷七。解诸毒热。饮解野葛毒已死者，入咽即活。解中生金、生银、丹石、砒霜诸毒，射工毒。又治中恶及溺水死者，灌之即活。

蚯蚓咬疮，涂之即愈。《上医本草》卷四。

舌

【主治】治痔疮，杀虫。《本草原始》卷一〇。

涎

【主治】解蚯蚓咬阴肿。有过食鸭肉所伤。以糯米泔温服一二盏渐消。《药性全备食物本草》卷三。小儿痉风，头及四肢皆往后，以鸭涎滴之。又治蚯蚓吹小儿阴肿，取雄鸭涎，抹之即消。《本草原始》卷一〇。

胆

【主治】痔核，良。又点赤目初起亦效。《本草原始》卷一〇。

卵

【气味】微寒。《宝庆本草折衷》卷一六。

【主治】治心腹胸膈热。多食发冷疾气，令背膊闷，小儿食，脚软不能行。盐淹即宜人。《宝庆本草折衷》卷一六。

肫衣

【气味】诸骨鲠，炙研，水服之即愈。《本草原始》卷一〇。

白鸭通（即：屎）

【气味】性寒，无毒。《本草蒙筌》卷一〇。

【主治】主杀药石、金银铜铁毒。散蓄热毒痢。又热肿毒，和鸡子白封之。又蛆蟮咬，以屎傅之。《宝庆本草折衷》卷一六。主热毒痢，为末，水调服之。《食物本草》卷三。

【发明】《本草蒙筌》卷一〇：白鸭屎性寒。无毒。干者勿用，新者捡来。解结缚殊功，散蓄热立效。腹中五金燥毒，诸石药毒，并绞浓汁饮之；身上作肿恶疮，作痒热疮，悉调鸡清敷上。蚯蚓咬啮，亦堪揭消。肉性微寒，补虚最胜。葛可久用治劳怯，白凤膏曾载方书。利小便消水肿胀满，和脏腑退卒热惊痫。择白毛黑嘴为佳，忌乌龟鳖肉同食。头绿者亦堪入药，目白者有毒杀人。血调酒频吞，解诸毒极验。头作丸旋服，古方有鸭头丸。治水肿亦灵。卵寒去热于心胸，食多渐软其脚膝。爱婴儿者，不可不知。**《本草汇言》卷一八**：鸭血，《别录》解诸毒之药也。赵天民曰：鸭血寒凝而复能行散，故李时珍方取血乘热饮，善解一切金、银、丹石、砒霜诸毒，及一切毒虫、毒草，如野葛、射工、百虫恶毒垂死者，灌入喉即能活。**《本草纂要》卷一〇**：绿头雄鸭味厚，气盛，属阳。黄毛雌鸭味厚，气薄，属阴。凡人阳虚不足，食雄鸭而可以补阳；阴虚不足，食雌鸭而可以补阴。大率雄鸭所生，其头更绿，其声更哑，声不出则阳不妄发，而精锐之气皆聚于项矣。然群鸭中少得一二，则众鸭皆得其雄也，岂不为补阳之物乎？若谓雌鸭所生，其禀太厚，其子不断，夫尝因子有余而欲求雏，未尝因禀少薄而欲少生。但纯阴之体，有为生生不息之物，岂不为补阴之药乎？乌骨白鸭：味甘，气寒，无毒。主安五脏，益脾胃，养气血，壮心肾，退劳热，理内伤，乃滋阴固本之圣药也。又曰：鸭欲水，吾观水肿之症，食鸭可也。鸭食虫，吾见腹中有虫而可以杀也。鸭禀寒，吾见蓄热之症而可以散也。大抵鸭之为物，与鸡不同。鸭本性寒，而鸡本性热。鸭无毒，而鸡有毒。又云鸭不毒而鸭子具毒，鸡更毒而鸡子不毒。**《药性解》**卷六：肺之色属白，肾之色属黑，黑嘴白鸭宜其入此二经。肺肾受补，诚为劳症仙方，得童便煮服，功妙不可尽述。**《本草述》**卷三〇：食物如鹜类取其能补。第《本草》言其甘冷，得无以冷补乎？然观治久虚咳血，用之者大有佐使，固非徒取其冷也。至于疗大腹水病，则用之单行，又岂止以冷为功乎？即刘河间以利水为气相感，亦有未尽。试即血之能解中毒中恶而思之，则兹物亦有能达其气之塞而欲绝，解其毒恶之结而未散者为功也。至于大腹水病，岂非气之欲塞、戾之欲结者乎？夫血为水所化也，可以通于兹义矣。虽然，用鸡血者，取诸其阳，用鸭血者，取诸其阴，大概不可易也。

【附方】**《神农本经会通》**卷九：治十种水病不差垂死。青头鸭一只，治如食法，细切，和米并五味，煮令极熟，作粥，空腹食之。《心镜》。

《太乙仙制本草药性大全·仙制药性》卷七：食药过剂者。白鸭屎末和水调服之差。○解金银锡铁毒。取鸭屎汁解之良。○卒大腹水病。取青雄鸭，以水五升，煮一升饮尽，厚盖之，取汗佳。○水气胀满浮肿，小便涩少。白鸭一只，去毛、肠，汤洗，馈饭半升，以饭、姜、椒酿鸭腹中缝定，如法蒸，候熟食之良。

《本草发明》卷六：治卒大腹水肿。雄鸭肉一方：用一只，加水五升，煮取一升，饮尽，厚覆取汗。又方：治十种水气垂死，以青头鸭一只，治如食法，细切，和米并五味煮令极熟，作粥食。

方目姚氏《食物本草》　　【校正】时珍原附"鸡䳡"条下。今分出。

【释名】护田鸟、姑鸡纺《通志》。

【集解】**《通志·昆虫草木略》**卷七六：鹭，《尔雅》曰泽虞。郭云：今姻泽鸟，似水鸮，苍黑色，常在泽中，见人辄鸣唤不去，有象主守之官，因名云。俗呼护田鸟。按此鸟亦多在田中，闽人呼为姑鸡纺。以其声类纺声，且聒聒不辍。姚氏**《食物本草》**卷一二：方目，水鸟也。常在田泽中。形似鸥、鹭，苍黑色，头有白肉冠，赤足。见人辄鸣唤不去。

【气味】味甘，平，无毒。姚氏《食物本草》卷一二。

【主治】炙食，止渴。姚氏《食物本草》卷一二。

鸡鹕《本草拾遗》

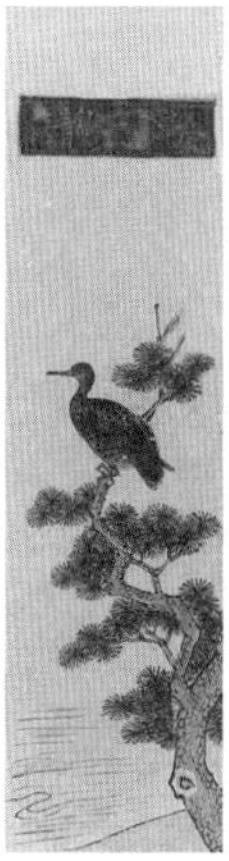

【释名】赤冠鸡《养生食鉴》。

【集解】《通志·昆虫草木略》卷七六：鸱，《尔雅》曰鸡鹕。水鸟也。今亦谓之鸡鹕，似凫，脚高，毛冠。郭云：江东人家养之，以厌火灾。姚氏《食物本草》卷一二：李时珍曰：鸡鹕大如凫鹜，而高脚似鸡，长喙好啄，其顶有红色如冠，翠鬣碧班，丹嘴青胫，养之可玩也。

【气味】味甘、咸，平，无毒。《食物辑要》卷五。

【主治】解虾、鱼毒。炙食，益人。养之，厌火灾。《食物辑要》卷五。

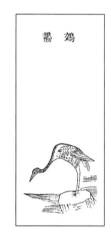

图 39-10-1　鸡
鹕《食物》

图 39-10-2　鸡鹕
《备要》

【发明】《食物本草》卷三：鸡鹕，水鸟，可食。似鸭，绿毛。相传人家养以厌火灾，恐未必。《食鉴本草》卷上：鸡鹕，性寒。肉不堪食，人家宜养之，最厌火殃。

旋目　姚氏《食物本草》　　【校正】时珍原附"鸡鹕"条下。今分出。

【集解】姚氏《食物本草》卷一二：旋目，水鸟也。生荆、郢间。大如鹭而短尾，红白色，深目，目旁毛皆长而旋。《上林赋》云"交睛旋目"是矣。

【气味】味甘，平，无毒。姚氏《食物本草》卷一二。

【主治】食之，益人补中。姚氏《食物本草》卷一二。

野鸭《食疗本草》

【释名】舒凫、野凫《宝庆本草折衷》、刀鸭《太乙仙制本草药性大全》、水鸭、蚬鸭《养生食鉴》、野鹜《调疾饮食辩》。

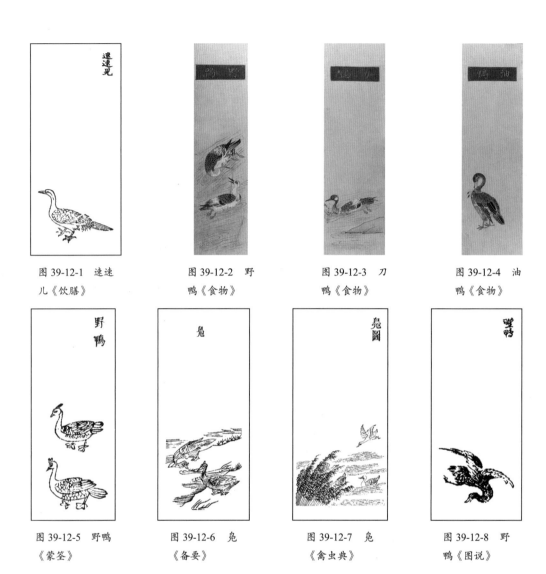

图 39-12-1　速速
儿《饮膳》

图 39-12-2　野
鸭《食物》

图 39-12-3　刀
鸭《食物》

图 39-12-4　油
鸭《食物》

图 39-12-5　野鸭
《蒙筌》

图 39-12-6　凫
《备要》

图 39-12-7　凫
《禽虫典》

图 39-12-8　野
鸭《图说》

【集解】《日用本草》卷四：野鸭名凫，比家鸭能远飞。《养生食鉴》卷下：野鸭，一名水鸭，状似鸭而小，杂青白色，背上有文，短喙长尾，卑脚红掌。肥而耐寒，能入水取蚬食，亦名蚬鸭。

【正误】《宝庆本草折衷》卷一六：鹜之与凫，其名互出，丝梦难辨。今以陈藏器之注，参《尔雅释》及《礼记疏》诸书，野鸭曰凫，家鸭曰鹜，辞断名定，则鹜为家鸭，不能飞矣。王勃言落霞与孤鹜齐飞者，盖即席成文，一时对景，无暇致格物之思，遽以凫为鹜耳。寇氏尝援为证者，误也。

肉

【气味】凉，无毒。《宝庆本草折衷》卷一六。味甘，微寒，无毒。《饮膳正要》卷三。甘，咸，寒。《医林纂要探源》卷三。

【主治】主补中益气，消食，全胜家者，平胃调中。又身上诸热疮，食之差。

《宝庆本草折衷》卷一六。补中益气，消食，和胃气，治水肿。《饮膳正要》卷三。去热毒。患诸热疮，多年不愈，多食之则瘥。《日用本草》卷四。虽冷而不动气，去热而能愈疮。小疮久〔不〕愈者，多食即差。消食积和胃轻身，退水肿补虚益力。除恶疮疖，驱热毒风。《本草蒙筌》卷一〇。消食积，并十二种虫。《本草发明》卷六。补心养阴，行水去热。性浮而善飞扬，清补心肺，不专入肾。《医林纂要探源》卷三。

肪

【气味】甘，温。《药性全备食物本草》卷三。

【主治】主风虚寒热水肿。《药性全备食物本草》卷三。

头

【主治】治十种水病不瘥垂死者效。鸭头取青色者，治如食法：细切和米并五味煮令极熟，作粥，空腹食之。《药性全备食物本草》卷三。

血

【主治】解挑生蛊毒，热饮探吐而瘥。《养生食鉴》卷下。

【发明】《本草蒙筌》卷一〇：野鸭与家鸭有相似者，有全别者。尹子曰：野鸭为凫，家鸭为鹜。鹜音木，质木故也。鹜性木，不能飞翔，如庶人守耕稼而已。故《周官》庶人执鹜，即此观之，则鹜为家鸭明矣。寇氏《衍义》引王勃云：落霞与孤鹜齐飞。乃以鹜为野鸭，殊不知词人模写景象，托物启兴而已，难以泥其形迹。况下条雁肪，《本经》亦以鹜名。此指雁未可知，若据此而以鹜为野鸭，则凫又当为何鸭耶？《本经逢原》卷四：凫逐群飞，夏藏冬见，与鸿雁不异。其在九月以后、立春以前，味极鲜美，病人食之，全胜家鸭。以其肥而不脂，美而易化，故滞下泄泻，喘咳上气，虚劳失血及产后、病后无不宜之。虽有安中利水之功，而方药曾未之及，孟诜除十一种虫等治未能深信。《摘玄方》解挑生蛊毒，取生凫血热饮探吐。于此可悟，生鹅血可吐胸腹诸虫、血积，总以血引血同气相应之力耳。《调疾饮食辩》卷五：凫，《诗疏》曰野鸭，又名野鹜。《尔雅》曰：鸠，沉凫。后人或作晨凫，谓其飞必以晨也。《食疗本草》曰：冬月食之，能补中益气。盖其飞之劲疾，凡羽族皆莫能比，由力大筋强，故能补益。《天文测食篇》日月一日夜行二万六千里，与飞凫同算。此喻虽极无理，然可知凫飞之速矣。《日华子》曰，不可合胡桃、木耳、豆豉食，则亦未尝不热也。

雁《本经》

【释名】阳鸟《本草元命苞》。

《宝庆本草折衷》卷一六：大者名鸿，小者名雁。

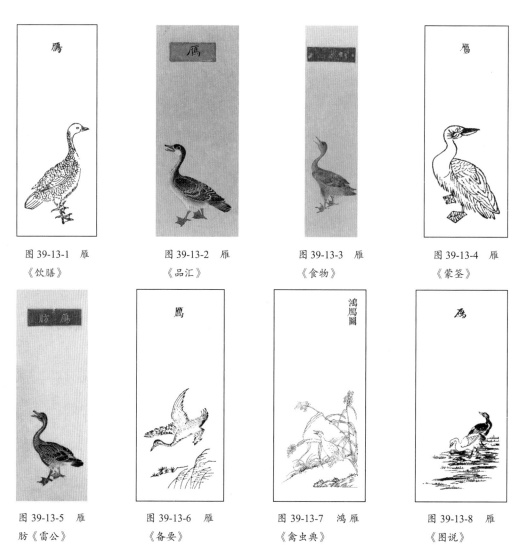

图 39-13-1 雁 《饮膳》　　图 39-13-2 雁 《品汇》　　图 39-13-3 雁 《食物》　　图 39-13-4 雁 《蒙筌》

图 39-13-5 雁 肪《雷公》　　图 39-13-6 雁 《备要》　　图 39-13-7 鸿雁 《禽虫典》　　图 39-13-8 雁 《图说》

【集解】《宝庆本草折衷》卷一六：生江南池泽，及江湖、雁门、中原。冬南翔，夏北徂。○以冬月采为好。《太乙仙制本草药性大全·本草精义》卷七：鸿雁一名鹜肪。雁、鹜、鸭、鹅四物皆相类，但大小不同耳。多宿芦洲，亦居草渚。雁为阳鸟，冬则南翔，夏则北徂，时当春夏，则孳育于北，岂谓北人不食之乎？然雁与燕相反，燕来则雁往，燕往则雁来，故《礼》云：秋候雁来，春玄鸟至。按《本经》云：小曰雁，大曰鸿，长幼行序不紊；寒投南，热投北，阴阳升降预知。常得气之中和，人故用为礼币。一取其信，二则尚其和也。世人因之不忍杀食，或谓天厌，道家谬言。入药觅肪，冬取才妙。六月、七月食之伤神。《药性全备食物本草》卷三：雁阳鸟也。从住在野下，宿于水涯也。从人何也？取执挚奠雁为意也。冬则南翔，夏则北徂，时当春夏则孳育于北，岂谓北人不食之乎？然雁与燕相反，燕来则雁往，燕往则雁来，故《礼》云：秋候雁来，春玄鸟至。按《尔雅》云：小曰雁，大曰鸿，长幼行序不紊。寒投南，热投北，阴阳升降预知。常得气之中和，人故用为礼币，一取其信，二则尚其和也。世人因之不忍杀食，或谓天厌，道家谬言耳。

肉

【气味】味甘，平，无毒。《千金要方·食治》卷二六。

【主治】久服长发鬓须眉，益气不饥，轻身耐暑。《千金要方·食治》卷二六。主风挛拘急，偏枯，气不通利，益气，壮筋骨，补劳瘦。《饮膳正要》卷三。通利气血，壮筋骨。治风麻痹、拘挛、偏枯。取肉炙熟贴之，取脂煎汁，每日温酒下。《本草求原》卷一九。

肪

【气味】味甘，平，无毒。《千金要方·食治》卷二六。甘，温，无毒。《本经逢原》卷四。甘，微辛，温。《医林纂要探源》卷三。

【主治】主风挛拘急、偏枯，血气不通利。《千金要方·食治》卷二六。治风痹，助气，壮筋骨。《宝庆本草折衷》卷一六。雁膏，治耳聋，亦能长发。雁脂，补虚赢，令人肥白。《饮膳正要》卷三。治风挛拘急偏枯，疗麻痹，气不通利，久服长毛发须眉，常饵壮筋骨益气。《本草元命苞》卷七。杀诸石药毒，治偏枯不通。合黄豆为丸，能补劳瘦。单炼滤调酒，酒一杯，调肪一匙，空心服。专逐风挛。多服长毛发生须，久服壮筋骨助气。《太乙仙制本草药性大全·仙制药性》卷七。生发，涂之。补劳瘦，治热结、胸痞呕吐。《本草求原》卷一九。

骨

【主治】骨灰和米泔洗头，长发。《饮膳正要》卷三。

毛

【主治】可驱癎，取与小儿带佩。自落者妙。一说喉下白毛，治惊癎尤效。《太乙仙制本草药性大全·仙制药性》卷七。

屎白

【主治】灸疮肿痛，屎白研和人精傅之。《太乙仙制本草药性大全·仙制药性》卷七。

【发明】《本草衍义》卷一六：雁肪人多不食者，谓其知阴阳之升降，分长少之行序。世或谓之天厌，亦道家之一说尔，食之则治诸风。《唐本》注曰雁为阳鸟，其义未尽。兹盖得中和之气，热则即北，寒则即南，以就和气。所以为礼币者，一以取其信，二取其和。《绍兴本草》卷一九：雁肪，性味、主治、出产已载《本经》，而近世罕入于方，未闻的验之据，此乃厌物，亦非宜作食品矣。《本经逢原》卷四：雁为信鸟，岂宜食之。故道家谓之天厌。性善通利血气，风挛拘急，偏枯，取肉炙熟贴之。昔黄帝制指南，于雁胫骨空中制针，取其能定南北也。但觅之不易，今人于鲤鱼脑中制之，以其性专伏土，定而不移，可定水土之方向也。**《调疾饮食辨》卷二**：五雁大者曰鸿，亦曰阳鸟。《禹贡》：彭蠡既潴，阳鸟攸居。其脚指间有幕相连。《尔雅》曰：凫、雁丑其足蹼。注曰：蹼属相着。凡水禽如鹅、鹜之类，足多蹼，故云凫、雁丑。其踵企。注曰：飞则伸脚。鸟雀丑其掌缩。注曰：飞则缩脚。其栖宿常在浅水。《诗·九罭》章：鸿飞遵渚，鸿飞遵陆。《禽经》曰：鸨以水言，自北而南。以山言，自南而北。注曰：鸨、皆雁字，冬则南飞集于水，故字从干；夏则北矞集于山岸，故字从岸。雁有四德：寒则南来，热则北往，信也。飞有序，而前鸣后和，礼也。失偶不再配，节也。夜则群宿，而一奴巡警；昼则衔芦，以避缯缴，知也。其南也，止于衡阳。衡山以南，两粤、岭、海、滇、黔之地则无雁。故王勃《滕王阁诗序》曰：雁阵惊寒，声断衡阳之浦。○肉，利藏府，壮筋骨，鲜者、烟熏者俱佳。肪和豆黄作丸，补劳瘦。肪，脂膏也。豆黄，用黑豆蒸熟，罨生黄衣，为末，雁油调作丸，极补瘦人，肥人忌服。无雁油，猪板油亦可。《淮南万毕术》曰：鸿毛作囊，可以渡江。果尔，似较胜中流一弧也。又道家以雁为天厌，戒勿食。解者以为因其行有序，非也。盖以其失偶不再配，食其一，则其一孤飞独宿，为可悯耳。古诗云：莫打南来雁，从他向北飞。打时双打取，莫遣两分离。诵之心恻也。

【附方】**《太乙仙制本草药性大全·仙制药性》卷七**：风挛拘急偏枯，血气不通利。雁肪四两，炼滤过，每日空心暖酒一杯，肪一匙，顿饮之良。

洋鸭《本草纲目拾遗》

【集解】**《本草纲目拾遗》卷九**：朱排山《柑园小识》：洋鸭种出海洋。形如鸭，红冠群羽，驯而善飞，雄者重至十斤，雌者如常。其性淫，雌雄相交，日必四五次，故房术用之。卵大如鹅子，味极美，以母鸡伏之，约一月余，则雏出矣，雏极易长大。

【主治】助阳道，健腰膝，补命门，暖水脏。《本草纲目拾遗》卷九。

鸳鸯《嘉祐本草》

【释名】雎鸠《药性全备食物本草》。

【集解】**《太乙仙制本草药性大全·本草精义》卷七**：鸳鸯，旧本并不具文，今江湖河海溪涧中俱有之。其色文具五彩，甚足美观。又名匹鸟，乃合欢之禽也。雌雄匹配而不相狎，游则比翼，睡则交颈。**《养生食鉴》卷下**：鸳鸯，溪湖中有之，栖于土穴中，大如小鸭。其质杏黄色，有文采，红头翠鬣，黑翅黑尾，红掌，头有白长毛垂之至尾。交颈而卧，其交不再。**《医林纂要探源》卷三**：匹鸟，生有定偶相依，不肯再匹。雄者备五彩，腹下白质，黑缕如绣，头上有长白毛冠，夹尾有二毛，如铖斧。雌者无彩。

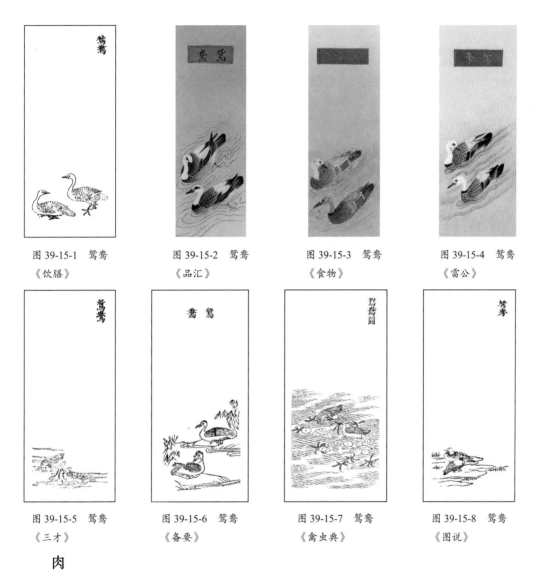

图 39-15-1　鸳鸯　　　图 39-15-2　鸳鸯　　　图 39-15-3　鸳鸯　　　图 39-15-4　鸳鸯
　《饮膳》　　　　　　《品汇》　　　　　　　《食物》　　　　　　　《雷公》

图 39-15-5　鸳鸯　　　图 39-15-6　鸳鸯　　　图 39-15-7　鸳鸯　　　图 39-15-8　鸳鸯
　《三才》　　　　　　《备要》　　　　　　　《禽虫典》　　　　　　《图说》

肉

【气味】味苦，微温，无毒。《千金要方·食治》卷二六。味咸，平，有小毒。《饮膳正要》卷三。味酸，有小毒。《日用本草》卷四。

【主治】主瘘疮，清酒浸之，炙令热，以傅之，亦炙服之。又治梦思慕者。《千金要方·食治》卷二六。若夫妇不和者，作羹，私与食之，即相爱。《饮膳正要》卷三。主诸瘘疥癣，酒浸炙热傅疮上，冷易之。《日用本草》卷四。杀鱼虫及短狐毒。《医林纂要探源》卷三。

【附方】《太乙仙制本草药性大全·仙制药性》卷七：主五漏瘘疮。鸳鸯一只，治如食法，炙令极熟，细细切，以五味、醋食之，羹亦妙。

鸂鶒《嘉祐本草》

【集解】《日用本草》卷四：鸂鶒，如小鸥鸭，五色有毛，如船柂。《临海异物志》曰：鸂鶒，水鸟，食短狐。在山泽中，无复毒气也。《太乙仙制本草药性大全·本草精义》卷七：鸂鶒旧本不着所出州土，今短狐处有之。《医林纂要探源》卷三：鸂鶒，亦名紫鸳鸯，形似而较大，色多紫，绀顶无长白毛。杀鱼虫、短狐毒。杜台卿赋云：鸂鶒寻邪而逐害。此鸟专食短狐，乃溪中救逐害物者。其游于溪也，左雄右雌，群伍不乱，似有式度者，故《说文》又作溪鶒。南方有短狐处多有之，人家宜畜。

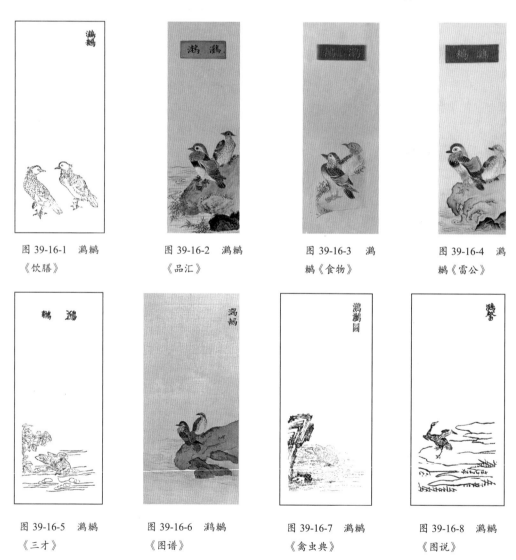

图 39-16-1　鸂鶒　　　　　图 39-16-2　鸂鶒　　　　　图 39-16-3　鸂　　　　　图 39-16-4　鸂
　　《饮膳》　　　　　　　　《品汇》　　　　　　　鶒《食物》　　　　　　鶒《雷公》

图 39-16-5　鸂鶒　　　　　图 39-16-6　鸂鶒　　　　　图 39-16-7　鸂鶒　　　　图 39-16-8　鸂鶒
　　《三才》　　　　　　　　《图谱》　　　　　　　《禽虫典》　　　　　　《图说》

【气味】味甘，平，无毒。《饮膳正要》卷三。甘，咸，寒。《医林纂要探源》卷三。

【主治】治惊邪。《饮膳正要》卷三。食之主短狐，可养，亦辟之。《日用本草》卷四。

鹅《别录》

【释名】舒雁《尔雅》、草鸭《太乙仙制本草药性大全》、家雁《调疾饮食辩》。

【集解】《太乙仙制本草药性大全》卷七：状如鸭更大，能食草。旧本不着所出州土，今在处有之。鹅有苍白二种。近水乡村多养，可辟溪毒，依山屋舍但蓄，即禁蛇虫。谓辟溪毒，禁蛇虫者，未必能食之，盖以威相制耳。夜能提更，犹堪镇宅。《调疾饮食辩》卷五：《尔雅》名舒雁，郭注曰：江东呼为。其鸣应更。性惟食草，不食生虫。而《纲目》谓善唼蛇蚓，能制射工，水虫名，含沙射人影，能令人病，故以事诬人者，谓之影射。辟虫虺，未必然也。

肉

【气味】味辛，平。《千金要方·食治》卷二六。平，凉，无毒。《宝庆本草折衷》卷一六。

【主治】利五脏。《千金要方·食治》卷二六。充实元气，消渴之症，煮汁饮之，其渴自止。《本草纂要》卷一〇。主诸气郁滞不行，闪肭积聚不利，腰脊有难俯仰，关节有难行动，用此鹅羽烧灰，好酒调服，惟血管者佳。《日用本草》卷四。止渴，解热。《本草求原》卷一九。

白鹅膏

【气味】味甘，气微寒，无毒。《本草纂要》卷一〇。甘，微辛，温。《医林纂要探源》卷三。

【主治】主耳卒聋，消以灌耳。《千金要方·食治》卷二六。可合面脂，润皮肤，蛇虫咬毒。《日用本草》卷四。主治卒暴耳聋，同干胭脂又治耳疮；同麝香亦开耳窍。《本草纂要》卷一〇。祛风、润燥，除手足皲裂，解砒石毒。《本草求原》卷一九。

膆

【主治】治聤耳及聋，内之。仍疗手足皲。《太乙仙制本草药性大全·仙制药性》卷七。

血

【主治】忽染溪毒着体，快觅遍涂。《太乙仙制本草药性大全·仙制药性》卷七。治噎膈反胃。《本草再新》卷九。能吐胸腹诸虫血积。瘀结吐逆，食不入，乘热饮之，即吐出病根，以血引血也。《本草求原》卷一九。

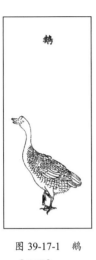

图 39-17-1　鹅
《饮膳》

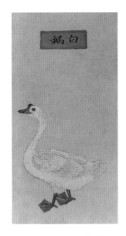

图 39-17-2　白鹅
《品汇》

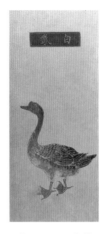

图 39-17-3　白鹅
《食物》

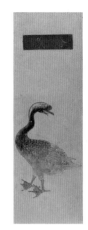

图 39-17-4　苍
鹅《食物》

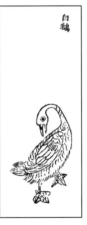

图 39-17-5　白鹅
《蒙筌》

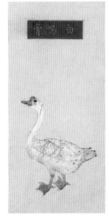

图 39-17-6　白鹅
膏《雷公》

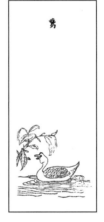

图 39-17-7　鹅
《三才》

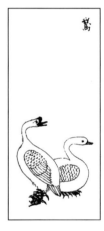

图 39-17-8　鹅
《原始》

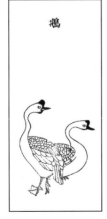

图 39-17-9　鹅
《类纂》

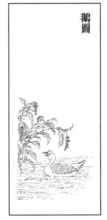

图 39-17-10　鹅
《禽虫典》

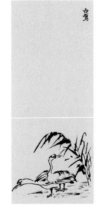

图 39-17-11　白鹅
《滇南图》

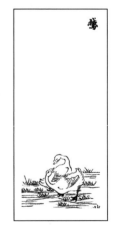

图 39-17-12　鹅
《图说》

胆

【气味】苦，寒，解毒。《本草求原》卷一九。

【主治】解热毒，抹痔亦效。《药性全备食物本草》卷三。治痔。调珍珠、冰片搽，有核加熊胆。《本草求原》卷一九。

卵

【气味】性温。《日用本草》卷四。

【主治】补五脏，益气。多食发痼疾。《日用本草》卷四。补中气，消诸疮。入粪尿中养四十九日取出，调冰麝涂之。《本草求原》卷一九。

涎

【主治】误吞稻刺塞喉，当求旋咽。《太乙仙制本草药性大全·仙制药性》卷七。

毛

【主治】主射工水毒。《千金要方·食治》卷二六。主射工水毒及小儿惊痫。又主噎气逆，烧灰服。又误吞环等，烧羽数枚，米饮服之。《宝庆本草折衷》卷一六。其腹毛为衣被絮，辟惊痫。《本草求原》卷一九。

屎

【主治】蛇虫啮伤，敷之立愈。小儿鹅口不乳者，白鹅屎汁灌口中。《太乙仙制本草药性大全·仙制药性》卷七。治犬咬，以鹅屎傅之，不烂痛。《本草纲目拾遗》卷九。苍鹅屎敷虫蛇咬毒。《本草求原》卷一九。

掌上黄皮

【主治】李时珍解湿毒烂疮之药也。王大生曰：按谈坺翁方治脚指缝湿烂，以鹅掌黄皮烧研成细灰，临用，湿者干糁足指缝中，并治冻疮。《本草汇言》卷一八。

脑

【主治】治目睛突出。《本草求原》卷一九。

【发明】《宝庆本草折衷》卷一六：涎澜，取活鹅倒吊，待鹅口涎澜流出，以器承贮。○《夷坚志》谓鹅涎能化谷，故方坦然治谷、麦芒梗刺七亦切喉中，闷塞疼痛者，以活鹅口中涎澜服之，其梗即随鹅涎而下。《本草纂要》卷一○：鹅毛主诸气郁滞不行，闪肭积聚不利，腰脊有难俯仰，关节有难行动，用此鹅羽烧灰，好酒调服，惟血管者佳。吾观鹅羽利水之物，利水即利气也。血管者通血之物，通血则行血也。若夫小儿惊痼，大人惊悸，或跌扑伤损，或积聚痞块，或噎食不利，或关格癥瘕，是皆气血所滞之症，惟羽灰可以治之，以其利气行血之太速也。又曰：湿热之症，不可食鹅，非鹅生湿热之谓，但利气行血之物，有动湿热之症者乎？《本经逢原》卷四：鹅气味俱厚，发风发疮莫此为甚。《别录》谓其性凉利五藏，是指苍者而言。韩氏谓其疏风，是言白者之性耳。昔人治疠风方中，取纯白鹅通身之毛，及嘴足之皮，与肫肝内皮，同固济，煅灰存性，和风药用之，为风药之向导也。然不可遗失一处，其处即不能愈。又不可用杂色者，若有一处色苍，风愈之后，其处肌肤色黑。此与蛇发风毒，白花蛇善解风毒之义不殊。白鹅脂祛风润燥，解礜石毒，血能涌吐胃中瘀结，开血膈吐逆，食不得入，乘热恣饮，即能呕出病根，以血引血，同气相求之验也。中射工毒者，饮之并涂其身即解，以其能食此虫也。尾膟内耳中治聋及聤耳，取以达三焦之气也。涎治误吞稻芒，亦物性之相制耳。白鹅屎绞汁治小儿鹅口疮，苍鹅屎傅虫蛇咬毒。《本草求真》卷九：鹅专入脾，兼入肝肺。肉按书有言味甘性平，有言味辛性凉，有言气味俱厚而毒，有言服则解热解毒，有言服则发风发疮发毒，持论不同，意见各一。究之味甘不补，味辛不散，体润而滞，性平而凉。人服之而可以解五脏之热，及于服丹之人最宜者，因其病属体实气燥，得此甘平以解之也，煮汁能止渴者，以其肉多肥腻而壅不渴之意也！发风、发疮、发毒，因其病多湿热，得此湿胜气壅外发热出者意也。是以鹅体之润，在膏与膟。膟即鹅尾之肉。可以润皮肤而合面脂，灌孔耳而治卒聋，涂皴裂而消痈毒，在涎可以入喉而治谷芒，一皆体润和燥之力，即卵气味甘温，可以补中益气，而犹有多食发疾之戒。非性属腻滞，曷为其有是乎？血兼热饮，可治血膈吐逆不食病根，非是以血引血之意乎？血与毛可治射工之毒。《本草纲目拾遗》卷九：鹅白者能疏风，濒湖谓其气味俱厚，发风发疮，莫此为甚，而驳韩《医通》以为疏风大误。殊不知鹅能发疮生湿，火熏者并发火毒宿疾，害诚有之，而疏风之功，亦不可尽诬。至其毛与肉，则性尤不同。《本经逢原》云：昔人治疠风方中，取纯白鹅通身之毛，及嘴足之皮，与肫肝内皮，固济煅灰存性，和风药用之，为风药之向导也。然不可遗失一处，遗一处，即不能愈。又不可用杂色者，若有一处色苍，风愈之后，其处肌肤色黑。正取其疏利而不燥，能和风药之熛烈，而不用苍色者，以纯白鹅无毒耳。

【附方】《太乙仙制本草药性大全·仙制药性》卷七：误吞环若指弪。烧鹅羽数枝，末饮服之。

《本草纲目拾遗》卷九：治痈毒。用鹅毛煅灰一两，明矾二两，研末面糊为丸，每服二钱，好酒下。《集验方》。○参毛丸。治大麻风神效，苦参一斤，鹅毛八两，煅存性为末，陈米糊为丸，桐子大，每服五十丸，酒送下，一日二次。《赤水元珠》。神功至宝丹。专治男妇溜脓肥疮、脓窠疮、腊梨头、遍身风癞、瘾疹疥癣、瘙痒异常，麻木不仁，诸风手足酸痛，皮肤破烂，阴囊痒极，并妇人阴痒湿痒，酒丸散擦，药洗贴如神，随病上下，茶汤送下，日进二次，戒暴怒房劳，炙煿发毒之物。苦参一斤为末，鹅毛香油炒存性六两，黄米糊丸，朱砂为衣。王秋泉家传秘方。此方与《元珠》治大麻风所用，大同小异，因并存之。○绝胎方。用血管鹅毛烧灰、百草霜各一钱，行经后酒调下，终身无孕。《保和堂秘方》。用鹅毛一把，煅细，茶煎汤，经后服，永不生。《周氏家宝方》。此二方虽存，不可轻用。○有受打不痛法。用血管鹅毛七根，地龙七条，煅过，同乳香、白蜡为丸，好酒送下。《宝生论》。○治瘰疬初起。白鹅大者二只，取周身毛翎并口脚黄皮，新瓦焙焦为末，分作十服，每日食后服之，服完即愈。《传信方》。○治肿毒。用血管鹅毛一握，铜锅炒焦，腐皮包裹，酒吞下，即内消，初起者效。《救生苦海》。○诸肿毒痛甚，有脓即溃，无脓即消。用鹅毛烧灰一两，雄黄三钱，川乌、草乌各钱半，黄蜡熔化，入前药为丸，每服一钱，好酒送下。《严氏方》。○诸毒内消方。用鹅毛二个炒，蜈蚣十条醋炒，穿山甲一两炒，僵蚕一两炒，全蝎五钱洗，广胶二两炒，桑黄二两炒，羊角屑二两炒，共为末，每服三钱，砂糖调好酒下，以醉为度。吴涵宇。○发背疔疮，对口风毒。穿山甲、蛇蜕、蝉蜕、蜈蚣俱为末，鹅毛全副烧灰存性，全蝎、血管鸡毛二翅烧灰，人指甲用十分之一、败龟板一个、僵蚕，俱为末，每用一钱，酒下。《医宗汇编》。○误吞铜钱及钩线。用鹅毛一钱烧灰，慈石、皂角子火煅、象牙一钱，烧存性为末，每服五分，新汲水下。《慈惠方》。○艾火带。乃灸火所伤，烂痛不可忍。用雄鸡毛同鹅毛烧傅之，效。《同寿录》。○喉蝶癣。用鹅毛灰三分，儿茶二钱，牛黄三厘，雄黄一钱，人中白一钱半，煅存性，如吃深，加珍珠煅存性一分，为末，先将生桐油探刷一番，后用药吹入，加胆矾更妙。《传信方》。○治犬咬。以鹅屎傅之，不烂痛。《救生苦海》。○痈疽无头。用新生鹅蛋壳烧灰存性，为末，醋调傅，立出脓血，妙。《急救方》。○犬伤日久发者。用鹅腿胫骨煅存性，研末掺之。《奇效方》。○治喉症。用鹅喉气管一个，阴阳瓦炙黄色，冰片一分，共为细末，吹二三次愈。《家宝方》。○治赤白带。取鹅水喉管煅存性，研末，酒调临卧服之。《家宝方》。

天鹅《饮膳正要》

【校正】时珍云出"食物"，名"鹄"。今据《饮膳正要》改。

【释名】鹄《本草纲目》、鸿《医林纂要探源》。

【集解】《饮膳正要》卷三：有三四等，金头鹅为上，小金头鹅为次。有花鹅者。有一等鹅不能鸣者，飞则翎响，其肉微腥，皆不及金头鹅。《本草品汇精要》卷二八：此种出江淮间，水泽处多有之。状似家鹅而大，嘴黑顶黄，其颈细长，足黑毛白，俗谓之金头鹅。以大者为上，小者次之。《寿世秘典》卷四：鹄，一名天鹅，大于雁，羽毛白泽，其翔极高而善步，所谓鹄不浴而白，一举千里是也。亦有黄鹄、丹鹄，湖海、江汉之间皆有之，出辽东者尤甚，而畏海东青鹘。其皮毛可为服饰，谓之天鹅绒。《医林纂要探源》卷三：鸿，甘，温。天鹅也。多出和州、泗州。然人每浑以鸿雁言之。《调疾饮食辨》卷五：天鹅一名鹄，大于雁。僧赞宁曰：凡物大者皆以天名也。《尔雅翼》曰即鹤，非也。鹄亦大于鹤。杜诗：黄鹄高于五尺童。有黄、白、苍诸色。其飞更高不可射。《楚辞》曰：黄鹄一举兮知山川之纡曲，再举兮识天地之盈虚。《史记·陈涉世家》曰：燕雀安知鸿鹄之志。皆言其飞之高远也。而射者取以为的，云设鹄命中。○此物似鹅而食鱼虾，恐不免亦有小毒，凡患风损疮疡人，不食为是。

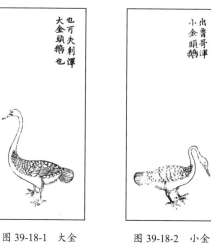

也可夫刺渾
大金頭鵝

图 39-18-1 大金
头鹅《饮膳》

小金頭鵝
出魯哥渾

图 39-18-2 小金
头鹅《饮膳》

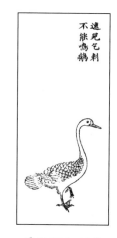

遠見乞刺
不能鳴鵝

图 39-18-3 不能
鸣鹅《饮膳》

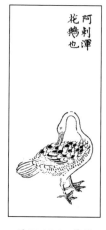

阿刺渾
花鵝
也

图 39-18-4 花鹅
《饮膳》

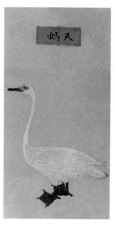

图 39-18-5 天鹅
《品汇》

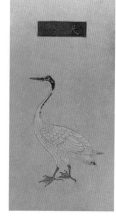

图 39-18-6 天鹅
《食物》

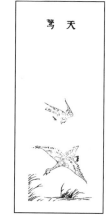

天鵞

图 39-18-7 天鹅
《三才》

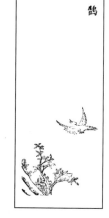

鵠

图 39-18-8 鹄
《三才》

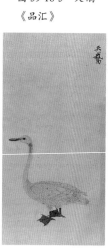

图 39-18-9 天鹅
《图谱》

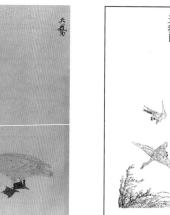

天鵝圖

图 39-18-10 天鹅
《禽虫典》

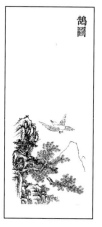

鵠圖

图 39-18-11 鹄
《禽虫典》

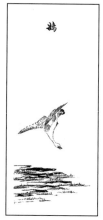

鵠

图 39-18-12 鹄
《图说》

肉

【气味】味甘，性热，无毒。《饮膳正要》卷三。味甘，平，无毒。《食物本草》卷三。

【主治】主补中益气。《饮膳正要》卷三。益气力，利脏腑。《食物辑要》卷五。

绒毛

【主治】疗刀杖疮立愈。《食物本草》卷三。

油

【主治】散痈肿，小儿疳疮。《食物辑要》卷五。

【附方】《食鉴本草·禽类》：治小儿耳疳。调草乌末，入龙脑少许，和傅立效，无则雁油可代。

鹰《别录》

【集解】《太乙仙制本草药性大全·本草精义》卷七：鹰鹞，旧本不著所出州土，今高林崖谷俱有之。鹰之种类甚多，其名不一，大者为鹰，小者名鹞。又有苍鹰、黄鹰、麻鹰。取时以法取之，屎宜收采筛过，取白者用。头、肉、嘴、爪，俱入药用。《本草原始》卷一○：鹰出辽海者上，北地及东北胡者次之。北人多取雏养之，南人以媒取之。雌则体大，雄则形小。有雉鹰、兔鹰，其顶有毛角，俗呼角鹰。《医林纂要探源》卷三：最大，纯黑者曰鹫。次大，黑斑翅如车轮者曰皂雕。赤色斑者曰鹑。鹑，音团。又次则色苍者，为苍鹰。余则有曰鹗、曰鹯、曰鸷、曰鹞、曰海东青，皆鹰类而稍异。若鹞，则别是一类。又谓之隼，又鸠鸟亦名伯劳，亦撄食鸟雀。然雄健惟鹰，肉亦可食。壮筋骨，益气力，除痹祛风，明目去积，消鸡骨鲠。酥炙用。

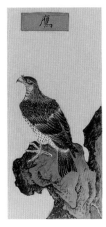 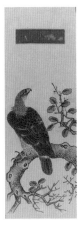 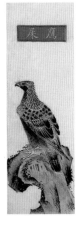 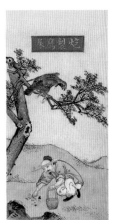

| 图 39-19-1 鹰《品汇》 | 图 39-19-2 鹰《食物》 | 图 39-19-3 鹰屎《雷公》 | 图 39-19-4 炮制鹰屎《雷公》 |

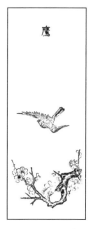 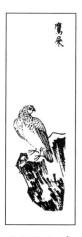 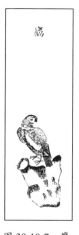 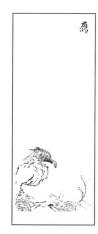

图39-19-5 鹰 　　图39-19-6 鹰 　　图39-19-7 鹰 　　图39-19-8 鹰
《三才》　　　　屎《原始》　　　《类纂》　　　　《图说》

肉

【气味】味咸，气平。《太乙仙制本草药性大全·仙制药性》卷七。味酸，平，无毒。《食物辑要》卷五。

【主治】主邪魅野狐。《宝庆本草折衷》卷一六。

屎白

【气味】平，微寒，有小毒。《宝庆本草折衷》卷一六。味淡，微寒。入手太阴肺、足厥阴肝经。《玉楸药解》卷五。

【主治】主伤挞，灭瘢。《宝庆本草折衷》卷一六。主中恶，止丹神效。《太乙仙制本草药性大全·仙制药性》卷七。烧灰酒服，治中恶。烧灰，酒服方寸匕，主邪恶，勿令本人知。○消虚积，杀劳虫，去面上疱。《本草原始》卷一○。主中恶，小儿乳癖。和僵蚕、衣鱼之属为膏，灭伤挞瘢痕。《药性全备食物本草》卷三。化癖积骨鲠。《玉楸药解》卷五。

头

【主治】治五痔，烧灰和水饮服。《宝庆本草折衷》卷一六。

嘴及爪

【主治】主五痔狐魅，烧末服之。《宝庆本草折衷》卷一六。

睛

【主治】眼睛和乳汁研之，夜三注眼中，三日见碧霄中物。《本草集要》卷六。

明眼目，退翳障。《本草汇》卷一七。

骨

【气味】辛，咸，温。《医林纂要探源》卷三。

【主治】伤损接骨，烧灰，每二钱酒服，食前食后，随病上下。《本草原始》卷一〇。

毛

【主治】断酒，煮汁服效。《食物辑要》卷五。

【发明】《本草品汇精要》卷二七：鹰之为物，其目如电，其嘴如钩，剑翎铁爪，势力勇健，有降伏百鸟之威，乃羽虫中猛烈者也，故取以辟邪魅。其搏啖快利，所以食哽之疾用之。乃物类之相制，此哲人格致之理，斯可见矣。《本经逢原》卷四：虎啸则风生于地，鹰扬则风动于天，具体虽殊，机应则一。鹰具雄健之翮不能长恃无虞，至秋火伏金生，令行改革，劲翮渐脱，弱翎未振，即有雄风，未遂奋扬，是以众鸟侮之，《月令》所谓鹰乃祭鸟是也。古圣触物致思，专取鹰之屎白灭伤挞痕。虽取秽恶涤渍，实取其翮之善脱也。后人推而广之，用以涤除目中宿翳，吹点药中咸取用之。其屎中化未尽之毛，谓之鹰条，入阴丹、阳丹，不特取其翮之善脱，以治难脱之病，并取其屎中未化之羽，以消目中未脱之翳，颖脱之妙用，崇古未宣，因显示后起，毋失《本经》取用之义。《本草汇》卷一七：鹰以膺击，故谓之鹰。资金方之猛气，擅火德之炎精。盖枭鸷之鸟也。取其睛和乳汁研之，日三注眼中，三日见碧霄中物。忌烟熏。附诸鸟有毒：凡鸟自死目不闭，自死足不伸，白鸟玄首，玄鸟白首，三足四距，六指四翼，异形异色，并不可食，食之杀人。

《本草纲目拾遗》卷九：鹰禀西方兑金之气，其性猛烈而审捷，故余居士以其头治眩运，王焘以其粪治食哽，皆取其得庚辛锐气，一往无滞。反胃之症，食而复吐，久积于胃，不能运化，故旋出，大概由于忧郁者居多，取此复吐之意，而又得其爽猛之性为治，其义精矣。

【附方】《本草衍义》卷一六：治小儿奶癖黄。鹰粪白一钱，蜜佗僧一两，舶上硫黄一分，丁香二十一个。右为末，每服一字。三岁已上半钱，用乳汁或白面汤调下，并不转泻。一复时取下青黑物后，服补药，醋石榴皮半两，炙黑色，伊祁一分，木香一分，麝香半钱，同为末。每服一字，温薄酒调下，并吃二服。凡小儿胁下硬如有物，乃是癖气，俗谓之奶脾，只服温脾化积气丸子药，不可取转〔泻〕，无不愈也。取之多失。

《太乙仙制本草药性大全·仙制药性》卷七：主恶酒。鹰屎，酒服方寸匕，勿使饮人知也。○灭瘢止丹。用屎白和僵蚕、衣鱼之属为膏。○主食哽。鸿鹰屎烧末，服方寸匕。虎、狼、雕屎亦得。

雕《本草纲目》

【集解】《寿世秘典》卷四：雕似鹰而大，尾长翅短，土黄色。鸷悍多力，盘旋空中，无细不睹。皂雕，即鹫也，出北地，色皂青。雕出辽东，最俊者谓之海东青。雕类能搏鸿鹄、獐鹿、犬豕，其翮可为箭羽。鹰雕虽鸷，而畏燕子，物无大小也。

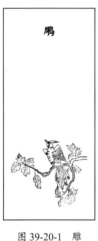

图 39-20-1　雕
《三才》

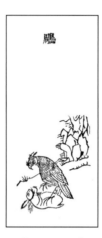

图 39-20-2　雕
《备要》

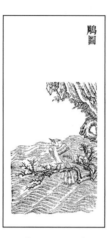

图 39-20-3　雕
《禽虫典》

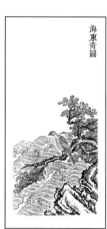

图 39-20-4　海东
青《禽虫典》

骨

【气味】温，小毒。《本经逢原》卷四。

【主治】治折伤断骨，烧灰，每服二钱，酒下。在上食后，在下食前，骨即接如初。姚氏《食物本草》卷一二。

屎

【主治】治诸鸟兽骨鲠，烧灰，酒服方寸匕。姚氏《食物本草》卷一二。

鸱《别录》

【释名】老鸱、鸢《日用本草》、猫头鹰、鬼鸠《本草求原》。

【集解】《日用本草》卷四：鸱鸮，俗呼为老鸱者，一名鸢。又有雕鸮，并相似而大。虽不限雌雄，恐雄者当胜。《本草品汇精要》卷二八：《埤雅》云：怪鸱，即鸺鹠也。猫目燕颔，似鹰而白，其鸣即雨，为囮可以聚诸鸟，昼无所见，夜则飞。啖蚊、虻。鸮、鹏、鬼车之类，《庄子》所谓鸱鸺，夜撮蚤，察毫末，昼则瞑目而不见丘山、蓝田。吕氏曰：恶声之鸷鸟也。有鸮萃止，翿彼飞鸮，为枭、为鸺，此亦枭之类尔。《本经》不载所出州土，今处处有之。**《太乙仙制本草药性大全·本草精义》卷七**：一名鸢，即俗人呼为老鸮是也。其首似猫头，其色麻褐色，与雕鹗相似而大，虽不限雌雄，恐雄者当胜。

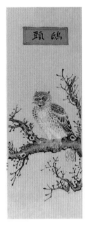 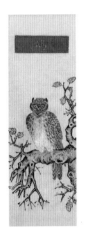 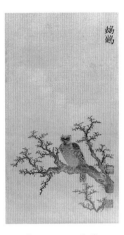 

图 39-21-1 鸮头　　　图 39-21-2 鸮　　　图 39-21-3 鸮鸺　　　图 39-21-4 鸮
　《图谱》　　　　　　《雷公》　　　　　　《图谱》　　　　　　《图说》

鸮头

【气味】味咸，平，无毒。《日用本草》卷四。

【主治】主头风眩颠倒，痫疾。《日用本草》卷四。治头风眩转，面上游风，有鸮头酒。《本经逢原》卷四。

【附方】**《本草品汇精要》卷二八**：治癫痫瘕疾。飞鸮头二枚，合铅丹一斤，右二味末，和蜜丸，食后三丸。**《太乙仙制本草药性大全·仙制药性》卷七**：主头风目眩。头烧灰，以饮服之。肉食之，治癫痫疾。

肉

【气味】味咸，平，无毒。《食物本草》卷三。味酸，平，微毒。《食物辑要》卷五。

【主治】主头风眩，颠倒痫疾。《食物本草》卷三。消鸡、鹌鹑积。治癫痫。《食物辑要》卷五。

骨

【主治】治鼻衄不止，取老鸮翅关大骨，微炙研末，吹之。姚氏《食物本草》卷一二。

【发明】**《本草求原》卷一九**：鸮枭，即猫头鹰。日伏夜出，鸣主伤人，故俗名鬼鸠。酸，寒，咸，乃阴毒之味，专杀阴毒之虫，引阴邪外出。故治劳瘵、酒煮焙干，同大风鳝七条，摊薄荷上，蒸烂去骨，和淮山粉为丸酒下，功同獭肝。疟疾。油煠食。风虚眩晕，煮食其骨烧酒下。

4095

禽部第三十九卷

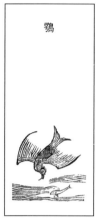

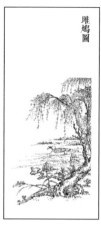

图 39-22-1　鹗
《备要》　　　

图 39-22-2　雎鸠
《禽虫典》

鹗《食物本草》

【校正】时珍云出"纲目"，今据《食物本草》改。

【集解】姚氏《食物本草》卷一二：鹗，一名雎鸠，雕类也。似鹰而土黄色，深目好峙。雌雄相得，鸷而有别，交则双翔，别则异处。能翱翔水上捕鱼食，江表人呼为食鱼鹰。亦唼蛇。《诗》云：关关雎鸠，在河之洲。即此。其肉腥恶，不可食之。

肉

【气味】肥美。《食物本草》卷三。味甘，平，无毒。《食物辑要》卷五。

【主治】主鼠瘘。《食物本草》卷三。

目

【主治】吞之令人夜中见物。《食物本草》卷三。

骨

【主治】能接骨。《食物辑要》卷五。

嘴

【主治】治蛇咬，烧存性研末，一半酒服，一半涂之。姚氏《食物本草》卷一二。

鹑《嘉祐本草》

【释名】《宝庆本草折衷》卷一六：初生名罗鹑，初秋时名早秋，中秋后名白唐。

【集解】《本草衍义》卷一六：鹑有雌雄，从卵生。何言化〔也〕，其说甚容易。尝于田野屡得其卵。初生谓之罗鹑，至初秋谓之旦秋，中秋已后谓之白唐。然一物四名，当悉书之。《宝庆本草折衷》卷一六：一名鳼。○《泊宅编》云：一名赤凤，一名鹬。○旧云此鸟是他物化生，寇氏谓从卵生，皆有证据。窃恐或卵生，或化生，风土不同，各自有种也。《寿世秘典》卷四：鹌与鹑两物也，形状相似，俱黑色，但无斑者为鹌也，今人总以鹌鹑名之。鹑大如鸡雏，头细而无尾，有斑点，甚肥。雄者足高，雌者足卑，其性畏寒，其在田野，夜则群飞，昼则草伏，无常居而有常匹，随地而安。人能以声呼取之，畜令搏斗。《医林纂要探源》卷三：形如小鸡，大如拳，色黄赤或白，文皆细绣如鳞。雌雄相随，飞不高，行不越草。

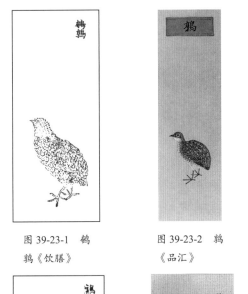

图 39-23-1 鹌鹑《饮膳》　　图 39-23-2 鹑《品汇》　　图 39-23-3 鹑《雷公》　　图 39-23-4 鹑《三才》

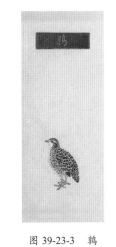
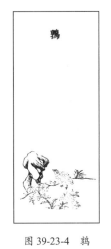
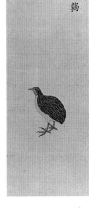

图 39-23-5 鹑《原始》　　图 39-23-6 鹑《图谱》　　图 39-23-7 鹑《禽虫典》　　图 39-23-8 鹌鹑《图说》

【气味】平，无毒。《宝庆本草折衷》卷一六。味甘，温、平，无毒。《饮膳正要》卷三。味甘，平。《日用本草》卷四。甘，温。《医林纂要探源》卷三。

【主治】小儿患疳及下痢五色，旦旦食之，有效。《本草衍义》卷一六。补五藏，益中续气，实筋骨，消结热。小豆和生姜煮食，止泄痢。酥煎，令人下焦肥。与猪肉同食，生小黑子。和菌子食，发痔。《宝庆本草折衷》卷一六。耐寒暑，消结热。酥煎食之，令人肥下焦。《饮膳正要》卷三。小豆和生姜食之，能止泄痢。《日用本草》卷四。补脾和胃，长气血。《医林纂要探源》卷三。

【发明】《本草述》卷三〇：鹑之用，在《本草》谓其益中续气，消结热，疗小儿疳痢。又董炳《集验方》亦云治中焦湿热，如魏秀才妻病蛊证，食之辄愈者是也。乃时珍云鹑为蛙化，而治疗约略相同。是则此味所谓益中续气者，毋亦水土合德之微。虽食物之细，而亦有合焉者，以为中土之益有如是乎。若泛以通利水气之用视之，则又不得云旦旦食之矣。

鹧鸪《唐本草》

【释名】越雉、随阳之鸟《宝庆本草折衷》。

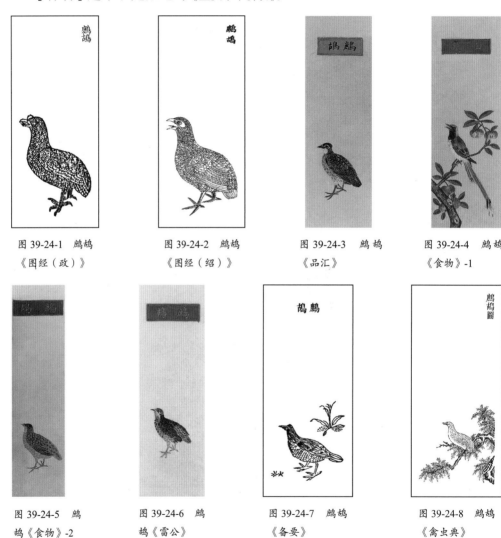

图 39-24-1 鹧鸪 《图经（政）》　　图 39-24-2 鹧鸪 《图经（绍）》　　图 39-24-3 鹧鸪 《品汇》　　图 39-24-4 鹧鸪 《食物》-1

图 39-24-5 鹧鸪 《食物》-2　　图 39-24-6 鹧鸪 《雷公》　　图 39-24-7 鹧鸪 《备要》　　图 39-24-8 鹧鸪 《禽虫典》

【集解】《太乙仙制本草药性大全·本草精义》卷七：鹧鸪出江南，今江西、闽广、蜀夔州郡皆有之。形似母鸡，臆前有白圆点，背间有紫赤毛。《寿世秘典》卷四：形似母鸡，头如鹑，臆前有白圆点如真珠，背毛有紫赤浪文，性畏霜露，早晚稀出，夜栖以木叶蔽身，多对啼，今俗谓其鸣曰行不得哥也。其性好洁，猎人因以竿粘之，或用媒诱取之。炙食充庖，肉白而脆，味胜鸡雉。《医林纂要探源》卷三：鹧鸪甘温。越鸟也。闽粤有，岭北无。形如母鸡，体近方，毛黄褐色，有白点，短尾。补中消痰，作羹能辟蝇。食半夏苗，故能消痰。然有毒，姜汤可解。

肉

【气味】味甘，温，无毒。《绍兴本草》卷一九。味甘，温，微毒。《宝庆本草折衷》卷一六。

【主治】治瘴及菌毒，甚效。《本草衍义》卷一六。主岭南野葛、菌毒、生金毒、温瘴、蛊气、瘅，欲死者，酒渍服。《日用本草》卷四。能〔补〕五脏，益心力聪明。《太乙仙制本草药性大全·本草精义》卷七。主补五脏，益心力，能消积痰，祛温疟。《养生食鉴》卷下。

脂膏

【主治】泽手不裂。《食物本草》卷三。可以已皲瘃，令不龟裂。《太乙仙制本草药性大全·本草精义》卷七。

【发明】**《绍兴本草》卷一九**：鹧鸪，性味已载《本经》，虽有主治之说，固非起疾之物也。闽广川蜀多产之，当从《本经》味甘、温、无毒是矣。及云生捣取汁服最良，尤不可为据矣。**《调疾饮食辨》卷五**：其鸣曰：钩辀格磔。又曰：行不得也哥哥。《唐本草》曰：能解野葛、菌子、生金毒。《日华子》曰：治蛊毒欲死。《食疗本草》曰：利五藏，益心力。似为佳物，然亦喜食半夏苗。宋杨元之因多食，致咽喉生疮，脓血不止，杨吉老令啖姜至一斤乃愈。此法不佳，学者勿为所误。必清凉解毒，佐以姜乃可。则亦不宜轻食也。

鸡《本经》

诸鸡肉

【气味】食忌。《千金要方·食治》卷二六：黄帝云：一切鸡肉合鱼肉汁食之，成心瘕。鸡具五色者，食其肉必狂。若有六指四距、玄鸡白头、家鸡及野鸡鸟生子有文八字、鸡及野鸟死不伸足爪，此种食之害人。鸡子白共蒜食之，令人短气。鸡子共鳖肉蒸，食之害人。鸡肉、獭肉共食，作遁尸注，药所不能治。食鸡子啖生葱，变成短气。鸡肉、犬肝肾共食害人。生葱共鸡、犬肉食，令人谷道终身流血。乌鸡肉合鲤鱼肉食，生痈疽。鸡、兔、犬肉和食，必泄利。野鸡肉共家鸡子食之，成遁尸，尸鬼缠身，四肢百节疼痛。小儿五岁已下饮乳未断者，勿食鸡肉。二月勿食鸡子，令人常恶心。丙午日食鸡、雉肉，丈夫烧死目盲，妇人血死妄见。四月勿食暴鸡肉，作内疽，在胸腋下出漏孔，丈夫少阳，妇人绝孕，虚劳乏气。八月勿食鸡肉，伤人神气。

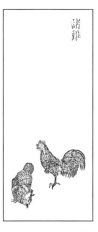

图 39-25-1 诸鸡
《图经（政）》

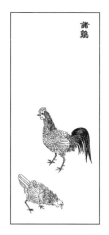

图 39-25-2 诸鸡
《图经（绍）》

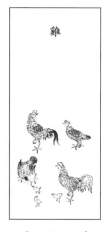

图 39-25-3 鸡
《饮膳》

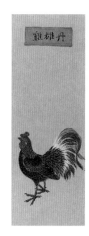

图 39-25-4 丹雄
鸡《品汇》

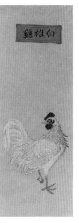

图 39-25-5 白雄
鸡《品汇》

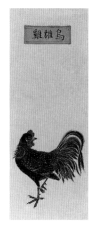

图 39-25-6 乌雄
鸡《品汇》

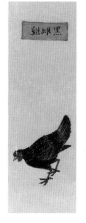

图 39-25-7 黑雌
鸡《品汇》

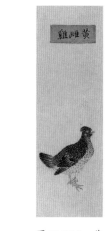

图 39-25-8 黄
雌鸡《品汇》

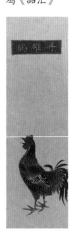

图 39-25-9 丹
雄鸡《食物》

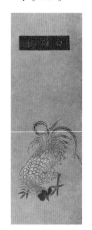

图 39-25-10 白
雄鸡《食物》

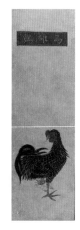

图 39-25-11 乌
雄鸡《食物》

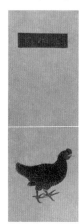

图 39-25-12 黑
雌鸡《食物》

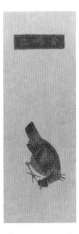

图 39-25-13 黄
雌鸡《食物》

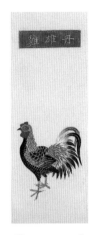

图 39-25-14 丹
雄鸡《雷公》

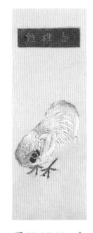

图 39-25-15 白
雄鸡《雷公》

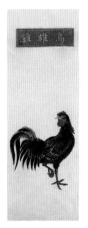

图 39-25-16 乌
雄鸡《雷公》

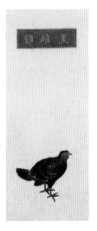

图 39-25-17 黑
雌鸡《雷公》

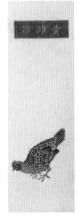

图 39-25-18 黄
雌鸡《雷公》

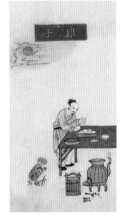

图 39-25-19 鸡子
《雷公》

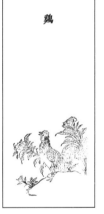

图 39-25-20 鸡
《三才》

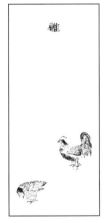

图 39-25-21 鸡
《类纂》

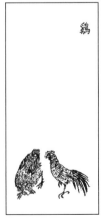

图 39-25-22 鸡
《汇言》

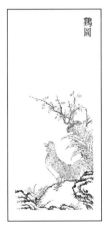

图 39-25-23 鸡
《禽虫典》

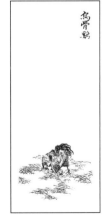

图 39-25-24 乌骨
鸡《图说》

【发明】《本草纂要》卷一〇：尝考：冠主血，通乳汁而治诸疮；肠主气，止遗溺而利小便；头主通神，杀邪毒而辟不祥；粪主微寒，治消渴而破石淋；肪胵疗聋，肝超起阴。大抵鸡为阳物，遇阳则啼，遇阴则起，遇病则发，用动而不用静也。又曰：鸡有毒，是鸡食毒物而禀毒太多，毒之难发者，用鸡而攻之，正所谓以毒而攻毒之谓乎；又人被虫毒所伤，或肿或痛或麻痹不已，用鸡涎而涂之，是鸡本杀毒之物，亦所谓以毒而治毒之谓乎。《本草发明》卷六：鸡种类多，古今方书并以毛色分优劣。上品。发明曰：鸡属土有金与水火，惟毛色之乌者，其象属水，是五行全具，治疗惟此为优。盖属巽，位乎东方，五更鸡阳升从此位，鸡感其气而鸣，故主阳主动。又属木，主风，故其性动风，患筋挛者忌之。味助火，病骨热者宜戒，雄鸡皆然。惟丹色者为甚。又云：诸鸡肉补虚羸最要，故食治方中多用之。《药性全备食物本草》卷三：抑论诸鸡补虚羸之最要，故食治方中多用之。有风疾人及患骨热人不宜食。小儿未断乳，食之生蛔虫。又不可合犬肝肾、芥菜同食；合兔肉食生泄痢；合水鸡食作遁尸。六指、玄鸡白头及自死足爪不伸者，抱鸡肉及蜈蚣伤者，食之杀人发疽。凡用鸡胆、心、肝、肠、肪、肫胵、粪等，以乌雄鸡为良，卵以黄雌、头以丹雄、翮以乌雄鸡为良。大抵丹者入心，白者入肺，黑者入肾，黄者入脾，总是归于肝也。丹溪云：属土而有金与木火，性补，故助湿中之火，病邪得之则剧。然非但鸡而已，鱼肉之类皆助病者也。《本草经疏》卷一九：鸡为阳禽，属木而外应乎风，故在卦为巽，其色虽有丹、白、黄、乌，其种复有乌骨之异，总之性热，补阳起阴，兼有风火之义。惟乌骨者，别是一种，独得水木之精，故主阴虚发热、蓐劳、崩中等证也。《本草述》卷三〇：鸡虽禽类一种，在朱丹溪先生以为属土而有金、木、火，又属巽，能助肝火。且曰鸡性补，能助湿中之火。数语于此种殊有当也。乃李濒湖非之，云鸡专属风木，易于动风，一似无所取云尔。是岂为能察物理哉？〇鸡有丹、白、黄、乌，所谓属土而偶合五行之一以赋形也。然要取乌色与黄色之雌者，盖鸡所禀于木火气较胜，故以水土赋形，而归其气于水土，更属于雌之阴者以为补益，庶几其能奏功也。若乌骨鸡，固是另一种耳。

丹雄鸡肉

【气味】味甘，微温，无毒。《千金要方·食治》卷二六。味甘，微温，有小毒。《宝庆本草折衷》卷一六。味甘、微辛，气微温，有小毒。《本草纂要》卷一〇。

【主治】主女人崩中漏下、赤白沃，补虚，温中，能愈久伤乏疮不肯差者，通神，杀恶毒。《千金要方·食治》卷二六。主补中益气，温经暖胃，起阴助阳。女子崩中漏下，妇人产后虚羸，小儿痘疮不发，大人内损阳虚，惟此并能治之。《本草纂要》卷一〇。

白雄鸡肉

【气味】味酸，微温，无毒。《千金要方·食治》卷二六。味酸，微温，小毒。《宝庆本草折衷》卷一六。

【主治】下气，去狂邪，安五藏，伤中，消渴。《千金要方·食治》卷二六。主下气，止消渴，调中，利小便，去丹毒，理狂邪癫痫。和五味煮食之。《宝庆本草折衷》卷一六。

【发明】《调疾饮食辩》卷五：此物质禀阳精，性属风木。《易林》曰：巽为鸡。故《淮南万毕术》言：焚其羽，可致风。性专补血暖肝，凡肝虚血少，及胎产后血分虚寒，宜食三年以内。《拾遗》曰：白雄鸡三年者，能为鬼神所役。阉鸡或雌鸡，老鸡有毒杀人，见《洗冤录》。愚俗反云大补，虽不尽死，致病则多矣。故食鸡必取三年以内。亦主男子肝肾阳虚，伤中羸弱。雄鸡有毒，病人忌食。而古方有用之者，误也。《姚僧坦方》治男女诸虚，及产后虚弱：同生地黄、饴糖煮食，勿用盐。既取其补血，用饴糖不如用盐。《食疗本草》曰：煮宜极烂，不则反损人。然动风助火，发毒生虫，凡内外诸病无不忌之。平素好食鸡者，若无吐衄血痔风损，必有目疾。血热则生风，肝热则伤目。而《内则》云：濡鸡醢酱实蓼。鸡性本热，可助之以蓼乎？此与今之愚妇，用胡椒炒鸡，治月事不调者何异？古人不可尽信如此。

乌雄鸡肉

【气味】味甘，温，无毒。《千金要方·食治》卷二六。

【主治】补中，止心痛。《千金要方·食治》卷二六。补虚，烂煮，调以五味，空服任意食之，有益。《药性粗评》卷四。

【附方】《药性粗评》卷四：折伤。凡被重压高坠，或马踏、牛触胸腹破陷，手足摧折，诸色所伤，气闷欲死者。乌雄鸡二只，合毛杵一千二百下，好醋三升，相和，以新布搭患处，取药摊布上，待干，复易之，如鸡少，再作，可保复旧无虞。

黑雌鸡肉

【气味】味甘，平，无毒。《千金要方·食治》卷二六。味甘，温，无毒。《宝庆本草折衷》卷一六。

【主治】除风寒湿痹、五缓六急，安胎。《千金要方·食治》卷二六。产后虚羸腹痛，踒折骨疼，助气，安心定志，除邪，辟恶气，治血邪，破心中宿血。治痈疽，排脓，补新血。《宝庆本草折衷》卷一六。

黄雌鸡肉

【气味】味酸、咸，平，无毒。《千金要方·食治》卷二六。味酸、甘，平、温，无毒。《宝庆本草折衷》卷一六。

【主治】主伤中、消渴、小便数而不禁、肠澼泄利，补益五藏，绝伤五劳，益气力。《千金要方·食治》卷二六。主水癖水肿，添髓补精，助阳止泄。治冷气瘦，先患骨热者，不可食。《宝庆本草折衷》卷一六。

【附方】《药性粗评》卷四：丈夫脾胃虚滑，凡患胃气虚弱，肠滑下痢，或饮食后好洞泄者。以黄雌鸡一只，治如食法，以炭炙之，捶了，以盐醋刷之，又炙令极熬熟干燥，空腹食之。

乌骨鸡

【气味】味甘、微咸，气微寒，有小毒。《本草纂要》卷一〇。味甘，性微温，有小毒，入五脏诸经。《药性解》卷六。

【主治】主补阴血，退劳热，降阴火，杀劳虫，滋阴肾，壮筋骨，止崩漏，通乳汁，治消渴，破淋闭。《本草纂要》卷一〇。主虚羸折伤痈疽，及心腹恶气，亦能安胎，过食生火动风。《药性解》卷六。

【发明】《本草纂要》卷一〇：此阴虚血弱之症，是以并皆治之也。然而，其用又有阴阳不同，色红行阳，色黑行阴，故丹鸡治阳，乌鸡治阴，丹鸡起阳，乌鸡起阴。《本经》云：丹鸡治男子阳虚精冷，女子经闭淋沥；乌鸡治男子阴虚不足，女子血虚劳热。此又在识者详之。《本草经疏》卷一九：乌骨鸡，得水木之精气，其性属阴，能走肝肾血分，补血益阴，则虚劳羸弱可除。阴回热去，则津液自生，渴自止矣。阴平阳秘，表里固密，邪恶之气不得入，心腹和而痛自止，鬼亦不能犯矣。益阴则冲、任、带三脉俱旺，故能除崩中带下，一切虚损诸疾也。古方乌骨鸡丸，治妇人百病者，以其有补虚、益阴、入血分之功也。《本草述》卷三〇：缪仲淳谓乌骨鸡别是一种，其说良然。李濒湖谓此种独得水木之精，亦能探取精义矣。故不独疗女子诸疾，其禀水木之精，实为生育之化原也。是以古方有青蒿乌鸡丸以为凉补，又小乌鸡丸以为温行，而皆用此为补益之主，随用温凉，无不可者。近代名医亦谓前二方凉补温行，因其所宜而投，固不能舍此种。惟大乌鸡丸主方杂乱欠妥，不足取也。又金莲种子丸，亦用乌骨鸡立方，更有可思也。同前二方，俱列《济阴纲目》第六卷，治血虚不孕类。《药性解》卷六：丹溪曰，鸡属土而有金与木火。则所禀者惟少水尔，今得其毛骨之黑，是五行具备，故于五脏靡弗也。于卦为巽，巽为木，故能生火；又为风，故能动风。日华子以为除风湿麻痹，于理未合。

鸡头

【气味】甘温《本草求原》卷一九。

【主治】主杀鬼。《药性全备食物本草》卷三。宣阳，暖肝肾。通经，活血，起痘，安生胎、堕死胎。《本草求原》卷一九。

【发明】《神农本草经百种录》：鸡得清肃之气而头为之会，故能除鬼邪。东门上者尤良。东门上者，东门上所磔鸡头，取阳方之生气也。

鸡冠血

【气味】味甘、咸，气平，无毒。《药性要略大全》卷一〇。味咸，气平，无毒。《本草汇言》卷一八。

【主治】主乳难，疗白癜风，目泪出不止。以冠血傅目睛上，日三。主蜈蚣、蜘蛛毒。冠血傅之。又益阳气，用冠血和天雄四分，桂心二分，丸服之。《宝庆本草折衷》卷一六。治中风不省人事。能行乳汁。《药性要略大全》卷一〇。发痘点，解百虫，定惊痫客忤之药也。《本草汇言》卷一八。

【发明】《本草汇言》卷一八：祝多士曰，按李氏方云，鸡为阳禽，冠为阳分，冠血乃诸阳所聚，大能祛风活血，使阳气充溢，反阴为阳，从里出表。凡风中血脉而口角偏喎，或中恶卒死而惊痫客忤，或痘疮初发而闭逆不出，或毒虫咬伤而疼痛不止，此乃咸能走血，以血治血。如风邪火邪，惊气毒气，壅遏营道而不清者，冠顶之血，至清至高，使风可散，痘可拔，中恶惊忤可回，毒虫伤痛可定。或取之敷涂，或和之酒饮，奏效颇奇捷也。如天行痘子虚寒者，用此可资起发，倘因血热而干枯焦黑者，用之亦无验也。

【附方】《药性粗评》卷四：凡遇自缢者，徐徐解下，慎勿割绳欲速，如心下尚温。可刺鸡冠血滴口中即活，男雌女雄；或以鸡屎白如枣大，酒半盏，和匀灌之，及鼻窍中亦可。

《药性要略大全》卷一〇：遇中风者。急令人咬碎活鸡冠，开牙关，将热血滴入喉内，良久即苏。

鸡血

【主治】主折骨痛。《本草元命苞》卷七。主中恶腹痛，及踒折骨痛，乳产。《本草集要》卷六。

【附方】《调疾饮食辩》卷五：治鬼击卒死。用大雄鸡破开，揦心下，取血滴口中。缢死心中犹温者：男用雌，女用雄，鸡血灌数匕。俱出《肘后方》。触犯土木神煞，腹中急痛，唇面手足爪青。雄鸡血涂太阳、眉心。金疮肠出。纳入涂疮口。出《生生编》。《临桂杂志》曰：一人夜炊，有蜈蚣在吹筒内，惊窜入喉，渐下胸膈。用生鸡血灌之，更饮菜子油一二琖，少顷必和油、血吐出，续饮雄黄水解其毒。或用生鸡卵，取白，吞数枚，复唉生油一碗，亦必吐出。

心

【主治】主五邪。《宝庆本草折衷》卷一六。除邪梦。《太乙仙制本草药性大全·仙制药性》卷七。

肝

【气味】味甘、微苦，气温，无毒。《本草汇言》卷一八。

【主治】主补肾安胎，及妊娠下血、卒腹痛。鸡肝一具，切过，酒伍合煮服。蘸勿令入水中。《宝庆本草折衷》卷一六。主补肾起阴，疗风虚目暗。治女人阴蚀疮，切片纳入，引虫出尽，良。雄鸡者，良。《寿世秘典》卷四。

【发明】《本草经疏》卷一九：肝本经主起阴气，性温可知。味甘微苦，入足厥阴、少阴经。今人用以治少儿疳积，眼目不明者，取其导引入肝，气类相感之用也。《本草汇言》卷一八：孟诜补肾安胎，李时珍消疳明目之药也。王嘉生曰：目乃肝窍，疳本肝疾，小儿肝热致虚，故成疳疾目暗者，以鸡肝和药服，取其导引入肝，气类相感之用也。妇人胎妊虽系胞中，而实厥阴肝藏主之。今胎妊有不安而欲堕者，以鸡肝入养荣诸丸，取其保固胞蒂，养肝以安藏血之藏也。

【附方】《本草汇言》卷一八：治小儿一切疳疾，以致目生障翳者。用鸡肝二十个，生捣烂成膏，芜荑、草果仁、山查肉、使君子肉、谷精草、枳实、白术各四钱，白丑三钱，共微炒，研为细末，以鸡肝为丸如弹子大。每早晚各服一丸，米汤化下。钱氏方。○治妊妇胎气不安、欲小产者。用鸡肝四十个煮熟，捣烂成膏，川芎一两，当归、白芍药、生地黄、杜仲、白术各二两，俱酒拌炒研为末，鸡肝为丸梧子大。每早晚各服五钱，白汤下。《方脉正宗》。

《调疾饮食辩》卷五：治肝虚目暗。常入粥食。出《养老书》。加沙苑蒺藜尤妙。小儿疳眼紧闭不开，久之必瞽。男用雌，女用雄，鸡焙，研末，另研草决明、石决明、草薢、蔓荆子末各七分，和匀，分数次服。出《秘授奇方》。鸡一身惟肝能治疳明目，且无毒。《内则》反云不可食，亦误。

胆

【气味】味苦，微寒。《宝庆本草折衷》卷一六。

【主治】疗目不明，肌疮耳瘑，及月蚀绕耳疮。以胆汁傅之。《宝庆本草折衷》卷一六。点热眼流泪，尘沙眯目。《调疾饮食辩》卷五。

鸡内金

【气味】平，微寒，无毒。《宝庆本草折衷》卷一六。味甘，性平。《滇南本草》卷下。味甘，气平。入手阳明大肠、足厥阴肝经。《玉楸药解》卷五。

【主治】主泄利，小便利，遗溺，除热止烦，止泄精尿血，崩中带下，肠风泻痢，小儿疟及鹅口不乳，并烧末，乳汁和服。《宝庆本草折衷》卷一六。宽中健脾，消食磨胃。治小儿乳食结滞，肚大筋青，痞积肝积，疳痰。《滇南本草》卷下。

【发明】《本草经疏》卷一九：此即肫内黄皮，一名鸡内金是也。肫是鸡之脾，乃消化水谷之所。其气通达大肠、膀胱。二经有热则泄痢遗溺，得微寒之气则热除而泄痢遗溺自愈矣。烦因热而生，热去故烦自止也。今世又以之治诸痔疮多效。《本草汇言》卷一八：治小儿诸疳，又止久痢之药也。叶振华曰：鸡膍胵，鸡之脾也，乃消化谷食之所。鸡所食诸虫百物及砂石土屑，入此无不消化。其色黄，其质燥，其体坚而厚。如钱氏小儿方中，用此为消食积，化疳结也。如窦氏外科方中，用此作糁药，入痈疽疮口内，去脓长肌肉也。又安氏方治走马牙疳方中，用此止臭烂颇捷也。此三病，盖取其坚而能消，温而能长之义。《本草述》卷三〇：鸡膍胵即鸡脏也。希雍谓即鸡之脾，乃消化水谷之所。若然，是则亦犹人身之脾脏耳。然阅方书，疗消瘅若肾沥散，治消肾，肾气虚损，发渴小便数；又白茯苓丸，治消肾，因消中之后，胃热入肾，消烁肾脂，令肾枯燥，遂致此疾。二方固皆用之。又天门冬丸治初得消中，食已如饥，手足烦热，小便白浊，是方亦用之。一则专主肾气之虚，一则由胃热移入于肾以为肾消，一则专为中消之热，总因兹证类由热郁伤阴以为病。而脾为太阴，肾为至阴，二脏之病固相因。虽分治中下之消，而亦无不宜也。更治小便数有菟丝子丸，又小便不禁用菟丝子散，二方大补肾气，微有小异，俱得用之，而同于热补者也。更遗精之既济丸，但调水火之交，绝禁热剂，与前治消中之天冬丸，俱得用之，而同于凉补者也。若然，是兹味不为脾肾投剂之主乎？第补脾肾之阴，其味亦不少矣，何以独是之取也？曰：惟鸡为巽木之属，却为土主，更为金用，以致土化而且归于肾，乃其脾脏是独受三阴具足之气，虽微物而理有妙合者，取以疗前证，其能舍诸。更参治疗诸方，小便遗失者固治之，而小便淋沥最痛者亦治之，则知非以通塞为功，固以三阴具足之气能为功也。由此绎之，则消瘅反胃，并禁口痢诸证，皆可以明其治疗之本矣。抑更有出于寒治热治之外以为功，而粗者不致审耳。然则丹溪属土而有金、木、火者，岂不信而有征哉？《要药分剂》卷五：肫即鸡之脾，乃消化水谷之物。其气通达大肠、膀胱二经，故以之治水，而水从小便出也。若小儿疳积病，乃肝脾二经受伤，以致积热为患。鸡肫皮能入肝而除肝热，入脾而消脾积，故后世以此治疳病如神也。

【附方】《本草汇言》卷一八：治小儿一切疳积，并伤食作泻。用鸡膍胵黄皮五个，水洗净晒干，于白术二两，枳实一两，砂仁一两，俱炒燥，研为末。每服一钱，米汤调服。钱仲阳方。○治一切痈疽溃烂，久不收口。用鸡膍胵黄皮三个，水洗净晒干，炉甘石五钱，真铅粉三钱，共研极细，加冰片二分，再研匀，入磁罐收贮，密封。每早晚用温汤洗患处，用少许掺之。《窦氏外科》。○治走马牙疳。用鸡膍胵黄皮二个，水洗净，晒干，研细末，铜青二钱，铅粉一钱，共研匀，冰片三分，再总研极细，入磁罐收贮，密封，凡遇是证，先用发帚蘸此汤洗净牙根，用小匙挑药掺。

肠

【主治】主遗溺，小便数不禁。《宝庆本草折衷》卷一六。治遗浊淋带，消渴，遗溺，小便不禁或频数，无火者并可炙食。《随息居饮食谱·毛羽类》。

翮翎

【主治】主下闭血。《药性全备食物本草》卷三。

胫骨

【主治】炙研，治能食而瘦。入砒石煅，拔疽漏枯骨。插入，外以拔毒膏药盖之。《本草求原》卷一九。

屎白

【气味】微寒。《宝庆本草折衷》卷一六。味苦，气寒，无毒。《本草汇言》卷一八。

【主治】主消渴，伤寒寒热，破石淋，及转筋，止遗溺，灭瘢痕，治中风失音痰逆。《宝庆本草折衷》卷一六。利小便，止遗溺，灭瘢痕，傅风痛。《本草集要》卷六。

【发明】《本草经疏》卷一九：鸡屎白微寒，乃肠胃所出之物，故复能走肠胃治病。《素问》云：心腹满，旦食不能暮食，名为鼓胀。治之以鸡矢醴，一剂知，二剂已。王太仆注云：《本草》鸡矢，并不治蛊胀，但能利小便。盖蛊胀皆生于湿热，湿热胀满则小便不利，鸡屎能通利下泄，则湿热从小便而出，蛊胀自愈。故曰治湿不利小便，非其治也。本经主石淋，利小便，止遗溺者，正此意耳。转筋者，血热也。伤寒寒热及消渴者，热在阳明也。瘢痕者，血热壅滞肌肉也。寒能总除诸热，故主之也。日华子炒服，治中风失音痰迷。陈藏器和黑豆炒酒浸服，治贼风风痹。盖风为阳邪，因热而生，鸡屎寒能除热，鸡本与风木之气相通，取其治本从类之义也。《本草汇言》卷一八：腊月收之。白鸡乌骨者更佳。李时珍消臌胀，《别录》通石淋，藏器散风痹之药也。周志含曰：鸡属风木，阳禽也。屎出为白，又得阴金之化耳。故《素问》方主臌胀，旦食不能暮食。《别录》方治石淋，闭塞涩痛，溲道欲通不通。藏器方治贼风偏痹，如咬如钻，如剥如裂，疼痛不已，俱用鸡屎白治之。此三证皆风木内甚，水谷不运，气不宣流，故令中满如臌，或溲道淋塞闭痛，或肢体偏痛不仁等证，盖此药能下气消积，通利膀胱，驱风活血也。故前人治此三证，且大有殊功。《本草述》卷三〇：鸡矢白之用，在后学卤莽者，见《素问》以鸡矢醴治鼓胀，遂止谓此剂为通利而用，却不深求前哲制斯剂者，有主本在通利之先，而梦梦者误执标以为论治，讵知即《素问》投鸡矢醴以治鼓胀，果只以通利为功乎？试观诸本草主治，或中风失音，或白虎风，或贼风风痹，或破伤中风，用此疗他风证，殊亦不少，则以鸡为巽风之属，还用治风者，义固有所取也。盖肝属风木，其所胜者，脾之土也；其所不胜者，肺之金也。所以治心腹鼓胀，转筋入腹，皆肝木侮其所胜之土，而其所不胜之金，不能为之主也。又如石淋疼痛，小水不利，则是肝木不得脾土之以为用，并不得肺金以为主，还病于肝脏之血也。更如瘢痕为病，乃脾土不得肝木血脏之化，更不得肺金气脏之化也。即如疗风诸治，又岂止归其责于风木哉？盖亦本于气血之脏，宿有不为风木之主之用者，以致此也。统绎斯义，则木土交为用，金木互为化者，鸡虽微物，而具此妙理，是其本也。其矢白乃木为土主，更为金用，以致脾脏转化而出者，还为气血戾眚之治，是其标也。若舍其本，而取其标，谓此矢白遂为气血转化之权舆，有是理乎？如时珍、希雍指积滞湿热而言鼓胀，固拾其一端，而愦愦亦不少。且时珍谓专属风木一语，不知其何以疗诸证也？即以治诸风证，未审其能得当否？然则丹溪属土而又有金、木、火，更为巽风之属者，视此卤莽辈为何如也？抑木为金伏，即矢用白可知，就是可以觇其微义矣。《神农本草经百种录》：屎白主消渴，鸡善食而不善饮，其肠胃不能容水，故主消渴。伤寒寒热。治伤寒有食邪之寒热。凡血肉之物，鲜属金者，惟鸡于十二支属酉，而身轻能飞，其声嘹亮，于五音属商，乃得金气之清虚者也。五藏之气，木能疏土，金能疏木，鸡属金，故能疏达肝气。本血肉之物，故又能不克伐而调养肝血也。《长沙药解》卷四：鸡屎白微寒，入足太阳膀胱经。利水而泄湿，达木而舒筋。《金匮》鸡屎白散，鸡屎白为散，水服方寸匕。治转筋为病，臂脚直，脉上下微弦，转筋入腹。筋司于肝，水寒土湿，肝木不舒，筋脉挛缩，则病转筋。鸡屎白利水道，而泄湿寒，则木达而筋舒也。《素问·腹中论》有病心腹满，旦食则不能暮食，名为鼓胀。治之以鸡矢醴，一剂知，二剂已。其性神于泄水。一切淋沥黄疸之证皆医，兼能化瘀破结，善磨癥瘕，而消痈肿，傅瘰疬而涂鼠瘘。白鸡者良。腊月收之。《要药分剂》卷五：蛊胀由湿热而生，固已然，亦有因积滞而成者。屎白不但通利下泄，使湿热尽从小便出，并能下气消积，使大小便俱利，故蛊胀由湿热成者自愈，即由积滞成者，亦无不愈也。此岐伯治蛊胀之方，为通神也。

【附方】《宝庆本草折衷》卷一六：治小儿客忤蛊毒。炒服之。主虫及蜈蚣咬。烧屎和酒醋傅之。又治齿痛。烧屎白末，绵裹安痛处咬之。食诸菜中毒，狂闷吐下。屎末烧，研，水服方寸匕。

《本草汇言》卷一八：治臌胀。取腊月鸡屎白半斤炒焦，浸酒一日，每日取木香、槟榔各一钱为末，以酒调服。《医学正传》。○治石淋涩痛难忍。用鸡屎白一两炒焦为末，每用一钱，以白萝卜捣汁一碗，调服。《古今录验》。○治四肢偏痹，风疾疼痛，不能举动，并治白虎历节风痛。用鸡屎白一两，浸好酒一壶煮热，每日熏洗痛处。《范汪方》。

鸡子

【气味】味甘，气平，无毒。《本草汇言》卷一八。

【主治】补血安胎，镇心清热，开音，止渴濡燥，除烦解毒，息风，润下，止逆。《随息居饮食谱·毛羽类》。

【发明】《本草经疏》卷一九：鸡子禀生化最初之气，如混沌未分之形。故卵白象天，其气清，其性微寒。卵黄象地，其气浊，其性微温。卵则兼清浊而为体。其味甘，气平，无毒。凡痈疽皆火热为病，鸡子之甘，能缓火之标，平即兼凉，能除热，故主痈疽及火疮，并治伤寒少阴咽痛，神效。《本草汇言》卷一八：藏器益气养血，《日华子》清火解热毒之药也。邢元璧曰：按李氏发明云：鸡子禀生化最初之气，如混沌未分之形，白象天，其气清，其性寒；黄象地，其气浑，其性温。白能清气，故大氏方治咽痛咳逆，疮肿盗汗诸疾。黄能补血，故陈氏方治产后诸虚，力衰眩晕，久痢肠脱，痞积瘰疬诸疾。兼黄白并用之，则调气生血，而与阿胶同功也。但性质凝滞，虽称补养之物，如胃中有冷痰积饮者，脾藏冷滑常泄泻者，胸中有宿食积滞未清者，俱勿宜用。

《本草纲目拾遗》卷九：茅昆来云：鸡本南方积阳之象，于卦为巽，五更则日临巽位，故鸣。凡鸟雌卵而雄否，惟鸡则雄者间亦生卵，乃阳极而阴乘之也。其卵较小于雌鸡卵，壳坚如石，壳微红，入药用，可安胎稀痘。王椷《秋灯丛话》：古北口叭哒岭，有喇吗令巡检张某市雄鸡卵，张笑曰：雄鸡焉能生卵，故相难也。曰：非也，俗有斯言，即有斯物，第觅之可得也。张漫应之，语其役。役曰：闻前村民畜雄鸡，连生三卵，众以为不祥，妪异而藏之。命役取送，喇吗收其一，给价五十金。张询所用，曰：能医眼疾，年远瞖者，得其汁点之，即复明，与空青同。陈藏器《本草》：今鸡有白台，如卵而硬，有白无黄，云是牡鸡所生，名父公台。《二申野录》：成化二十三年，吴县汤惟信家雄鸡生卵。《平湖县志》：万历四十八年四月，施太史家公鸡生子，形如雀卵，色紫。《史异纂》：天启二年，陕民王进榜白雄鸡生卵。《三冈识略》：壬申二月二十九日，提标左营韦元鼎廨中，雄鸡连生二卵。《述异记》：康熙甲戌十二月，松江吴南林家雄鸡生卵，大如鸽蛋，壳甚坚厚，椎破之，亦有黄白，白如凝脂不散，黄带赤色。《质直谈耳》：嘉定湖南村民钱嵩家雄鸡生卵，与雌无异，乾隆壬寅夏间事。纪晓岚先生云：雄鸡卵大如指顶，形似闽中落花生，不能正圆，外有斑点，向日映之，其中深红如琥珀，以点目眚，甚效。德少司空成、汪副宪承需皆尝以是物合药，然不易得，一枚可以值十金。阿少司农迪斯曰：是虽罕睹，实亦人力所为。以肥壮雄鸡闭笼内，纵群雌绕笼外，使相近而不能相接，久而精气团结，自能成卵，此亦理所宜然。然鸡秉巽风之气，故食之发疮毒。其卵以盛阳不泄郁积而成，自必蕴热，不知何以反明目。本草之所未载，医经之所未言，何以知其能明目，此则莫明其故矣。汪副宪曰：有以蛇卵售欺者，但映日不红，即为伪托，亦不可不知也。敏按：诸书所载雄鸡生卵，自古有之，原非有异。据陈藏器所说，有白无黄，而《述异记》所载则有黄有白，想本间气所生，其形色亦无一定。乾隆庚戌，临安慈圣寺有放生雄鸡，忽生卵，日产其一，如是旬余，人以为异。其卵较小，色紫而壳坚，为一锡匠索去。予时适馆临安，闻而索之，已无有矣。锡匠徽人，亦云其卵白可入药，故乞之归里。然此物又不特入药。李怀白先生云：曾见喇吗诵黑经，用雄鸡蛋；川中鬼师，有用雄鸡蛋以行禳者；白莲教则又需以解魇迷术。今人徒咤其异，而不知天生此正所为世用也。

【附方】《本草汇言》卷一八：治阴虚盗汗夜热者。用鸡子五枚微击碎，入童便内浸一日，煮食。《方脉正宗》。〇治产后诸虚。用鸡子三个，白酒内浸一日，随用酒煮食。〇治久痢肠脱不止。用鸡子十个，去黄取清，和姜汁、酱油各十茶匙搅匀，蒸熟食之。〇治瘰疬延生，消长不已。用鸡子一个，用箸头将黄白搅匀，取斑猫二个去翅，装入鸡子内，饭锅蒸熟，去斑猫，取鸡子食，间日食一个，食三十个，全愈。〇治痞积。用鸡子一个，用药制法见木鳖子集方中。○治产后血晕发痉，身强直，目向上，四肢牵急，不知人。用鸡子清五个，取荆芥焙研细末二钱，取鸡子清调服即安。寇氏方。

卵白

【气味】微寒。《千金要方·食治》卷二六。味甘，气腥，微寒。入手太阴肺经。《长沙药解》卷三。

【主治】主目热赤痛，除心下伏热，止烦满、咳逆、小儿泄利。妇人产难，胞衣不出，生吞之。《千金要方·食治》卷二六。可点目赤，煮食可除伏热。《药性粗评》卷四。疗咽喉之肿痛，发声音之暗哑。《长沙药解》卷三。

【发明】《药性粗评》卷四：鸡亦生风。卵中白皮可治久咳结气。成聊摄云：三阴不足者，以甘补之，鸡子黄、阿胶之甘以补血。大抵《本草》鸡之取用甚多，不可备述。但能动风，凡体有风者不可食。丹溪云：病邪得之，为有助而反剧。观此可见。《本草述》卷三〇：时珍云鸡子白象天，其气清，每用之以清气，其说亦本于前主治之证也。然于藏器、宗奭所主产后之证，又觉清气一语不足以概其功。且阅《本草》人参条后，其所辑方，此味同参用者殊不少，如霍乱呕吐，人参二两，鸡子白二枚也。咳嗽上气，喘急而嗽吐血，其脉无力者，人参末三钱，用鸡子清调之。又消渴引饮，人参为末、鸡子清调服一钱。此三证止二味同用也。其又反胃呕吐，用人参、鸡子白外，加粟米、薤白以煮粥食也。又胃寒气喘，不能传化水谷者，人参为君，亦与鸡子清同用，但加生附及生姜耳。更横生倒产，用人参亦同于鸡子清，止加乳香及丹砂研末，同生姜汁也。如时珍清气之说，岂非因其清阳上浮，以为包举浊阴之化育者，盖得于出地之最先，而有微寒之气乎？第如诸羽虫之卵白，何以一无所取也？不原本于鸡属巽木，而出地升天之气化，巽木受之最先者，漫谓其能清伏热，不几与他清热之味，例论而滚同用之，其可乎哉？唯悉斯义，然后知鸡子清之象天，举清阳而上浮者，庶几与人参之化浊阴而下济也，乃可奏升降调气之效。如诸证所治，若徒以清热为功，则就诸证所治之中，有横生倒产一证，岂一清热所能了，而奏效于斯须危急之际乎？先哲所习用而不察者，如此是其一班矣。第清热二字，本清阳上浮之义推之，如以兹味同于诸味之寒治热者，漫无辨别，则亦犹是粗工耳。盖前所治诸热汤火等证，原非取其寒也，盖取其阳之最清者以散热，依稀乎从治之义也。如是，然后可以通于产后之治矣。

卵黄

【气味】微寒。《千金要方·食治》卷二六。味甘，微温，入足太阴脾、足阳明胃经。《长沙药解》卷一。

【主治】主除热、火灼烂疮、痓。可作虎魄神物。《千金要方·食治》卷二六。补脾精而益胃液，止泄利而断呕吐。《长沙药解》卷一。

【发明】《本草述》卷三〇：此食物也，如希雍所云，禀生化最初之气，诚然。第诸禽中，而鸡得风木出地之始气以为生化，如服之而佐使得当，是亦养生之一助也。但卵黄谓为阴中之阴，如时珍补血之说，便当思其补而不滞者为如何，至合白用，则又兼之微寒矣。故服食贵于调和耳。今产后类频频用之，不知产后气血两虚，脾胃受伤，其可恣食以为快哉？**《长沙药解》卷一**：《伤寒》黄连阿胶汤方在阿胶。用之治少阴病，心中烦，不得卧者，以其补脾而润燥也。《金匮》百合鸡子汤方在百合。用之治百合病，吐之后者，以其涤胃而降逆也。排脓散方在桔梗。用之，以其补中脘而生血肉也。鸡子黄温润淳浓，体备土德，滋脾胃之精液，泽中脘之枯槁，降浊阴而止呕吐，升清阳而断泄利，补中之良药也。煎油治小儿湿热诸疮，甚效。

抱出卵壳

【主治】抱出鸡子壳，治痘疮倒陷、便血、昏沉恶症：新瓦焙存性，去膜研，酒服二钱，并涂风池、胸背。下疳蚀烂，外肾痈疮，俱用陈香油调涂。《调疾饮食辩》卷五。

【附方】**《药性粗评》卷四**：小儿头身诸疮。鸡卵壳不拘多少，烧煅过，研末，和猪脂调匀傅之。头上白秃，发不生，其汁常出者。鸡子七枚，去白皮，于铜器熬熟，和油傅之，日二三次，甚效。

卵壳中白皮

【主治】主久咳结气，麻黄、紫苑和服。《宝庆本草折衷》卷一六。

【附方】**《宝庆本草折衷》卷一六**：摩障翳。研用。主伤寒劳复。碎熬黄黑，捣筛，热汤和一合服之，汗出愈。治小儿心腹胸胁烦满。烧壳末，酒服方寸匕。小儿头身诸疮。烧壳研和猪脂傅之。

雉《别录》

【释名】雉鸡、山雉、山鸡、野鸡《宝庆本草折衷》。

【集解】**《本草蒙筌》卷一〇**：南北山野俱有，雌雄毛色不同，声作鸡鸣，实系鸡属。吕后名雉，故高祖字以野鸡也。其飞不高，若矢直往。百步即堕，因以雉名。今船车中，取尾插其竿头，亦欲快速之如矢尔。庖厨堪用，益少损多。九十月间，食之有补。**《本草原始》卷一〇**：形大如鸡，而斑色绣翼。雄者文彩而尾长，雌者文暗而尾短。其交不再，其卵褐色。将卵，雌避雄而潜伏之，否则雄食其卵也。

肉

【气味】酸，微寒，无毒。《千金要方·食治》卷二六。味酸，平，微寒，微毒。《宝

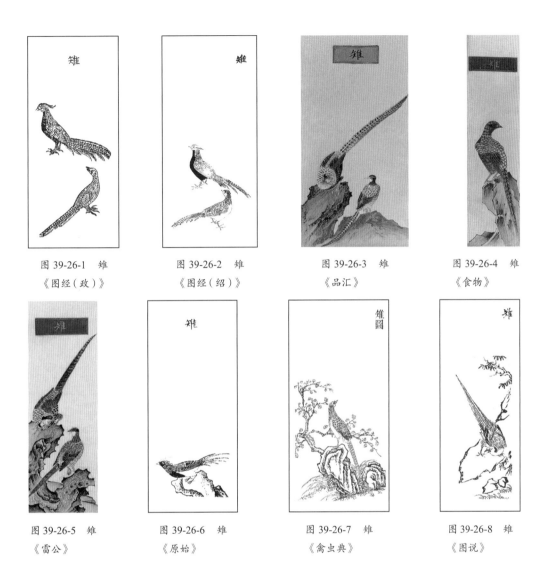

图 39-26-1　雉　　　图 39-26-2　雉　　　图 39-26-3　雉　　　图 39-26-4　雉
《图经（政）》　　　《图经（绍）》　　　　《品汇》　　　　　《食物》

图 39-26-5　雉　　　图 39-26-6　雉　　　图 39-26-7　雉　　　图 39-26-8　雉
《雷公》　　　　　《原始》　　　　　《禽虫典》　　　　　《图说》

庆本草折衷》卷一六。味甘、酸，微寒，有小毒。《饮膳正要》卷三。味酸，微温，无毒。
《本草元命苞》卷七。甘，温。《随息居饮食谱·毛羽类》。

【主治】补中益气，止泄利。久食之，令人瘦。《千金要方·食治》卷二六。
除蚁瘘。《宝庆本草折衷》卷一六。补中，益气力。止痢，除蚁瘘。和五味煮汁饮之，
治消渴，口干舌焦。同盐豉作羹食之，疗脾胃气虚泄痢。春夏有毒，秋冬补益。
痼疾不宜服，久饵令人瘦。胡桃同食则发头风。爪足不伸，遂乃杀人。《本草元命苞》
卷七。治脾胃气虚下痢，日夜不止，肠滑不下食。《食物本草》卷三。主补五脏，气
逆喘息不止，消渴小便多者，并肠胃气虚，下痢无度，噤口大孔痛者并效。余
月食之，生疮发痔。《冯氏锦囊秘录》卷一〇。

脑

【主治】涂冻疮。《本草原始》卷一〇。

嘴

【主治】蚁瘘。《本草原始》卷一〇。

尾

【主治】烧灰，和麻油傅天火丹毒。《本草原始》卷一〇。

屎

【主治】久疟不止，与熊胆、五灵脂、常山等分为末，醋糊丸黑豆大，正发时冷水下。《本草原始》卷一〇。

【发明】《绍兴本草》卷一九：雉肉，乃野生鸡之类也。《经》注虽具性味、主治，但罕闻验据。作食品，能发痼疾即有之。《经》注皆云治下痢，明非所宜也。今当作有微毒者是矣。《本草蒙筌》卷一〇：九十月间，食之有补。五脏气逆喘息不止，及消渴小便多者殊功；肠胃气虚下痢无度，兼禁口大孔痛者立效。更主诸瘘，尤为要方。余月食之，生疮发痔。一说雉是离禽，明旺于火，丙午日遇，切忌沾唇。合胡桃肉食，发头风心疼；合荞麦面食，生蛔虫腹痛。菌蕈木耳同食，发痔下血难休。自死者足爪不伸，若食之杀人倾刻。久食渐瘦，痼疾复兴。卵煮同葱，食之方妙。《本经逢原》卷四：《埤雅》云：蛇交雉则生蜃，蜃为雉入大水所化。推其变化之源，必由异气所感。《水经》云，蛇雉遗卵于地而为蛟，其卵遇雷则入地，不遇雷则仍为雉，于此可悟，其化蜃总由灵蛇之性未泯，不得山灵之气遂其飞腾，则得沧溟之气恣其吞吐，是与虹霓奚择哉。《别录》言其补中益气力，止泄痢，除蚁瘘。此指寻常之雉而言。《千金》以之治蚁瘘，因其喜于食蚁，乃用以制之也。《周礼》庖人供六禽，雉是其一，亦食品之贵。然有毒，不可常食，有病人尤非所宜。而春夏不可食者，以其食虫蚁也。时珍曰，雉属离火，鸡属巽木，故煮鸡则冠变，煮雉则冠红。火性暴烈，发痔发疮，与家鸡子同食令人发痓，周身疼痛，为患种种，恶得谓之无毒乎？《调疾饮食辩》卷五：雉汉吕后名雉，改呼野鸡。文彩五色，故又名华虫。其鸣曰鷕。《诗》曰：有鷕雉鸣。雌雄相诱曰雊。《月令》：季冬之月，雉雊。《诗》：雉之朝雊，尚求其雌。《书·高宗肜》曰：越有雊雉。《左传》：少皞以鸟名官，五雉为五工正。注曰：五方之雉有五种，东方曰，西方曰鷷，南方曰翟，《尔雅》：南方曰。北方曰鵗，伊洛而南，素质五彩成章曰翚。翚与鷩最华美，故以饰后、夫人之服。《礼·玉藻》：王后袆衣，夫人揄狄与鷩同。注曰：袆即翚也。袆衣元质而画翚，揄狄青质而画狄。骆宾王檄：践元后于翚狄。江淮而南，青质五色曰鹬，朱黄小冠曰鷩，黄色自呼曰鸏，长尾走且鸣曰鵫。《诗》：依彼平林，有集为鷮。注：尾长五六尺，白曰鹎，黑曰海。又有鵫、山、泽诸种。《尔雅翼》曰：泽雉，十步一啄，百步一饮，分守疆界，不相侵越。《抱朴子》曰：南越多白雉。然则成王时，越裳氏今安南，即交趾国。贡此，乃贡土物，非献祥瑞也。《礼记》：雉曰疏趾。注：雉肥则足开。又芗食雉羹。注：二物相宜。又夏宜腒鱐。注：腒干雉；鱐，干鱼。《埤雅》曰：蛇交雉则生蜃。《月令》：孟冬，雉入大水为蜃。类书曰：蛇交雉则生蝂，即蜃也。《俊灵机要》曰：正月，蛇与雉交生卵，遇雷入土为蛇，经二三百年成蛟。《述异记》曰：江淮中有兽名能，蛇所化也，冬则为〔雉〕，春复为蛇。晋时武库有雉，张华曰蛇所化也，视之，果得蛇蜕。此物既化蛇、化蜃，又与蛇交而生蝂、生蜃，有毒甚矣。平人且不宜食，况病人乎？动风发毒，助火生虫之害，较家鸡殆过焉。《食疗本草》曰：与菌、蕈、木耳同食，令人立下血，或生痔。同荞麦食，生肥虫。同葱食，生寸白虫。自死爪甲不伸者杀人。此诸禽所同，而雉为甚。

【附方】《太乙仙制本草药性大全》卷七：主消渴，饮水无度，小便多，口干渴。雉一只细切，和盐、豉作羹食之。○主脾胃气虚下痢，日夜不止，肠滑不下食。野鸡一只如食法，细研着橘皮、椒、葱、盐、酱调和，作馄饨熟煮，空心服之良。○治消渴，舌焦口干，小便数。野鸡一只，以五味煮令极熟，取二升半已来，去肉取汁，渴饮之，肉亦可食。○治产后下痢，腰腹痛。雉一只，作馄饨食之。

白鹇《图经本草》

【集解】《医林纂要探源》卷三：冠色绿，面正赤，身正白，有黑文细绣，如鱼鳞，尾长而杀，如锦鸡，白黑相间而显。雌者无长毛。亦有黑鹇。

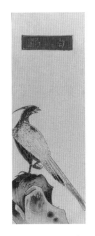

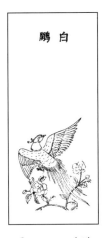

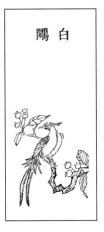

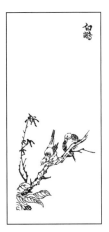

| 图 39-27-1 白 | 图 39-27-2 白鹇 | 图 39-27-3 白鹇 | 图 39-27-4 白鹇 |
| 鹇《食物》 | 《三才》 | 《备要》 | 《图说》 |

肉

【气味】味甘，平，无毒。《食物辑要》卷五。甘、酸，平。《医林纂要探源》卷三。

【主治】解诸毒，补中气。患疮疖者，勿食。《食物辑要》卷五。补中益肺。《医林纂要探源》卷三。

竹鸡《本草拾遗》

【集解】《太乙仙制本草药性大全·本草精义》卷七：竹鸡其状如雉，形小尾短，即小苗子。山鸡，似雉形小，尾长，并可网罗为馔。餍酒食多中毒，急嚼生姜，盖此二鸟常食半夏苗叶，故此可解也。

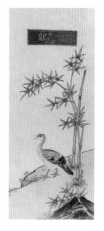
图 39-28-1　竹鸡
《食物》

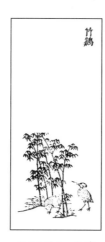
图 39-28-2　竹鸡
《三才》

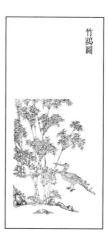
图 39-28-3　竹鸡
《禽虫典》

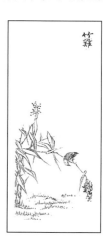
图 39-28-4　竹鸡
《图说》

肉

【气味】味甘，平，无毒。《食物本草》卷三。甘，温。《医林纂要探源》卷三。

【主治】主野鸡病，杀虫，煮炙食之。《食物本草》卷三。此鸡常食半夏苗叶，多用生姜同煮食。固济火煨为末，米饮下，兼治小儿惊痫鬼魅。《药性全备食物本草》卷三。能杀虫毒，煮食之良。《养生食鉴》卷下。补中，杀虫，解毒，消砂石毒。好食臭芹及白蚁、臭虿、砂石，故有此功效。《医林纂要探源》卷三。

睛

【主治】汁注目中，治目暗。《药性全备食物本草》卷三。

头骨

【主治】烧灰傅土蜂瘘。《药性全备食物本草》卷三。

【发明】《本草求真》卷九：又唐小说有言，崔魏公暴亡。太医梁新诊之曰中食毒。仆曰好食竹鸡。新曰竹鸡多食半夏苗，命捣姜汁抉齿灌之，遂苏。则知竹鸡其味虽甘，其性虽平，而亦有食半夏之毒耳。究其主治，止言煮食可以杀虫。并治野鸡毒。他无有取，则知竹鸡治毒，或者以毒攻毒，与虫畏鸡之意。不尔，曷为其有是耶？无毒之说，似不足信。

英鸡《本草拾遗》

【释名】《通志·昆虫草木略》卷七六：《尔雅》曰系英。英鸡也。喙唉石英，故得名焉。

【集解】《太乙仙制本草药性大全·本草精义》卷七：出泽州有石英处，常食碎石英。体热无毛，飞翔不远。人食之取其英之功也。如雉尾短，腹下毛赤，肠中常有碎石英。凡鸟食之石入肠必致销烂，终不出，今人以末石英饲鸡，取其卵而食，则不如英〔鸡〕。

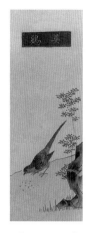

图 39-29-1　英鸡《食物》

肉

【气味】味甘，温，无毒。《食物本草》卷三。

【主治】主益阳道，补虚损，令人肥健悦泽，能食，不患冷。常有实气而不发也。《食物本草》卷三。治蚁瘘病。同五味煮食，良。秋月即无。《食物辑要》卷五。

苍鸡《食物本草》

【集解】《食物本草》卷三：状如鹤大，两颊红，顶无丹。

【气味】味甘，温。《食物本草》卷三。

【主治】主杀虫蛊毒。《食物本草》卷三。

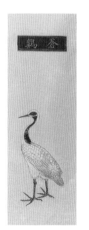

图 39-30-1　苍鸡《食物》

锦鸡《本草拾遗》

【释名】鷩雉、鵔鸡《本草医旨》。

【集解】《食物本草》卷三：文采形状略似雄雉，毛羽皆作圆斑点，尾倍长，嗉有肉绶，晴则舒于外。人谓之吐锦。《太乙仙制本草药性大全·本草精义》卷七：锦鸡与丹雄鸡类，尾长尺余，毛羽俱红黄色，多有圆斑点，嗉藏肉绶，晴则外舒，见者不明，咸谓吐锦。《养生食鉴》卷下：锦鸡即山鸡，状如小鸡，其冠亦小，皆有黄赤文，绿顶红腹，利距而斗，以家鸡斗之，即可获。

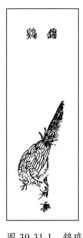 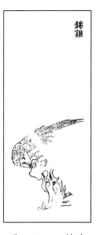 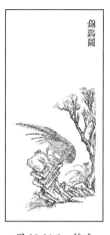 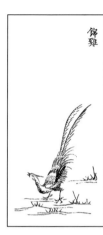

图 39-31-1 锦鸡　图 39-31-2 锦鸡　图 39-31-3 锦鸡　图 39-31-4 锦鸡
《蒙筌》　　　　《三才》　　　　《禽虫典》　　　　《图说》

肉

【气味】味甘，性热，微毒。《食物辑要》卷五。味甘、酸，有小毒。《本草医旨·食物类》卷三。

【主治】食之令人聪明。《食物本草》卷三。煮食香美适口，且令聪明，养观文彩动人，更禳火疫。《太乙仙制本草药性大全·本草精义》卷七。食之，发疔肿。《食物辑要》卷五。

孔雀《别录》

【集解】《太乙仙制本草药性大全·本草精义》卷七：孔雀旧本不着所出州土。陶隐居云：出广、益诸州。方家不见用。《唐本》云：交广有，剑南原无，今时人家多蓄之。孔雀尾初春生，四月后子花俱荣衰，自惜其尾，欲栖必择置尾处。取其尾者，持刀于丛篁间，急断其尾，若回首一顾，金翠无复光彩矣。屎收贮听用。《寿世秘典》卷四：孔雀交广、雷罗诸州甚多，生高山乔木之上，大如雁，高三四尺，细颈隆背，头有三毛长寸许，晨则鸣声相和。雌者尾短无金翠，雄者自背至尾有圆文，五色金翠，相绕如钱。自爱其尾，山栖必先择置尾之地。雨则尾重不能高飞，因往捕之。或暗伺其过，生断其尾，若回顾则金翠顿减矣。山人养其雏为媒，或探其卵，鸡伏出之，饲以猪肠、生菜之属。芳时媚景，闻管弦笙歌，必舒张翅尾，盼睐而舞，闻人拍手歌舞亦舞。其性妒，见美妇采服，必啄之。《北户录》云：孔雀不匹，以音影相接而孕。《冀越集》云：孔雀虽有雌雄，将乳时登木哀鸣，蛇至即交，故其血、胆皆伤人。《禽经》云：孔雀见蛇则宛而跃者是矣。

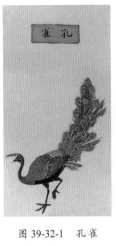

图 39-32-1 孔雀
《品汇》

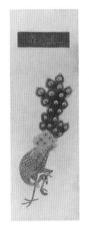

图 39-32-2 孔雀
《食物》

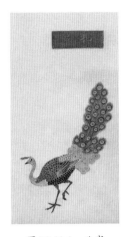

图 39-32-3 孔雀
《雷公》

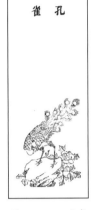

图 39-32-4 孔雀
《三才》

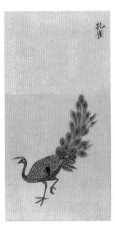

图 39-32-5 孔雀
《图谱》

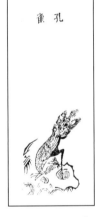

图 39-32-6 孔雀
《备要》

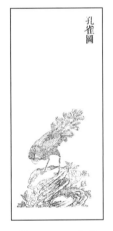

图 39-32-7 孔雀
《禽虫典》

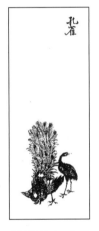

图 39-32-8 孔雀
《图说》

肉

【气味】味咸，无毒。《食物本草》卷三。味咸，气凉，有微毒。《太乙仙制本草药性大全·仙制药性》卷七。

【主治】解药毒、蛊毒。《食物本草》卷三。食其肉者，自后服药必不效，为其解毒也。《饮食须知·禽类》。

血

【主治】解诸药及蛊毒，生饮良。可傅恶疮，不可入目。《日用本草》卷四。

屎

【气味】性温、有毒。《绍兴本草》卷一九。味咸，微寒，无毒。《日用本草》卷四。气微寒，有小毒。《太乙仙制本草药性大全·仙制药性》卷七。

【主治】主女子崩中带下，小便不利。《日用本草》卷四。治崩中止带下如神，傅恶疮利小便大效。《太乙仙制本草药性大全·仙制药性》卷七。

尾

【气味】孔雀尾不可入目，昏翳人眼。《本草衍义》卷一六。

凤凰《本草拾遗》

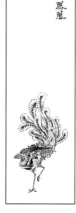

【集解】《通志·昆虫草木略》卷七六：凤凰，《尔雅》曰：鹖，凤，其雌皇。神鸟也。其雏曰鸑鷟。鸡冠，蛇颈，鱼尾，龙文，龟背，燕颔，前后五色备举，高六尺许。京房云：高丈二。出于东方君子之国，飞则群鸟从以万数，非梧桐不栖，非竹实不食。晨鸣曰发鸣，朝鸣曰上翔，昼鸣曰满昌，昏鸣曰固常，夜鸣曰保长。

凤凰台

【集解】《太乙仙制本草药性大全·本草精义》卷七：凤凰脚下物如白石也。

【气味】味辛，气平，无毒。《太乙仙制本草药性大全·仙制药性》卷七。

【主治】主瘀损并积血殊功，通血脉祛惊邪秘方。治癫痫、鸡痫，除发热颠狂。水磨服之效。《太乙仙制本草药性大全·仙制药性》卷七。

图 39-33-1 凤凰《图说》

【发明】《药性全备食物本草》卷三：凤凰台，《神物志》云：凤凰脚下物如白石也，凤虽灵鸟，时或来仪，候其栖止处，掘土三尺取之，状如圆石，白似卵。然凤鸟非梧桐不栖，非竹实不食，不知栖息，那复近地得台入土，正是物有自然之理，不可识者。今有凤处未必有竹，有竹处未必有凤，恐是诸国麟凤洲有之。如汉时所贡续弦胶，即煎凤髓所造，亦有曷足怪乎？今鸡亦有白台如卵硬，中有白无黄，云是牡鸡所生，名为父公台。《本经》鸡白蘽，蘽字似台，后人写之误耳。《书记》云：诸天国食凤卵，如此土人食鸡卵也。味辛，气平，无毒。主瘀损积血，通血脉，祛惊邪，治癫狂鸡痫。

鹖鸡《本草拾遗》

【集解】《太乙仙制本草药性大全·本草精义》卷七：鹖鸡，《禽经》篇中称为毅鸟。其形亦鸡类,其色黄黑。上党多生,因能猛气健斗,生死不离,至今武人头盔常着其尾。魏武帝赋云:鹖鸡猛气,其斗终无负,期于必死。今人以鹖(曷、竭二音)为冠,像此也。**《养生食鉴》卷下:**鹖鸡,状类雉而大,黄黑色,首有一角,如冠。性爱其党,有被侵者,直往赴斗,虽死犹不罢。故古者虎贲戴鹖冠。

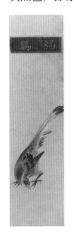 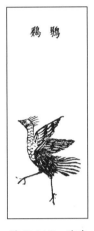 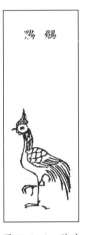 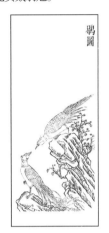

图 39-34-1　鹖　　　　　图 39-34-2　鹖鸡　　　　　图 39-34-3　鹖鸡　　　　　图 39-34-4　鹖
鸡《食物》　　　　　　　　《蒙筌》　　　　　　　　　　《太乙》　　　　　　　　　　《禽虫典》

【气味】味甘,无毒。《食物本草》卷三。味甘,平,无毒。《食物辑要》卷五。

【主治】食之令人勇健肥润。《食物本草》卷三。多食且补虚羸。《太乙仙制本草药性大全·仙制药性》卷七。

山鸡《食疗本草》

【释名】竹鸡《日用本草》、菜鸡《食物辑要》。

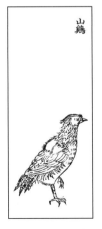 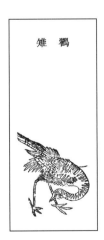 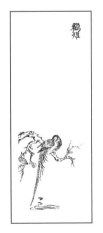 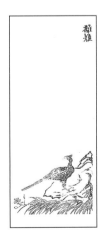

图 39-35-1　山鸡　　　　　图 39-35-2　鹳雉　　　　　图 39-35-3　鹳雉　　　　　图 39-35-4　鹳雉
《饮膳》　　　　　　　　　《备要》　　　　　　　　　《图说》-1　　　　　　　　　《图说》-2

肉

【气味】味甘，温，有小毒。《饮膳正要》卷三。味甘，温，无毒。《日用本草》卷四。甘，平，有小毒。《食物辑要》卷五。

【主治】主五藏气喘不得息者，如食法服之。然久食能发五痔，与荞麦面同食生虫。《饮膳正要》卷三。益五脏气，平喘息。《食物辑要》卷五。炙食，补中益气。养之，禳火灾。《寿世秘典》卷四。

卵

【气味】同葱食，生寸白虫。痼疾人不宜食。《日用本草》卷四。

【发明】《医说》卷六：南唐相冯延巳苦脑中痛，累日不减。太医令吴廷绍密诘厨人曰：相公平日嗜何等物？对曰：多食山鸡、鹧鸪。廷绍曰：吾得之矣！投以甘豆汤而愈。盖山鸡、鹧鸪皆食乌头、半夏，故以此解其毒出《南唐书》。

练鹊《嘉祐本草》

【集解】《日用本草》卷四：练鹊，似鹧鸪而小，黑、褐、白色，尾长两倍。

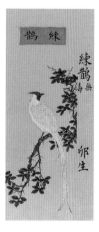 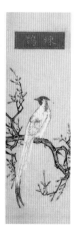 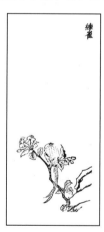 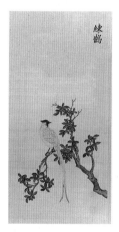

图 39-36-1　练雀《品汇》　　图 39-36-2　练雀《雷公》　　图 39-36-3　练雀《三才》　　图 39-36-4　练雀《图谱》

【修治】《本草品汇精要》卷二八：冬春间取，细剉，炒令香，袋盛于酒中浸，每朝取酒温服之。

【气味】甘，温、平，无毒。《日用本草》卷四。

【主治】主益气，治风疾，冬春间取炒香，浸酒饮之。《日用本草》卷四。诸风疾者，冬间取之，去羽毛，剉细，炒令香，用绢袋盛，清酒数十斤浸一月。每日温饮之。《食鉴本草》卷上。

【发明】《绍兴本草》卷一九：练鹊，世呼为麻练鹊是也。此鹊别是一种，世亦间作食品。《本经》虽有性味、主治，即无验据，今未闻入方之用矣。

雪鸡《本草纲目拾遗》

【集解】《本草纲目拾遗》卷九：雪鸡生西陲。千百成群，栖止雪中。《西域闻见录》：喀什噶尔雪鸡群飞，极肥美，人以为食，惟性燥耳。入药雄者良。

【主治】暖丹田，壮元阳，除一切积冷阴寒痼癖之疾，较雪莲尤效。《本草纲目拾遗》卷九。

驼鸟《本草拾遗》

【集解】《食物本草》卷一二：驼鸟，一名食火鸡，一名骨托禽。其状如驼，生西戎。高宗永徽中，吐火罗献之。高七尺，足如橐驼，鼓翅而行，日三百里，食铜铁也。李时珍曰：此亦是鸟也，能食物所不能食者。按李延寿《后魏书》云：波斯国有鸟，形如驼，能飞不高，食草与肉，亦啖火，日行七〔百〕里。郭义恭《广志》云：安息国贡大雀，雁身驼蹄，苍色，举头高七八尺，张翅丈余，食大麦，

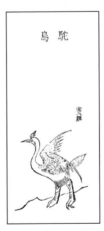

图 39-38-1 驼鸟《备要》

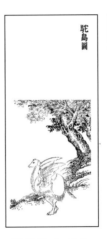

图 39-38-2 驼鸟《禽虫典》

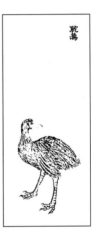

图 39-38-3 驼鸟《图说》

其卵如瓮，其名驼鸟。刘郁《西使记》云：富浪有大鸟，驼蹄，高丈余，食火炭，卵大如升。费信《星槎录》云：竹步国、阿丹国俱出驼蹄鸡，高者六七尺，其蹄如驼。彭乘《墨客挥犀》云：骨托禽出河州，状如雕，高三尺余，其名自呼，能食铁石。宋祁《唐书》云：开元初，康国贡驼鸟卵。郑晓《吾学编》云：洪武初，三佛齐国贡火鸡，大如鹤，长三四尺，颈、足亦似鹤，锐嘴软红冠，毛色如青羊，足二指，利爪，能伤人腹致死，食火炭。诸书所记稍有不同，实皆一物也。

肉

【气味】味甘，无毒。姚氏《食物本草》卷一二。

【主治】食之，能削坚积。姚氏《食物本草》卷一二。

屎

【气味】无毒。姚氏《食物本草》卷一二。

【主治】治人误吞铁石入腹，食之立消。姚氏《食物本草》卷一二。

鹨《本草拾遗》

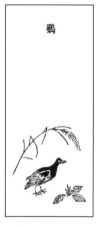

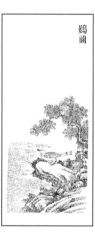

图 39-39-1　鹨
《备要》

图 39-39-2　鹨
《禽虫典》

【释名】鴾《食物本草》。

【集解】《通志·昆虫草木略》卷七六：鴾，《尔雅》曰鹨母，即鴾也。青州呼鹨母。田鼠所化。《医林纂要探源》卷三：驾甘，平。鴾也。亦作鹨。即《月令》田鼠化为驾者。今曰田鸡，又曰水鸡。身圆短而色黑，与鹨殊不相类，乃合而呼其名，误久矣。

【气味】甘，平，无毒。《食物辑要》卷五。

【主治】解热毒，治诸疮阴。《食物辑要》卷五。

鹤《嘉祐本草》

【集解】《日用本草》卷四：白鹤有玄、黄、苍、白四色，取其白者为佳。《太乙仙制本草药性大全·本草精义》卷七：白鹤，旧不着所出州土，今在处有之。鹤色不一，有玄、有黄、有白、有苍，取其白者为良，他者次之。《穆天子传》云：天子至，巨搜二氏献鹤之血以饮天子。注云：血益人气力。《饮食须知·禽类》：性喜食蛇，蛇闻声而远去，人家畜之，以辟蛇。

肉

【气味】味咸，平，无毒。《食鉴本草》卷上。

【主治】益气力，去风，补肺劳，弱者宜食之。《食鉴本草》卷上。

血

【气味】味咸，平，无毒。《日用本草》卷四。

【主治】主益气力，补劳乏，去风，益肺。《日用本草》卷四。补劳乏，益血虚。《食鉴本草》卷上。

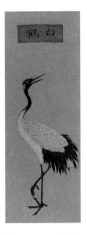

图 39-40-1　白鹤
《品汇》

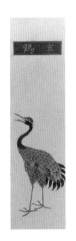

图 39-40-2　玄
鹤《食物》

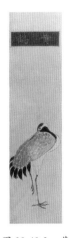

图 39-40-3　黄
鹤《食物》

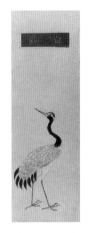

图 39-40-4　白
鹤《食物》

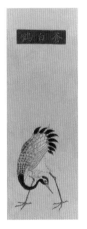

图 39-40-5　苍
白鹤《食物》

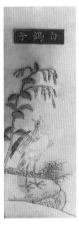

图 39-40-6　白
鹤子《食物》

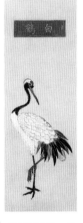

图 39-40-7　白
鹤《雷公》

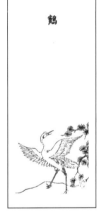

图 39-40-8　鹤
《三才》

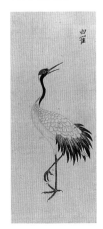

图 39-40-9　白鹤
《图谱》

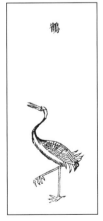

图 39-40-10　鹤
《备要》

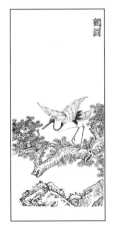

图 39-40-11　鹤
《禽虫典》

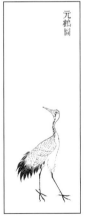

图 39-40-12　元
鹤《禽虫典》

脑

【主治】和葱实、天雄服，令人目明。《食物辑要》卷五。

卵

【气味】味甘、咸，平，无毒。《食物辑要》卷五。

【主治】食之预解痘毒，多者令少，少者免出。《食物辑要》卷五。

肫中砂石子

【主治】磨水服，治蛊毒邪气。《日用本草》卷四。治蛊毒，祛邪魔，酒服神效。
《太乙仙制本草药性大全》卷七。

鹤顶

【气味】辛，温，大毒。《本经逢原》卷四。

【主治】顶血毒人致死。《本草发明》卷六。

灵鹤盏

【集解】《本草纲目拾遗》卷九：李金什曾客淮南，言山阳一带洲渚皆芦苇，产鹤，多卵
育于中。村人有能识其期者，俟鹤下卵后，窃归，入锅煮熟，急以凉水沃之，看卵壳不热复置其
窠，鹤不知而尤煦伏之。过三七日，其卵中黄白复鲜如故。又窃之归，急煮而又纳窠，鹤又伏之，
如是者三次，则鹤卵外壳厚如紫玉，而杯成矣。复窃之归，锯去其顶，外则镶饰金玉，令成杯形，
名灵鹤盏。注酒其中，辄有小鹤影浮酒上，云食之益寿延年，且能治心疾。不易得，有市者价亦不赀。

【主治】安神魂，定心悸。小儿用之，除惊痫。孕妇用之，养胎稀痘。出外
带之，辟蛇蛊及一切毒。《本草纲目拾遗》卷九。

【发明】《本经逢原》卷四：鹤食蛇虺而顶血大毒，力能杀人，人之欲求自尽者，服之即毙。
而《嘉祐》又以鹤血益气力，补虚乏，去风益肺，恐未必然。《医林纂要探源》卷三：少阳之鸟，
秉阳逐阴，引气多寿。能罡步，杀蛇虺，辟不祥。然食毒虫，毒聚于顶，故顶上正赤，甚毒。肉
则可食，解蛇虫诸毒。壮筋骨，除痹痿，祛风辟邪。解鱼蛇毒，化鱼骨鲠。

鸧鸡 《食物本草》

【集解】《通志·昆虫草木略》卷七六：鸧，《尔雅》曰麋鸹。即鸧鸹也。姚氏《食物本草》
卷一二：鸧，水鸟也，食于田泽洲渚之间。大如鹤，青苍色，亦有灰色者。长颈高脚，群飞，可
以候霜。或以为即古之鸧鸡，其皮可为裘，与凤同鸣者也。

【气味】甘,温。《食物本草》卷三。

【主治】补虚益脾。《食物本草》卷三。解蛊毒,补虚乏,益脾胃,杀诸虫。《食物辑要》卷五。

䴔䴖《饮膳正要》(即:鸬鹚)

【校正】时珍云出《食物》,今据《饮膳正要》改。

【释名】鸬鹚《食物本草》。

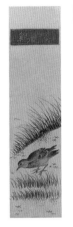
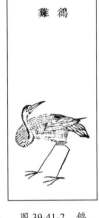
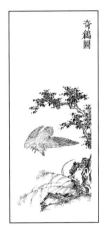

图 39-41-1 麦鸡《食物》　图 39-41-2 鸬鹚《备要》　图 39-41-3 奇鸮《禽虫典》

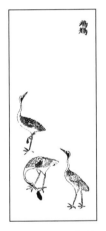
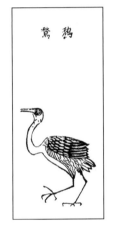
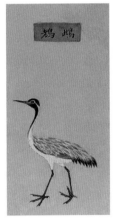
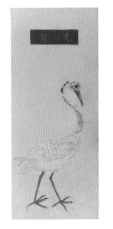

图 39-42-1 䴔䴖《饮膳》　图 39-42-2 鸬鹚《歌括》　图 39-42-3 䴔䴖《品汇》　图 39-42-4 秃鹙《食物》

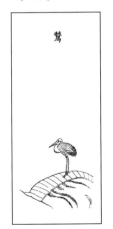
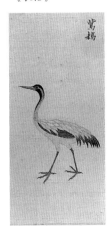
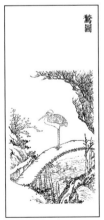
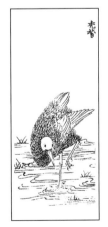

图 39-42-5 鹙《三才》　图 39-42-6 䴔䴖《图谱》　图 39-42-7 鹙《禽虫典》　图 39-42-8 秃鹙《图说》

【集解】《饮膳正要》卷三：然有数等，白鸨、黑头鸨、胡鸨，其肉皆不同。《本草品汇精要》卷二八：此鸟旧本不载，今考其形，似鹤而小，灰色，赤颊，项有白带。○今处处田泽中有之。《食物本草》卷一二：状如鹤而大，长颈赤目，头高六七尺。

肉

【气味】味甘，温，无毒。《饮膳正要》卷三。味咸，性微寒，无毒。《食物辑要》卷五。

【主治】补中益气，食之甚有益人，炙食之味尤美。《饮膳正要》卷三。解中鱼虫毒。补中，益气血，壮筋骨。《食物辑要》卷五。

髓

【气味】味甘美。《饮膳正要》卷三。

【主治】補精髓。《饮膳正要》卷三。

嘴

【主治】治鱼骨鲠。《食物本草》卷一二。

毛

【主治】解水虫毒。姚氏《食物本草》卷一二。

骨

【主治】其骨酥炙，和南蓬砂吹喉治骨鲠，忍之须臾，轻轻略之，骨与痰涎俱出。《本经逢原》卷四。

【发明】《本经逢原》卷四：鸬鹚好啖鱼蛇及鸟雏，故治痞积，有丸鸬鹚用之为君，治食鱼鳖成瘕者尤效。

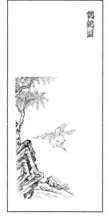

鹘鹁圖

图 39-43-1　鹘鹁
《禽虫典》

鹘鹁《本草纲目》

【集解】《本草品汇精要续集》卷六：刘欣期《交州志》云：鹘鹁，即越王鸟也，是水鸟，出九真、交趾。○《罗山疏》云：越王鸟大如孔雀状，如乌鸢而足长，口勾末如冠，可受二升许，以为酒器，极坚致，不践地，不饮江湖，不啄百草，不食鱼，惟啖木叶。粪似熏陆香，山人得之，以为香可入药用。杨慎《丹铅录》云：鹘鹁，即今鹤顶也。

【主治】水和，涂杂疮。（《本草纲目》）《本草品汇精要续集》卷六。

秧鸡《食物本草》

【集解】《食治广要》卷五：秧鸡大如小鸡，白颊长嘴短尾，背有白斑。多居田泽畔。夏至后夜鸣达旦。又一种名鹦鸡，大如鸡而长脚红冠。雄者大而色褐，雌者稍小而色斑。秋月即无。其声甚大。人并食之。

【气味】甘，温。《食物本草》卷三。甘，温，无毒。《食治广要》卷五。

【主治】治蚁瘘。《食物本草》卷三。

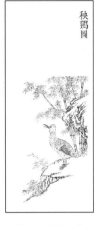

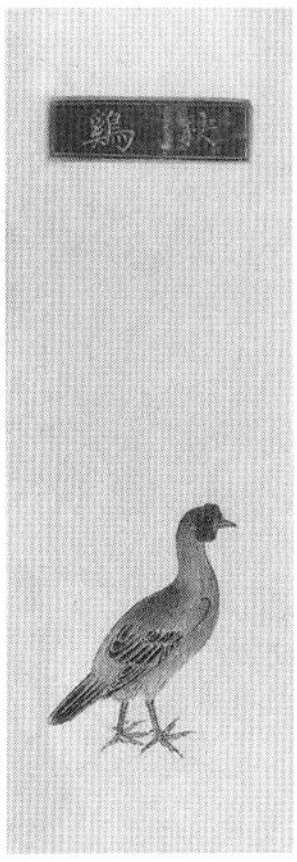

图 39-44-1　秧
鸡《食物》

图 39-44-2　秧
鸡《禽虫典》

鸨《饮膳正要》

【校正】时珍云出《纲目》，今据《饮膳正要》改。

【集解】《本草品汇精要》卷二八：《埤雅》云：此鸟似雁而足无后指，亦无舌，性不木止。毛有豹文，故名独豹。肉虽粗而味美，遇鸷鸟能激粪御之，着其毛悉脱。其群居如雁，自然而有行列。《诗》曰"肃肃鸨羽，集于苞桑"是也。

肉

【气味】味甘，平，无毒。其肉粗味美。《饮膳正要》卷三。

【主治】补益人。《饮膳正要》卷三。补气血，去风痹。《食物辑要》卷五。

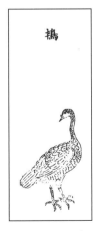
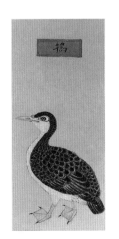
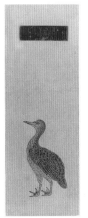
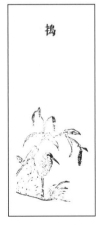

图 39-45-1　鸨
《饮膳》

图 39-45-2　鸨
《品汇》

图 39-45-3　鸨
《食物》

图 39-45-4　鸨
《三才》

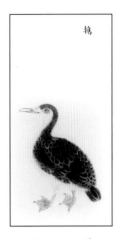

图 39-45-5 鸬
《草木状》

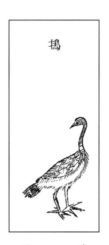

图 39-45-6 鸬
《备要》

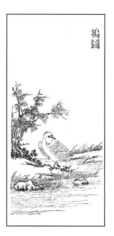

图 39-45-7 鸬
《禽虫典》

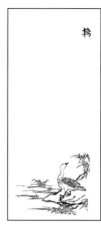

图 39-45-8 鸬
《图说》

肪

【主治】长须发。《食物辑要》卷五。长毛发，泽肌肤，涂痈肿。姚氏《食物本草》卷一二。

鹬《本草拾遗》

【集解】姚氏《食物本草》卷一二：鹬如鹑，色苍嘴长，在泥涂间作鹬鹬声，村民云田鸡所化，亦鹌鹑类也。苏秦所谓"鹬蚌相持"者，即此。李时珍曰：《说文》云鹬知天将雨则鸣，故知天文者冠鹬。今田野间有小鸟未雨则啼者，是矣。

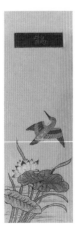

图 39-46-1 鹬
《食物》

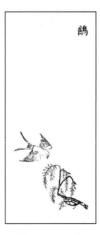

图 39-46-2 鹬
《三才》

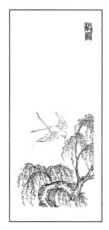

图 39-46-3 鹬
《禽虫典》

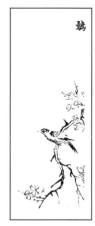

图 39-46-4 鹬
《图说》

肉

【气味】甚暖。《食物本草》卷三。味甘，性温，无毒。《食物辑要》卷五。

【主治】食之补虚。《食物本草》卷三。补虚乏，温五脏，暖人。《食物辑要》卷五。暖胃补虚。《随息居饮食谱·毛羽类》。

鸥《食物本草》

【释名】刁鸭、水伶、雕鹈《医林纂要探源》。

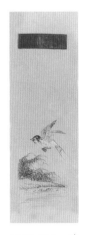 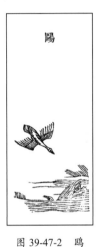 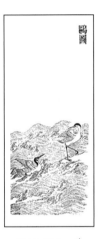 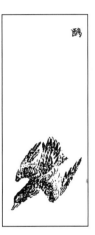

图 39-47-1　鸥　　　图 39-47-2　鸥　　　图 39-47-3　鸥　　　图 39-47-4　鸥
《食物》　　　　　　《备要》　　　　　　《禽虫典》　　　　　　《图说》

【集解】姚氏《食物本草》卷一二：鸥在海者名海鸥，在江者名江鸥。海中一种随潮往来，谓之信鸥。○李时珍曰：鸥生南方江海湖溪间，形色如白鸽及小白鸡，长喙长脚，群飞耀日，三月生卵。《医林纂要探源》卷三：小于凫，而色多白，一名鹭。善没水，偶见人则群没水中，越数十丈而复出。其膏拭刀剑，可不锈。

【气味】味甘，无毒。《食物本草》卷三。甘，咸，寒。《本草医旨·食物类》卷三。

【主治】主躁渴狂邪。五味腌，炙食之。《食物本草》卷三。可去肺肾之邪。《医林纂要探源》卷三。

突厥雀《本草拾遗》

【集解】《通志·昆虫草木略》卷七六：鹖鸠，《尔雅》曰寇雉。郭云：鹖大如鸽，似雌雉，鼠脚，无后指，歧尾，为鸟憨急，群飞，出北方沙漠地。

肉

【气味】味甘，热，无毒。姚氏《食物本草》卷一二。

【主治】主补虚暖中。姚氏《食物本草》卷一二。

鸽《嘉祐本草》

【释名】白花鸽、鹁鸽、野鸽《宝庆本草折衷》。

白鸽肉

【气味】味咸，平，暖，无毒。《宝庆本草折衷》卷一六。味甘、咸，气平，无毒。《本草汇言》卷一八。甘，平。《随息居饮食谱·毛羽类》。

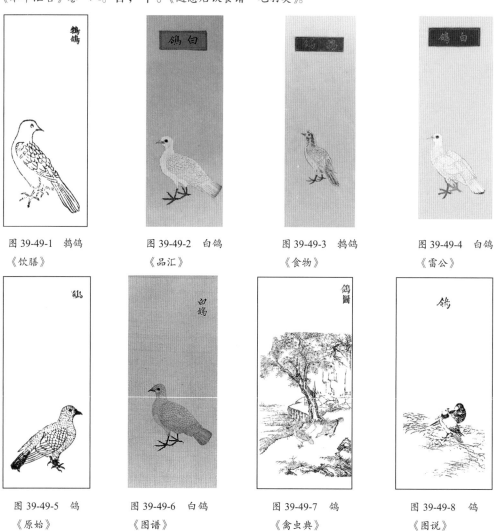

图 39-49-1 鹁鸽 《饮膳》　　图 39-49-2 白鸽 《品汇》　　图 39-49-3 鹁鸽 《食物》　　图 39-49-4 白鸽 《雷公》

图 39-49-5 鸽 《原始》　　图 39-49-6 白鸽 《图谱》　　图 39-49-7 鸽 《禽虫典》　　图 39-49-8 鸽 《图说》

【主治】主解诸药毒。调精益气。治恶疮疥，风瘙。食多减药力。白癜、疬疡风，炒酒服。傅驴马疥疮亦可。《宝庆本草折衷》卷一六。治恶疮疥癣，风瘙白癜，疬疡风。炒，酒服之，白色者佳。《食物本草》卷三。清热解毒，愈疮，止渴，息风。孕妇忌食。《随息居饮食谱·毛羽类》。

灰鸽肉

【气味】性暖，无毒。《日用本草》卷四。

【主治】调精益血，补气，解一切药毒。《日用本草》卷四。

血

【主治】益血解毒。同姜、酒服，消痞积。《食物辑要》卷五。

卵

【主治】解痘毒。未出痘者宜食。《食物辑要》卷五。小儿食此，可稀痘毒。亦能补心，去瘀血，生新血，兼解伏毒。《医林纂要探源》卷三。

屎（名左龙盘）

【气味】苦，咸，平。《医林纂要探源》卷三。

【主治】入药治带下，亦主马疥、犬疥。《宝庆本草折衷》卷一六。收曝干，炒黄捣末，治驴马患疥不已，和草料日逐饲之。《太乙仙制本草药性大全·仙制药性》卷七。雄者左旋，故名左盘龙。雌者不用。下气破积，攻蛊去瘀。《医林纂要探源》卷三。

【发明】《本草经疏》卷一九：白鸽禀水金之气，故其味咸，气平，无毒。肾藏精，肾纳气，肺主皮毛，咸入肾，故能调精益气，平则兼辛入肺，故能主恶疮疥，及白癜疬疡风。凡毒药之性多热，鸽得金水之气，故又能辟诸药毒也。《本草汇言》卷一八：孟诜补虚羸，益精气，《嘉祐》解诸药毒之药也。陈月坡曰：诸禽鸟属火者多，出缪氏方此独禀金水之气。其肉柔嫩鲜甘，其味美于诸禽之肉，故贾似道取充庖用以食美女，使之悦颜色，调血气也。《本草汇笺》卷八：鸽性最淫，其用止长于去风解毒，未必益人。且孟诜云：食多减药力。今世劳怯人多畜养，及煮食之，殊未当也。如鸭，性本寒，若虚劳热毒，宜用乌嘴白鸭，取金水寒肃之气。今患虚症者，不问内寒内热，概以为补益之物而常食之，亦通俗之误。《本草述》卷三〇：鸽肉咸平，而其粪又得辛温，方书多用之治破伤风，其治乃风之入里者也，是其所郁之风已化热而伤阴，非可以表散，所谓宜下之证也。唯是物为咸平之辛温转化而出者，从阴中化阳，可以导其邪而出之，故能几其奏功也钦。用是物每同江鳔，盖鳔出水中，是亦阴中之阳也。《医林纂要探源》卷三：毛色不一。平阴阳，和气血，补心血，解百药毒。服药者忌。若食此则药不效。顺肺气，令人不噎。其饲子皆己食入腹，乃复吐出哺之。鸠类亦然。故皆能不噎，顺肺气，且和胃气也。暖肾益精。咸泻肾，而甘则能补。其性好合，他鸟惟雄乘雌，此则雌雄迭相乘，虽有定匹，失偶亦改匹，故食此颇令人强阳好色。鸠聚阳气。鸠鸽发声在喉，阳气聚于内也。能温中而去寒。○其美在血，用时惟以两指擒闭口鼻而不割，留其血，使气聚于中，然气闭而毙，食此过多，亦恐气壅。《本草求真》卷一：鸽肉专入肺肾。味咸气平，性禀金水，故能入肾入肺，为久患虚羸要药。凡人肺肾受伤，多缘精亏气弱，精愈损者，则气益祛，气愈祛者，则精益虚。精无气不行，气无精不附。服此味咸温平，则精既见其有补，而气益见其有益也，此为甘平温咸之品，其性不凉不燥，故于治虚之外，更能兼理疮疥。《嘉祐》：凡一切皮肤恶疮，及瘢风、癞病疡风等症，煮熟酒服，无不咸宜，并辟诸般药毒，诚虚痨患疥之良剂，补精与气之要药也。但鸽形色甚多，时珍曰：鸽性淫而易合，故名。惟白者最良，卵能预解痘毒。用白鸽卵一对，入竹筒封置厕中半月，以卵和辰砂三钱，丸菉豆大，每服三十丸，三豆饮下。毒从大小便出也。屎亦能杀瘵虫，虚痨家咸多畜之。《调疾饮食辩》卷五：《纲目》曰：张九龄以鸽传书，名曰飞奴。人家畜之，亦有野鸽。毛羽有青、白、皂、绿、斑驳诸色，眼目有大、小、黄、赤、绿数等。性能暖肾益精，调中补气血。又能解毒，治恶疮癣疥。性热之物，岂能解毒，大误。血，热饮解百药及诸虫毒。此则或然，血乃阴液也。

【附方】《本草衍义》卷一六：治带下排脓。野鸽粪一两，炒微焦，麝香别研，吴白术各一分，赤芍药、青木香各半两，柴胡三分，延胡索一两炒赤色，去薄皮，七物同为末。温无灰酒，空心调一钱服，候脓尽即止后服，仍以他药补血脏。

《太乙仙制本草药性大全·仙制药性》卷七：头极痒，不痛生疮。用白鸽屎五合，以好醋和如稀膏，煮三两沸，日三二上傅之。○治白秃。以屎捣细，罗为散，先以醋米泔洗了，傅之立差。○救急治蛊。以白鸽毛粪烧灰，以饮和服之。○治消渴饮水不知足。白花鸽一只，切作小脔，以土苏煎，含之咽汁。

白头翁《医林纂要探源》

【释名】《医林纂要探源》卷三：似脊鸽而稍大，毛黑长尾，有白文间之，头顶一片白毛，故名。飞常循山谷深坑中，得涧谷之阴精，故能去邪热。

【主治】治热劳，止吐衄。《医林纂要探源》卷三。

斑鸠《嘉祐本草》

【释名】斑鹪、狸鸠、花鸠、勃姑《宝庆本草折衷》、鸣鸠、《医林纂要探源》。

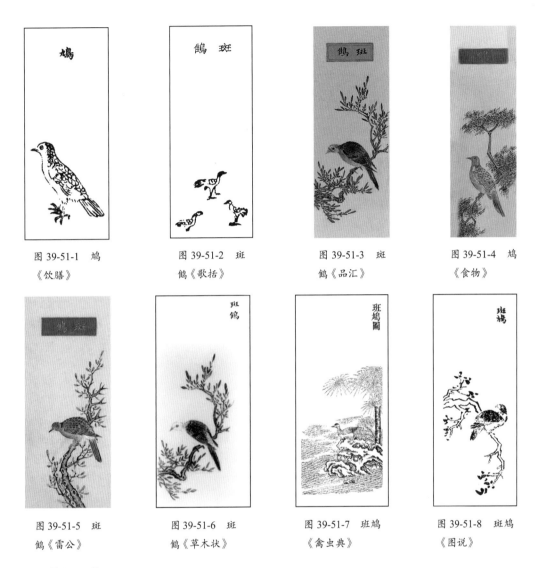

图 39-51-1　鸠　　　　图 39-51-2　斑　　　　图 39-51-3　斑　　　　图 39-51-4　鸠
　《饮膳》　　　　　　鹁《歌括》　　　　　　鹁《品汇》　　　　　　《食物》

图 39-51-5　斑　　　　图 39-51-6　斑　　　　图 39-51-7　斑鸠　　　　图 39-51-8　斑鸠
　鹁《雷公》　　　　　鹁《草木状》　　　　　《禽虫典》　　　　　　《图说》

【集解】《本草衍义》卷一六：尝养之数年，并不见春秋分化。有有斑者，有无斑者，有灰色者，有小者，有大者。○虽有此数色，其用即一也。《调疾饮食辩》卷五：斑鸠有二种：一种有斑者名斑鸠，尾短，故又名斑佳。音追，鸟尾秃为佳。《范汪方》作锦鸠。《尔雅》曰：佳其鹪鸠。郭注曰：鸠。一种无斑者为鹁鸠，又名。《纲目》曰：又名荆鸠、楚鸠、役鸠、糠鸠，又名郎皋、辟皋。《尔雅》曰：鹘鸠，鹁鹁。掌禹锡曰：春分化为黄褐侯，鸟名，似斑鸠，毛绿色。秋复为斑佳。误也，此鸟不能变化。春暮将雏，雌雄拍翅作声相诱，故《月令》：季春鸣鸠拂其羽。性悫而孝，能反哺，有定匹，必双栖并宿。天将雨，则雄逐其雌，霁则呼而反之。拙于为巢，仅架数茎，往往堕卵。警于避祸，巢幽篁密树，人偶见之，即衔其子或卵而去。其食不噎，故古礼罗氏献鸠以养国老，仲秋授年老者以鸠杖。王右丞诗曰：鸠形将刻杖，龟壳用支床。示祝老人健饭之意。故名祝鸠，一名鸠。《左传》：昭十七年，郯子来朝，昭子问焉，曰：我先祖少皞氏以鸟纪官，祝鸠司徒，鸤鸠司马，鹘鸠司空，爽鸠司寇，鹘鸠司士，五鸠以鸠民聚民。可见鸠有多种。注家以爽鸠、鹘鸠为鹰雕。《嘉祐本草》曰：食之明目，益气助阴阳。恐此鸟在处所产不多，用为补益，必非一二枚所能，枉伤物命而已。《周礼》一书，至未可信也，宜存。又有一种，黑色，似鹡鸰而小，亦名鸠。《月令》：仲春鹰化为鸠，晴霁则无声，阴晦则鸣，曰滴流流，雨必立至，诗赋中所谓鸠唤雨者是也。明人之讥万安曰春来风雨寻常事，莫把天恩作己恩，咏鸠句也，非斑鸠、鹁鸠之同类也。

鸠肉

【气味】味甘，平，无毒。《图经本草药性总论》卷下。

【主治】久病虚损，人食之补气。《本草衍义》卷一六。多食其肉，益气助阴阳。《图经本草药性总论》卷下。主明目。《宝庆本草折衷》卷一六。安五藏，益气明目，疗痛肿，排脓血。《饮膳正要》卷三。安五脏，助气，补虚损劳伤。疗疮疖痛痿，善治血排脓。《本草元命苞》卷七。常食，令人不噎。治虚损，久病胃弱者。《食物辑要》卷五。温补肾肺。《本草求真》卷九。补脾益气，平益肺明目，金能鉴物，取气血物为引导也。《本草求原》卷一九。

血

【主治】热服，解蛊毒。《食物辑要》卷五。

屎

【主治】治聤耳出脓疼痛及耳中生耵聍，同夜明砂末等分，吹之。姚氏《食物本草》卷一二。

【发明】《医说》卷六：中斑鸠毒。浙人王夫人忽日面上生黑斑数点，日久满面俱黑，遍求医，治不效，忽遇一草泽医云夫人中食毒尔，某治之一月平复。后觅其方，止用生姜一斤，切碎，研汁，将滓焙干，却用姜汁煮糊元。问其故，云：夫人日食斑鸠，盖此物日尝食半夏苗，是以中其毒，故用姜以解之《名医录》。《本草汇》卷一七：斑鸠，即鹁鸠也。最能补肾助气，故古方治目，有斑鸠丸、锦鸠丸，皆取其明目，而不独补肾已也。《夕庵读本草快编》卷六：斑鸠、锦鸠、鹁鸠、斑鹪。鹁也鸠也，其声也；斑也锦也，其色也；鹪，言其尾短也。《月令》云：仲春鹰化为鸠。谷雨后五日鸣，鸠拂其羽。《诗》云：翩翩者。谓其谨悫孝顺也。舜耕于历山，感其母子飞鸣而作歌。鸠性拙于为巢，才架数茎，往往堕卵，天将雨则逐其雌，霁则呼而反之，故曰巧而危，鸠拙而安也。鸠性甘温，多食更佳。助阴阳、益气力，补肾补虚，明目还光之药也。故《范汪方》治目有斑丸，《总录》有锦鸠丸，倪微德亦称之尚矣，濒湖用其治噎，何耶？按《周礼》仲春，罗氏献鸠以养国老；仲秋，授年老以鸠杖。取其鸠性不噎，且复助气也。

黄褐侯《本草拾遗》

【释名】褐侯鸟《宝庆本草折衷》、青鸠《日用本草》。

【集解】《日用本草》卷四：青鸠，春分后鸠子化成，名黄褐侯，绿色紫羽，声如小儿吹竽。好食桑椹、半夏苗。

肉

【气味】平，无毒。《宝庆本草折衷》卷一六。味甘，平，极肥美。《日用本草》卷四。

【主治】安五藏，助气虚损，排脓，治血并疮疖痈瘘。《宝庆本草折衷》卷一六。久病食之补虚。《日用本草》卷四。主蚁瘘恶疮，安五脏，助气虚损，排脓血并一切痈疖。五味腌炙，食之极甘美。《食物本草》卷三。安五脏，补虚乏，排脓活血。多食，发喉痹，啖生姜可解。《食物辑要》卷五。

鹦鹉《食物本草》

【释名】干皋、陇客、臊陀《本草品汇精要续集》。

【集解】《食物本草》卷三：此鸟足四趾齐分，两睑俱动如人目，与众鸟异。有白者、绀绿者、苍黑者，白者良。养久能人言。《寿世秘典》卷四：有数种。绿者出陇蜀，而滇南、交广诸地尤多，数百群飞。红鹦鹉紫赤色，白者出西洋南番。大如小鹅，羽毛玉雪，以手抚之，有粉沾指掌，如蛱蝶翅。又有五色鹦鹉，大于白而小于绿者，性尤慧利。俱丹味钩吻，长尾赤足，金睛深目，上下目睑皆能眨动，舌如婴儿，巧解人言。其指前后各二，异于众鸟。其性畏寒，即发颤如瘴而死，以柑子饲之则愈。

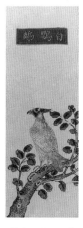

图 39-53-1 白
鹦鹉《食物》

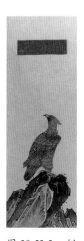

图 39-53-2 绀
绿鹦鹉《食物》

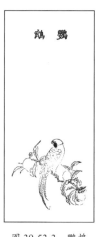

图 39-53-3 鹦鹉
《三才》

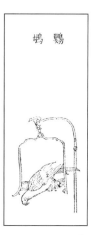

图 39-53-4 鹦鹉
《备要》

肉

【气味】味甘，温。《食物本草》卷三。

【主治】主虚嗽。《食物本草》卷三。

布谷《本草拾遗》

【释名】《通志·昆虫草木略》卷七六：鸤鸠。《尔雅》曰鹄鵴。即布谷也。一名桑鸠，一名系谷。江东呼为获谷。《礼记》谓之鸣鸠。《日用本草》卷四：布谷，江东呼为郭公，北人云拨谷。似鹞长尾，牝牡飞鸣，以翼相拂。

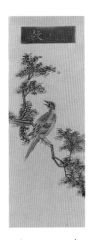 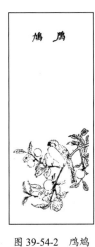 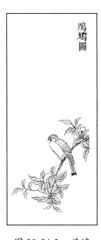 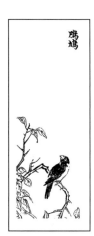

图 39-54-1 布谷《食物》　　图 39-54-2 鸤鸠《三才》　　图 39-54-3 鸤鸠《禽虫典》　　图 39-54-4 鸤鸠《图说》

肉

【气味】味甘，温。《食物本草》卷三。味甘，性温，无毒。《药性全备食物本草》卷三。

【主治】主安神定志，令人少睡。《食物本草》卷三。

足胫骨

【主治】五月五日收取脚胫骨，男左女右带之，令夫妻相爱。《日用本草》卷四。

杜鹃《本草拾遗》

【集解】《通志·昆虫草木略》卷七六：雟，《尔雅》曰雟周，即子规也。多出蜀雟郡，故名焉。蜀主望帝化为子规。姚氏《食物本草》卷一二：杜鹃，一名杜宇，一名子规，一名鹗鸠，一名催归。○李时珍曰：杜鹃出蜀中，今南方亦有之。状如雀、鹞而色惨黑，赤口，有小冠。春暮即鸣，夜啼达旦，鸣必向北，至夏尤甚，昼夜不止，其声哀切。昔人有诗云：杜宇曾为蜀帝王，化禽飞去旧城荒，年年来叫桃花月，为向春风诉国亡。田家候之，以兴农事。惟食虫蠹，不能为巢，居于他鸟之巢生子，冬月藏蛰。

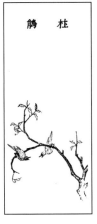

图 39-55-1　杜鹃
《三才》

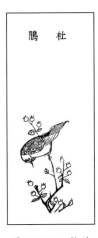

图 39-55-2　杜鹃
《备要》

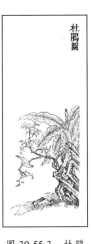

图 39-55-3　杜鹃
《禽虫典》

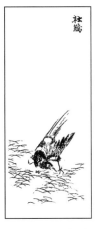

图 39-55-4　杜鹃
《图说》

肉

【气味】味甘，平，无毒。《食物辑要》卷五。

【主治】解毒，益人，治疮瘘，长肌肉。《食物辑要》卷五。治疮瘘有虫，薄切炙热贴之，虫尽乃已。姚氏《食物本草》卷一二。

【发明】《日用本草》卷四：杜鹃初鸣先闻者，主离别。学其声，令人吐血。于厕上闻音，不祥。厌之法，当为狗声以应之。

鸮《本草拾遗》

【释名】猫儿头《食物小录》、猫头鸟《随息居饮食谱》。

【集解】姚氏《食物本草》卷一二：鸮，处处山林时有之。少美好而长丑恶，状如母鸡，有斑文，头如鸺鹠，目如猫眼，其名自呼，好食桑椹。古人多食之，陆玑《诗疏》云：鸮大如鸠，绿色，入人家凶，其肉甚美，可为羹臛、炙食。刘恂《岭表录》云：北方枭鸣，人以为怪。南中昼夜飞鸣，与乌、鹊无异。桂林人家家罗取，使捕鼠，以为胜狸也。《本草医旨·食物类》卷三：此鸟盛午不见物，夜则飞行。常入人家捕鼠。

肉

【气味】味甘，性温，无毒。《食物辑要》卷五。甘，辛，温。《医林纂要探源》卷三。

【主治】和中利气，噎病人宜食。治风痫鼠瘘。《食物辑要》卷五。补虚劳，杀虫，

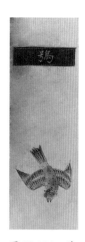 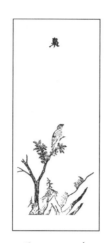 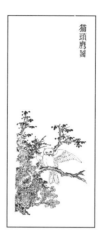 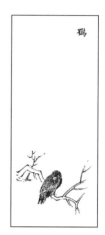

图 39-56-1　鹗　　　图 39-56-2　枭　　　图 39-56-3　猫头　　　图 39-56-4　鹗
《食物》　　　　　　《三才》　　　　　鹰《禽虫典》　　　　　　《图说》

辟鬼魅，开胃消食，利噎，平惊，治痔疮、颠癎，愈恶疮、鼠瘘。《随息居饮食谱·毛羽类》。

头

【主治】治痘疮黑陷，用腊月者一二枚，烧灰，酒服之，当起。姚氏《食物本草》卷一二。

目

【主治】吞之，令人夜见鬼物。姚氏《食物本草》卷一二。

【发明】《医林纂要探源》卷三：头似猴，毛如衣蓝缕，两距有毛至足，状甚凶恶。一名训狐，一名只狐。目圆大，昼昏眊，夜乃明见蚊蚋，常夜鸣。此则人面而食母，不孝之鸟也。可为炙，壮筋骨，治头眩。其身纯筋，痛鞭竹棰，肉乃少松。头善旋转，能回见尾，故治头眩。《食物小录》卷下：惟此鸟其性最恶，长则食母。凡诸鸟雀为网取、枪铳所伤，硝黄熏铄，且又啄食百虫，不能无毒。养生者宜以身命自重，切宜少食。故孟子曰：守熟为大，守身为大。诚至言也。

鸱鸺《本草拾遗》

【释名】猫头鹰《食物辑要》、榖辘鸱姚氏《食物本草》、鸺鹠、鸱枭、角鸱《医林纂要探源》。

【集解】《通志·昆虫草木略》卷七六：白鸱，《尔雅》曰怪鸱。《广雅》谓之鸱鸺。郭云：今关东呼此属为怪鸟。《医林纂要探源》卷三：有毛角，色苍黄，尝夜鸣，鸣则不祥。亦枭类而小耳。

肉

【气味】味甘，平，无毒。《食物辑要》卷五。酸、微咸，小毒。《本经逢原》卷四。

【主治】炙食香美，益胃和中。夜勿煮炙，能引鬼魅。《食物辑要》卷五。治疟疾，用一只去毛肠，油煤食之。姚氏《食物本草》卷一二。治头痛风眩。《医林纂要探源》卷三。

【发明】《本经逢原》卷四：鸱鸺，不祥之物，古方罕用。近世治传尸劳瘵，专取阴毒之味，以杀阴毒之虫也。方用鸱鸺酒煮焙干，同大鳗鲡七条，摊薄荷上蒸烂，和薯蓣一斤，捣焙细末为丸，空腹酒下三钱。功用与獭肝仿佛。方士用以昏夜露煮以聚鬼魅，是以至阴之味，诱至阴之物也。

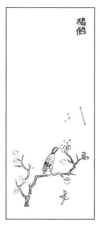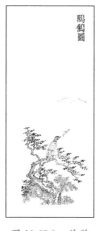

图 39-57-1　鸱鸺　　　图 39-57-2　鸱鸺
《三才》　　　　　　《禽虫典》

燕窝《食物辑要》

【释名】燕蔬、燕粪《得配本草》、燕蔬菜《本草纲目拾遗》。

【集解】《寿世秘典》卷四：燕窝本草诸书无载之者，按王世懋《闽部疏》云：燕窝菜，竟不辨是何物，漳海边已有之。盖海燕所筑，衔之飞渡海中，翮力倦，则掷置海面，浮之若杯，身坐其中，久之，复衔以飞。多为海风吹泊山湾，土人得之以货，为食品最珍。陈懋仁《泉南杂志》：闽之远海近番处，有燕名金丝者。首尾似燕而甚小，毛如金丝。临卵育子时，群飞近汐沙泥有石处，啄蚕螺食。有询土番，云：蚕螺背上肉有两肋如枫蚕丝，坚洁而白，故此燕食之，肉化而肋不化，并津液呕出，结为小窝附石上，久之与小雏鼓翼而飞。彼人依时拾之，故曰燕窝。**《本草从新》**卷六：予近闻之漳人，殊为不然。燕窝国，大海中有高山，冬月群燕来巢其上，燕矢之厚没人两膝。春取小鱼，累之窝中，人取之林中，窝毁子坠，倾覆阑干，燕之雌雄，群然悲鸣，伤物特甚。呜呼！谁为燕窝蔬房哉！生命之苦，过火焊刀割矣。苏长公谓虽八珍之美，投箸而不忍食，此物此志也。《闽小记》〔周栎园《闽小记》〕云：余在漳南，询之海上人，皆云燕衔小鱼粘之于石，久而成窝。有乌白红三色，乌色品最下，红色最难得，能益小儿痘疹，白色能愈痰疾。《广东新语》云：崖州海中石岛有玳瑁山，其洞穴皆燕所巢。燕大者如乌，啖鱼辄吐涎沫，以备冬月退毛之食。土人皮衣皮帽，秉炬探之，燕惊扑人，年老力弱，或致坠崖而死，故有多获者，有空手而还者。或谓海滨石上，有海粉积结如苔，燕啄食之，吐出为窝，累累岩壁之间。岛人俟其秋去，以修竿接铲取之。海粉性寒，而为燕所吞吐则暖；海粉味咸，而为燕所吞吐则甘；其形质尽化，故可以消痰开胃云。凡有乌白二色，红者难得。盖燕属火，红者尤其津液。一名燕蔬，香有龙涎，菜有燕窝，是皆补草木之不足者，故曰蔬。榆肉产于北，燕窝产于南，皆蔬也。可入煎药，或单煮汁服。今人用以煮粥或用鸡汁煮之，虽甚可口，然乱其清补之本性，岂能已疾耶？有与冰糖同煎则甘壅矣，岂能助肺金清肃下行耶？燕肉，不可食，损人神气。《医林纂要探源》卷三：此亦银鱼之类。海燕衔之以作巢者，胶粘成片，形如莲瓣。出海外孤岛中。《本草纲目拾遗》卷九：《岭南杂记》：燕窝有数种，日本以为蔬菜供僧。此乃海燕食海边虫，虫背有筋不化，复吐出而为窝，缀于海山石壁之上，土人攀援取之，春取者白，夏取者黄，秋冬不可取，取之则燕无所栖冻死，次年无窝矣。《香祖笔记》：燕窝紫色者尤佳。《崖州志》：崖州海中石岛有玳瑁山，其洞穴皆燕所巢。燕大者如乌，唼鱼辄吐涎沫，以备冬月退毛之食。土人皮衣皮帽秉炬探之，燕惊扑人，年老力弱或致坠崖而死，故有多获者，有空手而返者，是为燕窠之菜。《粤录》：海滨石上有海粉，积结如苔，燕啄食之，吐出为窝，累累岩壁之间，岛人俟其秋去，以修竿接铲取之。海粉性寒，而为燕所吞吐则暖；海粉味咸，而为燕所吞吐则甘，其形质尽化，故可以清痰开胃云。凡有乌、白二色，红者难得，盖燕属火，红者尤其精液。一名燕蔬，以其补草木之不足，故曰蔬。榆肉产于北，燕窝产于南，皆蔬也。《宦游笔记》：燕窝出南海日本诸国，春间取者色白为上，秋间取者色黄次之。一种微黑而多毛，是拣择所遗者，价亦不能廉。怯症人久服之，亦能润肺止嗽，功等参苓。《查浦辑闻》：南燕归海外，水边难达，因啄小鱼肉作窝，口衔之而飞，飞倦，即投窝水中，栖止其上，少息，复衔之而飞，故东南风则飘掠近岸，人就取之。阮葵生《茶余客话》：许青岩松佶方伯语予云：燕窝产海岛中，穷岩邃谷，足力绳竿之所不及。估舶养小猿猴，善解人意，至山岛间，以小布囊系猿背上，纵之往升木深岩，尽剥塞囊中而归。猿之去也，苦不得食，三数日始返，海客以果饵充囊中，俾之远出不饥，拙者出即剥塞囊中，归而倾囊，不过数片，为果饵占地也。其黠者将果饵倾岩窦间，剥塞满囊，尽燕窝矣，空而复去，尤为便捷，猿一值数百金，价数倍于拙者。云：许谨斋黄门每晨起食蔗浆燕窝一巨觥，以融软为度，谓他人皆生食也，终日不溺。《药方杂录》：燕窝出广东阳江县最多。或云海燕采小鱼营集，故名燕窝。或云海燕啄食螺肉，肉化而筋不化，并精液吐出，结为小窝，衔飞过海，倦则漂水上暂息小顷，又衔以飞。人依时拾之。○吾乡许青岩方伯松佶云：燕窝产海岛中穷岩遂谷，足力绳竿之所不及。估舶养小猿之善解人意者，以小布囊系猿背上，纵之往。升木蹑崖，尽剥塞贮囊以归。猿之去也，苦不得食，三数日始返。估客以果饵充囊中，俾之远出不饥。拙者出即剥塞囊中，归而倾囊，不过数片，为果饵占地也。黠者将果饵倾岩窦间，剥塞满囊，往返数四，尤为便捷。此一猿值数百金，价数倍于拙者。许谨斋黄门志进，每晨起用燕窝合蔗浆蒸食之，以融软为度，谓他人皆生食也，可终日不溺云。

【气味】味甘，平，无毒。《食物辑要》卷三。甘，淡，平。《本草从新》卷六。甘，咸，平。《医林纂要探源》卷三。有微毒。入心、肺、肾三经。《本草再新》卷九。

【主治】和中益胃，清热消痰。《食物辑要》卷三。主补虚损，治劳痢。《寿世秘典》卷四。大养肺阴，化痰止嗽。补而能清，为调理虚损痨瘵之圣药。一切病之由于肺虚不能清肃下行者，用此皆可治之。开胃气，已劳痢，益小儿痘疹。《本草从新》卷六。大补元气，润肺滋阴，治虚痨咳嗽，咯血吐血，引火归源，滑肠开胃。《本草再新》卷九。养胃液，滋肺阴，润燥泽枯，生津益血，止虚嗽、虚痢，理虚膈、虚痰，病后诸虚尤为妙品。力薄性缓，久任斯优。病邪方炽勿投，其根较能达下。《随息居饮食谱·毛羽类》。

窝脚

【主治】性重达下，为治噎膈妙品。《本草求原》卷一九。

窝中粪

【主治】煎浴，治小儿卒惊，似有痛处而不知。《本草求原》卷一九。

【发明】《本经逢原》卷四：鸟衔海粉作窝，得风日阳和之气，化咸寒为甘平，能使金水相生，肾气上滋于肺，而胃气亦得以安。食品中之最驯良者，惜乎《本草》不收，方书罕用。今人以之调补虚劳，咳吐红痰，每兼冰糖煮食，往往获效。然惟病势初浅者为宜。若阴火方盛，血逆上奔，虽用无济，以其幽柔无刚毅之力耳。《本草求真》卷一：燕窝补胃，润肺，滋肾。燕窝专入肺、脾、肾。书中称为食物上品，及为补虚除痨之用。考之本草不收，方书罕用。盖谓此物由于鸟衔海粉窝，悬于石崖，得阳和风日之气而成者也。海粉本属寒咸，得鸟衔于风高之处而为甘平，淘可入肺生气，肺处至高之处。入肾滋水，咸入肾。入胃补中。甘入脾胃。俾其补不致燥，润不致滞，而为药中至平至美之味者也，是以虚痨药石难进，咳吐红痰，每兼冰糖煮食。用此往往获效，义由于此。然使火势急迫，则又当用至阴重剂以为拯救，不可恃此轻淡以为扶衰救命之本，而致委靡自失耳。《本草纲目拾遗》卷九：大养肺阴，化痰止嗽，补而能清，为调理虚损劳瘵之圣药。一切病之由于肺虚不能清肃下行者，用此皆可治之。开胃气，已劳痢，益小儿痘疹，可入煎药，或单煮汁服。○今人以之调补虚劳咳吐红痰，每兼冰糖煮食，往往获效。然惟病势初浅者为宜，若阴火方盛，血逆上奔，虽用无济，以其幽柔无刚毅之力耳。张石顽云：暴得咳嗽吐血乍止，以冰糖与燕窝菜同煮连服，取其平补肺胃，而无止截之患也。惟胃中有痰湿者，令人欲呕，以其甜腻恋膈故也。《食物宜忌》云：壮阳益气，和中开胃，添精补髓，润肺，止久泻，消痰涎。《岭南杂记》：红色者治血痢；入梨加冰糖蒸食，治膈痰。何惠川云：翻胃久吐，有服人乳、多吃燕窝而愈者。○《月湖笔麈》：近时素食中盛行一种素燕窝，宁波洋行颇多，形白而细长，空心虚软，俨如食铺中徽分而细，有七八寸至尺长不等，望之晶莹，握之轻虚，每三十余枝作一束，厨人买得，汤沃之即起胀，蕤蕤然凝白类官燕，以入素馔为珍品，食之亦淡而少味，不知何物造成。或曰，糯粉、山谷为之，何以见沸汤反脆美？或曰，铜铅之苗，产海外深山，食之可明目。近日始知有用者，不知然否，附记俟考。《北砚食规》有制素燕窝法：先入温水一荡伸腰，即浸入滚过冷水内，俟作料配菜齐集，另锅制好，笊篱捞出燕窝，将滚汤在笊篱上淋两三遍，可用，软而不糊，半焖用。《本草求原》卷一九：燕食海粉，吐而成窝。得风日阳和之气，燕又属火，吞之则暖。化海粉之咸寒为淡平，能使金土相生，养肺胃之阴，下滋肾水化痰。海粉本消痰。止嗽、健胃、消食，补而兼清，使肺气清肃下行，为调理虚损劳瘵之仙品。凡肺胃虚劳，咳吐红痰，或久下血、吐血，以冰糖煮食，往往获效。肺胃气行，则血随气止。但冰糖同煎，则甘壅气滞，宜与陈及米煮粥。然阴柔性缓，惟阴虚不甚者宜之。若阴火太甚，血逆上奔，虽用无济。又白者消痰，益痘疹。同米煮粥，治噤口痢、滑肠。红者已劳痢，更止血，以红为火燕之真液也，然甚难得。或煮汁，或入丸散汤剂俱可。

【附方】《食物小录》卷下：凡气虚火旺。和白鸭服。兼有痰者，加大乌海参和服。气虚火衰者，和黄雌鸡或阉鸡服。有痰，亦加海参。但胃气实者宜少食。血燕为上，白者次之，凡食，必浸去内中细毛。

《本草纲目拾遗》卷九：老年痰喘。用秋白梨一个，去心。入燕窝一钱，先用滚水泡。再入冰糖一钱蒸熟，每日早晨服下，勿间断，神效。《文堂集验方》。噤口痢。白燕窝二钱，人参四分，水七分，隔汤顿熟，徐徐食之，立效。《救生苦海》。

鱼狗《本草拾遗》

【释名】翠奴《日用本草》、翠鸟、鱼翠《本草纲目拾遗》。

【集解】《通志·昆虫草木略》卷七六：鴗，《尔雅》云天狗。鱼狗也。似翡翠而小，青碧可爱。《日用本草》卷四：鱼狗，小者名鱼狗，大者名翠奴。取毛为饰，亦有白者。《本草品汇精要》卷二六：穴土为巢，江东人呼为水狗。《埤雅》云：此鸟知天将雨之鸟也，其形小不盈握，似燕，绀色而长喙短尾。居溪曲以自藏匿，犹雉分畿，虽飞不越分域。至春先高作巢，及生子，爱之恐堕，稍下作巢。子生毛羽，复益爱之，又更下巢也。亦自炫其毛羽，日浴澄澜之间，鲜缛可爱。或谓

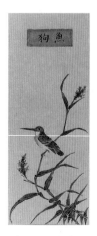

图 39-59-1　鱼狗
《品汇》

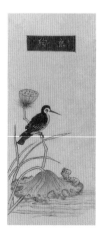

图 39-59-2　鱼狗
《食物》

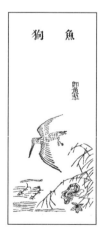

图 39-59-3　鱼狗
《备要》

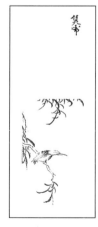

图 39-59-4　鱼虎
《图说》

之翡翠，名前为翡，名后为翠。又云：雄赤曰翡，雌青曰翠。性善捕鱼，故曰鱼师，又谓之鱼虎。其小者谓之翠碧，今花工取以为女人面饰者是也。又虫部一种亦名鱼虎，但不能翔，而形质与此不侔也。

肉

【气味】味咸，平，无毒。《日用本草》卷四。

【主治】主鱼骨鲠，入肉不可出痛甚者，烧令黑，为末服之。煮取汁饮亦佳。《日用本草》卷四。

舌

【主治】针头风。翠鸟舌一个，以桐油浸晒干，又浸又晒，硬如三棱针，方病发时，将鸟舌于头上乱针，即愈。《集听》。《本草纲目拾遗》卷九。

蚊母鸟《本草拾遗》

【集解】《证类本草》卷一九：〔《本草拾遗》〕蚊母鸟翅主作扇，蚊即去矣。鸟大如鸡，黑色。生南方池泽茹蘆中。其声如人呕吐，每口中吐出蚊一二升。《尔雅》云：鷏，蚊母。注云：常说常吐蚊，蚊虽是恶水中虫羽化所生，然亦有蚊母吐之。犹如塞北有蚊母草，岭南有虻母草，江东有蚊母鸟，此三物异类而同功也。《通志·昆虫草木略》卷七六：郭云：似乌而大，黄白杂文，鸣如鸽声。今江东呼为蚊母。俗说此鸟常吐蚊，因以名云。

翅羽

【主治】作扇辟蚊。姚氏《食物本草》卷一二。

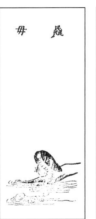 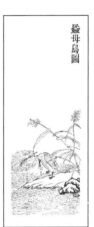

图 39-60-1　蚊母《三才》　　图 39-60-2　蚊母鸟《禽虫》

啄木鸟《嘉祐本草》

【集解】《通志·昆虫草木略》卷七六：鴷，《尔雅》曰啄木。今亦谓之斲木鸟，常啄木剥剥然，取蠹虫食。《宝庆本草折衷》卷一六：此鸟褐者是雌，斑者是雄。又有青黑者，大如鹊。口皆如锥，穿木取蠹而食。《日用本草》卷四：啄木鸟如鹊大，褐者是雌，斑者是雄。或身黑，头有红毛者，为山啄木。皆能穿木食蠹。

肉

【气味】平，无毒。《宝庆本草折衷》卷一六。味甘、酸，平，無毒。《食物辑要》卷五。

【主治】主痔瘘及牙齿疳蚀牙，烧末内牙齿孔中。《宝庆本草折衷》卷一六。久患疮疥，食之能愈，兼治白癜、历节风。《日用本草》卷四。杀痨虫，治风痫、心痛、痔瘘。《食物辑要》卷五。服之，亦杀蛔虫寸白。擦疥癣，可治皮肤内虫。《医林纂要探源》卷三。开膈利噎，平惊。《随息居饮食谱·毛羽类》。

舌

【主治】龋齿作痛，以绵裹尖咬之。《本草原始》卷一〇。

血

【主治】庚日取血，向西热服，令人面发光彩。《食物辑要》卷五。

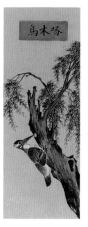
图 39-61-1 啄木鸟《品汇》

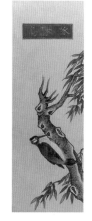
图 39-61-2 啄木鸟《食物》

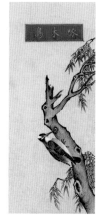
图 39-61-3 啄木鸟《雷公》

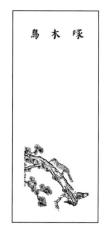
图 39-61-4 啄木鸟《三才》

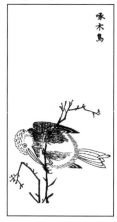
图 39-61-5 啄木鸟《原始》

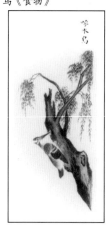
图 39-61-6 啄木鸟《草木状》

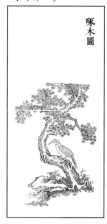
图 39-61-7 啄木鸟《禽虫典》

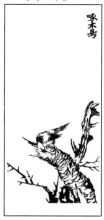
图 39-61-8 啄木鸟《图说》

脑

【主治】鲁至刚《俊灵机要》云：三月三日取啄木，以丹砂、大青拌肉饲之一年，取脑，和雄黄半钱，作十丸，每日向东水服一丸。久能变形，怒则如神鬼，喜则常人也。《本草原始》卷一〇。

【发明】《本经逢原》卷四：形色与画眉鸟相似，但头顶有红毛一片，嘴与爪皆坚锐如铁，故能啄木取蠹，不可不辩。〇啄木性专杀蠹，故治人藏府积蠹之患。时珍治劳瘵痫瘘，皆取制虫之义。烧灰存性治痔漏。虫牙纳孔中，不过二三次愈。《丹方》治噎膈，诸药不效，以之熬膏，入麝香一钱匕，昼夜六时嗅之，膈塞自开。盖膈多有因郁积所致，以其善开木郁之邪也。

【附方】《神农本经会通》卷九：治瘘有头出脓水不止。以啄木一只，烧灰，酒下二钱匕。姚大夫。

《太乙仙制本草药性大全·仙制药性》卷七：〇治蚛牙有孔。疼处以啄木鸟舌尖绵裹，于痛处咬之。〇治齿蚛牙。又烧灰为末，纳齿孔中，不过三次即愈。

燕《别录》

【集解】《日用本草》卷四：有胡、越二种：胸斑黑身，声大者是胡燕，候其作窠善长，可入药用；紫胸轻小者是越燕，不入药用，不可食，令人入水则为蛟所吞耳。其燕亦不宜杀之。

肉

【气味】味辛，有毒。《日用本草》卷四。酸，平，有毒。《本草原始》卷一〇。

【主治】出痔虫。《日用本草》卷四。

卵

【主治】主水浮肿。《日用本草》卷四。

秦燕毛

【主治】主解诸药毒，取二七枚，烧灰水服。《本草原始》卷一〇。

屎

【气味】味辛，平，有毒。《千金要方·食治》卷二六。

【主治】主杀蛊毒鬼注，逐不祥邪气，破五癃，利小便。熬香用之，治口疮。《千金要方·食治》卷二六。

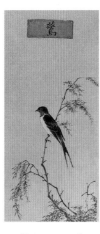

图 39-62-1　燕
《品汇》

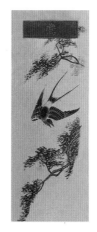

图 39-62-2　燕
《食物》

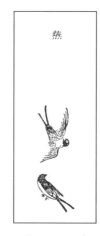

图 39-62-3　燕
《蒙筌》

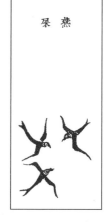

图 39-62-4　燕
屎《太乙》

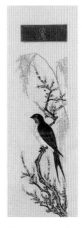

图 39-62-5　燕
《雷公》

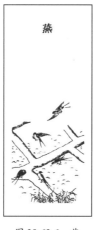

图 39-62-6　燕
《三才》

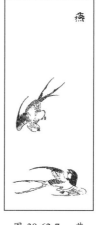

图 39-62-7　燕
《原始》

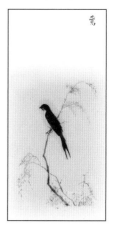

图 39-62-8　燕
《草木状》

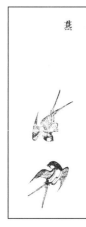

图 39-62-9　燕
《类纂》

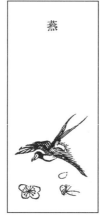

图 39-62-10　燕
《备要》

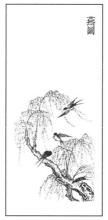

图 39-62-11　燕
《禽虫典》

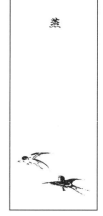

图 39-62-12　燕
《图说》

窠中泥

【主治】卒得浸淫疮有汁，多发于心，不早疗，周匝身则杀人。胡燕窠中土，水和傅之。《太乙仙制本草药性大全·仙制药性》卷七。

燕蓐草

【主治】窠，与屎同，多以作汤浴小儿，治惊邪。《日用本草》卷四。取哺雏处所，作汤可浴小儿，悉逐惊痫，尽除疮疥。目翳亦去，痔瘘可除。《太乙仙制本草药性大全·仙制药性》卷七。窠作汤浴小儿，逐惊痫，除疮疥。《罗氏会约医镜》卷一八。

【发明】《千金要方·食治》卷二六：肉不可食之，入水为蛟龙所杀。黄帝云：十一月勿食鼠肉、燕肉，损人神气。《本草蒙筌》卷一〇：屎积地上，依时采收。治久疟最灵，临发日搅酒一升，捧两手，取气渐熏鼻中，疟即禁止。驱蛊毒尤验，空心时炒香三合，丸独蒜，独蒜捣烂丸之。用汤竟送腹内，蛊立泄除。杀鬼疰而逐不祥，破五癃以利小水。肉捣敷痔，亦能出虫。杀则不宜，死者方可。窠取哺雏处所，作汤可浴小儿。悉逐惊痫，尽除疮疥。

【附方】《日用本草》卷四：疗痔杀虫，去目翳。取粪三合，熬令香，以独蒜十枚，去皮，二件捣和为丸，每服七丸，日夜三服以利下，其虫从大便中出，可用灰水中看之。

《太乙仙制本草药性大全·仙制药性》卷七：治卒大腹水病。取胡燕卵中黄，顿吞十枚。〇治久疟最灵。临发日搅酒一升，捧两手取气渐熏鼻中，疟即禁止。驱蛊毒尤验。空心时炒香三合，丸独蒜，独蒜捣烂丸之。用汤竟送腹内，蛊立泄除。杀鬼疰而逐不祥，破五癃以利小水。若石淋者。取燕屎末，以冷水服五钱，旦服至食时当尿石水。〇牛有非时吃着杂虫，腹胀满。取燕子屎一合，以水浆二升相和，灌之效。燕肉：捣敷痔，亦能出虫。杀则不宜，死者方可。燕窠：取哺雏处所，作汤可浴小儿，悉逐惊痫，尽除疮疥。目翳亦去，痔瘘可除。〇治蠷螋尿疮，绕身匝即死。以燕窠中土、猪脂、苦酒和傅之。

石燕《日华子》

【释名】土燕《食物辑要》。

【集解】《寿世秘典》卷四：石燕似蝙蝠，口方，食石乳汁，能飞，乃禽类也。在钟乳穴石洞中，一名土燕，食之补助与钟乳同功，故方书助阳药多用之。一种如蚬蛤之状，色如土，坚重如石，乃石类也。永州祁阳县，江畔沙滩上有之，性凉，乃利窍行湿热之物。久年肠风、赤白带下，以一枚磨水服，立效。世俗不知，往往用此石为助阳药，乃大相反，误矣。《湘州记》云：零陵山有石燕，遇雨则飞如生燕，雨止则还如石。

【气味】味甘，温，无毒。《食物辑要》卷五。咸，寒，无毒。《医经允中》卷二一。

【主治】壮阳暖腰膝，添精补髓，益气润皮肤，缩小便，御风寒岚瘴温疫气。《食物辑要》卷五。主治眼目障翳，妇人难产者，两手各握一枚立验。石蟹气味相同，主点目翳，平痈落胎。《医经允中》卷二一。治儿疳，小儿赢瘦，取食即愈。谚曰婴儿瘦，采石蟹，即此。《本草纲目拾遗》卷九。

骑牛燕《本草求原》

【集解】《本草求原》卷一九：骑牛燕色黑如燕，形大颇似雀，尾甚长，每骑于牛背之上。

【主治】盐连毛久腌，煎粥饮之，不论寒热久痢并治，神效。《本草求原》卷一九。

莺《食物本草》

【释名】黄鹂、青鸟姚氏《食物本草》、鸧鹒《新编六书》。

《通志·昆虫草木略》卷七六：皇，《尔雅》曰黄鸟，即黄莺也。一名仓庚，一名商庚，一名鵹黄，一名楚雀，一名抟黍，一名黄离留。陆玑云：常以椹熟时来，故里语曰黄栗留，看我麦黄椹熟不。故又名黄栗留。

【集解】姚氏《食物本草》卷一二：莺，一名黄鸟，一名黄鹂，一名仓庚，一名青鸟。处处有之。大于鹡鸰，雌雄双飞，体毛黄色，羽及尾有黑色相间，黑眉尖嘴，青脚。立春后即鸣，麦黄椹熟时尤甚，其音圆滑，如织机声，乃应节趋时之鸟也。《月令》云：仲春仓庚鸣。《说文》云：仓庚鸣则蚕生。冬月则藏蛰，入田塘中，以泥自裹如卵，至春始出。

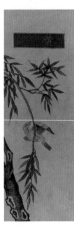
图 39-65-1 黄鸟《食物》

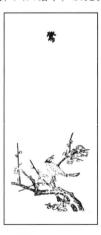
图 39-65-2 莺《三才》

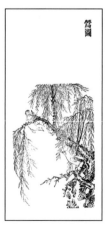
图 39-65-3 莺《禽虫典》

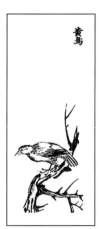
图 39-65-4 黄鸟《图说》

【气味】味甘，温。《食物本草》卷三。味甘，性温，无毒。《食物辑要》卷五。甘，平。《医林纂要探源》卷三。

【主治】补阳益脾。《食物本草》卷三。助脾胃，益阳道。妇人食之，不妬。《食物辑要》卷五。

【发明】《食物本草》卷三：此鸟感阴气先鸣，所以补人。《本经逢原》卷四：此鸟感春阳先鸣，故能补益阳气。食之令人不妬，以阳和之气能胜阴毒也。按：杨龏《止妬论》云，梁武帝郗后性妬，或言仓庚为膳疗治，遂令食之，妬果减半。《医林纂要探源》卷三：令人相爱，止妒。取莺鸣求友之意，色正黄，故名。黄鸟两两相丽，故曰黄鹂。翼有黑羽间之，望之苍然，故又曰鸧鹒。春出秋蛰，盖有得于气化之和，故能疗妒。

刺毛莺《食物辑要》

【气味】味甘，平，无毒。《食物辑要》卷五。

【主治】益胃和中。有疮疥者，少食。《食物辑要》卷五。

鸲鹆《唐本草》

【集解】《通志·昆虫草木略》卷七六：鸲鸲，《尔雅》谓之鹳鹆。今谓之鸲鹆，似山鹊而小，短尾，青黑色，多声。江东亦呼为鹳鹆。《广雅》谓斑鸠，误矣。斑鸠，即鹁鸠也。《日用本草》卷四：鸲鹆，身黑似鸠而有帻者是也。能鸣叫，遇雪天则群飞。《药性全备食物本草》卷三：《格物论》云：鸲鹆，慧鸟也。端午日取子去舌端，能效人言句，若谷声有应也。

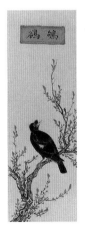

图 39-67-1 鸲鹆《品汇》

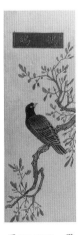

图 39-67-2 鸲鹆《食物》

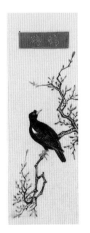

图 39-67-3 鸲鹆《雷公》

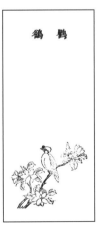

图 39-67-4 鸲鹆《三才》

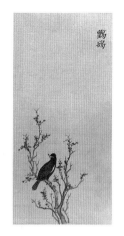

图 39-67-5 鹦鸹
《图谱》

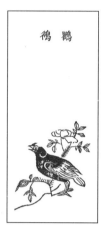

图 39-67-6 鹦鸹
《备要》

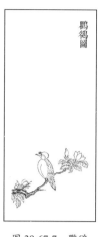

图 39-67-7 鹦鸹
《禽虫典》

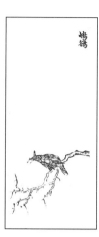

图 39-67-8 鹦鸹
《图说》

肉

【气味】味甘，平，寒，无毒。《宝庆本草折衷》卷一六。

【主治】主五痔，止血。炙食或为散饮服。《宝庆本草折衷》卷一六。治嗽及吃噫下气，炙食之。《日用本草》卷四。

目睛

【主治】和人乳点眼中，甚明也。《日用本草》卷四。

【发明】《绍兴本草》卷一九：鹦鸹肉，性味、主治虽载《本经》及诸家注说，亦有主治，但近世罕入于方用，未闻验据。亦曰目睛和乳汁滴目中，能见云外之物，尤无据矣。姚氏《食物本草》卷一二：昔有禅师，堂下偶蓄八哥，每夜随僧念佛，后死，僧埋之，莲花出自鸟口。僧为偈赞曰：有一飞禽八八儿，夜随僧口念阿弥。死埋平地莲花发，我辈为人反不如。

乌鸦《嘉祐本草》

【释名】老鸦《寿世秘典》。

【集解】《本草品汇精要》卷二八：此鸟大于慈乌，身喙尽黑，其鸣哑哑，故名之乌鸦也。《格物论》云：一种大喙白颈者，南人谓之鬼雀。其声恶而致人所憎。故俗以吉凶占之也。《寿世秘典》卷四：大觜而性贪鸷，善避缯缴。一种慈乌似乌鸦而小，多群飞，作哑哑声。初生母哺六十日，长则反哺六十日，可谓慈孝矣，北方谓之寒鸦。有似慈乌而大觜，腹下白，不反哺者，鸦乌也。似鸦乌而大，白项者，燕乌也，一名白脰。似鸦乌而小，赤觜穴居者，山乌也，一名鸐。《禽经》云：慈乌反哺，白脰不祥。又蜀微有火鸦，能衔火。种类虽多，治效相同。《本经逢原》卷四：

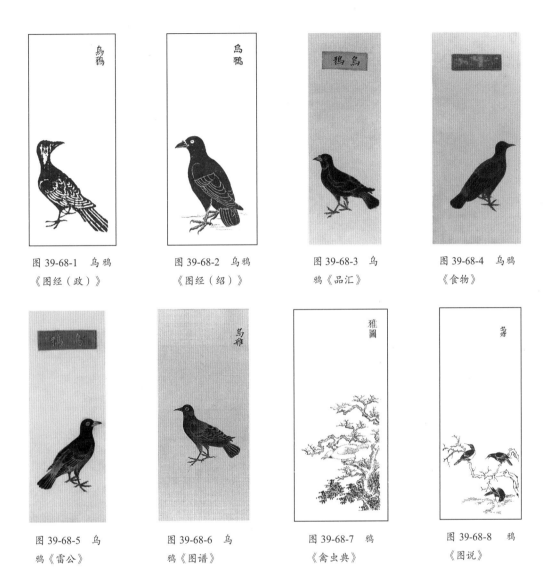

图 39-68-1　乌鸦　　图 39-68-2　乌鸦　　图 39-68-3　乌　　图 39-68-4　乌鸦
《图经（政）》　　　《图经（绍）》　　　鸦《品汇》　　　　《食物》

图 39-68-5　乌　　图 39-68-6　乌　　图 39-68-7　鸦　　图 39-68-8　鸦
鸦《雷公》　　　　鸦《图谱》　　　　《禽虫典》　　　　《图说》

种类有四：小而纯黑者为乌，大嘴而腹下白者为鸦，并入药用。其项白而大者为燕乌，嘴赤而小者为山乌，皆不入药。

肉

【气味】平，无毒。《图经本草药性总论》卷下。味酸、咸，平，无毒。《饮膳正要》卷三。味咸，气平，无毒。《太乙仙制本草药性大全·仙制药性》卷七。酸、甘、平，无毒。《本经逢原》卷四。酸、涩，臭，无毒。不可食，止可疗病。《寿世秘典》卷四。

【主治】治瘦，咳嗽，骨蒸劳。腊月者，瓦瓶泥煨，烧为末，饮下。治小儿癫及鬼魅。《图经本草药性总论》卷下。

【发明】《本经逢原》卷四：慈乌反哺，性禀孝慈。《嘉祐》虽有补劳治瘦之功，骨蒸羸弱咳嗽之治，然血肉之中岂无他味，而忍伤孝慈之物哉。○乌鸦嘴大，贪戾伤生，时珍取治暗风痫疾，劳伤吐血咳嗽，杀虫等病，专取搜逐风毒之用，与慈乌之调补虚羸，各有仁慈刚暴之用，奚啻天渊。

【附方】《太乙仙制本草药性大全·仙制药性》卷七：久咳蒸劳。腊月取，用瓦缸泥煨烧为灰，饮调下。

乌目

【主治】目睛，注目中，通治目。《图经本草药性总论》卷下。

头

【主治】治土蜂瘘以鸦头烧灰，细研傅之。《图经本草药性总论》卷下。

心

【主治】治卒得咳嗽，炙熟食之。姚氏《食物本草》卷一二。

胆

【主治】治点风眼红烂。姚氏《食物本草》卷一二。

翅羽

【主治】疗从高坠下，瘀血抢心，面青短气者。以乌鸦翅羽七枚，得右翅最良，烧末，酒服之，当吐血便愈。〔肘后方〕。《图经本草药性总论》卷下。又治小儿痘疮不能发出，复入腹内。姚氏《食物本草》卷一二。

血

【气味】味辛，性温。《滇南本草》卷下。

【主治】治一切年深日久吼喘，喉中如扯锯之声，每遇伤风或北风即发。○黑鸦血晒干，每服三分或五分，滚水送下。《滇南本草》卷下。

全鸟

【主治】近世方家多有乌鸦之全者，以治急风，其法：腊月捕取翅羽、嘴足全者，泥□固济，大火烧煅入药，乌犀丸中用之。《太乙仙制本草药性大全·本草精义》卷七。

慈乌《嘉祐本草》

【集解】《日用本草》卷四：慈鸦群飞作鸦声，又名寒鸦。乌鸦比慈鸦稍大，有白颈。《神农本经会通》卷九：慈鸦今谓之寒鸦，似乌而小，多群飞，作鸦鸦声者是。北土极多，不作膻臭也。

《本草品汇精要》卷二八：《埤雅》云：纯黑而反哺者，谓之乌；小而腹下白，不反哺者，谓之鸦；乌，白项而群飞者，谓之燕乌也。《本草洞诠》卷一四：慈乌初生，母哺六十日，长则反哺六十日，谓之孝乌。冬日尤盛，谓之寒鸦。

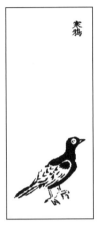
图 39-69-1　寒鸦
《饮膳》

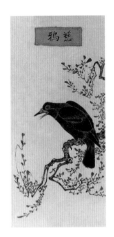
图 39-69-2　慈鸦
《品汇》

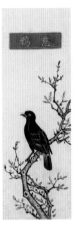
图 39-69-3　慈
鸦《雷公》

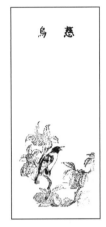
图 39-69-4　慈乌
《三才》

肉

【气味】味酸、咸，平，无毒。《图经本草药性总论》卷下。

【主治】补劳治瘦，助气止咳嗽，骨蒸羸弱者，和五味淹炙食良。只能治病，不宜常食。《图经本草药性总论》卷下。腊月者去风，及治小儿痫疾鬼魅。《日用本草》卷四。

【附方】《太乙仙制本草药性大全·仙制药性》卷七：主瘦病，咳嗽骨蒸者。可和五味，淹炙食之良。其大鸦不中食，肉涩，只能治病，不宜常食也。

胆

【主治】明目开瞖，功胜空青，点青盲最验，解藤黄毒。《本草纲目拾遗》卷九。

【发明】《本草纲目拾遗》卷九：乌鸦胆此乃慈乌之胆，浙东最多，悉体肥黑而大，所在多有。予门人奉化徐朋圭居白岩，其地山僻径幽，古木丛杂，言其土人有取鸦胆者，云乌鸦胆汁昼则散注身目，故精聚而能见烟霄外物；夜则汁归于胆。取之法：须伺鸦夜睡时，乘其罔觉，以利刀断其头，急剖腹取之，胆汁全饱，并无漏溢，然后以线穿，阴干入药用。若取之不得法，或鸦被惊觉，纵杀得其胆，亦空皮无汁不堪用。

【附方】《本草纲目拾遗》卷九：烂弦风眼及翳障。乌鸦胆点之，即愈。《不药良方》。

鹊《别录》

【集解】《日用本草》卷四：雄鹊如鸦大，尾长、颈白、身青黑，左翅掩右为雄。《本草品汇精要》卷二八：《图经》曰：旧不著所出州土，今在处有之。每遇冬至架巢，春乃成之，其巢最为完固。此鸟不交，惟是传枝感气育卵而生也。用之烧作灰，以石投中，散解者是雄也。陶隐居云：鸟之雌雄难别。旧云：其翼左覆右者是雄，右覆左者是雌。又烧羽作屑，内水中沉者是雄，浮者是雌。今云投石，恐止是鹊也，余鸟未必尔。其脑五月五日取之，亦入术家用。

肉

【气味】味甘，寒，无毒。《宝庆本草折衷》卷一六。

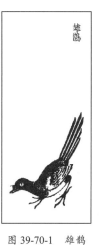

图 39-70-1　雄鹊
《图经（政）》

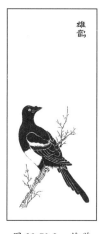

图 39-70-2　雄鹊
《图经（绍）》

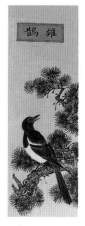

图 39-70-3　雄
鹊《品汇》

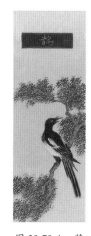

图 39-70-4　鹊
《食物》

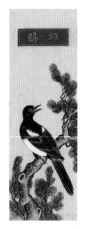

图 39-70-5　雄
鹊《雷公》

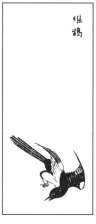

图 39-70-6　雄鹊
《原始》

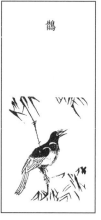

图 39-70-7　鹊
《备要》

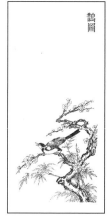

图 39-70-8　鹊
《禽虫典》

【主治】主石淋，消结热。《宝庆本草折衷》卷一六。去风解渴，散胸膈痰结，四肢烦热，去石淋，利大小肠。《食物辑要》卷五。止鼻衄。《医林纂要探源》卷三。

巢

【主治】疗癫狂鬼魅蛊毒等，烧之用。亦傅疮瘘。其巢多年者良。《宝庆本草折衷》卷一六。治癫狂、鬼魅、蛊毒、积年漏下、烧灰水下。难产，取多年生育相安之义。涂瘘疮。《本草求原》卷一九。

【发明】《绍兴本草》卷一九：雄鹊，《本经》虽具性味、主治及辨雄雌，但诸方罕见为用，固非专起疾之物矣。《本经逢原》卷四：鹊性灵慧，能知吉凶，观其营巢开户必背太岁而向太乙，非鹐鸠之可比，《别录》用之，为下石淋专药，以其鸣必掉尾，取其周身之气悉向下通也。藏器有云，烧灰淋汁饮汁，令人淋石自下。苏颂言，妇人不可食，以其相视而通，音感而孕也。其脑烧之，入酒同饮，令人相思。苏颂之说得非缘此。《医林纂要探源》卷三：衄病时作者，以鹊肉作羹，食之不复发。盖衄虽肺火，而实作于肝风，肝主血，而风上越，则鼻衄头痛，木侮金也。鹊知天风而巢最固，岁多风则巢卑，少风则巢高，是能防颠顶之风者，故治衄。

【附方】《日用本草》卷四：石淋，消结热并消渴，烧鹊灰淋汁饮之。

鹘嘲《嘉祐本草》

【集解】《本草品汇精要》卷二八：《埤雅》云：鹘拳坚处，大如弹丸，俯击鸠、鸽食之。鸠、鸽中其拳，随空中即侧身自下承之，捷于鹰、隼。旧言鹘有义性，杜甫所赋《义鹘行》是也。冬撮鸟之盈握者，夜以燠其爪掌，左右易之，旦即纵去，其在东矣，则是日不东向搏物，南北亦然。盖其义性有擒有纵，如此，凡鸟朝鸣曰嘲，夜鸣曰。《禽经》曰：林栖之鸟多朝鸣，水宿之鸟多夜叫。此鸟朝鸣，故谓之鹘嘲也。

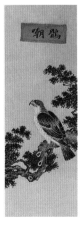

图 39-71-1 鹘嘲《品汇》

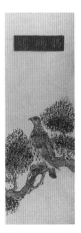

图 39-71-2 鹘鹐鸠《食物》

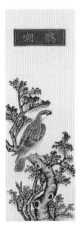

图 39-71-3 鹘嘲《雷公》

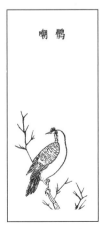

图 39-71-4 鹘嘲《备要》

【气味】味咸，平，无毒。《日用本草》卷四。

【主治】主益脾胃，疗头风目眩，煮炙食之。《日用本草》卷四。益脾胃助气仙方，祛头风目眩秘诀。《太乙仙制本草药性大全·仙制药性》卷七。

【附方】《太乙仙制本草药性大全·仙制药性》卷七：头风目眩。取一只煮炙食之顿尽极验。今江东俚人呼头风为瘅头，先从两项边筋起，直上入头，目眩头闷者是，大都此疾是下俚所致。

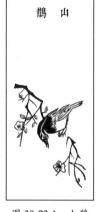

图 39-72-1　山鹊《备要》

山鹊《食物本草》

【集解】《通志·昆虫草木略》卷七六：鸐，《尔雅》曰山鹊。今喜鹊也。郭氏谓：似鹊而有文彩，长尾，嘴脚赤。《食治广要》卷五：此鹊状如鹊而乌色，有文采，赤嘴，赤足，尾长，不能远飞者是矣。

【气味】味甘，温。《食物本草》卷三。味甘，性温，无毒。《食物辑要》卷五。

【主治】食之解诸果毒。《食物本草》卷三。补益人。《食物辑要》卷五。

巧妇鸟《本草拾遗》

【集解】《通志·昆虫草木略》卷七六：桃虫，《尔雅》曰鹪。其雌鸋，似黄雀而小。一名鹪鹩，一名鹪鸄，一名桃雀，俗呼巧妇。○鸤鹩，《尔雅》曰剖苇。注云：好剖苇皮，食其中虫，因名云。

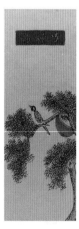

图 39-73-1　巧妇鸟《食物》

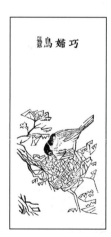

图 39-73-2　巧妇鸟《备要》

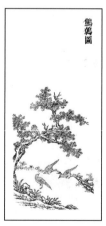

图 39-73-3　鹪鹩《禽虫典》

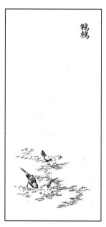

图 39-73-4　鹪鹩《图说》

江东呼芦虎。似雀，青斑，长尾。《食物本草》卷三：即鹒鹩也。其雏化而为雕，故古语曰鹒鹩生雕，言始小而终大也。《太乙仙制本草药性大全·仙制药性》卷七：巧妇鸟主妇人巧蚕。其卵小于雀，在林薮间为窠，窠如小囊袋。

肉

【气味】味甘，平，性温，无毒。《食物辑要》卷五。

【主治】主聪明，炙食之甚美。《食物本草》卷三。和中益脾。多食，令人聪明。长尾，青灰斑色。《食物辑要》卷五。

窠

【主治】取其窠烧，女人多以熏手令巧。《太乙仙制本草药性大全·仙制药性》卷七。

百舌 《本草拾遗》

【释名】生屎了《养生食鉴》、牛屎八歌《食物小录》、牛屎了《本草求原》。

【集解】《日用本草》卷四：百舌色褐，微有斑点。春作千百般巧声，今之莺，一名反舌。《本草求原》卷一九：百舌，即牛屎了。状如了哥而小，身略长，灰黑色，微有斑点。喙尖黑，行则头俯，好食蚯蚓。

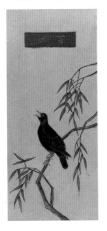
图 39-74-1 百舌《食物》

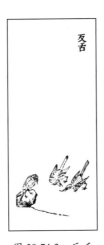
图 39-74-2 反舌《三才》

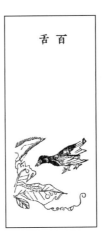
图 39-74-3 百舌《备要》

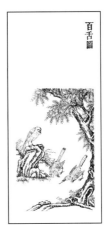
图 39-74-4 百舌《禽虫典》

肉

【气味】味甘，平，无毒。《食物辑要》卷五。

【主治】主虫咬。炙食之，亦主小儿久不语。《日用本草》卷四。杀诸虫，益智慧。《食物辑要》卷五。心胃疼，炙食之。《食鉴本草》卷上。

窠及粪

【主治】取其窠及粪，涂虫咬处。《日用本草》卷四。

雀《别录》

【集解】《本草品汇精要》卷二七：《埤雅》云：雀，头如颗蒜，目如擘椒，物之至淫者也。头紫，颔、嘴黑色，腮白，身尾苍褐，有黑斑相杂。其声喷喷不息，其行轻捷，跳跃不定，盖其性属阳故也。正谓凡动属火，所以功用能助阴道而益阳也。《药性粗评》卷四：瓦雀，麻雀也。好居屋上瓦间，飞鸣相逐，利于阴阳。冬三月取之，尚未决泄，性味尤全，可食。《医林纂要探源》卷三：其类不一，人所取食，房舍檐瓦及木穴、墙穴中者，所谓瓦雀，俗曰麻雀。大于此者，蒿雀，色绿。小于此者，黄雀，色黄，及鸒雀、鹡鸰，则鲜有食之者。

肉

【气味】味甘，无毒，性热。《饮膳正要》卷三。大温、热。《太乙仙制本草药性大全》卷七。

【主治】壮阳道，令人有子。冬月者良。《饮膳正要》卷三。壮阳益气，暖腰膝，缩小便，止血崩，治带下，续五脏不足之气，助阴道伤耗之精。《本草元命苞》卷七。主治阴痿不起，益气助阳，无后者食之□精有子。惟妊娠不宜食，令子多斑。《药性粗评》卷四。

雀卵

【气味】酸，温，无毒。《本草元命苞》卷七。

【主治】主男子阴痿不起，强者令热，多精有子。《本草元命苞》卷七。和蛇床子为丸，用房室中取乐。温酒送下，专益丈夫。扶阴痿易致坚强，补阴衰常能固闭。《太乙仙制本草药性大全·仙制药性》卷七。

头血

【主治】疗眼目黄昏不见人者，谓之雀盲。《日用本草》卷四。

脑

【主治】主耳聋。《日用本草》卷四。治两耳聋塞，仍敷冻疮。治小儿冻疮，用雀儿脑髓涂之立差。《太乙仙制本草药性大全·仙制药性》卷七。

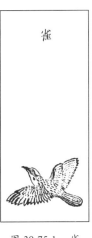

图 39-75-1　雀
《图经（政）》

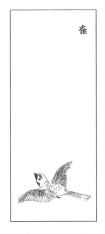

图 39-75-2　雀
《图经（绍）》

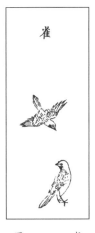

图 39-75-3　雀
《饮膳》

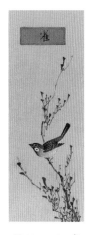

图 39-75-4　雀
《品汇》

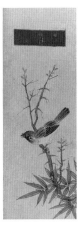

图 39-75-5　雀
《食物》

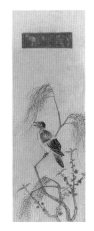

图 39-75-6　黄雀
《食物》

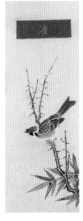

图 39-75-7　雀
《雷公》

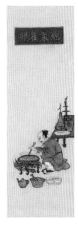

图 39-75-8　炮
制雀卵《雷公》

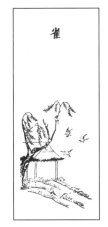

图 39-75-9　雀
《三才》

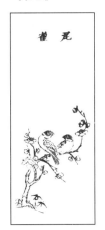

图 39-75-10　瓦雀
《类纂》

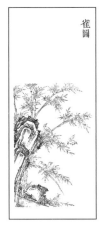

图 39-75-11　雀
《禽虫典》

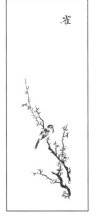

图 39-75-12　雀
《图说》

喙及脚胫骨

【附方】《本草原始》卷一〇：小儿乳癣。每用一具，煮汁服。或烧灰，米饮调服。

雄雀屎

【修治】《太乙仙制本草药性大全·仙制药性》卷七：白丁香即雀屎。两头尖者真。端午取之妙。甘草汤浸一宿，晒干研细收藏。《本草述》卷三〇：麻雀粪收来，用漆桌一张，将水把桌子打湿，用湿袱略揾去水，留些水气在上，却将雀粪满桌铺开，以筷头展转抄之，其白粉俱粘于桌上，将黑粪掠去，放桌于日中晒干，用鹅翎扫下白粪用。

【气味】性温。《本草元命苞》卷七。味甘、咸，气温、平。《药性要略大全》卷一〇。

【主治】疗目痛，决痈疖，女子带下，溺不利，除疝瘕。诸块伏梁，和干姜、桂心、艾等为丸服。《宝庆本草折衷》卷一六。能疗目精痛，决痈疖如神。凡疮肿成脓，惧针不得破，取雀屎涂头上，速决。除疝瘕尤效。《本草元命苞》卷七。决肌表软疖痈，涂之即溃。疗目内努肉血膜，点上立差。去癥瘕伏梁，烂痃癖积块。齿痛通用，屡试有灵。《太乙仙制本草药性大全·仙制药性》卷七。

【发明】《药性解》卷六：雀之咸热，宜入命门而补火。然相火久炽，其水必衰，勿宜过服，致以伤肾脏，妊娠犹忌食之。脑血及白丁香之功，咸性热以致尔。《本草经疏》卷一九：雀属阳，其气温，味酸，其性淫，故能入下焦阴分，能补暖两肾。夫人身两肾，左为肾，右为命门；左属水，为阴；右属火，为阳。天非此火不能生物，人非此火不能有生。又云：阳生则阴长。可见命门真阳之气，乃人身生化之本也。故命门衰败则阴痿精寒，绝化育之道。雀卵性温补，暖命门之阳气，则阴自热而强，精自足而有子也。温主通行，性又走下，故主下气也。弘景云：术家和天雄服之，令茎大不衰。孟诜云：和天雄、菟丝子末为丸，空心酒下五丸，治男子阴痿，女子带下，便溺不利，除疝瘕。以其有温暖命门之功也。肉味甘温，功用不及卵。○雀屎，本经无气味。察其所主，应是辛苦温之物，性善消散，故外用疗目痛，决痈疖，内服治带下，溺不利，疝瘕也。苏恭以首生男子乳，研雀屎成泥，点目中弩肉，赤脉贯瞳子者，即消，神效。盖取其辛散拔出火毒之义也。《医宗必读·本草征要》下：强阴茎而壮热，补精髓而多男。雀属阳而性淫，故强壮阳事。下元有真阳谓之少火，天非此火不能生物，人非此火不能有生。火衰则阴痿精寒，火足则精旺阳强，雀卵之于人大矣。《本草述》卷三〇：雀卵之用，在肾中阴不配阳者，固在所忌。第如老人脏腑虚损，阳气乏弱，先哲用为壮阳益气之助，见于食治，是则应节而投，亦何可少也。且求嗣者云精清薄主雀卵丸，是则气化生精，固人身生育之本也。《本草》所谓强之令热，多精有子者，岂属妄哉？第酸温之味多矣，惟其性之淫者，是阳气之有余，于是鸟足征，而益肾有专功也。○至于雀粪，又阳气所转化而出，如方书用治水肿疬风瘤证滞下，又岂非人身之真阳，其气化虚乏以为疾眚，如四证者，应为兹物所对待，而逐队于诸味中以奏功者欤？《宝命真诠》卷三：强阴茎而壮热，补精髓而多男。雀属阳而性淫，故强壮阳事，下元有真火，火足则精旺阳强，雀卵大有功。

《本草新编》卷五：益男子阳道，易致坚强，常能固闭，补阴扶阳之妙药。然亦必入在人参、白术、杜仲、蛇床子之内则有功，否则亦平常也。雀卵益阳，取其淫气也。然雀卵至小，多取则伤生，亦非延生续嗣之道。不得已则用之，不可因其兴阳固精，穷日夜之力而频取之，亦犯造物之忌也。《本草汇》卷一七：雀，属阳，其性淫，最益精血。入下焦阴分，温暖两肾。夫人身左肾属水，为阴。右肾属火，为阳。天非此火不能生物，人非此火不能有生。又云：阳生则阴长。可见命门真阳之气，乃人身生化之本。故命门衰败，则阴痿精寒，绝化育之路矣。雀卵能令人精强而阳旺，其于人亦大有补哉。今人第知雀卵之能益男子阳虚，而不知其能治女子血枯也。肉味甘温，亦能壮阳益精，但功不及卵。《圣济录》治虚寒有雀附丸，用肥雀肉三四十枚，同附子熬膏，丸服，补下甚有验也。阴虚火盛者忌之。古方同天雄服，雄性极热，大毒，非阴脏及真阳虚怠者，慎勿轻饵。《夕庵读本草快编》卷六：《别录》雀，小鸟也，故字从小。栖宿檐瓦之间，驯近阶除之际，故有瓦雀、宾雀之名。雀肉甘温无毒，卵亦如之，其性温，故入下焦阴分。能壮阳道而益精，乃补少火之药也。夫命门为生化之源，阳生则阴长，若命门亏败则阴痿精寒，化育之道绝，安能有子？得此以健之，则火自充而气自壮矣。所以疝痃癖，带下溺阻并皆治也。若其尿能祛目翳，脑能开耳聋，功更奇尔。

【附方】《宝庆本草折衷》卷一六：诸块伏梁。和干姜、桂心、艾等为丸服。疗齿龋痛有虫。以绵裹塞齿孔内，日一二易。治吹奶。捣罗为散，每服一钱，温酒调下。小儿风噤、乳不下。雀屎白水丸如麻子大，服二丸。其屎两头尖及成梃者，是雄屎也。

《药性粗评》卷四：阴痿，小便涩，疝气久疼。和天雄末、菟丝子末为丸，梧桐子大，空心温酒送下五丸或十丸，入房甚健。

《太乙仙制本草药性大全》卷七：治咽喉闭塞，口噤。用雄雀屎细研，每服温水调灌半钱。○疗目热生肤赤白膜。取雀屎细直者，以人乳和傅上，自消烂尽。○治诸痈不消。已成脓惧针不得破，令速决，取雀屎涂头上，干即易之。○患痈若不溃。以一枚傅之立决。○急黄欲死。以两枚细研，水温服之效。

蒿雀《本草拾遗》

【集解】《食物本草》卷三：此雀青黑，在蒿间垌野弥多，食之美于诸雀。《每日食物却病考》卷下：似雀而青黑色，在蒿间垌野，塞外弥多。○今燕都多市，名铁脚者，疑即此。

肉

【气味】味甘，温，无毒。《饮膳正要》卷三。

【主治】食之益阳道。《饮膳正要》卷三。性极热，最补益人。《食物本草》卷三。

补精髓，益阳道，暖腰膝。《食物辑要》卷五。

脑

【主治】涂冻疮，手足不皲。《食物本草》卷三。

伯劳《嘉祐本草》

【集解】《本草品汇精要》卷二八：《图经》曰：旧不着所出州土，今处处有之。郑《礼注》云：鵙，博劳也，其飞不能翱翔，但竦翅上下而已。《月令》鵙始鸣，应阴气之动，阳气为仁义，阴气为残贼。伯劳，贼害之鸟也，其声鵙鵙，故因其音而名之。

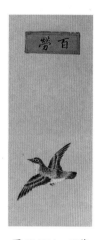
图 39-77-1 百劳《品汇》

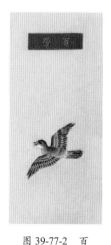
图 39-77-2 百劳《雷公》

图 39-77-3 伯劳《图谱》

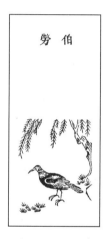
图 39-77-4 伯劳《备要》

毛

【气味】平，有毒。《宝庆本草折衷》卷一六。

【主治】主小儿继病，母有娠乳儿，儿病如疟痢，腹大，或差或发。他人相近，亦能相继。怀妊者，取毛带之。《宝庆本草折衷》卷一六。

踏枝

【主治】鞭小儿，令速语。《宝庆本草折衷》卷一六。

桑鳸《食物本草》

【释名】青嘴《食物本草》、蜡嘴《食物辑要》、蜡嘴和鹊《养生食鉴》。

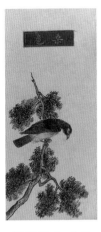

图 39-78-1　桑鳸
《食物》

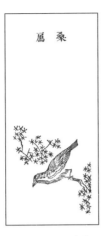

图 39-78-2　桑鳸
《备要》

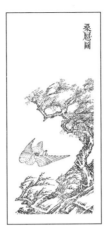

图 39-78-3　桑鳸
《禽虫典》

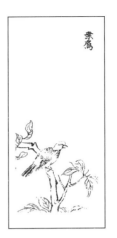

图 39-78-4　桑鳸
《图说》

【集解】《通志·昆虫草木略》卷七六：鳸之类多，皆雀属也。《尔雅》曰：老鳸，鷃。鷃，雀也。又曰：春鳸，鸬鹒。夏鳸，窃玄。秋鳸，窃蓝。冬鳸，窃黄。桑鳸，窃脂。棘鳸，窃丹。行鳸，唶唶。宵鳸，啧啧。窃，古浅字，言其色之浅。唶唶、啧啧，皆其声然也。或取其毛彩，或取其鸣声以命名。鳸虽雀属，皆以时见，亦犹莺雁然，农家须其鸣以候时，故又命以四时也。桑鳸，郭云：俗谓青雀。今名蜡觜，性慧可教。桑棘之鳸，多在是木，故名。行鳸者，多在篱落如鸡雉然，不飞去，故名。宵鳸者，能传衣，故名。《食物本草》卷三：此鸟不粟食，喜盗膏脂而食之，所以于人有补。又名窃脂，俗呼青嘴。《养生食鉴》卷下：桑鳸，即蜡嘴和鹊，大如鸬鹒，苍褐色，有黄班点，其喙微曲而厚壮，浅黄色。

【气味】味甘，温，无毒。《食物本草》卷三。

【主治】主肌羸虚弱，益脾，泽肤。《食物本草》卷三。补虚乏，长皮肉。初病后勿食。《食物辑要》卷五。补胃。《随息居饮食谱·毛羽类》。

鸩《别录》

【集解】《食物本草》卷一二：鸩，一名鸩日，一名同力鸟。○李时珍曰：按《尔雅翼》云：鸩似鹰而大，状如鸮，紫黑色，赤喙黑目，颈长七八寸。雄名运日，雌名阴谐。运日鸣则晴，阴谐鸣则雨。食蛇及橡实。知木石有蛇，即为禹步以禁之，须臾木倒石崩而蛇出也，蛇入口即烂。其屎溺着石，石皆黄烂。饮水处，百虫吸之皆死。惟得犀角即解其毒。《对山医话》卷四：鸩，毒鸟也。邑州朝天铺及深山处有之，其种有二，一大如鸮，黑身赤目；一大如鹗，毛紫绿色，颈长七八寸。雄曰运日，雌曰阴谐，声如羯鼓。遇毒蛇，则鸣声邦邦，蛇入石穴，禹步作法，石裂蛇出。秋冬解羽蛰穴，熏之出走，晕眩而毙。以法取胆，盛以银瓶，倘染指，指即断；用作毒矢，着人立死。鸩羽沥酒，犀角即解。凡鸩穴处必多犀，天地所以制杀机也。

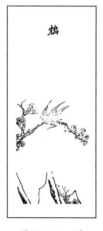

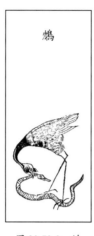

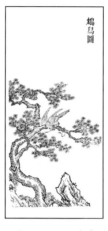

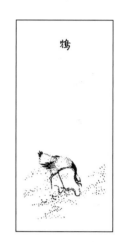

图 39-79-1 鸩
《三才》

图 39-79-2 鸩
《备要》

图 39-79-3 鸩鸟
《禽虫典》

图 39-79-4 鸩
《图说》

毛

【主治】有大毒。入五脏，烂杀人。姚氏《食物本草》卷一二。

喙

【主治】带之，杀蝮蛇毒。蛇中人，刮末涂之，登时愈也。姚氏《食物本草》卷一二。

【发明】《本经逢原》卷四：鸩产蛊毒瘴疠之乡，钟毒最烈，非宿槟榔不能自安，以其无枝，人莫能捕也，人欲求自尽者，以翅羽调酒服之立毙，与鹤顶之毒无异。《别录》云鸩喙杀蝮蛇毒。时珍言蝮蛇中人，刮末涂之即愈。如极恶之人有以用之，未尝不解危救急也。《医方丛话》卷五：解中鸩鸟毒，《洗冤录》表云：解鸩毒，用干葛末，井水调服，即愈。○又方云：误食其肉立死，惟得犀角，其毒即解。

姑获鸟《本草拾遗》

【集解】姚氏《食物本草》卷一二：姑获鸟能收人魂魄。《玄中纪》云：姑获鸟，鬼神类也。衣毛为飞鸟，脱毛为女人。云是产妇死后化作，故胸前有两乳，喜取人子养为己子。凡有小儿家，不可夜露衣物。此鸟夜飞，以血点之为志。儿辄病惊痫及〔疳〕疾，谓之无辜疳也。荆州多有之。亦谓之鬼鸟。《周礼》庭氏以救日之弓、救月之矢，射之。即此鸟也。○李时珍曰：此鸟纯雌无雄，七八月间夜飞，能害人，尤毒也。《医林纂要探源》卷三：羽色绿如鹦鹉，尝居林木间，其鸣云苦也，苦也，俗曰苦鸟。入人家则不祥。又曰姑获鸟。昔人言其尝夜飞，若遇夜露小儿衣物，志以血点，则魂为所摄，儿辄减食黄肿，谓之无辜疳。食之已疳。鸟类非可尽述，只择其可常供食及可入药者。余置不录。

【气味】甘，平。《医林纂要探源》卷三。

【主治】食之已疳。《医林纂要探源》卷三。

治鸟《本草纲目》

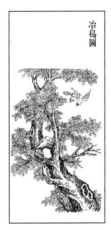

图 39-81-1　治鸟
《禽虫典》

【集解】姚氏《食物本草》卷一二：治鸟李时珍曰：按干宝《搜神记》云：越地深山有治鸟，大如鸠，青色。穿树作窠，大如五六升器，口径数寸，饰以土垩，赤白相间，状如射侯。伐木者见此树即避之，犯之则能役虎害人，烧人庐舍。白日见之，鸟形也；夜闻其鸣，鸟声也。时或作人形，长三尺，入涧中取蟹，就人间火炙食，山人谓之越祝之祖。又段成式《酉阳杂俎》云：俗说昔有人遇洪水，食都树皮，饿死化为此物。居树根者为猪都，居树中者为人都，居树尾者为鸟都。鸟都左胁下有镜印，阔二寸一分。南人食其窠，味如木芝也。

肉

【气味】不可食之。姚氏《食物本草》卷一二。

窠表

【主治】作履屦，治脚气。姚氏《食物本草》卷一二。

鸹䴕《食物辑要》

【气味】味酸，平，无毒。《食物辑要》卷五。

【主治】消痞积癥瘕，及去风湿病。《食物辑要》卷五。

鬼车鸟《本草拾遗》

【集解】《证类本草》卷一九：〔《本草拾遗》〕鬼车晦暝则飞鸣，能入人室，收人魂气。一名鬼鸟。此鸟昔有十首，一首为犬所噬，今犹余九首，其一常下血，滴人家则凶，夜闻其飞鸣，则搩狗耳，犹言其畏狗也。亦名九头鸟。《荆楚岁时记》云姑获夜鸣，闻则搩耳，乃非姑获也，鬼车鸟耳。二鸟相似，故有此同。姚氏《食物本草》卷一二：李时珍曰：鬼车状如鹈鹕，而大者翼广丈许，昼盲夜瞭，见火光辄堕。按刘恂《岭表录》云：鬼车出秦中，而岭外尤多。春夏之交，稍遇阴晦，则飞而过，声如刀车鸣。爱入人家，铄人魂气。血滴之家，必有凶咎。《便民图》云：冬月鬼车夜飞，鸣声自北而南，谓之出巢，主雨；自南而北，谓之归巢，主晴。周密《齐东野语》云：宋李寿翁守长沙，曾捕得此鸟，状类野凫，赤色，身圆如箕。十颈环簇，有九头，其一独无而滴鲜血。每颈两翼，飞则霍霍并进。又周汉公主病，此鸟飞至砧石即霋。呜呼，怪气所钟，妖异如此，不可不知。

诸鸟有毒《本草纲目》

《食物辑要》卷五：凡鸟，自死目闭，自死足不伸者，白鸟玄首，玄鸟白首，三足、四距、六指、四翼、异形异色；野禽生卵有八字形者，肝色青者，并有毒。误食，杀人。《药性全备食物本草》卷三：诸雀之卵并能补肾气，助阳道。凡鸟飞投人，其口中必有物，拨毛放之吉。凡鸟自死口不开、翅不合者不可食，鸟自死者食之杀人。凡鸟投人不可捉食。鸳鸯肉，人食患大风，夫妇不相爱，私煮鸳鸯肉食之，当相爱也。鹧鸪与笋同食令人腹胀。雁肉食之损人神气，雁腊可和豆黄末服，令人肥白。雀肉不可合酱食及李子食，雀不可合杂生肝食。雀肉和干姜末蜜丸服，令人肥白。鹑和生姜煮食止泄痢，酥煎偏令下焦肥，与猪肉食令人生黑子。鹑四月至八月不可食。斑鸠多食益气助阳。鸦，劳瘦病嗽骨蒸者可和五味炙食，鸦眼睛研注人目中，夜见鬼神。雉不可同胡桃同食，令人发头风兼发心痛；雉不与木耳、菌子同食，发五痔立下血；雉不与豉同食，杀人；雉肉不可与荞麦面食之，生肥虫；雉蛋不可与鸡蛋同食，生寸白虫；雉肉久食令人嗽；丙午日食雉肉丈夫烧死目盲，女人血死妄见。锦鸡一名山鸡，养之襄火灾。竹鸡有毒，不宜多食。鸡玄色白头，食病人；鸡有六指食之杀人；鸡有五色杀人；鸡有四距重翼者，龙也，杀之震死；鸡并子不可合李子食；鸡肉或煮，不可合胡荽蒜，食之令人喘气。雄鸡肉不可合生葱、芥菜食之。鸡子不可合鲤鱼食。鸡死不伸足爪，此种食之害人。鸡子白共蒜食之令人短气。鸡子共鳖肉蒸食之害人。鸡肉犬肝肾心，食之害人。生葱共鸡犬肉食之害人，谷道终身流血。乌鸡肉合鲤鱼肉食之生痈疽。鸡兔犬肉和食必泄痢。野鸡肉共家鸡肉合食之成遁尸，四肢百节疼痛。鸡子多食动风气。乌鸡最暖可补血，产妇可食。阉鸡善啼，有毒忌食。鹅肉生冷，不可多食，令人易霍乱。老鹅善漱有毒。《本草求原》卷一九：凡禽，本乎天，为阳中之阳，多是补阳，阴虚人不宜。且种类甚多，不识其性味决不可食。凡有形色异常，及死不伸足、不闭目者，食之杀人。

兽部第四十卷

《灵枢经·五味》：五畜：牛甘，犬酸，猪咸，羊苦，鸡辛。《太平御览》卷八八九：《淮南子》又曰：〇凡毛者生于庶兽。食草者善走而愚，食肉者勇敢而悍。《上医本草》卷四：李时珍曰：兽者四足而毛之总称，地产也。豢养者，谓之畜。《素问》曰五畜为益是矣。周制庖人供六畜，马、牛、羊、鸡、犬、豕。六兽，麋、鹿、狼、麕、兔、野豕也。辨其死生鲜薧之物。兽人辨其名物。凡祭祀宾客，供其死兽生兽。皮毛筋骨，入于玉府。冥氏攻猛兽，穴氏攻蛰兽。呜呼！圣人之于养生事死、辨物用物之道，可谓慎且备矣。《本草洞诠》卷一五：四足而毛曰兽，豢养者谓之畜。《素问》曰五畜为益是矣。周制庖人供六畜六兽，兽人辨其名物，冥氏攻猛兽，穴氏攻蛰兽。辨物用物之道，慎且备矣。后世如黄羊、黄鼠进为御供，犏尾、貂皮盛为时用，山獭之异，狗宝之功，皆服食所需，而典籍失载。羵羊之问，宣父独知。鼷鼠之对，终军能究。地生之羊，彭侯之肉，非博雅君子，孰能悉之？况庖药之间，用舍宜慎，盖不但多识其名而已也。

编者按：本部收入兽属药物成兽部，收药凡100种，分为3卷4类。"畜类"药物30种，原《本草纲目》"畜类"药物28种，新增2种，来自于清代本草著作。"兽类"药物46种，原《本草纲目》"兽类"药物37种，从"鳞部"移入1种（鲮鲤）。新增9种，其中1种为附药分出，8种来自于元、明、清本草著作。"鼠类""寓类"药物共23种，收入原《本草纲目》"鼠类"及"寓怪类"药物18种，"兽类"1种（风狸），从"禽部"移入3种（寒号虫、伏翼、鼺鼠）。新增2种，来自于清代本草著作。《本草纲目》"畜类"载药28种，均收入本部；"兽类"载药38种，放弃1种（双头鹿），收入本部37种；"鼠类"12种，"寓怪类"9种，凡21种，放弃3种（鼹鼠、食蛇鼠、封），收入本部18种。

《本经》17种

《别录》12种

《炮炙论》1种 南朝刘宋·雷敩

《唐本草》7种 唐·苏敬

《本草拾遗》15种 唐·陈藏器

《蜀本草》1种 蜀·韩保昇

《开宝本草》5种 宋·马志

《嘉祐本草》1种 宋·掌禹锡

《图经本草》1种 宋·掌禹锡

《证类本草》1种 宋·唐慎微

《本草衍义》1种 宋·寇宗奭

《饮膳正要》4种 元·忽思慧

《日用本草》1种 明·吴瑞

《滇南本草》1种 明·兰茂

《神农本经会通》1种 明·滕弘

《本草品汇精要》1种 明·刘文泰

《食物本草》2种 明·卢和

《食鉴本草》1种 明·宁源

《太乙仙制本草药性大全》1种 明·王文洁

《本草纲目》17种 明·李时珍

姚氏《食物本草》1种 明·姚可诚

《本经逢原》1种 清·张璐

《医林纂要探源》2种 清·汪绂

《本草纲目拾遗》4种 清·赵学敏

《本草再新》1种 清·叶桂

兽之一　畜类30种

狗《本经》

【集解】《药性粗评》卷四：狗有四色，黄、白、斑、黑，服食之家，以黄为上，白黑次

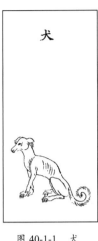

图 40-1-1 犬
《饮膳》

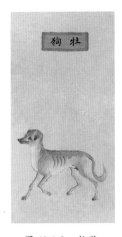

图 40-1-2 牡狗
《品汇》

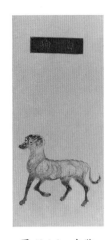

图 40-1-3 白狗
《食物》

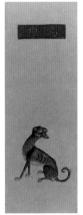

图 40-1-4 乌狗
《食物》

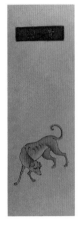

图 40-1-5 黄狗
《食物》

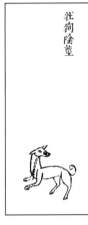

图 40-1-6 牡狗
阴茎《蒙筌》

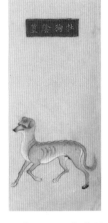

图 40-1-7 牡狗阴
茎《雷公》

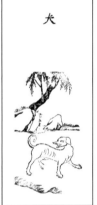

图 40-1-8 犬
《三才》

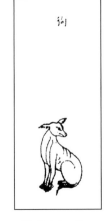

图 40-1-9 狗
《原始》

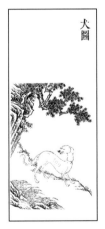

图 40-1-10 犬
《禽虫典》

图 40-1-11 狗
《滇南图》

图 40-1-12 狗
《图说》

之，斑又次之。须以打死，不去血者有功。《本草蒙筌》卷九：大者狗唤，小以犬称。煮唉尚色黄，入药取毛白。《医林纂要探源》卷三：北犬高大而瘦，有悬蹄，垂耳长尾。南犬矮小而肥，无悬蹄，竖耳茸尾。南海外则有小如兔，茸毛如狮子，曰哈叭狗。西北大者，有茸毛大尾如狮，又谓之庞。其毛色不一，而犬、狗互名，犹猪、豕、豨、彘并呼耳。或云大曰犬，小曰狗。或云有悬蹄曰犬，无悬蹄曰狗。古人皆未尝如此分也。

肉

【气味】味酸、咸，温，无毒。《千金要方·食治》卷二六。味咸、甘，气大温，无毒。《本草纂要》卷一一。味咸、酸，性稍温热。《太乙仙制本草药性大全·仙制药性》卷七。

【主治】宜肾，安五藏，补绝伤劳损、久病大虚者，服之轻身，益气力。《千金要方·食治》卷二六。益阳，暖腰膝。《宝庆本草折衷》卷一五。益阳道，补血脉，厚肠胃，实下焦，填精髓。《饮膳正要》卷三。轻身厚肠，和胃益气。去血则力不加，灸食成消渴证。黄犬大能补虚，白犬只堪入药。《本草元命苞》卷七。主阳虚肾冷，小便遗溺，或阴痿不起，精道衰弱，或耳内虚闭，倦怠昏涩，或精神短少，阴虚无力，或子宫久冷，不能孕育。是皆肾虚不足之症，惟此可以补之。《本草纂要》卷一一。

【发明】《日用本草》卷三：犬肉味咸、酸，性暖，无毒。反商陆，忌蒜，畏杏仁。凡狗瘦者多是病，不堪食。热病差后，食之杀人，不可灸食，恐成消渴。同菱米食，令人生痼癫；妊娠食之，令子失音。自死不出舌，食之害人。误食犬、鼠余物，令人发瘘疮。牡者良。《本草衍义补遗》：犬，世俗言虚损之病，言阳虚而易治。殊不知人身之虚，悉是阴虚。若果虚损，其死甚易，敏者亦难措手。夫病在可治者，皆阴虚也。《衍义》书此方于犬条下，以为习俗所移之法。惜哉！《食物本草》卷三：尝见人食犬者多致病，南人为甚，大抵人之虚多是阴虚，犬肉补阳，世俗往往用此，不知其害，审之。《养生食鉴》卷下：凡食狗肉伤者，用杏仁二三两，带皮研细，热汤二三盏拌匀，三次服，能使肉尽消出而愈。

【附方】《太乙仙制本草药性大全·仙制药性》卷七：治脾胃冷弱，肠中积冷胀满刺痛。肥狗肉半斤，以米、盐、豉等煮粥，频吃一两顿。○治浮肿，小便涩，少精。肥狗肉五斤，熟蒸，空腹服之。○主气水鼓胀浮肿。肥狗肉一斤细切，和米煮粥，空腹食，作羹臛亦佳。

蹄肉

【气味】性平。《本草品汇精要》卷二四。

【主治】下乳汁如神，煮汁频饮。《本草元命苞》卷七。

血

【气味】味咸，温，无毒。《宝庆本草折衷》卷一五。

【主治】主癫疾，止小儿惊痫及下痢。又女人生子不出，内酒中服。其乌狗血，主产难横生，血上抢心。《宝庆本草折衷》卷一五。治发狂癫疾，鬼击可涂遍身。补五脏血脉，绝伤亦宜充口。《太乙仙制本草药性大全·仙制药性》卷七。

【发明】《本草经疏》卷一七：癫疾属手少阴，少阴主血，藏神，血虚而神自不窟，故发是证。此物入心补血，以类相从，故主癫疾发作也。简误：犬性热，以其禀火土之气，故助阳，阳胜则发热、动火、生痰、发渴。凡病人阴虚内热，多痰多火者，慎勿食之。天行病后，尤为大忌。治痢亦非所宜。《医林纂要探源》卷三：辟鬼气，败邪术。犬于卦为艮者，阳极于上而止，因能止群阴也。先天位西北，秋冬之交，暮夜之时，敛藏之会也。后天位东北，则成终又以成始之用也。其象下垂，似肺，一阳为主，百脉所朝，群阴所止，又肺主皮毛，所以固卫一身之血气，在面则象鼻，鼻为肺窍，司息之出入者。艮为土为石，亦为金，人知艮属土，不知艮属金耳。犬鼻最灵，齅气而知禽兽之踪，其以阳而止阴，昏夜能察鬼魅之形，是以邪僻皆畏之。盖不止其血为然，而血腥所触，幽接神明，尤能无所不感。人每以猪狗血并言，而谓其带厌，抑知其非厌，且非猪血所可并言者。

【附方】《本草集要》卷六：癫疾发作及鬼击之病。取热血一升，饮之，又涂身上。

《太乙仙制本草药性大全》卷七：治小儿卒得痫。刺取白犬血一升许含之，又涂身上。○鬼击之病。得之无渐，卒着如刀刺状，胸胁腹内绞急切痛，不可抑按，或即吐血、衄血、下血，一名鬼排。断白犬头，取热血一升饮之。○卒得瘑疮。常对在两脚，涂白犬血立差。

乳汁

【主治】点眼，久青盲，择狗雏未开目即取。《太乙仙制本草药性大全·仙制药性》卷七。

【附方】《本草集要》卷六：青盲。取白犬生子目未开时汁注目中，疗十年盲，狗子目开即差。

脑

【主治】主头风痹，下部疮，鼻中息肉。《千金要方·食治》卷二六。主下部疮，去鼻中瘜肉。清头风如神，除风痹大验。《太乙仙制本草药性大全·仙制药性》卷七。

【附方】《太乙仙制本草药性大全·仙制药性》卷七：治猘犬咬人。仍杀所咬犬，取脑傅之，后不复发。

涎

【主治】治诸骨鲠、脱肛，抹之。误吞水蛭。以饼点食。《本草求原》卷二〇。

心

【气味】甘，酸，咸，温。《医林纂要探源》卷三。

【主治】主忧恚气，除邪。《本草元命苞》卷七。主忧恚气而除邪气，疗下部疮而治风痹。狂犬伤用之有效，鼻衄血服之尤灵。《太乙仙制本草药性大全·仙制药性》卷七。

【发明】《医林纂要探源》卷三：安神守舍，令人心灵。犬心有土气，土，金之母也，卧土上，百步外气息微动辄知之，夜虽睡，神自清，守黄庭能不昧故也。治昏睡不醒人事，又心血合酒饮，治肠痈。

肾

【主治】主产后肾劳如疟。《宝庆本草折衷》卷一五。治体冷虚弱。《太乙仙制本草药性大全·仙制药性》卷七。

【发明】《宝庆本草折衷》卷一五：古传以犬为地厌，《日华子》又言犬肉无补而秒甚，故不食者众也。或食之则发虚阳，乱血气。过多必热壅之患生焉。

肝

【气味】甘，苦，咸，温。《医林纂要探源》卷三。

【主治】医脚气攻心。《本草元命苞》卷七。

【附方】《太乙仙制本草药性大全·仙制药性》卷七：下痢，脐下切痛。狗肝一具，洗细切，米一升，稀调煮粥，空腹，点一二合蒜、椒、葱、盐、酱，任性服之。

胆

【气味】味甘，平，有小毒。《宝庆本草折衷》卷一五。

【主治】主明目，痂疡恶疮。《宝庆本草折衷》卷一五。主扑损瘀血，又疗鼽鼻息肉。《本草元命苞》卷七。

【发明】《太乙仙制本草药性大全·本草精义》卷七：胆，涂恶疮，去肠中脓水。又白犬胆和通草、桂为丸服，令人隐形，青犬尤妙。河内太守刘勋女，病左膝疮痒，华佗视之，以绳系犬后足不得行，断犬腹取胆向疮口，须臾更有虫若蛇从疮上出，长三尺，病愈。

【附方】《太乙仙制本草药性大全·仙制药性》卷七：治血气撮撮不可忍者。黑狗胆一个，半干半湿割开，以箆子挑丸如绿豆大，蛤粉滚过，每服五丸，烧生铁淬酒下，其痛立止。○去眼中脓水。上伏日采胆，以酒调服之明目。主恶疮痂痒，以胆汁傅之止。胆傅恶疮能破血。有中伤因损者，热酒调半个服，瘀血尽下。○治眼痒急赤涩。以胆汁注目中。

牡狗阴茎

【修治】《本草蒙筌》卷九：六月上伏，将茎刮收。文火烘干，方不臭腐。专助房术，又名狗精。《顾氏医镜》卷八：打扁，酥涂炙。

【气味】咸，平，无毒。《本草元命苞》卷七。味甘、咸，气热，无毒。《药性要略大全》卷一〇。咸，温。《顾氏医镜》卷八。

【主治】主伤中，丈夫阴痿不起。《千金要方·食治》卷二六。主伤中，阴痿不起，令强热大，生子，除女子带下十二疾。《本草集要》卷六。坚举男子阳茎，两三时不痿。禁止妇人带漏，十二疾咸瘳。《太乙仙制本草药性大全·仙制药性》卷七。

【发明】《本草经疏》卷一七：狗阴茎，气味与马阴茎同，其所主亦相似。性专补右肾命门真火，故能令阳道丰隆，精暖盈溢，使人生子也。女子带下十二疾，皆冲任虚寒所致。咸温入下焦，补暖二脉，故亦主之也。○同菟丝子、覆盆子、鱼胶、车前子、巴戟天、肉苁蓉、鹿茸、沙苑蒺藜、山茱萸，能益阳暖精，使人有子。○内热多火者勿服。

【附方】《太乙仙制本草药性大全·仙制药性》卷七：妇人生子不出。用阴茎同白狗血投酒中服之。

毛

【主治】狗颈下毛：主小儿夜啼不止，绛囊盛系儿手即安。《太乙仙制本草药性大全·仙制药性》卷七。颈毛灰，治邪疟。汤下。尾毛灰，敷犬伤、汤火伤。和烊胶涂。《本草求原》卷二〇。

【附方】《太乙仙制本草药性大全·仙制药性》卷七：治热泄汤火烧，疮痛不可忍。取狗毛细剪，以烊胶和毛傅之，至疮落便差。

齿

【气味】性平。《本草品汇精要》卷二四。

【主治】治癫痫病寒热。《本草元命苞》卷七。卒风痱，伏日取之。《本草品汇精要》卷二四。治马鞍疮，狗牙灰酢和涂之差。《太乙仙制本草药性大全·仙制药性》卷七。主痘疹。《药性全备食物本草》卷二。

头骨

【气味】气平，无毒。《太乙仙制本草药性大全·仙制药性》卷七。

【主治】主金疮，止血。又壮阳。治久痢劳痢及妇人赤白带下，并烧灰，空心温酒调下。《宝庆本草折衷》卷一五。主金疮止血，烧灰存性，傅之。附骨疽及鱼眼疮，烧烟熏之。《本草集要》卷六。

【发明】《本草经疏》卷一七：狗头骨，本经无气味。察其功用，应是甘咸温之物。咸能入血，甘能补血，温能和血，故主金疮止血也。

【附方】《太乙仙制本草药性大全·仙制药性》卷七：治久痢劳痢。狗头骨烧灰，和干姜、茛菪焦炒见烟，为丸，白饮空心下十丸效。○治妇人赤白带下久不止。狗头骨烧灰，为细散，每日空心及食前温酒调下一钱。○治附骨疽及鱼眼疮。用狗头骨烧烟熏之。○治妇人产后血不定，奔四肢并违堕。狗头骨烧灰，酒调下二钱甚效。○疗小儿桃李鲠。狗骨头烧汤，摩头上差。

狗颔下

【主治】去惊痫抽搐。《太乙仙制本草药性大全·仙制药性》卷七。

骨

【主治】主补虚，小儿惊痫，止下痢。其黄狗骨，热补，令妇人有子，煎为粥食。其白狗骨，疗诸疮瘘，妒乳，痈肿，生肌，及傅马疮，烧屑用。《宝庆本草折衷》卷一五。烧灰，治骨鲠，消肉积。《医林纂要探源》卷三。煮粥补虚，令妇人有孕。止惊下痢，理小儿客忤。《太乙仙制本草药性大全·仙制药性》卷七。

【附方】《本草衍义》卷一六：救生接元气，补虚损惫。黄狗脊骨一条（去两头，截为五七段，带肉些小。用好硇砂一两，细研。浆水二升，入硇砂，在浆水中搅匀。浸骨三日后，以炭火炙令黄色，又入汁蘸，候汁尽为度，其狗骨已酥脆，捣令极细。后入诸药）、肉苁蓉（去沙，薄切，火焙干）、菟丝子（酒浸二日，曝干）、杜仲（去粗皮）、肉桂（去皮上粗涩）、附子（炮去皮脐）、鹿茸（急燎去毛，酥微炙黄色，不可令焦）、干姜（炮，已上各一两）、蛇床子（半两，微炒）、阳起石（半两，酒煮一日，令数人不住手研一日）。将前八味同杵，罗为末。次入阳起石并狗骨末，用熟枣肉五两，酥一两，同和。再捣千余下，看硬软，丸如小豆大，晒干。每日空心盐汤下二十丸。

《太乙仙制本草药性大全·仙制药性》卷七：治产后烦闷不能食。白犬骨一味，烧研末，以水服方寸匕。○治久下痢，经时不止者，此成休息。疗之取白犬骨灰令黄焦，捣饮服方寸匕，日三服即愈。黄狗皮：炙裹腰间疼痛，取暖彻为度即差。

屎

【主治】主瘰疬彻骨痒者，当烧作灰涂疮，勿令病者知。又和腊月猪脂涂疮，又傅溪毒丁肿出根。白狗屎，主丁疮，水绞汁服，主诸毒不可入口者。《太乙仙制本草药性大全·本草精义》卷七。

【附方】《太乙仙制本草药性大全·仙制药性》卷七：疗食鱼肉等成癥结在腹，并诸毒气方。狗屎五升，烧末以绵裹，酒五升渍，再宿取清，分十服，日再，已后日三服使尽，随所食癥结即便出矣。○治食郁肉、漏脯中毒。烧犬屎末，酒服方寸匕。○治马鞍疮。取五月五日牡狗屎烧灰，数傅之良。○治发背。取牡狗白粪半升，觉欲作肿时，以暖水一升，绞汁分再服，仍以滓傅上，每日再为，差止。

屎中粟

【主治】起痘治噎。《本草汇》卷一七。

【发明】《本经逢原》卷四：狗屎中米，名戌腹粮，又名白龙砂，主噎膈风病，及痘疮倒靥，用此催浆为最，取其性温热也。若干紫黑焦为血热毒盛，慎勿误用。其血能破妖邪，以性属阳，阴邪不能胜之也。

屎中骨

【主治】主寒热，小儿惊痫。《本草品汇精要》卷二四。

皮

【主治】炙裹腰间疼痛，取暖彻为度，即差。《太乙仙制本草药性大全·仙制药性》卷七。

膀胱

【气味】甘，咸，温。《医林纂要探源》卷三。

【主治】止小儿遗溺，治疝。《医林纂要探源》卷三。

狗宝《本草纲目》

【集解】《五杂俎》卷九：又有一种狗，不饮不食，常望月而嗥者，非瘝，乃肚中有狗宝也。宝如石，大者如鹅卵，小如鸡子，专治噎食之疾。余在东郡，获其一，每以施医者，然不甚效也。《药性全备食物本草》卷二：生在胆中。○犬夜吠月发狂者多有之，然急自采乃得其真。《医经允中》卷二二：狗宝状如白石，微带青色，击碎如虫白蜡者真。

【修治】《药性全备食物本草》卷二：入药用干豆腐挖一窍，入黄于中间合定，水煮半日，细研用。

【气味】甘、苦，温，小毒。《医经允中》卷二二。甘咸，平，有小毒。《本草洞诠》卷一五。

【主治】治肺经风毒痰火，痈疽恶疮。《药性全备食物本草》卷二。专攻翻胃，善理疗疽。《医宗必读·本草征要下》。温胃降逆，止噎纳谷，疗痈疽疗毒。《玉楸药解》卷五。

【发明】《本草经疏》卷三〇：狗宝，如牛之有黄也。第狗性热，其宝定是苦温之物。世人用治噎证，以其苦能下泄，温能通行耳。又能主痈疽疗肿，同蟾酥、脑、麝、雄黄、乳香、没药等用。简误 狗宝性热，善消噎病。由于痰及虚寒而得者，犹可暂时取效。若因血液衰少以致噎膈者，法所当忌。世医不谙药理，不察病本，一概妄投，致病增剧。戒之！戒之！又，凡有脾胃虚弱，羸瘦不振之病，尤不宜用。《冯氏锦囊秘录·杂症痘疹药性主治合参》卷九：狗宝如牛之有黄也，第狗性热，其宝定是苦温之物。世人用治噎证，以其苦能下泄，温能通行耳。又主痈疽疗肿，同蟾酥、脑麝、雄黄、乳香、没药等用。然性热，善消噎病，由于痰及虚寒而得者，犹可暂用。若因血液衰少，脾胃虚弱，以致噎膈者，法所当忌。《本草洞诠》卷一五：治噎食及痈疽疮。此物之病而又能治病，从其类而化也。鲊答生走兽及牛马诸畜肝胆之间，有肉囊裹之，多至升许，大者如鸡子，小者如栗如榛，其状白色，似石非石，似骨非骨，打破层迭。嘉靖庚子年，蕲州屠杀一黄牛得此物，无识者。有番僧云：此至宝也。牛马猪畜皆有之，可以祈雨。西域有密咒，则霖雨立至。不知咒者，以水浸搬弄，亦能致雨。鲊答亦牛黄、狗宝之类也。而蒙古人以之祷雨，精灵之极，通乎神矣，而况治病乎？《本经逢原》卷四：狗宝专治噎膈反胃之病，取苦能下降，温能开结也。予尝推广其用。凡痈疽溃疡不收，癫狂冷痰积结，无不可用。惟郁结伤脾，气血枯槁者，误投则有负薪救火之厄。《本草求原》卷二〇：狗宝苦，能下降；温，能开结。故治噎膈反胃、为末，以灵仙汤加盐调下。痈疽痔疡不收、冷痰积结癫痫。郁热伤脾，血气枯槁者忌。

驴《唐本草》

【集解】《本草蒙筌》卷九：处处有，河南多。似马类耳长，逢五更嘶叫。庞不骏，故称曰蹇；色弗一，只取其乌。背能负重趱程，屎堪入药拯病。《本草原始》卷九：驴，长颊广额，大耳修尾，夜鸣应更，性善驮负。有褐、黑、白三色，入药以黑者为良。处处养育，河南最多。时珍曰：驴，胪也。胪，腹前也。马力在膊，驴力在胪也。

肉

【气味】味酸，平，无毒。《千金要方·食治》卷二六。凉，无毒。《宝庆本草折衷》卷一五。味甘，寒，无毒。《饮膳正要》卷三。味甘，气凉，又云微温，无毒。《太乙仙制本草药性大全·仙制药性》卷七。

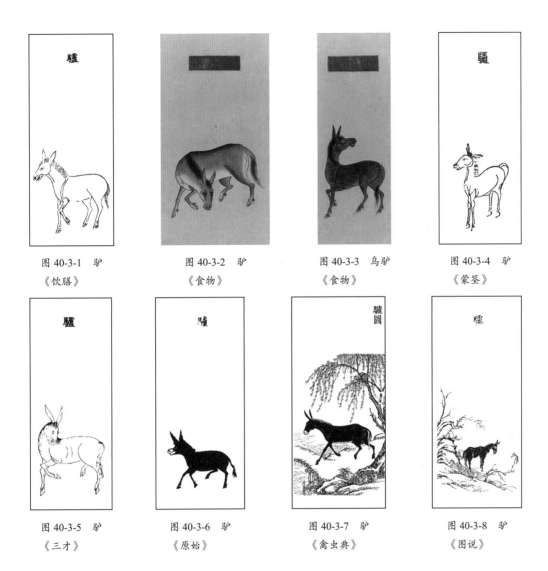

图 40-3-1　驴　　　　图 40-3-2　驴　　　　图 40-3-3　乌驴　　　　图 40-3-4　驴
《饮膳》　　　　　　　《食物》　　　　　　《食物》　　　　　　　《蒙筌》

图 40-3-5　驴　　　　图 40-3-6　驴　　　　图 40-3-7　驴　　　　图 40-3-8　驴
《三才》　　　　　　　《原始》　　　　　　《禽虫典》　　　　　　《图说》

【主治】主风狂，愁忧不乐，能安心气。病死者不任用。《千金要方·食治》卷二六。安心气，解烦，治一切风。娠妇食之难产。《日用本草》卷三。

【发明】《食鉴本草·兽类》：驴肉动风发痼疾。

【附方】《太乙仙制本草药性大全·仙制药性》卷七：风狂，忧愁不乐，能安心气。驴肉一斤切，于豉汁内煮，五味和，腌腊食之，作粥及煮并得。

头肉

【主治】其头烧却毛，煮取汁，以浸曲酿酒，甚治大风动摇不休者。《千金要方·食治》卷二六。治消渴，煮汁服。《宝庆本草折衷》卷一五。煮汁酿酒，能医大风。《本草元命苞》卷七。驴头汁洗头去风屑。《药性要略大全》卷一〇。

【附方】《食鉴本草》卷上：治头风眩晕，口眼㖞斜，语言謇涩，一身动摇，筋骨酸疼，心肺浮热。用驴头一个，燖洗去毛，蒸令烂熟，细切，少助以五味食之。

《太乙仙制本草药性大全·仙制药性》卷七：去大风。以头燖去毛，煮汁以渍曲酝酒服效。○中风头眩，心肺浮热，手足无力，筋骨烦疼，言语似涩，一身动摇，乌驴头一枚，燖洗如法，蒸令极熟，细切，更于豉汁内煮，着五味调，点少酥食之。○治黄，百药不差。煮驴头熟，以姜虀啖之，并随多少饮汁。○治多年消渴。头汁令服二三升，无不差者。

脂

【主治】傅恶疮。尤动风。《宝庆本草折衷》卷一五。脂疗多般，只宜生用。和生椒末捣，绵裹塞耳，俾积年聋证转聪；同乌梅肉丸，水送下喉，令多年疟疾竟截。拌盐敷愈疮疥，㩟酒服退癫狂。《本草蒙筌》卷九。

【附方】《太乙仙制本草药性大全·仙制药性》卷七：治眼中瘜肉。驴脂、石盐和匀，注两眦头，日夜三，一月差。○治身体手足肿。以脂和盐傅之。○狂癫不能语，不识人。酒和服三升良。

血

【主治】专治诸般心脾疼痛。水煎食之。《药性要略大全》卷一〇。

乳

【气味】味酸，寒。一云：大寒，无毒。《千金要方·食治》卷二六。甘，冷。《本草品汇精要》卷二。

【主治】主大热、黄疸，止渴。《千金要方·食治》卷二六。主小儿热急黄等，多服使利。《本草品汇精要》卷二。治消渴及小儿热惊、热黄、天吊等症。《药性要略大全》卷一〇。止赤痢惊痫。蜒蚰入两耳中，用之灌入即化。《太乙仙制本草药性大全·仙制药性》卷七。

【附方】《太乙仙制本草药性大全·仙制药性》卷七：卒心痛绞结连腰脐者。取驴乳三升，热服之差。○治心热风。黑驴乳食上暖服三大合，日再服。

阴茎

【气味】甘，温，无毒。《本草原始》卷九。

【主治】强阴壮筋。《食物辑要》卷四。

【发明】《本草新编》卷五：驴鞭者，驴之外肾也。味甘，气温，无毒。最能长阳，然而单服此一味，绝不效。盖驴鞭非长阳之物也，止能展筋耳。夫阳道之细小也，乃人肝胆之不足，而筋不能舒耳。驴鞭展筋，展筋则阳道宜于修伟矣。然而，驴鞭止能展身内之筋，而不能展身外之筋，必得龙骨、阳起石合用，则外之筋乃展。外筋既展，而谓阳不能展者乎。或疑驴鞭亦寻常之物，而称其功用之奇，岂因其驴势之伟长，遂疑可以展阳。此亦无征不可信之说也。曰：驴鞭不能展阳，余先言之矣。因其与龙骨、阳起石同用，而有相得之验也。夫龙骨得驴鞭而化，龙骨得阳起石而兴，三者配合，始建奇功，缺一则无功也。虽然舍人参、芪、术、菟丝、熟地补阳补阴之药，而惟三者之配合也，奇功又何以建哉。

驹衣

【主治】烧灰酒服，可以断酒。《本草元命苞》卷七。

皮

【主治】患疟人覆之良。又治风并鼻洪、吐血，肠风血痢，崩中带下。并煎胶食。又治风毒骨节痛，以酒消胶和服。《宝庆本草折衷》卷一五。治中风四肢拘挛，主骨节烦疼心燥，口眼㖞斜，用之立验。《太乙仙制本草药性大全·仙制药性》卷七。

【发明】《夕庵读本草快编》卷六：驴，胪也，马力在膊，驴力在胪。煎胶非乌驴皮者不佳，故附于此。驴候风潮则毛起，食其肉者有动风之患，乃本性也。日华谓其止风狂，恐非确识尔。其皮煎胶，取乌者为胜，以其属坎也。又得东阿之井，乃济水所注，色绿而性重，纯阴而趋下，与他水不同。名傅致胶。味甘气平，入手太阴、足少阴厥阴。故主女子下血，劳极洒洒如疟，身疼腹痛，胎气不安。丈夫小腹痛，阴虚羸弱，脚膝不能久立者，盖由肝肾不足，法当养血补阴。《经》云精不足者补之以味，求其属也。此药得水气之阴，其补阴之味，故疗如上诸症。且肝为藏血之本，血既有亏，风热乘之。或为吐衄，或为崩中。肾为纳气之主，阴虚则金水失于相生，或为咳嗽脓血，或为肺痈肺痿，得此胶凝之体，补血与液，热平则肝自宁，水升则金不涸矣。且肝主筋，故摊缓偏风，小儿惊搐目眐，可皆疗矣。肺合大肠，故伏暑作痢，湿毒壅滞，亦所需也。若其溺，可以杀虫而涤胃中瘀血，故膈噎症用之。如白马尿之能化癥症，同一理耳。

【附方】《太乙仙制本草药性大全·仙制药性》卷七：主中风手足不随，骨节烦疼，心燥，口面㖞斜。取乌驴皮一领，燖洗如法，蒸令熟，切于豉汁煮，五味和，再煮，空心食之。

毛

【主治】炒黄，渍酒，逐诸头风。《本草发明》卷六。

【附方】《太乙仙制本草药性大全·仙制药性》卷七：头中一切风。以毛一斤，炒令黄，投一斗酒中，渍三日，空心细细饮之使醉，衣覆卧取汗，明日更依前服。忌陈仓米、麦麦等。

骨

【主治】煮汤频浴，去历节痛风。《太乙仙制本草药性大全·仙制药性》卷七。

悬蹄

【主治】治小儿解颅不合，生油和傅头骨缝上，以差为度。《宝庆本草折衷》卷一五。治饮酒过度穿肠。《太乙仙制本草药性大全·仙制药性》卷七。

【附方】《本草元命苞》卷七：治小儿解颅不合。用驴蹄不拘多少，烧灰，以生油和，傅于头骨缝上，以差为度。《简要济众方》。

《太乙仙制本草药性大全·仙制药性》卷七：治饮酒过度，饮至穿肠。驴蹄硬处削下者，以水浓煮汁，冷饮之。

溺

【气味】味辛，气寒，有小毒。入脾、胃、大肠之经。《本草新编》卷五。

【主治】主癥癖，胃反吐不止，牙痛，水毒。不可多服。《宝庆本草折衷》卷一五。牝驴尿：主燥水。驴尿：主湿水，一服五合。○燥水者，画体成字；湿水者不成字。驴尿：主癥癖，翻胃吐逆，止牙齿痛，水毒。《药性要略大全》卷一〇。

【发明】《本草新编》卷五：专能杀虫，能治反胃，然必黑驴之溺始可用，否则不堪入药也。夫反胃乃肾经之病，驴溺非补肾之剂，何以能止反胃？不知反胃之症不同，有湿热郁于脾胃之间，上吐而下不泻，久则湿热生虫，得食则少减，失食则必痛，痛甚则上吐矣。此等反胃，非止肾经之病，必须用驴溺顺而下之，则虫即尽化为水，从大肠而化，所以安然止吐。反胃定，仍须用六味地黄汤调理，则全愈矣。否则，肾气甚衰，不能润肠而下达，大肠细小不易传送，水谷仍留在脾，湿热再积，复生虫矣。其反胃又安能愈哉？《医林纂要探源》卷三：动风发毒。略同马肉。溺：咸，辛，寒。功用同马溺。能治反胃噎隔者，亦如鸡矢醴之治鼓胀也。鸡，木畜，以其矢治太阴脾之结。马、驴火畜，以其溺治太阳小肠膀胱之结，皆行其所旧行之路，以润之软之，因而行之，使下达焉，是宜其效也。

【附方】《太乙仙制本草药性大全·仙制药性》卷七：翻胃膈食，经年医疗无法治者。服驴小便极效，日服二合，后食唯吐一半，晡时又服二合，人定时食粥吐，即便定。迄至今日午时奏知之，大内中五六人患反胃，同服，一时俱差。此药稍有毒，不可过多，盛取尿及热服二合。病深，七日以来服之良。后来疗人并差。

屎

【气味】味甘，气冷，无毒。《太乙仙制本草药性大全·仙制药性》卷七。

【主治】熬之，主熨风肿瘘疮。《宝庆本草折衷》卷一五。乌驴粪，烧灰为末，治口鼻出血，或血汗不止。《神农本经会通》卷八。屎汁，主心腹卒痛，诸疰忤。屎主癥癖，胃反吐不止，牙齿痛，水毒。熬之主熨风肿瘘疮。《本草品汇精要》卷二五。

【主治】《日用本草》卷三：主心腹卒痛。取新湿粪绞汁，顿服半斤。忌陈仓米。

耳垢

【主治】傅蝎螫人甚良。《太乙仙制本草药性大全·仙制药性》卷七。

尾轴垢

【主治】治疟发无期，水洗汁一杯，面和作两饼。如烧饼样熟者。未发前先食其一，至发时再食辏完。物虽甚微，功亦屡奏。《本草蒙筌》卷九。

阿胶《本经》

【集解】《绍兴本草》卷一九：阿胶，性味、主疗已具《本经》，谓用东平阿井水而熬成，然皆以驴、牛皮可就。《宝庆本草折衷》卷一五：一名傅致胶，一名盆覆胶，一名驴皮胶。其牛者，名牛皮胶。出东平郡东阿井。在郓州。○及东都。此胶当用阿井水与乌驴皮煎成。亦有以黄牛皮煎者。《本草元命苞》卷七：出东阿。煮牛皮为之。乌驴皮煎者最妙。厚清入药，黑浊不堪。《神农本经会通》卷八：用东阿井水，煮牛皮作之，或驴皮为之。陶云：用皮亦有老少，胶则有清浊。凡三种，清薄者画用。厚而清者，名为盆覆胶，作药，用之皆火炙，丸散须极燥，入汤微炙尔。浊黑者，可胶物，不入药用。○又今时方家，用黄明胶，多是牛皮。《本经》阿胶亦用牛皮，是二皮亦通用。陈藏器云：凡胶，俱能疗风止泄补虚，而驴皮胶主风为最。《本草品汇精要》卷二三：《图经》曰：出东平郡之东阿，故名阿胶也。其法：以阿县城北井水煮乌驴皮成之。其井官禁，民间真者最为难得。今之市者，形色制作颇精，入药未闻其效。盖不得此井水故耳。大抵驴皮得阿井水煎者乃佳也。其余但可胶物，不堪药用。《本草崇原》卷上：《水经注》云：东阿井大如轮，深六七丈，水性下趋，质清且重，岁常煮胶以贡。煮法必取乌驴皮刮净去毛，急流水中浸七日，入瓷锅内渐增阿井水煮三日夜，则皮化，滤清再煮稠粘，贮盆中乃成耳。冬月易干，其色深绿且明亮轻脆，味淡而甘，亦须陈久，方堪入药。设用牛皮及黄明胶并杂他药者，慎不可用。余尝逢亲往东阿煎胶者，细加询访，闻其地所货阿胶，不但用牛马诸畜杂皮，并取旧箱匣上坏皮及鞍辔靴屐一切烂损旧皮皆充胶料。人间尚黑，则入马料豆汁以增其色。人嫌秽气，则加樟脑等香，以乱其气，然美恶犹易辨也。今则作伪者，日益加巧，虽用旧皮浸洗日久，臭秽全去，然后煎煮，并不入豆汁及诸般香味，俨与真者相乱。人言真胶难得，真胶未尝难得，特以伪者杂陈并得，真者而亦疑

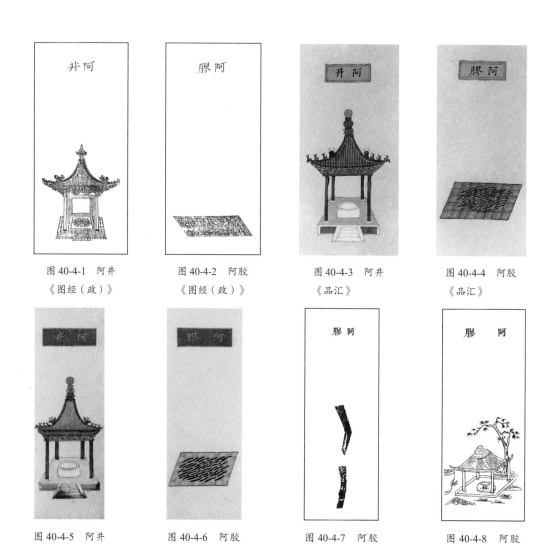

图 40-4-1　阿井　　　　图 40-4-2　阿胶　　　　图 40-4-3　阿井　　　　图 40-4-4　阿胶
《图经（政）》　　　　《图经（政）》　　　　《品汇》　　　　　　《品汇》

图 40-4-5　阿井　　　　图 40-4-6　阿胶　　　　图 40-4-7　阿胶　　　　图 40-4-8　阿胶
《雷公》　　　　　　　《雷公》　　　　　　　《原始》　　　　　　　《备要》

之耳。人又以胶色有黄有黑为疑者，缘冬月所煎者，汁不妨嫩，入春后嫩者，难于坚实，煎汁必老。嫩者色黄，老者色黑，此其所以分也。昔人以光如莹漆，色带油绿者为真，犹未悉其全也。又谓：真者拍之即碎，夫拍之即碎，此唯极陈者为然，新胶安得有此。至谓真者，绝无臭气，夏月亦不甚湿软，则今之伪者，未尝不然，未可以是定美恶也。又闻古法先取狼溪水以浸皮，后取阿井水以煎胶，狼溪发源于洪范泉，其性阳，阿井水之性阴，取其阴阳相配之意，火用桑薪煎炼四日夜而后成。《**本草纲目拾遗**》卷九：黄云盛言，近日浙人所造黑驴皮胶，其法一如造阿胶式，用临平宝庄水煎熬而成，亦黑色、带绿、顶有猪鬃纹，与东阿所造无二，入药亦颇有效。盖阿胶真者难得，有浙胶，则较胜于用杂胶也。宝庄在临平湖西岸，有宝庄泉，土人名为大力水，云食之多力。向闻虎跑泉水注大缸中平口，投钱于中，能吞一百六十青钱，而水不溢。他水至八十，已浸漫于外矣，故虎跑泉食之益气力。宝庄水能吞二百青钱不溢，其力更可知，以此水作胶，自可敌伏流之济水。然予每索此胶于市，遍询药客，皆云造者亦少，不易得。而云盛言之甚详，姑存之以备异日考证。补血润燥，功同阿胶，治内伤腰痛，强力伸筋，添精固肾，尤别有殊能也。《增订伪药条辨》卷四：阿胶伪名上清胶。又一种名瑞芳胶。皆用寻常之水，煎牛皮成胶，并杂他药伪造。色虽明亮，气臭质浊，不堪入药。张隐庵《本草崇原》辨之最详。按古法先取狼溪水，以浸黑驴皮，后取阿井水以煎胶。考狼溪发源于洪范泉，其性阳，阿井水发源于济水，其性阴，取其阴阳相配之意，火用桑柴，煎炼四日夜而后成胶。近时阿井水甚不易取，而煎法又失其真，故真阿胶，最难得也。货者既多赝伪，辨之不明，不如不用为是。或第用江浙所煮黑驴皮胶，虽无阿井之水，而用宝庄之泉，其补血滋阴，平木熄风，功同阿胶，较之用假阿胶者，不更胜一着耶。炳章按：阿胶出山东东阿县，以纯黑驴皮，阿井水煎之，故名曰阿胶。考阿井在东阿县城西，《县志》云：昔有猛虎居西山，爪刨地得泉，饮之久，化为人，后遂将此泉为井。然此水实为济水之源，其色绿，其性趋下。东阿城内，又有狼溪河，其水为漯水之源，乃洪范九泉之水所会归，其性甘温。故合此二水制胶为善。再按定每年春季，选择纯黑无病健驴，饲以狮耳山之草，饮以狼溪河之水，至冬宰杀取皮，浸狼溪河内四五日，刮毛涤垢，再浸漂数日，取阿井水，用桑柴火熬三昼夜，去滓滤清，再用银锅金铲，加参、耆、归、芎、橘、桂、甘草等药汁，再熬至成胶。其色光洁，味甘咸，气清香，此即真阿胶也。按《本草经》云：阿胶性甘温，清肺养肝，滋肾益气，补阴祛风，化痰润燥，止喘，善治虚劳咳嗽，肺痈吐脓吐血，衄血，肠风下痢，崩带胎动，经水不调，及肺毒痈疽，一切风症，服之无不效验。其伪者，以碎旧牛马杂兽皮煎成胶，块色亦如阿胶，名曰清胶。味利者，以此炒成珠，曰阿胶珠。此等赝品，服之不但无效，而反发疮生毒。因杂皮多器用皮，含有毒汁，故其为害甚烈。大抵鉴别之法，真阿胶烊化后，气清香，有麻油气，汁色黄白色，稠而不黏腻，味甘微咸。其原块在十年以内者，苍翠色，质尚坚。至五六十年以上者，色转黄而质松脆更佳，肺劳服之，殊有奇功。若本煎驴皮膏，烊化气微腥，陈则无腥气。汁黑褐色，甚黏腻，味亦微咸兼甘，用作补血药亦佳，以治肺病血病则碍胃，反不佳也。若清胶化烊，纯属臭秽腥浊气，令人欲呕，服之有毒，切勿沾唇，戒之戒之。

【修治】《药性粗评》卷四：凡使置猪脂内浸一宿，于柳木火上炙，待炮了，研用。《太乙仙制本草药性大全·本草精义》卷七：制之宜剉薄片，蛤粉和炒成珠，入剂不煎，研末调化。药煎熟时倾净渣滓，将末投内，自然熔化。《药性会元》卷下：放于猪脂内浸一宿，火炙，滚水泡过，或用蛤粉炒珠，研细用之。《医林纂要探源》卷三：或面粉，或蛤粉，或蒲黄炒，或酒、或水、或童便化，各随宜制用。

【气味】味苦、甘，平、微温，无毒。《绍兴本草》卷一九。气微温，味甘，平，无毒。甘平，味薄气厚，升也，阳也。入手太阴经、足少阴经厥阴经。《汤液本草》卷六。味甘、辛，性微温。《医经大旨》卷一。

【主治】补肺，补虚，安胎，止痢。《洁古珍珠囊》。主心腹内崩劳极，洒洒如疟状，腰腹痛，四肢酸疼，女子下血，安胎，丈夫小腹痛，虚劳羸瘦，阴气不足，脚酸不能久立，养肝气。《图经本草药性总论》卷下。续气止嗽，入手太阴之经。补血安胎，行足厥阴之路。止女子崩中下血，腰腹酸疼。治丈夫虚劳羸瘦，阴气不足。止泄痢出入无常，脚酸软不能久立。疗痿痹除风，坚筋骨益气。《本草元命苞》卷七。其用有四：保肺益金之气，止嗽蠲咳之脓，补虚安妊之胎，治痿强骨之力。《珍珠囊·诸品药性主治指掌》。益肺气，止咳嗽之脓血；补虚劳，安胎孕之崩漏。《药性要略大全》卷一〇。能保肺气，养肝血，补虚，故止血安胎，止嗽止痢，治痿等剂皆用之。《医经大旨》卷一。风淫水旺遍疼延肢体能驱，火盛金虚久嗽唾脓血即补。养血止吐衄崩带，益气扶羸瘦劳伤。《太乙仙制本草药性大全·仙制药性》卷七。

【发明】《绍兴本草》卷一九：阿胶，性味、主疗已具《本经》，谓用东平阿井水而熬成，然皆以驴、牛皮可就。若以固虚、养冲任、滋补，其效不及鹿角胶多也。其阿胶，但取濡润之性即可矣。盖鹿角与驴牛皮本性所宜，各颇远矣。《宝庆本草折衷》卷一五：沈存中论阿水下膈疏痰止吐，《日华子》论驴皮治风止血疗带。汲此水煮此皮以为胶，故功效最胜，宜为世之所贵也。今之货者，不知果驴皮、果阿水所煎耶？习用既久，莫可甄别矣。张松又言阿胶养肺气，治咳嗽喘急之疾，然此胶尤能润导涩结。《本草蒙筌》卷九：煎胶用皮，取其发散皮肤外也。匪特此胶为然，诸胶牛皮熬者，亦皆能之，仍择乌色。如用乌鸡子、乌蛇之类，物虽治风，然更取其乌黑属水，盖以制其热则生风之义。东阿井水，乃系济水所注。性急下趋，清而且重。用之煎煮，搅浊澄清。服之者，能去浊污，以及逆上痰也。《本草汇言》卷一八：然其气味虽居和平而性质粘腻，如胃弱呕吐，有寒痰留饮者；脾寒饮食不消运者，又当忌之。卢子繇先生曰：缘水性之下趋，故润膈疏痰，降淤浊及上逆之血也。协皮革之外卫，故治内损脱血、崩淋血痢之下陷也。藉火力之煎熬为胶，以成土化，如藏之五劳，形之六极，以及四肢经隧，或涸或污，为酸为痛，如胎孕不固之下坠等证，咸需用之，获效实无量也。《医林纂要探源》卷三：补肺固气，澄清肾水，补心和血，散热滋阴。皮本属肺，胶则有粘固挛敛之用。然润而不燥，补肺而得其平。取驴者，凡畜皮多动风，驴为甚，熬成胶，则水火之化匀，且得所凝定，而风静矣。取黑者，以其滋阴，且下入肾。必阿井者，其水即沛之伏流，性沉善伏行，而能澄污浊也。胶本能澄水，而咸以泻肾，去下极之污浊。然泻而能滋，则不伤肾气。胶亦血液之类，而甘咸补心，其胶而不滞，滑而能行，则和血去瘀之道，气血平和，则风热不作，而阴得所滋矣。故能润燥化痰，治虚劳喘咳，止吐衄及肠风血淋血痢。大小肠，心肺之表。治腰酸骨痛，血痛血枯，月经不调，崩带胎动，以能澄清肾水，则邪热去而肝木亦得其平。然愚谓济宁东平济南之境，凡地下得泉，皆沛水所伏，何独东阿？牛马之皮亦皆可胶，胶则滋补，何必黑驴？今之用药者，殆亦多重名也矣。《倚云轩医案医话医论》：阿胶补肝，泉胶补肺。阿胶真者难得。女子肝病，固以阿胶为佳。若男子肺病咳血，惠山泉所煎者亦宜。盖阿井为济水伏流，以至阴而出阳。肝为阴中之阳，宜升不宜降。肝虚者以阿胶补之，取益阴血而又寓升阳之意也。惠泉为山下出泉，以至阳而流入至阴。肺为阳中之阴，宜降不宜升。肺虚者以惠泉胶补之，取益阴而又寓降逆之意也。且惠泉易得，与其假阿胶，不若真惠泉胶之为得力也。

【附方】《宝庆本草折衷》卷一五：阿胶枳壳散。治羸瘦及风疾，血气消削，脏腑枯燥，大便不通，急胀疼闷。以生阿胶、生枳壳去穰各一两，炙甘草二钱，并剉碎，每服四钱，水一盏半，煎至八分，连啜两服，俟半日即通。老少虚实，胎前产后，皆可施也。

《药性粗评》卷四：妊娠尿血。阿胶炒令黄焦，为末，食前以粥饮调下二钱匕，妙。赤白诸痢。阿胶炒焦一钱，黄连二钱，黄蜡少许，水一钟，煎八分，乘热顿服，即差。

《太乙仙制本草药性大全·本草精义》卷七：疗摊缓风及诸风手脚不遂，腰脚无力者。驴皮胶炙令微起，先煮葱豉粥一升别贮，又以水煮香豉二合，去滓，内胶更煮六七沸，胶烊如饧，顿服之。及暖吃煎葱豉粥任意多少，如冷吃，令人呕逆。顿服三四剂即止。○治赤白痢。无问远近，小腹疠痛不可忍，出入无常，下重痛闷，每发面青，手足俱变者。黄连一两去毛，好胶手许大，碎蜡如弹子大，三味以水一大升，先煎胶令散，次下蜡，又煎令散，即下黄连末，搅相和，分为三服，惟须热吃，冷即难吞，神妙！

《本草汇言》卷一八：治肝虚胁痛，目昏、筋脉痿弱。用真阿胶三钱，葳蕤一两，白芍药五钱，败龟板七钱，水煎服。○治肾虚腰脊痿软，遗精盗汗。用真阿胶三钱，人参一钱，北五味七分，枸杞子、麦门冬各五钱，怀熟地四钱，水煎服。○治心虚火盛，烦渴不宁。用真阿胶三钱，怀生地五钱，人参、枣仁、麦门冬各二钱，北五味七分，莲子四钱，水煎服。○治脾虚血燥，大便秘结。用真阿胶三钱，怀生地、麦门冬、肉苁蓉各五钱，知母四钱，水煎服。○治吐血衄血，咯血唾血。用真阿胶三钱，生蒲黄、怀生地各五钱，黄芩二钱，灯心五十根，水煎服。○治溺中血。用真阿胶三钱，茜草、怀生地、白芍药、地骨皮各二钱五分，车前子一钱，水煎服。○治粪前粪后便血，或肠风泻血。用真阿胶三钱，苍术米泔浸炒、赤石脂、炮姜灰各五钱，北五味子一钱，水煎服。○治妇人崩中下血，或经漏脱血，淋沥不止。用真阿胶四两，川续断、牡丹皮、丹参、当归身、怀生地各三两，白术二两，熬膏炼蜜收。每早午晚各服五钱，人参汤调服。○治血虚腹痛，或胎动不止。用真阿胶三钱，当归四钱，白芍药、怀熟地各五钱，砂仁壳、丹参、白术、黄芩各二钱，川芎一钱，水煎服。○治血虚头旋，两目昏眩。用真阿胶二两，蛤粉拌炒成珠，天麻、当归、白术、黄芩、密蒙花各二两五钱，川芎、牡丹皮各一两，俱用酒拌炒，研为末，炼蜜丸梧子大。每服三钱，临睡菊花汤送下。○治虚火喘促，咳嗽血痰，将成肺痿肺痈。用真阿胶三钱，桑白皮、怀生地、川贝母、紫菀、百部、百合、广陈皮、薏苡仁、牛膝、茯苓各二钱，水煎服。○治热伤营络，下痢纯红，腹痛不止。用真阿胶三钱，白芍药、川黄连、怀生地各二钱，甘草、炮姜灰各一钱，茯苓一钱五分，水煎服。○治妊娠下血，或痢血，或疟疾，或久咳嗽，或衄血、吐血。用真阿胶三钱、黄芩一钱五分，茯苓、甘草各一钱，水煎服。○治小儿惊风后瞳人不正者。以真阿胶、人参各二钱，水煎服。杨士行。○治虚劳咳怯之人，患痢疾腹痛、下赤白者。用真阿胶二钱，白芍药三钱，甘草、白茯苓、桑皮各一钱，桔梗五分，水煎服。积毒甚者，加川黄连八分，黄芩一钱；腹痛下重不行者，加枳壳一钱，久炼大黄八分。○治虚劳咳怯之人，下纯血痢。用真阿胶三钱，怀生地五钱，白芍药四钱，白茯苓二钱，当归身一钱，川黄连八分，水煎服。○治吐血，先吐痰而后吐血者，是积热也。用阿胶、生地、白芍、桑皮、黄芩、天麦二冬、紫菀、玄参、知母各二钱，甘草七分，水煎服。○治吐血，先吐血而后吐痰者，是阴虚也。用阿胶、黄柏、生熟二地、天麦二冬、白芍药、知母、黄芩、沙参、山药、玉竹各二钱，甘草七分，水煎服。

骡《食鉴本草》

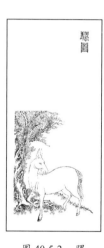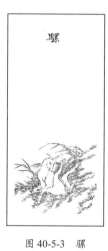

图 40-5-1　骡　　　图 40-5-2　骡　　　图 40-5-3　骡
《三才》　　　　　《禽虫典》　　　　　《图说》

【集解】姚氏《食物本草》卷一三：骡，李时珍曰：骡大于驴而健于马，其力在腰。其后〔有〕锁骨不〔能〕开，故不孳乳。其类有五：牡驴交马而生者，骡也；牡马交驴而生者，为駃騠；牡驴交牛而生者，为馲駝；牡牛交驴而生者，为䮫騱；牡牛交马而生者，为駏驉。今俗通呼为骡。

肉

【气味】味辛，温，有小毒。性顽劣，食之不益人。孕妇忌食。《食鉴本草》卷上。甘，酸，寒。《医林纂要探源》卷三。

蹄

【主治】治难产。烧灰，入麝香少许，酒〔服一〕钱。姚氏《食物本草》。

屎

【主治】治打损诸疮，破伤中风，肿毒。炒焦裹熨之，冷即易。姚氏《食物本草》。

【发明】尤氏《食鉴本草·兽类》：骡肉，动风发疮，脂肥者尤甚。不可与酒同食，致暴疾杀人。《本草省常·禽兽类》：骡，性温，有毒，不可食。食之动风，生暴疾，无药可救。

马《本经》

【集解】《本草蒙筌》卷九：各处俱有，云中者良。毛色诸般，纯白为胜。

肉

【修治】《食物本草》卷三：凡用，须以水接洗数次，去净血，再以好酒洗，方煮之，更入酒烹熟，可食，饮好酒数杯解之，乃佳。

【气味】味辛、苦，平、冷，无毒。《千金要方·食治》卷二六。味辛、苦，冷，有毒。《宝庆本草折衷》卷一五。味辛，性温，有毒。《日用本草》卷三。

【主治】主伤中，除热，下气，长筋，强腰脊，壮健，强志利意，轻身不饥。

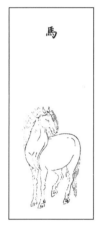
图 40-6-1　马《饮膳》

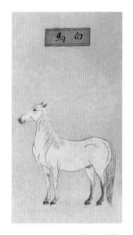
图 40-6-2　白马《品汇》

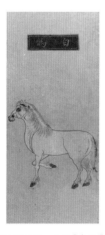
图 40-6-3　白马《食物》

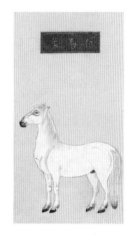
图 40-6-4　白马茎《雷公》

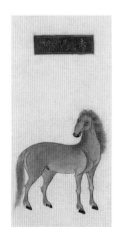
图 40-6-5　赤马蹄《雷公》

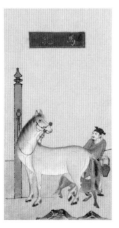
图 40-6-6　马乳《雷公》

图 40-6-7　马《滇南图》

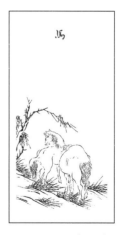
图 40-6-8　马《图说》

《千金要方·食治》卷二六。主热，长筋强腰脊，疗寒热痿痹。《宝庆本草折衷》卷一五。

【发明】《千金要方·食治》卷二六：黄帝云：白马自死，食其肉害人。白马玄头，食其脑令人癫。白马鞍下乌色彻肉裹者，食之伤人五藏。下利者，食马肉必加剧。白马青蹄，肉不可食。一切马汗气及毛不可入食中，害人。诸食马肉心烦闷者，饮以美酒则解，白酒则剧。五月勿食马肉，伤人神气。《宝庆本草折衷》卷一五：陶隐居言人体有疮者，马汗、马气、马毛并能为害，而白马汗其毒尤酷也。诸马五脏悉皆有毒，应是疾病当并忌焉。《食物本草》卷三：肝，大毒，食而死者多矣。故曰：食马留肝。凡马肉与苍耳同食，十有九死。与生姜同食，生气嗽。又不可与仓米同食，仓米恐是苍耳也。妊妇并有疮疥者不可食。白马黑蹄，头青蹄黑，脊而斑，凡形色异常者，皆不可食。牝马并各色马，诸书不载，大率一类，而不及白牝马也。《太乙仙制本草药性大全·仙制药性》卷七：好肉食之，宜醇酒送下。无酒杀人。食多心闷，须清酒解除。酒浊反加。怀孕、患痫、生疮，禁勿沾口。生姜、仓米、苍耳忌饵同时。谨慎无忧，误犯则病。《药性全备食物本草》卷二：血，入人肉中，多则一两日，腹肿连心则死，有人剥马被骨伤手指，血入腹中二夜致死。凡煮马肉必以清水洗令血尽方好，不尽则毒存，误食发疔，或用酒洗和酒煮良，不必釜盖。有生角者，无夜眼者，白马青蹄、白马黑头、形色异常者，自死者，勿食，并有毒，食之发颠杀人。凡食马肉中毒，食杏仁、莱菔汁可解。

【附方】《太乙仙制本草药性大全·仙制药性》卷七：治马痫动发无时，筋脉不收，周痹，肌肉不仁。野马肉一斤，细切，于豉汁中煮，着五味、葱白调和，作脯腊食之，作羹粥及白煮吃妙。○治豌豆疮。马肉烂煮汁洗，干脯亦得。

脂

【主治】柔五金不坚。《太乙仙制本草药性大全·仙制药性》卷七。

【附方】《太乙仙制本草药性大全·仙制药性》卷七：白秃疮。用白马脂五两，封疮上，稍稍封之，其发即生。

鬐（即：项）及鬐膏

【气味】甘，平，有小毒。《本草医旨·食物类》卷四。

【主治】止崩带常灵。○疗寒热痿痹神效。《太乙仙制本草药性大全·仙制药性》卷七。生发，治面，手足皱粗。入脂泽用。疗偏风，口㖞僻。《本草医旨·食物类》卷四。

【发明】《本草求原》卷二〇：白马鬐膏，治偏风㖞僻，此风中血脉也，手足阳明经络于口，会太阳经络于目，寒则筋急而僻，热则筋缓而纵。故左中寒逼热于右，右中寒则迫热于左。寒者急，而热者缓也。治急者缓之，缓者急之。故用马膏之甘平柔缓，以摩其急颊，以润其血脉痹滞；用白酒、玉桂之辛热涂其缓颊，以收其纵，通其经络；以桑钩勾之，桑能治风痹，通节窍也。且饮美酒，食炙肉，使酒行于上，而甘以助之也。

乳

【气味】味辛，温，无毒。《千金要方·食治》卷二六。味甘，冷，无毒。《宝庆本草折衷》卷一五。甘，凉。《随息居饮食谱·水饮类》。

【主治】止渴。《千金要方·食治》卷二六。功同牛乳，而性凉不腻，故补血润燥之外，善清胆胃之热。疗咽喉口齿诸病，利头目，止消渴，专治青腿牙疳。白马者尤胜。《随息居饮食谱·水饮类》。

【发明】《本草品汇精要》卷二三：陶隐居云，今人不甚服，当缘难得也。《唐本》注云：马乳与驴乳性同冷利，马乳作酪尤为酷冷。江南乏马乳，今俱合是冷委言之，胡言马酪性温，饮之消肉，当以物类自相制伏，不拘冷热也。

心

【主治】主喜忘。《千金要方·食治》卷二六。

肺

【主治】主寒热，茎痿。《千金要方·食治》卷二六。

白马茎

【修治】《本草蒙筌》卷九：择嫩驹力盛，遇春季活收。老死取者不效。悬壁阴干，务周百日。用铜刀劈七片，拌羊血蒸三时。晒燥，以粗布净揩，揩去上皮及干羊血，研细，入苁蓉（捣烂，各等分）。蜜丸豆大，酒下空心。《太乙仙制本草药性大全·仙制药性》卷七：当以游牝时，力势正强者，生取最良。

【气味】味咸、甘，无毒。《饮膳正要》卷三。咸、甘，平，无毒。《本草元命苞》卷七。

【主治】主伤中，脉绝。强志益气，长肌肉，令人有子，能壮盛阴气。《饮膳正要》卷三。主伤中脉绝，阴痿不起，长肌肉肥健，阴气坚长。《本草元命苞》卷七。长肌肉，肥健生子。小儿惊痫，阴干入药。《食物本草》卷三。增益阴气，坚举阳茎。伤中绝脉神功，强志益气。治惊痫小儿方当用，补阴痿房中术尤宜。长肌肉圣方，令肥健妙剂。《太乙仙制本草药性大全·仙制药性》卷七。

【发明】《本草发明》卷六：坚举阳茎之说，有历试而无效者，慎勿伤生命。《本草经疏》卷一七：马，火畜也。其阴茎又纯阳之物也。故能主男子阴痿，坚强，房中药多用之。《本经》味咸气平，《别录》甘无毒。察其功用，气平应作温。非甘温则不主伤中脉绝，以甘能补血脉，温能通经络故耳。阳衰则阴不起而生长之道绝，咸温走下焦，补助真阳则阴自起，精自暖，故能令人有子也。气属阳，阳得补故能益气。肾藏志，肾气足故能强志。甘温补血脉而助真气，故又能长肌肉肥健也。《别录》又主小儿惊痫者，似非其所长，应是误入耳。凡收当取银色无病白马，春月游牝时，力势正强者。生取阴干百日，用时以铜刀切片，将生羊血拌蒸半日，去血，晒干，到用。○得肉苁蓉、巴戟天、山茱萸、菟丝子、真阳起石、人参、鹿茸、狗阴茎，作丸。治真阳虚脱，阴痿不起，下元冷惫等证。○马阴茎，乃纯阳之物也。凡阴虚火盛者，不得服。人但喜其温暖，滋助阳道，少年多欲者，房中术用之，仗其力势，恣欲无节，以致损竭真阴，多成劳瘵，不可不戒也。《本草新编》卷五：白马茎味甘、咸，气平，无毒。悬壁阴干，务周百日。用酒煮干，晒干用。专益阳道修伟，添精益髓，绝阳可兴，小阳可长，然必加入人参、白术、山茱萸、麦冬、杜仲、熟地、枸杞、柏子仁、淫羊藿、枣仁、当归、黄芪、白芥子、茯神、牛膝之类，同用尤灵，否则平平也。或疑白马茎止可以兴阳，已属怪谈，曰长阳，不更怪乎？嗟乎！何怪也。天地生一物，必供人之取用。人有一缺陷，必生一物以补苴。白马茎之长阳，正天生之以补人世之缺陷也。天下男子不能种子者，非尽由于命门之虚，亦非由于肾水之不足，往往阳小而不足以动妇女之欢心，而所泄之精，隔于胞胎之门者甚远，不能直射入其中，则胎不结而无嗣以绝者比比也。世人不知其故，徒用补阳之药，而阳实未衰也，徒用补阴之药，而阴亦未亏也。服药终身，叹息于无可如何，不重可悲乎？铎亲受异人之传，不将此等秘旨广传人世，不几负上天生物生人之至意乎，故罄加阐扬，使天下万世无子者尽有子也，余心乃大慰矣。然此长阳之说，为救无子者也。倘有子者，窃鄙人之言，修合春方，单以长阳眩奇，以助人之淫欲，受天诛击，则非铎之咎也。

【附方】《药性粗评》卷四：主治精气久痿，兴阳道，利丈夫。得之阴干，为末，同肉苁蓉末等分，蜜丸如梧桐子大，每服四十丸，空心温酒送下，日再，甚妙。

眼

【主治】治小儿惊痫，腹满。《本草元命苞》卷七。去腹满疟疾，杀取方宜。《太乙仙制本草药性大全·仙制药性》卷七。

夜眼

【主治】主尸厥中恶者。《药性全备食物本草》卷二。

牙齿

【主治】疗马痫。《本草元命苞》卷七。主小儿惊痫，水摩顿饮。○烧灰贴疗肿出根。《太乙仙制本草药性大全·仙制药性》卷七。

【附方】《太乙仙制本草药性大全·仙制药性》卷七：背疮。取白马齿烧作灰，先以针刺疮头开口，以灰封，以湿面周肿处后，以酽醋洗去灰，根出。治疗肿。马牙烧灰，唾和绢帛贴疗肿上根出。

骨

【主治】主小儿头疮，亦治身上疮。《太乙仙制本草药性大全·仙制药性》卷七。

【附方】《太乙仙制本草药性大全·仙制药性》卷七：治小儿夜啼不已。马骨末傅乳上饮止。○小儿患头疮。马骨烧灰，和醋傅之效，亦治身上疮。

头骨

【主治】主喜眠，令人不睡。《宝庆本草折衷》卷一五。作枕令人少睡。《饮膳正要》卷三。治男子嗜眠，能令常醒。宜作枕卧。《太乙仙制本草药性大全·仙制药性》卷七。

【附方】《太乙仙制本草药性大全·仙制药性》卷七：头耳疮。用烧灰傅之佳。○治人嗜眠喜睡。马头骨烧灰末，水服方寸匕，日三夜一。

胫骨

【气味】味甘，性寒，无毒。《药性粗评》卷四。

【主治】白马胫骨可代黄芩、黄连，中气不足者用之。《药性粗评》卷四。

【发明】《药性粗评》卷四：白马胫，胫者，前足七寸骨也。以白马者入药。煅过用之。○芩连性寒，气瘀者当去其邪热，故宜马胫之寒，而不宜芩连之寒。

悬蹄

【气味】味甘，平，热，无毒。《宝庆本草折衷》卷一五。

【主治】主惊邪瘛瘲，乳难，辟恶气鬼毒蛊疰，止衄血内漏，龋齿。○白马蹄，疗妇人瘕下白崩。○赤马蹄，疗妇人赤崩，辟温疟。又烧灰，赤、白马蹄皆可烧也，治下部生虫，虫食肛门烂。以猪脂和灰傅绵上，导下部，日三度差。《宝庆本草折衷》卷一五。

【发明】《本草纲目易知录》卷六：附案：治江姓子，予同怀姊氏之侄孙也，年六龄，由热病后不戒口味，陡发牙疳，不急清解，有教以姜炭灰傅，约二时许，势甚猖獗，烦燥不眠，坐卧难安，请予不及，其祖母觅飞轿抱至予处就医。此抱下轿时，臭秽异常，口内溃溃，声如虫蛀松木，面红口黑，据陈日来难下米粒，燥极似狂。予曰：此走马牙疳，难治症也。再三陈情，勉力救挽，嘱曰，势急，须以分理，以药汤洗后服药，接搽末药，若稳睡一时，可救，但其黑处，形难全，嘴要缺矣。洗药方，黄连、大黄、黄芩、黄柏、石膏、桑皮、薄荷泡浓汁，用新笔蘸汁频洗。服方，犀角、地黄，合栀子、金花加减。末药方，白马蹄焙半焦一钱半，蛔虫两条，一条上吐出，一条下吐出，焙鸡内金取下未经水者、川柏各一钱半，胡连、黄连各一钱，雄黄、薄荷、龙骨、儿茶、青黛、芦荟、人中白、硼砂各五分，珍珠、熊胆、片脑各三分，共研末，瓶盛，每日三次，夜一次。先洗后搽，半月许，自鼻至下颏，皮肉尽脱，仅露牙龈，所脱之皮，翻转形似蜂窠，而鼻下靠左龈骨脱下，是以嘴缺，自此照法，新肉渐生，约年许，平复，不反复矣。予家祖传秘方，附案载之，以公救世。

【附方】《宝庆本草折衷》卷一五：治下部生虫，虫食肛门烂。以猪脂和灰傅绵上，导下部，日三度差。

《滇南本草》卷上：秃头疮，癣疥。蹄，烧灰为末，调油搽。

《太乙仙制本草药性大全·仙制药性》卷七：若病人齿无色，舌上白，或好眠睡惯不知痛痒处，或下痢，可急治下部。不晓此者，但攻其上，不以下为意。下部生虫，虫蚀其肛门，烂见五脏便死。烧马蹄作灰末，猪脂和傅绵上导下部，日数度差。○治被打腹中瘀血。白马蹄烧烟尽，取灰末酒服方寸匕，日三夜一。亦治妇人血病。《塞上》《广利方》同。○治天行疮。烧蹄灰，以猪脂和傅，日五六用。治齿龋。以白马悬蹄塞之，不过三度差。

皮

【主治】烧灰，调油，搽铜钱牛皮癣，立效。《滇南本草》卷上。

马鬃

【主治】灰，止血，傅恶疮。《宝庆本草折衷》卷一五。主生发。《日用本草》卷三。烧灰，敷疮毒，痈疽疔疮，神效。《滇南本草》卷上。

尾

【主治】主小儿中马毒奇功。《太乙仙制本草药性大全·仙制药性》卷七。

【附方】《太乙仙制本草药性大全·仙制药性》卷七：治小儿中马毒客忤。取马尾于儿面前烧，令儿咽烟气，每日烧之，差为度。

白马溺

【气味】味辛，微寒。《宝庆本草折衷》卷一五。

【主治】黑马尿，乘热能洗诸恶疮。《日用本草》卷三。主消渴，破癥坚积聚，男子伏梁积疝，妇人瘕疾，铜器承饮之。《神农本经会通》卷八。盛于铜器可洗白秃头疮。《太乙仙制本草药性大全》卷七。

【发明】《本草经疏》卷一七：白马溺，昔有人与其奴皆患心腹痛病。奴死剖之，得一白鳖，赤眼，仍活。以诸药纳口中，终不死。有人乘白马观之，马尿堕鳖而鳖缩。遂以灌之，即化成水。其人乃服之，疾亦愈。观其气味，不应有如是之功。乃知物性畏忌，各有所制，如刀柄之刘三棱而化为水，正以遇其所制之物故也。本经云气微寒。然详其用，必是微温，味应带咸，辛咸温具足，所以能疗《经》所言诸证。○主治参互○《千金方》食发成瘕，咽中如有虫上下者，白马尿饮之，佳。

《鲍氏方》利骨取牙，白马尿浸茄秆三日，炒，为末，点牙即落。○简误○无积聚癥瘕者，不得服。胸中虚痞误作伏梁，服之有损。

【附方】《太乙仙制本草药性大全·仙制药性》卷七：治肉癥，思肉不已，食讫又思。白马尿三升，空心饮，当吐肉，不出即死。○疗乳肿。以马溺涂之立差。○恶刺疮。取黑马尿，热渍当愈，数洗之。○洗头疮。白秃亦得。

白马通（即马屎）

【气味】平。《宝庆本草折衷》卷一五。微温。《本草经疏》卷一七。

【主治】主妇人崩中，止渴，及吐血鼻衄，金创。患丁肿，中风疼痛，熁之熨疮。又绞汁，主伤寒时疾，服之吐下。亦主产后诸血气及时行病起，合阴阳垂死，并温服之。以白者良。《宝庆本草折衷》卷一五。主妇人崩中，止渴，及吐、下血，鼻衄，金疮止血。《本草经疏》卷一七。

【发明】《本草经疏》卷一七：白马通，本经虽云微温，然必是苦而凉者也。惟其苦凉所以能疗诸血热证，止渴。及孟诜主阴阳易、垂死者，绞汁服也。

【附方】《太乙仙制本草药性大全·仙制药性》卷七：小儿卒客忤。取马屎三升，烧令烟绝，以酒三斗，煮三沸，去滓浴儿。○毒热攻手足肿，疼痛欲脱。水煮马粪汁渍之。○产后寒热心闷极胀及百病。马粪绞取汁一盏，以酒和服差。○治吐血不止。烧白马屎，研以水绞取汁，服一升。○马咬人，或刺破疮及马汗入疮毒痛。取马粪烧灰，研末傅疮，及马尿洗疮即佳。○多年恶疮不差，或痛痒生胬。烂研马粪并齿傅上，不过三两遍良。

【附录】野马。《千金要方·食治》卷二六：阴茎：味酸、咸，温，无毒。主男子阴痿缩，少精。肉：辛，平，无毒。主人马痫，筋脉不能自收，周痹，肌不仁。病死者不任用。

猪《本经》

【集解】《宝庆本草折衷》卷一五：其豚，一名豕，一名猪，一名豭猪。○燕、朝鲜间名貕，关东西名彘，南楚名豨，一名豯，吴扬间名猪子，渔阳名豟。○《礼记》云：一名腯肥。○又《食疗》云：一名家猪。《医林纂要探源》卷三：猪，北方者，大耳短喙，皮独绉而厚。荆楚间者，小耳长喙，皮厚不绉。广中者，肥圆短足而皮薄。滋润肌肤，和柔筋骨，通利脏腑，渗达津液。水畜也。《易》以坎为豕，时日家以亥属猪，《周礼》无豕人，当在冬官司空，因缺之故也。性好涂泥，善以喙掘地，食秽浊，处污下，其为水畜可知。然主在膀胱之水，非肾之先天水也。为人家所常畜，日用奉养，宾祭耆老，皆不可缺。

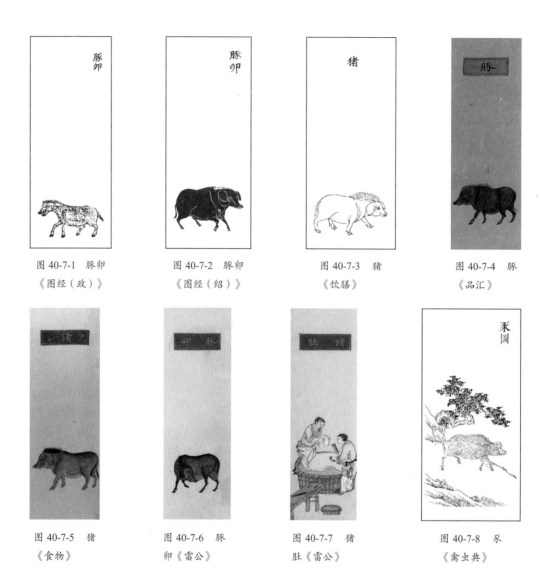

图 40-7-1 豚卵
《图经（政）》

图 40-7-2 豚卵
《图经（绍）》

图 40-7-3 猪
《饮膳》

图 40-7-4 豚
《品汇》

图 40-7-5 猪
《食物》

图 40-7-6 豚
卵《雷公》

图 40-7-7 猪
肚《雷公》

图 40-7-8 豕
《禽虫典》

豭猪肉

【气味】味苦、酸，冷，无毒。《千金要方·食治》卷二六。味酸、苦，微寒，无毒。《宝庆本草折衷》卷一五。味甘，气寒，有微毒。《太乙仙制本草药性大全·仙制药性》卷七。味甘，性温，无毒，入脾经。《药性解》卷六。

【主治】主狂病多日不愈。《千金要方·食治》卷二六。闭血脉，弱筋骨，虚人肌，能暴肥，压丹石，杀药，动风，发宿疹及发痰。《宝庆本草折衷》卷一五。主补脾益气，然多食能动风痰。《药性解》卷六。

【发明】《千金要方·食治》卷二六：凡猪肉，味苦，微寒，宜肾，有小毒，补肾气虚竭。不可久食，令人少子精，发宿病，弱筋骨，闭血脉，虚人。肌有金疮者，食之，疮尤甚。《药性解》

卷六：猪肉之甘，自宜入脾，遍身之用，各以类从。丹溪谓其热能生痰，痰多则气不升降，故外感者食之而愈剧。患疟食之而复成，善颐生者，节食为贵。《本草纲目拾遗》卷九：火腿，出金华者佳。金华六属皆有，惟出东阳浦江者更佳。其腌腿有冬腿、春腿之分，前腿、后腿之别。冬腿可久留不坏，春腿交夏即变味，久则蛆腐难食。《随息居饮食谱·毛羽类》：千里脯，冬令极冷之时，取净好猪肋肉，每块约二斤余，勿侵水气，晾干后，去其里面浮油，及脊骨肚囊，用糖霜擦透其皮，并抹四围肥处，若用盐亦可，然藏久易瘠也。悬风多无日之所，至夏煮食，或加盐酱煨，味极香美，且无助湿发风之弊，为病后、产后、虚火食养之珍。兰熏：一名火腿。甘、咸，温。补脾开胃，滋肾，生津，益气血，充精髓，治虚劳怔忡，止虚痢泄泻，健腰脚，愈漏疮。以金华之东阳冬月造者为胜，浦江、义乌稍逊，他邑不能及也。○噤口痢，腌肉脯煨烂，食。中诸肉毒及诸食停滞恶痢不瘥，并用陈火腿骨煅存性，研，开水下。《存存斋医话稿》卷一：谓猪肉助火生痰，发风动气，于人有损无益。邹润安谓坎为豕，在地支则属亥，不但养胃，其补肾水有专能。《本草》损人之说，汪切庵亦不以为然。惟脾虚湿盛之人，有酿痰滑泻之弊；时疫流行之际，有壅浊召疾之虞耳。○《温热经纬》言，温疫证邪火已衰，津不能回者，宜用鲜猪肉数斤，切大块，急火煮清汤，吹净浮油，恣意凉饮，乃急救津液之无上妙品。按此法必须用在邪火已衰之后。因忆族兄云涛病痰饮气喘，身躯肥胖，行不数武辄喘甚。因偕同志聘吴鞠通来绍，时道光乙酉也。吴以大剂石膏半夏等治之，数月喘渐平，痰亦少，身躯顿瘦，愈后即登高亦不作喘。案载《吴氏医案》中。鞠通归淮阴，濒行时，嘱弗食猪肉。后偶食之，即觉痰多，身躯复骤胖。嗣后终身不敢食猪肉。

【附方】《太乙仙制本草药性大全》卷七：治被打头青肿。炙猪肉热揩之，又贴猪肝。○疗豌豆疮。取肉烂煮，取汁食之，干脯亦得。○理狂病经久不差，或歌或笑，行走不休，发动无时。用瘕猪肉一斤，煮令熟，细切作脍和酱、醋食之，或羹、粥、炒，任性食之。

瘕猪头肉

【气味】平，无毒。《千金要方·食治》卷二六。

【主治】补虚乏气力，去惊痫鬼毒、寒热、五癃。《千金要方·食治》卷二六。五痔，下丹石。《宝庆本草折衷》卷一五。

【附方】《太乙仙制本草药性大全·仙制药性》卷七：补虚乏气，去惊痫。豆牙猪头一枚，治如食法，煮令极熟，停冷作脍，以五味、醋食之。

脂膏

【气味】平，无毒。《千金要方·食治》卷二六。味甘，微寒。入足太阳膀胱经。《长沙药解》卷四。甘，凉。《随息居饮食谱·毛羽类》。

【主治】主煎诸膏药，破冷结，散宿血，解斑猫、芫菁毒。《千金要方·食治》卷二六。治皮肤风，杀虫，傅恶疮。《图经本草药性总论》卷下。主肺痿咳嗽，肺干胀喘，润五藏，去皴疱，疥癣羸瘦，妇人血气不通。《宝庆本草折衷》卷一五。解风热，润肺之剂，作煎杀班猫、芫菁之毒。《本草元命苞》卷七。利水泄湿，滑窍行瘀。《长沙药解》卷四。润肺，泽槁濡枯，滋生津，息风化毒，杀虫，清热消肿，散痈，通府，除黄，滑胎，长发。《随息居饮食谱·毛羽类》。

【发明】《长沙药解》卷四：《金匮》猪肤发煎，猪膏半斤，乱发鸡子大三枚，膏中煎之，发消药成，分再服，病从小便去。治诸黄。以土湿木陷，郁生下热，传于膀胱，膀胱闭癃，湿热熏蒸，随经逆上，侵于肌肤，则病黄疸。猪膏利水而清热，发灰泄湿而消瘀也。又治妇人阴吹，以土湿木陷，谷道郁塞，胃中浊气不得后泄，故自前窍喧吹而下。猪膏利水而滑大肠，发灰泄湿而通膀胱也。猪膏利水滑肠，善通大小便，治水肿带下之证。《随息居饮食谱·毛羽类》：以白厚而不腥臊者良。腊月炼之，瓷器收藏，每油一斤，入糖霜一钱于内，经久不坏。暑月生猪脂以糖霜腌之，亦可久藏。此物性之相制也。外感诸病、大便滑泻者，均忌。

【附方】《太乙仙制本草药性大全·仙制药性》卷七：疗吹奶，恶寒壮热。猪肪脂以冷水浸，撮之，热即易，立效。○疗毒热病攻手足肿，疼痛欲脱。猪肪脂和羊屎涂之亦佳。○上气咳嗽，胸膈妨满气喘。猪肉细切作子，于猪脂中煎食之。又猪肪脂四两，煮百沸已来，切和酱、醋之。蜈蚣入耳。以猪脂肉炙令香，掩耳自出。○治漏方。以腊月猪脂，纸沾取内疮孔中，日五夜三。○蚁子入耳。以猪、羊脂炙令香，安耳孔自出。○胞衣不出，腹满则杀人。但多服脂佳。○疥疮。猪膏煎芫花涂。○疸病。有五：黄疸、谷疸、酒疸、黑疸、女劳疸，黄汗，身体四肢微肿，胸满不得汗，汗出如黄蘖汁，由大汗出卒入水所致。猪脂一斤，令温热，尽服之，日三，当下，下则稍愈。○疗鼠瘘瘰疬。取腊月猪脂调涂之。○发薄不生。先以酢泔清净洗秃处，以生布揩令大热，腊月猪脂细研，入生铁煮沸二三度，傅之遍生。○疗男子女人黄疸病治不愈者。目悉黄，饮食不消，胃中胀热，生黄衣，盖胃中有干屎使病尔。煎猪脂一小升，温热顿服之，日三，燥屎下去乃愈。

肤

【修治】《随息居饮食谱·毛羽类》：猪皮：杭人以干肉皮煮熟，刮去油，刨为薄片，暴燥，以充方物，名曰肉鲊，久藏不坏。用时以凉开水浸爽，麻油、盐料拌食，甚佳。

【气味】味甘，寒。《宝庆本草折衷》卷一五。

【发明】《药性粗评》卷四：少阴热解于猪肤。猪肤，猪皮也。以牡者杀而取之。味甘，性寒，无毒。入足少阴肾经。主治伤寒少阴客热，下利咽痛，胸满而烦，故张仲景有猪肤汤之制。《太乙仙制本草药性大全·仙制药性》卷七：《汤液》云：猪为水畜之流，猪之性能水，牧猪之所必

本草纲目续编　五　虫鳞介禽兽部

择水草之交，故曰水畜也。其气必先入肾。少阴客热，惟此解之，仲景制猪肤汤，深义盖本诸此。加白蜜润燥除烦，和白粉益气断痢。《随息居饮食谱·毛羽类》：皮，即肤也。猪肤甘凉，清虚热，治下利、心烦、咽痛，今医罕用此药矣。若无心烦咽痛兼证者，是寒滑下利，不宜用此。凡勘病择药，先须辨此，庶不贻误。《本草思辨录》卷四：少阴之热，上为咽痛，以少阴同气之物，而留连于上以除热，非猪肤莫任。故医家多用此取效，而仲圣猪肤汤实开其先，今试以鄙说备一解焉。下利、咽痛、心烦，皆少阴病，惟胸满疑涉少阳，不知少阴脉之支别，从肺出络心，注胸中。下利既泄其肾阴，其虚阳之上乘者，遂得因中土无权，纷扰于经气所到之处，而致咽痛与胸满心烦。以其虚而非实，故胸满不至于痛，不必用攻陷之剂。此时伏邪初发，尚未由血及气，亦无事于苦寒伤正。猪水畜而肤甘寒轻浮，自能从上引下而客热以平。然下利非湿也，非加白蜜，不足以润燥益阴。患见于上下则宜建中，非加白粉熬香，不足以悦脾振困。此证无与于少阳固矣，而邹氏更以痉病用大承气汤有胸满字，为涉阳明之据，又岂足为训欤。

脑

【主治】主风眩。《千金要方·食治》卷二六。脑鸣及冻疮。《宝庆本草折衷》卷一五。性能柔物，可以熟皮，涂诸痈肿及手足皲裂，皆效。多食损人，患筋奭阳痿。《随息居饮食谱·毛羽类》。

髓

【气味】甘，平。《随息居饮食谱·毛羽类》。

【主治】胫脊髓主扑损恶疮。主脚气及冷泄，久滑赤白。又主冷劳腹藏虚。《宝庆本草折衷》卷一五。猪脑髓治头疮脑鸣。《太乙仙制本草药性大全·仙制药性》卷七。补髓养阴，治骨蒸劳热，带浊遗精，宜为衰老之馔。《随息居饮食谱·毛羽类》。

【附方】《太乙仙制本草药性大全·仙制药性》卷七：治手足皲裂，血出疼痛，若冬月冒涉冻凌，面目手足瘃坏，及热疼痛皆治。取猪脑髓着热酒中洗之差。

血

【气味】平，涩，无毒。《千金要方·食治》卷二六。咸，平。《随息居饮食谱·毛羽类》。

【主治】主卒下血不止，美清酒和炒服之。又主中风绝伤，头中风眩及诸淋露，贲豚暴气。《千金要方·食治》卷二六。生血，疗贲气及海外瘴气。《图经本草药性总论》卷下。

心血

【修治】《太乙仙制本草药性大全》卷七：初剖猪腹取出时，勿沾水，切开得之。

【气味】味甘、咸，气平，无毒。《本草汇言》卷一八。

【主治】治惊痫癫疾及中恶卒死之药也。《本草汇言》卷一八。

【发明】《本草汇言》卷一八：翟秉元曰：惊痫癫疾，心气闭而有痰也；中恶卒死，心气闭而有邪也。四证均属心君失令，血不归元而然，用此药以心归心、以血导血也。如沈存中用猪尾血以治痘疮黑陷，取半盏和好酒调服，须臾红活，亦取生血回元之义。

尾血

【主治】痘疮倒靥，用一匙，调龙脑少许，新汲水服。又治卒中恶死。《本草原始》卷九。

【发明】《本草求真》卷七：猪尾血凉血活血。猪尾血专入肝，兼入心脾。即猪尾尖之处剖刮而出者也。凡人血燥不活，用以辛温以为搜剔，则血益燥而不活矣。按猪本属阴物，血亦更属阴味，以至阴之物，而治至阴之血，则热自得阴化而热以解。然必得一活动以为疏剔，则血不为热凝。惟猪通身皆窒，食饱即卧，其活止在一尾，而尾尖则又活中之至活者也。故吴费建中着有《救偏琐言》治痘，凡逢毒盛而见干红晦滞，紫艳干燥之象，轻则用以桃仁、地丁、红花、赤芍，重则用以猪尾尖血，取一盏、二盏入药同投，兼佐冰片，开泄腠理，通达内外，诚发千古未发之奇秘也。费建中治痘血瘀气滞，用大黄一两，青皮一钱半，桃仁四钱，红花钱半，赤芍钱半，木通八分，荆芥钱半，葛根钱半，生地两半，牛蒡二钱，白项地龙二十一条，紫花地丁一两五钱，蝉蜕六分，山楂一两五钱，芦根三两，名必胜汤。此是势急之际，用以大剂。若毒势未急，或分作三剂以投。若血瘀之极必加猪尾血，大渴不已加石膏，总在相症酌治耳。瘀血一活，则一身之血与之俱活。凡治痘而见干红晦滞，内症具备，其可不藉此血以为通活之具乎？但血因虚而燥，因寒而凝，而不用以辛温、辛热以为通活，则血愈见其有碍者矣！取雄猪尾血者佳。

心

【气味】平，无毒。《千金要方·食治》卷二六。甘、咸，平。《随息居饮食谱·毛羽类》。

【主治】主惊邪、忧恚、虚悸、气逆、妇人产后中风，聚血气惊恐。《千金要方·食治》卷二六。惊痫血癖邪气。血不足，虚劣。多食亦耗心气。《宝庆本草折衷》卷一五。

【发明】《随息居饮食谱·毛羽类》：补心，治恍惚惊悸，颠痫，忧恚诸证。皆取其引入心经，以形补形，而药得祛病以外出也。煮极难熟，余病皆忌。

【附方】《太乙仙制本草药性大全·仙制药性》卷七：理产后中风，血气惊邪，忧悸气逆。猪心一枚，切，于豉汁中煮，五味糁调和食之。

肝

【气味】味苦，平，无毒。《千金要方·食治》卷二六。甘、苦，温。《随息居饮食谱·毛羽类》。

【主治】主明目。《千金要方·食治》卷二六。补肝明目。治诸血病，用为向导。余病均忌，平人勿食。《随息居饮食谱·毛羽类》。

【附方】《太乙仙制本草药性大全·仙制药性》卷七：治卒肿病，身面皆洪大。生猪肝一具，细切顿食之，勿与盐，乃可用苦酒，妙。○女子阴中苦痒，搔之痛闷。取猪肝炙热，纳阴中，当有虫者即出。○理肿从足始转上至腹。猪肝一具细切，先布绞，更以醋洗，蒜齑食之，如食不尽，三两顿食亦可。○脾胃气虚，食即汗出。猪肝一斤，薄起于瓦上焙令熟干，捣筛为末，煮白粥，布绞取汁，和众手丸如梧子大，空心饮下五十丸，日五服。○主水气胀满浮肿。猪肝一具，煮作羹，任意食之。○理肝肝壅热目赤磣痛，兼明目补肝气。用猪肝一具，细起薄切，以水淘漉出，漉干即以五味、酱、醋食之。

《随息居饮食谱·毛羽类》：一切痈疽初起。新宰牝猪肝，切如疮大一块，贴之，以布缠定，周时即愈，肝色变黑，狗亦不食。

脾

【释名】草鞵底、联贴《随息居饮食谱》。

【气味】甘，平。《随息居饮食谱·毛羽类》。

【主治】主脾伤，除热。《太乙仙制本草药性大全·仙制药性》卷七。消痞，甚不益人。《随息居饮食谱·毛羽类》。

肺

【气味】微寒。《宝庆本草折衷》卷一五。甘，平。《随息居饮食谱·毛羽类》。

【主治】食多补肺，且治肺咳声连。得火麻仁尤良。若共白花菜煮尝，紧防滞气。《太乙仙制本草药性大全·仙制药性》卷七。

【发明】《随息居饮食谱·毛羽类》：猪之藏府，不过为各病引经之用，平人不必食之。不但肠胃垢秽可憎，而肺多涎沫，心有死血，治净匪易，烹煮亦难，君子不食豢腴有以夫。

【附方】《随息居饮食谱·毛羽类》：补肺，止虚嗽，治肺痿咳血、上消诸证。用须灌洗极净，煮熟，尽去筋膜，再煮糜化，食或和米作粥，或同苡仁末为羹皆可。

肾

【气味】平，无毒。《千金要方·食治》卷二六。味咸，气冷《本草经疏》卷一八。

【主治】除冷利，理肾气，通膀胱。《千金要方·食治》卷二六。暖腰膝，治耳聋，疗水脏虚惫，遗精盗汗。《宝庆本草折衷》卷一五。

【发明】《本草经疏》卷一八：猪肾味咸，气冷，能泻肾气，肾虚寒者不宜食。本经主理肾气，乃借其同气以引导之耳。不言补而言理，其意有在矣。肾与膀胱为表里，故复能利膀胱也。今人误认以为补肾，恣意食之，大为差谬。不视《日华子》云久食令人无子，孟诜云久食令人伤肾，其非补肾之物明矣。

【附方】《药性粗评》卷四：肾冷。男子水藏虚惫，遗精不固，夜梦鬼交者。獖猪腰子一枚，割开去筋膜，入附末一钱匕，以湿纸裹，煨令熟，空心稍热服之令尽，便饮酒一盏或二盏，任意更妙，三五服，最妙。胃寒。凡患胃气虚冷，食后呕逆，或下赤白痢如面糊，腰脐切痛者。猪腰子一对，切研，更着胡椒、橘皮、盐、酱等末，搜面如常法，作馄饨熟煮，空心腹吃尽，其病立差。《太乙仙制本草药性大全·仙制药性》卷七：阴痿羸瘦。精气虚弱，四肢少力。猪肾一对，去脂膜，切，枸杞叶半斤，用豉汁二大盏半相和，煮作羹，入盐、椒、葱，空腹食之。〇治产后虚劳，骨节疼痛，汗出不止。取猪肾造臛，以葱、豉末，如法食之。

胰

【气味】甘，平。《随息居饮食谱·毛羽类》。

【主治】疗咳嗽肺痿，和枣治痃癖羸瘦。《本草元命苞》卷七。扶胃弱。《太乙仙制本草药性大全》卷七。润燥，涤垢，化痰运食，清胎泽颜，止嗽。《随息居饮食谱·毛羽类》。

【附方】《太乙仙制本草药性大全·仙制药性》卷七：一切肺病咳嗽，脓血不止。猪胰一具，削薄竹筒盛于煻火中炮令极熟，食上吃之。〇手足皲裂，面出血痛方。以酒挼猪胰，洗并服。〇治胎孕九个月将产时。急用猪胰一个，依常法着葱五味煮熟食之，食不尽再食，勿与别人食。〇主消渴日夜饮水数斗，小便数，瘦弱。猪胰一枚，净洗，以水五升，煮令烂熟，取二升已来，去着少豉，渴即饮之，肉亦可吃。又和米着五味煮粥食之佳。

肚

【气味】微寒，无毒。《千金要方·食治》卷二六。微温。《宝庆本草折衷》卷一五。甘，温。《随息居饮食谱·毛羽类》。

【主治】补中益气，止渴，断暴利虚弱。《千金要方·食治》卷二六。主暴痢，补虚损，骨蒸劳热，血脉不行，及孕九个月，食之消息。《宝庆本草折衷》卷一五。补胃，益气充肌，退虚热，杀劳虫，止带浊、遗精，散癥瘕积聚。《随息居饮食谱·毛羽类》。

【发明】《本草经疏》卷一八：猪肚属土，故其味必甘，气微温，无毒。乃猪一身无害之物，为补脾胃之要品。脾胃得补则中气益、利自止矣。《日华子》主补虚损，苏颂主骨蒸劳热，血脉不行，皆取其补益脾胃则精血自生，虚劳自愈，根本固而五脏皆安也。

【附方】《随息居饮食谱·毛羽类》：胎气不足，或屡患半产及娩后虚羸。猪肚煨糜，频食。同火腿煨尤补。中虚久泻。猪肚一枚，入蒜煮糜，杵烂，丸梧桐子大，每米饮下三十丸。虚弱遗精。猪肚一枚，入带心连衣红莲子煮糜，杵丸桐子大，每淡盐汤下三十丸。

肠

【气味】微寒，无毒。《千金要方·食治》卷二六。甘，寒。《随息居饮食谱·毛羽类》。

【主治】主消渴，小便数，补下焦虚竭。○洞肠，主洞肠挺出血多者。《千金要方·食治》卷二六。止小便，补下焦。《图经本草药性总论》卷下。主大小肠风热。《宝庆本草折衷》卷一五。润肠，止小便数，去下焦风热，疗痢痔、便血、脱肛。治净煨糜食。外感不清、脾虚滑泻者，均忌。《随息居饮食谱·毛羽类》。

【附方】《太乙仙制本草药性大全·仙制药性》卷七：能消内痔益肠。黄连酒煮十两，枳壳麦炒四两，以大肠脏七寸，入水浸，糯米于内蒸烂，捣为丸。

脬

【释名】尿胞、小肚《本草汇言》。

【气味】甘、咸，凉。《随息居饮食谱·毛羽类》。味甘，气平，无毒。《本草汇言》卷一八。

【主治】炙食，治梦中遗溺。《随息居饮食谱·毛羽类》。治老幼男妇梦中遗溺不愈，并疗阴囊湿痒、《日华子》玉茎生疮诸病之药也。《本草汇言》卷一八。

胆

【气味】味苦，微寒，无毒。《宝庆本草折衷》卷一五。苦，寒，无毒。《本草乘雅半偈》帙一一。

【主治】主伤寒热渴。《图经本草药性总论》卷下。骨热，小儿五疳，杀虫及头疮，取汁傅之。浴小儿初生，令无疮疥，猪胆一枚，以水煎，澄清浴。《宝庆本草折衷》卷一五。能益阴润燥。《本草元命苞》卷七。伤寒纳谷道通便神效，解伤寒热尤灵。《太乙仙制本草药性大全·仙制药性》卷七。补胆，清热，治热利，通热秘，杀疳虫，去目翳，傅恶疮，治厥颠疾，浴婴儿，沐发生光。《随息居饮食谱》。

【发明】《本草乘雅半偈》帙一一：胆者，肝之府，谋虑决断之所出焉。《经》云十一藏皆取决于胆，其所赖以断判流行者众矣。囊皮裹汁，气用为先，是非块然肉好之比。性濡滑，味大苦，气大寒。大凡火热为眚、燥涸为证者，对待治之。至续脉慰劳，利肠涤垢此则气用前通，并得洁齐形藏。盖胆者，甲乙之始，阴阳之兆，所赖以断判行流，岂小补云乎哉。《本草述》卷三一：

仲景治少阴下痢不止,有厥逆无脉,干呕烦证,故于白通汤加此味与人尿。昔哲有谓其补肝而和阴,入心而通脉者,诚然。固不止于热因寒用也。予见一医治或泻或止,证发时则难胜,每以猪胆汁炒黄连、柴胡,和他药用之,遂止。如不以胆汁炒则不应。于此际正可参。若不有以和阴,令肝之血和而风静,仅如时珍所云为能平肝胆火也,则黄连辈何以鲜功哉? 更如小便不通,消渴无度,伤寒痓出,而能透阴于阳,化阳归阴者,其功当属何等也? 试思之。

【附方】《药性粗评》卷四:青盲。猪胆一枚,微火上煎之,可丸如黍米大,纳眼中良。《太乙仙制本草药性大全·仙制药性》卷七:小便不通。猪胆大如鸡子者,投酒中服,小儿初生,令永无疮疥。猪胆一枚,以水七升煎,取四升,澄清浴儿。

胆皮

【附方】《太乙仙制本草药性大全》卷七:治臀如重者。取猪胆白皮暴干,合作小绳子如粗钗股大小,烧作灰,待冷,便以灰点臀上,不过三五度即差。

豚卵(一名颠)

【气味】味甘,温,无毒。《千金要方·食治》卷二六。

【主治】除阴茎中痛、惊痫、鬼气蛊毒,除寒热、贲豚、五癃、邪气挛缩。《千金要方·食治》卷二六。主惊痫癫疾,鬼疰蛊毒,除寒热贲豚,五癃邪气挛缩。《图经本草药性总论》卷下。

蹄

【气味】小寒,无毒。《千金要方·食治》卷二六。甘、咸,平。《随息居饮食谱·毛羽类》。

【主治】小四蹄,主伤挞诸败疮。母猪蹄,汁服之,下乳汁,甚解石药毒。《千金要方·食治》卷二六。痈疽发背,发乳,猪蹄、通草共煮羹食。行乳脉,下乳汁,滑肌肤,去寒热。《宝庆本草折衷》卷一五。填肾精而健腰脚,滋胃液以滑皮肤,长肌肉可愈漏疡,助血脉能充乳汁。较肉尤补,煮化易凝,宜忌与肉同。《随息居饮食谱·毛羽类》。

【发明】《本草经疏》卷一八:乳属阳明,阳明脉弱则乳汁不通,能益阳明经气血,故能下乳。伤挞败疮,必血热作痛,气寒而味甘咸,故凉血止痛也。又,煮汤为洗溃疡之要药。

【附方】《宝庆本草折衷》卷一五:行乳脉,下乳汁,滑肌肤,去寒热。猪蹄、漏芦煮,去滓,葱白着米煮稀粥食之。

《药性粗评》卷四:面皱。老人令面光泽。大猪蹄一付,净洗,烂煮,将汁熬如胶,夜以涂面,晓以浆水洗开,其面自泽。

《太乙仙制本草药性大全》卷七：治痈，诸疽发背，或发乳房初起微赤，不急治之即杀人。母猪蹄两只，通草六分，以绵裹和煮作羹食。○治毒攻手足肿疼痛欲断。猪蹄一具，合葱煮，去滓，内少许盐以渍之。○妇人乳无汁者。以猪蹄四枚，治如食法，以水二斗，煮取一斗，去蹄、土瓜根、通草、漏芦各三两，以汁煮取六升，去滓，内葱白、豉如常着少米煮作稀葱豉粥食之，食了遍身体微微热，有少汗出佳。乳未下更三两剂大效。

悬蹄甲

【气味】无毒。《千金要方·食治》卷二六。

【主治】主五痔，伏热在腹中，肠痈内蚀。取酒浸半日，炙焦用之。《千金要方·食治》卷二六。四足，主伤挞、诸败疮，下乳汁。《图经本草药性总论》卷下。

【发明】《本草经疏》卷一八：猪，水畜也。在辰属亥，在卦属坎。其肉气味虽寒，然而多食令人暴肥，性能作湿生痰，易惹风热，殊无利益耳。其悬蹄，乃蹄甲之悬起不着地者。《本经》无气味，然为咸寒无毒之物，入手足阳明经药也。湿热下注则为五痔内蚀，热壅血滞则为肠痈，咸寒能除肠胃之热，故主之也。○得牛角、槐角子、猬皮、象牙末、金头蜈蚣、蛀竹屑、明矾、地榆、青黛、白蜡，治通肠漏，令漏管自出。钱氏《小儿方》痘后目翳，半年已上者，一月取效。用猪悬蹄三两，瓦瓶固济煅，蝉蜕一两，羚羊角三钱，为末。每岁一字，三岁已上三钱，温水服，日三。

【附方】《太乙仙制本草药性大全》卷七：定喘化涎。猪蹄甲四十九个，净洗沥干，每个猪甲内半夏、白矾各一字，入罐子内封闭，勿令烟出，火煅通赤，去火细研，入麝香一钱。人有上喘咳嗽，用糯米饮下，小儿半钱至妙。○疗小儿寒热及热气中人。猪后蹄烧灰末，以乳汁调下一撮，服之效。

母猪乳

【气味】平，无毒。《千金要方·食治》卷二六。

【主治】主小儿惊痫，以饮之神妙。《千金要方·食治》卷二六。治小儿惊痫天吊、大人猪鸡痫病。《图经本草药性总论》卷下。频进使人润泽，生精生血可知。更禁猪痫，除天吊脐风撮口尤验，诚为有益。《太乙仙制本草药性大全·仙制药性》卷七。

【附方】《宝庆本草折衷》卷一五：治小儿惊痫天吊。以绵缠浸，令儿吮之。及大人猪鸡痫病。

《太乙仙制本草药性大全·仙制药性》卷七：治小儿惊痫。发动无时。猪乳汁三合，以绵缠浸令儿吮之，虽多尤佳。

喙

【气味】微寒，无毒。《千金要方·食治》卷二六。

【主治】主冻疮痛痒。《千金要方·食治》卷二六。

尾

【主治】主蛇入口并入七孔中效。割母猪尾头沥血入口中，其蛇即出。《太乙仙制本草药性大全》卷七。

舌

【主治】煮浓汤益元阳，健脾进食。《太乙仙制本草药性大全·仙制药性》卷七。

齿

【主治】主小儿惊痫。《图经本草药性总论》卷下。烧灰镇惊风，并蛇虫伤啮。《太乙仙制本草药性大全·仙制药性》卷七。

屎

【主治】主寒热黄疸、湿痹。《图经本草药性总论》卷下。消中湿肿黄，天行疫毒，腹胀蛊毒并解。《太乙仙制本草药性大全·仙制药性》卷七。

【发明】《本草纲目易知录》卷六：予年壮喜饮，不无留湿，及六旬外，初受水湿，旋因冬左足胫内侧被物触破成疮，因天严寒，而疮不起伏，自不在意，失于搽洗，而亦不戒酒食，讵知因伤引动留湿，开春徂秋，遍脚水流，湿透鞋袜，以靛汁，调金黄散搽之，冬间稍平，春至如故，经延三载，所幸体健如常，所嫌碍于应对，偶检《金鉴》龙骨散、黄腊膏二方，甚合贱恙，制此傅之，应手取效，推其功，皆猪屎之力也，制此送人，凡脚疾者皆效，故载之，猳猪屎，新瓦上煅末二钱，龙骨、血结、赤石脂各三钱，轻粉、槟榔各一钱，共研细末，先以麻油二两，入乱发一团，煎化，再入白胶香三钱，黄腊一两，溶化取起，入前末和，乘热搅匀，瓶盛，用时以竹批挑涂疮上，油纸盖，甚者，先以蜂房三钱，黄柏、大黄、黄芩、腹皮、木瓜、白芷各一钱半，银花、苓皮各三钱，葱三枝，煎洗，拭干，搽之。

【附方】《太乙仙制本草药性大全·仙制药性》卷七：小儿头生白，发不生。腊月猪屎烧末傅之。

猪乳头

【主治】煮啖却鬼毒及寒热五癃。《太乙仙制本草药性大全·仙制药性》卷七。

耳垢

【主治】能敷虫啮蛇伤。《本草蒙筌》卷九。

浔猪汤猪窠草

【主治】理产妇血刺心痛，饮腹内何惧证危。《本草蒙荃》卷九。

猪窠草

【主治】止小儿客忤夜啼，安席下勿令母见。《本草蒙荃》卷九。

驼《开宝本草》

【集解】《日用本草》卷三：骆驼出塞北河西。今惟西北方皆有之。《本草品汇精要》卷二五：《埤雅》云：驼卧腹不着地，屈足漏明能行千里，背有肉鞍如峰，长颈高脚善负，知泉脉所在，遇处辄停不行，其粪直上如狼烟，亦知风候也。段氏云：其毛褥温厚暖于狐貉何各切，极堪御寒，遇夏退毛，至尽乃能避热，故古者冬取皮于狐类而裘成，夏取毛于驼类而毡成也。其峰脂味甚美而脆，故为八珍之一，盖功用钟于此也。

驼脂

【气味】味甘、咸，温，无毒。《绍兴本草》卷一九。

【主治】治诸风，下气，壮筋骨，润皮肤。《饮膳正要》卷三。主顽痹，风瘙恶疮毒肿，踒损筋骨，火炙摩之，取热气入内。又和米粉作煎饼食之。《日用本草》卷三。一切风瘓顽痹，治恶疮风瘙毒肿。死肌筋皮挛缩，炙摩立效；跌损筋骨痔瘘，用之尤良。《太乙仙制本草药性大全·仙制药性》卷七。透肌肉，散顽痹，恶疮风毒，及筋骨拘挛痛。《食物辑要》卷四。补虚冷劳乏。《本草省常·禽兽类》。

【发明】《本经逢原》卷四：驼峰，八珍之一，味虽极美，但能动风，宿有风气人勿食。

【附方】《饮膳正要》卷三：治虚劳风，有冷积者。用葡萄酒温调峰子油，服之良。好酒亦可。

姚氏《食物本草》卷一三：治风瘙顽癣，烂皮死肌及筋脉短缩。用骆驼脂油和米粉或麦作饼食之。治痔疾他方不效者。用五倍子为末，以骆驼脂油，调傅之即愈。

肉

【气味】味甘，性温，无毒。《食物辑要》卷四。

【主治】治诸风，下气，壮筋骨，润皮肤，疗一切顽麻风痹，肌肤紧急，恶疮肿毒。《饮膳正要》卷三。

【附方】姚氏《食物本草》卷一三：治中风口眼喎斜，语言蹇涩。以骆驼肉如常作羹食之。治人肌肤粗涩，身多痹。用骆驼肉切细，入甘草、豉汁煮食之。

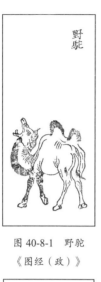

图 40-8-1　野驼
《图经（政）》

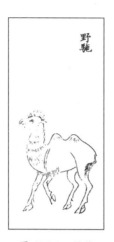

图 40-8-2　野驼
《饮膳》

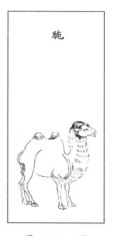

图 40-8-3　驼
《饮膳》

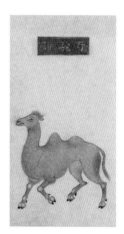

图 40-8-4　野驼脂
《雷公》

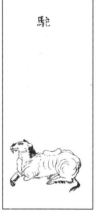

图 40-8-5　驼《原始》

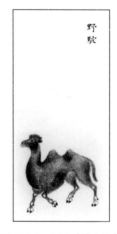

图 40-8-6　野驼《草木状》

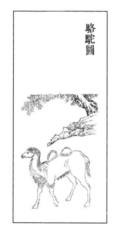

图 40-8-7　骆驼《禽虫典》

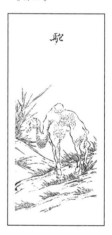

图 40-8-8　驼《图说》

乳

【主治】补中气，壮筋骨。《食物辑要》卷四。

黄

【集解】《食物辑要》卷四：戎人伪作牛黄，但不香。

【气味】味苦，微毒。《食物辑要》卷四。

【主治】散风热惊疾。《食物辑要》卷四。

毛

【主治】治痔，取骆驼额下毛烧灰，取半鸡子大，以酒和服之。《太乙仙制本草药性大全·仙制药性》卷七。

【附方】《食物本草》卷一三：治下疳疮。用骆驼细绒毛烧灰，水澄过，入炒黄丹等分为末，搽，即愈。

屎

【主治】干为末，搐鼻衄。《日用本草》卷三。

【附方】《太乙仙制本草药性大全·仙制药性》卷七：治鼻衄。用粪干为末，嗜鼻中立止。

蹄甲

【主治】主妇人赤白下最善。《太乙仙制本草药性大全·仙制药性》卷七。

牛《本经》

【集解】《太乙仙制本草药性大全·本草精义》卷七：牛有数种，南人以水牛为牛，北人以黄牛、乌牛为牛，牛种既殊，入用亦别也。亦牦牛为胜，青牛最良，水牛为可充食尔。自死谓疫死，肉多毒。青牛肠不可共犬、犬血食之，令人成病也。牛者，稼穑之资，不多屠杀，自死者血脉已绝，骨髓已竭，不堪食。黄牛、青牛发药动病，黑牛又不可食。凡牛之入药者，水牛、牦牛、黄牛，取乳及造酥、酪、醍醐等。然性亦不同，水牛乳凉，牦牛乳温，其肉皆寒也。《调疾饮食辩》卷五：其种类有二：一种名水牛，又曰吴牛。性宜水而畏热，故曰吴牛喘月，误以为日也。一种名牦牛。肉与乳俱牦牛佳，水牛劣。《本草》反云水牛佳，大误。

黄牛肉

【气味】味甘，平，无毒。《千金要方·食治》卷二六。味甘，性温，无毒。《日用本草》卷三。

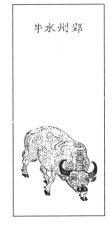

图 40-9-1 郓州水
牛《图经（政）》

图 40-9-2 郓州水
牛《图经（绍）》

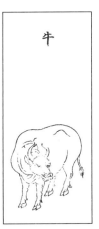

图 40-9-3 牛
《饮膳》

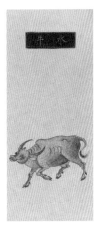

图 40-9-4 水牛
《食物》

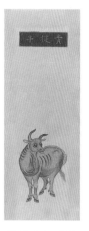
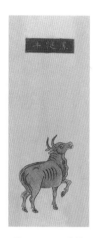
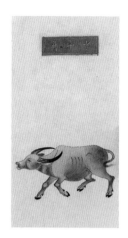
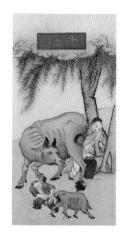

图 40-9-5　黄犍
牛《食物》　　　图 40-9-6　黑犍
牛《食物》　　　图 40-9-7　水牛
角《雷公》　　　图 40-9-8　牛乳
《雷公》

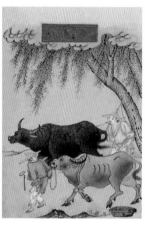
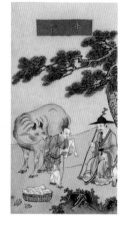
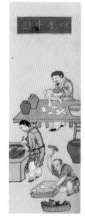
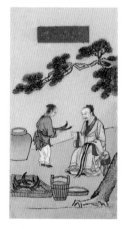

图 40-9-9　黄犍牛
乌牯牛溺《雷公》　　　图 40-9-10　牛髓
《雷公》　　　图 40-9-11　炮制
牛髓《雷公》　　　图 40-9-12　炮制牛
角腮《雷公》

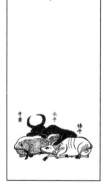
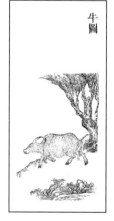
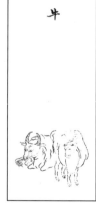

图 40-9-13　牛
《三才》　　　图 40-9-14　牛
《原始》　　　图 40-9-15　牛
《禽虫典》　　　图 40-9-16　牛
《图说》

【主治】主消渴，止唾涎出，安中益气力，养脾胃气。不可常食，发宿病。自死者不任食。《千金要方·食治》卷二六。主消渴，益气养脾，消水除湿，补虚。《日用本草》卷三。主消渴仙方，止呙泄妙剂。助胃养脾，安中益气。热毒壮热能祛，水肿湿气即去。强筋骨而力壮健，养肌肉而补腰膝。治伤寒时气，毒攻手足肿疼痛，刀断牛肉裹肿处止。《太乙仙制本草药性大全·仙制药性》卷七。

水牛肉

【气味】味甘，平，冷，微毒。《宝庆本草折衷》卷一五。

【主治】主消渴，安中益气，除湿气。其黄牛肉发药毒动病。《宝庆本草折衷》卷一五。

【发明】《千金要方·食治》卷二六：黄帝云：乌牛自死北首者，食其肉害人。一切牛盛热时卒死者，揔不堪食，食之作肠痈患。甲蹄牛：食其蹄中拒筋，令人作肉刺。独肝牛肉：食之杀人，牛食蛇者独肝。患疥，牛马肉食，令人身体痒。牛肉共猪肉食之，必作寸白虫直尔。黍米、白酒、生牛肉共食，亦作寸白，大忌。人下利者，食自死牛肉必剧。一切牛马乳汁及酪，共生鱼食之，成鱼瘕。六畜脾，人一生莫食。十二月勿食牛肉，伤人神气。

乳

【气味】味甘，微寒，无毒。《神农本经会通》卷八。

【主治】补诸虚赢，止渴通肠。《药性要略大全》卷一〇。补虚赢而养心肺，润皮肤而解热毒。止渴效方，热风宜服。《太乙仙制本草药性大全·仙制药性》卷七。

【发明】《本草汇言》卷一八：顾汝琳曰，牛，力强气健，乳亦禀气血之精阴。人食之润枯燥，养血气，降虚火，较之人乳更妙。非若人乳有饮食之毒、七情之火也。如脾胃虚冷作泄，并膈中有冷痰积饮者忌之。《本草述》卷三一：牛禀土德，而乳又其血液所化，似于入胃解热毒，润枯燥，是其适治。故反胃噎膈，丹溪谓时时服之者为上策，确有见也。第治下虚消渴方，诚合于冷补下热之说。而所云老人有益者，殊亦不谬。老人恒患血液枯燥，以致上热下虚。此味润枯而上热除，则即能下行以补虚矣。盖人中年以后，下之阴气不能生，全藉后天所生者，以为下之余地，若液润则热除，血和则气降，在下血海自有滋益，如之何不宜于老人哉？

【附方】《太乙仙制本草药性大全·仙制药性》卷七：主小儿烦热哕方。以牛乳二合，姜汁一合，银器中慢火煎过五六沸，一岁儿饮半合，量儿大小加减服。〇消渴，心脾中热，下焦虚冷，小便多，渐赢瘦。生牛乳，渴即饮二三四合。〇大病后不足，病虚劳，补虚。取七岁已下五岁已上黄牛乳一升，水四升，煎取一升，如人饥，稍稍饮，不得多，十日服必佳。

血

【主治】补身血枯涸。《太乙仙制本草药性大全·仙制药性》卷七。

髓

【气味】味甘，温，无毒。《千金要方·食治》卷二六。

【主治】安五藏，平胃气，通十二经脉，理三膲，温骨髓，补中，续绝伤，益气力，止泄利，去消渴，皆以清酒和暖服之。《千金要方·食治》卷二六。治瘦病，髓和地黄汁、白蜜等分，作煎服。其牛骨髓，治吐血鼻洪，崩中带下，肠风泻血并水泻。亦烧灰用。《宝庆本草折衷》卷一五。补中续绝，伤肉，益气和脾胃。《本草元命苞》卷七。安五脏如神，平三焦捷秘。温骨髓补中，止消渴泄痢。久服增年，续绝益气。○治吐血鼻衄有效，止崩中带下尤良。肠风下血服之如神，水泄泻痢用之愈妙。《太乙仙制本草药性大全·仙制药性》卷七。补心健脾，久服延年。《本草再新》卷九。

【附方】《太乙仙制本草药性大全·仙制药性》卷七：治瘦病。黑牛髓和地黄汁、白蜜等分作煎服。

骨

【主治】主吐衄血，崩中，带下，肠风。《日用本草》卷三。

脑

【主治】主消渴风眩。《日用本草》卷三。

心

【主治】主虚忘。《千金要方·食治》卷二六。主忧恚虚忘。《日用本草》卷三。

脾

【附方】《太乙仙制本草药性大全·仙制药性》卷七：治痔。腊月牛脾一具，熟食之尽差，勿与盐、酱，未差再作。

肺

【主治】大止咳逆。《太乙仙制本草药性大全·仙制药性》卷七。

肝

【主治】明目。《千金要方·食治》卷二六。和百叶作生食。主热气水气，压丹热，解酒劳，明目。《日用本草》卷三。治痢。《太乙仙制本草药性大全·仙制药性》卷七。

肾

【主治】去湿痹，补肾气，益精。《千金要方·食治》卷二六。疗虚损精滑。《本草元命苞》卷七。补肾髓，安五脏，平三焦，温中。《食物本草》卷三。

胃

【主治】除消渴风眩。《本草元命苞》卷七。补五脏。《太乙仙制本草药性大全·仙制药性》卷七。

百叶

【主治】主热气、水气、丹毒，压丹石发热，解酒劳。五脏，主人五脏。《太乙仙制本草药性大全·仙制药性》卷七。

胆

【修治】《宝庆本草折衷》卷一五：腊月胆中盛黑豆一百粒，后一百日开取，食后夜间吞二七粒。又用胆丸药。今腊月取汁，和天南星末，内皮中，置当风处踰月，以合凉风丸，殊有奇效。○此胆苦而寒，又南星善治风。或用以代牛黄，胜他物也。

【气味】味苦，大寒，无毒。《千金要方·食治》卷二六。

【主治】可丸百药。○除心腹热渴，止下利，去口焦燥，益目精。《千金要方·食治》卷二六。除热渴，利口焦燥，利大小肠。又镇肝明目。《宝庆本草折衷》卷一五。阴干服之，主明目。《日用本草》卷三。

【发明】《本草经疏》卷一七：胆，牛食百草，其精华萃于胆，其味苦，其气大寒无毒。《经》云：寒以胜热，苦以泄结。故主心腹热及渴利、口焦燥也。肝开窍于目，肝热则目睛不明，入肝泄热故益目精也。近世以南星末酿入阴干，治惊风有奇功者，取其苦寒制南星之燥，俾善于豁痰除热耳。○简误○脾胃虚寒者忌之。目病非风热者，不宜用。

【附方】《太乙仙制本草药性大全·仙制药性》卷七：消渴，利大小肠。腊月牯牛胆中盛黑豆一百粒，后一百日开取，食后、夜间吞二七枚，镇肝明目，黑豆盛不计多少。○痔漏疮。用力健牛儿胆、猬胆各一个，用腻粉五十文、麝香二十文，将猬胆搀粉、麝香和匀，入牛胆内，悬于檐前四十九日，熟旋取为丸如大麦，用纸捻送入疮内后，追出恶物是验。疮口渐合，以生面盖疮内一遍，出恶物。

肠

【主治】主补五脏。○合犬肉食成病。《日用本草》卷三。除肠风痔漏。《太乙仙制本草药性大全·仙制药性》卷七。

头蹄

【主治】主妇人崩中，漏赤白。下热气。《宝庆本草折衷》卷一五。主下热风患。《日用本草》卷三。

【附方】《宝庆本草折衷》卷一五：主水气浮肿，小便涩。水牛蹄一只，煮烂熟，取汁作羹，蹄切，空心饱食。患冷人不可食。

鼻

【主治】主消渴，和石燕煮汁服。治偏风口喝斜，以火炙热，于不患边，熨之渐正。干湿牛鼻皆可用。《宝庆本草折衷》卷一五。

齿

【气味】主小儿牛痫。《千金要方·食治》卷二六。固齿。《药性粗评》卷四。

【附方】《药性粗评》卷四：耳珠先生固齿法。牛齿三十枚，入瓶中，固济，入火煅令通赤，取出，细研为末，每服二钱，水一盏，煎热，候稍温，含浸其齿，冷即吐之，永主坚牢。或有损动者，以末擦之亦好。

角

【气味】味苦、甘，涩，温，无毒。《宝庆本草折衷》卷一五。味苦，气温，性涩，无毒。《食物本草》卷三。味苦，平，性冷，无毒。《药性要略大全》卷一〇。

【主治】主血崩，赤白带下。止冷痢泻血肠风。《本草元命苞》卷七。疗时气寒热，头痛。○下闭血，瘀血疼痛，女人带下，血崩不止。《食物本草》卷三。吐衄诸般用之总效。《太乙仙制本草药性大全·仙制药性》卷七。

【发明】《宝庆本草折衷》卷一五：《药性论》及寇氏皆取黄牛，惟黄牡牛角中塞而不脱，其尖尤佳也。《药性要略大全》卷一〇：七潭云，大概角以其性涩为主。其曰止血，固其宜也。其曰消瘀血，则曰吾斯之未能信。《本草述》卷三一：时珍曰，牛角，筋之粹，骨之余，而又角之精也，乃厥阴、少阴血分之药。斯言是矣。以故烧之，能治血病。盖血为真阴之化醇，肾主至阴，肝为血脏。牛属土而益太阴之脾。其角之精者，烧而用之，以和三阴之气，更藉其坚凝在首者，以疗精气之下陷，乃得血之行止咸宜焉，斯亦可谓精良之剂乎。试观方书疗损娠下恶血不止，有龙骨散用龙骨、当归、地黄、炒芍、地榆、干姜、阿胶、艾叶、蒲黄，而以牛角为君。则此味治女子血崩诸证，能为诸血味主者，不可想见乎哉？

【附方】《太乙仙制本草药性大全·仙制药性》卷七：主鼠奶痔。牛角烧作灰末，空心酒服方寸匕。○喉痹。烧牛角末，酒服方寸匕。○妇人血崩，大便血及冷痢。用角烧为黑灰，微存性，酒服下。治血气逆，心烦闷满，心痛。烧水牛角末，酒浸方寸匕服。冷痢。以角胎烧灰，粥饮调下两钱差。○主下闭血瘀，女子带下。并烧灰，酒服。○喉痹肿塞欲死者，取沙牛角，烧刮取灰，细筛和酒服枣许大，水调。○治白赤带下。牛角烧令烟断，附子以盐水浸泡七度，去皮，右件等分，捣罗为末，每空心酒下二钱。

阴茎

【主治】主妇人漏下。《日用本草》卷三。塞带漏，结胎。《太乙仙制本草药性大全·仙制药性》卷七。

毛

【主治】牛脐中毛主小儿久不行，白亦可煎尝。《太乙仙制本草药性大全·仙制药性》卷七。

尾

【主治】主水气，大腹浮肿，小便涩少，将尾涤洗去毛，细切作腊腊，极熟吃之，煮食亦佳。《神农本经会通》卷八。

口涎

【主治】止反胃呕吐及治噎。《宝庆本草折衷》卷一五。专主翻胃，小儿不能行步。《太乙仙制本草药性大全·仙制药性》卷七。

【发明】《神农本经会通》卷八：要取，即以水洗口后，盐涂之，则涎吐出。

耳垢

【主治】可敷蛇伤，亦主痈肿鼻疮尤良。主疳虫蚀鼻生疮，取乌牛耳中垢傅之良。《太乙仙制本草药性大全·仙制药性》卷七。

【附方】《太乙仙制本草药性大全·仙制药性》卷七：痈肿未成脓。取牛耳中垢封之，愈。○毒蛇螫人。牛耳中垢傅之良。○治淋。取牛耳中毛烧取半钱，水服差。

溺

【气味】味苦、辛，微温、平，无毒。《千金要方·食治》卷二六。

【主治】主水肿，腹脚俱满者，利小便。《千金要方·食治》卷二六。

【附方】《太乙仙制本草药性大全·仙制药性》卷七：久患气胀。乌牛尿空心温服一升，日一服，气散则止。○风毒脚气，若胫已满，捻之没指。但勤饮乌犍牛尿二三升，使小便利渐渐消，当以铜器取新者为佳。纯黄者亦可用。

屎

【气味】气寒，无毒。《太乙仙制本草药性大全·仙制药性》卷七。

【主治】主水肿恶气，鼠瘘恶疮，燔之用。及灸疮不差，烧热灰傅。《宝庆本草折衷》卷一五。犊子脐中屎：治九窍出血。《药性要略大全》卷一〇。

【附方】《医说》卷一：疮疹黏衣。小儿疮疹出了，遍身溃脓沾黏衣衾，睡卧不得者，用腊月黄牛粪，日干，烧灰，铺一寸许在床上，令卧之其间，疮有大成片无皮，及有成豆痛者，皆用牛粪灰掺之即愈。

《太乙仙制本草药性大全·仙制药性》卷七：治上吐下痢者，为霍乱。黄牛屎半升，水一二升，煮三两沸，和牛屎滤过，服汁半升则止，牛子屎亦得。○五色丹名游肿，若犯多致死，不可轻之。以屎傅之，干即易。○癥癖及鼓胀满。黑牛屎一升，微火煎如稠糖，空心饮服一大枣许，当转病出，隔日更服之。○水病初得危急。乌牛尿每服一合差。○霍乱吐痢不止，心烦，四肢遂冷。黄牛屎一升，水二升，煎取一升，以绵滤过去滓，频服。○水肿，小便涩。黄牛屎，饮一升，日至夜小便涩利差小者，从少起勿食盐。○主痈发之处。取牛屎烧灰，以鸡子白和傅之，干即易。○卒得淋。取牛尾烧灰，水服半钱差。○治鼠瘘，肿核痛，若已有疮口，脓血出者，以热屎傅之，日三。○汤火烧灼疮。单傅湿屎，立痛止，常日用良。○小儿白秃疮，头上疮，团团白色。以牛屎傅之。○主难产。牛粪中大豆一枚，擘作两片，一片书父，一片书子，却令以少水吞之立产。

霞天膏 《本经逢原》

【集解】《本经逢原》卷四：又以黄牛肉取四蹄各五斤，熬膏去滓收干如鹿胶法，名霞天膏。

【修治】《本草经疏》卷三〇：其法用肥嫩雄黄牛肉三四十斤，洗极净，水煮成糜，滤去滓，再熬成膏用。

【气味】味甘，温，无毒。《本草经疏》卷三〇。

【主治】主中风偏废，口眼歪斜，痰涎壅塞，五脏六腑留痰、宿饮、癖块，手足皮肤中痰核。《本草经疏》卷三〇。渗透肌肉，而皮肤流注之痰结消。搜剔窍毛，而中风偏废之痰迷醒。《药镜》卷一。

【发明】《本草经疏》卷三〇：胃属土，为水谷之海，无物不受。胃病则水谷不能以时运化，羁留而为痰饮。壅塞经络，则为积痰、老痰、结痰等证。阴虚内热生痰，则为偏废、口眼歪斜。留滞肠胃，则为宿饮、癖块。随气上涌，则为喘急迷闷。流注肌肉，则为结核。王隐君论人之诸疾，悉由于痰。然而痰之所生，总由于脾胃虚，不能运化所致。惟用霞天膏以治诸痰证者。盖牛，土畜也。黄，土色也。肉者，胃之味也。熬而为液，虽有形而无浊质也。以脾胃所主之物，治脾胃所生之病，故能由肠胃而渗透肌肤毛窍，搜剔一切留结也。阴虚内热之人，往往多痰，此则由于水涸火炽，煎熬津液，凝结为痰。胶固难散者，亦须以此和竹沥、贝母、橘红、苏子、栝楼根、枸骨叶之类消之。或以橘皮、白茯苓、苏子、白豆蔻仁、半夏、苍术为曲，治脾胃积痰。或以橘皮、贝母、苏子、栝楼根及仁、蓬砂为曲，治积热痰结。《本经逢原》卷四：牛本属坤土，而胆主风木，故能镇肝明目，腊月用酿南星末阴干，岁久多制，则苦润不燥。治经络风痰及小儿惊痰，其功不减牛黄。

【附方】《本经逢原》卷四：主中风偏废，口眼歪斜，痰涎壅塞，五藏六府留痰宿饮癖块，手足皮肤中痰核，及大病后极虚羸瘦。每斤入茯苓四两炖熔，空腹酒服三四钱。肥盛多痰者每斤入半夏曲四两、广皮二两，丸服大效。

霞天曲《本草再新》

【气味】味甘，性温，无毒。入脾、肺二经。《本草再新》卷九。
【主治】健脾润肺，消食化痰。《本草再新》卷九。

黄明胶《太乙仙制本草药性大全》

【校正】时珍曰出《纲目》，今据《太乙仙制本草药性大全》改。
【释名】白胶、水胶、牛胶《太乙仙制本草药性大全》。
【集解】《太乙仙制本草药性大全·本草精义》卷七：先以米泔汁渍七日令软，然后煮煎之，如作阿胶尔。又一法：即细剉角，与一片干牛皮，角即销烂矣，不尔相驱，百年无一熟也。《唐本》注云：麋角、鹿角但煮浓汁，重煎即为胶。夫何至使烂也？求烂亦不难，当是末风煮胶，谬为此说也。

【气味】味甘，平，气温，无毒。《太乙仙制本草药性大全·仙制药性》卷七。

【主治】主伤中劳绝，治腰痛尪羸。止痛安胎，补中益气。治妇人血闭崩中，能令有子。疗男子吐血下血，劳损衰虚。四肢酸疼即住，多汗淋露能除。久服延年，轻身耐老。《太乙仙制本草药性大全·仙制药性》卷七。主诸吐血，下血，血淋，妊妇胎动下血，风湿走注疼痛，打扑伤损，汤火灼疮，一切痈疽肿毒，活血止痛。《本草经疏》卷三〇。去风湿，活血止痛，润燥补血，利大小肠。功用相近阿胶，如无真阿胶，不若以黄明胶代之。摊膏，贴瘰疬溃烂。《得配本草》卷九。

【发明】《本草经疏》卷三〇：《本经》白胶，一名鹿角胶，煮鹿角作之。阿胶，一名傅致胶，煮牛皮或驴皮作之。其说甚明。黄明胶，即今水胶，乃牛皮所作，其色黄明，非白胶也，亦非阿井水所作。甄权以黄明为鹿角白胶，唐慎微又采黄明诸方附于白胶后，并误矣。其气味与阿胶同，故其所主亦与阿胶相似。以非阿井水及驴皮同造，故不能疏利下行。以其性味皆平补，亦宜于血虚有热者。若鹿角胶，则性味温补，非虚热者所宜，不可不详辨也。《本草汇言》卷一八：龚云公止诸般失血之药也。梁心如曰：其性粘腻，其味甘涩。入服食药中，固气敛脱，大有神功。故《普济》诸方用治吐血、衄血、崩淋、痢血，于久患不愈之疾，与阿胶仿佛通用。但其性味平补，宜于虚热者也。如散痈肿，调脓止痛，护膜生肌，则黄明胶又迈于阿胶一筹也。善是业者，当留意于斯焉。《医林纂要探源》卷三：净牛皮熬成，色黄明透者佳。补肺清金，滋阴养血，行水利大肠。皮本属肺，胶则粘而能续，滑而能通，滋阴补肺，可治吐衄，止咳嗽，消痰固气。功用略同阿胶，但不及其下沉入肝肾，澄清秒浊耳。

【附方】《太乙仙制本草药性大全·本草精义》卷七：治咳嗽久不差者。黄明胶炙令半焦，为末，每服一钱匕、人参末二钱匕，用薄豉汤一盏，入葱白少许，入铫子煎一两沸，后倾入盏，遇咳嗽时呷三五口，后依前温暖，却准前咳嗽时吃之也。○止吐血咯血。黄明胶一两，切作小片子，炙令黄，新绵一两烧作灰，细研，每服一钱，新米饮调下，不计年岁深远，并宜食后卧时服。

《太乙仙制本草药性大全·仙制药性》卷七：疗虚劳尿精。干胶三两炙，捣末，酒二升，和温服。○治凡肿已溃未溃者。白胶一片，水渍令软纳纳然，肿之大小贴当头上开孔，若已溃还合者，脓当被胶，急撮之，脓皆出尽。未有脓者，肿当自消矣。○疗尿血。胶三两炙，以水二升，煮取一升四合，分再服。○补虚劳益髓，长肌悦颜色，令人肥健。鹿角胶炙，捣为末，以酒服方寸匕，日三服。○治耳中有物不可出。以麻绳剪令头散，傅好胶，着耳中物上，粘之令相着，徐徐引之令出。妊娠卒下血。以酒煮胶二两，消尽顿服。○疗小儿面上疮豆子瘢法。黄明胶慢火炙，为末，温酒调服一钱匕，出者服之无瘢，未出服之泻下。又治小儿火烧疮，灭瘢痕，黄明胶小鸡翎扫之。

《本草汇言》卷一八：治吐血、衄血、咯血、唾血、呕血、崩血、淋血、痢疾下血诸证。用牛皮胶一两剪碎，麦麦拌炒成珠，研细末，配黑蒲黄、黑姜炭各五钱，俱研极细末，每服三钱，温米汤调下。○治痈疽未成、已成。用牛皮胶一两，酒溶化，厚敷毒上。未成即消，已成即出脓。脓后再敷，即长肉生肌。每日再用一两，酒溶化，毒在上，食后服；在下，食前服。《外科精义》。

牛黄《本经》

【集解】《绍兴本草》卷一九：山东与新罗皆有之，但山东者佳。《宝庆本草折衷》卷一五：其心黄一名散黄。其肝黄一名慢黄，一名圆黄。出晋地平泽，及梁、益、登、莱、密、淄、青、巂、戎州。○得之于牛。牛有黄者好照水，人以盆水承之，伺吐出，乃喝迫，即堕水。○亦有牛死破而获其黄者。并阴干，无令见日月光。○续说云：骆驼、牦牛之黄，寇氏已论之矣。艾原甫又言有猪胆合为牛黄，其色赤，皆不可用也。《本草元命苞》卷七：体轻虚，气香，形重迭可析，摩手甲上黄透，审如是为真。《药性要略大全》卷一〇：人欲取其黄，将此牛系于夏日木椿上，晒之，令其热渴，以水一盆，放牛口边与饮甘。牛渴甚，欲饮而不得，久即吐出黄，焰影如日。令一人急以湿布蔽牛口鼻，一人急捉取黄。其牛见取其黄，实时自跌死。其黄有如鸡子黄大，重迭层层，可揭析。芬芳而轻松。生时色黄赤，干久外如乌金色。此真老黄也。多产晋地。《太乙仙制本草药性大全·仙制药性》卷七：凡使有四件，第一是生神黄，赚得者；次有角黄，是取之者；又有心黄，是病死后识者剥之，譬破取心，其黄在心中如浓黄酱汁，采得投于水中，黄沾水复便如碎蒺藜子许，如豆者硬如帝珠子；次有肝黄，其牛身上光，眼如血色，多玩弄，好照水，自有夜光，恐惧人或有人别采之可有神妙之事。凡用须先单捣细研如尘，却绢裹，又用黄嫩牛皮裹，安于井而上去水三四尺已来一宿，至明方取用之。《本草约言》卷二：其品有三四，惟神牛吐出取者，名子黄，为上。其外有膜包如蒜头，中如鸡子黄，薄迭体轻，闻有香气，揩指甲上其色通透，置舌上先苦后甘，清凉透心，方为真也。《本草通玄》卷下：体轻气香，置舌上，先苦后甘，清凉透心者真。《增订伪药条辨》卷四：牛黄伪者味苦不香，真者味甜气香。真牛黄大者如鸡子黄，小者如龙眼核。重迭可揭，其质轻虚，气香有宝色者佳。如黄土色者下也。出产川蜀者为正地道。喝取者为上，杀取者次之。能辨真牛黄，则假者无论若何造法，可一验便知耳。炳章按：

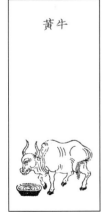

图 40-13-1　牛黄
《图经（政）》

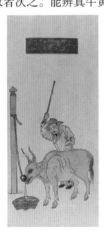

图 40-13-2　牛黄
《食物》

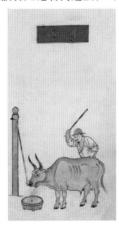

图 40-13-3　牛黄
《雷公》

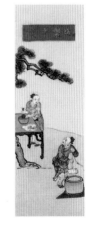

图 40-13-4　炮制
牛黄《雷公》

牛黄者，牛之病也。盖牛食百草，偶误食壅气之草，以致胃肠壅滞，郁极生火，火炎肝胆，则肝失疏泄，胆汁外溢，凝结成黄。而胃少胆汁，则食物不化，而不嗜食，故肌瘦肉消。黄者乃胆汁日溢，胃中甜肉汁，自外层结，受热蒸燥，则凝结成颗成块，渐结渐大，而黄成矣。故黄多生于肝叶傍，胆侧际，或另生皮囊裹之，或生胆之厚皮处，或生角中，角窍亦属肝故也。其味苦兼甜者，胆汁与甜肉汁之结晶体也。其气馨香芳者，百草之精气也。其通窍化浊，清火化炎者，此胆之擅长本能也。用以治人心胆之疾者，同气相求之义也。然其性凉而有小毒，能治惊痫寒热，中风痰迷有余之热症者，乃以毒攻毒也。此发明生黄之理，治病之原。取黄之法，辨黄真伪，再辨于下。《羌海杂志》云：牛黄有家黄、野黄之分，家畜牦牛、犏牛、黄牛皆能生黄。凡牛腹生黄，食草不贪，行走不捷，日渐瘠立，两眼胞皆黄色，或眼如血色，或夜分身有光，或鸣吼以恐惧人。计其吐黄之期，须终日按其脉而伺之，仰系则不吐，俯系之则随吐随食，必俯系之，而以牛舌不能及地为率，又须防其蹄跻也。吐黄以后，牛体膘健逾恒。如逾期不吐，牛必倒毙，剖腹取之，黄无精气，非上品也。凡药肆之常有者，大抵系家牛所吐及剖腹所得者为多，名曰牛黄。然真犀黄则惟岩穴丛草中遇之。盖犀牛吐黄，亦随吐随食，惟吐藉草之上，吮食不净，余液下漏，沉入土中也。然探其穴藉草之下，有土光滑可鉴者，掘之始有犀黄，然亦不多。家牛黄者，色淡黄，纹理细。真犀黄者，金黄色，纹理粗。暑天蚊虫不集，汤初沸时，捻末少许撒之，沸汤顿无巨泡矣。取黄染指透爪甲者亦佳。古人其取黄又名照水，以盆注水承之，夜俟其吐水中，喝逼而取之，为生黄，亦佳。昔以陇西、山西出者著名，故曰西黄，即牛黄也。产奉天省地屠年厂，及兴京、桓仁、宽甸、东丰、吉林、黑龙江省等均产，皆名东黄，亦佳。近今所谓广东黄者，皆马黄也。苏尖牛黄，即水牛之黄也。近代骆驼黄亦充牛黄。然考骆驼黄，其形态与功用，确类真牛黄，凡治惊痫风痰热痰，而功稍逊，惟气不馨为异耳。惟驼亦食草，食亦反刍，与牛相类耳。至所谓片黄者，类皆南省所产之蟒黄是也，不堪入药，宜禁除之。

【气味】味甘、苦，平、微寒，无毒。《绍兴本草》卷一九。味苦，平，有小毒。《图经本草药性总论》卷下。气平、凉，味苦。有小毒。《医学统旨》卷八。甘、苦，凉。入心肝二经。《顾氏医镜》卷八。

【主治】主惊痫寒热，热盛狂痓，除邪逐鬼。疗小儿百病诸痫热，口不开，大人狂癫。又堕胎。《图经本草药性总论》卷下。主惊痫，寒热中风，口噤失音；疗天行，时疫热盛，狂走生斑。小子痫痓口不开，大人颠狂心失位。辟鬼魅祛邪，安魂魄定志。止小儿夜啼，治产妇血噤。久服轻身，又堕胎孕。《本草元命苞》卷七。大人狂癫，中风失音；久服清心宁神，安魂定魄，令人不忘。《医学统旨》卷八。泻热，利痰，凉惊。《本草备要》卷四。治癫痫狂乱，入心肝而除热化痰，则神魂自安。疗惊悸健忘。清心化痰之效。《顾氏医镜》卷八。

【发明】《绍兴本草》卷一九：牛黄，性味、主治虽载《经》注，但除心包络间留热，用之颇效。其云堕胎，盖为性寒，而亦有行血之性。其牛生而得之者甚胜，杀而取之者，但形如鸡子黄而层层可揭，摩于指甲上以色透即为真。其《经》注性味不同，初生儿尝单服饵，显见无毒。《**本草纂要**》卷一一：轻清之剂也。主惊痫不守而忽作狂迷，或魂魄飞扬而触事丧志，或寒热交作而痰迷心窍，或虚火妄攻而反见神鬼，此皆心虚不宁，而心气不足之病也，非牛黄安能治之？吾知牛黄为治心之药，必得佐使而后可，是故得丹砂而有宁镇之功；得参苓而有保养之妙；得菖蒲、山药而有开达心孔之意；得远志、枣仁而有平安脏腑之理；得当归、生地而有生血凉血之能；得脑麝、金银而有清神壮志之美，此治心之药，无尚于牛黄也。《**本草约言**》卷二：与人参、牡丹皮、石菖蒲同用则利人，若与牛膝同用则无益，盖以其所畏也。又龙骨、地黄遇之则二物皆不能成功，盖以其所恶也。牛膝指草木而言。《**药性解**》卷六：牛黄味苦，宜归心部，癫狂等症，何不属心，而有不疗者耶？《**本草经疏**》卷一六：牛为土畜，其性甘平，惟食百草，其精华凝结为黄，犹人身之有内丹也。故能解百毒而消痰热，散心火而疗惊痫，为世神物，诸药莫及也。凡牛生黄，则夜视其身有光，皮毛润泽，眼如血色，盖得气之精而形质变化自有异也。或云牛病乃生黄者，非也。《本经》味苦气平。《别录》有小毒。吴普云无毒。然必无毒者为是。入足厥阴、少阳，手少阴经。其主小儿惊痫，寒热热盛口不能开，及大人癫狂痫痉者，皆肝心二经邪热胶痰为病。心热则火自生焰，肝热则木自生风，风火相搏，故发如上等证。此药味苦气凉，入二经而能除热消痰，则风火息，神魂清，诸证自瘳矣。鬼邪侵着，因心虚所致。小儿百病多属胎热，入心养神，除热解毒，故悉主之也。性善通窍，故能堕胎。善除热益心，故能令人不忘。非久服多服之药。其云轻身延年者，盖指病去则身自轻安，而得尽其天年也。《**本草汇言**》卷一八：驱风化痰，清热解毒之药也。主神志不守，癫狂妄动，或惊痫搐搦，忽作昏迷；或中风中恶，失音不语；或魂魄飞扬，触事丧志；或寒热交作，乍见神鬼，此是心虚不宁，痰迷心窍之症。不拘大人、小儿，牛黄皆可治之。但牛黄为治心之药，必酌佐使得宜而后可。故得丹砂而有宁镇之功，得参、苓而有补养之妙，得菖蒲、山药而有开达心孔之能，得枣仁、远志而有和平脏腑之理，得归、地而有凉血之功，得金、银而有安神之美。凡诸心疾皆牛黄所宜也。如小儿病伤乳食作泻，或脾胃虚寒者，亦非所宜也。《**本草备要**》卷四：中风中藏者重，多滞九窍；中府稍轻，多着四肢。若外无六经形症，内无便溺阻隔，为中经络，为又轻。初宜顺气开痰，继宜养血活血，不宜端用风药。大抵五藏皆有风，而犯肝者为多。肝属风木而主筋，肝病不能营筋，故有舌强口噤，喎斜瘫痪，不遂不仁等症。若口开为心绝，手撒为脾绝，眼合为肝绝，遗尿为肾绝，吐沫鼻鼾为肺绝。发直头摇、面赤如妆、汗缀如珠者，皆不治。若止见一二症，犹有可治者。《**本草新编**》卷五：牛黄味苦，气平，有小毒。入肝经。专除筋病，疗小儿诸痫、惊吊客忤、口噤不开。治大人癫狂发痉、中风痰壅不语，除邪逐鬼，定魄安魂，聪耳明目。孕妇忌服，因堕胎元。盖性大寒，止可少服，不宜多用。宜与人参同用，以治小儿诸病，切戒独用牛黄，反致误事耳。《**本草从新**》卷六：中风，真中者少，类中者多；中脏者重，多滞九窍；中腑者轻，多着四肢；若外无六经形证，内无便溺阻隔，为中经络，为又轻。

初宜顺气开痰，继宜养血活血，不宜专用风药。大抵五脏皆有风，而犯肝者为多。肝属风木而主筋，肝病不能荣筋，故有舌强口噤，喎斜瘫痪，不遂不仁等证。若口开为心绝，手撒为脾绝，眼合为肝绝，遗尿为肾绝，吐沫鼻鼾为肺绝，发直头摇，面赤如妆，汗缀如珠者，皆不治。或止见一证，犹有可治者。小儿胎毒痰热诸病。发痘堕胎。东垣曰：牛黄入肝治筋。中风入脏者，用以入骨追风。若中腑、中经者误用之，反引风入骨，如油入面，莫之能出。今世中风，有平素积虚而一时骤脱者，景岳以非风名之，尤忌用此。《本草求真》卷五：牛黄专入心肝。味苦性凉，古人用此解心经热邪，及平肝木，通窍利痰定惊，及痰涎上壅，中风不语等症。中风须辨真伪，真则外有表症可察，伪则内有虚症可寻；真则表症见而神志无恙，伪则表症既无而精气全失。真则本气或亏，本血或损，加以外邪内袭而成偏废，伪则真阴既槁，真阳既耗，迨其将绝不固而见厥仆；真则新邪复唤旧邪，而致新旧交感，伪则里虚既甚，而更增虚益危。真则面赤唇焦，牙关紧闭，上视强直，掉眩烦渴。伪则面青或白与黑，痰喘昏乱，眩晕多汗，甚则手足厥逆，脱症全具。真则阳浮而数，阴濡而弱，及或浮滑沉滑，微虚微数；伪则两尺沉滑，微细虚散欲绝，及或寸关搏指，弦滑洪数。又中风开口则心绝，手撒则脾绝，眼合则肝绝，遗尿则肾绝，气喘面黑鼻鼾则肺绝，用药始宜辛热以祛外邪，继宜辛润、甘润以固血脉。缘牛有黄，牛之病也。牛黄在于心肝胆之间，凝结成黄，故还以治心肝胆之病。取其长于清心化热，故尔用此以除惊痰之根耳。至于中风不语，必其邪已入脏，九窍多滞，唇缓便闭，舌短耳聋。鼻塞目瞀。方可投服。若使中腑而见四肢不着，中经而见口眼喎斜，不为开痰顺气，养血活血，便用此药投治，引邪深入，如油入面，莫之能出。小儿纯阳，病多胎热痰热，属于心肝二经之病，命在须臾者，用此多有回生之力。儿初生未食乳，用三五厘，合黄连、甘草末，蜜调呷之最佳。惟脾胃虚寒者，其切忌之。《本经续疏》卷三：方春疫疠，牛饮其毒，则结为黄。和气流行，则牛无黄。宗忠简之言是也。《宋史》本传泽知莱州，中使索牛黄，泽云云。然黄非为牛病者，特为牛御病耳，是何以然？盖疫疠之着物，必乘其瑕，而不攻其坚。故凡志意僻，则入于内；筋骨弛，则薄于外。惟牛则穿勒内御，能顺而不能僻；鞭策外加，能健而不能弛，乃口鼻却已嘘吸夫邪，并不得出入，其不适为何如？然以内与外相较，其性顺而力健，故病骎骎欲入于内。观其多鸣吼恐惧人可知也。乃以其用力最纯，始终无间。健能资顺而顺不愆于度，顺能随健而健得循其常，是邪欲入终不能入，欲出终不能出，而顺与健早已摄其精气之英华，镇于中以消弭之，则黄是已。人身之病寒热热盛，外因也；惊痫狂痉，内因也。惟其志意有僻，是以外因得乘，惟其外因已乘志意，是以情智乖舛。惟既情智乖舛而肢体有愆常度，是以不可但攻六淫而遗内患。譬如伤寒，亦有从寒热而热盛，因热盛而谵妄狂走者，然终不兼惊惕瘛瘲，背强反张也。夫然则凡病如伤寒，而其来不骤，如昏谵而肢体牵缩者，牛黄之所主也。

【附方】《药性粗评》卷四：小儿初生口噤。凡小儿初生七日内，多患风噤，以牛黄少许，细研，淡竹沥调下一字，灌之差。若欲预防，以牛黄一大豆许，细研，以炼蜜调匀，用绵包裹，与儿吮之令尽，妙。

《**太乙仙制本草药性大全·仙制药性**》卷七：治孩子惊痫不知，迷闷嚼舌仰目，牛黄一大豆，研和蜜水服之。

《**本草汇言**》卷一八：治大人小儿痰热失音，或中风、中热、中气，小儿心热生惊，急惊搐搦诸证。用牛黄一钱另研细，配胆星、天竺黄各二钱，白术、天麻各三钱，俱研细，姜汁为丸如黄豆大。大人服二丸，姜汤化下；小儿服一丸，灯心汤化下。《方脉正宗》。○治小儿惊痫百病。用牛黄一钱，胆星、钩藤、天竺黄、茯神各三钱，丹砂二钱，真珠、犀角、琥珀各一钱五分，俱设法研细，加冰片五分，姜汁打神曲糊为丸，如绿豆大，一岁儿一丸，大儿五丸为率，俱用姜汤调服。○治杨梅结毒。用牛黄一钱，钟乳石火烧、丹砂各五钱，真珠微炒二钱，共研极细末，每服三分，土茯苓汤下。外科方。○治痘疮黑陷。用牛黄三厘，丹砂一分，同研细末，紫草泡汤调服，并搽痘上。王氏方。○治一切臌胀。用牛黄一钱，蟾酥一钱，俱用酒润化，生半夏三钱研细末，巴豆肉去油取霜一分，蓖麻子肉去油取霜五钱，冰片五分，共研极细，和匀，调入牛黄、蟾酥拌匀，用蜒蚰五十个，共捣匀为丸如粟米大。每早服十四丸，放舌上，取津唾咽下。

酥 《别录》

【**释名**】乳酥《宝庆本草折衷》。

【**集解**】《宝庆本草折衷》卷一五：一名牛酥。其羊者名羊酥。○俗号乳酥。所出与牛黄及羖羊角同。又出外国及益州，本是牛羊乳为之。佛经称乳成酪，酪成酥，酥成醍醐。今诸处但能制酥尔。○今人多取猪、羊脂入他料合而为酥，莹如霜雪，性用与真酥甚殊，就中有如粟粒者，仅可和入面脂，外此无所主疗。《**太乙仙制本草药性大全·本草精义**》卷七：陶云，酥出外国，亦从益州来。本是牛乳、羊乳所为，作之自有法。

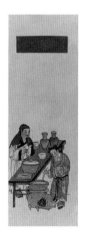

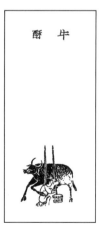

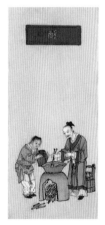

图 40-14-1　酥《食物》　　图 40-14-2　牛酥《太乙》　　图 40-14-3　酥《雷公》

苏云：酥，酪摇吐刀切作之，其性犹与酪异。然酥有牛酥、羊酥，而牛酥胜羊酥。其牦牛复优于家牛也。佛经称乳成酪，酪成酥，酥成醍醐，色黄白作饼，甚甘肥，又曰乳饼。《**本草乘雅半偈**》

恹八：酥出外国，房名马思哥者是也。随地亦可为，其法用牛乳生汁一斗，入砂锅内，煎五七沸，滤去滓，倾磁盆内，次早汁面有凝衣，遂撇取之，熬去水气，酥成矣。宜腊月造，他时者色味易变。

有用马、羊乳造者，功用有别，不可不辨也。

【正误】《调疾饮食辩》卷五：南方无酥，用油作饼饵，亦曰起酥，误也。凡药有用酥炙者，宜以乳代，切勿因起酥二字误用油也。

牛酥羊酥

【气味】味甘，微寒，无毒。《千金要方·食治》卷二六。味甘，平，微寒，无毒。《宝庆本草折衷》卷一五。甘，寒。《本草汇》卷一七。

【主治】除胸中客气，利大小肠，治口疮。《千金要方·食治》卷二六。补五藏。《图经本草药性总论》卷下。真酥又能润养疮痂。凡豆疹诸疮新愈，以酥摩拂则消没瘢痕。《宝庆本草折衷》卷一五。益心肺，止渴嗽，润毛发，除肺痿，心热吐血。《饮膳正要》卷三。益心肺，止渴。补五脏，利大肠。主口疮，润毛发。除肺痿心热，疗吐血止嗽。合诸膏摩风肿，治踠跌，消血瘀。○皮肤燥痒，酒调半匙。咳嗽脓血，溶服一合。《本草元命苞》卷七。

牦牛酥

【气味】味甘，平，无毒。《千金要方·食治》卷二六。

【主治】去诸风湿痹，除热，利大便，去宿食。《千金要方·食治》卷二六。

【发明】《本草元命苞》卷七：牛酥乃胜羊酥，牦牛复优。家牛牛乳成酪，性冷味甘，去身面热疮，利胸膈虚热。酪成酥，酥成醍醐，味甘平，药性冷利，主风邪湿痹，润骨髓补虚。《本草经疏》卷一六：酥乃牛乳所出，乳之精华也。其味甘，气微寒，无毒，性滑泽。五脏皆属阴，酥乃阴血之精华，故能补五藏。血枯火盛，大肠燥结，及口舌生疮，甘寒除热补血，故主利大肠、口疮也。按：酥酪醍醐，总成于牛乳，但有精粗之别耳。其性大抵皆滋润滑泽，宜于血热枯燥之人。其功不甚相远，故二物不覆载。○凡一切药用酥炙者，取其润燥兼能益精髓，补血脉，又有渗入骨肉，使骨易糜之功。《外台秘要》一切肺病咳嗽，脓血不止。用好酥五十斤，炼三遍，当出醍醐。每服一合，日三服，以瘥为度，神效。○性能利窍，骤食之使人遗精。《本草乘雅半偈》帙九：牦酥功胜牛酥者，谓牦毛长而尾尤佳。用以作纛，旌旗奉为指麾也。故主气无师帅，致风湿合闭成痹，与饪滞利之邪，留癖肠腹间者，非此开辟，未易陨涤耳。亦可作营血司命，整肃经隧，以御外侮。并可定府藏之决躁，形气之臒瘁。《生生编》云：主腹内尘垢，追逐毒气发出毛孔间。此剪灭不格之非我族类也。《本经逢原》卷四：酥酪、醍醐性皆滑润，故血热枯燥之人咸宜用之。又伤热失音，用以通声最妙。凡炙一切气血坚韧筋骨药俱不可少，但脾胃虚滑者禁用。《本草纲目易知录》卷六：今出上海，市人豢牛百头，饲以米浆，其乳最多，造成罐盛封固而售，可藏年许不坏。久者色黄，味浊不堪，新者色白，味平。向牧牛夫窃卖者，丸成形似豆渣，较硬味腥，色白不甜，相传用罐盛者，熬去渣，再和冰糖化也。葆夫妇俱老，幸得少子，寻乳媪养，其乳虽足，所嫌年近四旬，其乳较年壮者力稍逊，见其德性浑厚，不忍更换，是以早晚服酥一大匙，儿至周半发胎疝，始则少腹扛起，两月一发，渐痛下囊，旬日便作，体觉羸瘦。因忆予夫妇衰年所育，先天固不足，又查《本草》牛酥性冷，待长至节阳生前后十日，每日以高丽〔参〕五分，血鹿茸一分，炖汁，分早晚服，痛渐减半，照服数载，偏坠气消，其病如失，后有婴孩病胎疝，教服无不愈，故载附案。

酪《唐本草》

【集解】《太平御览》卷八五八：《释名》曰：酪，泽乳汁所作，使人肥泽。姚氏《食物本草》卷一六：酪，苏恭曰：牛、羊、水牛、马乳，并可作酪。水牛乳作者浓厚，味胜。牛、马乳作酪性冷。驴乳尤冷，不堪作酪也。酪有干、湿，干酪更强。《随息居饮食谱·水饮类》：酪、酥、醍醐牛、马、羊乳所造。酪上一层凝者为酥，酥上如油者为醍醐。

【气味】味甘、酸，微寒，无毒。《千金要方·食治》卷二六。甘、平，无毒。《本经逢原》卷四。

【主治】补肺藏，利大肠。《千金要方·食治》卷二六。主热毒，止消渴，除胸中虚热、身面热疮。《饮膳正要》卷三。润燥止渴，生血，除胸中虚热。《药性全备食物本草》卷四。治热毒，止渴，解散发利，除胸中虚热，身面上热疮，肌疮，止烦渴热闷，心膈热痛。润燥利肠，摩肿，生精血，补虚损，壮颜色。《本草医旨·食物类》卷四。甘凉润燥。充液滋阴，止渴耐饥，养营清热。中虚湿盛者均忌之。《随息居饮食谱·水饮类》。

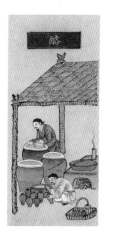

图 40-15-1　酪
《雷公》

【发明】《养生食鉴》卷下：酪，牛、羊、马乳，并可作酪，入药以牛乳为胜。造法：用乳半杓，锅内炒过，入余乳熬数十滚，常以杓纵横搅之，乃倾出，罐盛，待冷，掠取浮皮，以为酥。入旧酪少许，纸封放之，即成矣。《本经逢原》卷四：凡牛、羊、驼、马之乳并可作酪。南人惟知热酒冲食，北人必以熬熟冲茶浆服，大能清胃，不助湿热，止烦解渴，除心膈热闷，润肠胃燥结，摩肿，生精血，补虚损，壮颜色。戴原礼云，奶酪，血液之属，血燥者宜食，较之人乳尤胜，以其无怒火淫毒也。华元化云，蜓蚰入耳，以酪灌入即出。

醍醐《唐本草》

【集解】《本草衍义》卷一六：醍醐，作酪时，上一重凝者为酪面；酪面上其色如油者为醍醐。熬之即出，不可多得，极甘美。虽如此取之，用处亦少。

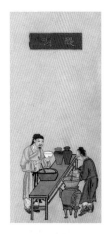
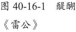

图 40-16-1　醍醐
《雷公》

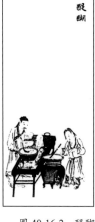

图 40-16-2　醍醐
《草木状》

【气味】味甘，平，无毒。《千金要方·食治》卷二六。味甘，平。《本草发明》卷六。

【主治】补虚，去诸风痹。百炼乃佳，甚去月蚀疮。添髓，补中，填骨，久服增年。《千金要方·食治》卷二六。润养疮痂最相宜。《本草衍义》卷一六。主风邪痹气，通润骨髓，可为摩药。《本草发明》卷六。

【发明】《绍兴本草》卷一九：牛乳与酪酥、醍醐，皆出于乳，盖分而造之稍别，然精粗少异，其实一性。皆微凉、无毒是也。乃世常食之物，但论有益无损则可，若恃以起疾无验据。《本草乘雅半偈》帙九：乳出酪，酪出酥，酥出醍醐，醍醐上味也。功力与牦酥等，用牦酥出醍醐，当成无上味。醍醐力透贮器，牦酥追逐风毒发出毛孔间，似同而力更胜。盖坤为牛，即此可征至柔而动也刚，主治功力，不必更加注脚矣。《调疾饮食辨》卷五：醍醐，世间味美莫过于此，故释氏以喻悟道后之景象，曰醍醐灌顶，甘露洒心。《衍义》曰：酪面浮皮为酥，酥熬之面上如油者为醍醐。《唐本草》曰：好酥一石，只得三四升。孙氏曰：能填精髓，久服延年。《本草会编》：酥、酪、醍醐，性皆润滑，宜于血虚、血热枯燥之人，功不甚相远。俱不可同生鱼鲊、生肉脍食，能变虫。

乳腐《嘉祐本草》

【集解】《臞仙神隐·山居饮食》卷上：造乳饼，取牛乳一斗，绢滤，入锅煎三五沸，水解用醋点入，渐渐结成，漉出。绢布之类，裹以石压之。○收藏乳饼，取乳饼在盐瓮底，不拘年月，要用取出洗净，蒸软食用，一如新者。

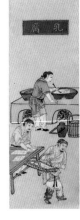

图 40-17-1　乳腐《雷公》

【气味】微寒。《饮膳正要》卷三。味甘，性微寒，无毒。《日用本草》卷三。

【主治】润五藏，利大小便，益十二经脉，微动气。《饮膳正要》卷三。止渴宜求，疗热至要。《药性要略大全》卷一〇。

【发明】《食物本草》卷四：四种皆一物所造，牛乳、羊乳、马乳，或各或合为之。四种之中，牛乳为上，羊次之，马又次之，而驴乳性冷，不堪入品矣。众乳之功，总不及人乳。昔张苍无齿，置乳妻十数人，每食尽饱，后年八十余尚为相，视事耳目精神过于少年，生子数人，颐养之妙也。《本草经疏》卷一六：牛乳，乃牛之血液所化，其味甘，其气微寒，无毒。甘寒能养血脉，滋润五藏，故主补虚羸止渴。及乳腐所主皆同也。《日华子》主养心肺，解热毒，润皮肤者，亦此意耳。**《每日食物却病考》卷下**：乳腐，俗称乳饼，诸乳皆可造，维牛乳者胜。水牛乳凉，犍牛乳温。润五藏，利大小便，益十二经脉，微动气。以浆水煎服，治赤痢，良。盖乳之所造多品。其煎乳上结皮，取以再煎，去渣，复入锅为酥。既去皮而汁为酪。其酥上如油而不凝者，乃酥之精液，为醍醐，不可多得。不去皮而用醋点成者，为乳腐。皆食味之佳品也。

羊 《本经》

【集解】**《绍兴本草》卷一九**：羖羊，牡羊也。其角、髓、胆、肺、心、肾、齿、肉、骨、屎虽各分主治之宜，固无起疾之验。但羊体诸物皆温，只肉大热，俱无毒是矣。《本经》云角微寒者非也。其头蹄与肉及腹内之物，世之常食。所在皆产之，唯江南产者善发瘴热之疾，不可不慎。虽分牡牝，其性一矣。**《太乙仙制本草药性大全·本草精义》卷七**：羖羊角本出河西川谷，今近都近道州郡各处俱生，惟河东、陕西、河南等处独盛。羊之种类亦多，而羖羊亦有褐色、黑白色者，毛长尺余，亦谓之羖羊，北人引大羊以此羊为群首。又孟诜云：河西羊最佳，河东羊亦好。纵有驱至南方，筋力自劳损，安能补人。然今南方亦有数羊，惟淮南州郡或有佳者，可亚大羊。江浙羊都少味而发疾。闽广山中出一种野羊，彼人谓之羚羊，其皮厚硬，不堪多食，肉颇肥软益人，兼主冷劳，山岚疟痢，妇人赤白下，然此羊多啖石香薷，故肠脏颇热，亦不宜多食也。羊有三四种，最以青色者为胜，次则乌羊，其羯羊及房中无角羊，正可啖食之，为药不及。若白色者，惟充庖厨。药宜青羝，乃获效验。其或独生一角，又等白身黑头，有毒中脏，全禁勿啖，卤莽误犯，即生肠痈。膏粱之家，不可不识。**姚氏《食物本草》卷一三**：又哈密、大食诸番，有大尾羊，细毛薄皮，尾上旁广，重一二十斤，行则以车载之。《唐书》谓之灵羊，云可疗毒。又有一种胡羊，高三尺余，其尾如扇，每岁春月割取脂再缝合之，不取则胀死。《水东日记》云：庄浪卫，近雪山，有饕羊，土人岁取其脂，不久复满。又临洮诸地出洮羊，大者重百斤。《广志》云西域驴羊大如驴，即此类也。又有羊，出西北诸地，其皮、蹄可以割黍。一种封羊，其背有肉封如驼，出凉州郡县，亦呼为驼羊。又一种地生羊，出西域，刘郁《出使西域记》云：以羊脐种于土中，溉以水，闻雷而生脐，脐与地连，及长，惊以木声，脐乃断，便能行啖草。至秋可食，脐内复有种，名珑种羊。段公路《北户录》云：大秦国有地生羊，其羔生土中，国人筑墙围之。脐与地连，割之则死。但走马击鼓以骇之，惊鸣脐绝，便逐水草。吴策《渊颖集》云：西域地生羊，以胫骨种土中，闻雷声，则羊子从骨中生。走马惊之，则脐脱也。其皮可为褥。一云：漠北人种羊角而生，大如兔而肥美。案是三说，知含灵有识之物，不繇交感孕育，而资灌溉、栽培，造化之机，微哉，妙哉！又有羵羊，土之精也，其肝土也，但有雌雄，不食水草，季桓子曾掘土得之。又千岁树精，亦为青羊。**《本草乘雅半偈》帙五**：羖本，夏羊，生河西，色青黑，头小身大，毛长而柔，可以为绒，一名绵羊，

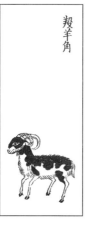

图 40-18-1 羧羊角《图经（政）》

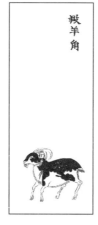

图 40-18-2 羧羊角《图经绍）》

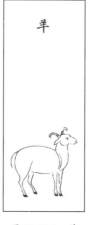

图 40-18-3 羊《饮膳》

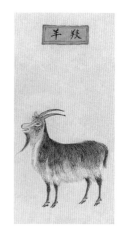

图 40-18-4 羧羊《品汇》

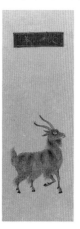

图 40-18-5 羧羊《食物》

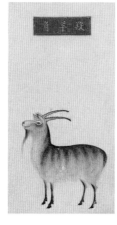

图 40-18-6 羧羊角《雷公》

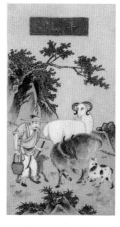

图 40-18-7 羊乳《雷公》

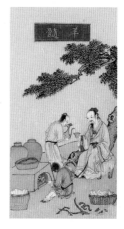

图 40-18-8 羊髓《雷公》

图 40-18-9 羊《三才》

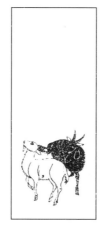

图 40-18-10 羊《原始》

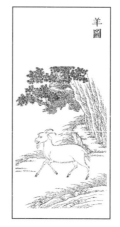

图 40-18-11 羊《禽虫典》

图 40-18-12 羊肉《滇南图》

其角为用最大。

肉

【气味】味苦、甘，大热，无毒。《千金要方·食治》卷二六。味甘，性大热，无毒。《药性要略大全》卷一○。味咸、甘，气平，无毒。《本草纂要》卷一一。味甘,性温、微热，无毒。《药性粗评》卷四。

【主治】主暖中止痛，字乳余疾及头脑中大风汗自出、虚劳寒冷，能补中益气力，安心止惊。利产妇，不利时患人。《千金要方·食治》卷二六。治风眩瘦病，五劳七伤，藏气虚寒，开胃肥健。疗产后大虚，心腹绞痛，厥逆寒疝。《宝庆本草折衷》卷一五。止带下，断崩中，疗反胃，治肠滑，暖脾胃，起劳伤，消脚气，生乳汁，补产后诸虚。《长沙药解》卷二。暖中，补气滋营，御风寒，生肌健力，利胎产，愈疝止疼。《随息居饮食谱·毛羽类》。

【发明】《本草发挥》卷三：羊肉，东垣云：羊肉甘热，能补血之虚。羊肉，有形之物也。能补有形肌肉之气。凡味与羊肉同者，皆可以补之。故曰：补可去弱，人参羊肉之属是也。人参补气，羊肉补形也。《药性粗评》卷四：主治虚弱羸瘦，怯寒畏风，元气不足，补气生肌，安心定悸。飞霞子云羊肉补气，与黄芪同功，是也。按：此天行发热，久疟，及有宿热之人不可食，反滋病势，或以致死。《本草纂要》卷一一：主肾气不足，脾气空虚，为大补之剂也。与黄芪同功。但腠理不实而自汗盗汗，虚火妄动而遗精梦泄，是皆脾肾虚弱之症，非此不能补也。○大抵羊为发毒之物，而有补气之用；羊为发气之物，而有固气之功。此羊之为物，行补而补气太迅者也。然气之虚者宜用，气之太虚者不可用；气之实者宜用，气之太实者不可用。由是观之，有补而无利也。今欲食羊，必量其虚实而食之，可也。《太乙仙制本草药性大全·仙制药性》卷七：《十剂》云：补可以去人弱，人参、羊肉之类是也。夫人参补气在中，羊肉补形在表，补之名虽一，补之实则殊。凡患虚羸之人，当分用之，不可泥一等也。《药性解》卷六：羊肉之甘，宜其归脾，于卦为兑，实属西方之金，故亦入肺脏。《十剂》云：补可以去弱，人参、羊肉之类是也。夫人参补气在中，羊肉补形在表。凡补虚者，当分用之，不得概视也。六月食之伤神，孕妇及水肿骨蒸疟疾，一切火症，咸宜忌之。《长沙药解》卷二：羊肉淳浓温厚，暖肝脾而助生长，缓迫急而止疼痛，大补温气之剂也。其诸主治，止带下，断崩中，疗反胃，治肠滑，暖脾胃，起劳伤，消脚气，生乳汁，补产后诸虚。《本草思辨录》卷四：羊肉能于阴中化阳，不能散阴中之寒邪，此归、姜辛温之能事，谓为羊肉之前驱可也。

【附方】《太乙仙制本草药性大全·仙制药性》卷七：治小孩食土方。候市人合时买市中羊肉一斤，以绳系之，令人着地拽至家，以水洗，炒炙依料与儿吃，如未吃食，即煮汁喂。○治白秃。以羊肉如作脯法，炙令香及热，以搨上不过三四日差。○治误吞钉并箭、金针、钱等物。多食肥羊肉、肥脂，诸般肥肉等，日裹之必得出。《外台秘要》同。○治破打头青肿。贴新羊肉于肿上。○益肾气，强阳道。白羊肉半斤，去脂膜，切作生以蒜齑食之，三日一度甚妙。

皮

【主治】补虚劳，去风，治脚虚风，煮羹作臛食之。《宝庆本草折衷》卷一五。

【附方】《太乙仙制本草药性大全·仙制药性》卷七：去一切风，脚中虚风。取皮去毛，煮羹补虚劳，煮作臛食之。

脂

【气味】甘，温。《随息居饮食谱·毛羽类》。

【主治】生脂，止下利脱肛，去风毒，妇人产后腹中绞痛。《千金要方·食治》卷二六。治游风，并黑䵟，疗瘢痕。《宝庆本草折衷》卷一五。润燥，治劳痢，泽肌肤，补胃耐饥，御风寒，疗痿痹，杀虫治癣，利产，舒筋。多食滞湿酿痰。外感不清，痰火内盛者，均忌。《随息居饮食谱·毛羽类》。

血

【气味】咸，平。《随息居饮食谱·毛羽类》。

【主治】主女人中风血虚，产后血运闷及治硫黄忽发气闷，并生饮，以一盏为率。《宝庆本草折衷》卷一五。取生饮下喉，砒毒、硫黄毒并解。《太乙仙制本草药性大全·仙制药性》卷七。主女人中风，血虚闷，产后血晕闷欲绝者。生饮一升即活。《本草经疏》卷一七。生饮止诸血，解诸毒，治崩衄，及死胎不下，产后血闷欲绝，胎衣不落，并误吞一切金石草木、蜈蚣、水蛭者，均宜热服即瘥。熟食但能止血，患肠风痔血者宜之。《随息居饮食谱·毛羽类》。

【发明】《本草经疏》卷一七：血为水化，故其味应咸，气平，无毒。女人以血为主，血热则生风，血虚则闷绝，咸平能补血凉血，故主女人血虚中风及产后血闷欲绝也。性能解丹石毒，如丹砂、水银、汞粉、生银、碙砂、砒霜、硫黄、钟乳、礜石、阳起石等类。凡觉毒发，刺饮一升，即解。凡服地黄、何首乌诸补药者，须忌之。

【附方】《太乙仙制本草药性大全·仙制药性》卷七：治产后余血攻心，或下血不止，心闷面青，身冷气欲绝。新羊血二盏饮之，三两服妙。○治卒惊悸，九窍血皆溢出。新屠羊血，热饮二升差。○治硫黄忽发气闷。用羊血服一合效。

脑

【气味】甘，温。《随息居饮食谱·毛羽类》。

【主治】治风寒入脑，头疼久不愈者良。《随息居饮食谱·毛羽类》。

髓

【气味】味甘，温，无毒。《千金要方·食治》卷二六。

【主治】主男子女人伤中、阴阳气不足，却风热，止毒，利血脉，益经气。以酒和服之亦可，久服不损人。《千金要方·食治》卷二六。胫骨髓，主补血及女人血风虚闷，酒服之。《宝庆本草折衷》卷一五。润五藏，充液，补诸虚，调养营阴，滑利经脉，却风化毒，填髓，耐饥。衰老相宜，外感咸忌。《随息居饮食谱·毛羽类》。羊骨髓：煮酒尝滋阴虚，血脉可利。

【发明】《太乙仙制本草药性大全·仙制药性》卷七：羊脑髓和酒服，迷心窍，中风便来。

骨

【气味】热。《千金要方·食治》卷二六。

【主治】主虚劳、寒中羸瘦。其宿有热者，不可食。○头骨：主小儿惊痫，煮以浴之。《千金要方·食治》卷二六。脊骨，匡腰脊转侧不能。○胫骨，固牙齿疏豁易动，青盐略加。即固牙散。《太乙仙制本草药性大全·仙制药性》卷七。

乳

【气味】味甘，微温，无毒。《千金要方·食治》卷二六。味甘，温，无毒。《宝庆本草折衷》卷一五。

【主治】补寒冷、虚乏、少血色。令人热中。《千金要方·食治》卷二六。润心肺，补虚；利大肠，止渴。疗口疮，治小儿惊痫；补肾气，主大人心痛。《本草元命苞》卷七。卒心疼惊痫即除，内寒冷虚乏补当。《太乙仙制本草药性大全·仙制药性》卷七。

【发明】《太乙仙制本草药性大全·仙制药性》卷七：乳，疗蜘蛛咬，偏身生丝者，生饮之即愈。有人为蜘蛛咬腹大如有妊，遍身生丝，其家弃之，乞食于道，有僧教吃羊乳，未几而疾平。

【附方】《太乙仙制本草药性大全·仙制药性》卷七：主小儿哕。羊乳一升煎减半，分五服，牛乳亦得。○干呕，取羊乳一杯，空心饮之。○小儿舌肿。羊乳汁饮之差。○蜒蚰入耳。以羊乳灌耳中即成水。○小儿口中烂疮。取殺羊生乳含五六日差。

心

【气味】平，温。《宝庆本草折衷》卷一五。甘，平。《随息居饮食谱·毛羽类》。

【主治】主忧恚、膈中逆气。《千金要方·食治》卷二六。止忧恚膈气，补心肺，从三月至五月勿食。《宝庆本草折衷》卷一五。补心，舒郁结，释忧恚，治劳心膈痛如神。《随息居饮食谱·毛羽类》。

【发明】《随息居饮食谱·毛羽类》：余先慈苦节抚孤，遂患此证，诸药不应，食此即愈，后屡发，用之辄效，久食竟瘥。

肝

【气味】平，冷。《宝庆本草折衷》卷一五。味苦、微甘，气寒，无毒。《本草汇言》卷一八。甘，凉。《随息居饮食谱·毛羽类》。

【主治】补肝明目。《千金要方·食治》卷二六。疗肝风虚热，目赤暗，及热病后失明，以羊子肝薄切水浸傅之。《宝庆本草折衷》卷一五。补肝明目，清虚热，息内风，杀虫，愈疳，消疳，蠲忿，诸般目疾，并可食之。《随息居饮食谱·毛羽类》。

【发明】《本草经疏》卷一七：羊肝补肝，以类相从。肝开窍于目，肝热则目赤痛，失明。补肝除热，所以能明目及治诸目疾也。《本草汇言》卷一八：补肝明目，苏恭治风淫目暗之药也。计日闻曰：羊肝补肝，以类相从也。肝开窍于目，肝热则目赤，肝虚则目昏，或生翳障。羊肝苦寒甘补，肝病、目病药中捣和为丸服。明目诸方，无出于此。羊胆点目疾，见虫部卵生类蜂蜜集方下。

【附方】《医说》卷三：治内障羊肝丸。治目方用黄连者多矣，而羊肝丸尤奇特异。用黄连末一两，白羊子肝一具去膜，同于砂盆内研令极细，众手为丸梧桐子大，每服以温水下三十丸，连作五剂。但是诸目疾及翳障、青盲，皆治。忌猪肉、冷水。唐崔承元者，因官治一死囚，出活之，因后数年以病目致死，一旦崔为内障所苦，丧明逾年，后半夜叹息独坐，忽闻阶除悉窣之声，崔问为谁，徐曰是昔蒙活囚，今故报恩，至此遂以此方告，言讫而没。崔依此合服，不数月，眼复明。《本事方》。

《太乙仙制本草药性大全·仙制药性》卷七：疗目。青羊肝入铜器内煮，以麦饼覆面上，上钻两孔如人眼，止以目向上熏之，不过两度。○主目失明。取㕮羊肝一斤，去脂膜，薄切，以未着水新瓦盆一口，揩令净，铺肝于盆中，置于炭火上，煿令脂汁尽，候极干。取决明子半升，蓼子一合，炒令香，为末，和肝杵之为末，以白蜜浆下方寸匕，食后服之，日三，加至三匕止，不过三剂，目极明，一年服之妙，夜见文字。○理目热赤痛。如隔纱縠看物不分明，宜补肝气益精。青羊肝一具，细起薄切，以水洗漉出滤干，以五味、酱、醋食之。○目暗黄，曾不见物者。以青羊肝切，淡醋食之，煮亦佳。

肺

【气味】平，温。《宝庆本草折衷》卷一五。甘，平。《随息居饮食谱·毛羽类》。

【主治】补肺治嗽，止渴、多小便，伤中止虚，补不足，去风邪。《千金要方·食治》卷二六。补肺，主咳嗽，疗渴，止小便数。《宝庆本草折衷》卷一五。补肺气，治肺痿，止咳嗽，行水通小便，亦治小便频数，病后、产后、虚羸老弱，皆可以羊之藏府煮烂食之。外感未清者均忌。《随息居饮食谱·毛羽类》。

【附方】《太乙仙制本草药性大全·仙制药性》卷七：下焦虚冷，小便数兼无力。羊肺一具，细切，内少羊肉作羹食之，煮粥亦得。

肾

【气味】味甘，气温，无毒。《本草汇言》卷一八。

【主治】补肾气虚弱，益精髓。《千金要方·食治》卷二六。补耳聋、阴弱，壮阳，益胃，止小便，治虚损盗汗。又疗劳痢，合脂为羹甚效。《宝庆本草折衷》卷一五。助胃止小便盗汗，治劳痢虚损耳聋。益肾，理精枯阳败，同乳粉极灵。《太乙仙制本草药性大全·仙制药性》卷七。补腰肾，治肾虚耳聋，疗癥瘕，止遗溺，健脚膝，理劳伤。《随息居饮食谱·毛羽类》。

【发明】《本草经疏》卷一七：羊肾，补肾气者，以其类相从，借其气以补其不足也。肾得补则精髓自益矣。

羊石子

【修治】《宝庆本草折衷》卷一五：时收亦切片，火干。

【气味】味咸、苦，微寒，无毒。《宝庆本草折衷》卷一五。甘，温。《随息居饮食谱·毛羽类》。

【主治】主青盲明目，杀疥虫，止泄，辟恶，止惊悸，疗百节中结气，风头痛，蛊毒，吐血，产后余痛。《宝庆本草折衷》卷一五。功同内肾而更优。治下部虚寒，遗精淋带，癥瘕，疝气，房劳内伤，阳痿阴寒诸般隐疾。并宜煨烂，或熬粥食亦可。入药用，下部火盛者忌之。《随息居饮食谱·毛羽类》。

胆

【气味】冷，无毒。《千金要方·食治》卷二六。苦，寒。《随息居饮食谱·毛羽类》。

【主治】主诸疮，能生人身脉，治青盲，明目。《千金要方·食治》卷二六。主青盲明目，点赤障白膜、风泪，解蛊毒，疗疳湿热，燸疮及小儿疳。《宝庆本草折衷》卷一五。清胆热，补胆汁，专疗诸般目疾，兼治蛊毒疮疡。目疾，羊胆汁点，或煮熟吞之。代指，以指刺热汤中七度，刺冷水中三度，随以羊胆汁涂之。《随息居饮食谱·毛羽类》。

【发明】《夷坚志·丁志》卷一二：王寓判玉堂，福州人病目，两睑间赤湿流泪，或痛或痒，昼不能视物，夜不可近灯光，兀兀痴坐。其友赵子春语之曰：是为烂缘血风，我有一药正治此，名曰二百味草花膏。病者惊曰：用药品如是，世上方书所未有，岂易遽办？君直相戏耳。赵曰：

我适有见药，当以与君。明日，携一钱匕至，坚凝成膏，使以匙抄少许入口，一日泪止，二日肿消，三日痛定，豁然而愈。乃往谒赵致谢，且扣其名物，笑曰：只是用一羖羊胆，去其皮脂，而满填好蜜，拌匀，匀之候干，则入钵研细为膏。以蜂采百花，羊食百草，故隐其名以眩人云。

【附方】《太乙仙制本草药性大全·仙制药性》卷七：疗面皯如雀卵色。以羖羊胆一枚，酒二升，合煮三沸，以拭之，日三度差。

肚

【气味】平，温。《宝庆本草折衷》卷一五。甘，温。《随息居饮食谱·毛羽类》。

【主治】主胃反，治虚羸、小便数，止虚汗。《千金要方·食治》卷二六。补胃虚损，止汗。又治小便数，作羹食之。《宝庆本草折衷》卷一五。补胃益气，生肌解渴，耐饥，行水，止汗。《随息居饮食谱·毛羽类》。

胜

【气味】甘，温。《随息居饮食谱·毛羽类》。

【主治】敛虚汗速效，补虚怯健脾。《太乙仙制本草药性大全·仙制药性》卷七。补肾损，摄下焦之气，凡虚人或产后患遗溺者宜之。《随息居饮食谱·毛羽类》。

【附方】《太乙仙制本草药性大全·仙制药性》卷七：疗尿床方。羊肾盛水令满，系两头熟煮，开取水顿服之即差。

肠

【气味】甘，温。《随息居饮食谱·毛羽类》。

【主治】补气，健步，固精，行水厚肠，便溺有节。《随息居饮食谱·毛羽类》。

羖羊角

【气味】味酸、苦，温、微寒，无毒。《千金要方·食治》卷二六。味咸、苦，温、微寒，无毒。《图经本草药性总论》卷下。

【主治】主青盲，明目，杀疥虫，止寒泄、心畏惊悸，除百节中结气及风伤蛊毒、吐血、妇人产后余痛。烧之，杀鬼魅，辟虎狼。久服安心，益气，轻身。勿令中湿，有毒。《千金要方·食治》卷二六。镇惊邪明目，止吐血安心。《本草元命苞》卷七。攻毒立溃生脓。《本草纂要》卷一一。

【发明】《本草经疏》卷一七：羊角，乃肺肝心三经药也。而入肝为正。《本经》咸温。《别录》苦微寒。甄权：大寒。察其功用，应是苦寒居多。非苦寒则不能主青盲、惊悸、杀疥虫及风头痛、蛊毒吐血。盖青盲，肝热也；惊悸，心热也；疥虫，湿热也；风头痛，火热上升也；蛊毒吐血，热毒伤血也。苦寒总除诸热，故能疗如上等证也。惊悸平则心自安。热伤气，热除则气自益。其主百节中结气，与妇人产后余痛，亦指血热气壅者而言。《本经》又主止寒泄及辟恶鬼虎狼，未解其义，俟博物者详之。

睛

【主治】主目赤红目瞖神效，又痛涩视物不见立瘥。《太乙仙制本草药性大全·仙制药性》卷七。主赤目生翳，视物不见。《药性全备食物本草》卷二。

【附方】《太乙仙制本草药性大全·仙制药性》卷七：治目赤及瞖。羊眼睛暴干为末，傅两目。○常患眼痛涩，不能视物，及看日光并灯火光不得者。取熟羊头眼睛中白珠子二枚，于细石上和枣汁研之，取如麻子大，安眼睛上，仰卧，日二夜二，不过三四度差。

齿

【主治】烧灰逐小儿羊痫寒热。《太乙仙制本草药性大全·仙制药性》卷七。

头蹄

【气味】平，凉。《宝庆本草折衷》卷一五。

【主治】头肉，主风眩瘦疾、小儿惊痫、丈夫五劳七伤。○蹄肉，主丈夫五劳七伤。《千金要方·食治》卷二六。头肉，○治骨蒸脑热，头眩，明目。主缓中汗出虚劳。《宝庆本草折衷》卷一五。补肾虚精竭，安心养胃，止惊敛汗，治风眩瘦乏。但性善补水，水肿人忌食。《药性全备食物本草》卷二。

屎

【修治】《太乙仙制本草药性大全·仙制药性》卷七：曝干烧烟，亦可两用。

【主治】主小儿泄痢肠鸣，惊痫及理聤耳，并署莉，并烧灰用。疗诸疮痔瘘，烧以熏之。又小儿口涎出，取白羊屎内口中。《宝庆本草折衷》卷一五。熏疮却痔瘘诸疮热毒，熏鼻去中恶心腹刺疼。《太乙仙制本草药性大全·仙制药性》卷七。

【附方】《太乙仙制本草药性大全·仙制药性》卷七。疗无故呕逆酸水不止，或吐三五口。食后如此方：羊屎十粒，好酒两合，煎取一合，顿服即愈。如未定，更服，看大小加减服之，六七岁即五颗。○治发不生。以羊屎灰淋取汁洗之，三日一洗，不过十度即生。○崔氏疗伤寒手足疼欲脱。取羊屎煮汁以灌，取白羊屎内口中，以差止。亦疗时疾及阴囊并茎热肿，亦可煮黄蘖等洗之，并除伤寒之疾。○治木刺入肉中不出，痛。取干羊屎烧灰，和猪脂调涂，不觉自出。

黄羊 《饮膳正要》

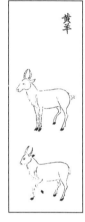

图 40-19-1 黄羊
《饮膳》

【校正】时珍云出《纲目》，今据《饮膳正要》改。

【集解】《饮膳正要》卷三：其种类数等成群，至于千数。白黄羊，生于野草内。黑尾黄羊，生于沙漠中，能走善卧，行走不成群。《食治广要》卷六：黄羊出关西西番及桂林诸处，状与羊同，但低小细肋，腹下带黄色者是矣。

姚氏《食物本草》卷一三：有四种，状与羊同，但低小细肋，腹下带黄色，角似羧羊，喜卧沙地。生沙漠，能走善卧，独居而尾黑者，名黑尾黄羊。生野草内，或群至数十者，名曰黄羊。生临洮诸处，甚大而尾似麇、鹿者，名洮羊。其皮皆可为裘褥。出南方桂林者，则深褐色，黑脊白斑，与鹿相近也。

肉

【气味】味甘，温，无毒。《饮膳正要》卷三。

【主治】补中益气，治劳伤虚寒。《饮膳正要》卷三。

髓

【主治】能补益人。《饮膳正要》卷三。

【发明】《饮膳正要》卷三：脑不可食。

鲊答 《本草纲目》

【集解】《本草品汇精要续集》卷五：李时珍云，鲊答，生走兽及牛马诸畜肝胆之间，有肉囊裹之，多至升许。质其形大者如鸡子，小者如栗如榛，其状似石非石、似骨非骨，打破层迭重重耳。色白。○嘉靖庚子年，蕲州侯屠杀一黄牛得此物，人无识者。有番僧云：此至宝也。牛马猪畜皆有之，可以祈雨。西域有密咒，则霖雨立至。不知咒者，但以水浸搬弄，亦能致雨。后考陶九成《辍耕录》所载，鲊答即此物也。其言曰：蒙古人祷雨，惟以净水一盆，浸石子数枚，淘漉玩弄，密持咒语，良久辄雨。石子，名鲊答，大者如鸡卵，小者不等，乃走兽腹中所产，独牛马者最妙。盖牛黄、狗宝之类也。又按《京房易占》云兵强主武则牛腹生石，据此知鲊答、狗宝同一类也。但生于狗腹者为狗宝耳。《茶香室续钞》卷二四：国朝宋荦《筠廊偶笔》云：吴门徐籀《吾邱集》中载甲申七月，偶至崇明，闻北门外季家，马生卵三枚，大者如升，质色如雀卵，红白相间，重三斤，小者斤许。考之书，盖凡兽皆有之，名曰砟答，治奇疾难名者。生牛马腹中者良。

【气味】味甘、咸，性平。《本草纲目易知录》卷六。

【主治】主惊痫毒疮，功类牛黄、狗宝。《本草纲目易知录》卷六。

诸血《本草拾遗》

【集解】《日用本草》卷三：即诸禽、诸兽之血。

【气味】甘，平。《日用本草》卷三。味甘，气寒。《本草集要》卷六。味甘、咸，气平。《药性要略大全》卷一〇。

【主治】解诸药毒、菌毒、丹石毒。〇主补人身血不足，或患血枯，皮上肤起，面无颜色，并生饮之。《日用本草》卷三。止渴，除丹毒，去烦热。《本草集要》卷六。

【发明】《药性要略大全》卷一〇：七潭云，凡麋鹿茸、角、茎、肾、髓、血，及犬、马茎肾之属，大有补益，世人不知。偏云其热而不肯轻服。至于椒、姜、桂、附大热之物，犹有用者。殊不知人与物之有血气者，本一类，但性禀有二耳。至如金石草木，异类之物，尚能驱病，调养人身，况以同类相补，而反致疑，何其愚耶？《本草纂要》卷一一：大抵血之为物，宜生而不宜熟也。生则益血而和血，熟则损血而败血。治者不可因其益血之物，而无损血之谓乎。

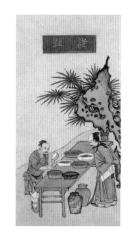

图 40-21-1　诸血
《雷公》

诸朽骨《本草拾遗》

【集解】《本草医旨·食物类》卷四：朽骨不分何骨，然亦当取所知无毒之骨可也。

【主治】治骨蒸。东墙腐骨，磨醋涂痕，令灭。又涂疬疡风疮癣白烂者。治风牙痛，止水痢。《本草医旨·食物类》卷四。

【附方】《证类本草》卷一六：主骨蒸。多取净洗，刮却土气，于釜中煮之，取桃、柳枝各五斗煮枯，棘针三斗煮减半去滓，以酢浆水和之煮三五沸，将出。令患者散发正坐，以汤从顶淋之，唯热为佳。若心闷，可进少冷饭，当得大汗，去恶气，汗干可粉身。食豉粥，羸者少与。《本草拾遗》。

震肉《本草拾遗》

【集解】《太乙仙制本草药性大全·本草精义》卷七：此乃畜之被雷所霹雳者。

【气味】性无毒。《太乙仙制本草药性大全·本草精义》卷七。

【主治】主小儿夜惊，大人因惊失心，亦作脯与食之良。《太乙仙制本草药性大全·本草精义》卷七。

【发明】《调疾饮食辩》卷五：震肉，此六畜为天雷震死者。《纲目》曰：《雷书》云"食震肉令人成大风病"，语甚有理。《拾遗》曰：小儿夜惊及大人因惊失心者，作脯食之良。病由惊得及治以雷，是或一道也。

败鼓皮《别录》

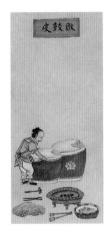

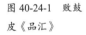

图 40-24-1　败鼓皮《品汇》

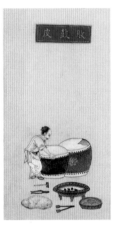

图 40-24-2　败鼓皮《雷公》

【集解】《本草衍义》卷一六：败鼓皮黄牛皮为胜。今不言是何皮，盖亦以驴、马皮为之者。唐韩退之所谓牛溲、马勃、败鼓之皮，俱收并蓄，待用无遗者。今用处亦少，尤好煎胶。专用牛皮，始可入药。《宝庆本草折衷》卷一五：乃穿破皮也。《药性粗评》卷四：败鼓皮，鼓皮年久打穿者。

【主治】主中蛊毒。《宝庆本草折衷》卷一五。主治卒中蛊毒，心腹切痛，如有物咬，下血如鹅肝。《药性粗评》卷四。治五种蛊毒，取烧灰为末，酒调方寸服，须臾当呼蛊姓名，令本主呼取蛊名即瘥。《药性全备食物本草》卷二。

【附方】《药性粗评》卷四：治卒中蛊毒。两广夷人多有造此蛊毒，采蛇虫等物合药，置饮食中害人成瘕，急则一月，缓则一年或三年，无有不死者。如觉，即取败鼓皮二三寸，烧灰为末，温酒调服，须臾便自呼蛊名与蛊主姓名，速令蛊主呼取蛊名，即愈。或以皮广五寸，长一尺，同莨菪根刬，水一升，酒三升，相合，煮取二升，服之，其蛊自下。窃意败鼓有败蛊之义，亦寓禳法云耳。

《太乙仙制本草药性大全·仙制药性》卷七：为蛊服却，绝妙神丹。其方鼓皮广五寸长一尺，蔷薇根五寸如足拇指大，或云是莨菪根，刬，以水一升，酒三升，熬二升服之，当下蛊虫即愈。○治中蛊毒诸方。人有行蛊毒以病人者，若中之当服药，如知毒主姓，便呼取以去蛊即差。中蛊状，令人心腹切痛，如有物咬，或吐下血，不即治之，蚀人五脏尽即死矣。欲知是蛊，但令病人吐水，沉者是，浮者非。亦有以虫、蛇合作，蛊药着饮食中，使人得瘕病，此一种一年死，治之各自有药，江南山间人有此，不可不信之。○治卒中蛊毒，下血如鹅肝，昼夜不绝，藏腑坏败待死。知蛊姓名方，破鼓皮烧灰服，自呼名，治之即去。又欲知蛊毒主姓名，取败鼓皮少许，烧末饮服，病人须臾自当呼蛊主姓名。○疗中蛊毒。取败鼓皮烧末，酒服方寸匕，须臾当呼蛊姓名，令本主呼取蛊名即差。《圣惠方》亦治小儿五种蛊毒。

毡《本草拾遗》

【集解】《本草纲目》卷五〇：毡属甚多，出西北方，皆畜毛所作。其白、其黑者，本色也。其青、乌、黄、赤者，染色也。其毡毯、褐、氍毹、毾㲪等称者，因物命名也。大抵入药不甚相远。

【气味】无毒。〔《本草拾遗》〕。《证类本草》卷一六。

【主治】主火烧生疮，令不着风水，止血，除贼风。烧为灰，酒下二钱匕，主产后血下不止。〔《本草拾遗》〕。《证类本草》卷一六。烧灰，止血，活血，治产后下血，崩漏赤白，酒下。坠损疼痛，成片，盐酒煮包之。牙疳、鼻疳，烧枯，同枯矾、人中白烧过研搽。火灼疮。《本草求原》卷二〇。

【发明】《证类本草》卷一六：〔《本草拾遗》〕久卧吸人脂血，令人无颜色，上气。

底野迦《唐本草》

【集解】《本草品汇精要》卷二三：《图经》曰：出西戎，彼人用诸胆合和作之，状似久坏丸药，赤黑色。今海南或有之。《唐本》注云：胡人时将至此，甚珍贵，试用有效。

【气味】味辛、苦，平，无毒。〔《唐本草》〕。《证类本草》卷一六。

【主治】主百病，中恶客忤如神；治邪气，心腹积聚奇捷。《太乙仙制本草药性大全·仙制药性》卷七。

六畜毛蹄甲《本经》

【集解】《太乙仙制本草药性大全·仙制药性》卷七：六畜者，谓马、牛、羊、猪、鸡也，骡、驴亦其类，而毛蹄甲以各出其身之品类中，主疗不必同此矣。

【气味】味咸，气平，有毒。《太乙仙制本草药性大全·仙制药性》卷七。

【主治】主鬼疰蛊毒大效，治寒热惊痫殊功。癫疾狂走用之如神。《太乙仙制本草药性大全·仙制药性》卷七。

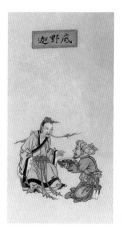
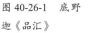
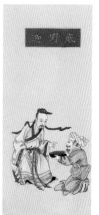

图 40-26-1　底野迦《品汇》　　图 40-26-2　底野迦《雷公》

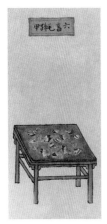

图 40-27-1 六畜毛蹄甲《品汇》　图 40-27-2 六畜毛蹄甲《雷公》

六畜心《本草纲目》

【集解】《本草医旨·食物类》卷四：古方多用六畜心治心病，从其类也。

【主治】治心昏多忘，心虚作痛，惊悸恐惑。《本草医旨·食物类》卷四。

诸肉有毒《本草拾遗》

《千金要方·食治》卷二六：野猪青蹄不可食及兽赤足者不可食，野兽自死北首伏地不可食，兽有歧尾不可食。家兽自死，共鲙汁食之，作疰疮。十一月勿食经夏臭脯，成水病，作头眩，丈夫阴痿。甲子日勿食一切兽肉，大吉。鸟飞投人不肯去者，口中必有物，开看无者，拔一毛放之，大吉。一切禽兽自死无伤处不可食。三月三日勿食鸟兽五藏及一切果菜五辛等物，大吉。《太乙仙制本草药性大全·本草精义》卷七：兽歧尾杀人，鹿豹文杀人，羊心有孔杀人。马蹄夜目，五月已后食之杀人。犬悬蹄肉有毒杀人，不可食。米瓮中肉杀人，漏沾脯杀人，肉中有星如米杀人。羊脯三月已后，有虫如马尾，有毒杀人。脯曝不燥，火烧不动，入腹不销，久置黍米瓮中，令人气闭。白马鞍下肉，食之损人五脏；马及鹿臆白不可食；奶酪及大酢和食，令人为血痢；驴、马、兔肉，妊娠不可食；奶酪煎鱼鲙瓜和食，立患霍乱；猪、牛肉和食，令人患寸白虫；诸肉煮熟不敛水，食之成瘕；食兔肉食干姜令人霍乱；市得野中脯，多有射罔毒。食诸肉过度，还饮肉汁即消，食脑立消。《食物辑要》卷四：凡禽兽，肝青者、生疗死者、自死口不闭者、自死首向北者、带龙形者、五脏着草自动者、肉堕地不沾尘者、热血不断者、犬不食者、脯沾尘漏者、祭肉自动者、米瓮内肉脯及经宿未煮者、曝不燥者、煮熟不敛水者，落水中浮者，并有毒。误食，杀人。《养生食鉴》卷下：兽本乎地，禀重浊之气，虽云各有滋补，多食必生痰动火，养生者宜节之。凡兽肝青者、生疗死者、自死口不闭者、自死首向北者、带龙形者、五脏着草自动者、肉堕地不沾尘者、热血不断者、犬不食者、脯沾尘漏者、祭肉自动者、米瓮内肉脯及经宿未煮者、曝不燥者、煮肉不敛水者、落水中浮者，并有毒，误食杀人。形异不识者，切勿食之。《调疾饮食辩》卷五：诸兽有毒牛独肝。羊独角。黑牛白头。黑羊白头。猪、牛、羊心肝有孔。白马黑头。白马青蹄。马无夜眼。马鞍下黑肉。马肺，马肝，马血。马生角。牛肝。狗肠。牛轭下黑肉。牛马生疗死。六畜瘟死、疥癞死。兽自死首北向，死而口不闭。猘犬。犬有悬蹄。鹿白臆，鹿文如豹。诸畜带龙形。兽歧尾，兽足赤，兽并头。诸畜肉中有米星。禽兽肝青。肉亦勿食。中毒箭死。米瓮中肉脯。凡脯不宜安放米瓮。脯沾茅屋漏。郁肉。煮肉熟未冷，用密器盖不透风者为郁肉。诸肉熟血不断。祭肉自动，诸藏腑着草自动。脯曝不燥。生肉不敛水。得盐、醋不变色。煮不熟，煮熟不敛水。堕地不沾泥。落水浮。肉经宿尚暖。与犬犬不食。凡肉疑有毒，以此法试之，极验极稳。以上并不可食，杀人，病人，令人生恶疠大毒，或发旧病，终身不愈。诸心损心，肝损肝，此二者言多食久食之害。诸脾损脾，诸滑肠作泄，诸髓败阳损精，诸血败血伤血。臭脯痿人阴，伤女子胎，令人成水病。此五者不论多寡久暂，总不宜食。春不食肝，夏不食心，秋不食肺，冬不食肾，四季不食脾。此不必拘，惟脾总不宜食。解诸毒法不拘自死、瘟死等物。**《本草省常·禽兽类》**：凡禽兽形色异常者，不可食。凡禽兽病死者，不可食。凡禽兽中箭死者，不可食。凡肉自动者有毒，不可食。凡肉落地不沾尘者，不可食。凡肉中有朱砂点者，不可食。凡肉中热血不断者，不可食凡屋漏滴肉上者，不可食。凡铜器盖肉，铜生汗滴下者，不可食。凡肉藏器中气不泄者，不可食。凡磁器晒热者放肉，不可食。凡肉煮不熟者有毒，不可食。凡禽兽心俱耗心气，不可食。凡禽兽肝俱有毒，不可食。一说，凡禽兽临杀，惊气入心，绝气入肝，故食心与肝俱伤人。一说，春不食肝，夏不食心，秋不食肺，冬不食肾，四季不食脾。凡禽兽肝同鱼食生痈疽，同鱼子食尤甚。凡禽兽脾俱伤中，孙真人曰：一生莫食之。凡禽兽血俱败阳，不可食。又与百药不合，服药人切忌之。凡禽兽脑俱败阳损精，令人临房不能行事，阳虚人切忌之。愚按：凡一切生灵不食为上，少食次之，多食有损且伤阴骘。

解诸肉毒《本草纲目》

《食物辑要》卷四：凡中六畜肉毒，水调下壁土钱许，可瘥。或以白扁豆烧末，水服；或即以本畜干屎末，酒调服，解之。**姚氏《食物本草》卷一四**：中六畜肉毒：六畜干屎末，伏龙肝末，黄蘗末，赤小豆烧末，并可解之。马肉毒：芦根汁，甘草汁，嚼杏仁，饮美酒，并可解之。马肝毒：猪骨灰，牡鼠屎，豆豉，狗屎灰，人头垢，俱水服，并可解之。牛马生疗死肉毒：泽兰根擂水，生菖蒲擂酒，甘菊根擂水，甘草〔煎〕汤服，并可解之。牛肉毒：猪脂化汤饮，甘草汤，猪牙灰水〔服〕，并可解之。独肝牛毒：服人乳解之。**《饮食须知·兽类》**：伏龙肝末、本畜干屎末、黄蘗末、赤小豆烧末、东壁土末、头垢一钱，起死人。白扁豆末并水服，饮人乳汁，豆豉汁服之，亦能解之。药箭毒，以大豆煎汁或盐汤。肉食不消，还饮本汁，或食本兽脑即消。

兽部第四十一卷

兽之二　兽类46种

鲮鲤《别录》

【释名】鳞鲤《宝庆本草折衷》。

【集解】《本草衍义》卷一七：鲮鲤甲穴山而居，亦能水。《绍兴本草》卷一八：鲮鲤甲，世呼穿山甲也。○湖、岭及金、房山谷多产之。《本草元命苞》卷八：旧不著所出州郡，今湖岭，金、商等州。穴山而居，能陆能水，形似鼍，色黑短小，若鲤鱼，体有四足。《日用本草》卷三：鲮鲤，似鲤有四足，能水能陆，穿山。开甲如死，令蚁入甲中食其肉，闭其甲，蚁死而食之。《药性粗评》卷四：其形似鼍而小，又似鲤，四足，有鳞甲，穴山而居，亦能水，每开鳞蜷曲佯死，令蚁遍入鳞内，复收闭入水中，开鳞蚁出水而食之。江南处处有之。采无时。

【修治】《宝庆本草折衷》卷一七：用童子小便浸过，炙黄，又研碎，蛤粉同炒。亦有以东壁土末炒者。《本草发明》卷六：入药用甲，剉碎，少和蛤粉炒黄，研细，酒水调服。或烧灰，脂油拌敷。《药性会元》卷下：滚水浸七日七换，细剉，蚌蛤粉拌炒成珠用。《药性切用》卷八：醋炙、酒炙任用。《本草求真》卷三：或生，或烧炙、醋炙、童便炙、油煎、土炒，随方用。《本草求原》卷一六：此物之用，全在拌炒引导，须细看上文，各随本症，或炮，或炒，或醋，或土，或油，或蛤粉等拌，类推之，以尽其用，未有生用者。尤须因病之上下左右，取上下甲分治之，更效。

【气味】味苦，微寒，有毒。《绍兴本草》卷一八。微寒，有大毒。《本草元命苞》卷八。味甘，凉，无毒。《日用本草》卷三。味咸，性微寒，无毒。《药性粗评》卷四。味甘、咸，性微寒，有小毒。《药性要略大全》卷一〇。

【主治】专医蚁瘘疾。主小儿五邪惊啼，治妇人鬼魅悲泣。疗山岚瘴疟，疥癞恶疮。医疰疾痔漏，顽癣不效。吹奶疼痛，服之即安。《本草元命苞》卷八。治五邪惊悸，妇人鬼疰，悲啼伤感，烧之存性，酒服。治蚁瘘，山岚瘴疟，痔

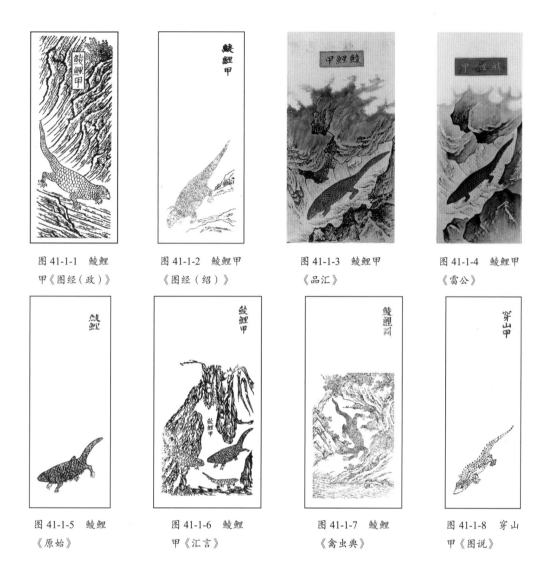

图 41-1-1　鲮鲤　　　图 41-1-2　鲮鲤甲　　　图 41-1-3　鲮鲤甲　　　图 41-1-4　鲮鲤甲
甲《图经（政）》　　《图经（绍）》　　　《品汇》　　　　　《雷公》

图 41-1-5　鲮鲤　　　图 41-1-6　鲮鲤　　　图 41-1-7　鲮鲤　　　图 41-1-8　穿山
《原始》　　　　　甲《汇言》　　　　《禽虫典》　　　　甲《图说》

漏恶疮，疥癣癫，烧甲为末傅之。亦去诸风。《药性要略大全》卷一〇。通经下乳，消肿溃坚，为行经散结端药。尾甲尤胜。《药性切用》卷八。窜走经络，迅达病所。消痈疽，除痰疟，破血结，疗痹疼，去惊邪，逐鬼魅。《得配本草》卷八。搜风去湿，解热败毒，治疮痈疥癣。《本草再新》卷一〇。

【发明】《夷坚志·支景》卷六：醴陵县尉者，失其姓名，旧尝有风疾，既而平愈。后到官，因受檄往衡阳，方自入山谷深处，无肉可买，见从者捕得穿山甲烹食，乃尝数脔，病遂作，左手足俱废，于是谒归。孙少魏赴永州，遇之于涂，怜其困苦，搜箧中药一两种漫与之。才旬日，闻其人一旦强健，沉疴脱然，意以为药之效。暨至永，阅《图经》云：穿山甲不可杀于堤岸，其血一入土，则堤心溃坏，不可复塞。盖此物性能透地脉也。始悟彼尉宿恙暂作而愈者，亦气血通畅致然。吾乡多此虫，而无滴血坏堤之说。《宝庆本草折衷》卷一七：艾原甫谓复元通气散中用鲮鲤甲，以开通气滞而溃决风壅也。然此散之方，料剂虽殊，悉凭此甲以为之本。至于豆疹黑陷，烧灰存性，入少麝香温酒调，量人大小，加减而服。与夫痈疽疖毒，随人身病处，取甲烧灰，和入众药，兼导药势，径达患处也。应疗肾风，调气血，诸元散中，例宜加此。又须得甲之尖者为良。其肉肥甚，与甲之性用亦相近，但理风之效更长尔。《罗氏会约医镜》卷一八：土炒，或人乳炒。性善窜，喜穿山。可走周身，通经络，顷刻直达病所。某处病的取某处之甲为引，最效。行经滞，下乳汁，用甲，炮研末，酒服，外以热梳梳乳，或同王不留行煎服。消痈肿，未成即消，已成即溃，溃后少用。治痛痹，在上则升，在下则降。截疟，能破暑气所结。发痘，陷伏者可佐补药以起发之。并疗蚁瘘。饭食中误食蚁中毒，或块破则出水，用甲炒研敷之。但性猛烈，不可过用，虚弱者更当审慎。《本草求原》卷一六：善窜，得金气专而合于水。能透肺气，行经络，肺为注经之始，肝为环经之终。使气至而血行滞化。血原于水，藉气以行。治五邪惊啼悲伤，惊伤心神，则阴阳闭塞，传于肺而为悲哭。肺贯心以行呼吸，肺气通则阴阳达。烧灰酒服。风湿冷痹，浑身强直。同全蝎炒，入五积散内，加姜、葱。通经下乳，炒研酒服。虚人同猪蹄煎。血滞化热以成风，炒，同甘草末米饮下。烧末搽之，诸风亦去，血行风自灭也。风疟、痰疟、单热疟，炒同大枣。下痢里急，炒同蛤粉。妇人阴，以白沙炒。痘干紫黑不起，以蛤粉炒，同生地、犀角、紫草。便毒、便痈，同猪苓并醋炒，加地榆末，酒服；外又同轻粉、麻油搽，或止以土涂之。疔肿，烧存性，同川贝末酒服二三次后，用泻药下之。瘰疬溃坏，土炒，同斑蝥、艾茸敷之，外加乌柏叶灸四壮。耳痛，炒，同土狗吹。耳鸣、耳聋，同蛤粉炒吹。拳毛倒睫。以羊脂抹炒。消肿溃痈，入谷芒热灰煨。止痛，排脓，为疮科初起要药。已溃忌用。以其食蚁，又治痔瘘、蚁漏。一妇项下忽肿一块，延至颈，刺破出水，久不合，此误食蚁而成蚁漏也。山甲烧存性，敷之立愈。按在堤岸杀之，血入土，即令渗漏。若油笼渗漏，刮甲包肉靥投之，自至漏处补住。故所治诸病皆是闭者能通，而利漏崩中又是渗者能补也。再按五邪悲伤，是肺金气泄，肝无所制，致魂失奠安，在脏为渗漏，在邪为闭塞，用此兼通兼补，乃无碍也。人但知其能通，而不知其能补，何不取瘰疬溃坏一症而细思之？《蠢子医》卷二：山甲可封平和将军山甲亦可号将军，我尝治病屡出神。有一妇人月病久，诸药不效死为邻。腹疼卧床甚难忍，一为诊脉脉横陈。即用山甲末一两，黄蜡为丸麝香匀。日食一钱痛即止，不满十日大回春。又有男儿虚痨久，诸药不效死为邻。一寒一热不能止，一为诊脉积已深。即用山甲末一两，黄蜡为丸青黛匀。日食二钱热已止，不满十日大回春。又有痨疾寒疟久，诸药不效死为邻。一寒一热不能止，一为诊脉气在心。即用山甲末二钱，玉金煎汤红糖吞。当即平复无一病，不满十日大回春。又有虚痨蛊症久，诸药不效死为邻。补之不得泻不得，一为诊脉脉阴沉。即用山甲末二钱，麝香和入茶细吞。吃了时节忽大汗，肿硬一消即回春。好如汾阳见吐蕃，不动声色若甚亲。百万雄兵尽慑服，那有一个作梗人。我如药中去为政，定封山甲为将军。大黄巴豆虽无敌，气血旺时稳称心。若遇此症气淹淹，不得此药怎回春。一切病积尽去了，无风无火无烟尘。

若问大黄与巴豆，定当俯首称为臣。病到此时难为力，焉得如此怎称心。《本草思辨录》卷四：穿山甲主五邪惊啼悲伤。其可惊啼之邪，无论五脏何邪，自属非分之来，难以骤当，而后发为惊啼；由惊啼而悲伤，邪则乘肺虚而并之。此时通气道之留阻而先解其邪，斯则穿山甲所克任者。若调其偏驳，安其神志，则更有他药，宜酌剂以善其后也。○后人用穿山甲，多见于疮、疟两门。盖疟必有风痰湿浊痹其经络，疮则肌腠壅滞，非性锐善穿之物，不能疏排而发之。若疟涉于虚，疮至溃后，则非其所能为矣。

【附方】《本草衍义》卷一七：治气痔脓血。烧一两存性，肉豆蔻仁三个同为末，米饮调二钱服，甚者加猬皮一两烧入。中病即已，不必尽剂。

《本草元命苞》卷八：产后血晕。穿山甲炙黄，木通各一两，自然铜生用半两，三物为散，每服三钱匕，温酒调下，饵之遂定。治产后血气上冲心，成血晕。穿山甲一两，童子小便浸一宿，取出，慢火炙黄，为散，每服一钱，狗胆少许，热酒调下。《简要济众方》。

主治邪气迷惑，惊啼悲伤。以甲火内炙焦，为末，酒调一匙，三四日而愈。疟疾。凡患疟疾，初发三四次者，可截之。穿山甲、常山、槟榔等分，剉，煎汤，未发前服之，即止。蚁瘘。方生疮成瘘如蚁窟者，穿山甲炙焦，为末，猪脂调匀傅，日三四次，愈。

《校补滇南本草》卷下：治疝气膀胱疼痛。穿山甲，三钱，炒。茴香子二钱，细末，每服二钱，滚水酒送下。

兔《别录》

【释名】《药性粗评》卷四：兔，獐属，皆牝无牡。中秋夜望月而孕儿，自口吐出。世传纣烹西伯之子，复以进西伯，既尝之而吐出，变兔而去，因以得名。此盖谬说也。

【集解】《宝庆本草折衷》卷一五：《礼记》云：其兔一名明视。生处处有之。其前足短，后足长者为跳兔，一名蹶兔。生契丹北境及庆州。《太乙仙制本草药性大全·本草精义》卷七：旧本不著所出州土，今深林空谷处处有之。为食品之上味。其窍有六七穴，孕视月光结成，子从口内吐出。性狡善走，目瞭极圆，寿历千年，毛变白色，此得金气全，其用入药剂最佳。余兔至秋深时则可食，金气全也，才至春夏，其味变。

肉

【气味】味辛，平，涩，无毒。《千金要方·食治》卷二六。味甘，平，无毒。《绍兴本草》卷一九。味辛，平，无毒。《图经本草药性总论》卷下。味辛、酸，平，寒，无毒。《宝庆本草折衷》卷一五。甘，咸，微寒。《医林纂要探源》卷三。

【主治】补中益气，止渴。《千金要方·食治》卷二六。健脾。生吃，压丹毒。《图

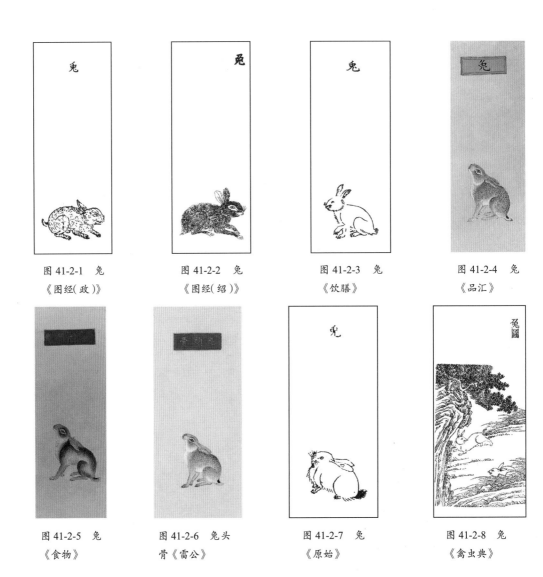

图 41-2-1　兔　　　　　图 41-2-2　兔　　　　　图 41-2-3　兔　　　　　图 41-2-4　兔
　《图经(政)》　　　　　　《图经(绍)》　　　　　　《饮膳》　　　　　　　《品汇》

图 41-2-5　兔　　　　　图 41-2-6　兔头　　　　　图 41-2-7　兔　　　　　图 41-2-8　兔
　《食物》　　　　　　骨《雷公》　　　　　　《原始》　　　　　　　《禽虫典》

经本草药性总论》卷下。**主热气湿痹，治消渴。**《食物本草》卷三。

　　【发明】《千金要方·食治》卷二六：兔无脾，所以能走，盖以属二月建卯木位也，木克土，故无脾焉。马无脾，亦能走也。黄帝云：兔肉和獭肝食之三日必成遁尸；共白鸡肝心食之，令人面失色，一年成瘅黄；共姜食，变成霍乱；共白鸡肉食之，令人血气不行。二月勿食兔肉，伤人神气。《饮膳正要》卷三：不宜多食，损阳事，绝血脉，令人痿黄。不可与姜、橘同食，令人患卒心痛。妊娠不可食，令子缺唇。二月不可食，伤神。《本草经疏》卷一七：兔，属金，得太阴之精，故其性喜望月。兔至秋深时可食者，金气全也。其肉味辛气平无毒。然详其用，味应有甘，气应作凉。《经》曰：里不足者，以甘补之。又曰：热伤气。味甘而气凉，所以能补中益气也。《寿世秘典》卷四：兔属金，得太阴之精，故其性喜望月，禀阴寒之气，故能凉血解热，宜其不利于阳道，多食绝人血脉，损元气，弱阳事，犹麋泽兽属阴其肉食之令人弱房之说同也。《别录》云补中益气者，盖热伤气，兔味甘而气凉，所以能补中益气，恐亦未必尽然耳。《本经逢原》卷四：发明：兔无脾，故善走，二月建卯木位，木克戊土，故无脾。其肉性寒，能治胃热呕逆，肠红下血。《本草求真》卷七：况虚痨一症，脾肾两虚，即在医者用药挽救，亦难两全无弊。若复加兔肉甘寒，又安能力补脾肾，而为虚痨要药乎？今人不察，动用兔肉治疗，以致阳气日虚，而阴气日竭。余因先慈曾患虚痨，服药将愈，后食兔肉而病复发，故特拈出，以为妄食兔肉者戒。

【附方】《太乙仙制本草药性大全·本草精义》卷七：疗消渴气瘦，小便不禁。方用兔一只，剥去皮爪、五脏等，以水一斗半，煎使烂，骨肉相离，漉出骨肉，斟酌五升汁，便泸滓令冷得即服之，极重者不过三兔。崔元亮《海上方》。

兔头及头骨

【气味】平，无毒。《图经本草药性总论》卷下。味甘，气平，无毒。《本草集要》卷六。

【主治】主头眩痛，癫疾。《图经本草药性总论》卷下。主头眩痛癫疾，和毛髓烧，为丸，落胞衣，催生产。《本草元命苞》卷七。

【发明】《宝庆本草折衷》卷一五：兔之产育背常，故怀胎在身者所当禁食。若夫就蓐之时，则兔头及髓，《日华子》辈纪其功博矣。《本草经疏》卷一七：肝为风木之位，太过则摇动撼物。兔属金而头骨在上，尤得气之全，故能平木邪，疗头眩痛、癫疾也。

【附方】《神农本经会通》卷八：疗天行呕吐不下食。取腊月兔头并皮毛，烧令烟尽，擘破，作黑灰，捣罗之，以饮汁服方寸匕，则下食。《必效方》。○催产难。兔头骨和髓烧灰。《局》。

《太乙仙制本草药性大全·仙制药性》卷七：消渴饮水不知足。兔头骨一具，以水煮取汁饮之。○主落胎并产后余血不下。头骨和毛、髓烧为丸。

血

【主治】凉血，解胎热催生。《药性全备食物本草》卷二。

【发明】《宝庆本草折衷》卷一五：《指迷方》又取兔血以蒸饼，切片蘸之，用纸袋盛，凌风阴干为末，名兔血散，治产难逆生，每服二钱，煎乳香汤调下即得分庆。然头也，血也，皆兔之切于济人者也，不可例以为妊妇所忌也。

脑

【气味】味甘。《太乙仙制本草药性大全·仙制药性》卷七。

【主治】主冻疮。《图经本草药性总论》卷下。腊月者，主催生落胎，产后余血不下。《日用本草》卷三。治脑背痈疽立效，疗热疖恶疮即痊。《太乙仙制本草药性大全·仙制药性》卷七。

【发明】《本草经疏》卷一七：脑为髓之至精，性温而滑润，故主涂冻疮皲裂及世人用为催生利胎之圣药也。《本经逢原》卷四：其脑为髓之精，性善滑胎，故兔脑丸为催生首药。然须腊月取活兔用之始验。

【附方】《太乙仙制本草药性大全·仙制药性》卷七：治脑发背发及痈疽热疖恶疮等。腊月兔头细剉，入瓶内密封，惟久愈佳，涂帛上厚封之，热痛傅之如冰，频换差。○疗产后阴下脱。烧兔头灰傅之。

骨

【主治】主热中消渴，并治疮疥，刺风鬼痓。《图经本草药性总论》卷下。治疮疥刺风鬼痓。《宝庆本草折衷》卷一五。

【附方】《宝庆本草折衷》卷一五：消渴羸瘦，小便不禁。兔骨和大麦苗煮汁服效。

肝

【主治】主目暗并补劳，治头旋眼痛。《图经本草药性总论》卷下。主目暗明目，和决明子作丸服之。又主丹石冲眼，补劳，治头旋眼疼。《宝庆本草折衷》卷一五。

【发明】《本草经疏》卷一七：肝开窍于目，兔目不瞬而了然，其肝气足也，故能主目暗。河间云：兔肝明目。因其气有余以补不足也。《本经逢原》卷四：○兔肝明目，目属肝，禀气独胜，且得至阴之精，可救目暗之疾。

皮毛

【主治】烧灰，酒调服之，治产难、胞衣不出、余血不下。《饮膳正要》卷三。敷鼠瘘鬼痓，皮刺疼能祛。○疗带下尤宜。○敷臭烂痘疱如神，治火烧已破奇效。《太乙仙制本草药性大全·仙制药性》卷七。

【附方】《宝庆本草折衷》卷一五：主产难后衣不出，及余血抢心胀。皮毛灰酒调服之。豌豆疮。毛煎汤洗。灸疮久不差。毛烧灰傅。白毛者全得金气，入药尤功。

《太乙仙制本草药性大全·仙制药性》卷七：治火烧已破。取兔腹下白毛烧胶，以涂毛上贴疮立差，待毛落即差。

屎

【气味】味淡，气平。入足厥阴肝经。《玉楸药解》卷五。

【主治】治痔疾血疼，以慢火熬黄赤为末，乳香酒调下。《宝庆本草折衷》卷一五。

【发明】《玉楸药解》卷五：能明目去翳，消痔杀虫。庸工习用不效，季明又言其能治虚劳夜热，更荒诞。《本草求真》卷七：兔屎除热结毒积目翳。兔屎专入肝，即名望月沙者是也。兔禀太阴之精，复饵谷精草明目之药，是以屎能明目，以除目中浮翳，且瘰疬、五痔、痔漏、虫蚀、痘疮等症，服之皆治。亦由热结毒积而成，得此寒以解热，辛以散结，圆以象目，故能服之有功。时珍曰：兔屎能解毒杀虫，故治目疾，痔瘰疮痔方中，往往用之。诸家本草，并不言及，亦缺漏也。按沈存中《良方》云：江阴万融病瘰，四体如焚，寒热烦躁，一夜梦一人腹拥一月，光明使人心骨皆寒，及瘥，而孙元规使人遗药，服之遂平，叩之则明月丹也。乃瘥而梦，若阴气上乘，目障不清，未可用焉。

【附方】《太乙仙制本草药性大全·仙制药性》卷七：大人小儿卒得月蚀疮。于月望夕取兔屎，入在虾蟆腹中，合烧灰为末傅之。○治痔疾，下血痛疼不止。以玩月砂不限多少，慢火熬令黄色，为末，每二钱，入乳香半钱，空心温酒调下，日三四服差。砂即兔子粪是也。

《本经逢原》卷四：治目中浮翳，痘疮患眼，但瞳人无损者。用以煅灰存性，日日服之，其翳自退。又方，兔屎一味为末，生鸡肝捣烂为丸，空腹谷精汤服之。翳厚加鸡内金尤捷。

兔膏

【主治】通耳聋极效。《太乙仙制本草药性大全·仙制药性》卷七。

败笔《唐本草》

【释名】兔笔头灰《宝庆本草折衷》。

【集解】《宝庆本草折衷》卷一五：一名败笔头。乃久使败损笔头，烧灰留性也。

【气味】微寒。《宝庆本草折衷》卷一五。

【主治】主小便不通数难，阴肿，中恶，脱肛，淋沥，水服之。《宝庆本草折衷》卷一五。孕妇催生难产，藕汁调灰速下。《本草元命苞》卷七。交婚多茎萎，取灰酒服之。《本草集要》卷六。

【发明】《类经证治本草·经外药类》：古人用治男子交婚之日茎痿苦不起者，更以天雄五分，烧灰同服，立差。

《夕庵读本草快编》卷六：其毫为笔，沾濡胶墨所败者，烧服起阴痿，通小便，催难产，消阴肿，非兔者不用。

【附方】《宝庆本草折衷》卷一五：治男子交婚之夕茎痿。取灰，酒服之。《药性论》。○治难产。败笔头一枚，烧灰研生藕汁一盏饮下。若产母虚弱及有冷疾者，

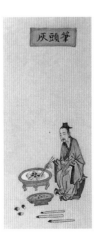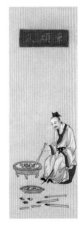

图 41-3-1 笔头　图 41-3-2 笔头
灰《品汇》　　灰《雷公》

即于银器内重汤暖服。《胜金方》。○治喉中肿痛，不得饮食。烧灰，浆饮下方寸匕。《范汪方》。

豪猪《神农本经会通》 【校正】时珍云出《纲目》，据《神农本经会通》改。

【释名】野猪《神农本经会通》、刚鬣《太乙仙制本草药性大全》。

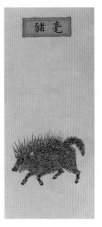

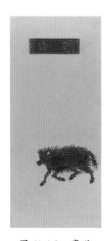

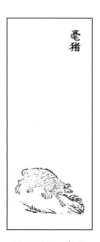

图 41-4-1　毫猪　　　　图 41-4-2　毫猪　　　　图 41-4-3　毫猪　　　　图 41-4-4　豪彘
　　《品汇》　　　　　　　　《食物》　　　　　　　　《三才》　　　　　　　　《禽虫典》

【集解】《神农本经会通》卷八：豪猪即野猪。髦间有豪如箭，能射人。《本草医旨·食物类》
卷四：豪猪，陕、洛、江东诸山中并有之。髦间有毫如箭，能射人。害稼。状如猪而项脊有棘鬣。

肉

【气味】气大寒，有毒。《神农本经会通》卷八。味甘。《太乙仙制本草药性大全·仙
制药性》卷七。味甘，性大寒，无毒。《食物辑要》卷四。甘，咸，寒。《医林纂要探源》
卷三。

【主治】能利大便，仍发风气。《太乙仙制本草药性大全·仙制药性》卷七。补心神，
平相火，保肺金，顺气血，祛风，杀虫解毒。靖相火，除邪热，治劳热骨蒸，
止吐血衄血，清肺顺气，治逆经。疗肠风血痔，积热，又解百毒，杀百虫。《医
林纂要探源》卷三。

【发明】《神农本经会通》卷八：不可多食，发风气，利大肠，令人虚羸。《食物辑要》卷四：
多食，令人虚，助湿冷病。

肚及屎

【气味】寒，无毒。《食治广要》卷六。味甘，寒，无毒。姚氏《食物本草》卷一四。

【主治】诚要药，医者宜求。烘燥烧灰和屎共研作末，分匀，调酒，每空心顿服二钱。能驱酒疸目黄，专消水肿腹胀。《太乙仙制本草药性大全·仙制药性》卷七。水病、热风、鼓胀。《食治广要》卷六。治水病鼓胀黄疸、奔豚脚气。姚氏《食物本草》卷一四。治小儿疳积，破诸热积、虫积，反胃隔食，消渴。《医林纂要探源》卷三。

【发明】《太乙仙制本草药性大全·仙制药性》卷七：热胀易效，冷胀难瘳。盖此猪日食苦参，致屎性大冷故尔。

【附方】《药性全备食物本草》卷二：有患水病鼓胀者。脂并屎烧，焙为末，每早空心酒下二钱，服此肚一个便愈。

狼《本草拾遗》

【集解】《本草品汇精要》卷二五：《埤雅》云：其形大如狗，青色，作声诸窍皆沸。盖今训狐，鸣则亦后窍应之。豺祭狼卜，又善逐兽，皆兽之有才智者，故豺从才，狼从良是也。里语曰：狼卜食，狼将远逐食，必先倒立以卜所向，故今猎人遇狼辄喜，盖狼之所向兽之所在也。而灵智有如此。其粪烧之，烟直而聚，虽风吹之不斜，故古今烽火用者，亦取其直聚而不散也。《食物本草》卷三：狼，味辛。老狼额下有悬肉，行善顾，疾则不能。中筋如织络，小囊大似鸭卵，作声，诸窍皆沸。粪，烟直上，烽火用之。昔言，狼、狈是二物，狈前二足绝短，先知食之所在，指以示狼，狼负以行，匪狼不能动。肉皆可食。

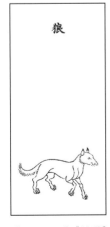

图 41-5-1　狼《饮膳》

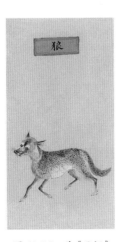

图 41-5-2　狼《品汇》

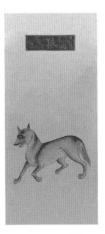

图 41-5-3　狼《食物》

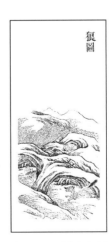

图 41-5-4　狼《禽虫典》

肉

【气味】味咸，性热，无毒。《饮膳正要》卷三。甘，温。《医林纂要探源》卷三。咸，温。《随息居饮食谱·毛羽类》。

【主治】主补益五藏，厚肠胃，填精髓。腹有冷积者，宜食之。《饮膳正要》卷三。补养虚劳，益气。《医林纂要探源》卷三。补五藏，御风寒，暖胃厚肠，壮阳填髓。《随息居饮食谱·毛羽类》。

膏

【主治】益气血，润燥泽皱，涂恶疮。《食物辑要》卷四。

【发明】《本经逢原》卷四：狼脂摩风首推，而《本草》不录，亦一欠事。狼肉补五藏，厚肠胃，填骨髓，有冷积人宜食。《随息居饮食谱·毛羽类》：其脂润燥，治诸恶疮。《内则》食狼去肠。腹有冷积者最宜。阴虚内热人忌食。狼肥豺瘦，谚云体瘦如豺，故豺肉不堪食也。《食疗》云：食豺令人瘦。

喉喉结

【主治】治噎病，用狼喉结曝干，杵末入半钱于饭内食之妙。《太乙仙制本草药性大全·仙制药性》卷七。

喉嗉皮

【主治】熟成皮条，勒头去头痛。《饮膳正要》卷三。

皮

【主治】熟作番皮，大暖。《饮膳正要》卷三。

【发明】《本草纲目易知录》卷六：葆据楚军云：军中夜卧，用此覆，有警，其毛刺人，须逐数日毙，箭毛尽拔外，甚验。

牙

【主治】带之辟邪。《饮膳正要》卷三。

尾

【主治】马胸膛前带之，辟邪，令马不惊。《饮膳正要》卷三。小儿佩，辟邪恶。《本草纲目易知录》卷六。

屎

【主治】治噎病瘰疬如神，主小儿夜啼甚验。《太乙仙制本草药性大全·仙制药性》卷七。

【附方】《太乙仙制本草药性大全·仙制药性》卷七：治瘰疬。狼屎灰傅上。○小儿夜啼。狼屎中骨烧作末，服如黍米许即定。《本经逢原》卷四：治骨鲠。烧灰水服。以其性专逆行而无阻滞也。

豺 《唐本草》

【集解】《宝庆本草折衷》卷一五：其豺俗号豺狗，亦狼属也。《本草品汇精要》卷二五：《埤雅》云：其形似狗而长尾，白颊，高前广后，其色黄，季秋取兽，四面陈之，以祀其先，世谓之豺祭兽，以报本，故先王侯之以田。《礼记》所谓豺祭兽，然后田猎是也。俗云：豺群噬虎，言其猛捷，且众可以窘虎也。《本经》不载所出州土，今在处山林或有之。姚氏《食物本草》卷一四：处处山中有之，狼属也。形似狗而颇白，前矮后高而长尾，其体细瘦而健猛，其毛黄褐色而鬐鬣，其牙如锥而噬物，群行虎亦畏之，又喜食羊。其声如犬，人恶之，以为引魅不祥。其气臊臭可恶。罗愿云世传狗为豺之舅，见狗辄跪，亦相制耳。《医林纂要探源》卷三：似犬而瘦，足高，性不伤人，有縶之牛豕亦不害。好群游，亦有独行者，曰独豺，更矫桀。

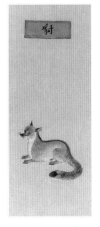
图 41-6-1　豺《品汇》

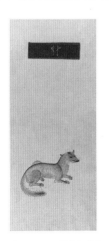
图 41-6-2　豺《食物》

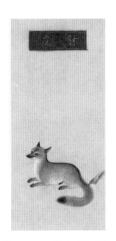
图 41-6-3　豺皮《雷公》

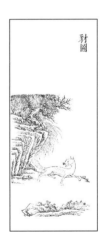
图 41-6-4　豺《禽虫典》

肉

【气味】味酸，热，有毒。《日用本草》卷三。甘、苦、酸，温。《医林纂要探源》卷三。

【主治】不可食，消人脂肉，损人神情。主疳痢，腹中诸疮，煮汁饮之。或烧热傅诸疮及齿疮。《日用本草》卷三。补虚劳，攻坚积，长气力，消骨鲠。昔人谓不堪食，令人瘦。《医林纂要探源》卷三。

【发明】《宝庆本草折衷》卷一五：豻似黄狗。孟诜尝言豻肉酸，消人脂而损人神。若肠风痔瘘者，煮而食，灼有奇效。《日华子》又言豻骨瘦人，尤发痼疾。《医林纂要探源》卷三：然山中人腊之为良药，病久虚羸，稍食此则神气顿足，骨力顿强。若食伤肉伤坚积者，煎腊服之即消，且不损真气。是则昔人之言，亦多有未尽矣。令人渴。凡犬类之肉，多令人渴。此能食虎，必近水乃杀物，性畏渴也。《调疾饮食辩》卷五：豻肉固不佳，然山中有虎，豻则俟于路，遇孤行客，或前导，或后随之，虎不敢出，至无虎处乃别去，是乃仁兽，大有功于人者也。古以豻狼比恶人，狼则当受，豻则诬也。《孟子》亦曰：嫂溺不援，是豻狼也。不以辞害意，可矣。

【附方】《太乙仙制本草药性大全·仙制药性》卷七：齿疮。烧灰傅之良。

皮

【气味】热，有毒。《宝庆本草折衷》卷一五。

【主治】主冷痹脚气，熟之以缠病上。《宝庆本草折衷》卷一五。主冷痹脚气奇捷，敷牙齿疮尤灵。治痔痢神方，疗诸疮妙剂。《太乙仙制本草药性大全·仙制药性》卷七。

貉《本草衍义》

【释名】金毛貒《医林纂要探源》。

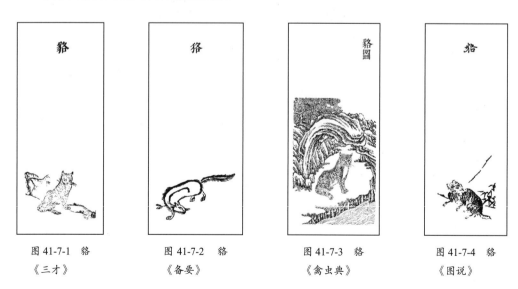

图 41-7-1　貉　　　　图 41-7-2　貉　　　　图 41-7-3　貉　　　　图 41-7-4　貉
《三才》　　　　　　　《备要》　　　　　　　《禽虫典》　　　　　　《图说》

【集解】《食治广要》卷六：貉状如狸，头锐，鼻尖，斑色，其毛深温滑，可为裘服。与貒同穴而异处，其性好睡。人或蓄之，以竹叩醒，而已复寐。故今人好睡者，谓之貉睡。《寿

本草纲目续编　五　虫鳞介禽兽部

肉

【气味】味甘，性温，无毒。《食物辑要》卷四。

【主治】益人。补虚乏无力，治筋寒骨痛。《食物辑要》卷四。主五脏虚劳及女子虚惫。姚氏《食物本草》卷一四。

狐《别录》

【集解】《本草蒙筌》卷九：江南虽生，京洛尤盛。形类黄狗，尾大鼻尖。心多疑，渡河冰辄听；口善媚，礼北斗而灵。能为妖魅迷人，由古淫妇所化。其名阿紫，至今自称。猎犬追寻，亦能捕获。医方所用，雄者为佳。○又种名狸，是亦狐类。但狐口锐尾大，其狸口方身文。此种甚多，须知选择。如猫斑文者劣，似虎斑者优。《调疾饮食辩》卷五：狐，《纲目》曰：有黄、黑、白三色。声如婴儿。气极臊烈。腋毛纯白，曰狐白。集以为裘，极华极暖，故有天子狐白裘，诸侯狐青裘之制。然白处甚少，欲成一裘，须千狐之腋。故合美以成一事，谓之集腋。又《国策》曰：千羊之皮，不如一狐之腋。言可贵之物，不论大小也。《白虎通》曰：九尾狐见，主王者子孙繁息。德至，鸟兽则见。《说文》曰：狐有三德：其色中和，小前大后，死则首丘。《广志》：狐死首丘，豹死首山。或云狐知上伏，不度阡陌。或云狐善听冰，故北方每冬河冻，每旦必视狐迹，径过不返，车马始可通行；若至中流以回，冰犹未坚，履之必陷。或云狐有媚珠，明神宗时，妖贼王希贤遇猎者逐狐，覆庇之，狐德之赠以珠。其后聚谋叛，遇不可招致之人，则持珠玩弄凝想，其人必闻异香，无不倾心投顺，谓之闻教。一说狐断昆赠希贤，非珠也。或云能击尾出火，故《史记·陈涉世家》使人篝火作狐鸣以惑众此狐典之最古者。至于大禹之娶涂山，散宜生之青翰，抑又古矣。或云狐魅畏狗。此道力尚浅者。或云狐至百岁，礼北斗化为人。或云狐三百岁为天狐，天神敬之。或云狐能修炼成道者名狐，生而灵异，至三十岁则能幻化，他种狐不能也。或云狐以积功累行成道者乃得仙，然事极难，非数百年不可。其幻媚采补者，快捷方式法也，但可修成内丹，长生不死耳。然人乘其睡，窃而吞之，则人得寿而狐死。或云狐千岁为淫妇，百岁为美女。出《元中记》。或云狐乃先古之淫妇，名阿紫，故今犹以自称。其性多疑，故临事不决曰狐疑。其心精进猛勇，不甘以兽自待，必欲学人，往往成人。且必欲学仙，往往成真，得道长仍。故我之人倘能如此，何学问之足道哉。北方最多，北人语曰：无狐魅不成村。南方亦间有。

肉

【气味】味苦，微寒，有毒。《千金要方·食治》卷二六。暖，小毒。《宝庆本草折衷》卷一五。

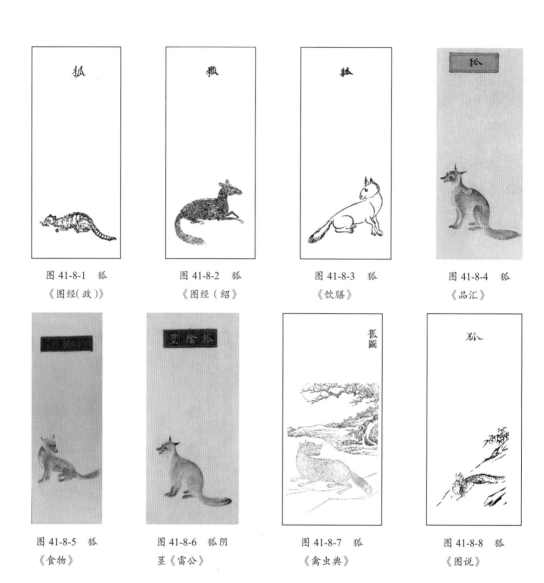

图 41-8-1 狐
《图经（政）》

图 41-8-2 狐
《图经（绍）》

图 41-8-3 狐
《饮膳》

图 41-8-4 狐
《品汇》

图 41-8-5 狐
《食物》

图 41-8-6 狐阴
茎《雷公》

图 41-8-7 狐
《禽虫典》

图 41-8-8 狐
《图说》

【主治】主蛊毒寒热、五藏固冷、小儿惊痫、大人狂病见鬼。《千金要方·食治》卷二六。补虚劳，治恶疮，女子阴痒、绝产，小儿卵肿。煮炙任食。又去风，作鲙生食。《宝庆本草折衷》卷一五。作臛食之，主疮疥久不差者。《神农本经会通》卷八。愈疮疥，补虚羸，却惊痫，驱蛊毒。去五脏积冷邪气，除精神恍惚乱言。《太乙仙制本草药性大全·仙制药性》卷七。

【发明】《绍兴本草》卷一九：狐肉世亦间食之，腹内物及茎并屎，虽各有主治，显非起疾良药，俱当作微毒是矣。

【附方】《太乙仙制本草药性大全·仙制药性》卷七：治惊痫，精神恍惚乱言，歌笑无度。兼五脏积冷，蛊毒寒热。狐肉一斤及五脏，治如食法，豉汁中煮，五味和作羹，或作粥、炙食并得。京中以羊骨汁、鲫鱼替豉汁。

五脏及肠肚

【气味】味苦，气微寒，有毒。《神农本经会通》卷八。

【主治】治蛊毒寒热，小儿惊痫。《神农本经会通》卷八。疗蛊毒兼疗牛疫。《太乙仙制本草药性大全·仙制药性》卷七。肠胃，祛热邪，见鬼魅及惊痫。《食物辑要》卷四。

肝

【主治】今用肝治风。《本草衍义》卷一六。治风疾，烧灰以酒调吞。《太乙仙制本草药性大全·仙制药性》卷七。

【发明】《宝庆本草折衷》卷一五：寇氏谓狐用肝，本草混狐之五藏以立言，则肝之性治，已在其中。按《局方》乌犀元、返魂丹，皆用狐肝。许洪所注，摧之精矣。

胆

【主治】主暴亡，死不移时者，温水微研，灌之即活。《日用本草》卷三。

阴茎

【气味】味甘，平，有小毒。《千金要方·食治》卷二六。味甘，温，有毒。《药性要略大全》卷一〇。

【主治】主女子绝产，阴中痒，小儿阴卵肿。《千金要方·食治》卷二六。治女人绝产阴痒，小儿阴颓卵疮。《药性要略大全》卷一〇。

骨

【主治】入方剂取骨，炙研水调，治诸痓毒气，在皮刺痛。去游风恶毒，止心气走疼。同雄麝雄黄、麝香丸，治痔瘘效。《本草蒙筌》卷一〇。头骨治鲠，为散下咽。《本草蒙筌》卷一〇。

头

【主治】辟邪恶，且辟春瘟。《太乙仙制本草药性大·仙制药性》卷七。

唇

【主治】主恶刺，捣烂和盐封效。《太乙仙制本草药性大全·仙制药性》卷七。

口中涎液

【集解】《本草蒙筌》卷一〇：以小口罐盛肉，置狐所常经处，狐见肉欲啖，爪不能入，徘徊不舍，涎皆入罐中，故得取为媚药。

【主治】合媚药交接易成。《本草蒙筌》卷一〇。

屎

【主治】主恶刺恶瘘如神，治中冷瘜肉奇效。《太乙仙制本草药性大全·仙制药性》卷七。

【附方】《太乙仙制本草药性大全·仙制药性》卷七：恶刺。取狐屎和腊月膏封孔上。〇治一切恶瘘中冷，瘜肉。用正月狐粪不限多少，干末，食前新汲水下一钱。

熊《本经》

【集解】《宝庆本草折衷》卷一五：《新安志》云：其熊高大者名马熊，矮小者名猪熊。〇出雍州山谷，及洛中、河东，怀、卫州。今东西诸山有之。**《太乙仙制本草药性大全·本草精义》卷七**：熊脂出雍、洛、河东及怀、卫山谷，形肥盛类豕，状貌亦与豕同。性轻捷过猿，暖日向高木攀援，见人反颠倒投下，寒冬入深穴藏蛰，充饥舐自掌为殣。其性恶盐，食之即死。寿经五百岁，能化狐狸。猎游欲得之，须发弩箭。但资治病宜制精详。

脂

【集解】《绍兴本草》卷一九：熊脂谓背脂，即熊白是也。**《太乙仙制本草药性大全·本草精义》卷七**：脂如玉，在熊当心，一名熊白。或云腹中肪，他处脂通共为是。〇以与猪脂相和，燃灯烟入人目中，令失光明，缘熊脂烟损人眼光。

【修治】《药性粗评》卷四：冬月取背上者，谓之熊白。采获炼过，磁器收贮，听用。**《太乙仙制本草药性大全·本草精义》卷七**：釜中炼，去净革滓，务加生椒，磁罐盛贮，纸封待用。腊月得者堪留。

【气味】味甘，微寒。《千金要方·食治》卷二六。味甘，微寒，无毒。《绍兴本草》卷一九。味甘，微寒、微温，无毒。《图经本草药性总论》卷下。

【主治】去头疡白秃、面䵟䵟、食饮呕吐。久服强志不饥，轻身长年《千金要方·食治》卷二六。主风痹不仁筋急，五脏腹中积聚，寒热羸瘦。《图经本草药性总论》卷下。治风，补虚损，杀劳虫。《饮膳正要》卷三。面上瘢，头上白秃，能长发变黑。《药性粗评》卷四。肠胃积聚堪却，肢体羸瘦能肥。久服强志强心，且令不饥不老，但有痼疾不宜食之，食则终身不能除矣。《太乙仙制本草药性大全·仙制药性》卷七。

【发明】《千金要方·食治》卷二六：熊及猪二种脂，不可作灯，其烟气入人目失明，不能远视。**《本草发明》卷六**：发明曰：按熊之为物，治风居多。故熊脂主风痹不仁，筋挛急及五脏腹中积聚，寒热羸瘦，头疮白瘢，面䵟疱，饮食吐呕。久服肥肢体，强心志。又云：痼疾者食之，

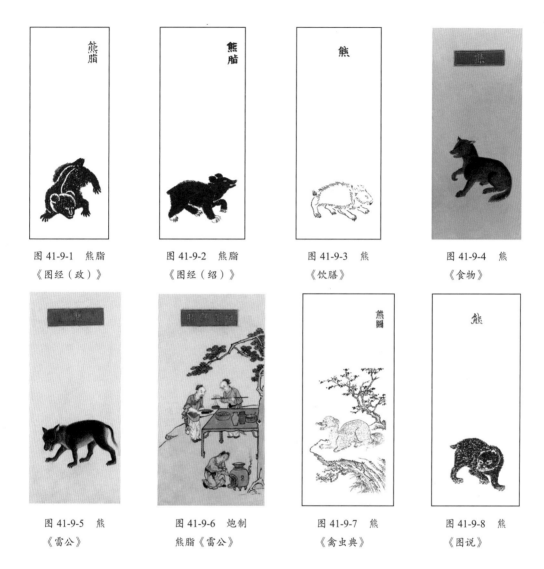

图 41-9-1　熊脂　　　图 41-9-2　熊脂　　　图 41-9-3　熊　　　　图 41-9-4　熊
　　《图经（政）》　　　　《图经（绍）》　　　　《饮膳》　　　　　《食物》

图 41-9-5　熊　　　　图 41-9-6　炮制　　　　图 41-9-7　熊　　　图 41-9-8　熊
　　《雷公》　　　　　熊脂《雷公》　　　　　《禽虫典》　　　　《图说》

永不除矣。脂如玉，当熊背上白膏净脂一斤，入生椒十四粒，腊月留得。腹中肪及他处脂，煎炼亦可作药，但不中啖。**《本经逢原》卷四**：发明：熊禀雄毅之性，故其脂可开风痹不仁等疾。可服，可摩，但不可作灯，烟气熏目，使人不能远视。《本经》所主不出风痹筋急之用。风为阳邪，熊为阳兽，其性温润，能通行经络，开通血气也。

　　【附方】《药性粗评》卷四：发黄。熊脂一升，涂发，梳之散头，入床底，伏地一食顷，即出，便尽黑。按伏地之意，乃禳法也。头上白秃及发中生癣。并取熊脂傅之。

肉

　　【气味】味甘，微寒、微温，无毒。《千金要方·食治》卷二六。味甘，气平，无毒。《太乙仙制本草药性大全·仙制药性》卷七。

【主治】主风痹不仁、筋急五缓。若腹中有积聚，寒热羸瘦者，食熊肉病永不除。《千金要方·食治》卷二六。

【发明】《本经逢原》卷四：熊肉振羸，其气有余，痼病人食之终身不愈。

【附方】《太乙仙制本草药性大全》卷七：疗脚气，风痹不仁，五缓筋急。熊肉半斤于豉汁中和姜、椒、葱白、盐、酱作腌腊，空腹食之。

掌

【主治】食之可御风寒。《饮膳正要》卷三。主积聚寒热痼疾，却筋骨麻痹风邪。《食物须知·诸荤馔》。

【发明】《本草蒙筌》卷九：熊一身味之美者，积聚于掌。观其冬蛰不食，饥惟自舐，则可见矣。无怪世人贵重以为珍馐。孟子亦曰：舍鱼而取熊掌。非美之极，肯此云乎？但所治病，仅御风寒，余别无一载者。悦口之易，却疾之难，于此亦可征也。《太乙仙制本草药性大全·仙制药性》卷七：乃珍馐，臑之难熟，得酒、醋、水三件同煮，久则胀大如皮球。主治之能，风寒可御。《药性全备食物本草》卷二：熊雄也，猛憨多力，能拔大木，故书曰以有熊罴之士，以力言也。熊掌是八珍之数，须用酒醋水同煮乃可熟。此物能举木，引气不食，饥则自舐其掌，故美在其掌，久食之可御风寒诸疾。《药性纂要》卷四：东圃曰，康熙七年戊申，浙江巡抚蒋公讳国柱，人馈熊掌，食之腹胀病发，即死于任。可见奇异食品，非日用之物，类若河豚，其味虽美，岂因口腹，而以身轻试乎？宁弃置之，不食可也，书此以为后世戒。《食物须知·诸荤馔》：熊掌乃珍馐，臑难熟。得酒醋水三件同煮，久则胀，大如皮球。主治之能，风寒堪御。肉，无毒，味甘。腌腊可食，如常法调和作之。主积聚寒热痼疾，却筋骨麻痹风邪。盖熊一身之味美者，积聚于掌，观其冬蛰不食，饥惟自舐，则可见矣。无怪世人贵重以为珍馐。孟子亦曰：舍鱼而取熊掌。非美之极，肯此云乎！但所治病，仅御风寒，余别无一载者。悦口之易，却疾之难，于此亦可征也。

胆

【集解】《宝庆本草折衷》卷一五：此胆新者剖开，黑而润。其陈者剖之则黑而黄。咀嚼皆腥而稠。《太乙仙制本草药性大全·本草精义》卷七：胆不附肝，春头上夏移腹中，秋足左冬迁足右，依四时搜检，悬风际阴干，块凝明亮如胶，性恶地黄、防己。遇卖者，真伪难别，研试水优劣便知。取尘先封水皮，将末继投尘上，尘竟两边分裂，末则一线直行如练不散，此品极优。

【修治】《太乙仙制本草药性大全·本草精义》卷七：须研绝细，任为丸散，勿用煎汤。

【气味】味苦、寒、无毒。《绍兴本草》卷一九。

【主治】阴干用之，治疳，杀虫及疗癫痫颇效。《绍兴本草》卷一九。疗时气热盛，黄疸，暑月久痢，疳䘌，心痛，注忤。○治赤目，去瘀肉，散肤翳，凉肝经。《宝庆本草折衷》卷一五。又久痔不差，涂之，取差乃止，神效。《本草集要》卷六。医痔痢及天行热疟诸痔，亦治痔癣。《药性要略大全》卷一〇。点眼去翳开盲，涂恶疮痔瘘最良，治小儿风热惊痫，杀痔虫。《药性全备食物本草》卷二。

【发明】《绍兴本草》卷一九：唯多作伪，虽有说取一粟许放水上，彻下如黄线在水中者为真，亦不能得其的，盖他胆亦可如是。但得之来理可据，用之即验。《齐东野语》卷四：熊胆善辟尘，试之之法，净一器，尘幂其上，投胆一粒许，则凝尘豁然而开。以之治目障翳，极验。每以少许，净水略调开，尽去筋膜尘土，入冰脑一二片，或泪痒，则加生姜粉些少，时以银箸点之，绝奇，赤眼亦可用。余家二老婢俱以此效。《药性粗评》卷四：熊胆，亦可和三黄为丸，含化，清心醒睡，以助夜读有功。昔柳公权母曾用，是以教权是也。《药性要略大全》卷一〇：吾友王先生云：治眼开尘止泪。今考诸书，不见其入眼科。《药性全备食物本草》卷二：古人教子夜读，粉苦参、熊胆为丸，与之吞一二枚，以资勤苦者，盖夜读久则血不归肝，而火冲头目，朝旦面黄，用此降火和肝，则血脉流通，津液畅润。痰火疮疥之类，从何而生？服薯之意，与此相同。《本草新编》卷五：此物至寒，能退大热，可一用，而不可再用者也。存之以治火热而兼湿病者。熊胆必取人熊者始佳，人熊之胆长八寸，余胆不过长五六寸耳。昔舍下演戏，邻人陈姓子年十三，侧楼观看，与同伴揪跌，误从楼边阳堕下石板，仅闻一声，急视之，则两目反张出血，鼻口耳皆振出血。其父抱归，尚有微气。有人云得熊胆酒调服可活。余取家藏熊胆五分，研碎，调陈酒一大碗灌下，少顷即苏。次日，跳跃如初。至今未明其义。然亲试目击，因录之以俟识者。金孝芑识。

【附方】《太乙仙制本草药性大全·仙制药性》卷七：小儿惊痫瘈疭。熊胆两大豆许，和乳汁及竹沥服，并得去心中涎良。〇小儿痔疮虫蚀鼻。用熊胆半分，汤溶调涂于鼻中。〇疗蛔心痛。熊胆如大豆，和水服大效。〇十年痔不差。涂熊胆，取差乃止，神效，一切方不及。

脑髓

【附方】《太乙仙制本草药性大全·仙制药性》卷七：脑髓作油摩头，可去白屑。有痫疾勿食，食之令人终身不愈。恶盐。

血

【主治】主小儿客忤。《太乙仙制本草药性大全·仙制药性》卷七。

骨

【主治】主汤浴历节风效，治小儿客忤尤良。《太乙仙制本草药性大全·仙制药性》卷七。

筋

【发明】《本经逢原》卷四：熊筋亦能壮筋强力，与虎骨之搜风壮骨无异。

薄辰姚氏《食物本草》

【集解】姚氏《食物本草》卷一四：薄辰生云南鹤庆府山野间。大如狐而人立，手足类熊，炙之甚美。

肉

【气味】味甘，温，无毒。姚氏《食物本草》卷一四。

【主治】补中，暖脾胃，利血脉，止泄痢。姚氏《食物本草》卷一四。

掌

【主治】补真元，令人多子。姚氏《食物本草》卷一四。

猯《唐本草》

【释名】地猪《医林纂要探源》。

【集解】《药性粗评》卷四：野猪中矮短而丰泽者也。江南山谷处处有之。其肉极肥，比家猪尤为甘美，野味中之可佳者也。《本草纲目拾遗》卷九：猯，即貒字。所在山泽有之，穴居食虫鼠。刘仲旭云：北直河堤一带尤多，穴岸而居，最为堤防之患，守河兵卒多捕之。一说，猯入蛰时，必食蜂，始过冬不饥。有人于初冬发其蛰穴，得貒破腹，其肚胃中犹有蜂。貒腹中皮为蜂螫，辄厚数寸，或藉此不饥，此说亦未可深信。堤民得猯脂，多市煤厂，作地灯非此不可，他油辄为地风吹灭，惟猯油作灯，能御地风也。

肉

【气味】味甘，性平，无毒。《药性粗评》卷四。味甘酸，平，无毒。《食物辑要》卷四。

【主治】主治痨伤瘦损，上气咳逆，赤白久痢。和五味烹食，令人肥白，长脂肉。《药性粗评》卷四。压丹石毒。和五味食，益气血，长肌肉，去劳热水胀，上气咳逆，赤白痢疾。《食物辑要》卷四。

【附方】《药性粗评》卷四：十种水。凡患水气不差，垂死者，猯肉半斤，切，粳米三合，水二升，葱、椒、姜、豉作粥食之，水自消。赤白痢日久不差者，猯肉不拘多少，煮熟，露过一夜，次日和酱空腹食之，一顿即差。

《太乙仙制本草药性大全·仙制药性》卷七：上气咳嗽。炙末酒和三合服之，日二，其嗽必差。

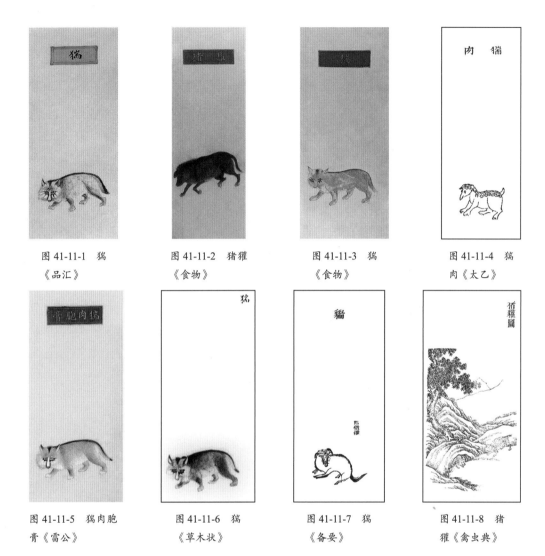

图 41-11-1　猯　　　　　　图 41-11-2　猪獾　　　　　图 41-11-3　猯　　　　　　图 41-11-4　猯
《品汇》　　　　　　　　　　《食物》　　　　　　　　　　《食物》　　　　　　　　　肉《太乙》

图 41-11-5　猯肉胞　　　　图 41-11-6　猯　　　　　　图 41-11-7　猯　　　　　　图 41-11-8　猪
膏《雷公》　　　　　　　　　《草木状》　　　　　　　　《备要》　　　　　　　　　獾《禽虫典》

膏

【主治】主传尸鬼气痊忤，疗马病漏脊，虫疮，用涂之良。《药性全备食物本草》
卷二。

【附方】《太乙仙制本草药性大全·仙制药性》卷七：主传尸鬼气痊忤。销于酒中服之。
亦杀马漏脊虫疮。服丹石人食之良。○主肺痿上气，气急。煎成猯脂膏一合，暖酒和服。

《本草纲目拾遗》卷九：治头上白秃。用獾油火烤擦三四次，即愈。如年久者，恐不生发，
以枸杞子煎汤饮。《集验》。痔疮。刘怡轩云：一切内外痔，猯油涂上，立效。

胞

【气味】味甘，平。《本草发明》卷六。

【主治】主上气乏气咳逆，酒和三合服之。又主马肺病、虫颡等病。《本草发明》卷六。

【附方】《太乙仙制本草药性大全·仙制药性》卷七：善主诸虫毒。猫胞收取阴干，摩和鸡卵，空心服效。

山獭《本草纲目》

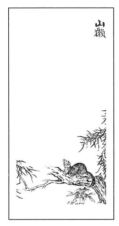

图 41-12-1 山獭
《图说》

【集解】姚氏《食物本草》卷一四：李时珍曰，山獭出广之宜州嵊峒及南丹州，土人号为插翘。其性淫毒，山中有此物，凡牝兽皆避去。獭无偶则抱木而枯。猺女春时成群入山，以采物为事。獭闻妇人气，必跃来抱之，刺骨而入，牢不可脱，因扼杀之。负归，取其阴一枚，直金数两，若得抱木死者尤奇贵。峒獠甚珍重之，私货出界者罪至死。然本地亦不常有，方士多以鼠璞、猴胎伪之。试之之法，但令妇人摩手极热，取置掌心，以气呵之，即趯然而动，盖阴气所感也。此说出范石湖《虞衡志》、周草牕《齐东野语》中，而不载其形状，亦缺文也。

阴茎

【气味】味甘，性热，无毒。《食物辑要》卷四。

【主治】治阳虚阴痿，精清寒。酒磨少许，频服，大有补助之功。《食物辑要》卷四。

肉

【气味】味甘，温，无毒。姚氏《食物本草》卷一四。

【主治】主补元气，扶命门。姚氏《食物本草》卷一四。

骨

【主治】解药箭毒，研少许敷之，立消。《食物辑要》卷四。

水獭《别录》

【集解】《绍兴本草》卷一九：獭乃野生之物，多于江湖池泽傍作穴，能入水食鱼。《太乙仙制本草药性大全·本草精义》卷七：獭肝旧不著所出州土，今江湖间多有之。北土人亦驯养以为玩。《广雅》一名水狗。多产江湖，常居深水，食鱼，亦登大木憩息，故附兽列。欲捕不难，性偏嗜猫，先画板诱引；待来聚玩，魆用网捕擒。陶隐居：獭有二种，有猨獭，形大，头如马，身似蝙蝠，不入药用，此当取以鱼祭天者。獭四足俱短，头与身尾皆褊，毛色如故紫帛，大者身与尾长三尺余，食鱼，居水中，出水亦不死，世谓之水獭。尝縻置大水瓮中，于其间旋转如风，水为之成旋垄起，四面高，中心凹下，观者骇目。皮，西戎将以饰毳服领袖，问之云：垢不着，如风霜翳目，即就袖口拭目中，即出。又毛端果不着尘，亦一异也。肝，与诸畜大殊，逐月生出一叶，十二数满，渐落复生，凡欲得真，必须见剖，或炙熟旋啖，或烧末酒调。

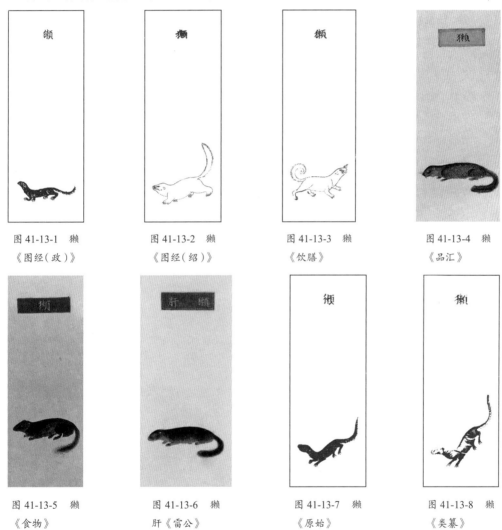

图 41-13-1　獭
《图经（政）》

图 41-13-2　獭
《图经（绍）》

图 41-13-3　獭
《饮膳》

图 41-13-4　獭
《品汇》

图 41-13-5　獭
《食物》

图 41-13-6　獭
肝《雷公》

图 41-13-7　獭
《原始》

图 41-13-8　獭
《类纂》

肝

【修治】《药性粗评》卷四：得生者剖而取之，入药火上炙干，为末收贮。

【气味】味甘，有小毒。《千金要方·食治》卷二六。味甘、咸，性微热，有小毒。

《药性粗评》卷四。甘，温。《得配本草》卷九。

【主治】主鬼疰蛊毒，却鱼鲠，止久嗽。皆烧作灰，酒和服之。《千金要方·食治》卷二六。治肠风下血及主疰病相染。《饮膳正要》卷三。主治鬼疰传尸，疫疠蛊毒。《药性粗评》卷四。主鬼疰，镇肝魂，疗传尸劳怯之热，杀隐见变幻之虫。治肠痔，消水胀。《得配本草》卷九。益肝止嗽，杀虫治痨。《药性切用》卷八。却骨鲠喉中。《本草纂要稿·禽兽部》。

【发明】《医说》卷一〇：吴孙和宠邓夫人，尝醉舞如意，误伤邓颊，血流娇惋弥苦。命太医合药。言得白獭髓，杂玉与琥珀屑，当灭此痕。和以百金购得白獭，乃合膏，琥珀太多，及差痕不灭，左颊有赤点如志。《酉阳杂俎》。《本草经疏》卷一八：大抵其功长于治传尸劳，及鬼疰邪恶有效。故张仲景治冷劳有獭肝丸；崔氏治九十种蛊疰传尸，骨蒸伏连殗殜，诸鬼毒疠疾，有獭肝丸，皆妙。《本草新编》卷五：疰病传尸，一门传染者悉效。产劳发热，三时虚汗者殊功。除上气咳嗽，遣鬼毒瘟疠。疗蛊疫，治冷劳，却鱼鲠，消水胀。乃痨瘵中必需之药，不可不先备也。取得之时，以酒煮干焙燥，藏之磁器中经年不坏。痨瘵之症，久则生虫，用鳗鱼之类，亦可杀虫，何以必用獭肝？盖痨虫之种类不同，而治法之制伏，亦宜各别。用獭肝以制虫者，其虫必食鱼而得之者也，其虫绝似鱼类，故取獭以制鱼也。若鳗鱼亦鱼类，安能以鱼制鱼哉。或问：用獭以制鱼类之虫，自是确义，但不知同是痨瘵之症，何易知其虫之似鱼，以用獭肝哉？不知痨虫不同，辨法实易。凡生鱼类之痨虫者，遇天雨，则胸膈间必怦怦自动，听水声则惊，饮茶水则快，大便必滑，日间肠胃必有微动，而夜则安然者也。闻鱼腥则喜，看网缯鱼笱之类，必孛然色变。此等之症，必须用獭肝入药，始可制之，否则无益。《冯氏锦囊秘录·杂症痘疹药性主治合参》卷九：獭为水兽，性寒，而肝独温，味咸，有小毒。入肝入肾之药也。专益阴气，补虚损，保劳极，令五脏神安，则鬼疰外邪自能除辟也。甘咸善于解毒，且咸能润下，故主久嗽蛊毒也。《经》曰：邪之所凑，其气必虚。獭肝长于益阴补虚，复能祛蛊逐疰，所以为传尸骨蒸，邪恶疠疾痨病之要药。仲景崔氏治诸痨，并有獭肝丸，仗此为君也。至于善却鱼鲠，乃獭性嗜鱼之小技耳。《医林纂要探源》卷三：三尸之说，上尸好货，中尸好味，下尸好色，是则以心脾肾言之耳。货利声色，滋味之欲，纵而不返，则痨瘵之所由来。痨瘵深则精神日昏，气血耗而有寒热，沉默不知所苦，无处不恶者矣。此医缓所指晋侯之病为蛊者，正此类也。岂真有尸虫尸鬼云哉？然人之阳气衰惫，则阴鬼乘之，正气劳敝，则虫生之。所谓尸疰，固亦有焉，此物昼则伏处，夜则食鱼，处则在陆，食则在水，是有入阴幽隐伏之处，杀其虫蛊之理，而肝又其阳之发于阴中，主雷龙之气，宣发生之令者，故主杀腹中之虫，所以治此证也。肝主谋虑决断，所以和阴阳而治其沉沉默默也。古人谓肝者有叶数，惟此肝一月一叶，其间又有退叶。则殊不然，予亲见几次，留心审视，肝皆如常，未尝见一月一叶也。

【附方】《日用本草》卷三：鬼疰蛊毒，上气咳嗽，劳损疾，尸疰瘦病相染，一门悉患者。急以獭肝一具，火炙，末，以水调方寸匕服之，日再服。〇肠痔，大便常有血。烧肝服之。

《**药性粗评**》**卷四**：凡患痨瘵鬼疰，三十六种传尸，使人寒热淋沥，沉沉默默，以至时顿而死，传及旁人，甚至灭门绝户者，具早图之。獭肝一具，阴干，杵为末，每服方寸匕，清水调下，日三，神效，未差再服。

肉

【气味】味甘，温，无毒。《千金要方·食治》卷二六。味甘、咸、微毒。《绍兴本草》卷一九。味咸，平，无毒。《饮膳正要》卷三。性寒。《药性粗评》卷四。

【主治】主时病疫气，牛马时行病。皆煮取汁，停冷服之，六畜灌之。《千金要方·食治》卷二六。治水气胀满。疗温疫病，诸热毒风，咳嗽劳损。不可与兔同食。《饮膳正要》卷三。治瘟疫。《药性粗评》卷四。治水气肿满，骨蒸劳热，天行疫疠以及风热之毒。其性治热不治冷耳。《夕庵读本草快编》卷六。治骨蒸劳热，血脉不行。多食能损阳气。《药性切用》卷八。

【附方】《**药性粗评**》**卷四**：折伤。獭肉炙焦，为末，以米汤浓者，润湿伤处，却以药末糁之，帛帕裹住，疼止且复旧。

肾

【主治】止呕哕恶心，并鱼鲠，烧灰调下。《本草发明》卷六。煨熟啖，益男子。《太乙仙制本草药性大全·仙制药性》卷七。

胆

【主治】獭胆汁：点目睛即止痛，剔除翳膜。《太乙仙制本草药性大全·仙制药性》卷七。

【附方】《**本草发明**》**卷六**：主目翳黑花飞蝇上下，视物不明。入点眼药中。涂杯口，使高一分酒势，谓之分杯，讹也。

髓

【主治】为膏敷灭瘢痕。《太乙仙制本草药性大全·仙制药性》卷七。

骨

【主治】止呕哕恶心，并鱼骨鲠，烧灰调下。《本草发明》卷六。

足

【主治】主手足皲裂。《太乙仙制本草药性大全·仙制药性》卷七。

【发明】《识小录》卷一：许叔微医论五脏虫皆上行，惟肺虫下行，最难治，当用獭爪为末，调药于初四、初六日治之。此二日乃肺虫上行日也。

皮毛爪

【主治】饰领袖则尘垢不着。如风沙翳目，以袖拭之即出。《饮膳正要》卷三。饰领袖善辟邪遮御风寒，云拭眼睫之霾，未为异事，惟穿身上不沾受半点灰尘。欲易产，令母带獭皮。《太乙仙制本草药性大全·仙制药性》卷七。

爪

【主治】又鱼刺鲠喉中不出者，取獭爪爬项下即出。《饮膳正要》卷三。

屎

【主治】主鱼脐疮，驴马虫颡。治牛疫疾，重下赤白。《太乙仙制本草药性大全·仙制药性》卷七。消瘤。《本草纲目拾遗》卷九。

【附方】《太乙仙制本草药性大全·仙制药性》卷七：疗牛疫疾。獭屎二升，汤淋取汁灌之。○驴马虫颡。细研灌鼻中。○疗重下赤者取獭赤屎下白者。取白屎烧末，清旦空腹以饮服小杯，三旦服之愈。

《本草纲目拾遗》卷九：消瘤。用獭粪一两，天南星三钱，麝香三钱，共研末，醋调涂上，即愈。

水中连帖《滇南本草》

【气味】味辛，微甘，性微温。《滇南本草》卷下。

【主治】开胃健脾，消积，磨宿食，宽中进食，消痞块满胸胀。《滇南本草》卷下。

【发明】《滇南本草》卷下：一小儿脾胃不好，伤食，或吐或泻，不饮食，面黄肌瘦，目无金光，得此方效。水中连帖一两、鸡肫皮二两，俱用新瓦焙黄色，共为细末，每服一钱，滚水送下。忌一切生冷、面食。

海獭《本草拾遗》

【集解】《太乙仙制本草药性大全·本草精义》卷七：生南海中，其形如獭，又大似犬，脚下有皮如人胼拇，毛着水不濡，海人取得亦食其肉。海中鱼獭、海牛、海马、海驴等皮毛，在陆地皆候风潮，犹能毛起，《博物志》有此说也。

皮肉

【气味】味咸，无毒。《太乙仙制本草药性大全·本草精义》卷七。味咸、甘，平，无毒。姚氏《食物本草》卷一四。

【主治】人食鱼中毒极验，治鱼骨伤疼痛尤灵。《太乙仙制本草药性大全·本草精义》卷七。食之消肿及瘿瘤邪气结核。姚氏《食物本草》卷一四。

【附方】《太乙仙制本草药性大全·本草精义》卷七：鱼骨鲠不下者。取皮煮汁服之。

骨

【主治】烧灰服，治鼓胀。姚氏《食物本草》卷一四。

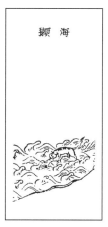

图 41-15-1　海獭
《太乙》

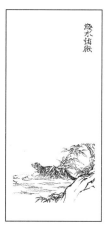

图 41-15-2　海水
诸獭《图说》

貒《饮膳正要》　【校正】时珍云出《食物》，今据《饮膳正要》改。

【集解】《日用本草》卷三：貒肉极肥矮，嘴尖，脊黑毛短。《食物本草》卷三：山狗貒，形如家狗，脚微短，好鲜食果食，味甘美。皮可为裘。有数种，在处有之，蜀中出者名天狗。《食物辑要》卷四：貒，猪貒也。貒，狗貒也。二种相似而略殊。狗貒，似小狗而肥，尖喙，矮足，

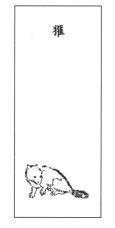

图 41-16-1　貒
《饮膳》

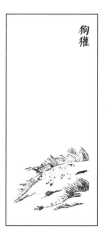

图 41-16-2　狗貒
《三才》

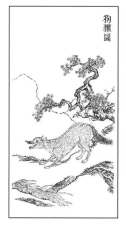

图 41-16-3　狗貒
《禽虫典》

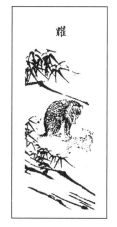

图 41-16-4　貒
《图说》

短尾，深毛褐色，皮可为裘领，亦食虫蚁瓜果。猪獾，状似小猪，形体肥而行钝，短足，短尾，尖喙，褐毛者是矣。

肉

【气味】味甘，平，无毒。《饮膳正要》卷三。味甘、酸，平，无毒。《食物辑要》卷四。

【主治】治上气咳逆，水腹不差，作羹食良。《饮膳正要》卷三。主上气虚乏，咳逆劳热。瘦人和五味煮食，令人长肌。《日用本草》卷三。补中益气，杀蛔虫，治小儿疳瘦。《食物辑要》卷四。功与貒相似，兼能杀蛔虫，黄瘦疳膨食之自愈。《随息居饮食谱·毛羽类》。

木狗 《本草纲目》

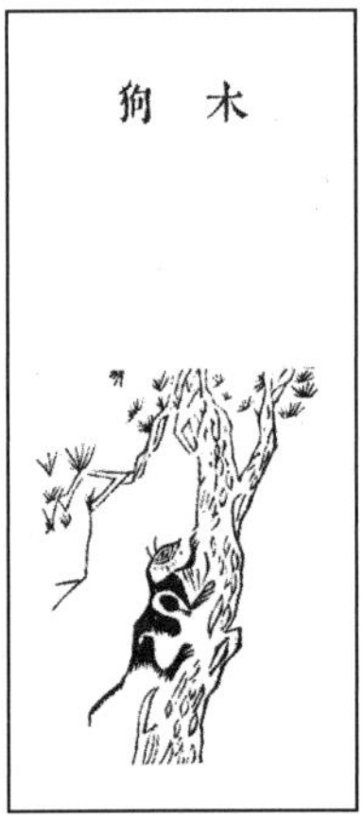

【集解】《本草医旨·食物类》卷四：木狗，生广东江山。形如黑狗，能登木。

肉

【气味】味甘、酸，温，无毒。姚氏《食物本草》卷一四。

【主治】主温中，辟寒湿。姚氏《食物本草》卷一四。

皮

【主治】其皮为衣褥，能运动血气。○除脚痹风湿气，活血脉，暖腰膝。《本草医旨·食物类》卷四。

图 41-17-1 木狗
《备要》

灵猫 《本草拾遗》

【释名】蛉狸《太乙仙制本草药性大全》、香猫尤氏《食鉴本草》。

【集解】《药性要略大全》卷一〇：取其水道连囊，酒洒阴干。其香如麝，功力亦同。此非家猫，即狸类也。俗人谓之狐狸麝香。《太乙仙制本草药性大全·本草精义》卷七：生南海山谷，如狸自为牝牡。亦云蛉狸。

阴茎

【气味】味辛，温，无毒。《药性要略大全》卷一〇。

【主治】治心腹卒痛。《药性要略大全》卷一〇。主中恶鬼气神效，祛飞尸蛊殊功。

专治心腹暴然卒痛，驱除狂邪如见鬼神。《太乙仙制本草药性大全·本草精义》卷七。治中恶气，飞尸蛊疰，心腹卒痛，狂邪神鬼，疟疫气，梦寐邪魇，镇心安神。姚氏《食物本草》卷一四。镇心辟邪。尤氏《食鉴本草·兽类》。

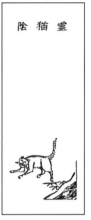
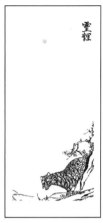

图41-18-1 灵猫　图41-18-2 灵猫
阴《太乙》　　《图说》

肉

【气味】味甘，温，无毒。姚氏《食物本草》卷一四。

【主治】食之令人不妒。姚氏《食物本草》卷一四。暖胃。《本草求原》卷二〇。

狸《别录》

【释名】虎狸、猫狸《宝庆本草折衷》。

【集解】《宝庆本草折衷》卷一五：生处处有之。○其香狸生南方。又风狸出邕州已南。又牛尾狸，《宜春志》云一名玉面狸，俗号白面毡，生江南等处。○有黄狸，色黄而臭。其香狸微有麝香气，以作鲙生食。又风狸似兔而短，栖高木，候风而吹过他木。更有牛尾狸，人多糟食，未闻入药也。《本草发明》卷六：狸类亦多，用惟以虎斑纹者，名虎狸堪用。猫斑名猫狸，不佳。又云：家狸虎斑者，亦可用。一种风狸，常食树草，溺如乳，主疗风疾。《药性全备食物本草》卷二：狸，理也，脊间有黑理一道。其类甚多，有九节狸、玉面狸、风狸、香狸。《本草洞诠》卷一五：风狸昼则蜷伏不动，夜则因风腾跃，如鸟飞空中，人搥击之，倏然死矣，以口向风，须臾复活，故得风名。风狸脑酒浸服愈风疾。《十州记》云：和菊花服至十斤，可长生。香狸，一名灵猫，一体自为牝牡，其气如麝，杂入麝中，罕能分别，用之亦如麝焉。《医林纂要探源》卷三：苍黑黄斑驳色，盗家鸡者曰野猫。形似也。嗜瓜果者，曰果子狸。面白者，曰玉面狸，浑身皆脂，味最肥美。尾如牛者，曰牛尾狸。斑文明好，脐有香如麝者，曰文狸，又曰香狸。大而尾长，白黑相间，至九节者，曰九节狸。九节尾之大如豹者，曰程，有青程、麻程，此类亦为妖，昼伏夜出，自是阴物，时有鬼气凭之，或云神狸。身自具牝牡，则亦妄也。今多合狐称之。其妖在脊。《内则》云：狸去正脊。脐：香辛，温。功用同麝。力稍不及，今多混之称为狐麝，更讹胡麝，然亦不易得。

肉

【气味】温，无毒。《千金要方·食治》卷二六。味甘，温，无毒。《绍兴本草》卷一九。

图 41-19-1　狸骨
《图经（政）》

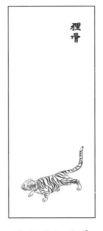

图 41-19-2　狸骨
《图经（绍）》

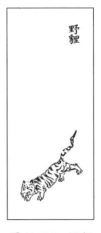

图 41-19-3　野狸
《饮膳》

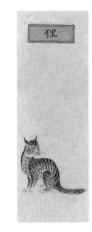

图 41-19-4　狸
《品汇》

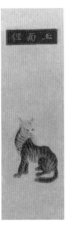

图 41-19-5　玉
面狸《食物》

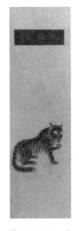

图 41-19-6　九
节狸《食物》

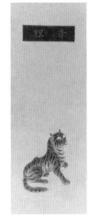

图 41-19-7　香狸
《食物》

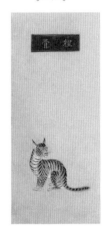

图 41-19-8　狸骨
《雷公》

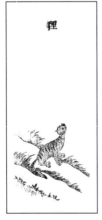

图 41-19-9　狸
《三才》

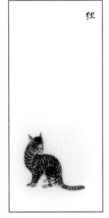

图 41-19-10　狸
《草木状》

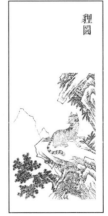

图 41-19-11　狸
《禽虫典》

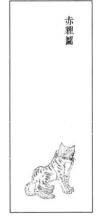

图 41-19-12　赤
狸《禽虫典》

【主治】补中，轻身益气，亦治诸注。《千金要方·食治》卷二六。疗诸瘰鼠瘘游风及主痔，可作羹臛食之。《宝庆本草折衷》卷一五。主风瘰痔病，能润肌肤。《日用本草》卷三。解鬼疰恶毒，皮内如针刺痛。亦补气血，去游风，治痔瘘。《食物辑要》卷四。

【发明】《千金要方·食治》卷二六：黄帝云：正月勿食虎、豹、狸肉，伤人神，损寿。

【附方】《太乙仙制本草药性大全·仙制药性》卷七：治痔发疼痛。狸肉作羹食之良，作脯食之，不过三顿差，此肉甚妙。

肝

【主治】祛鬼疟。《食物辑要》卷四。

阴茎

【主治】主月水不通，男子阴癞，烧之，以东流水服。《神农本经会通》卷八。

骨

【气味】味甘、温、无毒。《绍兴本草》卷一九。

【主治】主风瘰尸疰，鬼疰毒气在皮，淫跃如针刺，心腹痛走及鼠瘘恶疮。《宝庆本草折衷》卷一五。治诸瘰毒气在皮刺痛，去游风恶毒，止心气走疼。同雄麝雄黄、麝香丸治痔瘘效。《太乙仙制本草药性大全·仙制药性》卷七。

【发明】《本经逢原》卷四：狸之与猫同类异种。以性温散，故其骨炙灰善开阴邪郁结之气，鼠瘘寒热为之专药。《千金》以肉治游风。苏颂作臛治鼠瘘。元化取头骨，《千金》用阴茎，总取攻毒破结之义。时珍曰：狸骨、猫骨性皆相近，可通用之。

【附方】《药性粗评》卷四：主治瘰伤尸疰，邪气羸瘦。以骨烧灰为末，每服二钱匕，温酒调下，日三四次，见效。亦主痔漏，游风恶疮。

《太乙仙制本草药性大全·仙制药性》卷七：尸疰腹痛，痔瘘。炙之令香为末，酒服二钱，十服后见效，头骨甚妙。○治尸疰邪气。烧为灰，酒服二钱，亦主食野鸟肉物中毒肿也，再服之即差。○治瘰疬肿硬疼痛，时久不差。用狸头、蹄骨等并涂酥炙令黄，杵罗为散，每日空心粥饮调下一钱。

头

【主治】狸头骨治鲠，为散下咽。○治一切风，狸头烧灰酒服。《太乙仙制本草药性大全·仙制药性》卷七。

屎

【主治】主寒热鬼疟发无期度者，极验。《本草集要》卷六。烧灰主鬼疟。○收用五月端阳。《太乙仙制本草药性大全·仙制药性》卷七。

【附方】《太乙仙制本草药性大全·仙制药性》卷七：疗小儿鬼舐方。狸屎烧灰和腊月猪脂涂上，不数次即愈。《药性全备食物本草》卷二：蝎螫人，痛不止。以屎涂之。

尿

【主治】风狸溺，主诸色风。《神农本经会通》卷八。

【发明】《神农本经会通》卷八：陈藏器云：人取养之，食果子，以笼之，溺如乳，甚难得。似兔而短，在高树，候风而吹至彼树。《太乙仙制本草药性大全·本草精义》卷七：其溺主风，然其甚难取，人久养之始可得。

猫《蜀本草》

【释名】家狸《太乙仙制本草药性大全》。

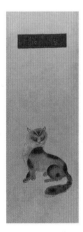

图 41-20-1 家猫《食物》

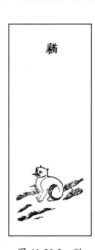

图 41-20-2 猫《三才》

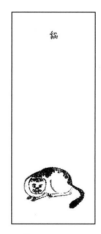

图 41-20-3 猫《原始》

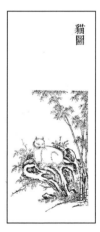

图 41-20-4 猫《禽虫典》

【集解】《本草原始》卷九：猫，捕鼠小兽也，处处有之。有黄、黑、白、驳数色。狸身而虎面，柔毛而利齿。以尾长腰短，目如金银，及上腭多棱者为良。

肉

【气味】甘、微酸。《食物本草》卷四。味甘、酸，性寒，无毒。《食物辑要》卷四家。味甘、酸，性温。《饮食须知·兽类》。

【主治】主劳瘵。《食物本草》卷四。治鼠瘘瘰疬秘方，主棒打挞抻妙剂。《太乙仙制本草药性大全·仙制药性》卷七。补阴血，治痨怯，除瘰疬、杨梅恶疮。《养生食鉴》卷下。

【发明】《本经逢原》卷四：猫捕生鼠，虎啖生人，大小虽异，禀性不殊。虎啸风生而治风痹肿痛，猫声鼠窜而主鼠瘘寒热。故《肘后方》取猫肉作羹消鼠瘘结核，已溃未溃皆愈。但助湿发毒，有湿毒人忌之。

【附方】《太乙仙制本草药性大全·仙制药性》卷七：治鼠瘘肿核痛，若已有疮口脓血止者。取猫一物，理作羹如食法，空心进之。

头骨

【气味】甘，温。《本草求原》卷二〇。

【主治】治鳖瘕、驹喘、走马牙疳、对口疮、鬼疰、蛊毒、心腹痛、杀虫、儿疳。《本草求原》卷二〇。

【附方】《本草求原》卷二〇：痘疮黑陷。同人、猪、犬四头骨用，或四屎亦佳。瘰疬。同蝙蝠、黑豆煅掺，或油搽，内服五香连翘汤。小儿阴疮、鼠咬、油搽。疮不收口。鸡子黄煎油。和白蜡调敷。

脑

【主治】脑阴干，或烧毛煅，治瘰疬溃烂。《本草求原》卷二〇。

眼睛

【主治】治瘰疬鼠瘘，则烧灰合井华水，服方寸匙。《本草求真》卷九。

牙

【主治】解热毒，治痘黑陷最良。同人、猪、犬四牙煅，蜜调下。《本草求原》卷二〇。

涎

【主治】治瘰疬瘿瘤，亦治鱼骨鲠。《药性切用》卷八。用涎治瘰疬，则刺破以涂。《本草求真》卷九。

肝

【主治】杀劳虫。《食物辑要》卷四。

胞衣

【气味】甘、酸，性温。《药性切用》卷八。

【主治】治反胃膈病。《食物辑要》卷四。

【发明】《本经逢原》卷四：猫胞治噎膈反胃，以纯阳之性未散，故取以开阴邪之结也。方用一具，酥炙为末，入脑麝、牛黄、郁金各少许，津唾化服之。予尝以格致之理论物类，猫之体阳而用阴，性禀阴贼，机窍地支，故其目夜视精明而随时收放，善跳跃而嗜腥生，不热食而能消化血肉生物，一皆风火用事，得雪水则蠢动，以雪之体阴而用阳，物类相感之应。

【附方】《本草纲目拾遗》卷九：膈噎。用猫初生胞衣，以新瓦焙干研细末，每服一二分，好酒送下；口含竹笔管睡，恐咬牙及咳嗽。米不下者，五六服即愈。取猫胞法：猫将产，以木枷枷之，恐生出即食也，忌烧酒。《同寿录》。翻胃。猫胞衣三个，好酒洗，用猪肉四两淡煮熟，服之，数年者立效。《凤联堂经验方》。治疬。用猫胎一个，泥裹煨存性，菜油调搽。《祝氏效方》。

皮毛

【主治】烧灰，治疬瘘、诸疮溃烂及鼠咬、加麝香涂。鬼舐头疮。膏和搽。《本草求原》卷二〇。

尿

【主治】治虫蚰入耳，滴入即出。《药性切用》卷八。

【附方】《本草纲目拾遗》卷九：涂蝎毒螫伤。《急救方》。

屎

【修治】《本草纲目拾遗》卷九：白松香。汪连仕云：即瓦上多年猫粪，色白，火煅用。

【主治】治痘疮倒陷，不发寒热，鬼疟鼠咬，蛊疰恶疮等症。《本草求真》卷九。治盐哮，蛔厥作痛，更理瘟疫、鼠疮，立刻见效。《本草纲目拾遗》卷九。

【附方】《太乙仙制本草药性大全·仙制药性》卷七：治蝎螫人，痛不止。以猫儿粪涂螫处，二三次即差。

猫尾血

【附方】《本草纲目拾遗》卷九：急惊风。剪破猫尾，滴血，冲滚汤下。《不药良方》。

虎《别录》

【集解】《本草乘雅半偈》帙八：一阳刚长而始交，纯阴厥尽而始生，以言武也。武，止戈也。莫之敢撄而戈止矣。客曰：主疗诸疾，若形若藏，若府若经，若内所因，若外所因，转致变生不测，而乃咸从肝胆。夫西方金兽，而反司东方甲胆乙肝者，何也？曰：此所谓制则化也。无制则亢，亢则害矣。顾其奋冲破，画地卜食，爪坏奇耦者，不独专决断，且专谋虑矣。是以肝生风，其啸风生；肝窍目，其目夜光；肝藏筋，其筋独异于众类，死犹矻立不仆也。肝志怒，故养之者，不敢以物之生，及全者与之，为其杀之决之之怒也。盖不处中和，势极则反，必然之数耳。斯其主肝胆失处中和，致势极则反者，仍使之决断出自中正，谋虑出自将军也。胆者中正之官，决断生焉；肝者将军之官，谋虑出焉。客曰：无制则亢，敬闻命矣。乃厥肖惟寅而居艮，何也？曰：天以南为阳，北为阴；地以北为阳，南为阴，对待之理也。故其垣寅而宫尾，若艮则所以象其止也。于以表其神武而不杀也。夫是之为谋虑，是之为决断。客更进曰：胎于子而剖于巳，固矣。乃纪载稗官所传，多属化生者，何也？曰：此义幽玄，备在释典，情想密移，总归业报。凡属有生，事殊理一，故曰惟心所现，诚不可不慎所发也。《本草纲目拾遗》卷九：《三冈识略》：壬子正月初十日，福山戍卒遇一醉虎，缚献王大将军辕门，将军剖肉分赠郡绅之小儿食之，可以稀痘。按：虎食人与杨柳与狗皆醉。《宦游笔记》载山人捕虎法云：虎嗜食犬，食之必醉，如人中酒。虎匿深谷峻岭，往来不时，难寻其迹。人以劣犬缚于山凹，犬嗥不已，虎闻声而前，果腹而醉，不能远去，人迹犬血而捕之，则无所遁矣，此缚醉虎之法也。

虎骨

【修治】《医学统旨》卷八：酒浸或酥炙用。《药品化义》卷七：用酥润之炭火缓炙，再润数遍，至脆为度。《药笼小品》：煎胶用。

【气味】味辛、温、微毒。《绍兴本草》卷一九。

【主治】虎头骨：治风邪。《千金要方·食治》卷二六。治风挛急，屈伸不得，走疰，癫疾，惊痫，骨节风毒等。《本草衍义》卷一六。除邪恶气，杀鬼疰毒，止惊悸，主恶疮鼠瘘。头骨尤良。《图经本草药性总论》卷下。治腰膝无力或疼，筋骨臂胫毒风挛急，屈伸不得，走疰疼痛。《医学统旨》卷八。壮筋骨而见驱风之力，强腰膝以奏补阴之功。治惊悸及犬咬，逐寒湿于经络。《药镜》卷二。追风定痛，健骨辟邪，为历节风痹入骨端药。《药性切用》卷八。

【发明】《绍兴本草》卷一九：虎骨，唯头骨尤良。治风，理筋骨不利，诸方多用之。《本经》虽不载性味及有无毒，以近世经用之性，今当作味辛、温、微毒是矣。膏爪肉亦各分主治，其性一也。但未闻诸方为用验据。《宝庆本草折衷》卷一五：虎之为技，所以迅跃阔越猛捷异伦者，盖由足

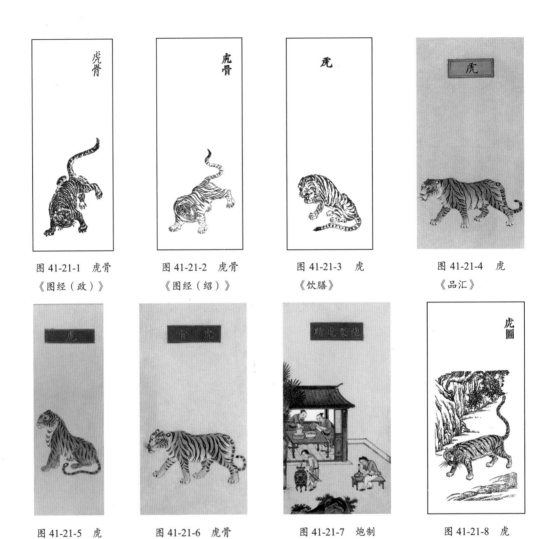

图 41-21-1　虎骨
《图经（政）》

图 41-21-2　虎骨
《图经（绍）》

图 41-21-3　虎
《饮膳》

图 41-21-4　虎
《品汇》

图 41-21-5　虎
《食物》

图 41-21-6　虎骨
《雷公》

图 41-21-7　炮制
虎睛《雷公》

图 41-21-8　虎
《禽虫典》

胫力壮之故也。诸方多用胫骨疗痿痹，健筋络，是之取尔。真者黄而重，其髓塞中，其膜黏外，而头脊骨次之。《诸症辨疑》卷三：论虎潜丸。古人立虎潜丸，方中用虎胫骨一味，其理幽雅。盖虎者阴也，虎啸则风生。风者阳也，以其骨能追风定痛，此阴出阳藏之义也。况虎一身筋节力气，皆出前足胫中，以其性气藏焉。故人取此用之，所以名曰虎潜丸。今人用别骨者，非虎潜之义也，孝者鉴之。辨其义理，庶几无误乎。《本草纂要》卷一一：吾观此剂以之治风，因其风从虎也，以之壮力，因其最有力也。然用必以胫骨为良，以其力皆出于胫也。夫所谓胫者，乃足胫之胫，非项颈之颈也。用宜详之。《本草发明》卷六：虎骨，辛以散风邪。治疗有二义，盖风从虎，故治风痹。凡邪气鬼疰、惊悸及上部风气，恶疮鼠瘘，用虎头骨，以风行于头也。虎力健，故主壮筋骨，凡腰膝以下筋骨疼痛及历节风骨节酸疼，筋骨毒风挛急，屈伸不得，下体痛风，俱用胫骨，亦以力行于足也。取前胫骨尤佳，截片，酒浸炙用。凡用虎骨等，忌药箭伤者，能害人。必得纲捕杀者，可用。畏蜀漆、椒、矾石。《**本草汇言**》卷一八：去骨节风毒之药也。蔡心吾曰：虎乃西方之兽，毛虫之长也。属金而气最猛，性最有力。语云风从虎者，风，木也。虎，金也。木受金制，焉得不从？故虎啸而风生，自然之道也。故甄氏《本草》治一切风病，筋骨挛急，屈伸不便，走注疼痛，及心风惊痫癫疾等证。然虎之一身气力，皆出前足，强悍皆赖于胫，故入药以胫骨为胜。而杨士行言：总而论之，虎骨驱风，遍体是可通用。今析而分之，凡辟邪恶，治惊痫癫疾及头风等病，当用头骨；治腰背诸风，当用脊骨；治手足诸风，脚膝无力，当用胫骨。各从其类也。虽称治风之剂，倘属血虚不能养筋而生风者，气虚不能摄涎而生风者，又当君以参、耆、归、术、芍、地辈同剂，方获全效。《**药品化义**》卷七：虎踞而睡，必口含前左胫，故精力独倍，入药取胫者以此义也。胫非膝盖骨，本草言其头骨之功与胫同。合养精补血之药，主治精血衰少，腰腿足膝软弱无力，不能行动，或筋骨疼痛，难以屈伸。若伤于湿者，筋骨弛长而软，或肿痛；若过于酒色劳碌，肾肝血热者，腰膝酸疼腿痛，相似虎骨证候，不宜误用。《**本草新编**》卷五：虎骨皆能去风健步，不必皆胫骨也。然而必用胫骨始佳，非因其去风健步也，盖虎乃至阴之精，最能补肺金而生气力。虎属金，而肺亦属金，同气相感，补肺实有至理。用虎骨于补阴之中，原能生精添髓，而胫骨尤奇者，以虎之全力藏于胫，尤得金之刚气也。或疑虎骨非健筋骨之药，不若用虎睛之能定魂魄也。夫虎骨健骨而不健筋，虎睛定魄而不定魂，未可混言之也。盖虎之力出于骨，以健骨补人之弱骨何疑。虎属金，人魄亦属金，以金气定金气，又何疑耶。惟是虎之二物，单用则全然不效，必须用之于补气、补精之中，始能收功，非虎骨不能健骨，而虎睛不能定魄也。《**医林纂要探源**》卷三：龙，阳物，而骨主收敛。虎，阴物，而骨主宣散。龙属肝木，骨反补肺泻肝。虎属肺金，骨反补肝泻肺。其故何也？曰：此犹木作酸，主收涩，金作辛，主宣散也。且龙兴于至高，而云从之，则敛阴补肺可推矣。虎啸于深山，而风从之，则追风补肝可推矣。龙虽潜伏，而神明之用全。虎以咆哮，而作强之功出。故龙主补心君，而虎主补肾命，能治风痹拘挛，骨节疼痛，惊恐失志，及腹中痼冷沉寒积聚，辟百邪，止瘟疟，有填精益髓之功，而追风之力，亦于是着焉。其在天则东方青龙，房心大火，日在大火而物藏。西方白虎，参伐实沉，日在实沉而物盛，阴阳互根也。胶：辛，咸，热。宜全骨熬。功同骨，而滋益从容。然不若骨之可以因病分用。《**本草求真**》卷三：虎骨入肝搜风，补骨壮筋。虎骨端入肝。味辛微热，号为西方之兽，通气于金，风从虎，虎啸风生，风属木，虎属金，木为金制，故可入骨搜风。按五味惟辛为散，而骨又能入骨散风，故书载能强筋健骨，定痛辟邪，能治风痹拘挛疼痛，惊悸癫痫，犬咬骨鲠，然虎之一身筋节气力，皆出前足，故膝胫为胜，而前左胫尤良。以卧必用左胫为枕也！虎死而胫矻立不仆，是骨胜于他骨百倍，借其气之有余以补其力之不足，其功自尔立见。若腰脊痛者，当用脊骨，骨以黄润为是。若中箭药，其骨必有微黑，不可入药。

【附方】《**本草元命苞**》卷七：痢久不止。焦炙骨，捣末饮和。头疮不差，火熬脂令凝，涂抹。

《太乙仙制本草药性大全·仙制药性》卷七：**大肠痔漏并脱肛**。以虎胫骨两节，蜜二两炙令赤，捣末蒸饼，丸如梧子大，每服清晨温酒下二十丸，隔夜先和大肠后方服此药。○**白虎风走痓疼痛，两膝热肿**。虎胫骨涂酥炙，黑附子炮裂去皮脚各一两，为末，每服酒调二钱。**虎骨酒法**。治臂胫痛，不计深浅皆效。用虎胫骨一大两粗捣熬黄，〔羚〕羊角一大两屑，新芍药二大两切细，三物以无灰酒浸之，春夏七日，秋冬倍日，每旦空心饮一杯。冬中速要服，即以银器物盛，火炉中暖养之三两日，即可服也。○**主腰脚酸痹，步履不随者**。取虎腰脊骨一具，细剉讫，又以斧于石上更杵碎，又取前两脚全骨，如前细捶之，两件并于铁床上以大炭火匀炙翻转，候待脂出甚，则投浓美无灰酒中密封，春夏一七日，秋冬三七日，每日空腹随饮，性多则多饮，性少则少饮。未饭前三度温饮之，大户以酒六七斗止，小户二斗止。患十年已上者，不过三剂，七年已下者，一剂立差。忌如药法。又一方：虎胫骨五六寸已来，净刮去肉膜等，涂酥炙令极黄熟，细捣，绢袋子盛，以酒一斗置袋子于甆瓶中，然后以煻火熬煎至七日后，任情吃之，当微利便差。

《本草汇言》卷一八：治一切风毒疼痛，腰脚无力，筋骨拘挛，痿弱不能步履。用虎骨四两，白芍药、怀生地、刺蒺藜、川萆薢、枸杞子、干茄根、油松节、黄柏、苍术、白术、秦艽、当归、牛膝、木瓜、茜草各二两，乳香、没药各一两，好酒三十壶，浸蒸。每早晚随量饮。○治中邪恶鬼疰，及小儿惊痫，大人癫疾。用虎骨磨汁半盏，牛黄三分，天竺黄、胆星各一两五钱，俱研极细末，每晚服五分，用虎骨汁调服。○治休息痢疾，经岁不愈。取虎骨四两，酒炙脆研末，每服三钱，米汤服。

《本草新编》卷五：滋阴百补丸。虎臀大骨髓入药为丸，壮阳益精，能使须发黑者不白，白者重黑。大怀生地八两，醇酒浸透软，砂锅内柳枝作甑，上摊生地，下入水酒，蒸一炷长香时，取出晒干，照前仍浸蒸，晒干，凡九次；白云苓去皮，取白肉，水淘浮去赤筋沫，晒干，人浮汁和成饼，阴干三两；用牛膝硬枝者，去芦，酒浸洗净，四两；川杜仲，去粗皮，净酥油炙断丝，四两；西枸杞子，酒淘净，晒干，四两；山茱萸肉，酒洗净，晒干，四两；淮山药，甘草水浸，晒干，四两；北五味子，酒洗净，晒干，二两；南牡丹皮，去骨，酒淘净，晒干，三两；泽泻，去毛，净盐水洗，晒干，三两；绵山黄芪，去头尾，蜜炙，晒干，四两；天花粉，酥油炙，晒干，二两。虎尻尾连背正中大骨长髓，用酥油四两研匀，砂锅内溶化，后入炼蜜内同用。以上诸药修合，忌妇人、鸡犬，择天月德合日，共为细末，重罗罗匀，炼蜜二斤，同虎髓、酥油调匀，捣数千杵，丸如桐子大。每日空心服一钱或钱半，淡盐汤送下。是方得之太原范道人。

肉

【气味】味酸，无毒。《千金要方·食治》卷二六。

【主治】主恶心欲呕，益气力，止多唾。不可热食，坏人齿。《千金要方·食治》卷二六。食之入山，虎见有畏。辟三十六种魅。《饮膳正要》卷三。

膏

【主治】主狗齿疮。《图经本草药性总论》卷下。涂秃疮。《药性粗评》卷四。

【附方】《本草元命苞》卷七：头疮不差。火熬脂令凝，涂抹。

《本草纲目拾遗》卷九：主稀痘。虎油，《物理小识》：虎一身皆入药，而本草未载虎油之功效。愚于猎户取其油以涂腊梨疮，一二次即愈，亦可治大麻疯。

血

【主治】壮神强志。《药性全备食物本草》卷二。

肚

【修治】《得配本草》卷九：煅存性。

【气味】甘，温。《医林纂要探源》卷三。

【主治】治反胃。《医林纂要探源》卷三。

【发明】《本草新编》卷五：尚有虎肚烹制为君，治噎如神，屡试方备载。青皮、陈皮、白术、香附、南星、半夏、砂仁、大腹皮、五灵脂、厚朴、白茯苓、苏子、白芥子、皂角末、神曲、川芎、枳壳、石膏、川归身、麦门冬、桑白皮、桔梗、木香，以上各一两，沉香、柴胡、藿香、五味子各五钱，丁香、苍术各三钱，黄连二钱，槟榔一个，共研末。先用鲜虎肚一个，去内垢，不入水，老陈酒洗净，好米酒糟糟三日，去糟，将虎肚入新瓦上下两片合定，用缓火焙干。和前药末，同杵数千槌，神曲糊为丸，如梧桐子大。每服用三十丸，用萝卜子五分、麦芽五分，同煎汤送下。此方即名虎肚丸，专治噎病并翻胃。诸药大都行气，未免过于迅利，然而噎食由痰气胶固胸膈，非此不开。妙在每服止用三十丸，为数甚少，取其开关神速，而又不损伤元气。所谓有斯病，服此药也。如服后噎病痊，可即宜改服大补气血之药，切不可仍服此丸。是方得自闽中司理叶公，叶有戚垂老病噎，人言虎肚丸可疗，制服随痊，因刻方传送，列叙其故。余兄弟初成此丸时，业师母虞久噎，服之寻愈。其邻妪四十余丧子成噎，乞与之，病已，且孕复生一子。后余乳媪亦患此症，而药已尽，偶三伏曝书，于帽篓中捡丸可两许，与服至半，遂瘥。余家孟制施此丸三十年，无不神效。敢附兹论，以垂永久。金孝苊识。

胆

【气味】味苦寒。《宝庆本草折衷》卷一五。

【主治】主小儿惊痫疳痢。《宝庆本草折衷》卷一五。镇惊之效。肛门凸出，烧骨末，水和频服。《本草元命苞》卷七。涂猘犬咬啮疮毒，纳下部五痔下血。《太乙仙制本草药性大全·仙制药性》卷七。

【附方】《本草纲目拾遗》卷九：虎胆治打伤垂死，饮食不进，前后不通，乃瘀血在心，命在旦夕。可用此方。虎胆五分，去外皮，用老黄酒在碗内研细为末，白茯苓二钱，为末，用热陈酒调灌，下出可不死矣。

睛

【主治】主惊痫。《千金要方·食治》卷二六。主癫，又主疟病。《图经本草药性总论》卷下。主疟疾，辟恶，止小儿热惊。《饮膳正要》卷三。治小儿惊风痫气客忤，主疟疾痫疽发热镇心。收定魄良方，止夜啼秘诀。《太乙仙制本草药性大全·仙制药性》卷七。

【附方】《太乙仙制本草药性大全·仙制药性》卷七：治小儿惊痫挚痰。以虎睛细研，水调灌之良，大人加减服之。○疗小儿惊痫。以虎睛一豆许，火炙为末，水和服。○治小儿夜啼。取虎睛一只为散，以竹沥调少许与吃。

鼻

【主治】悬户上生男，孕妇以虎鼻悬门户上定生男。癫疾仍治。《太乙仙制本草药性大全》卷七。

牙

【主治】主丈夫阴头疮疽疮。《图经本草药性总论》卷下。犬咬发狂，刮虎牙，酒调顿饮。《本草元命苞》卷七。

爪

【主治】辟恶魅。《图经本草药性总论》卷下。用之悬小儿臂，辟恶气鬼魅尤良。《太乙仙制本草药性大全·仙制药性》卷七。

皮

【气味】味酸，平，无毒。《宝庆本草折衷》卷一五。

【主治】主恶心，益气力，治疟。其皮亦主疟，宜卧皮上。《宝庆本草折衷》卷一五。

须

【主治】疗大人齿痛。《本草元命苞》卷七。

屎

【主治】主恶疮。《图经本草药性总论》卷下。封疮口杀毒，亦驱鬼魅恶疮。《太乙仙制本草药性大全·仙制药性》卷七。屎烧灰以傅恶疮，《药性粗评》卷四。

屎中骨

【主治】研细如灰，火灼烂疮敷效。《太乙仙制本草药性大全·仙制药性》卷七。

狮《本草品汇精要》　　【校正】时珍云出《纲目》，今据《本草品汇精要》改。

【集解】《通志·昆虫草木略》卷七六：《尔雅》云：狻麑，如虦猫，食虎豹。即狮子也。汉顺帝时，疏勒国献狮子，似虎，正黄，有髯耏，尾端茸毛大如斗。《本草品汇精要》卷二：《物理论》云：狮子，名狻猊，为兽之长也。其形似虎，正黄色，有髥微紫，铜头铁额，钩爪锯齿，摄目跪足，目光如电，声吼如雷，尾端茸毛黑色，大如升，捻之中有钩向下，能食虎豹，其牝者形色不异，但无髥耳。所产之地多畜之，因以名国，盖贤君德及幽远而出者也。然其品类不啻七十余种，今撒麻罕所贡驯养天枢者，色状正符《物理》所云。《类经证治本草·经外药类》：灵兽也。食其肉，终身不患血风，永无精怪鬼物相侵。佩其骨或毛，辟一切神鬼，不敢近，入山虎见畏走。《本草纲目拾遗》卷九：《椿园闻见录》：温都斯坦，西域一大回国，从叶尔羌西南行，百日可到。其国西隅有巨泽，围数千里，泽中有山，围逾千里，万峰耸峙，高入云天，或曰人间第一高山也，名曰牵各里麻胆达喇斯山。中产狮子，于新月皎洁，辄负雏于山中往来，头大而毛虬，尾形帚，黄质黑章如虎皮，长六七尺，时登山绝顶，望月垂涎，咆哮跳掷，猛飞吞月，有飞去八九里十余里而坠死山谷中者。其国人以豢养狮子为上户，每当秋月，其汗使人取狮，以精铁作柱，大如瓮，密布层遮围，畜之于中，饲以牛，时而吼如雷霆，满城震动，人畜不宁。取之法：择炮手之最精者，开地为阱，人匿其中，遇有负雏者来，乘其不备，发炮毙之，而取其雏。倘一炮不中，则抛山裂石，而人无噍类矣。〇张绿漪有此

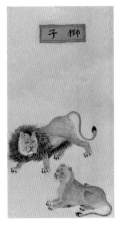

图 41-22-1　狮子
《品汇》

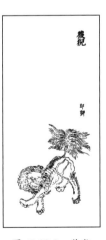

图 41-22-2　狻猊
《三才》

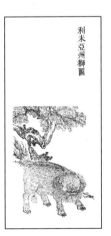

图 41-22-3　利未
亚洲狮《禽虫典》

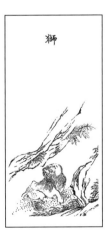

图 41-22-4　狮
《图说》

油，云熬之可挑丝一二尺不断，他油则不及也。○陈海曙曾在京邸简亲王府见狮油：坚如石，绝如鸡卵，白洁可爱。

屎

【主治】烧之去鬼气，服之破宿血，杀虫。《本草品汇精要》卷二。治一切腿足下部恶疮，年久不愈者，涂之即痂而落。《本草纲目拾遗》卷九。

【发明】《本草纲目拾遗》卷九：狮粪王沂堂藏有狮粪一段，用铁匣盛之，四围以铁屑养之，其形至坚如铁石，磨之作红色，云非铁屑养，则易朽烂也。

毛

【主治】治鬼疟，囊盛佩之。《本草品汇精要》卷二。

肉

【气味】味甘、辛，热，无毒。姚氏《食物本草》卷一四。

【主治】食之壮胆助神，雄健威武。姚氏《食物本草》卷一四。

狮油

【气味】辛，温，有毒。《本经逢原》卷四。

【主治】涤除衣垢。○近世医师以之治噎膈病。盖噎膈皆郁痰瘀积所致，用取涤垢之意，试之辄验。○力能堕胎，孕妇忌用。《本经逢原》卷四。狮子油每用少许，酒服，能通沙石淋，利小便。《药性纂要》卷四。

【发明】《本经逢原》卷四：色微黑者真。○狮为百兽之长，性最难驯，一吼则百兽辟易。《尔雅》言其食虎豹。熊太古言，其乳入牛羊马乳中，皆化成水。西域人捕得，取其油入贡，以供宫人涤除衣垢之用。又能去纸上墨迹，刮少许隔纸熨之即脱。予尝试用，垢虽去而衣易毁、纸易脆，仅供一时之用。虽系方物，方药罕用。近世医师以之治噎膈病。盖噎膈皆郁痰瘀积所致，用取涤垢之意，试之辄验。由是方家争为奇物，但性最猛利，力能堕胎，孕妇忌用。象油亦能去垢涤痰，但不能去墨迹耳。《本草纲目拾遗》卷九：朱排山《柑园小识》：狮子油白腻如猪肪，气味俱薄，利小便。凡人小便不通，虽腹胀茎痛、病在危急者，以酒或白汤送下三四厘或半分，即通。尝有一丐，因受暑热，遂致小便不通，每月一发，发至二三日后，茎痛如割，至不可忍，屡投缳祈死，人以狮油少许投之，片刻即通，奏效之速，无逾于此。而本草不着其功用，何哉？岂当时未知用欤，第虚秘者似宜酌而用之。敏按：狮油性最猛烈，内服尤不可单用，更勿多服。嘉庆元年三月，予友某某得狮油少许，因病欲服之，未果，为一乡人转乞去，市于人，获重价。其人市得，服半黍许，夜半而死。乡人惧罪，亦投水死。盖外用不妨，内服尤宜审慎，以人之肠胃太弱，不任峻利之攻削耳。

【附方】《**本草纲目拾遗**》卷九：消热结，治膈，大小便不通。用狮油酒服二三厘，自效。
《救生苦海》。

豹《别录》

【集解】《**本草衍义**》卷一六：豹肉，毛赤黄，其纹黑如钱而中空，比比相次。此兽猛捷过虎，故能安五藏，补绝伤，轻身。又有土豹，毛更无纹，色亦不赤，其形亦小。此各自有种，非能变为虎也：圣人假喻而已。恐医家未喻，故书之。《**宝庆本草折衷**》卷一五：尾赤而文黑者名赤豹，其无纹者名土豹。生河洛及唐、邓、郢州。《**本草品汇精要**》卷二四：《图经》曰：《本经》不载所出州土，今河洛唐郢间或有之。豹有数种，有赤豹，《诗》云：赤豹黄罴。陆玑《疏》云：尾赤而文黑，谓之赤豹。有玄豹，《山海经》云：幽都之山有玄虎豹。豹，有白豹，《尔雅》云：貘音与豹同，白豹也。郭璞注云：似熊，小头卑脚，黑白相驳，能舐食铜铁及竹，骨节强直，中实少髓。皮辟湿，人寝其皮可以驱温疠。或曰：豹白色者，别名貘，古方鲜有用者。今黔、蜀中时有豹，象鼻、犀目、牛尾、虎足，土人鼎釜，多为所食，颇为山居之患。亦捕以为药，其齿骨极坚，以刀斧椎锻，铁皆碎落，火亦不能烧，人得之诈为佛牙、佛骨，以诳俚俗，唯羚羊角击之则碎。《衍义》曰：毛赤黄，其文黑如钱而中空，比比相次。此兽猛捷过虎，故能安五脏，续绝伤，轻身。又有土豹，毛更无纹色，亦不赤，其形亦小，此各自有种也。《**太乙仙制本草药性大全·本草精义**》卷七：《本经》不载所出州土，今河、洛、唐、郢间或有之。豹亦稀有，为用亦鲜，惟尾可贵。种类繁，赤白匪同，形体小，猛健尤甚，猎者网捕亦或得之。按：豹有赤豹，尾赤而文黑，谓之赤豹。有玄豹、有白豹。《尔雅》云：貘与貊同，白豹。郭璞云：似熊，小头瘠脚，黑白驳，能舐食铜铁及竹，骨节强直中实少髓。皮辟湿，人寝其皮可以驱温疠。或曰：豹白色者，别名貘。唐世多画貘作屏，白居易有赞序之。不知入药果用何类，古今医方鲜有用者。今黔、蜀中时有貘，象鼻、犀目、牛尾、虎足。土人鼎釜，多为所食，颇为山居之患。亦捕以为药。其齿、骨极坚，以刀斧椎煅，铁皆碎，落火亦不能烧，人得之诈为佛牙、佛骨，以诳俚俗。《**医林纂要探源**》卷三：或云与虎同产，非也。西北戎中，钱文赤黄者，日下有光，霜雪不近，古所谓赤豹皮，甚贵，胜于貂。北方土豹亦贵重，西蜀有白豹，能食铜钱，即貘，又名白泽是也。其余则色多苍黑，文如艾叶，亦间有金钱文者，威力皆不及虎。《**调疾饮食辨**》卷五：《禽虫述》曰：虎生三子，一为豹。果尔，宜豹少虎多，今山中乃豹多，恐别是一种也。《纲目》曰：形似虎而小，白面团头，文如金钱，或如艾叶，甚华美。《列女传》曰：南山之豹，隐雾雨以泽其衣毛，故以喻潜修之学者。西域有金线豹，文如金线。海中有水豹。《梦溪笔谈》曰：秦人呼豹为程。《列子》曰：青宁生程，程生马甚不可信。东人呼失利孙，又曰失剌孙。今口外一种裘，与此同名异物，而温厚华美过

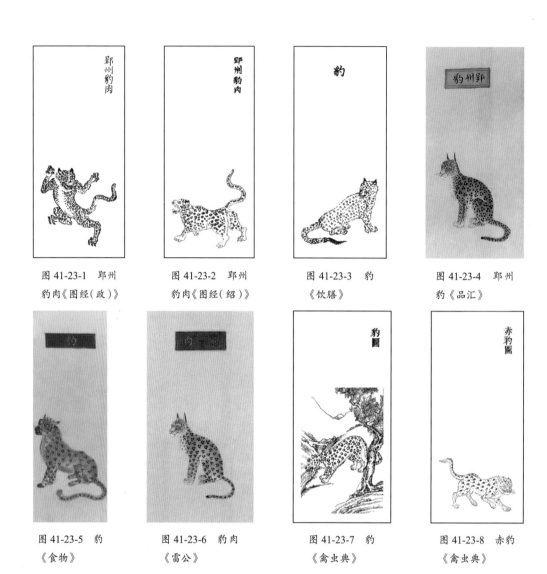

图 41-23-1　郓州
豹肉《图经(政)》

图 41-23-2　郓州
豹肉《图经(绍)》

图 41-23-3　豹
《饮膳》

图 41-23-4　郓州
豹《品汇》

图 41-23-5　豹
《食物》

图 41-23-6　豹肉
《雷公》

图 41-23-7　豹
《禽虫典》

图 41-23-8　赤豹
《禽虫典》

之，价亦极昂。本朝曾有御史，请禁三品以下不得服用。王渔洋先生戏作绝句云：京堂詹翰两衙门，齐脱貂裘猞利孙。昨夜明月风露冷，满朝谁不怨葵尊。上疏御史之别号也，见《分甘余话》。字作猞，不作失。《革》九五曰：大人虎变，其文炳也。君子豹变，其文蔚也。《本草衍义》曰：此圣人假喻，非果能变形也。至《诗》之赤豹，《山海经》之元豹，《尔雅》之白豹，皆不常有。其胎至美，为八珍味之一。《别录》曰：豹肉能安五藏，续绝伤，轻身益气，冬食尤佳。《日华子》曰：壮筋骨，强志气，耐寒暑，令人猛健。《食疗本草》曰：令人志气粗豪。其有益审矣。若夫虎豹皮毛之为服饰，《郊特牲》曰：虎豹之皮，示服猛也。《玉藻》曰：君羔裘豹饰，大夫、士鹿裘豹犆。君之右虎裘。注：裼，覆轼也。犆，缘也。俗名镶边。又《唐风》有豹褎、豹祛。《左传》：楚灵王着豹舄，卫庄公为虎幄。又古人以饰讲席，名曰皋比。唐戴叔伦诗曰：猊座翻萧索，皋比喜接连。《庄子》作皋毗。亦用以战，《左传》：公子偃自雩门蒙皋比以犯齐师。

又胥臣蒙马以虎皮战楚。究之此物，仅可美观，不宜常用。

肉

【气味】味酸，温，无毒。《千金要方·食治》卷二六。微毒。《绍兴本草》卷一九。味酸，平，微毒。《宝庆本草折衷》卷一五。味酸，平，无毒。《饮膳正要》卷三。

【主治】宜肾，安五藏，补绝伤，轻身益气，久食利人。《千金要方·食治》卷二六。壮筋骨，强志气。久食令人猛健，忘性粗疏，耐寒暑。正月勿食之，伤神。《饮膳正要》卷三。主瘑痢、腹中诸疮，煮汁饮之。或烧灰和酒服之。灰亦可傅齿疮。《日用本草》卷三。

【发明】《绍兴本草》卷一九：豹肉，《本经》虽载性味主治，然此等肉不唯疗病无据，而性味世亦罕尝之。若以猛兽言之，从微毒是矣。未闻诸方的用之物也。

脂

【主治】脂可涂发，朝涂暮生。《日用本草》卷三。

鼻

【主治】主鬼魅神邪，取鼻和狐鼻，煮服之，亦主狐魅也。《神农本经会通》卷八。

头骨

【主治】烧灰淋汁，去白屑。《神农本经会通》卷八。

皮

【主治】主冷痹脚气。熟之以缠病上，即瘥。《日用本草》卷三。辟湿，人寝其皮，可以驱温疠。《神农本经会通》卷八。用之以作裘可以御冷。《太乙仙制本草药性大全·仙制药性》卷七。

貘《图经本草》

【集解】姚氏《食物本草》卷一四：貘，似熊而头小、脚卑，黑白驳文，毛浅有光泽。能舐食铜铁及竹骨蛇虺。其骨节强直，中实少髓。唐世多画貘作屏，白乐天有赞序之。今黔、蜀及峨嵋山中时有之，象鼻犀目，牛尾虎足。土人鼎釜，多为所食，颇为山居之患，人亦捕之。《本草医旨·食物类》卷四：豻应井星，胡狗也。状似狐而黑，身长七尺，头生一角，老则有鳞，能食虎、豹、蛟龙、铜、铁，猎人亦畏之。狡兔生昆吾山，形如兔，雄黄雌白，食丹、石、铜、铁。

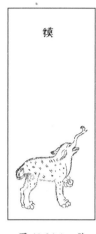
图 41-24-1　貘
《三才》

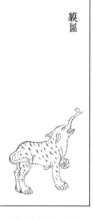
图 41-24-2　貘
《禽虫典》

肉

【气味】味辛，平。姚氏《食物本草》卷一四。

【主治】主削坚破积。姚氏《食物本草》卷一四。

皮

寝之，驱瘟疫疠气，辟湿气邪气。姚氏《食物本草》卷一四。

膏

【主治】治痈肿，能透肌骨。膏以铜、铁、瓦器盛之皆漏，仍以其骨盛，则不漏。姚氏《食物本草》卷一四。

尿

【主治】治误吞铜铁入腹者。水和服之，即化为水。姚氏《食物本草》卷一四。

犴　《医林纂要探源》　　【校正】《本草纲目》原附"貘"条下，今分出。

【集解】《医林纂要探源》卷三：胡地野犬也。或苍黑，或苍黄。中国山中亦有之，色逊其美耳，皮作裘服，《玉藻》所谓青犴也。山中人曰茅狗。又曰山狗。常彻夜鸣吠达旦，古人以其善守，故图像狱门，世乃以配井宿，而夸其能食虎豹蛟龙，皆妄诞也。功用同家犬。好盗食鸡。《本草纲目拾遗》卷九：孙含懿云，有客自川中来，带有犴血，言此兽乃星禽，为天上井宿，五百年一降于世以济人，其降也必于蜀。降之前三日，天乃大风，振屋拔木，为降犴风。左右村落居民，知犴必降，悉迁避之，求铁工造莲萼箭镞，如橄榄形，而洼其中，镞上刻名以记。犴降之日，形如胡犬，有鳞，大十倍于象，首必朝岁星，蹲踞不动。土人从其后射之，矢集其身如猬，三日后乃去，遗失于地，各认所镌以归矢，人无争者。其镞头有血一块，大如榄核，可入药，土人亦甚珍宝之，不轻售。自明洪武时曾一降，至今几四百年，所珍药亦罕有存者，缙绅旧族或有之，亦宝同和璧矣。

【气味】甘、酸、咸，温。《医林纂要探源》卷三。

血

【主治】治一切阴疽发背，一切大毒。《本草纲目拾遗》卷九。

【附方】《本草纲目拾遗》卷九：凡痈疽必死之症，无药可救者。每以一厘，溃则傅膏外贴，未溃则调酒服，一夕自愈。合治痈等药，一斤加入分许，即奏效如神。

腽肭兽《开宝本草》

【释名】骨讷兽《宝庆本草折衷》。《药性全备食物本草》卷二：腽，温也；肭，内也；脐，剂也；温内之剂。又水物多以脐交，言其性也。

【集解】《宝庆本草折衷》卷一五：腽肭脐，一名海狗外肾。一名骨讷兽。一名阿慈勃他你。生西戎即西番及东海水中，及新罗、昆仑、突厥国，及登莱沧州海傍。○采无时。每遇日出，浮在水面，以弓入而射之，取外肾阴干密藏。《本草元命苞》卷七：兽似狐大，长尾，脐如麝，黄赤色。出西戎、新罗、突厥。海狗肾收取，阴干。医用之欲辨精粗，置睡犬，惊跃为最。《太乙仙制本草药性大全·本草精义》卷七：腽肭脐出西戎，今东海傍亦有之。云是新罗国海狗肾，旧说是骨讷兽。似狐而大，长尾，其皮上自有肉黄毛，三茎共一穴。今沧州所图，乃是鱼类，而豕首两足。肾状类肾囊干缩，仍两睾丸粘联。或又指形体，系兽系鱼，俱未据的见，立言立说。由此真伪莫别，只凭试验才知。投睡熟犬边，犬或惊狂跳走。置寒冻水内，水因温暖不冰得此验者真也。酒渍透炙干，气馨香勿颣。擂成细末，任合散丸。○凡使先须细认，其伪者多。其海中有兽，号曰水乌龙，海人采得杀之，取肾将入诸处，在药中修合，恐有误，其物自殊。有一对，其有两重薄皮裹丸器肉核，皮上自有肉黄毛，三茎共一穴，年年荫湿，常如新。兼将于睡着犬，蹵足置于犬头，其犬蓦惊如狂，即是真也。《本草发明》卷六：腽肭脐，性热，兴阳道，助房术之专药。阴藏人及藏气虚寒者，宜用之。但《本经》只说主鬼气尸疰，梦与鬼交，鬼魅狐魅，心腹痛，中恶邪气，宿血结块癖，羸瘦等，并无一字及益阳道之说。《药性》亦云冷劳气羸瘦，肾精衰损成肾劳。《衍义》亦云治脐腹积冷，精衰，脾肾劳有功，不待别试也，亦无助阳之说。愚曰：要之辞异而义同也。盖凡精衰积冷阴邪为病，皆由阳气不足致所者，《经》曰益火之原，以消阴翳，此正用热以益元阳之说也。故凡前说除邪之候，正宜用之。今房中之术多用以助兴阳道者，以为专功也。出西戎及东海傍，今莱、登州俱有。形体似兽，前有二足，鱼尾，名海狗肾。《衍义》云：非肾，系腽肭之脐，状类肾囊，故云尔。但此物投睡犬而惊跳，寒月置水内不冰，此即真也。亦难得。《药性解》卷六：腽肭脐咸热之品，本入命门补火，脾家所快者，热也，故亦入之。助阳之功，独甲群剂，今出登莱州，即海狗肾也。其状头似豕，尾似鱼，止生两足，价值殊贵。类多伪者，须细辨之。《药性通考》卷四：腽肭脐，鱼也，而人以海豹混之，所以兴阳无大效，转不如鹿茸、海马之能取胜也。腽肭脐生东海中，最灵，而藏能先知人捕取，故绝无有得之者。其形不似狗鱼，首身无鳞甲，尾有四掌，少异于鱼。曰海狗者，即海豹，而掌则与腽肭脐相同，海豹乃兽，身毛如豹，掌有毛，而腽肭脐无毛也。腽肭脐真者闻其气即兴阳，正不必吞服尔。至海豹性亦淫，亦能兴阳，故土人以充腽肭脐。《本草

图 41-26-1 腽肭
脐《图经（政）》

图 41-26-2 腽肭
脐《图经（绍）》

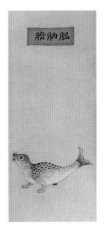

图 41-26-3 腽肭
脐《品汇》

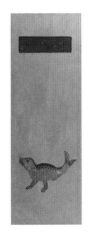

图 41-26-4 腽
肭脐《食物》

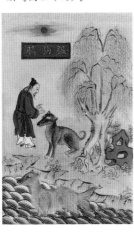

图 41-26-5 腽肭
脐《雷公》

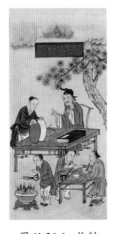

图 41-26-6 炮制
腽肭脐《雷公》

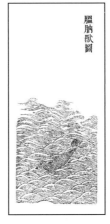

图 41-26-7 腽肭
兽《禽虫典》

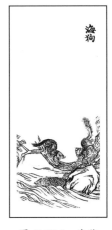

图 41-26-8 海狗
《图说》

纲目拾遗》卷九：蓬莱李金什言，其地登州海口，出海狗，皮可作裘帽，俗美其称曰海龙，即此。其肾乃药中腽肭脐。土人取海狗，名曰打狗。此物昼夜潜海底，惟孳乳时登岛产子，稍大即相率入水，人不可得。须冬月极冻时，海崖水口结冰，天晴海狗群出，处冰上曝日，必候其卧冰时，骤入水，以木棍击其腰，方可得之。若冰裂或步履有声，非其睡时，皆不可得。然每年打狗堕水溺死者亦多，因利重，人亦不惜躯命以往。

腽肭脐

【修治】《太乙仙制本草药性大全·仙制药性》卷七：若用须酒浸一日后，以纸裹，微微火上炙令香，细剉单捣用之。《药性全备食物本草》卷二：凡使，火燎去毛，酒浸一日，微微火上炙令香，细剉另研用。

【气味】味咸、大温、无毒。《绍兴本草》卷一九。味咸、甘、辛，大温，无毒。《宝庆本草折衷》卷一五。味咸，大热，无毒。《本草发明》卷六。

【主治】主鬼气尸疰，梦与鬼交，鬼魅狐魅，心腹痛，中恶邪气，宿血结块，疰癖羸瘦。《图经本草药性总论》卷下。主鬼气尸疰，梦与鬼交；助阴痿少力，肾精衰耗。暖腰膝，补中；养阳气，益肾。止心腹卒痛，中恶邪气；破宿血结块，疰癖症疾。《本草元命苞》卷七。疗疰癖尪羸，并脾胃劳极。破宿血结聚，及腰膝寒酸。辟鬼气禁梦与鬼交，逐魅邪止睡被魅魇。除冷积，益元阳，坚举阳管不衰，诚助房术取乐。《太乙仙制本草药性大全·仙制药性》卷七。此药补中益气，又兼消导，能破宿血，治惊狂痫疾。《药性全备食物本草》卷二。益肾脏，壮阳事，补劳伤，破积聚。《本草通玄》卷下。

【发明】《绍兴本草》卷一九：腽肭脐乃海生之物。性味、主治已载经注，惟补助肾经诸方，用之颇验。其气甚烈，然市贾亦有作伪者。但筋相连、成间之有辨皮膜隔者真矣，当宜审识之。产山东者佳。《宝庆本草折衷》卷一五：《药性论》以腽肭脐为海狗外肾有自来矣。《临海志》言鹿状狗头者，即海狗也。雷公言：肉核一对者，即外肾也。矧赵汝适《诸番志》又言：高如犬，走如飞，生大食伽力吉国之海滨。张网以捕，取外肾油渍藏之。今观其形色，实肾也，非脐也，灼知脐字误也。鲜明者胜，黯暗者怯。若《图经》所绘，鱼类而两足者，乃别种尔。《本草汇言》卷一八：兴阳补肾，《日华子》壮精助房力之药也。陈赤葵曰：性热壮阳。如肾气衰弱，精寒髓冷，阳绝茎痿者，服此立振而起。如藏器方治积年心腹冷痛，或宿血结块，或症瘕寒疝，或四肢冷麻无力，或腰脊肩背久疼等证，盖因阳气不充，血液衰少，故诸邪缠壅为病也。此药壮助元阳，暖血生精，温润筋骨，近世滋补丸料多用此者，精不足补之以味也。他如阴虚火炽，阳强不倒，或阳事易举，及骨蒸夜热、劳嗽吐痰等候，咸在所忌。《本草汇》卷一七：腽肭脐，连脐取之之谓也。疗劳瘵，壮元阳，脾胃虚损，极有功也。今之滋补丸中多用之。精不足者，补之以味耳。能治鬼交尸疰，盖阳虚而阴邪易侵，阳旺则阴邪自辟矣。宜于肾气衰竭，精寒痿弱之人。若阴虚火炽，阳事易举，及骨蒸劳嗽者，俱不可服。《本草新编》卷五：腽肭脐味咸，气大热，无毒。疗疰癖尪羸，并脾胃劳极，破宿血结聚及腰膝寒酸，辟鬼气，禁梦与鬼交，逐魅邪，止睡被魅魇，祛冷积，益元阳，坚举阳管不衰，诚助房术要药。弟多假，又雌多于雄，雌者绝无功效。雄者固多兴阳道，然而不配参、术、熟地、山药、山茱、杜仲、肉桂、巴戟天、肉苁蓉之类，功亦平平无奇，世人好异，动言兴阳必须腽肭脐，谁知药品中尽有胜之者，如鹿茸、海马之类，未尝不佳。

西楞鱼《本草纲目拾遗》

【集解】《本草纲目拾遗》卷一〇：《坤舆图说》：大东洋海产鱼名西楞，上半身如男女形，下半身则鱼尾，其骨入药用，女鱼更效。

【主治】止血，治一切内伤瘀损等症。《本草纲目拾遗》卷一〇。

猾《炮炙论》

【集解】《本草品汇精要续集》卷五：雷敩云：海中有兽，名曰猾，其髓入油中，油即沾水，水中生火，不可救，止以酒喷之即灭，故曰水中生火，非猾髓而莫能。〇不可于屋下收之。

【发明】《本草品汇精要续集》卷五：李时珍云：此兽之髓，水中生火，与樟脑相同，其功亦当与樟脑相似也，第今无识者。

象《开宝本草》

【集解】《宝庆本草折衷》卷一五：生南方即安南山谷，及梁山、交趾、荆蛮、西竺、西域、楚粤、弗林、于阗、大食、昆仑诸国及潮、循州。〇象每解牙，采人以白木削为牙而易之。《太乙仙制本草药性大全·本草精义》卷七：象牙出诸番国土，孕五岁始生。楚粤者色青，西竺者色白。朝廷蓄养，资守禁门。恶闻犬声，知人曲直。遇斗讼人，行立嗅之，理直者则过，理曲者以鼻卷之，掷空数尺，以牙接而刺之。载《安南志》。牙生在口两边，下垂夹鼻，初解难竞取用，须假易真白木作假易之。凡入剂中，旧者尤胜。旧牙梳及诸器皿并妙。或曰象有十二种肉，配十二辰

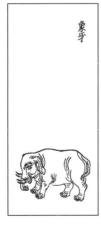
图 41-29-1　象牙
《图经（政）》

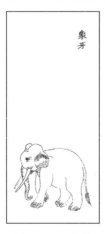
图 41-29-2　象牙
《图经（绍）》

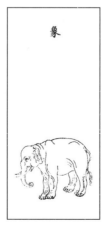
图 41-29-3　象
《饮膳》

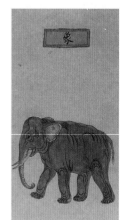
图 41-29-4　象
《品汇》

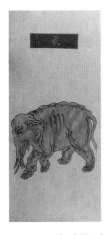
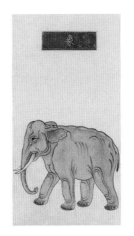
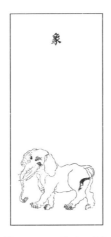
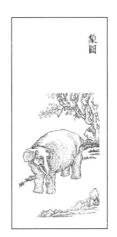

图 41-29-5　象《食物》　　图 41-29-6　象《雷公》　　图 41-29-7　象《三才》　　图 41-29-8　象《禽虫典》

属，惟鼻是其肉。又胆不附肝，随月在诸肉间。淳化中上苑一驯象毙，太宗命取胆不获，使问徐铉。铉曰当在前左足，既而剖足果验。又问其故，铉曰：象胆随四时，今其毙在春，故知左足也。世传荆蛮山中亦有野象，盖《左氏传》所谓楚师燧象以奔吴军，是其事也。然楚粤之象皆青，惟西竺、弗林、大食诸国乃多白象。樊绰《云南记》、平居诲《于阗行程记》皆言其事。**《药性粗评》卷四：**象牙，象出西竺交址等国，或谓荆蛮山中亦有之。左氏所谓楚师燧象，以奔吴军是也。其牙自两吻而出，长数尺，夹鼻而生。齿与肉皆不入药。食肉令人体重，或谓肉兼十二种配十二辰，如子鼠、丑牛之类，惟鼻乃其本肉。今观驭者，以钩搭其脑，钩旋脱而肉旋生。又胆分四时流行四足，不附于肝，颇近似有理。象孕五岁而产，六十岁而骨始全，乃知人意，向亦异兽也。**《调疾饮食辩》卷五：**象，《北户录》名伽耶。《拾遗》曰：象具十二生肖肉，惟鼻是其本肉，煮食、糟食皆美。其腋下毛白处名象白，为八珍味之一。《纲目》曰：象出交、广、云南山中，及西域诸国，力能负重。《内典》曰：水行龙力大，陆行象力大。酉长则饰而乘之。《春秋运斗枢》曰：摇光之精，散而为象。足之所履，能知地中虚实，故天子卤簿，用为前导。又可用以战，《左传》：定公四年，吴师及郢，楚子使针尹固执燧象以奔吴师。以火驱象行。明傅友德伐云南，元梁王把匝剌瓦尔密驱象阵如城以战。《大宛传》云：身毒国人乘象以战。有灰、白二色，形体臃肿，身长丈余，高称之。目才若豕，四足如柱，无指而有爪甲，耳下弹。鼻大如臂，长至地，其端甚深，可以开合，中有肉爪，能拾针芥，饮食皆以鼻卷入口，一身之力全在于此，故伤之则死。耳后有穴，内空皮薄，刺之亦死。他处皮肉，割之阅宿，则创复合，故外科用以生肌。性畏鼠，见地有鼠迹，即终日不敢动。又畏猪。山中有象，最害田禾。岛夷缚豚于树，使嗥嗥不绝声，象则怖而远遁。明威宁伯王越平两广，夷人乘象以战，乃不见小豚数千纵之，象果披靡。口有食齿，两吻另出两牙夹鼻，雄者长六七尺，雌亦尺余。其牙遇雷则生纹理，落则自埋之。人取以为器，八材之中居其一珠、象、玉、石、金、木、草、羽。《诗·泮水》章：元龟象齿。《通鉴》前编曰：纣为象箸，箕子叹曰：必且为玉杯。其来古矣。至于象床、象尊、象邸、象掭、象弭、象辂、象笏，皆载籍所传。独象箸遇饮食有毒则变黑，是有大用，不比他器仅美观也。交牝在水中，以胸相贴，与他兽异。《说文》曰：三年一乳。或云五岁始产。寿可一二千岁。解人事，识人言。安禄山命元宗舞象，擎杯进酒，象掷杯跳跃，掀翻御案。元季，五象不拜明太祖。李自成兵破北都，过象房，群象哀鸣，泪下如雨。肉味虽不恶，然多食令人体重。《日华本草》曰：煮汁饮，能通小便。烧灰服，又能缩小便。其胆不居腹内，宋太宗后苑象毙，剖之不得其胆。徐铉曰：在前左足。索之果然。问：何以知之？曰：象胆随四时而移，春在前左足，夏在右足，秋后左，冬后右。此时二月，故知在前左也。其说盖本于《春秋运斗枢》也。

牙

【气味】平，寒，无毒。《宝庆本草折衷》卷一五。味淡，性寒，无毒。《药性粗评》卷四。味甘，气凉。《景岳全书》卷四九。

【主治】主诸铁杂物入肉，取屑细研，和水傅疮上，立出。生煎，治小便不通。烧灰，止小便自利。《本草元命苞》卷七。刮屑末研细和水，治杂物铁刺如神。刺入喉中调饮，刺入肉里调敷。生煎服之，可通小便闭涩。烧灰饮下，又止小便过多。《太乙仙制本草药性大全·仙制药性》卷七。能清心肾之火，可疗惊悸风狂，骨蒸痰热，鬼精邪气，痈毒诸疮，并宜生屑入药煮服。若诸物鲠刺喉中，宜磨水饮之。竹木刺入肌肉，宜刮牙屑和水敷之即出。《景岳全书》卷四九。

【发明】《绍兴本草》卷一九：象牙，《本经》止云无毒，虽有主治，取诸刺入肉，亦无的验。其齿、肉、睛等亦各分主治，但近世皆罕入于方。唯将牙作简笏等用，非起疾之物矣。《本草经疏》卷一六：象牙，本经无气味。《日华子》云平，《海药》云寒。应是甘寒无毒之物。象性勇猛，而牙善蜕，故能出一切皮肉间有形滞物，如经所言也。又能治邪魅惊悸风痫及恶疮拔毒，长肉生肌，去漏管等用。《本草汇言》卷一八：李时珍治惊痫迷惑之药也。陈赤葵曰：象性勇猛而牙善脱，虽属兽类而机巧神悟灵慧若人。如《开宝》方以牙屑主惊痫惊搐、一切精物邪魅者，以神悟应之也。又敷诸铁器及杂物入肉者，以脱而治皮肉间有形之物也。又外科方以牙屑治恶疮，拔毒生肌、去漏管，亦同此义。《本草求真》卷八：拔毒外脱。象牙专入肌肉。味甘性寒，按象性主刚猛，而牙则善脱。故凡皮肉间有形滞物，及邪魅惊悸风痫，并恶疮内有毒未拔者，服之立能有效。以其具有脱性，故能以脱引脱耳，时珍曰：时人知燃□可见水怪，而不知沉象可驱水怪。是以痈肿不解，用牙磨水服之。并到末蜜调，涂之即效。诸铁竹木刺入肉，刮削煎汤，温服即愈。诸骨鲠入于喉，刮下薄片频服即吐，不吐再服，以吐出为度。象皮味咸气温，专治金疮不合。用皮煅灰存性敷之。亦可熬膏入散。

【附方】《太乙仙制本草药性大全·仙制药性》卷七：小儿误为诸骨及鱼骨刺入肉不出。水煮白梅，烂研后调象牙末，厚傅骨刺处自软。

《本草汇言》卷一八：治惊痫惊搐或风痫迷惑，人事昏聩，及一切精物邪魅作祟者。用象牙屑一两，天竺黄、雄黄、丹砂各五钱，俱为极细末，牛黄七分，麝香五分，总研匀，每服七分，白汤调服。《方脉正宗》。○治金银铜铁锡一切器物及杂样物入肉者。以象牙末、鸡子清调敷，立出。《永类方》。○治通肠漏病，能去管者。以象牙屑一两，枯矾、金头蜈蚣各五钱，俱为极细末，黄蜡二两熔化，入香油二钱，待滚，即入前药末，搅匀，捻成丸梧子大。每早晚各食前服三钱，白汤下。《外科方》。

肉

【主治】主秃疮，作灰和油涂之。《本草品汇精要》卷二三。

胆

【气味】味苦、微甘，气寒，无毒。《本草汇言》卷一八。

【主治】象胆可治目，和乳汁滴目中，最奇明远视。又治疮，和水涂疮肿，立消自干。《本草纂要》卷一一。搅乳点目眦住疼，搅水箍疮毒消肿。补注：疮肿，用和清水调涂效。○口臭，每夜研少许，绵裹贴齿根上，每夜含之，平明暖水洗口，如此三五度差。《太乙仙制本草药性大全·仙制药性》卷七。

【发明】《本草经疏》卷一六：象胆，苦寒之物也。入肝脾二经，肝热则目不明。脾家郁热则成积，或口臭。苦寒除二经之热，故能主诸证。苦寒凉血解毒，故又能主疮肿也。今世治疳证、瘰疬、传尸多用之，总取其苦寒能杀疳虫痨虫，兼除脏腑一切热结也。《本草汇言》卷一八：其胆阴干，皮上光腻有青竹纹斑，不与他胆同类也。《日华子》治疳明目之药也。苏水门曰：诸胆皆附肝生，独象胆随四时运行四足，可称神物矣。第苦寒明肃之性，故《日华子》言明目去翳障，与熊胆同功。净下疳疮烂，一切热毒诸证。

皮

【气味】味甘，气温，无毒。《本草汇言》卷一八。咸，温，无毒。《医宗必读·本草征要下》。

【主治】煎膏药，去腐生新，易于敛口。《药性全备食物本草》卷二。

【发明】《本草经疏》卷一六：象皮，其性最易收敛，人以钩刺插入皮中，拔出半日，其疮即合，故入膏散，为长肉合金疮之要药。《本草汇言》卷一八：暖肌肉，时珍治金疮不合之药也。葛风寰曰：象皮坚实，以斧刃刺之，半日即合。因象体气壮力弘，皮坚肉暖。今内府有象皮膏，治一切刀斧伤疮，及经年疮毒，气冷血凝，溃水不收者。以膏药一块入疮口内，外以厚软油绵纸摊膏贴之。数日即收完，诚良法也！《本草新编》卷五：专能生肌长肉，定狂止呕吐如神，世人未知也。其皮最难碎，人身怀之三日，研之则如粉矣。世人止用之外科神效，而不知入之内治尤奇也。或问：象皮性最易收敛，尤能长肉，为金疮之要药，用之外治宜也，用之内治，恐非所宜，而子曰定狂止呕吐，何也？夫象皮气味和平，调和五脏，实能无连耳。《本经逢原》卷四：象禀西方金气，金令主藏，不宜擅鸣，鸣主金象，大非所宜。其皮专于收敛，其肉壅肿，人以斧刀刺之，半日即合。故治金疮不合者，用其皮煅存性敷之。若入长肉诸膏药，切片酥拌炙之。

屎

【附方】《本草纲目拾遗》卷九：治鹅掌风。以象粪烧熏，自愈。○起死回生散。治痘疮至七八日，忽然变黑，收入腹内，遍身抓破，呓喘，死在须臾。服此，从新另发出，立可回生。当归、川芎、白芍、生地、升麻、红花，上陷加白芷，下陷加牛膝，遍身黑陷加麻黄、象粪微炒。如一岁儿用二钱，大儿用至三五钱，右剉一剂，水、酒各半煎服，从新发出脚下黑疔，至七八日用针挑去，以太乙膏贴之，即拔去毒，连进二三服。《经验广集》。治小儿大人出瘟疹，回在心胸作喘发烧。用象粪八钱，升麻二钱，水二钟，煎一钟服，即刻透出。《良朋汇集》。

象白

【集解】《本草纲目拾遗》卷九：乃象交于水，其精浮水面，象房人用磁瓶收贮。

【主治】入药傅面不皱，亦可入房药用。《本草纲目拾遗》卷九。

象尾毛

【发明】《本草纲目拾遗》卷九：《通雅》云，今人剔牙杖，极重象尾，谓可去火。

犀《本经》

【集解】《通志·昆虫草木略》卷七六：犀兕之属。《尔雅》曰：兕，似牛。如野牛，青色，重千斤，一角长三尺余，形如马鞭柄，其皮坚厚，可制铠。又曰：犀，似豕。今出交址。形似水牛，猪头，三角，一在顶上，一在额上，一在鼻上者，即食角也，小而不椭，好食棘。亦有一角者。其通天犀乃是水犀，角上有一白缕，直上至端，能出气通天，置露中，不濡；置屋中，乌鸟不敢集屋上；置米中，鸡皆惊骇，故亦谓之骇鸡犀。《抱朴子》曰：通天犀角三寸以上者，刻为鱼，衔之入水，水常为开三尺。《游宦纪闻》卷二：犀出永昌山谷及益州，今出南海者为上，黔蜀次之，此《本草》所载云。○凡犀入药者，有黑白二种，以黑者为胜。其角尖又胜。方书多言生犀相承，谓未经水火湛炽者是，或谓不然。盖犀有捕得，杀而取者为生犀；有得其蜕角为退犀，亦犹用鹿角法耳。唐相段文昌门下医人吴士皋云：○犀每自蜕角，必培土埋之。海人迹其处，潜易以木角。若直取之，则犀徙去遁迹，不可寻已。未知今之取犀角，果如此否？○大率犀之性寒，能

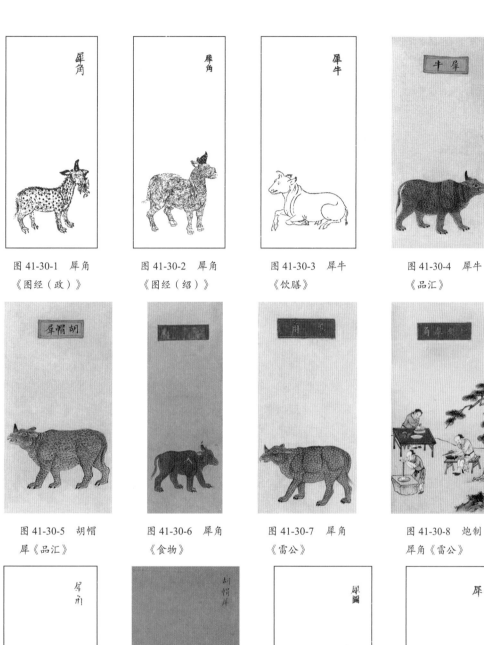

图 41-30-1　犀角　　　　图 41-30-2　犀角　　　　图 41-30-3　犀牛　　　　图 41-30-4　犀牛
《图经（政）》　　　　　《图经（绍）》　　　　　　《饮膳》　　　　　　　　《品汇》

图 41-30-5　胡帽　　　　图 41-30-6　犀角　　　　图 41-30-7　犀角　　　　图 41-30-8　炮制
犀《品汇》　　　　　　　《食物》　　　　　　　　《雷公》　　　　　　　犀角《雷公》

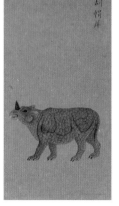　　　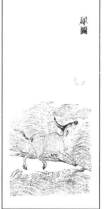　　　　　　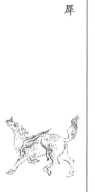

图 41-30-9　犀角　　　　图 41-30-10　胡帽　　　　图 41-30-11　犀　　　　图 41-30-12　犀
《原始》　　　　　　　　犀《草木状》　　　　　　　《禽虫典》　　　　　　　《图说》

解百毒。世南友人章深之，病心经热，口燥唇干，百药不效。有教以犀角磨服者，如其言，饮两碗许，疾顿除。大率犀之性寒，能解百毒。世南友人章深之，病心经热，口燥唇干，百药不效。有教以犀角磨服者，如其言，饮两碗许，疾顿除。〇井邑间市语，谓犀下品为鬼犀，乃死犀角。其纹、色，绝不堪也。《宝庆本草折衷》卷一五：犀角，品汇《图经》及寇氏纪述甚详。今入药者多山犀耳。但取横理粟纹，直理丝路而黑泽者足矣。《山海经》谓梼过山多兕。兕生一角，角重百斤。《图经》尝言兕犀者，此也。古诗有犀因望月花入角之句，其角感阴气而生花纹，则性之寒无疑矣。然亦有温者。《开元天宝遗事》载交趾国进犀角，和气袭人，使者曰辟寒犀也。此辟寒犀与破水、辟尘，及诸异纹者，更不复论。抑玩经注，无一言及于脂者。今有一种番油，善治风疡，俚俗以犀牛脂名之。咨诸商舶，多不识此脂。其番油功用已续陈于桐油之后。《太乙仙制本草药性大全·本草精义》卷七：犀角黔蜀虽生，南海为上。首类猪，顶仅一角，或云：犀有二角，一角在额上者为兕犀，一在鼻上者为胡帽犀。牝犀亦有之，但一角者居多。腹若牛足每三蹄。其皮一孔三毛，色黑食棘叶。有水犀、陆犀，系各种类，分贵贱悉以粟纹。犀数种俱粟纹，乃取纹之精粗，以为贵贱也。通天犀角独优，纹现百物纹是。其犀胎时见天上物命过并形于角，故云通天，欲验于月下以水盆映，则知通天矣。此犀日饮浊水，恶照影形；海人设法捕求，沿插栈木。犀来往倚木少憩，木折损犀亦倒地。足直前足直不能曲。难竟起走，捕者由是获擒。取角售人，为世至宝。置米中鸡骇，亦名骇鸡犀。挂檐际乌惊，缚足过涧水自开，簪髻晓行露不惹。饮馔毒能试，投内白沫竦起则有毒，否则无毒也。屋舍尘可除昔石保吉官陈州，悉毁旧廨欲新之，见风尘辄自分去，人以怪疑，不知腰系辟尘犀带也。毁照莫测深潭，尽见水底怪物。造器者煮熟弗效，采新者性烈方灵。错屑锯抄尖，纸裹怀中先抱，沾人气，则易捣，故曰人气粉犀。治病选黑色，择肌粗皱润光。使松脂经入阳明，恶雷丸尤忌盐酱。诸角俱忌盐也。《增订伪药条辨》卷四：犀角用黑兕角及水牛角，雕琢形似，假造混售。锉便之粉，或锯便之屑，更难辨别。按李时珍云：犀出西番、南番、滇南、交趾诸处。有山犀、水犀二种。水犀出入水中，尤难得。弘景云：入药惟取雄犀，生者为佳。若犀片及见成器物，已被蒸煮，不堪用。宗奭云：鹿取茸，犀取尖，其精锐之力，尽在是也。用者当拣选角质乌黑，肌皱坼裂光润者，错屑入臼，杵细研末。或当面锉粉，或取顶尖磨水取汁尤佳。再李珣有云：凡犀角锯成，当以薄纸裹于怀中，蒸燥乘热捣之，应手如粉。此法今人鲜知，故罕用耳。炳章按：《岭表录异》云：犀牛似牛形而猪头，脚假象，蹄有三甲，首有两角，一在额上为兕犀，一在鼻上较小为胡帽犀，鼻上者皆窘束而点小，多有奇纹。牝犀亦有两角，皆谓毛犀，俱有粟纹，堪为腰带。千里犀中或有通者，花点大小奇异，固无常定，有编花路通，有顶花大而根花小者谓之倒插通。此二种亦五色无常矣。若通处白黑分明，花点差池，计价巨万，希世之宝也。予久居番禺，诸犀各曾经眼。又有堕罗犀，犀中最大，一株有重七八斤者，云是牝犀额上，有心花多是撒豆斑，色深者堪为胯具。斑散而浅者，即治为杯盘之用。又有骇鸡犀、群鸡见之惊散。辟尘犀为妇人簪梳，尘埃不着发。辟水犀、行于江海，水为开，置角于雾露中，经久不湿。光明犀，置暗室自光明也。此数犀但闻其说，不可得而见也，录之以备参考。《海岛逸志》云：犀牛大过于牛，皮如荔壳，而纹大如钱，背皮如马鞍以覆其项，头似鼠，嘴似龟，足臃肿如象，好行荆棘中，喜食藤刺，头一角在鼻梁。世所绘其角在额者非也，此余所目觌。其行林中，触树多折。此头一角，或即牸犀也。沈萍如云：犀角《本草》载出西番、南番、滇南、交广诸处，有山、水、兕三种。山犀易得，水犀难见，并有两角，鼻角长而额角短，水犀皮有珠甲，山犀则无。兕即牸犀，止一角在顶，纹理细腻，斑白分明，不可合药。盖牸角纹大，而牸角纹细也，其纹如鱼子形，谓之粟纹，纹中有眼，谓之粟眼，黑中有黄花者为正透，黄中有黑花者为倒透，花中复有花者名重透，并名通犀，乃上品也。花如椒豆斑者次之。乌犀纯黑无花者为下品。其通天夜视有光者，名夜光犀，能通神。又有角上有纹直上至端，夜露不濡者，名通天犀。《羌海杂志》云：犀牛皮厚而无毛，鼻上生前后两角，后之所产只有一角，为解热之特效药。且亦自能解角，角藏于岩穴中，猎人以如其形木角易之，则次年解角仍藏原处，否则更易他处，不复再见矣。今就市上所通行者，惟暹逻角为最佳品。其外有槽，根盘内有峰窠形，中凸出如墩，两畔陷，纹粗，刨片，白多黑少，为上品。交趾产者，外无槽，内无墩，纹较细者次之。又有一种天麻角，性硬，更次。云南产者，角尖长，其气臭，最次。凡犀角为热症中之退热特效药，关系人命生死，非寻常药可比，必须采办的真暹逻角为要。须看色黑，劈开处直纹粗丝者为妙。尖上头圆更佳。试法以真犀角置为酒器，则清香为异耳。沈萍如云：犀角以有花纹而粗者为贵。今市人多以云贵山中野牛野羊角伪之，其角黑而无花纹，且气膻耳。此等伪角，害人性命，不宜用之。

犀角

【修治】《医学统旨》卷八：若经汤水浸煮者不用；作屑，纸裹置怀中良久，取出，捣则易碎，故曰人气粉犀。若磨服，取角尖为佳，镑细为末亦可。凡治一切角，忌盐。《药性全备食物本草》卷二：凡修合之时，错其屑入白中，捣令细，再入钵中研万匝，方入药中用之。

【气味】味苦、酸、咸，微寒，无毒。《绍兴本草》卷一九。味苦、酸、咸、甘、辛，寒，无毒。《宝庆本草折衷》卷一五。味苦、辛、微甘，气寒。气味俱轻，升也，阳也。《景岳全书》卷四九。

【主治】除涤风热，散诸毒气颇验。《绍兴本草》卷一九。主百毒蛊疰瘴气，杀钩吻、鸩羽、蛇毒。除邪魔寐，疗伤寒温疫，头痛寒热。《宝庆本草折衷》卷一五。除邪，不迷惑魔寐；安神，解大热风毒。疗伤寒温疟，狂言妄语；治中风失音，迷闷惊痫。镇肝经明目，退虚热消痰；解山岚瘴毒，辟鬼魅精怪。《本草元命苞》卷七。治伤寒瘟疫头痛，烦闷大热发狂，吐衄咳血，及上焦畜血；明目镇惊，安心神，止烦乱，中风失音；小儿风热惊痫，痘疹余毒；又治发背痈疽疮肿，破血化脓；杀百毒鬼疰，邪鬼瘴气，蛇毒，解山瘴溪毒，除邪魔寐。《医学统旨》卷八。解心热，疗阳症伤寒，止吐血、衄血、唾血、咳血、咯血、下血，一切见血等症。乃大寒之剂，尤能明目，有平睛珠之功。《药性要略大全》卷一〇。乃解毒之神药也。主治百毒蛊疰，邪恶瘴气，温疫大热，中风失音，小儿惊痫，大人失血，诸疮余毒不解，眼科镇肝明目。《本草纂要》卷一一。治诸血症，实大寒之剂。能使目明，有平睛之功。杀钩吻鸩羽蛇毒山瘴溪毒，百毒皆除。辟尸疰鬼疰恶邪狐魅精邪，诸邪尽遣。伤寒瘟疫，能解热烦。疮肿痛疽，专破脓血。治中风失音，疗痘疹风热。镇惊痫而止头疼，安心神而定魂魄。能消胎气，孕妇忌之。《太乙仙制本草药性大全·仙制药性》卷七。

【发明】《铁围山丛谈》卷六：大观间，和剂局官一日请内帑授药犀百数，归解之，偶忽得一株，大绝常犀，且甚异，因不敢用，复上之朝廷，乃命工为之带，虽工人亦叹骇。○盖犀倒透中返成正透，其面犹黄蜡，中有黑云一朵，云中夭矫一金龙，飞盘拏空，爪角俱全。遂为御府第一号瑞云盘龙御带。《宋朝事实类苑》卷四：至和初，京师疫，太医进方，有用犀者，内出二株解之，其一株乃通天犀。内侍李舜举谓以为御所服带，上谓曰：岂重于服御，而不以疗民乎？命工碎之。《本草衍义补遗》：犀角属阳。性走散，比诸角尤甚。痘疮后用此散余毒，俗以为常。若无有余毒而血虚者，或已燥热发者，用之祸至，人故不知。○凡用，须乌色，未经汤水浸煮入药。已经浸煮，不入药用。鹿取茸，犀取尖，其精锐之力，尽在是矣。汤散用则屑之为末，取屑以纸裹于怀中良久，合诸色药物，绝为易捣。《本草纂要》卷一一：盖此药能安心定志，清神凉血，为至静之药也。然而，用药取角之美，鹿取茸，犀取尖，牛取腮，其精锐之气皆在是也。《本草发明》卷六：按丹溪云，犀角属阳，其性走散。故《本草》主除百毒，蛊疰邪鬼瘴气，杀钩吻鸩羽蛇毒，除精邪不迷惑魔寐。又疗伤寒瘟疫，头疼寒热。又云：治心烦止惊，补虚劳退热，消痰，解溪毒，镇肝明目，中风失音，小儿风热惊痫，皆由其性能走散中兼寒能清热耳。○犀角生地黄汤中用之，以其凉而散瘀血。若肺大燥热发者，用之反害。犀，种类不一，治病惟黑色，肌粗皱坼裂，光润者为良须生犀，未经汤水浸煮。入药取其角尖，以力之精锐在此，比之诸角，走散尤捷。诸角皆忌盐、酱。《药鉴》卷二：犀角气寒，味苦、酸、咸，无毒。升也，阳也。《本草》主解心热，止烦乱，安心神，镇诸惊，何谓哉？盖寒能制热，苦能泄火，寒苦入心，则心热解而烦乱止矣。热解烦止，更兼酸以敛神，则神安矣。心定神安，而血以养筋，则惊镇矣。其曰明目者，盖火热下行烁肾，故目昏。其曰清音者，盖火热上行逼肺，故音哑，今火热既去，且又咸以滋肾，则水又足以胜火，而目之所以明者此也，音之所以清者此也。大都伤寒瘟疫，风肿疮疡诸症，皆火热为之也。今火热既去，则邪不得以夺正，而寒疫之所以除者此也，肿疡之所以消者此也。易老云：上焦蓄血，犀角地黄汤主之；中焦蓄血，桃仁承气汤主之；下焦蓄血，抵当汤主之。三法宜知，不可忽也。痘家热症，逼血妄行，及烦闷小便赤涩，并痘色红紫者，宜用之以解热。若虚寒症勿用。畏川乌、草乌。《本草汇言》卷一八：凉心镇肝，散瘀血，孟诜解热毒之药也。吴养元曰：犀食百草之毒及众木之棘，故能解毒。角乃犀之精灵所聚，胃为水谷之海，食饮药物，必先受之。风邪热毒，必先干之，故前古解一切百毒蛊证，瘴热邪恶，或伤寒瘟疫，邪热谵妄，或中风痰热，迷惑失音；或热极失血，吐衄上逆；或惊痫热疾，搐搦转加；或痘疮热极，稠密黑陷；或瘄疹热极，内闷不清；或肝热生翳，目睛蒙混不明等证，犀角并皆治之。此乃安心定志，凉血清神之剂。凡入蛊毒之乡，饮食以此搅之，有毒即生白沫，无毒则否。如痘疮气虚，干枯黑陷者；伤寒阳虚阴极发躁者；阴寒在内，浮阳在外，发热口渴，上冲咽嗌，面赤烦呕，喜饮凉物，食下良久即复吐出，六脉数细，躁乱不寐者，此属阴寒之证，犀角慎勿投也。《医宗必读·本草征要》下：解烦热而心宁，惊悸狂邪都扫；散风毒而肝清，目昏痰壅皆消。吐衄崩淋，投之辄止，痈疽发背，用以消除。解毒高于甘草，祛邪过于牛黄。犀角虽有彻上彻下之功，不过散邪清热，凉血解毒而已。按：大寒之性，非大热者不敢轻服，妊妇多服，能消胎气。《药镜》卷四：犀角解心热，伤寒发狂清心神中风不语。镇肝消疡，疏痘毒而斑疹能消。理胃散邪，止吐血而惊痫可治。盖火热下行烁肾，则目昏，惟咸以滋肾，故明目。热邪上行逼肺，则音哑，惟寒能制热，故清音。易老云上焦蓄血，犀角地黄汤主之；中焦蓄血，桃仁承气汤主之；下焦蓄血，抵当汤主之；三法宜知，不可忽也。《景岳全书》卷四九：其性灵通，长于走散，较诸角为甚。药用黑色，功力在尖。专入肠明，清胃火，亦施他藏。凉心定神镇惊，泻肝明目，能解大热，散风毒阳毒，瘟疫热烦。磨汁治吐血衄血下血，及伤寒畜血，发狂发黄，发斑谵语，痘疮稠密，内热黑陷，或不结痂。亦散疮毒痈疡，脓血肿痛，杀妖狐精魅鬼疰百毒，蛊毒，钩吻、鸩羽、蛇毒，辟溪瘴山岚恶气。其性升而善散，故治伤寒热毒闭表，烦热昏闷而汗不得解者，磨尖搀入药中，取汗速响应。仲景云如无犀角以升麻代之者，正以此两物俱入阳明，功皆升散。今人莫得其解，每致疑词，是但知犀角之解心热，而不知犀角之能升散，尤峻速于升麻也。倘中气虚弱，脉细无神，及痘疮血虚，真阴不足等证，凡畏汗畏寒畏散者，乃所当忌。或必不得已，宜兼补剂用之。《药品化义》卷九：火药犀角尖属阳中有阴，体重，色本黄尖黑，到碎则白，气香，味苦带微酸而咸，性凉，能升能降，力清心胆，性气与味俱轻清，入心肺肝胆胃五经。犀角气香属阳，主走散；性凉属阴，主涌泄。妙在阴阳并用，善清虚火上炎致吐衄妄行，肺胃中蓄血凝滞。又取其味苦酸咸，恰合心神之性。盖心恶热，以苦凉之；心苦缓，以酸收之；心欲软，以咸软之。且清香透心，以此益心神，即能镇肝气。一切心经肝胆之热必不可缺。若小儿惊痫疳热痘疮血热尤为圣药。犀角用尖，取力之精锐在尖。以纸包置怀中良久，水磨则易下。调入力胜，用到末煎服效浅。《本草述》卷三一：方书之主治，兹味于中风证居多，而《本经》首主治百毒者，中风证其一也。夫人身赋形，其受病于阴阳之戾以为毒者，即如伤寒证有阴毒阳毒之治，而风又可知已。第其主治居多者，以风属肝所司，而子母禅受，绝无等待，且风火相煽，类属热毒，非此味属阳中之阴者，不克静也。试阅治中风证，如至宝丹及活命金丹，皆首云治卒中急风不语；犀角散中云言语謇涩；牛黄散云治心脏中风，恍惚闷乱，语言错乱；茯

兽部第四十一卷

4301

神散云治心脏中风，精神不安，语涩昏闷等证；犀角丸云治心脏中风，言语颠倒，神思错乱，心胸烦热，或时舌强语涩；加味转舌膏治失音不语；牛黄清心丸及又犀角丸多治昏冒之类证；防风犀角汤治诸风证，亦有语言謇涩。按此数方，则可知其受病主脏矣。且治风之次者即属惊，而其义不益明乎？盖心为阳中之太阳，而曰手少阴经，则此品正属正对。缘犀角属阳而气寒也，且味皆涌泄，是散火结为妙剂，不同于他苦寒之降折者也。但玩孕妇多服则损胎气一语，故知血虚而有火者，最宜酌之矣。《本草汇》卷一七：犀，阳物也。性能走散，有彻上彻下之功。散邪清热，凉血解毒，为阳明经正药。凡蛊毒之乡，饮食中用以搅之，有毒则生白沫，无毒则否。取以煮毒药，无复热毒矣。肺火燥热，及痘疮气虚无大热者，不宜用。伤寒阴症发燥者，尤不宜用。妊妇勿多服，能消胎。《本草新编》卷五：味苦、酸、咸，气寒，无毒。人身怀之，为末。入阳明。杀钩吻、鸩、蛇毒、山瘴溪毒，百毒皆除。尸疰、鬼疰恶邪，狐魅、精邪诸邪尽遣。伤寒温疫，能解热烦。疮肿、痈疽，专破脓血。镇肝明目，安心定神。孕妇忌服，恐消胎气。此乃佐使之神药，不可不用，而又不可多用者也。盖犀角属阳，其性喜走而不喜守，守者气存，走者气散。用犀角，不过欲其走达阳明之经也。然而，不特走阳明，如有引经之药，各经皆能通达。倘无邪气，孟浪多用，耗散各脏之气，势所不免。气散则血耗，血耗则火起，未有不变生他病者也，故无邪热之症，断不可用。《顾氏医镜》卷八：犀角辛、甘，寒。入心胃肝三经。凡入药须用生犀角，黑者为胜，尖更佳。剉屑，置怀中即燥，捣粉用。入汤，磨服尤佳。解百毒而辟邪鬼，胃为水谷之海，饮食药物，必先受之。犀食百草之毒，为阳明正药，故解百毒。以之煮毒药，则无毒势矣。○主用虽多，不过取其入心、入胃、入肝，散邪清热，凉血解毒之功耳。非大热者勿用。妊娠多服，能消胎气。《本草崇原》卷中：犀色黑而形似猪，水之畜也。依木而栖，足三趾，一孔三毛，禀木气也。生于南粤，禀火气也。犀禀水木火相生之气化，故其角苦酸咸寒。犀为灵异之兽，角具阳刚之体，故主治百毒蛊疰邪鬼瘴气，如温峤燃犀照见水中怪异之物是也。犀食荆棘，不避毒草，故杀钩吻之草毒。钩吻，毒草也，食之令人断肠。又曰鸩羽蛇毒，言不但杀钩吻之草毒，而鸩鸟蛇毒亦能杀也。犀禀水火之精，故除邪，不迷惑魇寐。久服水火相济，故轻身。《神农本草经百种录》：犀有山犀、水犀二种，而水犀为妙。味苦，寒。主百毒蛊疰，杀犀气之虫。邪鬼。灵气辟邪。瘴气。郁热之毒。杀钩吻、鸩羽、蛇毒，除邪，一切草木虫鸟之毒皆除之。不迷惑，魇寐。解心经热邪，通心气。牛属土，而犀则居水，水无兽，惟犀能伏其中，则其得水土之精可知。凡物之毒者，投水土则毒自化。犀得水土之精，故化毒之功为多。而其角中虚有通灵之象，故又能养心除邪也。《玉楸药解》卷五：犀角味苦、酸，性寒。入足厥阴肝、足少阳胆、手少阴心经。泄火除烦，解毒止血。犀角寒凉泄火，治胸膈热烦，口鼻吐衄，瘟疫营热发斑，伤寒血瘀作狂。消痈疽肿痛，解饮食药饵，山水瘴疠诸毒。凡劳伤吐衄之证，虽有上热，而其中下两焦则是寒湿，当与温中燥土之药并用。庸工犀角地黄一方，犀角可也，地黄泄火败土，滋湿伐阳，则大不可矣。《**药性切用**》卷八：犀角苦酸咸寒，凉心清胃，解毒化斑，止一切吐血衄血。角尖尤胜，磨汁用。清火入煎，但大寒之性，非大热不可轻投。亦可烧灰，仅能止血，不致寒中耳。《本草求真》卷六：犀角清胃大热，兼凉心血。犀角端入胃，兼入心。苦咸大寒，功端入胃清热，及入心凉血。盖胃为水谷之海，无物不受，口鼻为阳明之窍。凡毒邪必先由于口鼻而入，以至及于阳明胃腑。时珍曰：五脏六腑皆禀气于胃，风邪热毒必先干之，饮食药物必先入胃。犀角为神灵之兽，食百草之毒及众木之棘，角尖精力尽聚，用此苦寒之性，使之端入阳明，以清诸热百毒也。热邪既去，心经自明，所以狂言妄语，热毒痛肿，惊烦目赤，吐血、衄血、蓄血，时疫斑黄，痘疮黑陷等症，无不由于入胃入心，散邪清热，凉血解毒之功也。然痘疮心火，初用不无冰伏之虞，后用不无引毒入心之患，故必慎用，始无碍耳。至于蛊毒之乡，遇有饮食，以犀筯搅之，有毒则生白沫，无毒则无。若云可以发表取汗，则必毒热闭表，合以升发等味同投，则见魄汗淋漓。若微毒单用，则不及矣。镑成以热掌摸之，香者真，尤须乌而光润。不香者假。成器多被蒸煮无力。入汤剂磨汁，入丸剂剉细，纳怀中待热，捣之立碎。升麻为使。忌盐。《要药分剂》卷七：犀性走散，比诸角尤甚，故能清心镇肝，入胃而化血，解热消毒也。《伤寒温疫条辨》卷六：犀角磨汁。味苦辛，气寒，气味俱轻，阳中阴也。其性走散而升，色黑，功力在尖，凉心清肝，除胃中大热，辟邪解毒，祛风利痰。时珍曰：五藏六府皆禀气于胃，风邪热毒必先干之，饮食药物必先入之。犀角之精华所聚，直入胃中，能解一切毒，疗一切血，并治伤寒、温病发狂，发斑发黄，惊悸瞤惕谵妄之证。故伤寒热毒表闭而非汗不解者，磨尖搀入发散药中取汗，速如响应。今人止知犀角能解心胃热，而不知其凉而升散，尤速于升麻也。《活人书》治吐衄血，用犀角地黄汤，无犀角代以升麻，盖亦有理，朱二允非之，殊不尽然。但升麻纯阳气浮，有升无降；犀能分水，阳中有阴，升而能降，代治大小便下血则得矣。若吐衄，恐血随气升，涌出不止，如气平火不上炎者，亦可代。孕妇切忌之。《罗氏会约医镜》卷一八：犀角味苦酸，咸，入心、肝、胃三经。升麻为使，忌盐。凉心泻肝，善清胃中大热。治瘟疫狂妄、发黄、湿热郁也。发斑，伤寒下早，热乘虚入胃则发斑；下迟，热留胃中亦发斑。疗伤寒热毒闭表、烦热昏闷，而汗不得出者，磨尖入药，汗如响应。仲景云：如无犀角，以升麻代之，则知升麻之升散，亦能如犀角之升散阳明也。吐血、衄血、下血及蓄血发狂、磨汁服。痘疮稠密、内热黑陷，凉血解毒。痘症初起，原藉热以升发，若大寒，则伏而不出矣。不得早服。消痈化脓，定惊止悸。去心烦热。犀角能凉血清热，散邪解毒，但非大热，不敢轻服。妊妇忌之。犀，神兽也，故角之精者名通天，夜视有光，能开水辟邪，禽兽见之皆辟易。乌而光润者胜，角尖更胜。入汤剂，磨汁用；入丸散，剉细，纸包纳怀中，待热捣之，立碎，以阴寒之质，得阳和而冰解也。《吴医汇讲》卷三：唐迎川论犀角、升麻。按朱南阳有如无犀角以升麻代之之说，以其同于一透也，朱二允以此二味升降悬殊为辩，余谓尚非确论。夫犀角乃清透之品，升麻乃升透之味，一重于清，一重于升，其性不同，其用自异，未尝闻有异而可代者也。若夫风寒壅遏，疹点未透者，斯为升麻之任；而温邪为病，丹斑隐现者，又系犀角之司。如以升麻为代，其肺气热者，必致喉痛，甚增喘逆；营分热者，必致吐血，轻亦衄宣，其误若此，岂可代乎？又角生于首，故用为透剂，二允以为下降之品，亦不可不辩。余非敢轻议前辈，实出婆心之不禁耳，故谨论之。《对山医话》卷四：苏君世业药材，精于辨别，同业咸推巨眼。同治间贾于沪，有航海客携犀角一箱托售。某开视，遂邀同市共观。曰此名天马角，伪物也。以此贩楚鄂间，可获利十倍，然杀人亦如之。余若不言，恐售伪者踵至，且虑嗣后无识者，害何底止。遂以百金易之，对众焚毁，客甚感愧。《本草思辨录》卷四：犀角一物，或谓胃药，或谓心药，或谓性升，或谓性降，或谓取汗最捷，或谓治血与《经》旨不合。夫毒物入土即化，牛属土，而犀角黑中有黄花，黄中有黑花，虽水畜，未尝不秉土德，谓为胃药无愧。《释名》：心，纤也，所识纤微无不贯也。犀角中有白星彻端，夜视光明，谓为心药无愧。其角长而且锐，空而通气，气味苦酸而兼咸寒，故能至极上极下，亦能至极内极外，其实非升非降，不发汗，不逐实，心胃药而不专走心胃，血药而不泛治血证。观《千金》《外台》两书，用犀角之证，在上者有之，在中在下者有之，在表者有之，在里者有之，无分于上下表里，而总惟血热而有毒者宜之。诸家之说，不免皆有所偏。

【附方】《药性粗评》卷四：赤痢。犀角烧灰，水调下一匕，再服愈。惊痫。犀角错下粗末，研细，水调下一钱匕，即愈。或以是治小儿痘疮毒。

《本草汇言》卷一八：解一切百毒蛊证。用上好真乌犀角，白汤磨汁半碗，调真紫金锭二钱服，立解。《方脉正宗》。○治瘴热中恶。用真乌犀角磨汁半盏，和灯心汤调服。○治伤寒瘟疫，语邪谵妄，因于热者。用真乌犀角磨汁半盏，和白虎汤调服。○治中风痰热，迷惑失音。用真乌犀角磨汁半盏，用防风、天麻、白术、羌活、当归、半夏各二钱，细辛八分，人参一钱五分，甘草七分，水煎半碗和服。姚心仲方。○治热极失血，吐衄不止。用真乌犀角磨汁半盏，童便半盏，用生地黄、牡丹皮、川黄连、炮姜炭、白芍药各二钱，甘草七分，水煎和服。○治小儿惊痫热疾，搐搦不定。用真乌犀角磨汁半盏，用天竺黄、钩藤、胆星、茯苓各二钱，牛黄五厘，共研极细，每服五分，犀角汁调服。○小儿方治痘疮热极，稠密黑陷。用真乌犀角磨汁半盏，用升麻、干葛、紫草茸、桔梗、甘草各一钱，水煎汁半盏和服。○同上治瘄疹热极，内闷不出。用真乌犀角磨汁半盏，用西河柳五钱，牛蒡子二钱，桔梗、玄参、薄荷、升麻、甘草各一钱，水煎汁和服。○治肝肾虚热，目瘴不明。用真乌犀角磨汁十余匙，每晚食后灯心汤化服。《科金镜》。治痘疮血热，初见点红艳，壮热口渴，烦燥狂语。用真乌犀角磨汁十余匙，用生地黄、红花子、麦门冬、紫草、牛蒡子、黄芩各二钱，甘草一钱，水煎半盏和服。《婴儿全录》。○治小儿恍惚惊悸，痰涎壅塞，或嚼舌仰目。用真乌犀角磨汁十余匙，调抱龙丸服。同上。○治中风不语，或中恶气绝，一切神魂恍惚，癫狂扰乱。用真乌犀角磨汁一盏，用天竺黄、丹砂、雄黄、天南星各一两，玳瑁屑、琥珀各一两二钱，人参八钱焙，俱研极细末，再加冰片、麝香、牛黄各一钱五分，金箔、银箔各三十张，再总研匀，以犀角汁和入，再加炼白蜜少许，和丸如梧子大。大人服五丸或七丸，小儿服二丸或一九。俱用生姜泡汤化下。《和剂局方》。○治中毒药箭。以真乌犀角末抹疮中,立愈。《外科方》。
○治下痢鲜血。用真乌犀角一两镑屑,地榆、怀生地各三两,共为末,炼蜜丸梧子大。每服三钱,
白汤下。《圣惠方》。

野马《饮膳正要》

【校正】时珍云出"《纲目》",今据《饮膳正
要》改。

【集解】姚氏《食物本草》卷一四:野马似马
而小,出塞外。今西夏、甘肃及辽东山中亦有之。取
其皮为裘。食其肉如家马肉。但落地不沾沙耳。

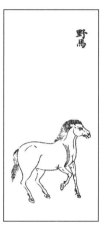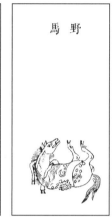

图 41-31-1　野马
《饮膳》

图 41-31-2　野马
《备要》

肉

【气味】味甘,平,有毒。《饮膳正要》卷
三。味甘,有小毒。《食物辑要》卷四。味甘,平,
有小毒。姚氏《食物本草》卷一四。

【主治】壮筋骨。与家马肉颇相似,其肉落地不沾沙,然不宜多食。《饮膳正要》
卷三。食之无益。治马痫痹症,肌肉筋骨不利。用肉和豉、葱、五味作羹,频食,
良。《食物辑要》卷四。

阴茎

【气味】味酸、咸,温,无毒。姚氏《食物本草》卷一四。

【主治】壮阳固精。《食物辑要》卷四。治男子阴萎缩少精。姚氏《食物本草》卷
一四。

野猪《唐本草》

【集解】《本草衍义》卷一六:野猪黄在胆中,治小儿诸痫疾。京西界野猪甚多,形如家猪,
但腹小脚长,毛色褐,作群行,猎人惟敢射最后者,射中前奔者,则群猪散走伤人。肉色赤如马肉,
其味甘,肉复软,微动风。黄不常有,间得之,世亦少用,食之尚胜家猪。《医林纂要探源》卷三:
野猪形同家猪,但腹不大,脚稍粗且高。

肉

【气味】味甘。《宝庆本草折衷》卷一五。甘、咸,寒。《医林纂要探源》卷三。味甘,

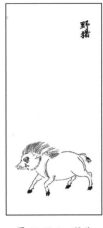

图 41-32-1　野猪
《饮膳》

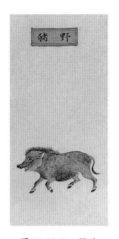

图 41-32-2　野猪
《品汇》

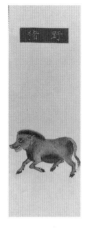

图 41-32-3　野猪
《食物》

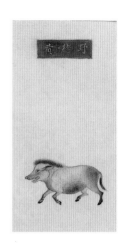

图 41-32-4　野猪
黄《雷公》

平，无毒。《日用本草》卷三。

【主治】补，令人虚肥。《宝庆本草折衷》卷一五。冬月食橡子，肉色赤，补人五藏，治肠风泻血。《饮膳正要》卷三。补肌肤，令人肥腻，补五脏，止肠风下血及颠痫病。不发风气，尚胜家猪。《食物本草》卷三。补五藏，润肌肤，治颠痫、肠风、痔血。《随息居饮食谱·毛羽类》。

【发明】《医林纂要探源》卷三：补养虚赢，祛风解毒。家猪生痰动风，此反补虚祛风者，其体实，非若彼之虚肥而滞腻，性躁动，非若彼之倦卧而气壅不行，四蹄尤能祛风治痹，最消食，又解毒，以啖蛇故也。然滋润悦泽之功，则不及家猪。

脂

【气味】味甘。《宝庆本草折衷》卷一五。

【主治】令妇人多乳，练令精细，以一匙一小盏酒服，日三。又除风肿，毒疮疥癣，腊月陈者佳。《宝庆本草折衷》卷一五。

【附方】《随息居饮食谱·毛羽类》：一切痈疽不敛，多年漏疮，煨食即愈。其脂腊月炼过收藏，和酒服，令妇人多乳，服十日后可给三四儿，素无乳者亦下。亦可涂肿毒、疥癣。

黄

【气味】味辛、苦、微凉、无毒。《绍兴本草》卷一九。味辛、甘，气平，无毒。《神农本经会通》卷八。

【主治】疗小儿客忤，天吊疳胀亦驱。主大人鬼疰癫痫，金疮总愈。《太乙仙制本草药性大全》卷七。

【附方】《神农本经会通》卷八：疗癫痫。水研如枣核，日二服效。

胆

【气味】味苦。《宝庆本草折衷》卷一五。

【主治】治恶热毒邪气。《宝庆本草折衷》卷一五。

齿

【主治】烧灰服，杀蛇毒。《日用本草》卷三。

外肾

【主治】外肾和皮烧灰，不用绝过，为末，饮下治崩中带下，并肠风泻血及血痢。《太乙仙制本草药性大全·本草精义》卷七。

鹿《本经》

【集解】《宝庆本草折衷》卷一五：续说云：艾原甫论立夏之后，鹿角解。鹿是山兽，夏至得阴气而解角。鹿之茸则生于阴。生之始，积一年阴气而成，是以有鹿茸利补阴之说。则人之阳有余而阴不足者，当下鹿茸也。凡鹿茸以里之肉红润细腻者为最，其色如绿豆而肌细者次之。若已出叉枝，体粗而白者，则力弱矣。或以血涂外横而中则粗错枯燥，俗谓之柴茸，此不足取也。寇氏尝谓今人将麻茸伪为之。艾氏亦讥何者为麻茸焉。辨订麋茸亦如此耳。《本草述》卷三一：鹿、麋小者曰鹿，大者曰麋。时珍曰：麋，鹿属也。麋似鹿而色青黑，大如小牛，肉蹄，目下有二窍，为夜目。鹿孕子于仲秋，而生于春。麋孕子于仲春，而生于秋。即此则知鹿受气于阴，而长于阳。

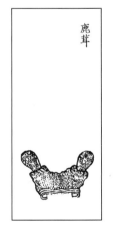 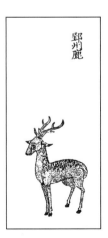 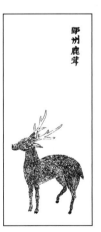 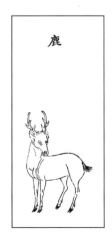

图 41-33-1 鹿茸《图经（政）》　　图 41-33-2 郓州鹿《图经（政）》　　图 41-33-3 郓州鹿茸《图经（绍）》　　图 41-33-4 鹿《饮膳》

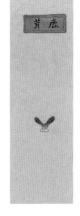
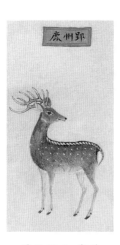
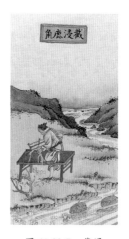
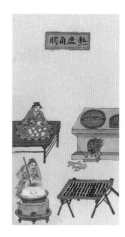

图 41-33-5 鹿茸《品汇》　　图 41-33-6 郓州鹿《品汇》　　图 41-33-7 截浸鹿角《品汇》　　图 41-33-8 熬鹿角胶《品汇》

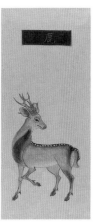
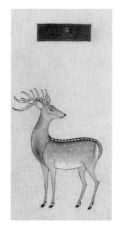
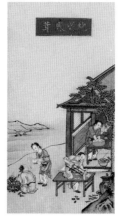
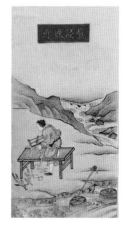

图 41-33-9 鹿《食物》　　图 41-33-10 鹿《雷公》　　图 41-33-11 炮制鹿茸《雷公》　　图 41-33-12 截浸鹿角《雷公》

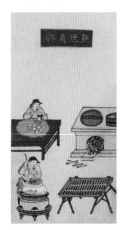
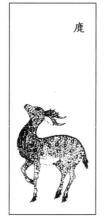
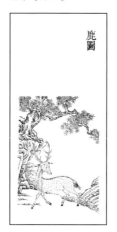
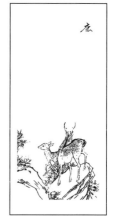

图 41-33-13 熬鹿角胶《雷公》　　图 41-33-14 鹿《原始》　　图 41-33-15 鹿《禽虫典》　　图 41-33-16 鹿《图说》

麋受气于阳，而长于阴者也。可以通鹿角解于夏至，麋角解于冬至之义。云鹿山兽，属阳。麋泽兽，属阴。即所谓受气于天，成形于地者也。有角无齿者，牡也，曰麚音加。无角有齿者，牝也，曰麀。音攸。无齿谓无上龈齿，若下龈则牝牡咸有，与禽鸟之与用角无齿，似同而实异也。**《增订伪药条辨》卷四**：鹿之种类有三：陆佃云：鹿之大者名曰麈，群鹿视其尾为趋向，其尾可作拂尘，今北人呼为大尾鹿者是也。李濒湖以麋似鹿而色青黑，大如小牛，肉蹄，其目下有二窍，为夜眼之说，证之似略有据，然未曾实指其角解于冬也。清高宗帝有《鹿角记》，言之详矣。因二物俱解角于夏。乾隆丁亥长至，斋宿南郊，命侍臣诣南苑，聚木兰之鹿，吉林之麋，大尾之麈，监视之，及五时而麈之角解，麋鹿皆不解。随传旨钦天监，改月令之麋角解为麈角解，此经颁示天下，而人民所共知者也。是麈之尾与麋鹿殊，而角解于长至。《地学杂志》云：麈俗称为四不象，盖其形似鹿，而牛身，马尾，羊蹄，特其首类鹿耳，故得此名称。清圣祖尝在灵囿中，实验此物，而改《夏小正》鹿角解之讹。若麋与鹿，即李濒湖所言麋肉蹄四眼之说，亦犹黄牛之于水牛，形稍殊而其实一物也。且朱子之注《孟子》，亦曰麋鹿之大者，未尝分为二也。李春芝云：麋鹿俗名梅花鹿，尤有马鹿之分，亦属同类异种耳。《新疆杂记》云：麋鹿，北疆概产之。每冬季多狩猎者，其角于小满节后，角根发痒，以头相触，角即脱落，堆于一处。猎者于深山中，有一获数百对者。脱角后越五六日，新茸即生，此时最为贵重。产于拜城之额什克巴什山，汉腾格里山，若焉耆之纳剌达岭，俗称之口鹿圈，言其产鹿之多也。即质量言，尤以产于伊犁之果子沟者为最佳，营销于内地各药行。大抵关东出者，其角外皮黄黑色，内白色有神光，为最佳。湖广柽县出亦佳。福建、陕西出有双角、单角之分，双角老者亦佳，单角为次。海南丹山出者，无杈枝亦次。又外洋淡水中出鱼角，又名沙角，为鲨鱼所变，其色枯白而大，杈枝甚多，为最次。

鹿茸

【集解】**《本草述》卷三一**：○茸即初生之角，角即长成之茸。是鹿乘阴气之始，麋乘阳气之始，以生茸，怒长而为角，革故鼎新之说，深为中肯。如前人所谓解角为阳退阴退者，则亦未之精察耳。**《增订伪药条辨》卷四**：鹿茸顶尖带血者，谓之血柿茸，价值甚昂。闻射利之徒，或用猪尾，或用小肠，和以猪血，搀以杂药，假造伪充，外形与真无二。及煎熬之后，则糜烂臭秽，可验而知之。若研末入丸药，甚难辨识。按：鹿茸，气味甘，温，无毒。主治漏下恶血，寒热惊痫，益气强志，生齿不老，为补骨血、益精髓之要药。麋茸尚不可用，又安用此假柿茸耶。若遇危险重症，服之则贻误必多矣。炳章按：茸者，如草芽初生之状。麋鹿雌者无角，雄者之角，年解年生。乘其初生含血，未成骨时，取以为补精血药，因其状命名也。惟采茸之法，贵乎始生含血者，渐长则成角不适用。故云宜如茄之小者，分歧则大而不取。此举茸生初久形分大小而言，非可指为鹿之大小解也。凡具气血者，幼则弱，老则衰，惟壮大者则强。是麋鹿之茸，正当取于壮大者为贵。当取其头骨大，而茸丰肥，如马鞍形、靲形者为最，至茄茸则太嫩而小，寇宗奭已论之矣。再论采取之法，《羌海杂志》云：茸鹿一种，天下盛称关东。其实制法，以西产为良，质量亦不及西产之厚也。然西产制法，亦未尝不佳。最上者亦曰旋茸，其法得一生鹿，闭于栅，聚围之而呼噪，鹿性躁惊，距奋掷足无停蹄，其体纯阳，两角更甚，约数小时，其热度达于极点，有力者猝入，以利刃断其首，长杆丈余上穿铁环缀八尺之铁链，而以鹿角系其端，极力摇而旋转之，甲疲乙易，乙疲丙易，不知其数千万转，其精血灵活和匀，无孔不入，无窍不通，稍停则精血凝聚之处，易生微虫，精血不到之处，元气不足，非全材矣。此青海采制鹿茸之法也。此指家畜而言。如遇野山之鹿，即随时戈获取茸，功效尤伟。李春芝云：麋鹿俗呼梅鹿，尤有马鹿之分，二鹿均能生茸，皆有蜡血片。大抵麋鹿解角后，其新茸芽生之际，初起如银杏状，渐成梨形及核桃形，名曰血包，此为第一期。再则支生两凸，如茄子形，或如鞍子形，名曰扈子。鞍子稍养数日，急宜取用，此为第二期。倘逾此期，即为义子，此为第三期，即毛角也。血液枯燥，功效已薄。上述麋鹿生茸，关于时际之迟早，以区别其形状之良窳，再别其每架鹿茸切片时，复有蜡片、血片、风片、骨片之分。如茸之顶尖，最首层之白如蜡，油润如脂，名之曰蜡片。次层白中兼黄，纯系血液贯注其中，故名曰血片。最次层片有蜂窠，色紫黑透孔，名曰风片，俗云木通片，如木通之空通也。最次则与骨毗连，同角相仿，名曰骨片，效力更薄矣。凡辨原架鹿茸之法，须颜色紫红明润有神，顶圆如馒头式者佳。如色带黄黑、顶上凹陷者次。东三省及青海、新疆产均佳。浙江衢州、金华出亦佳。伪者以鹿茸架，用猪血面粉做成。鹿角胶，原名白胶。以鹿角寸截，米泔浸七日，令软，再入急流中浸七日，刮去粗皮，以东流水，桑柴火煮七日，频频添水，取汁沥净，加无灰酒熬成膏，冷则胶成矣。气味甘，平。主治伤中劳绝，腰痛羸瘦，补中益气，妇人血闭无子，止痛安胎。市肆有以牛皮煮为胶伪充，一层白色，俗名白头，气味膻臭粘浊，服之有害。

【修治】《医宗必读·本草征要》下：烙去毛，酥炙。《医抄类编》卷一九：泡制鹿茸法。朱纯嘏曰：气血之属，莫过于鹿茸。鹿乃八月始交，孕至次年五月而生。夏至鹿角解，十一月麋角解。麋茸小而又瘦，不入药用。鹿乃纯阳之兽，值夏至一阴始生，即解角养茸。茸之始长，一日大如栗，三日大如茄，五日上即开桠，七日又开一桠，九日又长一桠，十一日又长一桠。八桠俱备，高有三尺许。俗云八桠鹿角。鹿茸，茄茸最上，外皮有黄毛，中有一包紫红，得之最难收拾。鹿外肾全副，大能补助阳道。老人修合补药，内煮熟饼烂为丸，服之竟能种子。余在边外蒙古，与射鹿者买得一茄茸来，即于锅内烧滚水二大碗，将茄茸炮于滚水之中，随即取出，迎风吹之。俟其稍凉，又入原锅滚水中再炮半刻，又取出迎风吹之。如是七八次，其茸中之紫血方坚实如角。后带归京都，用以灌痘浆，其效如神。若不煮炮，生必臭烂。煮炮不得其法，则茸中紫血爆破流出。此乃蒙古收拾鹿茸之法，可称尽善尽美。若药肆中所售干茸，外有黑皮坚硬，中却无坚实之茸，皆因煮炮不得法。急于一次炮熟，火力煎熬太急，爆破，流出紫血，故中空无茸，或间有半茸者。

【气味】味酸，温，无毒《绍兴本草》卷一九。味甘、酸，温。《本草元命苞》卷七。

【主治】益气滋阴，扶肢体羸瘦立效；强志坚齿，止腰膝酸痛殊功。破留血隐作疼，逐虚劳洒洒如疟。治女人崩中漏血，疗小儿寒热惊痫。塞溺血泄精，散石淋痛肿。骨热可退，疳痒能驱。《太乙仙制本草药性大全·仙制药性》卷七。鹿茸气温而味咸，为助阳扶阴之剂。《本草约言》卷二。健骨而生齿，强志而益气。去肢体酸疼，除腰脊软痛。虚痨圣剂，崩漏神丹。《医宗必读·本草征要》下。

【发明】《绍兴本草》卷一九：鹿茸，性味、主治已载《本经》。未成角者为茸，补助水脏，用之多验。《本经》云破留血在腹，以医之用验，固非破血之物。然有茄茸、鞍茸、麻茸，其茄与鞍以形言之，但气之未足，不及麻茸气之已足。《药性解》卷六：主益气滋阴，强志补肾，理虚羸，固齿牙，止腰膝酸疼，破流血作痛，疗虚劳如疟，女子崩漏胎动，丈夫溺血泄精，小儿惊痫，散石淋痛肿，骨中热中痒。状如玛瑙红玉，长三四寸，破之中有朽木者佳。连顶骨用。长城鹿角，主逐鬼邪，益神气，续绝伤，强筋骨，消痈肿。愈恶疮及妇人梦与鬼交。麋茸及角，功相仿而性更热，端主补阳。麋鹿角茸四种，俱杜仲为使，畏大黄。按：鹿茸咸温之品，舍肾奚归，功效虽宏，须脉沉细。相火衰弱者，始为相宜。若有火热者用之，何异抱薪救火？其角亦然，麋者更甚。夫麋冬至解角，则属阳，鹿夏至解角，则属阴，其性热，所以其功捷。大凡含血之物，肉易长，角难长，唯二茸不两月长大至一二十斤，其坚如石，生长神奇，莫过于此。且诸兽之角，终身不易，惟此种一年一易，盖其性热，生生不已，旧者未去，新者随之，气化秾密，孰能与同，诸贤盛述其功，良有以也。《本草汇言》卷一八：峻补元阳，充实血气，生长精髓，韩氏《延年录》健利筋骨，温养肾命之药也。茹日江曰：按沈存中《笔谈》云：凡含血之物，肉易长，筋次之，骨最难长。故人自胚胎以至成人，三十年骨髓方坚。惟麋鹿之角，自生至坚，无两月之久。大者至二十余斤，计一日夜即生数两。凡骨之生，无速于此。此所以能补骨血、坚阳道、益精髓也。况头为诸阳之会，鹿之精血上钟于茸角，岂可与凡物比哉！故治疗虚损之功，迈于参、耆、附、桂之上，较之鹿之角胶，而茸更十倍之力也。如龙潭《药性》云：治男子劳伤不足，真阳顿损，手足寒麻，脚膝无力；或遗精梦泄，小便不禁；治妇人久崩漏下，真阴日亏，头眩欲仆，腰脊冷疼；或梦与鬼交，白带时下；治小儿痘疮虚白，浆水不充；或大便泄泻，寒战咬牙；治老人脾肾衰寒，命门无火；或饮食减常，大便溏滑诸证。《医宗必读·本草征要》下：上焦有痰热，胃家有火，吐血属阴衰火盛者俱忌。生角消肿毒，逐恶血，不及胶之用宏也。鹿，山兽属阳，夏至解角，阴生阳退之象也；麋，泽兽属阴，冬至解角，阳生阴退之象也。主用相悬，不可不辨。《药镜》卷二：鹿茸振下元之真阳，而小便不数。通周身之血脉，而腰脊止痛。热蒸骨里，服之自平。血去溺崩，投之即应。髓肾蜂蜜同煮以壮阳，生地同煮以实骨。夫鹿角解于夏至，是以补阳。而麋角解于冬至，于阴有神。故麋角专入左肾，而麋茸力更胜之。《颐生微论》卷三：鹿乃仙兽，能通督脉，禀纯阳之质，含生发之气。其性极淫，一牡常御百牝，肾气有余，足于精者也。其角不两月长大至一二十斤，生长神奇，无过于此。茄茸所以贵重者，功力既宏，取之极难。当其初生，不过一茶之顷已成茄形，稍迟半日，便如马鞍歧起，愈小则愈嫩，虽绢帛触之，亦损破也，一破其力大减。然鹿性好触，才捕便抵，一抵便破，故不破损者，其值隆也。鹿与麋又当有别。鹿，山兽也，属阳，夏至解角，阴生阳退之象也。麋，泽兽也，属阴，冬至解角，阳生阴退之象也。主用有阴阳之别，可不察乎？《本草求真》卷一：鹿茸温补真阳，以通督。麋茸温补肾水，以助血。鹿茸专入命门督，兼入肝。甘咸气温，禀纯阳之质，含发生之气，号为山兽。性淫而游山，夏至得阴气而角解，阴生阳退之象也。至于大于鹿者为麋，麋是泽兽，居阴，性淫而游泽，冬至得阳气而角解，阳生阴退之象也。阴阳相反如斯，故鹿气味纯阳，其茸能于右肾补其精气不足，大为补精暖血之剂，是以书载能补髓养血，强筋健骨。凡腰肾虚冷，遗精崩带等症，服皆有效。《本草求真》卷二：鹿胶温补肾阴，以通冲任。鹿胶专入肾。由角煎熬，书载补阳益阴，强精活血，总不出通督脉补命门之用，但其性力缓味甘，不能如茸之力峻。盖茸有通交阳维之功，阳维起于诸阳之会而维持诸阳。胶有缘合冲脉之任，冲脉起于胞中，为诸脉之海。胶非藉桂同用以通其阳，则不能除寒热惊痫。胶非假龟胶同用，不能达任而治羸瘦腰痛。任脉行腹部之中行，乃阴脉之总司。胶非假地黄、当归同投，不得引入冲脉而治妇人血闭胎漏。至若胶治伤中绝劳，即茸所谓能主漏下恶下也。胶之能以补中益气，即茸所谓能以益气强志也。胶之能以轻身延年，即茸所谓能以生齿不老也。然惟平脏服之得宜，若使纯阴无阳，服此反能泥膈，先不免有腹胀饱满之弊矣。生角味咸气温，茸之粗者为角，凡含血之物，肉易长，筋次之，骨最难长。故人二十岁骨髓方坚，麋鹿角无两月，长至二十余斤。凡骨之生，无速于此，草木亦不及之。《神农本草经读》卷四：鹿为仙兽而多寿，其卧则口鼻对尾闾以通督脉，督脉为通身骨节之主，肾主骨，故又能补肾。肾得其补，则志强而齿固，以志藏于肾，齿为骨余也。督得其补，则大气升举，恶血不漏，以督脉为阳气之总督也。然角中皆血所贯，冲为血海，其大补冲脉可知也。凡惊痫之病，皆挟冲脉而作，阴气虚不能宁谧于内，则附阳而上升，故上热而下寒。阳气虚不能周卫于身，则随阴而下陷，故下热而上寒。鹿茸入冲脉而大补其血，所以能治寒热惊痫也。至于长而为角，《别录》谓其主恶疮，逐恶气。以一点胚血，发泄已尽，只有拓毒消散之功也。《重庆堂随笔》卷下：鹿茸性热升阳，阴虚而阳易浮越者不可擅用，目击误用而血脱于上以陨者多人矣。

【附方】《本草汇言》卷一八：惟小痘疮，浆清不浓，作泻而寒战者。用鹿茸配入异攻散。○治老人脾肾衰寒，食少大便泄者。用鹿茸配入桂附八味丸。

角

【修治】《药镜》卷二：水磨服，治脱精尿血。醋磨汁，涂疮疡痈肿。《本草汇》卷一七：截断锉屑，以真酥油、无灰酒拌匀，慢火炒干用。

【气味】味咸，气温，无毒。《太乙仙制本草药性大全·仙制药性》卷七。

【主治】锉取屑一升，白蜜五升，溲之，微火熬，令小变色，暴干，更捣筛，服方寸匕，日三，令人轻身，益气力，强骨髓，补绝伤。《千金要方·食治》卷二六。散痈肿伤折。《本草元命苞》卷七。逐鬼辟邪，轻身益气。续绝伤，强筋骨，消痈肿，愈恶疮。止妇人梦与鬼交，令病者招实鬼话。凡妇人被鬼昏迷，不肯招实者，水调末服，即自言也。《本草蒙筌》卷九。

【发明】《本草经疏》卷一七：鹿，山兽，属阳。夏至解角者，阴生阳退之象也。麋，泽兽，属阴。冬至解角者，阳生阴退之象也。是以麋茸补阴，鹿茸补阳。角亦如之。凡角初生软嫩者为茸，禀壮健之性，故能峻补肾家真阳之气。熬成白胶，则气味甘缓，能通周身之血脉。生角则味咸气温，惟散热、行血、消肿、辟恶气而已。咸能入血软坚，温能通行散邪，故主恶疮痈肿，逐邪恶气，及留血在阴中，少腹血急痛，折伤恶血等证也。肝肾虚则为腰脊痛，咸温入肾补肝，故主腰脊痛。气属阳，补阳故又能益气也。《分部本草妙用》卷五：鹿茸角，补阳，右肾精气不足者宜。麋之茸角，补阴，左肾血液不足者宜之。此千古之奇秘而莫发者，乃知麋茸角功胜于鹿也，用者辨之。《本草汇》卷一七：补肾生精髓，强骨壮腰膝。理虚劳之脊痛，疗肾弱之酸疼。按：鹿禀天地纯阳之气，气化浓密，其角自生至坚，无两月之久，大者至二十余斤。凡物之生，无速于此。故能强阳补骨，非他药可比也。与茸同功，力少逊耳。生则散热行血，消肿辟邪。凡妇人被鬼昏迷，不肯招实者，水调末服，即自言。熟则补虚益肾，强精活血。若炼霜熬膏，则专于滋补矣。然亦有麋、鹿之分。麋者补阴，左肾血液不足。鹿者补阳，右肾精气不足。此发千古之微秘。而《杨氏家藏》有二至丸，两角并用，专治虚损，但其药性过温，止宜于阳虚寒湿血痹者耳，于左肾无与也。《药性切用》卷八：甘咸大寒，生用散热，消肿行血，辟邪，为消散阴毒专药。炙熟则消阴助阳，暖肾强腰。煎汁炼膏，大能温补命门精血，专通督脉，而缘合冲任，为却老延年专药。

【附方】《太乙仙制本草药性大全·仙制药性》卷七：丹毒恶疮，五色无常。烧和猪脂敷。○小儿疟。用生角细末，先发时便以乳调一字服。○治骨鲠。用为末，含津咽下差。○竹木刺肉皮中不出。烧末水和涂立出。○人面目卒得赤黑丹如疥状，遍身即死。烧角末，猪膏和涂。○卒腰痛转不得。用一枚，长五寸，酒二升，烧令赤，投酒中浸一宿饮。○发乳房初起，微赤，不急治即杀人。用鹿角，以水磨浊汁，涂肿上。○妒乳硬欲结脓令消。以角石上磨取白汁涂，干又涂，出黄水一日许即效。○马鞍疮。用角灰酢和涂之。○胎死。角屑二三方寸匕，煮葱豉汤和服。

鹿角霜

【修治】《宝庆本草折衷》卷一五：此是鹿麋之角，已煮取脂液为胶。今其本质之白者，为霜也。亦有用鹿麋老角火煅成霜。今处处皆能煮煅。《药性粗评》卷四：鹿角霜，以鹿角煮软，研末之谓也。其法：用新鹿角劈碎，米泔浸数日，长流水洗净，入坛中，封口，旋添热水，桑柴火煮七昼夜，以软可切为度，切片，日干，研末收贮。其汤慢火熬成胶，以匙挑不断为度，谓之鹿角胶，亦谓之白胶。《本草蒙筌》卷九：熬过角晒复研，又名鹿角白霜。主治虽同，功力略缓。《诸症辨疑》卷五：制鹿胶霜法。以鹿角取其新近解者三付或四付，令匠人用锯锯长二寸，却以新汲水浸一宿，次早洗剥，去角上尘垢。后用二砂罐，一罐盛角，一罐盛药珠，皆入新汲水，以桑柴烧煨。如无桑柴，以白炭煨之。二罐俱沸，如角罐水干，则徐加入药水；药罐干，则加入新汲水，如法煮三昼夜，以鹿角酥为度。却，为鹿角捞起，存汁一碗如黑漆色，磁器盛之。每早晨以鹿角砂五茶匙，入酒一盏，清晨服此二三盏，补精血，壮腰膝，固肾益元阳。入汤药中，又治男子精枯血竭，补形气及吐衄诸血，妇人带下崩中，入药无不获效。熟地黄四两、天门冬三两，脾胃不足入干山药三两，鹿角研细，名鹿角霜，入药亦能涩精补肾，妇人带病。《**药性会元**》卷下：用新鲜角，截作二寸长一节，急流水浸三七日，取出刮去黑皮，用桑皮铺锅底，角安桑皮上。加水，不露角。入人参、茯苓、楮实，同煮三日夜，频频添水，不可令干。成膏，倾入细竹箕内，日晒夜霜，吐出霜，刮下用。《**百代医宗**》卷二：煮炼鹿霜胶法。新鹿角三对，每对各长二寸，截之，取长流水浸三日，刷净垢土，每角一斤，用楮实子一两，桑皮、黄腊各二两，入铁锅煮三昼夜，煮鱼眼汤，慢火煮，不断火候，常添热汤，不可添冷水，取出角来，见脆为度，削去黑皮，薄切晒干，碾为末，名曰鹿霜也。余下锅中水，慢火再熬成胶，名曰鹿胶也。是此，鹿霜胶之名，各取其用。《**医宗粹言**》卷四：制鹿角胶霜法。取新打大鹿角或一二副，以米泔水浸三日夜，以磁盘刮去黑垢，锯为半寸长截，用新砂锅以流水浸没鹿角，炭火或桑柴火三日夜，另置一罐烧热水，不时频加锅内，勿使锅干角露，炭火要匀，锅中蟹沸为度，夜间须要添水，火候足捞起角，晒干收贮，其角汁不退火，量加麦门冬、熟地黄入内，烹至三分过二之干，滤去二药，将胶倾取净器内，若不甚稠，再熬少刻，置土地上一日夜去火毒任用。众妙方中加桑白皮、黄蜡，不过欲其成膏，然不若门冬、地黄为愈也。

【气味】味涩，温，无毒。《**宝庆本草折衷**》卷一五。味咸，气温，无毒。《**药性会元**》卷下。

【主治】治亡血盗汗，遗沥失精，小便滑数，妇人宫脏冷，带下无子，秘精坚髓补虚。《**宝庆本草折衷**》卷一五。助阳理湿，为虚寒痛痹肾泄端药。《**药性切用**》卷八。主治五劳七伤，羸瘦，补肾益气，固精壮阳，强骨髓，止梦遗，泄精失溺。《**药性会元**》卷下。

【附方】《**本草汇言**》卷一八：收湿止痢。去妇人白带之良方。每早晚白汤调服三钱。

鹿角胶

【修治】《**本草品汇精要**》卷二四：今熬胶之法：采鹿年岁久其角坚好新鲜全具者，先用本鹿天灵盖及皮同裹之，安室上一宿，以归魂也。后将角锯成段子，长二三寸许，以竹篮盛于长流水中浸三七，漉出，清水洗去垢秽，以大锅一口，用桑木箆子安锅底内，却，用桑皮铺于箆子上，层层铺角，注长流水八分，再旋旋添水煮一日，候角软，乘热削去粗皮。每角十斤，用人参、茯苓各四两，楮实子八两。仍于锅内如前安桑木箆，勿令着锅底，箆子上铺桑白皮一层，却，将鹿角层层铺，注长流水八分，以人参、茯苓、楮实子用夏布袋盛之，同入锅内，下用桑柴火，再旋旋添水慢煮，至三日夜或五日夜、七日夜，候角内虚白漉出，角则成霜矣。却，将原煮角汁水再用细绢袋滤过，于银器内盛之，以重汤锅内微火慢慢熬至稠粘，黄黑色者，即成胶也。《折肱漫录》卷三：鹿角胶人皆以透明者为佳，殊不知毛角制就者其色黑暗，品之优劣全不系明暗。闻善制此胶者，将角入竹篮内置长流水中任其流涤，候净，尽煎之，则毫无渣滓，照之色如琥珀可爱。然渣滓涤尽，血气亦无存矣。亦何益于治病，徒为观美则可耳。《伤寒温疫条辨》卷六：鹿角胶寸断，河水浸刮，桑柴火熬，入醋少许，再熬成膏，取角捣霜。

【气味】气温，味苦、咸。气薄味厚。《药鉴》卷二。

【主治】止痛立安胎孕，益气大补虚羸。疗跌扑损伤，治吐血崩带。《本草蒙筌》卷九。生精血，秘精髓，止血崩，除腰脊之疼，补虚羸劳绝之剂，血家之圣药也。《药鉴》卷二。

【发明】《绍兴本草》卷一九：白胶乃熬鹿角而成矣。性味、主治已载《本经》，然但滋养阴气，润补，方家用之多验。角大者熬用，尤有力矣。当云味苦甘、平温、无毒为定是也。《药鉴》卷二：与川芎同用，上补头角及面部之血。与白芍、当归同用，中补脾胃之血，使脾胃永不受邪。与熟地同用，下补肾家之阴。与条参、槐角同用，能补大肠之血而凉之，随其所至而各有所补焉。予尝治一人，肠风下血并血痢者，诸药不效，即用鹿角胶以治之，服一斤愈。或问其故？予曰：大肠虽云多血，亦多气也，其人患血病数月，则血愈亏而气愈盈，邪火灼真阴，即草根树皮，安能疗之哉？故用鹿角胶为主，人乳为辅，大佐以凉血药，则血生以配气，而气不得逼血妄行，故其患乃至。方用鹿角胶一斤，何首乌赤者六两，分三制，一用旱莲草汁浸，一用冬青子汁浸，一用桑椹汁浸，当归六两制同，白芍三两，川芎一两，自己发漆一两，胎发漆一两，熟地五两，茯神四两，乳浸加倍为良，浑沌皮一付，俱为细末，炼蜜和胶为丸。久服诸病不染，极能黑须发，美颜色，壮精神，填骨髓，固肾元，内加家白菊乳制，又能明目清心，此天一生水之要药也。痘家热症，用之于凉血解毒药中立效。盖热毒既盛，则真阴为其所灼烁矣。真阴既损，则热毒用之益炽。世之治者，每用解毒汤单服，是救一息之危，不知真阴不至，则热邪虽退，刻即生矣。予尝用此剂于凉血解毒药中以养阴，则养阴者乃所以退阳也，误者得之。又脾泄之人，服之亦妙。药后不可食鹿肉，鹿肉忌雉肉。《本草经疏》卷一六：白胶是熬鹿角而成，故其味甘，气平。《别录》温，无毒。气薄味厚，降多升少，阳中之阴也。入足厥阴、少阴，手少阴、厥阴经。《经》曰：劳则喘且汗出，内外皆越，中气耗矣。故凡作劳之人，中气伤绝，四肢作痛多汗，或吐血下血，皆肝心受病。此药味甘气温，入二经而能补益中气，则绝伤和，四肢利，血自止，汗自敛也。折跌伤损，则血瘀而成病，甘温入血通行，又兼补益，故折跌伤损自愈。妇人血闭无子，乃崩中淋露，胎痛不安，腰痛羸瘦者，皆血虚肝肾不足之候。温肝补肾益血，则诸证自退而胎自得所养也。血气生，真阳足，故久服能轻身延年耳。更治尿血，溺精，疮疡肿毒及漏下赤白。妇人久服，能令有子。《本草汇言》卷一八：鹿角胶，壮元阳，补血气，李时珍生精髓，暖筋骨之药也。陈月坡曰：鹿，阳兽也。卧则口接尾间，以通督脉。性喜食龟，以交任脉。夏至其角自解者，有阳足阴生之象。然一身皮肉、筋骨、肠胃，皆能养人之阳，而角又阳质阴精之锐气在是焉。故前古主伤中劳绝，腰痛羸瘦，补血气、精髓、筋骨、肠胃。虚者补之，损者培之，绝者续之，怯者强之，寒者暖之，此系血属之精，较之草木无情，更增一筹之力矣。如薛氏方主妇人血冷阻闭，子嗣不育；或血溃崩流，淋沥作痛；又安胎元，止半产。阳虚多汗，阴虚遗精，血寒脱血诸证，能峻补肾命，通调营卫，功无匹矣！如肠胃有郁火者，阳有余阴不足者，诸病因血热者，俱忌用之。苟非精寒血冷，阳衰命门无火者，不可概用。《药品化义》卷七：鹿角胶属纯阳，体润，色黑明亮，气腥，味微咸，性温，能浮能沉，力补肾精，性气与味俱厚浊，入肾肝二经。鹿角胶，鹿乃纯阳之物，其头常向尾，善通督脉，其精华在角，以此煎胶，其味浓厚，精血有力莫过于此，非寻常草类所比，故能补精气，助火衰，兴阳道，健腰膝，为壮肾扶肝捷胜之神物也。盖阿胶补阴，鹿角胶补阳，功效各奏。《顾氏医镜》卷八：鹿角胶甘、咸，入肝肾二经。寸截，水浸七日，令软，火煮七日，渐渐添水，取汁熬膏用，捣霜用。一法：浸软，刮去粗皮，到屑，置薄瓶内，牛乳浸一日，乳耗再加，油纸封口，用大麦水浸一日，铺锅底，安瓶，四围以麦填满，入水煮一伏时，水耗渐加，待屑软如面，取出，焙研成霜用。益气满血，生精填髓。强筋骨，壮阳道。气属阳，其性补阳，故能益气。鹿与麋性俱极淫，一牡常御百牝，肾气有余，足于精者也，故皆能补肾，益精壮阳。〇鹿之茸角，上焦有痰热，胃家有火，阳盛阴虚，吐血衄血者，俱忌。《本草汇》卷一七：白胶，益髓补羸，故阳虚气衰，腰痛无子者服之，甚有奇功。《经》曰劳则喘，且汗出，凡作劳之人，中气伤绝，四肢作痛，多汗，皆肝心之受病。服之血气生，真阳足，当不可尽述也。凡使鹿角，胜于麋角。今医家多用麋茸、麋角，云力紧于鹿角也。肾虚有火者，恐偏于补阳，不宜用也。全角锯寸，流水中浸七日，入水再煮七日，则胶成矣。粉名鹿角霜，功用皆同。水浸七日，刮去皱皮，锉为屑，以牛乳满浸，乳耗再添，直候不耗，以油单纸封口，隔汤蒸之，水竭即添，频频看角屑，粉烂如面，即住，细筛漉去乳，焙用。《本经续疏》卷三：鹿角寸截，外削粗皮，内去瘀血，浸涤极净，熬炼成胶。浮越嚣张之气顽梗木强之资，一变而为清纯和缓，凝聚胶固，自然其用在中，收四出浮越之精血，炼纯一无杂之元气，于以为强固之基施化之本也。试举一端而言，如《本经》以之主妇人血闭，《别录》以之疗崩中不止。

【附方】《本草汇言》卷一八：治五藏阳虚气弱，精血内损，伤中劳绝，头眩目晕，耳鸣耳聋，四肢无力，腰脊酸疼，脚膝痿软；或小便下坠欲遗，或精水不时溢出，或久痢久疟，迁延不休；或久漏痈疡，脓水不净；或男子阳绝无子，妇人阴痿不育；或经岁久崩，淋沥不断；或频年白带，下脱不痊；或胃肠久虚，溏泻不实，凡一切虚寒痼冷，久顽不愈之证，并皆治之。用鹿角胶一斤剪碎麦面拌炒，人参八两，白术、当归、白芍药、枸杞子、石斛、杜仲、茯苓、山药、补骨脂、女贞实、覆盆子、黄耆各四两，肉桂、木香、砂仁各二两，俱酒拌炒，共研为极细末，炼蜜丸弹子大，每服二丸，早晚米汤化下。

《方脉正宗》。

齿

【主治】主留血气心腹痛为妙。理鼠瘘，攻疮毒，水磨湿涂。《太乙仙制本草药性大全·仙制药性》卷七。

骨

【气味】味甘，气微热，无毒。《太乙仙制本草药性大全·仙制药性》卷七。

【主治】主内虚，续绝伤，补骨，可作酒。《千金要方·食治》卷二六。安胎养气。《本草元命苞》卷七。下膈气而安胎，杀鬼精尸疰物。令人痿，不近阴。食不厌，延年耐老。《太乙仙制本草药性大全·仙制药性》卷七。补骨续经，理伤。《药性切用》卷八。

肉

【气味】味苦，温，无毒。《千金要方·食治》卷二六。气温，无毒。《太乙仙制本草药性大全·仙制药性》卷七。

【主治】补中，强五藏，益气力。肉生者：主中风，口僻不正，细细剉之，以薄僻上。《千金要方·食治》卷二六。强五脏益气调中。《本草元命苞》卷七。强五脏益力效，贴口喎僻如神。切生肉片与生椒同捣，右患贴左，左患贴右，正则去之。每煮食之，依时按令。九月后、正月前可食，余外不可食也。《太乙仙制本草药性大全·仙制药性》卷七。

【发明】《千金要方·食治》卷二六：黄帝云，鹿胆白者，食其肉害人。白鹿肉不可和蒲白作羹食，发恶疮。五月勿食鹿肉，伤人神气。胡居士云：鹿性惊烈，多别良草，怕食九物，余者不尝。群处必依山冈，产归下泽。餧神用其肉者，以其性烈清净故也。凡饵药之人，不可食鹿肉，服药必不得力，所以然者，以鹿常食解毒之草，是故能制毒，散诸药故也。九草者：葛叶花、鹿葱、鹿药、白蒿、水芹、甘草、齐头蒿、山苍耳、荠苨。《太乙仙制本草药性大全·本草精义》卷七：鹿肉，他兽肉多属十二辰及八卦。昔黄帝立子丑等为十二辰以名月，又以名兽，配十二辰属。故麋鹿肉为肉中第一者，避十二辰也。味亦胜他肉，三祀皆以鹿腊，其义如此。茸最难得，不破及不出却血者，盖其力尽在血中，猎时故有损伤故也。野肉之中，麋鹿可食，生则不臊腥，而兼能温补于人，即生死无尤，故道家许听为脯，过其余肉。虽牛、羊、鸡大补益，充肌肤，于亡魂皆为愆责，并不足啖。凡肉脯炙之不动，及见水而动，及暴之不燥，并杀人。又茅屋漏脯、藏脯密器中，名为郁脯，并不可食。《本草经疏》卷一七：鹿，所食多芳草，其性质芳洁，气味醇和，故其肉味甘，气温，无毒，与他肉不同也。性能益脾胃，通血脉，故主补中，强五脏，益气力也。生者疗中风口僻，亦取其有通血脉之功，血脉通则口僻自正也。

头肉

【气味】平。《千金要方·食治》卷二六。

【主治】主消渴、多梦妄见者。《千金要方·食治》卷二六。主消渴而生津液，煎之作胶服弥善。《太乙仙制本草药性大全·仙制药性》卷七。

蹄肉

【气味】平。《千金要方·食治》卷二六。

【主治】主脚膝骨中疼痛，不能践地。《千金要方·食治》卷二六。止下踝风痛，腿膝痛，用鹿蹄四只，去毛，煮取肉，于豉汁着五味煮，空腹食之。《本草发明》卷六。

脂

【主治】主痈肿而治死肌，治风痹而通腠理。又疗风头，温中尤美。《太乙仙制本草药性大全》卷七。

【附方】《太乙仙制本草药性大全·仙制药性》卷七：疗五瘿。取鹿靥以家酒渍，炙干，内酒中，更令香，含咽汁，味尽更易，十具愈。

髓

【气味】味甘，温。《千金要方·食治》卷二六。味甘，气温，无毒。《太乙仙制本草药性大全·仙制药性》卷七。

【主治】主丈夫妇人伤中脉绝，筋急痛，咳逆，以酒和服。《千金要方·食治》卷二六。主伤中脉绝筋急。《本草元命苞》卷七。主丈夫女子伤中，治绝脉筋急疼痛。疗咳逆以酒和服，理筋弱呕吐。和地黄汁煎膏填骨髓壮阳。白蜜煮能令有子。《太乙仙制本草药性大全·仙制药性》卷七。

【发明】《本草经疏》卷一七：髓者，精血之纯懿，内充以实骨者也。鹿禀纯阳，故其髓味甘，气温，性能补血而润燥，所以主一切血脉不和，如伤中脉绝，筋急痛及咳逆也。《日华子》：同蜜煮服壮阳道，令人有子。同地黄汁煎膏服，填骨髓，壮筋骨。治呕吐者亦此意也。《本草述》卷三一：肾生髓。《经》云：髓者，骨之充也。鹿角原乘至阴之初气，而精血随之以怒生，是其能为骨之充者，无过此兽，是即所以能秘精髓也。夫腰者，肾之腑。人身之髓，肾固主之，由脊骨中相贯，故能除腰脊之痛。其益阴稍缓者，以其为故之革也。其大能活瘀散恶者，以其鼎新而革故之气应于时也。其功益阴补髓，续绝活瘀，因证而分用之，又或因证而合用之，全在佐以他药，更修制得宜耳。

精

【主治】大补虚劳赢弱。《药性切用》卷八。

血

【主治】生血,治痈肿。《千金要方·食治》卷二六。治肺痈吐血,疗阴痿补虚。带下崩中立止,鼻衄伤折堪除。狂犬伤即解,止腰痛何疑。《太乙仙制本草药性大全·仙制药性》卷七。

【发明】《夷坚志·丁志》卷八:赵监庙建昌寄居,赵监庙素有赢疾,或教之曰:服鹿血则愈。赵买鹿三四头,日取一枚,以长铁管插入其肉间,少顷血凝满管中,乃服。鹿日受此苦,血尽而死。赵果肤革充盛,健饮啖,而所服既多矣,晚得疾,遍体生异疮,陷肉成窍,痒无以喻,必以竹管立疮中,注沸汤灌之,痒方息。终日不暂宁,两月而卒。

肾

【气味】味甘,气平,无毒。《太乙仙制本草药性大全·仙制药性》卷七。

【主治】主补肾气。《千金要方·食治》卷二六。壮阳气补中。《本草元命苞》卷七。主温中而安五脏,补肾精而壮阳气。作酒尤良,煮粥亦妙。《太乙仙制本草药性大全·仙制药性》卷七。

【发明】《本草经疏》卷一七:鹿性淫,一牡常御百牝,肾气有余故也。故服之能壮阳道,补肾家不足。

【附方】《太乙仙制本草药性大全·仙制药性》卷七:治肾气虚损,耳聋。用鹿肾一对,去脂膜切,于豉二升中,入粳米二合和煮粥,入五味之法调和,空腹食之。作羹及酒并得。

筋

【主治】主痨伤而续绝骨,下骨鲠而治虚劳。《太乙仙制本草药性大全·仙制药性》卷七。

茎筋

【主治】主劳损。《千金要方·食治》卷二六。

鹿胎

【主治】功力纯阳,端于温补下元。《药性切用》卷八。

鹿乳

【发明】《本草纲目易知录》卷六:鹿乳,系血所化,补益之功,较胜于血,起发痘疮,效比鹿茸，而无燥热之患，屡验附之。并取乳法，探鹿夜宿处，其母鹿早晨乳小鹿即出打食，置鹿宿处，夜居，俟其鹿出，将小鹿捉住，破肚，其乳结腹内成块，而嫩草不混，取出摊纸上，曝干，须以午时取则有，至午后则腐化矣。

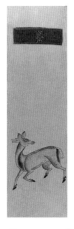

图 41-34-1　麜
《食物》

麜《食物本草》

【集解】《食物本草》卷三：麜似鹿而大，肉稍粗，气味亦同鹿也。姚氏《食物本草》卷十四：麜深山中有之，形大于鹿，其肉稍粗。

【气味】味甘、咸，气平，无毒。《药性要略大全》卷一〇。

【主治】主治与鹿略同，补五脏血脉。《药性要略大全》卷一〇。

麈《食物本草》

【集解】《食物本草》卷三：麈肉味如牛脂，甘过之。皮，可为靴。尾，能辟尘。山牛也。

肉

【气味】味甘，性滑。《食物辑要》卷四。

【主治】润肤燥，长肌肉。《食物辑要》卷四。

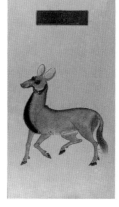

图 41-35-1　麈
《食物》

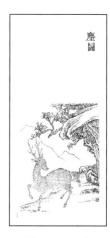

图 41-35-2　麈
《禽虫典》

麋《本经》

【释名】青麋、大鹿《宝庆本草折衷》。

【集解】《宝庆本草折衷》卷一五：生南山说见南藤条首。山谷，及淮海、海陵。《本草发明》卷六：鹿乃山兽，属阳，情淫而游山，夏至阴生，阳气方退，故解角从阳退之象。麋乃泽兽，属阴，情淫而游泽，冬至阳生，阴气方退，故解角从阴退之象。〇愚谓山高之处，阴气居之。鹿，山兽也，故从阴生而解角。下泽之地，阳气居之；麋，泽兽也，故从阳生而解角，各从所居之气也。

《本草约言》卷二：麋茸、鹿茸固二种，而其功用亦别，麋补阳，鹿补阴，盖麋冬至解角则属阳矣，鹿夏至解角则属阴矣。其性热，故其功甚捷。大凡含血之物，肉差易长，其次角难长，最后骨难长，如人自胚胎至成人，二十年骨髓方坚。惟二茸自生则坚，不两月长大，至一二十斤，其坚如石，凡骨角之生长神奇，莫甚于此。且诸兽之角，终其身不一易，惟此物一年一易者，盖其性热，生

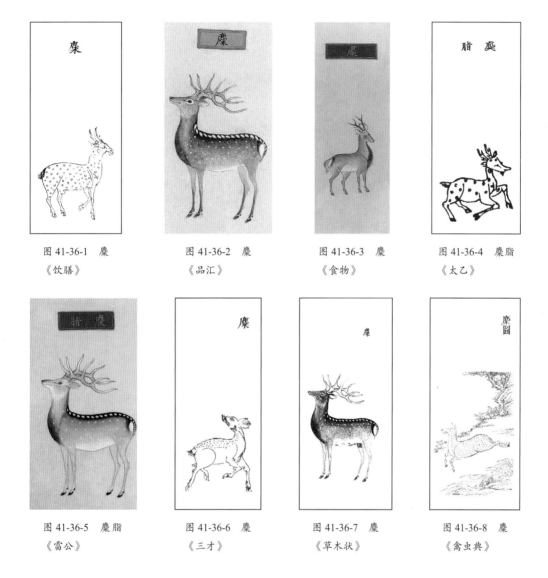

图41-36-1　麇　　　图41-36-2　麇　　　图41-36-3　麇　　　图41-36-4　麇脂
　《饮膳》　　　　　　《品汇》　　　　　　《食物》　　　　　　《太乙》

图41-36-5　麇脂　　　图41-36-6　麇　　　图41-36-7　麇　　　图41-36-8　麇
　《雷公》　　　　　　《三才》　　　　　　《草木狀》　　　　　《禽虫典》

生不已，气化浓密，所以能补骨血，坚阳道，强精髓也。乘其未老时，茸端如玛瑙红玉，长可数寸，破中如朽木者佳。《折肱漫录》卷三：麇、鹿是二物。麇乃鹿之大者，麇茸性热补阳，鹿茸性温补阴。麇角冬至解，鹿角夏至解，大有分辨。今人概指为鹿茸、鹿角，而混用之，何耶？世上通行鹿胶，不甚效，须加毛角数枝方有力。

茸

【修治】《宝庆本草折衷》卷一五：麇茸去毛，酥炙微黄为末，以清酒于银锅慢火熬成膏服。

【气味】味甘，大热，无毒。《宝庆本草折衷》卷一五。甘、咸，温。《医林纂要探源》卷三。

【主治】主丈夫冷气及诸风筋骨痛，添精补髓，益血脉，暖腰膝，悦色壮阳，力胜鹿茸。《宝庆本草折衷》卷一五。麋茸利补阳，鹿茸利补阴。壮筋骨，助阳道。《日用本草》卷三。

【发明】《梦溪笔谈·药议》卷二六：按《月令》，冬至麋角解，夏至鹿角解，阴阳相反如此，今人用麋〔角〕、鹿茸作一种，殆疏也。又有刺麋鹿血以代茸，云茸亦血耳，此大误也。窃详古人之意，凡含血之物，肉差易长，其次筋难长，最后骨难长。故人自胚胎至成人，二十年骨髓方坚。唯麋角自生至坚，无两月之久，大者乃重二十余斤，其坚如石，计一昼夜须生数两，凡骨之顿成长神速无甚于此。虽草木至易生者，亦无能及之。此骨之至强者，所以能补骨血，坚阳道，强精髓也。岂可与凡血为比哉？麋茸利补阳，鹿茸利补阴。凡用茸无乐大嫩，世谓之茄子茸，但珍其难得耳，其实少力，坚者又大老，唯长数寸，破之肌如朽木，茸端如马瑙、红玉者最善。又北方戎狄中有麋、麈、麎、驼鹿，极大而色仓，麎黄而无斑，亦鹿之类。角大而有文，莹莹如玉，其茸亦可用。《宝庆本草折衷》卷一五：艾原甫论立冬之后麋角解，麋是泽兽，冬至得阳气而解角，麋之茸则生于阳生之初，积一年之阳气而成，是以有麋茸利补阳之说。则人之阴有余而阳不足者，当下麋茸也。若夫精粗品色，已续辨于鹿茸条后。大抵鹿茸双歧，直体紧实，末尖锐；而麋茸双歧，开体肥矮，末尖混，今多通用之矣。沈存中又言北方戎狄中有麈、麎、驼鹿，其茸亦可用。《本草品汇精要》卷二四：据熊氏云，鹿是山兽，夏至得阴而解角；麋是泽兽，故冬至得阳气而解角。今以麋为阴兽，情淫而游泽，冬至阴方退故解角，从阴退之象。鹿是阳兽，情淫而游山，夏至得阴而解角，从阳退之象也。《太乙仙制本草药性大全·本草精义》卷七：苏东坡云，补阳以鹿角为胜，补阴以麋角为胜。盖鹿阳兽，多在山，夏至鹿角解，从阳退之象。麋阴兽，多在泽，冬至麋角解，从阴退之象。阴阳相反如此，故曰鹿茸利补阳，麋茸利补阴。今麋鹿不分，但云麋胜鹿，鹿胜麋，殆疏失矣。又有刺麋鹿血以代茸，云茸亦血耳，尤大误也。麋鹿角自生至坚无两月久，大者二十余斤，其坚如石，凡骨角之类，生长无速于此，虽草木之易生者，亦无能及之。此骨之至强者，所以能补骨血，坚阳道，强骨髓，岂可与血为比哉。据东坡云，此似甚有高见，但指两角所补，较前经意大违。《本草从新》卷六：麋茸、麋角功用与鹿相仿而温性差减。熊氏《礼记疏》云：鹿是山兽，属阳，情淫而游山，夏至得阴气而解角，从阳退之象。麋是泽兽，属阴，情淫而游泽，冬至得阳气而解角，从阴退之象也。苏东坡《良方》云：补阳以鹿角为胜，补阴以麋角为胜。时珍曰：鹿补右肾精气，麋补左肾血液。鹿角坚而麋角松，鹿角小而麋角大，鹿角单而麋角双。《医林纂要探源》卷三：冬至角解，古人云：鹿，阳兽，居山，感一阴生而解角。麋，阴兽，居泽，感一阳生而解角。阴阳既殊，补养亦异。但茸难辨，惟以亲得于夏冬之时，分别之耳。功同鹿茸。麋鹿既别阴阳，功用似不能无异。李时珍云：鹿补右肾精气，麋补左肾血液。是或一说乎？然鹿茸在夏至，是顺阴气。麋茸在冬至，是顺阳气。鹿虽阳，茸则能滋血液。麋虽阴，茸则能补精气。又未尝非一理也。要之皆踰月成角，气血骤长之功，自无不同。愚谓鹿得山气多，感阴而角解，应宜男子。麋得泽气多，感阳而角解，应宜妇人。以是分而用之，其于理或有当乎。

【附方】《太乙仙制本草药性大全·仙制药性》卷七：治老人骨髓虚竭补益。麋茸煎：麋茸五两去毛，涂酥炙微黄，为末，以清酒二升于银锅中，慢火熬成膏，盛磁器中，每服半匙，空心食前温水调下。

麋角

【修治】《太乙仙制本草药性大全·仙制药性》卷七：理角法：可五寸截之，中破，炙令黄香后，末和酒空心服三钱。

【气味】味甘，无毒。《宝庆本草折衷》卷一五。

【主治】主痹，止血，益气，补虚劳，填髓，疗风。《宝庆本草折衷》卷一五。

【发明】《药性切用》卷八：麋茸角性味咸寒，与鹿相反，能补阳中之阴。煎炼服食，同鹿制度，筋肉损阳。不宜多食。

骨

【主治】除虚劳秘方，美颜色妙剂。《太乙仙制本草药性大全·仙制药性》卷七。

脂

【集解】《太乙仙制本草药性大全·本草精义》卷七：麋脂。麋系鹿之大者，○生南山山谷，乃淮海边，今海陵间最多，千百为群，多牝少牡，山人言一牡辄交十余牝，交毕即死。其脂堕土中，经年人得之方好，名曰遁脂，一名官脂，酒服至良。寻麋性乃尔淫快，不应痿人阴。一方言不可近阴，令阴不痿，此乃有理。

【气味】味辛，温，无毒。《千金要方·食治》卷二六。

【主治】主痈肿恶疮、死肌寒热、风寒湿痹、四肢拘缓不收、风头肿气，通腠理，柔皮肤。不可近男子阴，令痿。《千金要方·食治》卷二六。通血脉，润泽皮肤。《饮膳正要》卷三。主风寒湿痹筋挛，理肿痈恶毒肌死。仍通腠理，更滑皮肤。《太乙仙制本草药性大全·仙制药性》卷七。

【发明】《太乙仙制本草药性大全·仙制药性》卷七：性畏大黄。近阴令阴不痿，《本经》云不可近阴令痿，此大错误。因多淫性，故易举兴。

【附方】《太乙仙制本草药性大全·仙制药性》卷七：疗年少气盛，面生疱疮。麋脂涂即差。

肉

【气味】大热。《宝庆本草折衷》卷一五。麋肉，味甘，温，无毒。《饮膳正要》卷三。甘寒。《本经逢原》卷四。

【主治】益气补中，治腰脚。多食弱房，发脚气。《宝庆本草折衷》卷一五。益气补中，治腰脚无力。《饮膳正要》卷三。补肾益精，健胃充髓，略同鹿肉。《医林纂要探源》卷三。

【发明】《太乙仙制本草药性大全·仙制药性》卷七：多无功用，所食亦微能补五脏不足之气。食多发脚气，弱房事。

皮

【主治】作靴能除脚气。《饮膳正要》卷三。

麏《别录》

【集解】《本草品汇精要》卷二四：崔豹《古今注》云麏有牙而不能噬，鹿有角而不能触是也。其肉自八月以后至十一月以前食之，胜于羊肉，十二月至七月不宜食。道家以麏、鹿肉羞，为白脯食之，言其无禁忌者。盖野兽之中，惟麏、鹿生则不膻腥，又非辰属八卦，而兼能温补于人故也。《寿世秘典》卷四：一种似麏而小，黑色名麝，俗呼香麏。常食栢叶，又啖蛇，夏月食蛇虫多，至寒则香满，入春，脐内急痛，自以爪剔出，着粪溺中覆之，常在一处不移，即今麝香。然极难得，其香聚处，远近草木不生，或焦黄也。今人带香过园林，则瓜果不实，是其验也。

肉

【气味】味甘，温，无毒。《千金要方·食治》卷二六。

【主治】补益五藏。《千金要方·食治》卷二六。主乳无汁，作臛食之。《宝庆本草折衷》卷一五。用服能补益五脏，食多发瘦恶痼疾。《太乙仙制本草药性大全·仙制药性》卷七。补益脾胃，略同鹿肉。《医林纂要探源》卷三。

【发明】《宝庆本草折衷》卷一五：八月止十一月食之，胜羊肉。自十二月止七月食，即动气。若瘦恶者食，发痼疾。合鹄肉食，成癥瘤也。

【附方】《太乙仙制本草药性大·仙制药性全》卷七：主瘤病。麏、鹿二种肉，剖如厚脯，炙令热，搨淹，可四炙四易，痛搅出脓便愈。不除更炙新肉用之良。○主乳无汁。麏肉臛食，勿令妇人知。

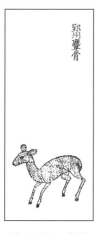

图 41-37-1　郓州
麇骨《图经（政）》

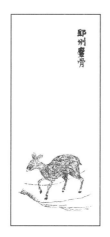

图 41-37-2　郓州
麇骨《图经（绍）》

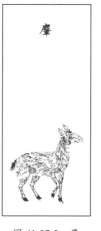

图 41-37-3　麇
《饮膳》

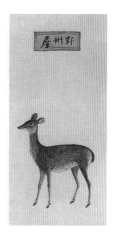

图 41-37-4　郓州麇
《品汇》

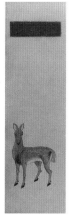

图 41-37-5　麇
《食物》

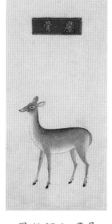

图 41-37-6　麇骨
《雷公》

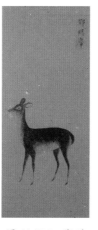

图 41-37-7　郓州
麇《草木状》

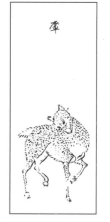

图 41-37-8　麇
《图说》

髓脑

【主治】益气力，悦泽人面。《千金要方·食治》卷二六。入面膏。煎服补下。《宝庆本草折衷》卷一五。好颜容。《药性要略大全》卷一〇。

骨

【气味】微温，无毒。《千金要方·食治》卷二六。味甘，温，无毒。《绍兴本草》卷一九。

【主治】主虚损、泄精。《千金要方·食治》卷二六。补虚损效若通神，止泄精用之多益。《太乙仙制本草药性大全·仙制药性》卷七。

【发明】《本经逢原》卷四：其骨主虚赢，泄精。麇禀偏阴而骨主精气也。《纲目》言其甘温，安有胆白易惊而性甘温之理。

乳

【发明】《冷庐医话》卷五：麝乳性热补阳，虚寒体弱者服之，获效甚捷。余戚王祉亭居长兴和平山中，言其地产麝，取乳恒在夏月，土人伺有麝处，逐去母麝，捕乳麝杀之，以肠胃曝干，取乳凝结成块，每两可售钱一千，作伪者每以牛羊等乳代之，求之肆中，鲜有真者矣。

脐下香

【集解】《太乙仙制本草药性大全·本草精义》卷七：脐下有香，栗子大，不能全香，亦治恶病及一切虚损。

【气味】味辛，气温，无毒。《食物本草》卷三。

【主治】治虚损及恶病。《宝庆本草折衷》卷一五。主辟恶气，杀鬼精物，瘟疟，蛊毒，痫痉，去三虫，疗诸凶邪鬼气，中恶，心腹暴痛，胀急痞满，风毒，妇人产难，堕胎，疗蛇毒。《食物本草》卷三。

麝《本经》

【集解】《宝庆本草折衷》卷一五：其麝，一名麝父。生中台川谷及随郡、义阳、晋熙诸蛮，陕西、河东及益、雍、利、秦、文、蕲、光、商、汝州山中。○春分取，连皮裹藏，则气不散。

麝脐香

【集解】《绍兴本草》卷一九：麝香，性味、主治载于《经》注，然理痛散诸恶气用之颇验。其云堕胎，盖为有通行血脉之性，即非有毒之药。当作味苦辛，温，无毒。产文州者佳，其中作伪者甚多，但别之皮毛圆备，取之色紫黄明，嚼而聚于手指摊于肌肉上随指而起者，即无伪物矣。入药当宜审详之。《宝庆本草折衷》卷一五：《图经》曰：麝，似麞而小，其香正在阴前皮内，别有膜裹之，极难得真。蛮人采得，以一子香刮取皮膜，杂内余物，裹以四足膝皮，共作五子。土人买得，又复分糅一为二三。生得之，乃真。第一生香，麝入春自以爪剔落处，草木皆黄。其次脐香，乃捕得取者。又其次心结香，麝被大兽逐，惊狂坠崖而毙，人破心血出作块者，干燥，不可用。又有水麝，其香更奇，脐中皆水。《药性粗评》卷四：出雍□山野，常食柏及食蛇虫。每当阴茎前结生一核，至春急痛，则自爪脱埋之，其香贯于原野，草木皆黄，尝试带入花果园中，便不结。《本草发明》卷六：香结脐上，脐闭满，自将蹄尖剔出。市家多研荔枝核换，当门子亦伪造者，亲目见剖方真。《景岳全书》卷四九：欲辨真假，但置些须于火炭上，有油滚出而成焦黑炭者，肉类也，此即香之本体。若燃火而化白灰者，木类也，是即假换。《本草汇笺》卷八：

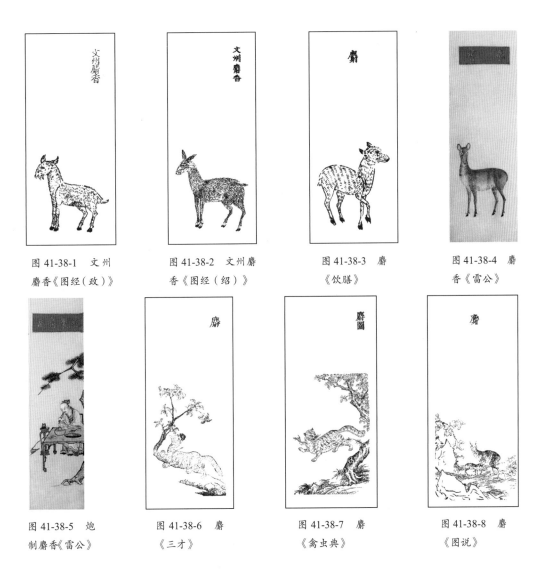

图 41-38-1 文州　　　　图 41-38-2 文州麝　　　　图 41-38-3 麝　　　　图 41-38-4 麝
麝香《图经（政）》　　　香《图经（绍）》　　　　《饮膳》　　　　香《雷公》

图 41-38-5 炮　　　　图 41-38-6 麝　　　　图 41-38-7 麝　　　　图 41-38-8 麝
制麝香《雷公》　　　　《三才》　　　　　《禽虫典》　　　　　《图说》

药市中唯麝脐多伪。史言宜真诸怀中，以气温之久，以手指按之柔软者真，坚实者伪。或又云：麝脐之内，悉一气凝结，原无滓质，第口嚼良久，泯化无迹者真，有滓质不化者伪也。**《增订伪药条辨》卷四**：麝为麋鹿类而无角，其尾甚短，如山羊，嘴上之棱牙如野猪。其种大小不一，皮毛之色，生而数变，初酱色与褐黑色，继变红褐，至白灰色而老矣。全身生毛，惟嘴无毛须，其旁面有纵长之斑点，背多横纹。然形状虽笨，而腿力甚速，故猎捕甚难。腹下之脐，即名麝囊，割破其囊，即得麝香矣。其肉因香气芬烈，土人视为美味。其囊之大小，关乎麝之年岁与强弱。产地首推西藏高山中，或喜马拉亚山，以及云贵等省之山内。东三省与蒙古亦产之。黄河以南虽产似麝，其实本草所谓香狸，非麝也。《羌海杂志》云：青海江拉希拉之间，重岩复涧，产麝尤多。大抵山有香麝，必有香气，远闻之香烈而略带腥，忽隐忽现，若即若离，麝穴愈近，而其腥愈不可闻，循其气味而寻之，百不失一。麝脐最秒，常流血液，天日晴时必仰卧于草地，而曝其脐，脐眼突出大如钵，腥臭异常，蚊、蝇、蚁、蚋飞集蚀之，脐眼突然缩入，微虫碾如薑粉，一日数次，脂渐凝厚，此谓草头麝，药肆常用之品也。曾吸入蜂、蝎、蜈蚣毒虫类者，脐有朱砂点，谓之红头麝，其品已高。最贵者曰蛇头麝，毒蛇吮其脐，麝惊痛而力吸，跳踯狂奔，蛇身伸屈盘结，坚不可脱，须臾蛇身截然而断，首即腐烂于内矣。脐有双红珠，是为蛇眼，得此配药，其香经久不散。医治毒症，功效无比。○今时以陕西、哈密出者，其色黄，香味浓厚者佳。山西五台山羊来出者，其壳如猪胖亦佳。四川松盘山出，名蝙蝠香，皮厚有毛亦佳。云南有一种无壳散香，色黑有骚气者次。大抵聚于蜀之打箭炉者名川香，聚于云南者名云香，陕西及兰州者名芥州香，皆良。其形圆，香气浓厚，历久不散。产于张家口以外归化城，以及内外蒙古者，名西口蝙蝠香。产于东三省，聚于营口者，名东口蝙蝠香，其形皆扁，气味微薄而带骚气，略次。盖麝香真色，乃紫红与墨色，近世作伪者，将少许蝙蝠香，杂以多数之香料屑末搀入，且加以相当之颜料，形似真者仿佛。辨别真伪者，大抵鼻嗅香气芬烈与微薄，以香料之香，与麝香之香，显能分别。况真者气味不但袭人，且日久不散。伪者香不能袭人，稍久嗅之，已乏香气。尚有试法，亦可立判真伪。以炽炭火上，将香少许弹于炭火上，真者如燃人发，其质爆烈，奇香四溢。伪者不但无香，且质如灰烬而爆烈。以此试之，立分真伪。麝香内结有圆粒，或长扁形，外纹光滑质坚，碎之香气逾常，即名当门子。其功力较散香胜数倍。亦有人工造作者，亦可试之，将当门子泡滚水内，真者依然坚结，伪者即化开矣。

【修治】《药性粗评》卷四：凡用研为细末。《太乙仙制本草药性大全·仙制药性》卷七：凡使麝香，并用子日开之，不用苦细研筛用之也。《本草述》卷三一：凡使，勿近火日，但微研，不必苦细耳。如欲细甚，入醇酒少许，不损香气。

【气味】味辛，温，无毒。《图经本草药性总论》卷下。味辛、苦，温，无毒。《宝庆本草折衷》卷一五。味辛，性热，无毒。《药性粗评》卷四。味辛，气温性散，无毒。气味俱厚，可升，可降。入足太阴、手少阴经。《本草汇言》卷一八。

【主治】主辟恶气，杀鬼精物，温疟蛊毒痫痓，去三虫。疗诸凶邪鬼气中恶，心腹暴痛，胀急痞满，风毒，妇人产难堕胎，去面䵟，目中肤翳。《图经本草药性总论》卷下。除邪，不梦寤魇寐。《宝庆本草折衷》卷一五。辟蛇虺，诛蛔虫，蛊痓痫痓总却；杀鬼精，驱疫瘴，胀急痞满咸消。催生堕胎，通关利窍。除恍惚惊悸，镇心安神。疗痈肿疮疽，蚀脓逐血。吐风痰不梦寤魇寐，点目疾去瞖膜泪眵。主中恶心腹暴痛。治温疟，去风毒三虫。《太乙仙制本草药性大全·仙制药性》卷七。

【发明】《宝庆本草折衷》卷一五：寇宗奭尝言，龙脑通利关窍。至艾原甫乃言麝香最善通关，又能导引，其功踰于龙脑矣。《十便方》以自收者为真，但杂伪分数少而红紫滋润者佳也。《是斋》诸方治卒中风，用《局方》五积散，每服肆钱，水一盏半，加姜枣，煎取中盏，去滓，各研好麝香半钱，入和热服，连进三服，使微汗轻快，然后别议下药。以至食诸果瓜菜过多生疾，或久而成积者，宜以麝香一字，调米饮服之。凡瓜果之属，最畏麝气，故能除其毒耳。麝香之皮，端正如球，白毫蒙外。《局方》以和药，合麝脐散，治牙疼之患。又麝脐中香，微馨而微膜。及狸脐中亦或有之。人多取此类为药，乖缪特甚。**《本草发明》卷六**：麝香，气窜烈而辛散气，通关利窍之捷药也。故《本草》主辟恶气，杀鬼精物，疫瘴胀急痞满，风毒中恶，心腹暴痛，温疟蛊毒痫痉。注云：除蛇虺为最，杀三虫，疗痈肿疮疽蚀脓，逐血吐风痰，除恍惚惊怖，镇心安神。此非疑养心神之剂，以能除恍惚，利惊悸，则心神亦安定。点目去翳膜泪眵，取其辛散风热，非真益肝。去面，催生堕胎。大略辛散窜利之用。多服常服，必耗真气。**《药性全备食物本草》卷二**：麝香，其香在阴前皮内，别有膜裹，春分取之，生者良。能蚀一切痈疽疮脓，吐风痰，制蛇虿咬，砂虱、溪瘴毒，杀疮虫及脏腑诸虫，辟恶气鬼物，瘟疟蛊疰，中恶心腹暴痛胀急。妇人有孕，闻其气亦堕胎，催生，下死胎最速。小儿客忤惊痫亦用之，其通关透窍，上达肌肤，内入骨髓，与龙脑相同，而香窜又过之。伤寒阴毒，内伤积聚及妇人子宫冷带疾，亦用以为使。俾关节通而冷气散，阳气自回也。开麝并宜子日，另研筛用，真者带过园中，瓜果不实。**《本草汇言》卷一八**：麝脐香：开经络，通诸窍，透肌骨，李时珍辟蛇蛊诸毒之药也。方益明曰：此药辛香走窜，能自内达外。凡毫毛肌肉、骨节诸窍，凡有风、寒、火、气、痰、涎、血、食郁滞不通者，以此立开。故《农皇本经》主辟恶气，化虫积，散蛊毒，杀鬼精物。血瘕鬼胎之类。如《圣惠方》入疡科用，彻脓血，去死肌；入眼科用，退翳障，散瘀血；入妇人科用，下难产，落胎孕；入婴儿科用，定镇痫，吐风痰；入方脉科用，通关窍，活痰结，解瓜果食积、酒积，痞块症瘕诸证。盖取此辛香芳烈，借其气以达于病所，推陈而致新也。方氏曰：虽为清气散邪之药，如中恶邪气，心腹暴病，痛胀痞急，痰闭气滞诸疾，一时暂以开通，开通之后，不可复用。凡气血两虚似中风证，小儿慢脾惊风，与夫阴阳虚竭，发热吐血，气虚眩晕，气虚痰结，血虚痿痹，血虚目翳，心虚惊悸，肝虚痫痉，胎前气厥，产后血晕，中虚痞胀诸证；或痈疽脓血已泄，新肉将长之时，麝香概勿轻用。**《本草述》卷三一**：麝香之用，其要在能通诸窍一语。盖凡病于为壅、为结、为闭者，当责其本以疗之。然不开其壅，散其结，通其闭，则何处着手？即欲开壅，散结，通闭，不得其一窍而入之，则亦何处着手？如风中藏昏冒，投以至宝丹、活命金丹，其用之为使者，实用之为开关夺路，其功更在龙脑、牛黄之先也。即此推之，则知所谓治诸证经，用之开经络，透肌骨者，俱当本诸此意。**《本草新编》卷五**：辟蛇虺，诛蛔虫、蛊疰痫痉，杀鬼精，驱疫瘴，胀急痞满咸消，催生堕胎，通关利窍，除恍惚惊怖，镇心安神，疗痈肿疮疽，蚀脓逐血，吐风痰，启寐魇，点目去膜止泪。亦外治居多，而内治甚少也。**《夕庵读本草快编》卷六**：麝，《本经》麝之香气远射，故名。其香在脐中，至冬方满，性爱其脐，死犹四足捧之。○严用和云：中风不省人事，以麝香清油灌之。丹溪云：五藏诸风，决不可用。二者核之，皆非通论也。倘风邪客于骨髓之间，经络壅遏，当用此以开之、导之，是为的剂。若气损血衰，风邪乘虚而入，误于用之，速其毙矣！学者能不玄机乎？**《对山医话》卷四**：四时草木，应候而生，采取亦必及时。非其时则气味异，而功用亦差。即血肉之品，亦不宜生取，以失其性。尝闻今之市麝脐者，生而割之，其香未蕴，脐秽尚腥，入药多至损人。按麝食芳草，至冬香蕴于脐，入春脐痒，自以爪剔出，采芳妇女，拾以相赠，馨香染袖，经年不退，名曰生香，颇不易得。今山中猎户，尝取麝粪曝干，得麝生割脐香，以粪实之，或取飞去首足翅，入脐封固，久之香亦不散，名曰当门子，是以一麝而获五脐之利也。且有毒，不良可知，以之和香料犹可，若入药饵，不反有所损乎？

【附方】《药性粗评》卷四：凡患面目四肢浮肿，有水气者。麝香如大豆者三枚，研为末，乳汁调，分为四五服，自消。

《太乙仙制本草药性大全·仙制药性》卷七：治蚕咬人。麝香细研，蜜调涂之差。○小儿惊啼，发渴不定。用真麝香研细，每服清水调下一字，日三服。令易产，用一钱，研水调服。○疗中水气。已服药未平除，宜单服麝香如大豆三枚，细研，乳汁调，分为四五服。

山狸《本草纲目拾遗》

【集解】《本草纲目拾遗》卷九：《坤舆图说》：利未亚国有山狸，似麝，脐后有一肉囊，香满辄病，就石上剔出始安。其香似苏合油，黑色。

脐香

【主治】疗耳病。《本草纲目拾遗》卷九。

麂《开宝本草》

【集解】《宝庆本草折衷》卷一五：麂，一名麿，一名大麇，乃麞类也。○与几同。生东南山谷，及均、房、湘、汉州，今四方有山深处颇多。○采无时。《太乙仙制本草药性大全·本草精义》卷七：《尔雅》，麂与几同，大麇，旄毛狗足。释曰：麇，亦獐也。旄毛，长毛也。口两边有长牙，好斗则用其牙。皮为第一，无出其右者，然多牙伤痕，而其声如击破钹。大獐，毛长狗足者名麂。南人往往食其肉，然坚韧不及獐味美，多食之则动痼疾。《调疾饮食辩》卷五：麂，《纲目》曰：似麞而小，牡者有短角，黧色，脚矮而力劲。善跳越。肉性与麞同，又能治五痔。皮作鞾、鞯，极佳。谚云：公麞母麂。谓麂即牝麞，大误。一种稍大者名麇，一种大而毛长者名。《尔雅》云：大麇，旄毛狗足。《山海经》云：女几之山多麇。今市肆所售鹿筋，蹄脚甚小，多是麝、麂等筋。然亦能壮筋骨，凡腰膝疼痛，下元痿弱者，宜多食。又道书谓麋、鹿、麞、麂皆无魂，杀之不知寻冤仇对报，幻谈也。君子之于禽兽，不忍妄杀耳，岂畏其魂哉，又岂欺其无魂而肆杀哉？

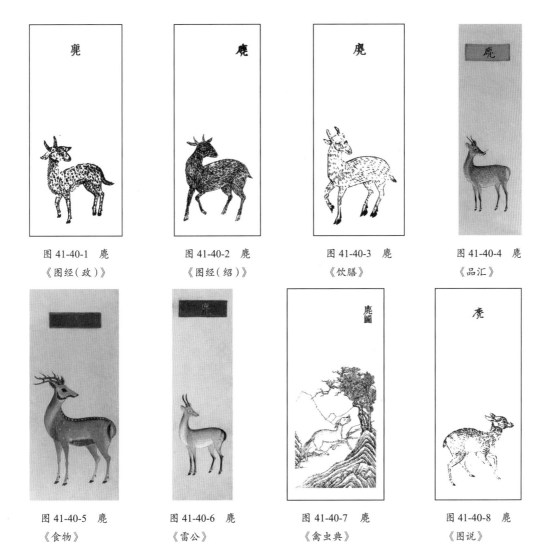

图 41-40-1　麂　　　图 41-40-2　麂　　　图 41-40-3　麂　　　图 41-40-4　麂
《图经（政）》　　　　《图经（绍）》　　　　《饮膳》　　　　　《品汇》

图 41-40-5　麂　　　图 41-40-6　麂　　　图 41-40-7　麂　　　图 41-40-8　麂
《食物》　　　　　　《雷公》　　　　　　《禽虫典》　　　　　《图说》

肉

【气味】味甘，平，无毒。《绍兴本草》卷一九。

【主治】主野鸡五痔病大效，发瘤疾疮疖疥如神。《太乙仙制本草药性大全·仙制药性》卷七。

【附方】《食物本草》卷三：主五痔病。煠出，以姜醋进之，大有效。多食动瘤疾。

【发明】《绍兴本草》卷一九：麂亦麈之类也。《本经》云：食之主五痔，又云多食能动瘤疾。然痔者盖非新疾尔，但动瘤病者有之，起疾者未闻也。头骨亦未见用验之据。《食物本草》卷三：一云：凉，有毒。能堕胎，发疥疮。

头骨

【主治】主飞尸如神，烧为灰酒下。《太乙仙制本草药性大全·仙制药性》卷七。

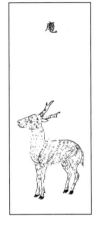

图 41-41-1　狍
《饮膳》

皮

【主治】收破弊履皮烧灰留性，佐以轻粉、麻油调傅，凡脚气诸疮，发于胫腿，脓血疼痒，悉能疗之。但用篦子挑药抹疮，谨勿经手，妙而捷也。《宝庆本草折衷》卷一五。

【发明】《宝庆本草折衷》卷一五：麂之皮柔细而温，宜于制履。

狍《饮膳正要》

【气味】味甘，平，无毒。《饮膳正要》卷三。

【主治】补益人。《饮膳正要》卷三。

牦牛《本草纲目》

【集解】姚氏《食物本草》卷一四：牦牛，李时珍曰：牦牛出甘肃临洮及西南徼外，番人多畜养之。状如水牛，体长多力，能载重迅行如飞，性至粗梗。髀、膝、尾、背、胡下皆有黑毛，长尺许。其尾最长，大如斗，亦自爱护，草木钩之，则止而不动。古人取为旌旄，今人以为缨帽。毛杂白色者，以茜染红色。《山海经》云：潘侯之山有牦牛，状如牛而四足节生毛。即此也。其肉味美。故《吕氏春秋》云肉之美者，牦、象之肉也。

肉

【气味】味甘，平，无毒。姚氏《食物本草》卷一四。

【主治】食之益五脏，滋六腑，利三焦。姚氏《食物本草》卷一四。

喉

【主治】治瘿气结在项下。姚氏《食物本草》卷一四。

犛牛《本草纲目》

【集解】姚氏《食物本草》卷一四：犛牛（犛音俚），出西南徼外，居深山中，野牛也。状及毛、尾俱同牦牛，牦小而犛大，有重千斤者。其尾名曰氂，亦可为旌旄缨帽之用。唐末西徼诸州贡之。

其角甚长而黄黑相间，制弓极劲。彼人以伪犀角，卒莫能辨。曹昭《格古论》云：氂牛角之花斑，皆类山犀，而无粟纹。其理似竹，不甚为奇。**《本草医旨·食物类》卷四**：氂牛，名毛犀。其体多长毛，而身角如犀，故曰毛犀。

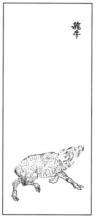

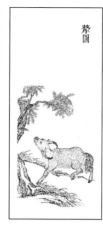

图41-43-1　旄牛
《三才》

图41-43-2　氂
《禽虫典》

肉

【气味】味甘，平，无毒。姚氏《食物本草》卷一四。

【主治】食之已饥，益脾胃。姚氏《食物本草》卷一四。

角

【气味】味酸、咸，凉，无毒。姚氏《食物本草》卷一四。

【主治】治惊痫热毒诸血病。姚氏《食物本草》卷一四。

黄

【主治】治惊痫，颠狂。《本草医旨·食物类》卷四。

山羊《日用本草》

【集解】《饮膳正要》卷三：生山谷中。《日用本草》卷三：角生极长，节生一边，与羚羊相似。有挂痕为羚羊，无者为山羊。色青利产妇，不利时患人。《食物本草》卷三：山羊《尔雅》谓之羱羊，有斤力，甚能陟险峻，生深山谷穴中。皮可制靴履。味甘于家羊，用亦如之。又，野外黄羊同。

肉

【气味】味甘，平，无毒。《饮膳正要》卷三。味甘，性热，无毒。《日用本草》卷三。

【主治】补益人。《饮膳正要》卷三。主蛇蛟恶疮，筋骨急强，中风虚劳，益气。《日用本草》卷三。大补虚劳，脱力内伤，筋骨痹弱，又治男子精寒髓乏，阳事不振；或妇人积年淋带，腰脊痿软，血冷不育等证。《本草汇言》卷一八。

血

【气味】味甘，性热。《饮食须知·兽类》。味咸，气寒。入肺、心二脏。《本草新编》卷五。

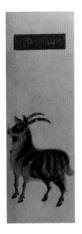

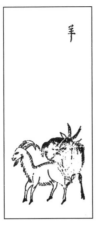

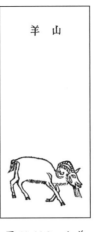

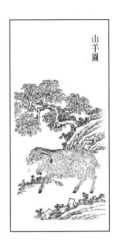

图 41-44-1　山羊　《食物》　　图 41-44-2　羊　《汇言》　　图 41-44-3　山羊　《备要》　　图 41-44-4　山羊　《禽虫典》

【主治】行血活血，省暖周身血脉之灵药也。《本草汇言》卷一八。主和血散血之神药。治跌打损伤，止用分许，酒服取醉，醉醒其骨自合。《医经允中》卷一七。治瘀血作痛，疗扑损伤甚捷。《玉楸药解》卷五。

【发明】《本草汇言》卷一八：此兽中最猛健而力善攫者。其血大能活血散血。如人苦受杖打，血凝垂死，跌扑内损，血胀垂绝；或内伤藏府、筋骨膜络，外损血脉，破裂皮肉，色变气将绝者，用一二厘温酒调化，灌入喉中即生。市者多以他物伪充，售受者惟以见效方真。戊午闱中一儒怀挟，受杖气绝，服二厘。邻家一仆，主命扫屋，失误堕地，跌伤头脑，血出不止，先用古石灰敷盖伤处，血虽止，人事昏晕，一日不苏，服一厘。一乡人偶触营卒，众卒攒打垂死，服二厘。俱用温酒调化，下咽即活。此三人，朱自试用见效，特纪以闻。《本草新编》卷五：专活死血，故五绝之死可救。大约止消用一分，酒化开，用葱管，人口衔之，含药酒，乘人气送下喉中，少顷即活。无血，磨山羊角一分，亦入酒中，乘人气如前法送下，亦活。但山羊必须四目者，真真活命仙丹也，否则，功减半耳。或疑山羊血亦羊类也，何以神效至此？夫山羊四目者，神羊也，世间最不易得，用之救死者，实可重生。两广山羊，非四目者，然有功于世，但不能如四目者之更神。余曾在栝苍陈使君署中得一羊，实四目者，当年未知取血，取其双角，至今在家，角亦异于凡羊，磨角救人，功实神效。志之以见山羊实有四目云。《本经逢原》卷四：山羊血咸，温，无毒。苗人以麋竹通节削锋利，活刺心血收干者良，宰取者不堪用。发明：山羊产滇蜀诸山中，性善走逐好斗，肉能疗冷劳，山岚疟痢，妇人赤白带下。其心血《纲目》失载。性温味咸，为和血散血之神药。其治跌扑损伤，单用酒服，取醉，醉醒其骨自续，每用不过分许，不可多服，虽不伤耗元气，而力能走散阴血。然必初患便服得效最速，若过三五日，血凝气滞，无济于治矣。但举世用者绝罕，间有收取而市者，其价重等于牛黄，且心血绝不易得。渗血丹用之，真虚劳失血之续命丹也。《本草纲目拾遗》卷九：常中丞《笔记》：山羊生平乐山崖间，能陟峻坂，跷捷若飞。其血可治跌损伤及诸血症。凡跌扑死者，未绝气，以一分许调酒饮之，遂苏，神效立见。第捕甚难，每见人，则决骤而去，飙迅非常，非足力所能及，必密布绳网草间，罥其足，始能生得之。刺其心血，待干凝结成块，可以携远。盖凡血皆患凝滞，山羊踚高历险，旦夕不休，则其血活矣。而心为主，故心血最良。语云：流水不污，户枢不蠹。观此益信。《柑园小识》：山羊血产广西诸土郡。山羊似羊而大，善斗，能上绝壁，每登高处失足，或至骨折，少顷如故，喜食三七苗。其血主治损伤极妙，轻者服数厘，重者二三分，以心血为上，身血次之。色黑有光，而质轻者为真。陆祚蕃《粤西偶记》：试山羊血，取鸡血半杯，投一粒，过宿变成水。或以久凝臭鸡血一块，投入山羊血，过宿反变成鲜血乃真。○敏按：山羊血以产滇黔及蜀者佳，以其地深山，多三七苗及理血定风诸草，山羊每食之，峒人追逐得之，山羊本迅跃，无一刻之停，其体血自顶贯尾，终日旋运如飞，又被逐捕，则躁性顿发，血随气运，矫捷尤甚。黎峒人捕得，以竹锋刺入其心，取血用，此上品也。其血成条，深紫有光，以少许入水中，自然旋运如飞，盖矫捷之性犹存也。若网取刀剖而得者，血色黯滞，入水亦不能迅捷。他省产者，亦能如峒苗之合众追逐，令其腾跃上下，而后刺取其心血用，亦可，较次于滇黔山羊血。惟今之各处所获山羊，皆用网取，其或鎗毙，而后剖其死血，以伪充心血，则力微性缓。更有以他血代充者，则尤属赝质无用。故今市中每多此物，高索重价，非亲历其地，真知灼见而得者，勿用也。

【附方】《本草纲目拾遗》卷九：吐血。临卧时，用广西真山羊血，每服三分，能引血归源，不过二三服，其血自止。蒋莘田《经验方》。治跌打及一切痛肿。黎峒丸：天竺黄八分，牛黄四分，冰片四钱，三七四钱，血竭四钱，儿茶四钱，麝香四分，没药四钱，阿魏二钱，雄黄二钱，藤黄四钱，孩儿骨一两，山羊血制浸藤黄入药，共为细末，炼蜜为丸，如龙眼大，阴干，外用蜡为壳封固，三白酒服。治痘内无浆不起发。用真山羊血三分，用甜酒酿调服，痘浆立起。《集验良方》。人参四两，三七八两，山羊血二两，千年健一斤，钻地风一斤，肉桂一斤，真川椒一斤，乳香一斤，没药一斤，穿山甲半斤，小茴香一斤，苍术一斤，真蕲艾四斤，甘草二斤，麝香四两，防风四斤。以上共为细末，用绵纸一层，高方纸三层，纸宽裁尺二寸五分，长一尺二寸，将药末薄薄铺匀在上，一针约用药七八钱，紧卷如花炮式，务要紧实，两头用纸封固，外用印花布包面，亦要齐整好看。此针能治一切痛风，寒湿筋骨疼痛诸症。用时将针以火焠着，或按穴道，或在痛处下衬以方寸新红布数层，将针按上，若火旺布薄觉疼，多垫布数层，但针必须三四枝，一针已冷，再换一针，连进七针，无不立验。《太乙神针》方。治喉癣。喉症惟此最迟，久则失音，不可救。西牛黄一分，真山羊血二分，川连五分，血珀三分、冰片一分，蓬砂一钱，青果核灰三分，灯草灰五分，共为细末，每一茶匙药，用一茶匙蜜，调放舌尖上，徐徐咽下，一日五次，两月可愈。或加蜒蝣梅灰，更妙。《种福堂方》。马氏夹棍神方。山左马家市夹棍药极效方，用蚺蛇胆二钱，山羊血一钱半，琥珀一钱，大白颈地龙七条，去泥珍珠三分，辰砂一钱，儿茶八分，金箔一帖为衣，为细末蜜丸桐子大，金箔为衣，每服一钱五分，好酒下。如不打夹者，用刀破皮药自出。《吉云旅抄》。治急心痛。用山羊血一分烧酒化下。《集验方》。中遇邪鬼。此症乃阳气衰而阴甚，治须急补其阳，以存正气，则阴邪自平，即或治痰，然亦当加意补正为本。人参二钱，当归六钱，白术一两，菖蒲二钱，半夏三钱，白芥子三钱，丹参五钱，皂角刺五分，山羊血八分，附子一钱，此方用山羊血、皂角刺为开关圣品，以通邪祟之要路；半夏、白芥，消其寒痰，无寒之侵，断不中鬼；大用参以扶其阳，阳生阴灭，此不易之理也。《医铃》。救绝仙丹。专救五绝及有邪祟，昏迷一时卒倒者，皆可灌之，以起死回生，实神奇之极。宜端午日修合，备用济急，大可救人。山羊血三钱，菖蒲二钱，人参三钱，红花一钱，皂刺一钱，制半夏三钱，苏叶二钱，麝香一钱，各为末，蜜丸如龙眼核大，酒化下。《石室秘录》。

油

【主治】主心疝。○并治诸疝。《本草纲目拾遗》卷九。

【发明】《本草纲目拾遗》卷九：按《文堂集验》主心疝，用山羊血。其言与此同，然细绎文义，有不落水句，则用油非血矣。《文堂》误以油为血，故并正之。南方亦有山羊，但不及粤产者，其血尤为迅捷也。

【附方】《本草纲目拾遗》卷九：心疝。用山羊油不落水者，荷叶包裹，挂风处阴干，不可着雨，遇此症，取三五钱冲热酒服。不饮酒者，滚汤亦可。张卿子《秘方集验》。

粪

【主治】治疳痢，山羊粪，同水粉各一升，浸一夜，绞汁顿热，午刻服。《本草纲目拾遗》卷九。

【附方】《本草纲目拾遗》卷九：疗溃烂生肌。山羊屎煅灰，入外科收口药用。祝西荐本草。大枣丸。敛溃烂诸口，神效无比。用山羊屎晒干，入锅炒炭存性，研细收藏。每久烂不堪，将见内腑者，以大枣去皮核，捣烂如泥后入前粉，搋至成丸，每服四钱，黑枣汤送下。《祝氏效方》。山莲散。溃疡，烂见内腑，止膈一膜者，以此药掺上，立愈。用大活鲫鱼一尾，破腹去杂，以山羊屎塞实鱼腹，放瓦上慢火炙干存性，研末，加麝香一钱封贮。雷头风。诸药不愈，惟山羊粪炒炭研粉甚效。歌曰：雷霆头里震，山羊粪有缘。酒送二钱下，不在脑门喧。《祝氏效方》。治心痛，不论远年近日。山羊粪七粒，油头发一握，同烧为末，好酒和服，永不再发。《玉泉方》。

羊哀

【集解】《本草纲目拾遗》卷九：形圆如弹，大小不等，产羊腹，在胃中，惟山羊有之，胡羊不能成也。盖羊食百草，其精气聚于胃，久则成此物，俗呼百草丹，亦牛黄、狗宝之类。牛黄细腻而疏松，且香烈，故以黄名。狗宝花白，而坚凝如石，故以宝名。此则如烂草团成，轻松而气膻。人多惜其不能如牛黄、狗宝之精美，而亦产于羊腹，得日月精华，又食异草孕结，乃不坚重香凝，仅成此物，故哀之，因名曰哀。

【发明】《本草纲目拾遗》卷九：常中丞《宦游笔记》载军营于羊腹中得石子，名鲊荅，形如鸭卵，色紫黄，两头有二白圈，圆如黄豆，腰有束带，宽如韭叶，色青蓝，束带上亦二白圈，质细如玉，滋润如水。《辍耕录》亦载蒙古求雨，取净水一盆，浸石子数枚，持咒播弄。其石子名鲊荅，产畜腹中，牛马皆有，不必定羊也。而羊哀又与鲊荅异，鲊荅坚重细润，此则轻松膻臊，亦无束带白圈。庚戌冬，友人李金什在临安西关外屠羊肆，见屠者剖一羊，胃中忽涌出一弹，如鸭卵黄，匀圆光洁，浮水盆上，购归示予，予曰：此羊哀也，气臊而松，非鲊荅之类。彼云：屠者呼为百草丹，云业此三十年，止取得三枚，亦不易遇也。此物惟山羊始生，因山羊食百草，偶啮得异草或石乳，其膏液注胃中，日久凝成。胃为精气往来之所，日为气运动，故所结之物多圆如丸。鲊荅结于腹，不为气扰动，故形匾圆如石。金什即以此赠予，予复取细视，其质松而亦坚，嗅之作羊臊气，外则色泽光腻，俨如油润，其体质非石非酥，如腐草融结，始信《说略》所载羊哀如湿茅纸之说为不谬。因附记于此，以待折衷于格物诸君子。

石羊 《本草纲目拾遗》

【集解】《本草纲目拾遗》卷九：《广东通志》：石羊色黑，类人家羊而矫捷，其角烧纸为火罐，能收头风；其皮作褥，可愈筋骨疼痛；其血能疗跌打损伤，犹秦中山羊也。○《肇庆志》：石羊出高要山中，似羊而高大，长角厚耳，此羊一孔三毛。服用柔而能久。内兄朱问亭官粤，曾寄石羊胆一对，盛以银匣，大如小指，以绒线扎其一头，乃干者。据言，此物不易得，试验之法：以此胆囊挂胸前，急行不喘者真。治折伤胜于山羊血也。

胆

【主治】治一切目疾，劳眼青盲，人乳调点。风火，防风汁调点。此物去翳障如神，水调亦可。跌扑功同山羊血。《本草纲目拾遗》卷九。

【发明】《本草纲目拾遗》卷九：曹闰亭先生曾宦黔中，云边邑皆产石羊，形小如兔，矫捷难获。有得之者，须即破其腹取胆，少迟则裂于腹内矣。其胆干之，可疗肝厥暴绝，酒服一二厘即苏。其心血能治真心痛，颇有效。骨皮熬胶，去风活血如神。

羚羊 《本经》

【集解】《宝庆本草折衷》卷一五：其羊一名麢羊，乃野羊也。生石城山川谷及华阴、建平、宜都、西域、南山、浙间，商、梁、直、洋、秦、陇、龙、蜀、金州山崖间。○又云：生闽广。○采无时。

羚羊角

【集解】《本草衍义》卷一六：羚羊角令皆取有挂痕者。陈藏器取耳边听之集集鸣者良。亦强出此说，未尝遍试也。今将他角附耳，皆集集有声，不如有挂痕一说尽矣。然多伪为之，不可不察也。《宝庆本草折衷》卷一五：羚羊、山羊皆野羊也，类相同而角近似。因钱乙方附阎孝忠论，每置羚羊角，辄得山羊角，兹略申其旨。自羚羊角言之，其色黑泽，其体弯而凝重，其节则密而环绕，其髓则实而不脱。然羚羊以角挂木而宿，故有挂痕，亦多伪为，固宜审也。自山羊角言之，其色浅黑而燥，只一边有节，止绕角根，经久则髓脱落，未闻此角有所治疗也。若夫山羊，体性温补而理风，今人碎其骨与肉，和米曲造酒，不时随量而饮，治瘫痪诸风，胫骨尤胜。《本草品汇精要》卷二四：此亦多伪，不可不察，有獏齿伪佛牙诳俗，以此击之则碎。《太乙仙制本草药性大全·本草精义》卷七：陶隐居以角多节，蹙蹙圆绕者为羚羊；而角极长惟一边有节，节亦疏大者为山羊。山羊，即《尔雅》所谓羱羊也。亦往往摩成痕迹，欺人谋利，不可不察也。其种生川蜀山林，夜宿角每挂树上。猎犬追捕亦多获之。虏人常以货钱，州郡亦每充贡入药。拯病锯角取尖，认弯蹙处有挂痕深入者才真，听人耳边似响声微出者尤妙。或捣末少加蜜服，或凿屑共投水煎。其间往往弯中有磨角成痕处，京师极多。详《本草》及诸家所出，此乃是真羱角，而世多不用，不知其所以然者何也。《增订伪药条辨》卷四：羚羊角羚字古作麢，今省笔作羚。用白兕角及白牛蹄，琢磨伪充。其现切之羚角丝，尤难辨识。按羚羊产梁州、真州各处，商洛诸蛮山中及秦陇西域皆有。角长尺余，有节特起，环绕如人手指握痕，得二十四节者，尤有神力。今多用尖，取其精锐坚刚之力也。宜拣选地道顶尖，磨水取汁，用之尤灵。炳章按：羚羊不独真伪须辨，而镑法亦须改良。吾绍药业有见于斯，民国十四年二月间，嘱余撰浸镑改燥镑理由书，已刊登第十五期《绍兴医药》月刊，兹再摘录于下：考麢羊俗作羚羊属脊椎动物哺乳类，有胎盘类，反刍偶蹄类，羚羊科，形似小鹿，性至灵，故字从鹿从灵。藏器云羚羊有神，夜宿防患，以角挂树不着地，但角弯中深锐紧小，有挂痕者为真，疏慢无痕者非也。按羚羊形虽似鹿，又类山羊，口吻尖锐，面部三角形，耳轮大，眼有光，头上皆有长圆无枝之短角，从眉间伸出，间有曲轮，或略卷曲，或向后钩曲，角基中空，角心如笋，一次脱落，自落者为死角。不再生，毛柔滑而密，色概灰黑或褐黑色，背部与前膊间灰褐色，四肢细长，概黑褐色，尾短蹄小，身瘦狭，体长约四尺。栖于深山，常群栖，性温顺，有深虑，善疾走及跳跃，嗅觉敏锐，具灵异之性。终身爱护其角，故其精神亦

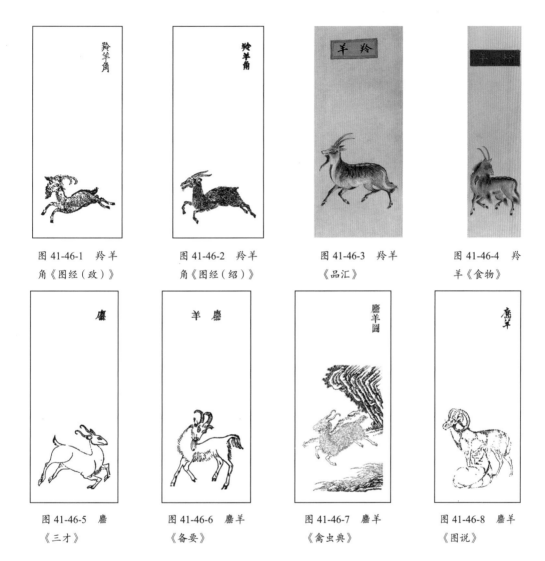

图 41-46-1　羚羊角《图经（政）》　　图 41-46-2　羚羊角《图经（绍）》　　图 41-46-3　羚羊《品汇》　　图 41-46-4　羚羊《食物》

图 41-46-5　麢《三才》　　图 41-46-6　羊麢《备要》　　图 41-46-7　麢羊《禽虫典》　　图 41-46-8　麢羊《图说》

凝聚于角。以角入药，能清热熄风，舒筋解毒，明目透疹，驱邪辟蛊，子痫痉厥，犹为要药。产于亚、美、欧、台湾、安南者，类别有十余种之多。产中国者，如陕西、哈密、外福、化城，新疆奇台县为最佳，巩昌、汉中者次。亦有黑白二种。黑者清肾肝热，白者清肺热熄风。近年以白者为重，故市上仅有白羚羊，黑者多无觅。讵知近年药用渐繁，捕猎殆尽，因而价值日昂。且羚角质性坚硬，刀切不入。我业习俗，以形式相竞，镑片入药，以求雅观。查其镑片之法，先将羚羊水浸七八日，再用滚水泡透。经此手续，化坚为软，则镑之片张阔大，形式虽雅观，然经水浸泡，汁液尽出，性味已失，反增腥臭恶气，治病功能已大半消失。尝考古人修治羚羊之法，先用铁锉锉细，再捣筛极细，更研万匝，入药免刮粘胃肠，使原质不失，效力完固，法良意美。同人等审度，近日人心不齐，一经研末，真伪莫辨，难免以伪乱真，则害人更甚。我同人等本良心之主张，为改革弊害起见，邀集同业行店在会馆集议，述明羚角浸镑弊害原理，经众讨论，金谓不落水燥镑，庶几性味不失，真伪仍可鉴别，为全体所公认。惟燥镑片张虽碎小，主治效能，实较浸镑优胜十倍云。

【修治】《药性粗评》卷四：其角极硬，以铁错于背风处，错下粗屑，更猛捣极细用之。《太乙仙制本草药性大全·本草精义》卷七：凡修事之时，勿令单用，不复有验，须要不拆原对，以绳缚之，将铁错子错之，旋旋取用，勿令犯风，错未尽处须三重纸裹，恐力散也。错得了即单捣，捣尽背风头重筛过，然入药中用之，若更研万匝了，用之更妙，免刮人肠也。

【气味】味咸、苦，微寒，无毒。《绍兴本草》卷一九。味咸、苦、甘，寒，无毒。《宝庆本草折衷》卷一五。味酸、苦，气寒，无毒。入厥阴肝经。《本草纂要》卷一一。

【主治】明目，破毒，利经络。《绍兴本草》卷一九。主明目益阴，去恶血，辟蛊毒，安心气，不魇寐。疗伤寒时气，热在肌肤，温风注毒伏骨，除邪气狂谬。《宝庆本草折衷》卷一五。主明目，益气，起阴，去恶血注下，辟蛊毒恶气不祥，安心气，常不魇寐。疗伤寒时气寒热，热在肌肤，温风注毒伏在骨间，除邪气惊梦狂越，僻谬，及食噎不通。《图经本草药性总论》卷下。治小儿搐搦，散山岚瘴气，下产血冲心，镇梦寐狂越，治一切肝家之症者也。《本草纂要》卷一一。解伤寒寒热在于肌肤，散温风注毒伏于骨肉。安心气，除魇寐惊梦狂越；释邪气，辟蛊毒恶鬼不祥。退小儿卒热发搐惊痫，驱产妇败血冲心烦闷。去恶血注下，治食噎不通。明目益气轻身，强阴健筋坚骨。《太乙仙制本草药性大全·仙制药性》卷七。

【发明】《本草经疏》卷一七：羊，火畜也。而羚羊则属木。《本经》味咸气寒，《别录》苦微寒，无毒。气薄味厚，阳中之阴，降也。入手太阴、少阴，足厥阴经。少阴为君主之官，虚则神明不守，外邪易侵，或蛊毒恶鬼不祥，或邪气魇寐，惊梦狂越僻谬。羚羊性灵能通神灵，逐邪气，心得所养而诸证除矣。其主伤寒时气寒热，热在肌肤，温风注毒伏在骨间者，皆厥阴为病。厥阴为风木之位，风热外邪伤于是经，故见诸证。入肝散邪，则诸证自除。《折肱漫录》卷三：羚羊角相传明目益肝，予因目病，服之殊无效。《医宗必读·本草征要》下：独入厥阴，能伐生生之气。《药镜》卷四：羚羊角清肺热，治乎伤风脏毒，癫痫惊乱。泻肝火，疗乎目痛昏花，气逆噎塞。且理伤寒寒热之不除，抑调产血风之杂症。须知犀角镇心，而心血以凉。羚角镇肝，而肝血不焦。血虚之症，慎勿混用。《本草备要》卷四：羚羊角泻心肝火。苦、咸，微寒。羊属火，而羚羊属木，入足厥阴肝、手太阴少阴肺、心经。目为肝窍，此能清肝，故明目去障。肝主风，其合在筋，此能祛风舒筋，故治惊痫搐搦，骨痛筋挛。肝藏魂，心主神明，此能泻心肝邪热，故治狂越僻谬，梦魇惊骇。肝主血，此能散血，故治瘀滞恶血，血痢肿毒。相火寄于肝胆，在志为怒，《经》曰：大怒则形气绝，而血菀于上。菀，同郁。此能下气降火，故治伤寒伏热，烦懑气逆，食噎不通。羚之性灵，而精在角，故又辟邪而解诸毒。昂按：痘科多用以清肝火，而《本草》不言治痘。出西地。似羊而大，角有节，最坚劲，能碎金刚石与貘骨。夜宿防患，以角挂树而栖。角有挂纹者真。一边有节而疏，乃山驴、山羊，非羚也。多两角，一角者胜。到研极细，或磨用。《本草新编》卷五：羚羊角味咸、苦，气寒，无毒。专走肝经。解伤寒寒热在于肌肤，散湿风注毒伏于骨内，安心气，除魇寐，惊梦狂越，辟邪气，祛恶鬼。小儿惊痫，产妇败血，皆能治之。亦备用以待变者也。羚羊角，不可轻用，宜于治实症，而不宜于治虚症。《顾氏医镜》卷八：羚羊角咸、寒。入肝经。外有二十四节挂痕，内有天生木胎，力抵千牛。须不拆元对，到屑，研极细用，免刮人肠。治筋脉挛急，历节掣痛。羊为火畜，而羚则属木，故角治肝经诸病。肝主风，在合为筋，此能平肝，定风舒筋。又筋脉挛急，燥热所致，此则又咸能入血，寒能除热。散产后恶血，冲心烦闷。有去恶血，下逆气之功。癫痫狂乱均收，惊邪梦魇皆宜。癫痫狂乱，有因惊而得者。魂者，肝之神也。发病则为惊骇，为梦魇，此能平肝安魂，故悉主之。定疝痛而消瘰疬，皆赖其入肝，降热舒筋之功。辟邪恶而解诸毒。性灵，而筋骨之精在角故也。治目昏而退翳，清肝热也。壮筋骨而起阴。热则骨消筋缓，咸寒入下焦除热，则筋骨强而阴自起。能除时疾瘰气寒热，辟邪解毒清热之功。可医热闷血痢噎塞。治热闷者，清热安魂也。治血痢者，凉血解毒也。治噎塞者，下气除热也。独入厥阴清热，平肝定风，舒筋安魂，散血下气，辟邪解毒之要药。肝经无热者，勿用。《本经逢原》卷四：诸角皆能入肝散血解毒，而犀角为之首推，以其专食百草之毒，兼走阳明，力能祛之外出也。故痘疮之血热毒盛者，为之必需。若痘疮之毒并在气分，而正面稠密不能起发者，又须羚羊角以分解其势，使恶血流于他处，此非犀角之所能。人但知羚羊角能消目翳，定惊痫而散痘疮恶血之功人所共昧。羖羊角治青盲目暗与羚羊角不殊，而辟除邪魅蛊毒亦相仿佛，惜乎从未之闻。惟消乳癖丹方用之。白羯羊角亦能消乳癖，而方家每用琉璃角灯磁盘刮取薄屑，置胸中候脆，杵细，酒服方寸匙，屡效。专取宿腐之味，以消陈积之垢也。其鹿角刮屑，善消虚人乳肿，未溃即消，已溃即敛，即《本经》主下恶血之治。龙角治神魂不宁，功用与龙齿略同。《千金方》中有齿角并用者。牛角专主闭血、血崩，牛之一身惟此无用。而《本经》特为采录，《千金》尤为崩漏要药，可见天地间无弃物也。《本草经解要》卷四：气寒，味咸，无毒。主明目，益气，起阴，去恶血注下，辟蛊毒恶鬼不祥，常不魇寐。羚羊角气寒，禀天冬寒之水气，入足少阴肾经。味咸无毒，得地北方之水味，入足太阳寒水膀胱经。气味俱降，阴也。膀胱经起于目内眦，气寒可以清火，火清则水足而目明矣。益气者，咸寒益肾气之不足也。起阴者，咸寒益肾，肾足则宗筋强也。味咸则破血，气寒则清热，故主恶血注下也。蛊毒，湿热之毒也，咸寒可清湿热，所以主之。羚羊性灵通神，故辟恶鬼不祥。咸寒益肾，肾水足，则精明，所以常不魇寐也。《医林纂要探源》卷三：羚羊，甘、辛，热。出华山以西，秦陇汉中山中，居深林岩石间，走险如履平地。食百毒草，两角长锐而曲，挂树夜宿以远害，独角者最难得。角：苦，咸，寒。精亦在角。然肉甘辛热而角苦咸寒者，《易》云晋其角，又云羝其角。角上之穷，物穷则反也。角有挂木痕。然牦牛者可混犀，山羊、山驴者亦可混此，以皆有肿节，但较疏耳。究竟真者莹洁细好，纹如旋螺，非可及也。又此能碎金钢石及獏骨，火锐之至，无坚不破。如羊角，亦能消铜铁，羊固属火，羊尤火之精。夜常挂木，木，火之母也。补心宁神，宣布血脉，无坚不软，无瘀不行，兼平君相二火，降已亡之阳，除邪妄之热，成光明之治。《伤寒温疫条辨》卷六：羚羊角磨汁。味苦咸，性寒。入肝，并入心、肺。疗风寒热在肌肤，温毒伏在骨间，惊梦狂越，魂魄不安，男女猝热擿搦，产妇败血攻冲，清心凉肝，舒筋明目。磨汁消怒菀于上，烧灰主食噎不通。《本事方》羚羊角散治妊娠中风，涎潮僵仆，口噤擿掣，名子痫。羚羊角磨汁，入当归、茯神、黑枣仁、薏仁一钱，杏仁、防风、独活、川芎六分，木香磨汁，入甘草三分，姜煎。《神农本草经读》卷三：羚羊角，气寒，味咸，无毒。入肾与膀胱二经。主明目者，咸寒以补水，水足则目明也。益气者，水能化气也。起阴者，阴器为宗筋而属肝，肝为木，木得烈日而萎，得雨露而挺也。味咸则破血，故主去恶血。气寒则清热，故止注下也。蛊毒为湿热之毒也，咸寒可以除之。辟恶鬼不祥、常不梦魇寐者，夸其灵异通神之妙也。《本草求原》卷二〇：羚羊属木。角则骨之余、肾之坚气也。《经》曰：肾在体为骨，在气为坚。气寒，味咸，入肾、膀胱。无毒。是具体于肾，致用于肝，故明目，肝血少，则目暗翳障；水足，则肝血充。益气，《经》曰：一阴为独使。水足而肝行其化，则气充。起阴，阴器为宗筋，属肝木。木得烈日而萎，得雨露而挺也。去恶血注下，肝藏血，肝热则瘀滞下注，疝痛、毒痢、疮肿、瘰疬；咸破血，寒清热也。辟蛊毒，湿热成毒，咸寒除之。除邪气、恶鬼、魇寐、卒死，羚羊灵异通神之功。去风、舒筋，治惊痫、中风、子痫、擿搦拘挛、历节痛，肝主风，主筋，热生风则挛痛，咸寒舒之。安神魂，定惊狂、肝热则魂越。怒气烦闷、气逆噎塞、寒热，相火寄于肝胆，在气为怒，病则诸症并见。俱为末水下。去瘀生新，止汗，消水，催生下胎，热痢，赤丹，赤斑，痒甚则杀人，俱磨酒或水下。恶疮、溪毒。散血清热之功。《存存斋医话稿》卷一：羚羊角与犀牛角，皆为清凉剂。但犀角兼有强心作用，羚羊兼有镇痉作用。故高热而脉搏细数或促数者宜犀角，高热而四肢擿搦者宜羚羊。古人认犀角为心药，羚羊为肝药者以此。《本草衍句》：羚羊角补心宁神，宣布血脉。无坚不软，无瘀不行。兼平君相二火，端入厥阴肝经。降已亡之阳，除邪妄之热。目为肝窍，能清肝明目去障。肝为风脏，能祛风擿搦痫惊。治子痫痉疾。其合在筋，故舒筋脉挛急，历节掣疼。其神为魂，故安惊梦狂越，恶鬼不祥。所藏在血，能散瘀血，下注毒痢疝疼。在志为怒，能降烦满，气逆噎塞不通。热甚则风生，寒能除热散邪。苦降走下焦，咸能起阴益气。得钩藤息肝风。

【附方】《药性粗评》卷四：中热昏闷。凡患时气热毒，及中暑昏闷。羚羊角末水调下方寸匕，极效。或用蜜调服亦可。中风筋挛。以羚羊角和水磨汁，傅挛处佳。

《太乙仙制本草药性大全·仙制药性》卷七：治噎。角屑不拘多少，自为末，服方寸匕，亦可以角摩噎上良。○疗产后心闷不识人，汗出。烧末，以东流水服方寸匕差。

《本草汇言》卷一八：治肝虚内热，时惊悸，时梦魇，时狂怒，时擿搦。或大人中风、小儿惊风及五痫癫痫，人事狐惑，一切心神失灵，肝神昏乱诸证。用真羚羊角白汤磨汁半盏，以半夏、当归、防风、天麻、茯苓、枣仁、人参、白术、钩藤各三钱，水煎一钟，和角汁服立安。小儿减十分之七。《方脉正宗》。○治伤寒时气，寒热伏热，汗吐下后余热不退，或心惊狂动，烦乱不宁；或谵语无伦，人情颠倒，脉仍数急，迁延不愈。用羚羊角磨汁半盏，以甘草、灯心各一钱，煎汤和服。○治肝经风热内盛，目昏翳障。用羚羊角磨汁半盏，以草决明、黑山栀、薄荷叶、防风、黄芩、葳蕤、甘菊花各二钱，煎汤和服。《续青囊》。○治血虚筋脉挛急，或历节掣痛。用羚羊角磨汁半盏，以金银花一两五钱，煎汤一碗和服。○治产后血气不和，或失血过多，形神憔悴，或淋沥不净，时止时来。用羚羊角磨汁半盏，以当归三钱，怀熟地二钱，白芍药一钱五分，川芎一钱，煎汤和服。《济阴全书》。○治时行毒痢下血不止。用羚羊角磨汁半盏，以阿胶二钱，白芍药一钱五分，川黄连一钱，甘草五分，煎汤和服。○治痘瘄后余毒未清，随处痈肿。用羚羊角磨汁半盏，以黄耆、金银花各二两，煎汤和服。张仰垣方。

肉

【气味】味甘，平，无毒。《药性全备食物本草》卷二。

【主治】主蛇蛟恶疮。又治筋骨急强，中风，和五味子炒，投酒中，经宿饮之。及冷劳，山岚疟痢，妇人赤白下。此肉肥软益人，其肠藏热，不宜多食。《宝庆本草折衷》卷一五。肥软益人，兼主冷劳，山岚疟痢，妇人赤白带下。《药性全备食物本草》卷二。

【发明】《太乙仙制本草药性大全·仙制药性》卷七：和五味子同炒投酒，能逐中风证筋骨急强。南人食之免致蛇啮。

兽部第四十二卷

兽之三　鼠类15种

鼹鼠《别录》

【集解】《本草衍义》卷一六：鼹鼠，鼢鼠也。其毛色如鼠，今京畿田中甚多。脚绝短，但能行，尾长寸许，目极小，项尤短。兼易掘取，或安竹弓射之，用以饲鹰。陶不合更引：今诸山林中，大如水牛，形似猪，灰赤色者也。设使是鼠，则孰能见其溺精成鼠也。陶如此轻信，但真醇之士，不以无稽之言为妄矣。今《经》云在土中行，则鼢鼠无疑。《通志·昆虫草木略》卷七六：鼹鼠，曰隐鼠，曰鼢鼠。形类鼠而肥，多膏，黑色，无尾，长鼻，常穿耕地中行，旱岁则为田害。

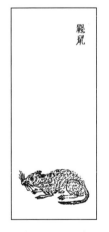

图 42-1-1　鼹鼠
《图经（政）》

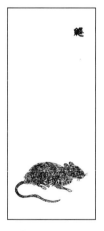

图 42-1-2　鼹
《图经（绍）》

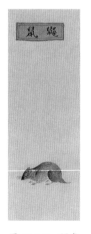

图 42-1-3　鼹鼠
《品汇》

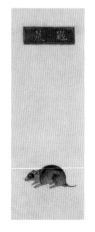

图 42-1-4　鼹鼠
《雷公》

肉

【气味】味咸，微寒，无毒。《绍兴本草》卷一九。

【主治】主痈疽，诸瘘蚀恶疮，阴烂疮。鼺鼠，主堕胎易产。《食物本草》卷四。主痈疽痔瘘疮疥神效，摩恶疮阴烂疮殊功。《太乙仙制本草药性大全·仙制药性》卷七。主骨蒸劳极，四肢羸瘦，小儿疳瘦，杀虫。去其骨，以酒熬，入药中用。《本草发明》卷六。和血脉，散风热积滞痈毒。同五味食，去风肿，杀虫。《食物辑要》卷四。

膏

【主治】治疽瘘及汤火疮，以腊日者取膏熬涂之，而未闻服饵也。《绍兴本草》卷一九。

【发明】《本草发明》卷六：疗汤火疮。腊月取活鼠，以酒煎为膏，灭瘢疵极良。

粪

【主治】蛇虺螫伤，肿痛，研末，猪脂调涂。《本草医旨·食物类》卷四。

隐鼠《本草拾遗》

【集解】姚氏《食物本草》卷一四：陶弘景曰：诸山林中，有兽大如水牛，形似猪，灰赤色，下脚似象，胸前尾上皆白，有力而钝，名曰隐鼠。人取食之，肉亦似牛，多以作脯，乃云是鼠王。其精溺一滴落地，辄成一鼠，灾年则多出也。陈藏器曰：此是兽类，非鼠之俦。大如牛而前脚短，皮入秋瞀用。《庄子》所谓鼹鼠饮河，不过满腹者。陶言是鼠王，精溺成鼠，遍访山人无其说，亦不能土中行。此乃妄传，陶误信尔。苏颂曰：隐鼠出沧州及胡中。似牛而鼠首黑足，大者千斤。多伏于水，又能堰水放沫。彼人食其肉。○李时珍曰：按《异物志》云：隐鼠头脚似鼠，口锐苍色，大如水牛而畏狗。见则主水灾。《晋书》云：宣城郡出隐鼠，大如牛，形似鼠，脚类象而驴蹄。毛灰赤色，胸前尾上白色。有力而钝。《金楼子》云：晋宁县境出大鼠，状如牛，土人谓之偃牛。时出山游，毛落田间，悉成小鼠，苗稼尽耗。《梁书》云：倭国有山鼠如牛，又有大蛇能吞之。据此，则隐鼠非无，而陶说有本，诸家辟之太甚者，未深究耳。又《尔雅》云：隐鼠一名鼹，身似鼠而马蹄，长须而贼，一岁千斤，秦人谓之小驴者，即此物也。《本草医旨·食物类》卷四：隐鼠名鼹鼠。出沧州及胡中，似牛而鼠首黑足，大者千斤，多伏于水，又能堰水放沫。彼人食其肉。

肉

【气味】味甘，平，无毒。姚氏《食物本草》卷一四。

【主治】补脾。姚氏《食物本草》卷一四。

膏

【主治】治一切痔瘘恶疮肿毒。姚氏《食物本草》卷一四。

鼮鼠《本草纲目》

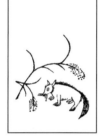

图 42-3-1 鼮鼠
《备要》

【集解】姚氏《食物本草》卷一四：李时珍曰，鼮鼠处处有之，居土穴、树孔中。形大于鼠，头似兔，尾有毛，青黄色。善鸣，能人立，交前两足而舞。好食粟、豆，与鼠俱为田害。小居田，而鼮大居山也。范成大云：宾州鼮鼠好食山豆根，故食之可治咽喉热症。《本草医旨·食物类》卷四：鼮鼠名硕鼠，似鼠而大也。居土穴、树孔中，形大于鼠，头似兔，尾有毛，青黄色，善鸣。《医林纂要探源》卷三：缺唇八窍，似兔，色纯白，亦有杂黄者，耳长目赤。雌常舐其雄。可家畜，生子不令人见，或亦如兔之从口出软。养阴除热，功用似兔。

肉

【气味】味甘，平，无毒。姚氏《食物本草》卷一四。甘、咸，平。《医林纂要探源》卷三。

【主治】治咽喉痹痛，一切热气，含口中咽汁，神效。姚氏《食物本草》卷一四。养阴除热，功用似兔。《医林纂要探源》卷三。

肚

【气味】味甘，平，无毒。《本草医旨·食物类》卷四。甘，寒。《得配本草》卷九。

【主治】治咽喉痹痛，一切热气，研末含咽，神效。《本草医旨·食物类》卷四。

伏翼《本经》

【释名】神鼠《药性要略大全》、翼鼠《太乙仙制本草药性大全》。

【集解】《通志·昆虫草木略》卷七六：《尔雅》曰服翼。今亦谓之蝙蝠。鼠所化，故又名仙鼠。《本草元命苞》卷七：伏翼，一名蝙蝠。○生太山山谷，及人家屋间。立夏后采取，阴干。

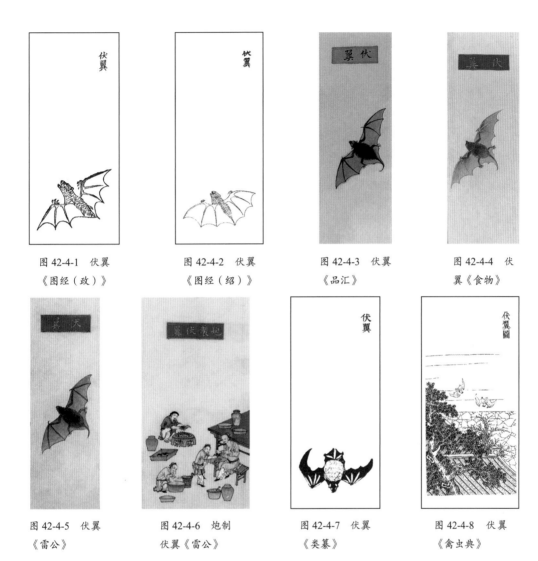

图 42-4-1　伏翼　　　　图 42-4-2　伏翼　　　　图 42-4-3　伏翼　　　　图 42-4-4　伏
《图经（政）》　　　　《图经（绍）》　　　　《品汇》　　　　　　翼《食物》

图 42-4-5　伏翼　　　　图 42-4-6　炮制　　　　图 42-4-7　伏翼　　　　图 42-4-8　伏翼
《雷公》　　　　　　伏翼《雷公》　　　　《类纂》　　　　　　《禽虫典》

如鸠大，食之肥健。《**本草蒙筌**》卷一一：原名蝙蝠，古寺多生。昼伏夜飞，改称伏翼。雌雄交感，胎孕成形。因头重集则倒悬，能伏气冬月不食。形大一斤者为美，色白如雪者更优。因能伏气故多寿而白，人服之亦期寿之同也。灰色甚多，未可服食。

伏翼

【修治】《**太乙仙制本草药性大全·仙制药性**》卷七：凡使要重一斤者方采之。每修事先拭去肉上毛，去爪、肠，即留翅并肉，脚及嘴，然后用酒浸一宿取出，用黄精自然汁涂之，架文火上烘干方用。每修事重一斤一个，用黄精自然汁五两为度。

【气味】味咸，性平，无毒。《**本草元命苞**》卷七。味咸，气平，无毒。一云微热，有毒。《**太乙仙制本草药性大全·仙制药性**》卷七。

【主治】主目瞑痒痛；利水道五淋。明目，夜视有精光；喜乐，媚好无忧思。

《本草元命苞》卷七。可以治久嗽，可以健小儿。《药性粗评》卷四。逐五淋而利水道，明双目以拨瞖云。久服延年无忧，令人喜乐媚好。《太乙仙制本草药性大全·仙制药性》卷七。

【发明】《绍兴本草》卷一九：伏翼乃蝙蝠也。《本经》虽具性味、主治，但罕入于方。《本经》云咸，平，无毒。《药性论》云有毒。此物虽不致毒人，但食之而中气不得为不恶矣，当作有小毒是也。又目及胆、脑、血，而注亦具主治，悉未闻验据。唯屎名夜明沙，近世诸方亦间用之，即非专起疾之物。后条又有天鼠屎，虽主治颇异，固非两物，只蝙蝠屎是也。《本草新编》卷五：白蝙蝠不可得，粤西有红蝙蝠，古人取之以作媚药。盖白者延龄，而红者反助火也，助火必至动火，火动必至精泄。然则红蝙蝠，终非益人之物也。或问：蝙蝠安得白者用之，即红蝙蝠亦难得，不识灰色者，可权用以修合药饵乎？夫蝙蝠岁久，则得至阴之气。彼灰色者，不过数十年之物耳，何可合药。倘腹下色红，则有百岁之久矣，亦可用之，然终不如红者更奇，而白者更神也。或疑伏翼非长生之药，即色白是千岁之物，无益于补剂，何足取重？远公注《本草》，故将举世所绝无者，特神奇其说，恐不可信也，曰：白蝙蝠之可以延年，乃吾师传铎自服之方，余泄之以示世也。夫伏翼得至阴之气，活数百年而不死，其常也。凡物长年者，皆服之延龄，如龟鹿之类，非耶，何独于伏翼疑之。况伏翼至羽毛皆白，自是千岁之物，配以药品，自可难老，此理之所必然也。况色白者不可得，而色红者粤西实有，古人曾取之为媚药，是补阳之明验也。红者既可以补阳，岂白者独不可以补阴乎。余注《本草》，何品不可出奇，而必取伏翼以神其说哉。虽然白蝙蝠之方，吾师传铎自服，余自信之，正不必人之尽信也。《神农本草经百种录》：凡有翼能飞之物，夜则目盲。伏翼又名天鼠，即鼠类也，故日出则目瞑而藏，日入则目明而出，乃得阴气之精者也。肝属厥阴，而开窍于目，故资其气以养肝血，而济目力，感应之理也。物有殊能，必有殊气，皆可类推。

【附方】《药性粗评》卷四：消内瘘。伏翼煅过存性，每服一钱匕，温酒调服。

《太乙仙制本草药性大全·仙制药性》卷七：治小儿生十余月后，母又有妊，令儿精神不爽，身体萎瘁，名为魃病。用伏翼烧灰，细研，粥饮调下半钱，日四五服。炙令香，令极熟，嚼之哺儿亦效。○治久咳嗽上气十年、二十年，诸药治不差。蝙蝠除翅、足，烧令焦末，饮服之。

夜明砂（即粪）

【气味】味辛、咸，气寒，无毒。《药性要略大全》卷一○。味辛，寒，无毒。《食物本草》卷三。

【主治】疗瘰疬。《本草元命苞》卷七。烧灰，酒服方寸匕，主子死腹中。又小儿无辜，熬捣为散，任意拌饭并吃食与吃。《本草集要》卷六。主面痈肿，皮肤洗洗时痛，腹中血气，破寒热积聚，除惊悸，去面黑皯。○又治疳。《食物本草》卷三。

主五淋。治目昏流泪。亦治痔疟，治面痈肿，肢节皮肤时痛，腹中血气，破寒热积聚，止惊悸。又治耳聋。《药性要略大全》卷一〇。

【发明】《本草述》卷三〇：此种用之治目盲障翳，是固如希雍所云，以气类相从也。唯是疗小儿疳证方，论中云以下胎毒。若然，则《本经》谓其治腹中血气，破寒热积聚，固有与疳证关切者矣。第行腹中血气，破其寒热积聚，何以独取兹物也？盖兹物之命名，原有分晓，蚊蚋之遇夜而出者，其眼固夜明也。明于夜，而入于天鼠之腹，仍不消化，是则有遇阴翳而能破除，由血化而致气化，初不为血气之阴邪所转者，此先圣察物之精，俾其应证而投，有如斯也。《本草备要》卷四：肝经血分药，活血消积。治目盲障翳，加石决明、猪肝煎，名决明夜灵散，治鸡盲眼。疟魃音奇，小儿鬼。惊疳，蝙蝠及矢，并治惊疳疟魃痛厥阴之病。血气腹痛。《经疏》曰：辛能散内外滞气，寒能除血热气壅。明目之外，余皆可略。吴鹤皋曰：古人每用虻虫、水蛭治血积，以其善吮血耳。若天鼠矢，乃食蚊而化者也，当亦可以攻血积。《本草》称其下死胎，则其能攻血块也何疑？同鳖甲烧烟辟蚊。蝙蝠矢也。食蚊，砂皆蚊眼，故治目疾。淘净焙用。恶白微、白敛。《本草新编》卷五：白者第一，红者次之，灰色者不可用。逐五淋，利水道，明双目，拨翳膜。久服延年无忧，令人善乐媚好。用血点眼，夜视有光。夜明砂，即蝙蝠粪，炒酒服下，可下死胎。蝙蝠得白者，入之补气血之药，可延年至百岁外，无如不可得也。我志之于书者，实闻之岐天师之秘传也。《医林纂要探源》卷三：夜飞食蚊，蚊目不化，取屎淘于流水，其细沙存者，即是也。蚊目，固夜明者。补心肝血分，蚊，固吮血之虫。主养阴明目。治目盲，障翳，雀盲。兼能行血去瘀，治鬼疟，定惊痫。催生，下死胎，以其咸能软坚，辛能行气。且蝙蝠乳而产最易也。鬼，阴物，夜出，此亦然，故取其意。要之气血和而不滞，则疟愈矣。《本草求真》卷七：夜明沙入肝活血明目。夜明沙专入肝。即名天鼠屎也。其屎因食蚊虫而化，蚊虫善食人血，是即蚊虫之眼。故能入肝经血分活血，为治目盲障翳之圣药。肝之窍在目。凡人目生障翳，多缘肝有血积，以致上攻于目，其或见为惊疳疟魃，血气腹痛，得此辛以散邪，寒以胜热，则血自活，而病无不可愈。本草称下死胎。以其蚊善食血。吴鹤皋曰：古人每用虻虫、水蛭治血积，以其善吃人血故耳。故即可以食血者，治其血耳。加石决明、猪肝煎，名决明夜灵散。治鸡盲眼。并能烧烟辟蚊。同鳖甲烧。是即以蚊治蚊之意，淘净焙用。恶白薇、白敛。

【附方】《太乙仙制本草药性大全·仙制药性》卷七：下胎孕已死腹中。烧灰酒服。治瘰疬延生颈上。炒过酒调。治小儿无辜。捣散少拌饭食。治五疟。夜明砂捣为散，每服一大钱，冷茶调下立差。

脑

【主治】李氏蝠脑丸中用之。治痈疽内陷，服之能令毒不攻心。《本草纲目拾遗》卷九。

血

【主治】取血滴目，令人夜中见物。《本草集要》卷六。

黄鼠《饮膳正要》　　【校正】时珍云出"《纲目》"，今据《饮膳正要》改。

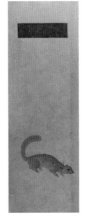
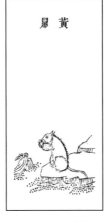

图 42-5-1　黄鼠　　图 42-5-2　黄鼠　　图 42-5-3　黄鼠
《饮膳》　　　　　《食物》　　　　　《备要》

【集解】《上医本草》卷四：《百感录》云，西北有兽类黄鼠，短喙无目，性狡善听，闻人足音辄逃匿，不可卒得。土人呼为瞎撞，亦黄鼠类也。

姚氏《食物本草》卷一四：李时珍曰，黄鼠出太原，大同，延、绥及沙漠诸地皆有之，辽人尤为珍贵。状类大鼠，黄色而足短。善走，极肥。穴居有土窖如床榻之状者，则牝牡所居之处。晴暖则出坐穴口，见人则交其前足，拱而如揖，乃窜入穴。

【气味】味甘，平，无毒。多食发疮。《饮膳正要》卷三。

【主治】润肺生津。○入膏药，解毒止痛。《食物辑要》卷四。

土拨鼠《本草拾遗》

【释名】塔剌不花《饮膳正要》。

【集解】《饮膳正要》卷三：生山后草泽中，北人掘取以食，虽肥，煮则无油，汤无味，多食难克化，微动气。姚氏《食物本草》卷一四：土拨鼠，蒙古人称为答剌不花。生西番山泽间，穴土为居。形如獭，夷人掘取食之。

肉

【气味】味甘，无毒。《饮膳正要》卷三。味甘，平，无毒。《食物辑要》卷四。

【主治】主野鸡瘘疮，煮食之宜人。《饮膳正要》卷三。

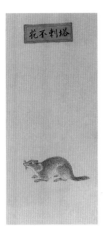

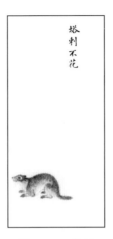

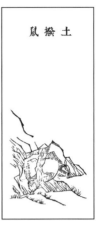

图 42-6-1 塔剌　　图 42-6-2 塔剌　　图 42-6-3 塔剌　　图 42-6-4 土拨
不花《饮膳》　　　不花《品汇》　　　不花《草木状》　　　鼠《备要》

头骨

【主治】去下颊肉，令齿全。治小儿无睡，悬之头边，即令得睡。《饮膳正要》卷三。

皮

【主治】作番皮，不湿透，甚暖。《饮膳正要》卷三。

松鼠《医林纂要探源》

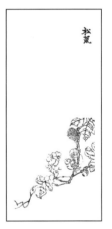

图 42-7-1 松鼠
《图说》

【集解】《医林纂要探源》卷三：似家鼠而头圆，茸尾，又名栗鼠。居树上，轻捷如飞，食楮栗诸果及虫豸。能擒啮家鼠。中原者形小毛浅。北方胡貉中者，形大毛深，即貂也。

【气味】甘、咸，平。《医林纂要探源》卷三。

【主治】杀疳治瘘，消瓜果积。《医林纂要探源》卷三。

鼺鼠《本经》

【释名】飞狐、飞虎《医林纂要探源》。

【集解】《本草衍义》卷一六：毛赤黑色，长尾，人捕得，取皮为暖帽。但向下飞则可，亦不能致远。今关西山中甚有，毛极密，人谓之飞生者是也。《通志·昆虫草木略》卷七六：鼺鼠，《尔

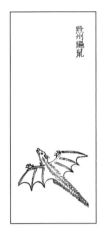

图 42-8-1　黔州鼺鼠《图经（政）》

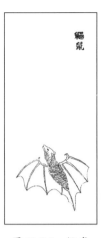

图 42-8-2　鼺鼠《图经（绍）》

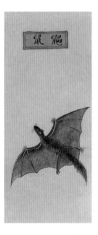

图 42-8-3　鼺鼠《品汇》

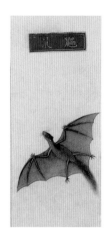

图 42-8-4　鼺鼠《雷公》

雅》曰夷由。似蝙蝠而大，翅尾长三尺许，背上苍艾色，短爪，长飞且乳，故又名飞生。声如人呼，食火烟，能从高赴下，不能从下升高。**《太乙仙制本草药性大全·本草精义》卷七**：鼺鼠，一名飞生。出山都平谷，即飞生鸟也。今湖岭间山中多有之。状如蝙蝠，大如鸥鸢，毛紫色阔，夜行飞生，南人见之，多以为怪。

【气味】味咸，气微温。《太乙仙制本草药性大全·仙制药性》卷七。

【主治】主堕胎，令易产。临产带之，或烧末，临时饮服。《本草集要》卷六。

【发明】《太乙仙制本草药性大全·仙制药性》卷七：主堕胎，令儿易产，手持效，煮服亦生。补注：难产，取皮毛与产妇临盆持之，令儿易生。此但云执之，而《小品方》乃入服药方，取飞生一枚，槐子、故弩箭羽各十四枚合捣丸桐子大，以酒服二丸，令易产也。

寒号虫《开宝本草》

【集解】《本草元命苞》卷八：出北地河东州郡。云寒号虫，粪黑如铁，其形四足，两翅，不能飞远，为虫，所以不入禽部，故于虫条立名。**《本草原始》卷一〇**：今五台山甚多。其状如小鸡，四足，有肉翅，夏月毛盛，冬月裸体，昼夜鸣叫，故曰寒号。郭璞云：鹖鴠，夜鸣求旦之鸟。《月令》云仲冬曷旦不鸣，盖冬至阳生渐暖故也。其屎名五灵脂者，谓状如凝脂，而受五行之灵气也。**《本草乘雅半偈》帙九**：一名鹖鴠。生北地极寒处，五台山中最多。状似小鸡，肉翅四足，夏月毛羽五采，自鸣曰：凤凰不如我。初冬毛羽脱落，䅳形如雏，忍冬而号，夜鸣曰：来朝造个窠。旦鸣曰：得过且过，日出暖和。趋势附炎，暂假冠裳，不得不自先喝彩。附炎未几，冷落遂至，如此自道，恰象审时，恰象知止。《月令》云：仲冬鹖鴠不鸣，夜不号矣。故寒号而阴剥，号息而阳复，夜号以待日出之为旦也。餐以柏实，先冬噆集，穴居南向；餐已而遗，遗已而餐，转展化道，形

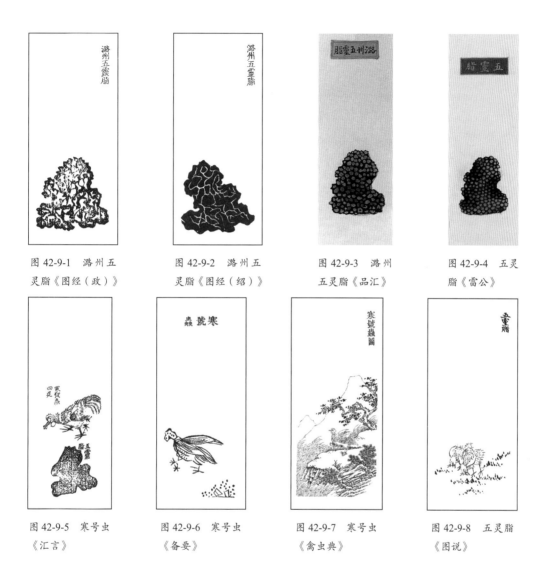

图 42-9-1　潞州五
灵脂《图经（政）》

图 42-9-2　潞州五
灵脂《图经（绍）》

图 42-9-3　潞州
五灵脂《品汇》

图 42-9-4　五灵
脂《雷公》

图 42-9-5　寒号虫
《汇言》

图 42-9-6　寒号虫
《备要》

图 42-9-7　寒号虫
《禽虫典》

图 42-9-8　五灵脂
《图说》

若凝脂，气甚臊恶。餐以柏实，何等芳洁。遗复可餐，何等本分。《本草纲目拾遗·正误》：鹖鴠
十月毛落，而寒号忍冻，冬聚柏实食之，又自食其遗，遗而复食，故其矢为五灵脂。此东璧所未
详者。

五灵脂（寒号虫粪）

【修治】《药性粗评》卷四：采得以酒研，飞炼，令砂石去尽，收贮听用。《本草原始》卷
一〇：五灵脂系寒号虫屎，其屎恒集一处，气甚臊恶，粒大如豆。采之有如糊者，有粘块如糖
者，其色如铁。凡用以糖心润泽者为上。去砂石，研为细末，以酒飞过，晒干用。《本草汇言》
卷一八：用水和，捻去砂石，再用酒浸，飞去砂土，晒干收用。

【气味】味甘、苦，温，有毒。《绍兴本草》卷一九。味甘，温，无毒。《图经本草药性总论》卷下。

【主治】主疗心腹冷气，小儿五疳，辟疫，治肠风，通利气脉，女子月闭。《汤液本草》卷六。五灵脂甘温无毒；行经血最有奇效。主心腹，冷气攻冲疼痛；辟温疫，风湿骨节烦疼。疗肠风，通利气脉；破月闭，兼止血崩。治产妇血晕，昏迷不省；止丈夫吐逆，粥饮难停。《本草元命苞》卷八。生则行血，炒则止血。先以酒研，淘去沙石方可入药。即寒蛩粪也。治崩漏，理血气之刺痛，通闭经，治肠风冷气。《药性要略大全》卷一〇。疗心腹冷气，通利气脉，辟疫。治女科行血宜生，止血须炒。通经闭，及治经行不止；去心疼，并疗血气刺痛。驱血痢肠风，逐心腹冷气。定产妇血晕，除小儿疳蛔。《太乙仙制本草药性大全·仙制药性》卷八。

【发明】《本草衍义》卷一七：五灵脂行经血有功，不能生血。尝有人病眼中翳，往来不定，如此乃是血所病也。盖心生血，肝藏血，肝受血则能视，目病不治血为背理。此物入肝最速。〇又有人被毒蛇所伤，良久之间已昏困，有老僧以酒调药二钱灌之，遂苏。及以药澤涂咬处，良久复灌二钱，其苦皆去。问之，乃五灵脂一两，雄黄半两，同为末，止此耳。后有中毒者用之，无不验。此药虽不甚贵，然亦多有伪者。《宝庆本草折衷》卷一七：《局方》来复丹用五灵脂，注云须五台山者。此山在潞州至北之地，所出五灵脂，辛烈芬郁，如乌豆及鼠屎状，亦有停积如没药块者。《琐碎录》谓独研五灵脂，但量多少，以麻油滴之则研成细末矣。《本草经疏》卷二二：寒号虫，畏寒喜暖，故其粪亦温，味甘而无毒。气味俱厚，阴中之阴，降也。入足厥阴、手少阴经。性专行血，故主女子血闭。味甘而温，故疗心腹冷气及通利气脉也。其主小儿五疳者，以其亦能消化水谷。治肠风者，取其行肠胃之瘀滞也。凡心胸血气刺痛，妇人产后少腹儿枕块诸痛，及痰挟血成窠囊，血凝齿痛诸证，所必须之药。〇同泽兰、牛膝、益母草、延胡索、牡丹皮、红花、赤芍药、山查、生地黄，治产后恶露不净，腹中作疼。加桃仁其效更速，勿过剂。同番降香、红曲、川通草、红花、延胡索、韭菜、童便，治胃脘瘀血作痛。同木香、乌药，治周身血气刺痛。

《本草汇言》卷一八：散血行瘀，止痛化积，李时珍为妇科产后百证之要药也。沈孔庭曰：此虫畏寒喜暖，性专散血行瘀，故《开宝》方治妇人血闭胀闷，血瘀胀痛，血逆作呕，血瘕成劳，或血滞作寒热等证。〇又古方谓五灵脂治崩中，实非止血之药，乃去风之剂。风，动物也。冲任经虚，被风伤袭营血，以致崩中暴下，与荆芥、防风治崩义同，此说是矣，而犹未尽也。又肝血虚滞，亦自生风，能使血动而崩，又不待外风伤袭也。如陈士良方用参、耆、熟地、炮姜，少和五灵脂而治血崩，盖谓肝虚生风而血脱也。善斯业者，当悟古人识见如此，不可执一论也。《医宗必读·本草征要》下：性极膻恶，脾胃虚薄者不能胜也。《景岳全书》卷四九：五灵脂味苦，气辛。善走厥阴，乃血中之气药也。大能行血行气，逐瘀止痛，凡男子女人有血中气逆而腹胁刺痛，或女人经水不通，产后血滞，男子疝气，肠风血痢，冷气恶气，心腹诸痛，身体血痹，胁肋筋骨疼痛，其效甚捷。若女人血崩经水过多，赤带不止，宜半炒半生，酒调服之。亦治小儿气逆癫痫，杀虫毒，解药毒，行气极速。但此物气味俱厚，辛膻难当，善逐有余之滞，凡血气不足者，服之大损真气，亦善动吐，所当避也。**《本草汇笺》卷八**：五灵脂聚于土中，结如凝脂，受五行之灵气而成。味苦如胆，苦寒泻火，生用行血，而不推荡，非若大黄之力迅而不守，以此通利血脉，使浊阴有归下之功。其色黑如铁，凡血遇黑则止。炒用以理诸失血证，令血自归经而不妄行。因味苦气膻，入肝最捷。

《本草述》卷三〇：五灵脂能杀虫，一医按治蛔厥者云，虫不尽，用灵脂而全愈。盖虫虽成于湿热，然生于风木，特木从土化耳。张子和之言是也。湿热则气凝血滞，而风木乃从湿土以化，灵脂之通气胀而行血络，此所以除风眚，能杀虫也。**《本草汇》卷一七**：五灵脂入肝最速，引经有功。不能生血，而主行血散血和血，故治女科为专。生者行血，炒熟止血。凡痛症，若因血滞者，下咽如神。女人血病，百药不效者，立可奏功。亦神药也。若病属血虚无瘀者，不可用。**《本草新编》卷五**：功专生血止血，通经闭，又治经行不止，去心疼，并疗血气刺疼，祛血痢肠风，逐心腹冷气，定产妇血晕，除小儿疳蛔，善杀虫，又止虫牙之痛。药笼中亦不可缺也。**《医林纂要探源》卷三**：此屎色黑，有脂润，气甚臊恶。然能补心缓肝，和血通脉者，意以其物耐寒，冬虽无毛，不至禁痼凝涩以死，其血脉常流通，阳气内全，故严寒不能伤炔。其粪之臊恶而滋润，虽藏久外干，中犹濡粘如脂，是则阳气之蕴郁而通，色黑故入血分，主血病。生用则咸多，能渗能行。熟用则甘多，能缓能止。宜炒令烟尽，研末，酒飞过，去沙石。主治血痹血积，血痢肠风，崩中暴下。又治心腹血气诸痛，定惊去痫，和冲任之脉。此皆补心缓肝之用。而或以为去风之药，则不然矣。又能杀虫，去蛇蝎咬伤诸毒，盖此鸟亦食毒虫，故能制其毒。其屎如脂，受五行之灵气，故名。**《要药分剂》卷二**：五灵脂专于散瘀行血，大有奇效。一妇人自缢，半夜其家救之，虽苏，次日遍身青紫黑色，血已瘀结之故也。气息奄奄，不能言语，饮食不下，众医袖手，莫可如何。余用生五灵脂，研细，酒飞净五钱，用当归、红花、香附各钱半，各以酒炒，煎汤半盏，调服灵脂末，令其仰卧，时饮以米汤一二口，半日许，大下瘀血，几及一桶。然后急进调补气血药，数日而愈。

【附方】《本草衍义》卷一七：治风冷气血闭，手足身体疼痛，冷麻。五灵脂二两，没药一两，乳香半两，川乌头一两半炮去皮，同为末，滴水丸如弹子大，每用一丸，生姜温酒磨服。

《太乙仙制本草药性大全·仙制药性》卷八：治丈夫、妇人吐逆连日不止，粥食汤药不能下者，可以应用此得效。摩丸，五灵脂不夹土石，拣精好者，不计多少捣罗为末，研狗胆汁和为丸如鸡头子大，每服一丸，煎热生姜酒摩令极细，更以少生姜酒化以汤，汤药令极热，须是先做下粥，温热得所，左手与患人药吃，不得漱口，右手急将粥与患人吃，不令太多。

《本草汇言》卷一八：治产后一切瘀血为患，为胀、为痛、为呕、为寒热，或儿枕痛，或血晕痛，或卒暴心胃作痛，或男妇疝瘕，酒积作痛，或小儿疳积虫痛，俱能治之。用五灵脂一斤，水浸淘去砂石，再用酒飞晒干取六两。泽兰叶、益母叶、牡丹皮、当归稍、延胡索、白芍药、白术、川芎俱酒洗炒，木香、肉桂焙，各二两，共研为细末，配五灵脂末，以米醋打红曲末作糊丸绿豆大。每服三钱。妇人产后诸疾，酒下；疝气瘕气痛，茴香汤下；酒积痛，陈皮汤下；卒暴心胃痛，淡盐汤下；小儿疳积虫痛，花椒白明矾汤下。《方脉正宗》。

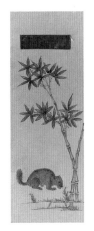
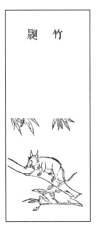

图 42-10-1　竹鼠　　图 42-10-2　竹鼠
《食物》　　　　《备要》

竹鼺《本草纲目》

【释名】篱鼠《本草求原》。

【集解】《食治广要》卷六：此食竹根之鼠也，出南方，居土穴中，大如兔，味如鸭肉，极其肥美。《寿世秘典》卷四：居土穴中，大如兔，食竹根，未尝见日。形似家鼠，苍色，尾短，目细而长，前足不分爪指，乃一片者，后足微有爪指。味如鸭肉，人多食之。《医林纂要探源》卷三：似田鼠而大，居地穴，鲜见风日，见日则目昏。竹食竹根，茅食茅根，肥腯而美。

肉

【气味】甘，平，无毒。《食治广要》卷六。甘、咸，平。《医林纂要探源》卷三。

【主治】补中益气，解毒。《食治广要》卷六。养阴除热，杀疳，治瘰癧，止消渴。居地下，故养阴。常食茅、竹根，故治瘰癧，止消渴。大抵功用同兔。《医林纂要探源》卷三。益肺胃气，化痰解毒。《本草求原》卷二○。

鼠《别录》

【集解】《太乙仙制本草药性大全·本草精义》卷七：牡鼠，一名雄鼠，一名父鼠。旧本不著所出州土。生人家、田野俱有，与鼠同类，俗名父鼠，其形与儿同。

牡鼠

【修治】《冯氏锦囊秘录·杂症痘疹药性主治合参》卷一一：牡鼠入药，惟取雄者。煎膏敷汤火烂疮，生捣罨蹉折伤损。

【气味】微温，无毒。《千金要方·食治》卷二六。味甘，凉，无毒。《宝庆本草折衷》卷一七。味甘，气微温，又云气凉，无毒。《太乙仙制本草药性大全·仙制药性》卷七。

【主治】主蹉折，续筋补骨。捣薄之，三日一易。《千金要方·食治》卷二六。疗蹉折，续筋骨。主小儿哺露大腹，炙食之。《宝庆本草折衷》卷一七。主小儿惊痫哺露如神，腹大贪食劳复大效。《太乙仙制本草药性大全·仙制药性》卷七。主小儿哺露疳，熬酒旋饮。补大人骨蒸痨，作羹时食。《冯氏锦囊秘录·杂症痘疹药性主治合

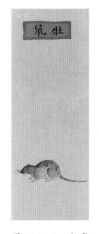 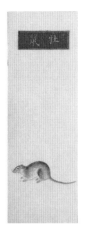 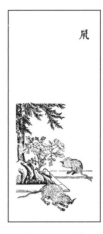 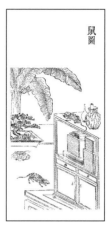

图 42-11-1　牡鼠
《品汇》

图 42-11-2　牡
鼠《雷公》

图 42-11-3　鼠
《三才》

图 42-11-4　鼠
《禽虫典》

参》卷一一。

【附方】《太乙仙制本草药性大全·仙制药性》卷七：涂冻疮及折破疮。取腊月新死者一枚，油一大升，煎之使烂，绞去渣，重煎成膏涂之。○蛇骨刺人毒痛。烧死鼠傅之。○项强身中急者。取活鼠破其腹，去五脏，就热傅之即差。○治因疮中风，腰脊反张，牙关口噤，四肢强直。鼠一头和尾烧灰细研，以腊月猪脂傅之。○主水鼓石水，腹胀身肿。肥鼠一枚，剥去皮细切煮粥，空心食之，频食三两度差。○治打伤疮。用老鼠一个自死腊月者，和肠肚劈剖，油半斤，煎令燋黑，用罐收之，使时以鸡翎惹油傅于疮上，即干立差。○下乳汁。以鼠作臛，勿令知与食。

皮

【主治】主痈疮中冷，疮口不合，用烧灰细研，傅疮口上。《太乙仙制本草药性大全·本草精义》卷七。

油

【主治】煎令消，入蜡，傅汤火疮。《本草集要》卷六。

脊骨

【主治】为末，治未长齿多年不生者效。《太乙仙制本草药性大全·本草精义》卷七。

肝及脑

【主治】医针人而针折在肉中及箭镞刀刃在诸隐处不出，杵鼠肝及脑，涂之。《本草集要》卷六。

【附方】《太乙仙制本草药性大全·仙制药性》卷七：针折入肉中。以鼠脑涂之。○治针棘竹木诸刺在肉中不出。以鼠脑捣如膏，厚涂之即出。

胆

【修治】《本草新编》卷五：鼠胆，滴耳中，实效应如响。然胆最难取，必将鼠养熟，乘其不知觉之时，一旦击死，取则有胆，否则无胆也。鼠胆，治耳聋。余亲见治一小儿，将汁滴入耳，痒甚，忽有一虫走出，长半寸，四足，遍身鳞甲，色正白也。此虫名为环耳虫，专食人髓。幸小儿速治即愈，否则虫入脑，头痛如破，终身之病也。鼠胆治耳聋，效捷如此，因志之。

【主治】点目生光，耳聋可滴。《本草蒙筌》卷一一。

【附方】《太乙仙制本草药性大全·仙制药性》卷七：治眼目晚不见物。取鼠胆点之。○耳卒聋。取胆内耳中，不过三愈。有人云：侧卧沥一胆尽，须臾胆汁从下边出，初出亦聋半日，须臾乃差，治三十年老聋。

四足及尾

【主治】主妇人堕胎易出。《本草集要》卷六。

目

【主治】治人目涩喜睡。取鼠目一枚烧屑，鱼膏和，注目眦，则不眠。兼取两目，绢囊盛带之。《太乙仙制本草药性大全·仙制药性》卷七。

齿

【发明】《本草新编》卷五：或问：鼠骨生齿，乃有人试之而不验，各《本草》多称其功，而吾子亦同声附和，何也？曰：鼠骨实能生齿，恐人用之不得法耳。捕鼠之时，戒莫出声，得鼠之时亦然，养之数日，使鼠不惧人，一时击死，亦勿言语，去其皮而取其骨，火煅入药中。擦齿之时，勿言语，自然频擦而频生也。咎鼠骨之不生齿，不其误乎。盖鼠性最怯，其啮物，每乘人之不觉，故其功用，亦不可使人知也。且鼠性又最灵，一闻人声，必寂然不动。齿通于骨，人语言必启其齿，齿动而鼠骨之性不走于齿矣，又何能生齿哉。

牡鼠屎（两头尖硬）

【气味】微寒，无毒。《宝庆本草折衷》卷一七。味苦，性微寒，无毒。入肾经。《本草再新》卷九。

【主治】主小儿痫疾，时行劳复。又明目，及治室女月水不通，烧灰研，空心温酒下半钱。《宝庆本草折衷》卷一七。治伤寒劳复。《汤液本草》卷六。主小儿痫疾，大腹，时行劳复。《本草集要》卷六。治女劳复也，可以散乳痈，通淋浊，已痞胀，消疝瘕。《重庆堂随笔》卷下。治痨伤发热，暖肠温中。治阴蚀阳蚀。《本草再新》卷九。

【发明】《本草经疏》卷二二：牡鼠粪，本经诸家不言味，但云微寒无毒。然详其所自，应是苦咸之物。盖鼠属水，而凡粪必苦者也。入足阳明、足厥阴经。其主小儿痫疾，大腹及时行劳复者，皆热邪在阳明也。苦寒能除是经之热，所以主之。古方治男子阴易腹痛，妇人吹乳乳痈，皆取其除热软坚泄结，走肝入胃之功耳。○主治参互○同白芷、山慈菇、山豆根、连翘、金银花、蒲公草、夏枯草、贝母、橘叶、栝楼根、紫花地丁、牛蒡子，治乳痈、乳岩，有效。《本草述》卷三一：时珍言癸水之位在子，气通于肾，而鼠亦属子宫癸水，故凡用之治疗者，皆肾病也。此语不谬。即伤寒女劳复，与阴易者用之，不足取征哉？抑何以用其矢也？曰：是物五脏俱全，取其禀至阴之气，更由肠胃以转化而出者，用于受邪之阴气，则借其转化，而使之不留。用于大亏之阴气，亦借其转化，而使之不竭。此阴易与女劳复所因迥异，而皆得用之也。虽然，张仲景先生治阴阳易，以烧裈散主之，此是二证之的对。如猯鼠矢汤，乃南阳治阴易及女劳复方也。而后来诸贤但用此以调烧裈散，岂非切中肯綮者乎？《千金方》赤衣散胜烧裈散，即女子月经布近阴处者。又试以方书疗中风，若追风如圣散、蠲风饮子，大都皆治风湿，于羣剂中用此以导阴气而使之化耳，非能有所资益也。更积聚方中用之，则愈可知矣。就如疗吹奶乳痈，何莫非藉阴气之能化，为流通精血地乎？是则资益固少，然用达阴气，亦可触类通之，以尽其臭腐之神奇矣。《本草纲目易知录》卷六：葆治验。由秋闱落第，回路受风湿，年少妇家，不戒房事，血淋漓闭，宫内痛极，点滴，脉弦，少腹苦胀。予曰：此湿郁乘虚，肝火作炽。雄鼠屎二七枚，韭根茎三钱，杜牛膝二钱，侧柏叶三钱，藕节一两，水煎，四服愈。《本草思辨录》卷四：鼠善穿，而屎为下输之秽物，头尖则锐，故藉以导秽浊之邪有奇效。《别录》同葱、豉煎服，治时行劳复。夫时行病愈之后，热邪之未尽者，必伏于阴分，随人气壮而消，气乏而作。缘劳复病无不发热，治宜散宜泄而不宜补，葱、豉所以散之于表，鼠屎所以泄之于里。豉以肾谷蒸罯而成，其用为由阴达阳。鼠屎则降浊以升清也。仲圣枳实栀子豉汤治劳复，以枳、栀泻上中之热使下行，淡豉搜下伏之热使上解。《别录》意亦犹是，初无大异。《活人书》更以葱、豉、鼠屎与枳、栀合并成方，则虑之惟恐不周矣。仲圣烧裈散治伤寒阴阳易，导其热从前阴而出，《活人书》师其意立猯鼠粪汤，以出粘汗取效。盖韭根臭浊入心，气辛达表，与鼠粪同用而多于鼠粪，则能使阴分感受之邪，悉举而泄之于表。治阴易不治阳易者，以二者皆阳药，能消阴不能泻阳也。叶香岩治淋浊用两头尖，亦从此脱胎。

【附方】《太乙仙制本草药性大全·本草精义》卷七：主劳复。用头尖者二十枚，豉五合，水二升，煮取一升，顿服。治鼠瘘。以新屎一百粒已来，收置密器中五六十日，杵碎即傅疮孔。室女月水不通。用屎一两，烧灰研，空心温酒调下半钱。狂犬咬人，取屎二升，烧末研傅疮上。马咬人，踏破作疮肿毒。取屎二七枚，马鞘五寸故者，相和烧为末，以猪脂和傅之。

《太乙仙制本草药性大全·仙制药性》卷七：治食马肝有毒杀人者。以雄鼠屎三七枚，和水研，饮服之。○治从高坠下伤损，筋骨疼痛，叫唤不得，瘀血着在肉。以鼠屎烧末，猪膏和，傅痛上，急裹，不过半日即差。

香鼠《本草纲目拾遗》

【集解】《本草纲目拾遗》卷九：《珍异药品》云：出云南，形如鼠，仅长寸许。周栎园《书影》云：密县西山中多香鼠，较凡鼠小，死则有异香，盖山中之鼠多食香草，亦如獐之有香脐也。山中人捕置箧笥中，经年香气不散。《桂海志》云：至小仅如指擘大，穴于柱中，行地上，疾如激箭。

【主治】治疝。《本草纲目拾遗》卷九。

貂鼠《本草纲目》

【释名】栗鼠《食物辑要》。

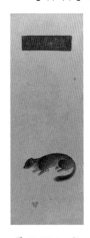
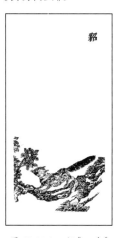
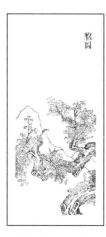
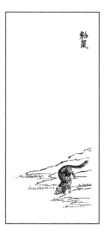

图 42-13-1　貂
鼠《食物》　　　　图 42-13-2　貂《三才》　　　图 42-13-3　貂
　　　　　　　　　　　　　　　　　　　　　《禽虫典》　　　图 42-13-4　貂鼠
　　　　　　　　　　　　　　　　　　　　　　　　　　　　　　《图说》

【集解】《夕庵读本草快编》卷六：貂乃鼠类中之最贵者也。色虽有三，纯一不杂，毛厚寸许，蔚而不耀。为裘为帽，得风更暖。着水不濡，得雪即消。拂面如焰，拭眯即出。真奇物耳。汉制侍中冠金珰饰首，前插貂尾，取其内劲外温。国朝王公许制作裘，并镶披领垫子，尊重极矣。其肉无毒，可食。未见治疗，不必深求。《本草纲目拾遗》卷九：貂出西北塞外，食松栗，即南中松狗之类，其行捷，穿树枝如飞。盖以尾为用者，故其力在尾。

肉

【气味】味甘，平，无毒。《食物辑要》卷四。

【主治】治漏疾。《食物辑要》卷四。治脾胃寒泄，温补元气。姚氏《食物本草》

卷一四。

毛皮

【主治】主尘沙眯目，以裘袖拭之，即去。姚氏《食物本草》卷一四。

【发明】《饮食须知·兽类》：其毛皮寒月服之，得风更暖，着水不濡，得雪即消，拂面如焰。尘沙迷目，拭眯即出。近火则毛易脱。

尾

【主治】冻疮。用貂尾烧存性为末，掺烂处，自愈。未破者，用旧貂皮毛煅研，香油和搽。《养素园验方》。《本草纲目拾遗》卷九。

鼬鼠《本草纲目》

【集解】姚氏《食物本草》卷一四：鼬鼠，一名黄鼠狼。处处有之。状似鼠而身长，头如小狗，尾大黄色带赤。其气极臊臭。性好窃食鸡鸭，村野人家，最受其害。畏狗，逐之急便撒屁数十，满室恶臭不可向。

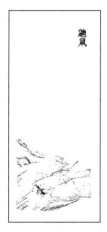

图 42-14-1 鼬鼠《三才》

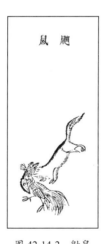

图 42-14-2 鼬鼠《备要》

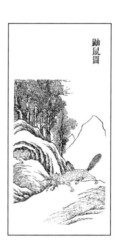

图 42-14-3 鼬鼠《禽虫典》

图 42-14-4 鼬鼠《图说》

肉

【气味】味甘，腥臭，性温，有小毒。不堪食。《食物辑要》卷四。

【主治】食之解老鸡肉毒。煎油，涂疮疥，杀虫。姚氏《食物本草》卷一四。

【气味】味臭，微毒。《食物辑要》卷四。

【主治】杀虫，止心腹痛。《食物辑要》卷四。

猬《本经》

【释名】偷瓜蜮姚氏《食物本草》。

【集解】《宝庆本草折衷》卷一六：生楚山川谷。今在处山林田野有之。《本草元命苞》卷八：生楚山川谷、田野。取无时，勿使中湿。状类猫、豚，脚短，多刺，尾长寸余，人触近便藏头足，外有刺，不能捕之。见鹊则反腹受啄，欲掩取，犹蝟鹬尔。《药性粗评》卷四：猬，兽名。如小大，毛粗，苍白色，不可近，足如猪蹄，人触之则藏头卷为一团如栗壳。然江南山谷处处有之，肉入食品，惟骨不可食，令人缩小，其皮入药，得酒良。《太乙仙制本草药性大全·本草精义》卷八：此类亦多，惟苍白色，脚似猪蹄者佳，鼠脚者次。其毛端有两岐者，名山枳鼠。肉味酸者名虎鼠。味苦而皮褐色，类兔皮者名山。凡此皆不堪用，犹宜细识耳。采无时。勿使中湿，肉与脂皆中用。《医林纂要探源》卷三：形似鼠，尖首短足，腹下赤如生肉，体则攒毛外刺，见人则卷缩首尾四足于腹下，圆如栗房，大如拳，黄褐色。

皮

【修治】《宝庆本草折衷》卷一六：取无时。去肉收皮、刺，火干，勿使中湿。○得酒良。《得配本草》卷九：剉细炒黑用。

【气味】味苦，平，无毒。《绍兴本草》卷一九。味苦、甘，平，有小毒。《宝庆本草折衷》卷一六。

【主治】主五痔阴蚀，下血赤白，五色血汁不止，阴肿痛引腰背。又疗腹痛疝积。《图经本草药性总论》卷下。主五痔阴蚀，止肠风下血。疗阴肿痛引腰背，调胃气令人能食。《本草元命苞》卷八。治翻胃吐逆鼻衄，住腹痛疝积下血。赤白五色血汁不止者殊功。治阴蚀痔漏有头多年不差者妙剂。主阴肿痛引牵腰背，理肠风病下血无禁。肥下焦之秘药，理胃气之神方。《太乙仙制本草药性大全·仙制药性》卷八。祛肠胃湿热血瘀。《本草求真》卷五。

【发明】《本草经疏》卷二一：猬，鼠类，属水。其皮毛戟刺如针，属金。故味苦平，平即兼辛。大肠属金，以类相从，故能治大肠湿热、血热为病，及五痔，阴蚀，下血赤白，五色血汁不止也。阴肿痛引腰背，腹痛疝积，皆下焦湿热邪气留结所致，辛以散之，苦以泄之，故主之也。《本草汇言》卷一八：止五痔下血，《农皇本经》阴蚀瘘疮血汁涓涓之药也。朱正泉曰：此物伸屈不时，

图 42-15-1　猬皮
《图经（政）》

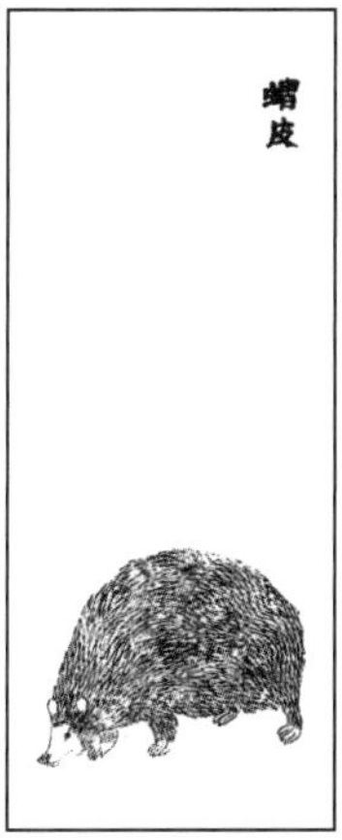

图 42-15-2　猬皮
《图经（绍）》

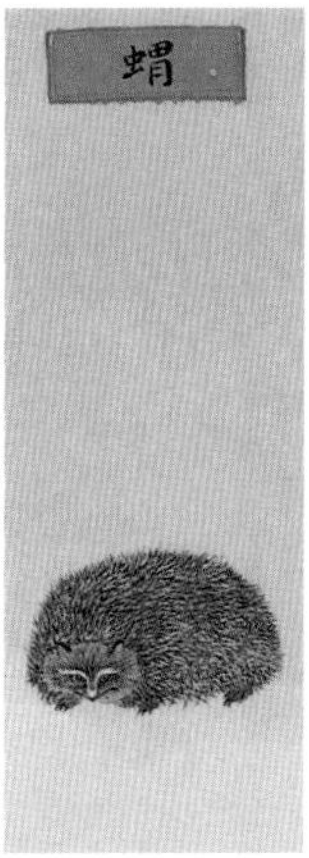

图 42-15-3　猬
《品汇》

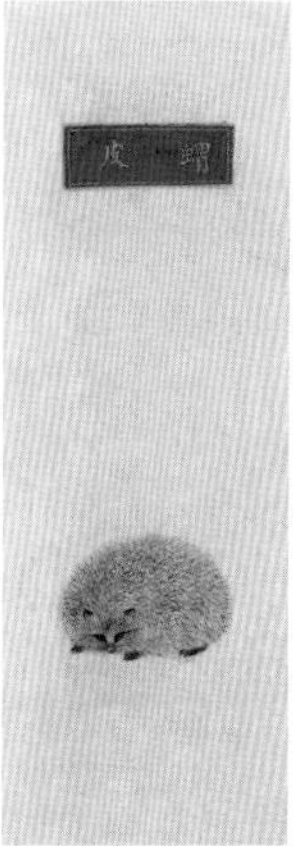

图 42-15-4　猬
皮《雷公》

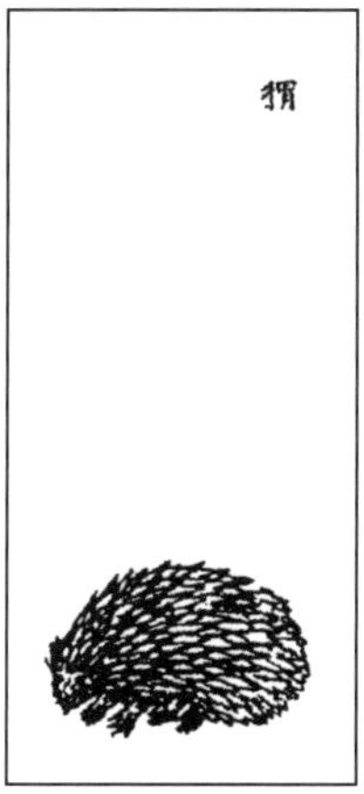

图 42-15-5　猬
《原始》

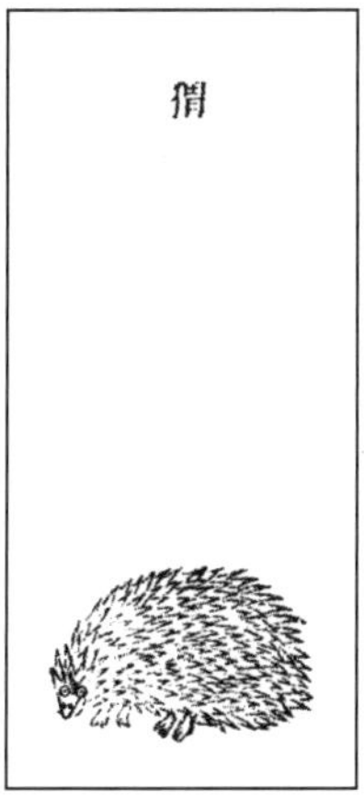

图 42-15-6　猬
《类纂》

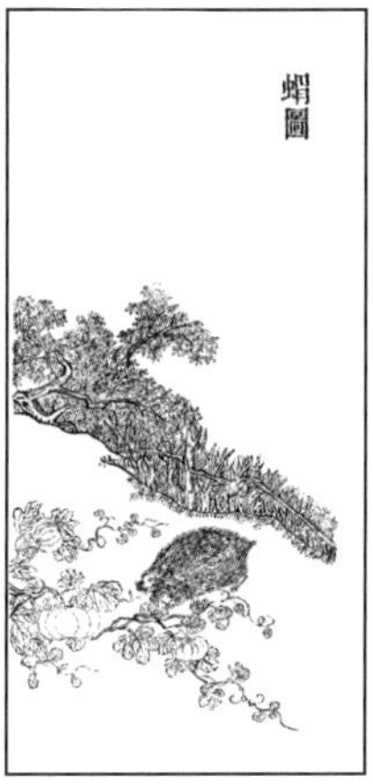

图 42-15-7　猬
《禽虫典》

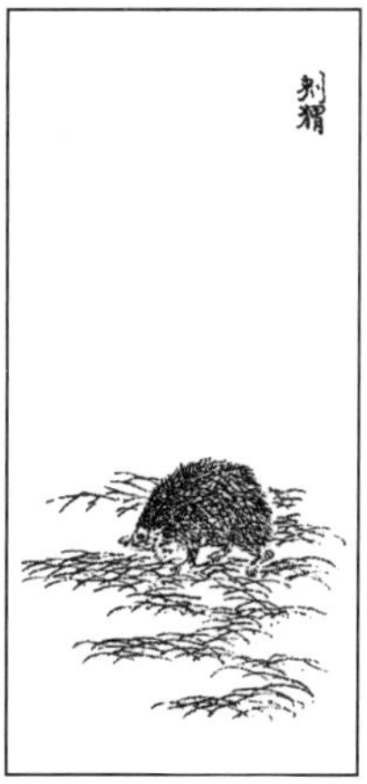

图 42-15-8　刺猬
《图说》

千毛万刺，力通百络，攻透孔窍，故前古消五痔蚀瘘延生，以此酒浸、火炙干，研末，空心白汤调服三钱，七个全愈。《本草新编》卷五：猬皮味苦，气平，无毒。主五痔血流大肠，理诸疝痛引小腹，治胃逆，塞鼻衄，开胃气，消痔，腹胀痛可止，阴肿痛能祛，亦备用之物也。或问：刺猬，食其肉，当去其骨，误食之，令人瘦劣，诸节渐小，有之乎？曰：凡骨误食俱能瘦人，不独猬骨也。《冯氏锦囊秘录·杂症痘疹药性主治合参》卷九：猬皮毛类鼠属水，皮毛戟刺如针，属金。故味苦，平。平即兼辛，大肠属金，以类相从，故能治大肠湿热、血热为病，及五痔阴蚀下血不止也。阴肿痛引腰背，腹痛疝积，皆下焦湿热，邪气留结所致。辛以散之，苦以泄之，故主之也。肉味甘平，能开胃气，故止反胃，亦主痔瘘肠风者，皆去湿和胃之功也。《本经逢原》卷四：猬者，胃之兽也。故肉治反胃、胃脘痛最捷。其皮除目中瞖障。《本经》主五痔阴蚀，取其锐利破血也。酒煮治阴肿痛引腰背，取筋脉能收纵也。南方金蚕蛊，用猬皮为末，酒服探吐之。猬脑猬肝治瘰病狼漏，《千金方》用之。但不可食其骨，令人瘦劣。《本草求原》卷二〇：痔症初起，多属肾阳虚，不能润肾窍而大肠燥；加以酒食积毒乘燥化火伤血，则大肠之收气失职，而浊气污血流注肛门而成。是初起皆燥与热合，宜滋阴润燥；久之，则热与湿合，热胜，则肿痛，宜清火渗湿；湿胜，则坚硬下坠，宜宣利。若疼痛作痒，又宜凉血去风，不得过用苦寒，致阳病不能化阴，而湿益不行；亦不得诅用阳药伤阴，致阴不收而淫为热。须因症以为主剂。而此味皆可佐入，以其大肠燥金有专功也。

【附方】《本草衍义》卷一七：治痔。〔猬皮〕合穿山甲等分，烧存性，入肉豆蔻一半，末之，空肚热米饮调二钱服。

《药性粗评》卷四：主治五痔阴蚀，肠风下血。取一片熏干，同艾为粗末，穿地作坑，着火于内，坐其上熏之，以烟从口出为度。或炙末，白汤调服；或以傅疮上，皆有奇功。疝气。猬皮烧存性，为末，每服一钱匕，温酒调下差。蛊毒。猬皮烧存性，为末，水调下一钱匕，妙。

《太乙仙制本草药性大全·仙制药性》卷八：治鼻衄塞鼻散。用猬皮一大枚，烧末细研半钱，绵裹塞鼻。○治下部肠痔如虫噬。猬皮烧灰，生油和傅之佳。○治肠痔，大便下血。烧猬皮傅之。○小儿卒惊啼，状如物刺。烧猬皮三寸，为末，乳头饮儿，饮服亦得。

肉

【气味】味苦，平，无毒。《饮膳正要》卷三。味甘，平。《本草经疏》卷二一。

【主治】肥下焦，主反胃胃逆及主瘘。并煮服，或五味淹炙食。不得食骨，令人瘦小。《宝庆本草折衷》卷一六。理胃气，实下焦。《饮膳正要》卷三。能开胃气，止反胃，亦主痔瘘肠风。《本草经疏》卷二一。

脂

【主治】可煮五金八石，兼理泻血肠风。《太乙仙制本草药性大全·仙制药性》卷八。滴治耳聋，傅治阴肿。《医林纂要探源》卷三。

兽之四　寓类9种

风狸《本草拾遗》

【集解】姚氏《食物本草》卷一四：风狸生邕州以南。似兔而短，栖息高树上，候风而吹至他树，食果子。其尿如乳，甚难得，人取养之，乃可得。○李时珍曰：风狸生岭南及蜀西徼外山林中。其大如狸如獭，其状如猿猴而小，其目赤，其尾短如无，其色青黄而黑，其文如豹。或云：一身无毛，惟自鼻至尾一道有青毛，广寸许，长三四分。其尿如乳汁，其性食蜘蛛，亦唼熏陆香。昼则蜷伏不动如猬，夜则因风腾跃甚捷，越岩过树，如鸟飞空中。人网得之，见人则如羞而叩头乞怜之态。人挝击之，倏然死矣，以口向风，须臾复活。惟碎其骨、破其脑乃死。

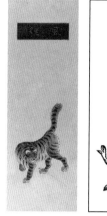

图 42-16-1　风　　　图 42-16-2　风
狸《食物》　　　　狸《备要》

肉

【气味】味甘，平，无毒。姚氏《食物本草》卷一四。

【主治】食之已风。姚氏《食物本草》卷一四。

脑

【主治】酒浸服，愈风疾。和菊花服至十斤，可长生。姚氏《食物本草》卷一四。

尿

【主治】亦治诸风。姚氏《食物本草》卷一四。

猕猴 《证类本草》

【集解】《太乙仙制本草药性大全·本草精义》卷七：猕猴，旧本不著所出州郡，今各处山林岩谷溪峡中俱有之。此物数种者都名禺属，取色黄尾长面赤者是。人家养者，肉及屎并不主病，为其食息杂，违其本真也。姚氏《食物本草》卷一四：建平山中有之。大如狗，状如猴，黄黑色，多髯鬣。好奋头举石掷人。《西山经》云：崇吾之山有兽焉，状如禺而长臂善投，名曰举父。即此也。似猴而大者，玃也，音却，老猴也。生蜀西徼外山中。似猴而大，色苍黑，能人行，善攫持人物，又善顾眄，故谓之玃。纯牡无牝，故又名玃父。善摄人妇女为偶，生子。又《神异经》云：西方有兽名，大如驴，状如猴，善缘木，纯牝无牡，群居要路，执男子合之而孕。此亦玃类，而牝牡相反者。大而尾长，赤目者，禺也。小而尾长，仰鼻者，狖也。似狖而大者，果然也。似狖而小者，蒙颂也。紫黑色，出交趾，畜以捕鼠，胜于猫、狸。似狖而善跳跃者，獑猢也。黑身，白腰如带，手有长毛，白色，似握版之状。《蜀地志》云：獑猢似猴而甚捷。在树上，欻然腾跃如飞也。似猴而长臂者，猨也。善援引，故谓之猨，俗作猿，非。产川、广深山中，似猴而长大，其臂甚长，能引气，故多寿。臂骨作笛甚清亮。其色有青、白、玄、黄、绯数种。其性静而仁慈，好食果实。其居多在林木，能越数丈，着地即泄泻死，惟附子汁饮之可免。其行多群，其鸣善啼，一鸣三声，凄切入人肝脾。广人言猨初生毛黑，雄者老则变黄，溃去势囊，转雄为雌，与黑者交而孕。数百岁，黄又变白也。似猨而金尾者，狨也。似猨而大，能食猨、猴者，独也。其性喜独，一鸣即止，能食猨、猴。故谚曰：独一鸣而猨散。独夫之义，盖取诸此。或云即黄腰也。《寿世秘典》卷四：其类有数种：小而尾短者，猴也；似猴黄黑色而多髯者，豦也；似猴而大，色苍黑，能人行，善攫持人物，又善顾眄者，玃也；似猴而长大，其臂甚长能引气，其行多群，其鸣善啼，一鸣三声，喜切入人肝脾者，猨也，猨善援引故谓之猨，俗作猿；似猨而长尾作金色者，狨也；似猨而大能食猨猴者，独也；似猨白面黑颊多髯而毛采斑斓，尾长于身，其末有歧，雨则歧以塞鼻者，果然也。罗愿云：人捕其一，则举群啼而相赴，虽杀之不去，谓之果然，以来之可必也。喜群行，老者前，少者后，食相让，居相爱，生相聚，死相赴，古者画蜼为宗彝，即此，亦取其孝让而有智也。按钟毓《果然赋》云：似猴象猨，黑颊青身，肉非佳品，惟皮可珍。

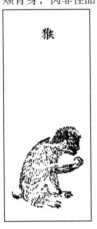

图 42-17-1　猴
《饮膳》

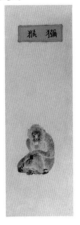

图 42-17-2　猕猴《品汇》

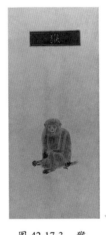

图 42-17-3　猴《食物》

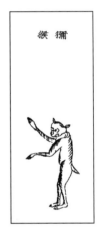

图 42-17-4　猕猴《太乙》

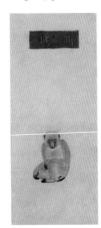

图 42-17-5　猕猴《雷公》

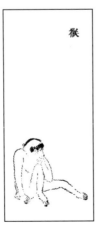

图 42-17-6　猴《三才》

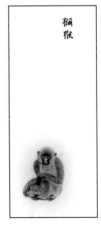

图 42-17-7　猕猴《草木状》

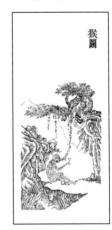

图 42-17-8　猴《禽虫典》

肉

【气味】味酸，无毒。《饮膳正要》卷三。味酸，平，无毒。《日用本草》卷三。

【主治】主治诸风劳疾。酿酒尤佳。《饮膳正要》卷三。为脯，主久疟。《日用本草》卷三。

皮

【主治】主马疫气。《日用本草》卷三。

头骨

【主治】烧，空心酒调，治鬼疟进退。《日用本草》卷三。作汤治小儿则辟惊鬼魅寒热。《本草品汇精要》卷二五。

【附方】《太乙仙制本草药性大全·仙制药性》卷七：治鬼疟，进退不定。用猴狲头骨一枚，烧灰末，空心温酒调一钱，临发再服。

手

【主治】主小儿惊痫，口噤。《神农本经会通》卷八。

猴经

【释名】猴结《药性纂要》、申红《本草纲目拾遗》。

【集解】《药性纂要》卷四：东圃曰：猴结，相传蜀西多年猴穴中土内得之。产猴时血流地中，结而成块。《本草纲目拾遗》卷九：入药名申红，深山群猴聚处极多，觅者每于草间得之，色紫黑成块，夹细草屑，云是母猴月水干血也。广西者良。《冷庐医话·补编》：药物中有猴经，乃牝猴天癸，治妇女经闭神效。李心衡《金川锁记》云：独松汛之正地沟，山高箐密，岩洞中猨猱充仞，土人攀悬而上，寻取所谓猴经者，赴肆贸易，多至百斤。此可以补诸家本草之阙。

【主治】治难产者，用二三钱，研碎，酒调服下，易产。《药性纂要》卷四。治干血劳。《本草纲目拾遗》卷九。

【附方】《药性纂要》卷四：治难产者。用二三钱，研碎，酒调服下，易产。

粪

【主治】主蜘蛛咬。《日用本草》卷三。小儿脐风撮口及急惊风，烧末，和生蜜少许灌之。姚氏《食物本草》卷一四。

狨《本草拾遗》

【集解】《太乙仙制本草药性大全·仙制药性》卷七：似猴而大，毛长黄赤色。生山南山谷中，人将其皮作鞍褥。《医林纂要探源》卷三：似猴与犬，能食猴。援木尤捷，长毛仰鼻，雨则以尾塞鼻，倒挂木上。前掌有白毛如印，首色苍黑，腰以下黄，又能吹尾作角声，有妖气。然群居慈孝有义，故先王画之于宗彝。

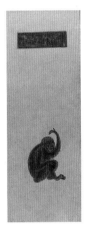
图 42-18-1 狨
《食物》

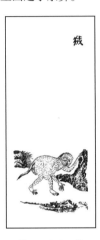
图 42-18-2 狨
《三地》

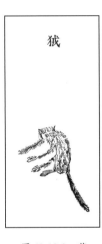
图 42-18-3 狨
《备要》

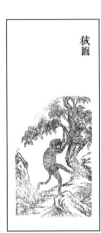
图 42-18-4 狨
《禽虫典》

肉及血

【气味】无毒。《太乙仙制本草药性大全·仙制药性》卷七。味淡，平，微毒。《食物辑要》卷四。甘、酸，温。《医林纂要探源》卷三。

【主治】主五野鸡病，取其脂傅疮，亦食其血肉，亦坐其皮，积久野鸡病皆差也。《太乙仙制本草药性大全·仙制药性》卷七。

脂

【主治】涂疮疥风毒，有效。《食物辑要》卷四。

果然《本草拾遗》

【集解】《通志·昆虫草木略》卷七六：猨猴之属。《尔雅》曰：蒙颂，猱状。郭云：即蒙贵也，状如蜼而小，紫黑色，可畜，健捕鼠，胜于猫。九真、日南皆出之。《太乙仙制本草药性大全·本草精义》卷七：果然，肉形似猴，人面，毛如苍鸭肋边堪作褥。《南州异物志》云：交州有果然兽，

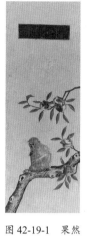

图 42-19-1　果然
《食物》

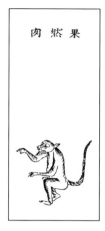

图 42-19-2　果然
肉《太乙》

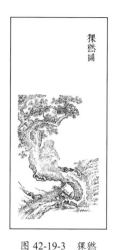

图 42-19-3　猓然
《禽虫典》

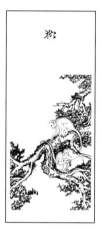

图 42-19-4　狄
《图说》

其名自呼，如猿，白质黑文，尾长过其头，鼻孔向天，雨以尾塞鼻孔，毛温而细。《尔雅》：蜼，仰鼻而长尾。郭注与此相似也。

肉及皮

【气味】味咸，无毒。《食物本草》卷四。

【主治】主瘴疟寒热，煮食之。《食物本草》卷四。其皮为衻褥，坐之亦效。《太乙仙制本草药性大全·仙制药性》卷七。

猩猩《本草纲目》

【集解】《通志·昆虫草木略》卷七六：《尔雅》云：猩猩，小而好啼。人面豕身，长发，能言语，

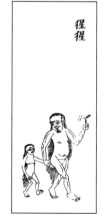

图 42-20-1　猩猩
《三才》

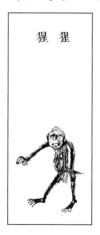

图 42-20-2　猩猩
《备要》

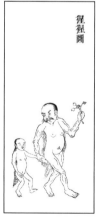

图 42-20-3　猩猩
《禽虫典》

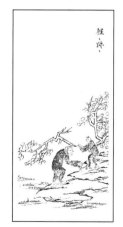

图 42-20-4　猩猩、
狒狒《图说》

好饮酒，醉则人髡其发为髲，声似小儿啼。《医林纂要探源》卷三：形似豕而能人言。出交趾，今指为人熊。又传其嗜酒着屐致被擒。血可染朱，是殆难信。古以其唇列为八珍。未见其有功用。所称猩猩红者，则言其血之红耳。《调疾饮食辨》卷五：狒狒食人，猩猩不食人。猩猩出哀牢夷、交趾、封溪诸处。状如狗及猕猴，耳如豕，人面人足，黄毛长发。声如儿啼，亦如犬吠。人以酒及木屐置道侧诱之，即呼人祖先姓名而骂。顷复尝酒着屐，醉中倾跌，因而被擒，槛养之。将烹则推其肥者，泣而遣之。见酒与屐，何以即知主者姓名，且知其祖先，似乎至神至怪。卒以贪酒致败，所谓猩猩知往而不知来也。又有兽名格，形似猩猩，见人不惊避，常至人家，与人狎处。苟欲害之，才举念，即疾走不复来，此则非猩猩所能及矣。血染红不黯，然必先问其数，许多则多，许少则少。杀时不胜捶掠，许至一斗乃已。盖尝思之：此物遇人能掩其阴，知有礼也；临诀而泣，知有义也；至于见酒与屐，能识主者姓名，且知其祖先，则智在物先也；死后流血多寡听其自主，尤怪而又怪也，且许多必多，许少必少，亦不可谓非信也。又且不为人害，何忍食之。乃以血之有用，肉之适口，卒不免于杀身。悲夫！

【气味】味咸，性温，无毒。《药性全备食物本草》卷二。

【主治】食之不寐不饥，令人善走。《药性全备食物本草》卷二。食之不昧不饥，令人善走，穷年无厌，可以辟谷。《食治广要》卷六。

狒狒《本草拾遗》

【集解】《通志·昆虫草木略》卷七六：狒狒，《尔雅》云：狒狒如人，被发迅走，食人。狒，枭羊也，俗呼山都。人面长唇，见人则笑，笑则唇蔽其面，左手操管。《太乙仙制本草药性大全·本草精义》卷七：出西南夷，如猴。宋孝建中，獠子以西波尸地高城郡安西县主簿韦文札，进雌雄二头。宋帝曰：吾闻能负千钧，若既力如此，何能致之？彼土人丁銮进曰：见人喜笑，则上唇撩其目，人以钉钉着额，任其奔驰，候死而取之。发极长可为头发，血堪染靴。其毛一似猕猴，人面红赤色，作人言马声或作鸟字，善知生死，饮其血使人见鬼。帝闻而欣然命工图之。亦《北山海经》《尔雅》云：狒狒，如人披发，迅走食人。亦曰枭羊，彼俗亦谓之山都。郭景纯有赞文繁不载，脯带脂者，薄割火上炙热，于人肉傅癣上，虫当入脯中，候其少顷揭却，须臾更差。

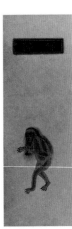
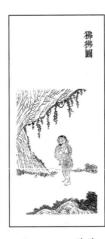

图 42-21-1　狒
狒《食物》

图 42-21-2　狒狒
《禽虫典》

肉

【气味】无毒。《太乙仙制本草药性大全·本草精义》卷七。甘，平，无毒。姚氏《食物本草》卷一四。

【主治】脯带脂者，薄割火上炙热，于人傅癣上，虫当入脯中，候其少顷揭却，须臾更差。《太乙仙制本草药性大全·本草精义》卷七。作脯食之，补五脏，不饥，延年。姚氏《食物本草》卷一四。

血

【主治】饮其血令人见鬼也。亦堪染绯。《太乙仙制本草药性大全·本草精义》卷七。

彭侯《本草纲目》

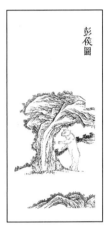

图 42-22-1　彭侯
《禽虫典》

【集解】《本草品汇精要续集》卷五：《白泽图》云：木之精名曰彭侯，状如黑狗，无尾，可烹食。千岁之木有精，曰贾胐，状如豚，食之味如狗。《搜神记》云：吴时敬叔伐大樟树血出，中有物人面狗身。敬叔云：此名彭侯。乃烹而食之，味如狗也。

【气味】味甘、酸，性温，○无毒。《本草品汇精要续集》卷五。

【主治】主食之辟邪，令人志壮。《本草品汇精要续集》卷五。

罔两《本草纲目》

【释名】方良、夔罔两、龙罔象、弗述、蝹《本草品汇精要续集》。

【集解】《本草品汇精要续集》卷五：李时珍云：罔两，一作魍魉，又作方良。《周礼》方相氏执戈入圹，以驱方良。罔两好食亡者肝，故驱之。○其性畏虎、柏，故墓上树石虎植柏。《国语》云：木石之怪夔罔两，水石之怪龙，罔象即此。《述异记》云：秦时陈仓人猎得兽若彘、若羊，逢二童子曰此名弗述，又名蝹，在地下食死人脑，但以柏插其首则死，此即罔两也。虽于药石无与，而于死人有关，故录之。其方相有四目，若二目者，为魅，皆鬼物也，故人设人像之。○昔费长房识李娥药用方相脑，则其物亦入辟邪方药，而法失传矣。

猿《本草纲目》

【集解】《通志·昆虫草木略》卷七六：猱亦狝猴之类。又曰：猱，猨。即猨也。猨善攀援。

《医林纂要探源》卷三：似猴而长臂，或黄或黑，鲜白者。居木上，不落地，饮则相援垂入山涧，迭换而下。《调疾饮食辩》卷五：一种似猴而长臂者，为猨，又作猿。出川、广，有青、白、元、黄、绯数种。或言其两臂可以相通，故又名通臂猿，误也。其性静而仁慈。善行气导引，故多寿。常居树上，着地即泄泻死。其鸣声凄切，入人肝脾，动人羁旅之思。一鸣三声，末后一声尤惨。故杜诗曰：听猿实下三声泪。

【气味】甘、酸，温。《医林纂要探源》卷三。

附　录

参考文献

〔战国〕孔安国传：《尚书》，中华书局1957年排印《十三经注疏》本。

〔先秦〕《礼记》，中华书局1957年排印《十三经注疏》本。

〔西汉〕《尔雅》，中华书局1957年排印《十三经注疏》本。

〔西汉〕刘安：《淮南子》，上海书店1986年影印本。

〔西汉〕司马迁：《史记》，中华书局1959年版。

〔西汉〕刘向：《列仙传》，民国六年潮阳郑国勋刻《龙溪精舍丛书》本。

〔东汉〕班固：《汉书》，中华书局1962年版。

〔东汉〕佚名：《武威汉代医简》，文物出版社1975年影印注解本。

〔东汉〕许慎：《说文解字》，上海教育出版社2003年排印本。

〔晋〕张华：《博物志》，《四库全书》本。

〔晋〕嵇含：《南方草木状》，（日）筱田统、田中静一辑，东京书籍文物流通会1972年《中国食经丛书》本。

〔晋〕葛洪：《抱朴子内篇》，中华书局1985年《抱朴子内篇校释》增订本。

〔南朝宋〕范晔：《后汉书》，中华书局1965年版。

〔南朝梁〕沈约：《宋书》，中华书局1974年版。

〔南朝梁〕陶弘景：《本草经集注》，敦煌卷子缩微胶片，人民卫生出版社1994年《本草经集注》辑校本。

〔北魏〕郦道元：《水经注》，《四库全书》本。

〔北齐〕魏收：《魏书》，中华书局1974年版。

〔唐〕欧阳询：《艺文类聚》，上海古籍出版社影印《四库全书》本。

〔唐〕李延寿：《南史》，中华书局1975年版。

〔唐〕房玄龄等：《晋书》，中华书局1974年版。

题〔唐〕张仲景：《五脏论》，敦煌残卷（伯2115）、《医方类聚》日本江户学训堂活字本。

〔唐〕孙思邈：《千金要方》，人民卫生出版社1955年影印本。

〔唐〕魏征等：《隋书》，中华书局1973年版。

〔唐〕长孙无忌、房玄龄等：《故唐律疏议》，中华书局1983年版。

〔唐〕李延寿：《北史》，中华书局1975年版。

〔唐〕孙思邈：《千金翼方》，人民卫生出版社1955年影印本。

题〔唐〕唐玄宗：《唐六典》，中华书局1992年版。

〔唐〕孟诜、张鼎：《食疗本草》，敦煌卷子本残卷胶片。

〔唐〕张鷟：《朝野佥载》，《四库全书》本。

〔唐〕梅彪：《石药尔雅》，明汲古阁精抄本。

〔唐〕刘肃：《大唐新语》，中华书局1984年版。

〔唐〕柳宗元：《柳宗元集》，中华书局1979年版。

〔唐〕李肇：《唐国史补》，上海古籍出版社1957年版。

〔唐〕李翱：《何首乌录》，《说郛》宛委山房本。

〔唐〕郑处海：《明皇杂录》，中华书局1994年版。

〔唐〕段成式：《酉阳杂俎》，中华书局1981年版。

〔唐末〕李匡乂：《资暇集》，《四库全书》本。

〔后唐〕侯宁极：《药谱》，《说郛》宛委山房本。

〔后晋〕刘昫：《旧唐书》，中华书局1975年版。

〔五代〕孙光宪：《北梦琐言》，中华书局2002年版。

〔宋〕王溥：《唐会要》，中华书局1955年版。

〔宋〕王溥：《五代会要》，清嘉庆二十二年张海鹏辑《墨海金壶丛刊》本。

〔宋〕薛居正等：《旧五代史》，中华书局1976年版。

〔宋〕李昉等：《太平广记》，中华书局1961年版。

〔宋〕李昉：《太平御览》，中华书局1985印商务印书馆影印本。

〔日〕丹波康赖：《医心方》，人民卫生出版社1955年影印日本弘玄院写本。

〔宋〕王怀隐：《太平圣惠方》，日本影宋抄本。

〔宋〕乐史：《太平寰宇记》，《四库全书》本。

〔宋〕王钦若：《册府元龟》，《四库全书》本。

〔宋〕宋敏求：《唐大诏令集》，商务印书馆1959年版。

〔宋〕邵雍：《皇极经世书》，《四库全书》本。

〔宋〕欧阳修：《新五代史》，《四库全书》本。

〔宋〕庞元英：《文昌杂录》，中华书局1985年《丛书集成初编》本。

〔宋〕高承：《事物纪原》，中华书局1989年版。

〔宋〕龚鼎臣：《东原录》，清光绪十四年《十万卷楼丛书》本。

〔宋〕朱长之：《吴郡图经续记》，民国十三年乌程蒋氏景宋刻本。

〔宋〕司马光：《涑水记闻》，中华书局1989年版。

〔宋〕沈括：《梦溪笔谈》，文物出版社1975年影印本。

〔宋〕方勺：《泊宅编》，中华书局1983年版。

〔宋〕唐慎微：《证类本草》，元张存惠晦明轩本。

〔宋〕王辟之：《渑水燕谈录》，中华书局1981年版。

题〔宋〕苏轼：《格物粗谈》，清道光十一年木活字排印《学海类编》本。

〔宋〕庞安时：《伤寒总病论》，清黄氏士礼居覆宋刻本。

题〔宋〕苏轼：《物类相感志》，中华书局1989年版。

题〔宋〕孔平仲：《续世说》，台湾商务印书馆《宛委别藏》本。

〔宋〕张耒：《明道杂志》，清道光十一年木活字排印《学海类编》本。

〔宋〕杨天惠：《彰明附子记》，《说郛》宛委山房本。

〔宋〕寇宗奭：《本草衍义》，南宋刻本。

〔宋〕赵佶敕编：《圣济总录》，日本江户医学馆木活字聚珍版。

〔宋〕赵佶：《圣济经》，人民卫生出版社1990年版。

〔宋〕郭思：《千金宝要》，清嘉庆十二年平津馆刻本。

〔宋〕徐兢：《宣和奉使高丽图经》，清嘉庆己卯《知不足斋丛书》本。

〔宋〕张永：《卫生家宝方》，日本江户抄本。

〔宋〕张邦基：《墨庄漫录》，《四库全书》本。

〔宋〕许叔微：《伤寒发微论》，影宋抄本。

〔宋〕张锐：《鸡峰普济方》，道光戊子重刊本艺芸书舍板。

〔宋〕庄绰：《鸡肋编》，中华书局1983年版。

〔宋〕蔡绦：《铁围山丛谈》，中华书局1983年版。

〔宋〕刘昉：《幼幼新书》，日本宽政三年据宋墨书真本影抄本。

〔宋〕邵伯温：《河南邵氏闻见前录》，中华书局1983年版。

〔宋〕王继先：《绍兴本草》，人民卫生出版社2007年版《南宋珍稀本草三种》本。

〔宋〕郑樵：《通志·昆虫草木略》，商务印书馆万有文库《十通》本。

〔宋〕孟元老：《东京梦华录》，中华书局1982年《东京梦华录注》（邓之诚注）。

〔宋〕江少虞：《宋朝事实类苑》，上海古籍出版社1980年版。

〔宋〕姚宽：《西溪丛语》，中华书局1993年版。

〔宋〕佚名：《宋大诏令集》，中华书局1962年版。

〔宋〕李焘：《续资治通鉴长编》，中华书局1995年版。

〔宋〕曾敏行：《独醒杂志》，上海古籍出版社1986年版。

〔宋〕程迥：《医经正本书》，光绪五年刻《十万卷楼丛书初集》本。

〔宋〕韩彦直：《橘录》，《四库全书》本。

〔宋〕周密：《癸辛杂识》，中华书局1988年版。

〔宋〕高文虎：《蓼花洲闲录》，商务印书馆1935年《丛书集成初编》本。

〔宋〕朱端章：《卫生家宝产科备要》，光绪三十年陆心源影宋刻本。

〔宋〕刘完素：《素问病机气宜保命集》，明万历二十九年吴勉学刻《古今医统正脉全书》本。

〔宋〕陆游：《老学庵笔记》，中华书局1979年版。

〔宋〕周辉：《清波杂志》，商务印书馆1939年版。

〔宋〕郭坦：《十便良方》，日本江户抄本。

〔宋〕洪迈：《夷坚志》，中华书局1981年版。

〔宋〕陈鹄：《西塘集耆旧续闻》，清嘉庆己卯《知不足斋》丛书本。

〔宋〕许洪：《指南总论》，元刻本《和剂局方》后附。

〔宋〕刘明之：《图经本草药性总论》，日本校刻《和剂局方》本。

〔宋〕陆游：《避暑漫抄》，中华书局1985年《丛书集成初编》本。

〔宋〕史安之、高似孙：《剡录》，清道光八年刻本。

〔宋〕王介：《履巉岩本草》，明初彩绘抄本。

〔宋〕闻人规：《痘疹论》，万历间吴氏刊《痘疹大全八种》本。

〔宋〕叶绍翁：《四朝闻见录·丙集》，中华书局1989年版。

〔宋〕张杲：《医说》，上海科技出版社1984年影印本。

〔宋〕赵汝适：《诸蕃志》，《四库全书》本。

〔宋〕张世南：《游宦纪闻》，中华书局1980年版。

〔宋〕闻人耆年《备急灸法》，清光绪十六年影宋刻本。

〔宋〕张从正：《儒门事亲》，明万历二十九年吴勉学刻《古今医统正脉全书》本。

〔宋〕陈自明：《妇人大全良方》，元勤有书堂刻本。

〔宋〕赵与时：《宾退录》，上海古籍出版社1983年版。

〔宋〕陈衍：《宝庆本草折衷》，元刻本。

〔宋〕俞文豹：《吹剑录外集》，清嘉庆己卯《知不足斋丛书》本。

〔宋〕陈文中：《小儿痘疹方论》，明万历二十九年吴勉学刻《古今医统正脉全书》本。

〔宋〕陈自明：《外科精要》，日本刻本津轻氏藏板。

〔宋〕周密：《志雅堂杂抄》，清同治光绪间：《粤雅堂丛书》本。

〔宋〕周密：《齐东野语》，中华书局2004年版。

〔宋〕吴自牧：《梦粱录》，清光绪十六年嘉惠堂丁氏刻《武林掌故丛编》本。

〔金〕张元素：《医学启源》，人民卫生出版社1976年版任应秋辑本。

〔金〕张元素：《洁古珍珠囊》，元杜思敬《济生拔粹》本。

〔金〕刘祁：《归潜志》，中华书局1983年版。

〔金元〕李杲：《内外伤辩惑论》，明万历二十九年吴勉学刻《古今医统正脉全书》本。

〔金元〕李杲：《脾胃论》，明万历二十九年吴勉学刻《古今医统正脉全书》本。

〔金元〕李杲：《兰室秘藏》，明万历二十九年吴勉学刻《古今医统正脉全书》本。

〔元〕马宗素：《刘河间伤寒医鉴》，明万历二十九年吴勉学刻《古今医统正脉全书》本。

〔元〕王好古：《阴证略例》，大东书局1936铅印《中国医书大成》本。

〔元〕元好问：《续夷坚志》，上海古籍出版社1996年版。

〔元〕僧继洪补编：《岭南卫生方》，日本天保十二年刻本。

〔元〕李杲传，罗天益编：《东垣试效方》，上海科技出版社1984年影印明刻本。

〔元〕罗天益：《卫生宝鉴》，明永乐十五年吴郡韩氏刻本。

〔元〕周天锡：《本草诗诀》，日本抄本及人民卫生出版社2002年《海外回归中医善本古籍丛书》本。

〔元〕曾世荣：《活幼口议》，中医古籍出版社影印日本文政庚辰皮纸抄本。

〔元〕胡祗通：《紫山先生大全集》，上海古籍出版社文渊阁本《四库全书》缩印本1990年版。

〔元〕胡仕可：《本草歌括》，明成化元年熊氏种德堂刻本。

〔元〕王好古：《医垒元戎》，明万历二十九年吴勉学刻《古今医统正脉全书》本。

〔元〕左斗元：《风科本草治风药品》，江户写本。

〔元〕王好古：《汤液本草》，人民卫生出版社1987年版。

〔元〕汤弥昌：《平江路新建惠民药局记》，文渊阁版《四库全书》集部总集类明钱谷辑《吴都文萃续集》卷八。

〔元〕李云阳：《用药十八辨》，元黄石峰《秘传痘疹玉髓》卷二，见明代建邑书林余秀峰刻本影抄本。

〔元〕忽思慧：《饮膳正要》，涵芬楼1934年影印日本静嘉堂文库所藏明景泰间刊本。

〔元〕尚从善：《本草元命苞》，清黄丕烈旧抄残本。

〔元〕吴瑞：《日用本草》，明嘉靖四年吴镇重刻本。

〔元〕齐德之：《外科精义》，明万历二十九年吴勉学刻《古今医统正脉全书》本。

〔元〕萧璜鸣：《伤寒用药说》，清文渊阁版《四库全书》子部医家类《薛氏医案》卷四十九《敖氏伤寒金镜录》。

〔元〕脱脱：《金史》，中华书局1975年校点版。

〔元〕脱脱：《宋史》，中华书局1977年校点版。

〔元〕朱震亨：《局方发挥》，明万历二十九年吴勉学刻《古今医统正脉全书》本。

〔元〕朱震亨：《格致余论》，明万历二十九年吴勉学刻《古今医统正脉全书》本。

〔元〕朱震亨：《本草衍义补遗》，明嘉靖15年丙申（1536）刻本。

〔元〕黄石峰：《秘传痘疹玉髓》，明建邑书林余秀峰刻本影抄本。

〔元〕佚名：《珍珠囊》，明经厂《医要集览》本。

〔元〕徐彦纯：《本草发挥》，上海中医药大学出版社1994年《历代本草精华丛书》影印明刊本。

〔元〕李汤卿：《心印绀珠经》，嘉靖壬寅邢氏刻于闽中之郡斋。

题〔元〕李东垣：《药性赋》，明经厂刻《医要集览》本。

〔元〕王履：《医经溯洄集》，明万历二十九年吴勉学刻《古今医统正脉全书》本。

〔明〕宋濂：《元史》，中华书局1976年版。

〔明〕朱元璋：《大明律》，法律出版社1999年版。

〔明〕叶子奇：《草木子》，中华书局1959年版。

〔明〕刘纯：《医经小学》，人民卫生出版社1986年版《刘纯医学全书》本。

〔明〕朱橚：《普济方》，清文渊阁版《四库全书》子部医家类。

〔明〕王行：《半轩集》，《四库全书》本。

〔明〕佚名：《银海精微》，人民卫生出版社2006年版。

〔明〕朱橚：《救荒本草》，明嘉靖四年刻本。

〔明〕周礼：《医学碎金》，明胡文焕校刻本。

〔明〕徐凤石：《秘传音制本草大成药性赋》明刘氏安正堂刊《医学正传》后附。

〔明〕许宏：《金镜内台方议》，明刊本。

〔明〕释景隆：《慈济方》，清宣统二年吴氏石连盦重刻本。

〔明〕戴思恭：《推求师意》，《四库全书》本。

〔明〕陶华：《伤寒家秘的本》，人民卫生出版社1990年《伤寒六书》本。

〔明〕陶华：《伤寒证脉药截江网》，人民卫生出版社1990年《伤寒六书》本。

〔明〕陶华：《杀车槌法》，人民卫生出版社1990年《伤寒六书》本。

〔明〕陶华：《伤寒明理续论》，人民卫生出版社1990年《伤寒六书》本。

〔明〕陶华：《伤寒琐言》，明正德四年刻《明刊医书四种》本。

〔明〕董宿、方贤：《奇效良方》，明成化七年太医院刻本。

题〔明〕兰茂：《滇南本草》，1914《云南丛书》本。

题〔明〕兰茂撰，高喧校补：《滇南本草》，清光绪十三（1887）年昆明刻务本堂本。

题〔明〕兰茂撰，范洪等抄补：《滇南本草图说》清乾隆三十八（1773）年朱景阳递抄本。

〔明〕熊宗立：《医学源流》，日本宽永九年刻本。

〔明〕寇平：《全幼心鉴》，明成化四年刻本。

〔明〕程玠：《松厓医径》，上海科技出版社1986年《珍本医书集成》本。

〔明〕王纶：《本草集要》，明正德五年刻本。

〔明〕周恭：《医说续编》，明弘治刻本。

〔明〕钱大用：《活幼全书》，明弘治八年中和堂刻本。

〔明〕许浩：《复斋日记》，涵芬楼影印明刻《历代小史》本。

〔明〕滕弘：《神农本经会通》，万历四十五年滕万里初刊本。

〔明〕刘全备：《注解药性赋》，明正德四年刻本。

〔明〕王锜：《寓圃杂记》，中华书局1984年版。

〔明〕徐溥、刘健：《大明会典》，上海古籍出版社2002年版《续修四库全书》本。

〔明〕刘文泰：《本草品汇精要》，日本杏雨书屋2001年影印弘治十八年原本。

〔明〕陈自明著，薛己删注：《外科精要》，明嘉靖戊申刻本。

〔明〕虞抟：《苍生司命》，中医古籍出版社1987年影印清还读斋本。

〔明〕虞抟：《医学正传》，人民卫生出版社1955年版。

〔明〕蔡维藩：《痘疹方论》，明万历间吴氏刊《痘疹大全八种》本。

〔明〕陆粲：《庚己编》，中华书局1987年版。

〔明〕汪机：《石山医案》，明嘉靖十年陈桷刻《汪石山医书八种》本。

〔明〕汪机：《痘治理辨》，明嘉靖十年陈桷刻《汪石山医书八种》本。

〔明〕韩㮝：《韩氏医通》，人民卫生出版社1989年版。

〔明〕俞弁：《续医说》，明嘉靖十六年序刻本。

〔明〕李汛：《石山居士传》，明嘉靖十年陈桷校刻《石山医案》本附录。

〔明〕吴球：《诸症辨疑》，日本复制回归潭邑书林秀峰余氏梓行中医古籍出版社1994年影印明刻本。

〔明〕薛己：《外科心法》，清嘉庆十四年书业堂《薛氏医按廿四种外科三种》本。

〔明〕王西楼：《救荒野谱》，见崇祯十一年吴门书林刻《食物本草》卷首。

〔明〕官修：《明实录》，台湾中央研究院历史语言研究所1961年校勘本。

〔明〕叶文龄：《医学统旨》，明隆庆六年邬琏刻本。

〔明〕方广：《古庵药鉴》，明万历二十六年刻《医经大旨》本。

〔明〕陈桷：《外科理例·续题》，明嘉靖祁门朴墅汪氏刻本《外科理例》卷首。

〔明〕许希周：《药性粗评》，明嘉靖三十年刻本。

〔明〕郑宁:《药性要略大全》,明嘉靖二十四年明德堂刻本。

〔明〕万全:《痘疹格致要论》,明天启序刊《痘疹心要》本。

〔明〕彭用光:《体仁汇编》,明嘉靖二十八年南昌体仁堂本。

〔明〕王纶著,薛己补注:《明医杂著》,明嘉靖二十八年刻本。

〔明〕沈之问:《解围元薮》,嘉庆二十一年无锡孙敬德堂藏版。

〔明〕杨慎:《药市赋》,《升庵全集》,商务印书馆1939年《万有文库》版。

〔明〕卢和,汪颖:《食物本草》,明隆庆四年庚午金陵仲氏后泉书室一乐堂刻本。

〔明〕佚名画师:《食物本草》,明宫廷彩绘本。

〔明〕贺岳:《医经大旨》,明万历二十六年刻本。

〔明〕罗必炜:《医方药性》,明末泰和堂本。

〔明〕罗必炜:《医方快捷方式》,明末泰和堂本。

〔明〕徐春甫:《古今医统大全》,明隆庆四年陈长卿刻本。

〔明〕陈嘉谟:《本草蒙筌》,书林刘氏闽山堂廷衢、书林刘氏本诚书堂刻本。

〔明〕方谷:《本草纂要》,明万历十五年杨鹤泉抄本。

〔明〕宁源:《食鉴本草》,虎林胡氏文会堂万历二十年刻本。

〔明〕赵金:《医学经略》,明刻本。

〔明〕缪存济:《识病捷法》,明万历十一年刻本。

题〔宋〕窦汉卿撰,〔明〕窦梦麟续增:《疮疡经验全书》,清康熙五十六年浩然楼刻本。

〔明〕周礼:《医圣阶梯》,三衢吴兴童子山梓行本。

〔明〕王文洁:《太乙仙制本草药性大全》,明万历间积善堂刻本。

〔明〕周之干:《周慎斋遗书》,道光二十九年重刊本。

〔明〕孙一奎:《医旨绪余》,康熙间翻印明刊本。

〔明〕孙一奎:《赤水玄珠》,人民卫生出版社1986年点校《赤水玄珠全集》本。

〔明〕葆光道人:《秘传眼科龙木论》,明万历大业堂刻本。

〔明〕支秉中:《痘疹秘要》,旧抄本。

〔明〕杜大章:《医学钩玄》,明万历三年刻本。

〔明〕李梴:《医学入门》,明万历三年刻本。

〔明〕龚信:《古今医鉴》,万历四年周庭槐万卷楼刻本。

〔明〕张四维:《医门秘旨》,明同安张氏恒德堂本。

〔明〕皇甫嵩:《本草发明》,日本抄本。

〔明〕李时珍:《本草纲目》,明万历二十一年金陵胡承龙刻本。

〔明〕李时珍:《本草纲目》,明崇祯十三年钱蔚起刻绘本。

〔明〕李时珍:《本草纲目》,清光绪十一年张绍棠味古斋刻绘本。

〔明〕翁仲仁:《痘疹金镜录》,乾隆二十八年书业堂梓。

〔明〕吴文炳:《医家赤帜益辨全书》,明万历熊氏种德堂刻本。

题〔明〕薛己:《本草约言·药性本草》,明刻本。

〔明〕周履靖:《茹草编》,明金陵荆山书院刻本。

〔明〕余应奎:《补遗本草歌诀雷公炮制》,明万历丙午陈氏积善堂刻本。

〔明〕张洁:《仁术便览》,明万历十三年冀州刻本。

〔明〕何乔远：《闽书·南产志》，日本宽延四年浪华书铺刻本。

〔明〕张梓：《药证类明》，明胡文焕刻本。

〔明〕龚廷贤：《万病回春》，朝鲜刊本。

〔明〕陈楚良：《武林陈氏家传仙方佛法灵寿丹》万历十六年序刊本。

〔明〕凌迪知：《万姓统谱》，《四库全书》本。

〔明〕方有执：《伤寒论条辨·本草抄》，明万历二十一年方氏刻本。

〔明〕佚名：《医方药性·草药便览》，明万历余秀峰氏怡庆堂刻《医方捷径》本卷中。

〔明〕佚名宫廷画师：《补遗雷公炮制便览》，明万历辛卯手绘本。

〔明〕佚名画师转绘：《精绘本草图》，日本杏雨书屋藏嘉庆以后节绘本。

〔明〕孟继孔：《幼幼集》，万历二十三年钱塘胡文焕辑校刻本。

〔明〕杨盛明：《本草药性》，明万历二十一年绣谷履素居书坊唐鲤飞刻本《幼幼集》后附。

〔明〕梅得春：《药性会元》，明刻本。

〔明〕杜文燮：《药鉴》，明万历二十六年刻本。

〔明〕叶云龙：《士林余业医学全书》，明万历二十七年跋刊本。

〔明〕贺岳：《医经大旨》，明万历二十六年刻本。

〔明〕李诩：《戒庵老人漫笔》，中华书局1982年版。

〔明〕余继登：《典故纪闻》，清光绪五年定州王氏谦德堂《畿辅丛书》本。

〔明〕郑泽：《墨宝斋集验方》，明刻本。

〔明〕佚名：《痘疹宝鉴》，明万历间吴勉学刊《痘疹大全八种》本。

〔明〕万邦孚：《万氏家抄济世良方》，明万历三十年刻本。

〔明〕王肯堂：《郁冈斋笔麈》，明刻本。

〔明〕王肯堂：《肯堂医论》，上海科学技术出版社1990年《中国医学大成》本。

〔明〕王肯堂：《疡科证治准绳》，上海卫生出版社1957-1959年据明万历刻本影印。

〔明〕王肯堂：《伤寒证治准绳》，上海卫生出版社1957-1959年据明万历刻本影印。

〔明〕杨崇魁：《本草真诠》，明怡庆堂刻本。

〔明〕袁学渊：《秘传眼科七十二症全书》，中医古籍出版社1984年影印仁和鲍氏据杨春莱镌梓本。

〔明〕涂坤：《百代医宗》，明万历三十五年李潮刻本。

〔明〕郑全望：《瘴疟指南》，上海科学技术出版社1986年《珍本医书集成》本。

〔明〕芮经、纪梦德：《杏苑生春》，中医古籍出版社1985年据明金陵蒋氏刻本影印本。

〔明〕李中立：《本草原始》，明刻本。

〔明〕罗周彦：《医宗粹言》，明万历四十年常郡何敬塘刻本。

〔明〕张懋辰：《本草便》，明刻本。

〔明〕龚廷贤：《寿世保元》，人民卫生出版社1993年繁体校点本。

〔明〕聂尚恒：《活幼心法》，上海古籍出版社1995年影印本。

〔明〕陈实功：《外科正宗》，明万历四十五年刻本。

〔明〕傅懋光：《医学疑问》，明刊本。

〔明〕吴文炳：《药性全备食物本草》，明末刘钦恩刻本。

〔明〕穆世锡：《食物辑要》，明万历刻本。

〔明〕卢复：《芷园臆草题药》，日本抄本。

〔明〕沈德符：《万历野获编》，中华书局1959年版。

〔明〕赵南星：《上医本草》，明赵悦学重刊本。

〔明〕焦竑：《焦氏笔乘》，明万历三十四年谢与栋刻本。

〔明〕武之望：《济阴纲目》，清天德堂刻本。

〔明〕文俶：《金石昆虫草木略》，台湾故宫博物院藏明末彩绘本。

〔明〕许兆桢：《医四书·药准》，上海古籍出版社1980年影印清顺治十四年刻本。

〔明〕蔡正言：《苏生的镜》，明天启间达生堂藏板。

〔明〕焦竑：《焦氏笔乘·续集》，中华书局2008年版。

〔明〕缪希雍授，庄继光录：《炮炙大法》，明末庄继光校刊本。

〔明〕李中梓：《药性解》，明天启二年翁氏刻《雷公炮制药性解》本。

〔明〕鲍山：《野菜博录》，江苏国学图书馆陶风楼1935年影印本。

〔明〕沈应旸：《明医选要济世奇方》，明天启三年刻本。

〔明〕缪希雍：《先醒斋广笔记》，明天启三年京口大成堂刻本。

〔明〕张鹤腾：《伤暑全书》，上海科学技术出版社1986年《珍本医书集成》本。

〔明〕龚居中：《万寿丹书》，明天启四年金陵书林周如泉刻本。

〔明〕应廌：《食治广要》，明天启刻本。

〔明〕王应遴：《答朝鲜医问》，日本享保五年刊本。

〔明〕倪朱谟：《本草汇言》，清康熙间刻本。

〔明〕张介宾：《类经》，人民卫生出版社1980年版。

〔明〕张介宾：《宜麟策》，清嘉庆十七年桂林贺广文堂刻本。

〔明〕缪希雍：《本草经疏》，明天启五年毛氏绿君亭刻本，兼参明天启四年朱之黯等刻本。

〔明〕谢肇淛：《五杂俎》，中华书局1959年版。

〔明〕张介宾：《景岳全书·本草正》，人民卫生出版社1991年版。

〔明〕姚可成：《食物本草》，明崇祯十一年吴门书林刻本。

〔明〕翟良：《痘科类编释意》，乾隆十五年绿野堂板。

〔明〕翟良：《治痘十全》，清乾隆三十三年刻本。

〔明〕陈文治：《疡科选粹》，明崇祯元年刻本。

〔明〕孙志宏：《简明医彀》，明崇祯三年刻本。

〔明〕顾逢柏：《分部本草妙用》，中医古籍出版社据明崇祯三年刻本影印本。

〔明〕陈长卿：《伤寒五法》，明崇祯五年十竹斋刻袖珍本。

〔明〕陈司成：《霉疮秘录》，清光绪十一年浦鉴庭摹日刻本。

〔明〕朱国祯：《涌幢小品》，明天启二年刻本。

〔明〕孟笨：《养生要括》，明崇祯七年刻本。

〔明〕黄承昊：《折肱漫录》，清乾隆五十九年修敬堂刻本。

〔明〕岳甫嘉：《医学正印种子编》，明崇祯九年绣谷三乐斋刻本。

〔明〕孙文胤：《丹台玉案》，明崇祯十年孙氏仁寿堂刻本。

〔明〕李中梓：《医宗必读·本草征要》，清光绪二十四年常郡宛委山庄刻本。

〔明〕郑二阳：《仁寿堂药镜》，明刻本。

〔明〕刘若愚：《酌中志》，清道光二十五年《海山仙馆丛书》本。

〔明〕刘若愚：《酌中志》，中医古籍出版社1994年版。

〔明〕吕献策：《痘疹幼幼全书》，崇祯十四年刻本。

〔明〕蒋仪：《药镜》，明刻本。

〔明〕傅仁宇：《审视瑶函》，清扫叶山房刻本。

〔明〕吴有性：《温疫论》，清康熙三十年金陵长庆堂刻本。

〔明〕李中梓：《删补颐生微论》，明崇祯十五年金阊傅万堂刻本。

题〔宋〕高德因撰，〔明〕高梦麟编：《医学秘奥》，清乾隆三年抄本影印本。

〔明〕佚名：《异授眼科》，清康熙五十六年年希尧刻本。

〔明〕喻昌：《寓意草》，清康熙刻本。

〔明〕徐谦：《仁端录痘疹》，清惜阴楼迎鹤轩抄本。

〔明〕萧京：《轩岐救正论》，清初萧震氏刻本。

〔明〕汪绮石：《理虚元鉴》，清光绪十二年《世补斋医书》山左书局刻本。

〔明〕王象晋：《三补简便验方》，明崇祯十七年补刻本。

〔明〕裴一中：《裴子言医》，明崇祯剑光阁刻本。

〔明〕施永图：《本草医旨·食物类》，明末清初刊本。

〔明〕贾九如：《药品化义》，光绪三十二年北京郁文书局铅印本。

〔明末清初〕徐树丕：《识小录》，民国涵芬楼秘籍本。

〔明末清初〕周淑祜，周淑禧：《本草图绘》，彩色手绘本。

〔明末清初〕孙光裕：《血症全集》，江户抄孤本。

〔明末清初〕卢之颐：《本草乘雅半偈》，清初卢氏月枢阁刻本。

〔明末清初〕潘楫：《医灯续焰》，清顺治九年陆地舟刻本。

〔明末清初〕李中梓：《本草通玄》，康熙十七年云南刻本。

〔清〕喻昌：《医门法律》，清顺治葵锦堂刻本。

〔清〕喻昌：《喻选古方试验》，上海科学技术出版社1986年《珍本医书集成》本。

〔清〕钱谦益：《牧斋有学集》，上海古籍出版社1996年本。

〔清〕顾元交：《本草汇笺》，清康熙五年龙耕堂刻本。

〔清〕沈穆：《本草洞诠》，顺治十八年吴兴沈氏家刻本。

〔清〕黄山采药翁：《农经酌雅》，清代秀野草堂抄本。

〔清〕沈时誉：《医衡》，清康熙六十年刻本。

〔清〕丁其誉：《寿世秘典·类物》，清顺治颐古堂十八年刻本。

〔清〕谈金章：《诚书痘疹》，清康熙施邑刘钟甫刻《诚书》本后附。

〔清〕蒋示吉：《医宗说约》，清乾隆三十年丽正堂刻本。

〔清〕张志聪：《侣山堂类辨》，清乾隆三十四年宝笏楼刻《医林指月》本。

〔清〕刘云密：《本草述》，清康熙三十九年刻本忠救堂藏板。

〔清〕祁坤：《外科大成》，清古雪堂刻本。

〔清〕何镇：《本草纲目类纂必读》，清康熙十一年毓麟堂刻本。

〔清〕郭章宜：《本草汇》，清康熙五年吴门郭氏梅花屿刻本书业堂藏。

题〔清〕尤乘：《尤氏喉科秘书》，上海科学技术出版社1990年《中国医学大成》本。

〔清〕尤乘：《食鉴本草》，清善成堂刻《士材三书》本。

〔清〕尤乘：《寿世青编》，清善成堂刻《士材三书》本。

〔清〕丘克孝：《隘村医诀》，清康熙八年刻本。

〔清〕史树骏：《经方衍义》，康熙元年颐贞堂刻本。

〔清〕汪琥：《痘疹广金镜录》，道光庚子存仁堂鸿城萧新椿梓行。

〔清〕罗美：《古今名医汇粹》，清道光三年嘉兴邵新南刊本。

〔清〕郭志邃：《痧胀玉衡》，清康熙十四年书业堂刻本。

〔清〕释传杰：《疠疡全书》，清康熙刻本。

〔清〕朱本中：《饮食须知》，康熙二十八年古越吴兴柞刻《贻善堂四种须知》本。

〔清〕顾景星：《白茅堂集》，《四库未收书辑刊》本。

〔清〕蒋居祉：《本草择要纲目》，上海科学技术出版社1986年《珍本医书集成》本。

〔清〕褚人获：《坚瓠秘集》，上海古籍出版社2007年《清代笔记大观》本。

〔清〕闵钺：《本草详节》，清康熙二十年默堂主人刻。

〔清〕褚人获：《坚瓠余集》，上海古籍出版社2007年《清代笔记大观》本。

〔清〕何其言：《养生食鉴（增补食物本草备考）》，清光绪二十年石印本。

〔清〕褚人获：《坚瓠续集》，上海古籍出版社2007年《清代笔记大观》本。

〔清〕刘璞：《医学集要》，清抄本。

〔清〕王翃：《握灵本草》，清乾隆五年朱钟勋补刻本。

〔清〕程履新：《程氏易简方论》，清嘉庆二十二年刻本。

〔清〕汪昂：《本草备要》，清康熙二十二年刻本复制本。

〔清〕吴楚：《宝命真诠》，清乾隆六十年刻本。

〔清〕褚人获：《坚瓠二集》，上海古籍出版社2007年《清代笔记大观》本。

〔清〕萧埙：《女科经纶》，清乾隆四十六年湖郡有鸿斋刻本。

〔清〕李世藻：《元素集锦》，清康熙稿本。

〔清〕王凯：《痧症全书》，清嘉庆十九年刻本栖云山藏板。

〔清〕王逊：《药性纂要》，清康熙三十三年刻本。

〔清〕单南山：《胎产指南》，上海科学技术出版社1990年《中国医学大成》本。

〔清〕陈士铎：《本草新编》，清康熙三十年刻本。

〔清〕沈李龙：《食物本草会纂》，清萧山裕文堂藏板。

〔清〕王士禛：《池北偶谈》，中华书局2006年版。

〔清〕顾靖远：《顾氏医镜》，民国扫叶山房石印本。

〔清〕李熙和：《医经允中》，清道光十一年刻本。

〔清〕吴震方：《岭南杂记》，齐鲁书社1997年版。

〔清〕冯兆张：《冯氏锦囊秘录杂症大小合参》，清康熙四十一年刻本。

〔清〕冯兆张：《冯氏锦囊秘录杂症痘疹药性主治合参》，清康熙四十一年刻本。

〔清〕陈士铎：《洞天奥旨》，清乾隆五十五年山阴陈氏家刻本。

〔清〕夏鼎：《幼科铁镜》，清刻本。

〔清〕张璐：《本经逢原》，清嘉庆六年刻本。

〔清〕宋麟祥：《痘疹正宗》，清永庆堂重刊本。

〔清〕刘献廷：《广阳杂志》，中华书局1957年版。

〔清〕屈大均：《广东新语》，中华书局1985年版。

〔清〕汪启贤等：《食物须知》，清康熙刻本。

〔清〕李文来：《李氏医鉴》，清康熙三十五年贻安堂刻本。

〔清〕景日昣：《嵩厓尊生全书》，清乾隆五十五年重刻古吴致和堂刻本。

〔清〕陈治：《证治大还》，清康熙云间贞白堂刻本。

〔泰西〕石铎琭：《本草补》，康熙间刻本。

〔清〕浦士贞：《夕庵读本草快编》，日本江户抄本。

〔清〕高世栻：《医学真传》，清乾隆三十二年刻本。

〔清〕张志聪、高世栻：《本草崇原》，清乾隆三十二年王琦校刻本。

〔清〕王道纯：《本草品汇精要续集》，上海商务印书馆1956年版。

〔清〕王士禛：《香祖笔记》，上海古籍1982年版。

〔清〕张叡：《修事指南》，清雍正九年文光堂刻本。

〔清〕程云鹏：《慈幼新书》，清乾隆十一年玉诏堂刻本。

〔清〕陈梦雷：《古今图书集成·草木典》，上海文艺出版社1998年本。

〔清〕陈梦雷：《古今图书集成·禽虫典》，上海文艺出版社1998年本。

〔清〕钱峻：《经验丹方汇编》，清乾隆十七年余爱堂刻本。

〔清〕何谏：《生草药性备要》，清守经堂刻本。

〔清〕潘为缙：《专治血症良方》，清光绪二十八年长沙叶氏刻本。

〔清〕朱纯嘏：《痘疹定论》，清乾隆三十四年沈大成刻本。

〔清〕亟斋居士：《亟斋急应奇方》，清康熙五十六年抄本。

〔清〕王三尊：《医权初编》，上海科技出版社1986年《珍本医书集成》本。

〔清〕刘汉基：《药性通考》，清道光二十九年京都刻本。

〔清〕杨陈允：《眼科指掌》，清抄本。

〔清〕姚球：《本草经解要》，清雍正二年稽古山房刊本。

〔清〕高鼓峰：《四明心法》，清道光十年涵古堂刻本《医宗己任编》本。

〔清〕魏鉴：《幼科汇诀直解》，清雍正四年应世堂刻本。

〔清〕周垣综：《颐生秘旨》，清雍正七年姑苏沈元瑞裕鳞堂刻本。

〔清〕尤怡：《医学读书记》，清光绪戊子行素草堂板。

〔清〕叶盛：《古今治验食物单方》，清雍正七年刻本姜问歧秋农田藏板。

〔清〕阎纯玺：《胎产心法》，清道光四年庄氏延庆堂刻。

〔清〕程国彭：《医学心悟》，清光绪二十一年学库山房刻本。

〔清〕王子接：《得宜本草》，清乾隆二年介景楼刻本。

〔清〕程国彭：《外科十法》，清刻本。

〔清〕叶大椿：《痘学真传》，清嘉庆二十五年刻本。

〔清〕修竹吾芦主人：《得宜本草分类》，清抄本。

〔清〕赵瑾叔撰、陆文谟补：《本草诗》，清潘氏抄本。

〔清〕徐大椿：《神农本草经百种录》，《四库全书》本。

〔清〕李言恭：《医学秘籍》，清抄本。

〔清〕朱鑰：《本草诗笺》，清道光九年明教堂藏版。

〔清〕吴澄：《不居集》，上海中医书局1935年铅印本。

〔清〕张廷玉：《明史》，中华书局1974年版。

〔清〕王维德：《外科证治全生集》，清咸丰十一年武昌节署重刊本。

〔清〕张琰：《种痘新书》，清文奎堂刻。

〔清〕徐本等：《大清律例》，法律出版社1999年版。

〔清〕黄庭镜：《目经大成》，清宾城述古堂刻本。

〔清〕张叡：《医学阶梯》，清康熙四十三年刻本。

〔清〕沈懋官：《医学要则》，清乾隆四十三年湖城潘尚文锦葵堂刻本。

〔清〕谢玉琼：《麻科活人全书》，清光绪十九年刻。

〔清〕方肇权：《方氏脉症正宗》，清乾隆十四年存仁堂刻本。

〔清〕何梦瑶：《医碥》，清乾隆十六年刻本。

〔清〕黄元御：《长沙药解》，咸丰十年燮和精舍刻本。

〔清〕黄元御：《玉楸药解》，咸丰十年燮和精舍刻本。

〔清〕李文炳：《仙拈集》，清乾隆十九年刻本。

〔清〕陈奇生：《痘科扼要》，清乾隆二十年刻本。

〔清〕徐大椿：《医学源流论》，文渊阁《四库全书》子部医家类。

〔清〕吴仪洛：《本草从新》，人民卫生出版社1990版。

〔清〕张宗良：《喉科指掌》，清聚德堂刻。

〔清〕汪绂：《医林纂要探源》，道光二十九年遗经堂刻本。

〔清〕赵学敏：《串雅外编》，人民卫生出版社2007年版。

〔清〕顾世澄：《疡医大全》，清同治九年敦仁堂刻本。

〔清〕严洁等：《得配本草》，清嘉庆九年小胥山馆刻本。

〔清〕唐千顷：《增广大生要旨》，清光绪十年扫叶山房板。

〔清〕董维岳：《痘疹专门秘授》，清道光癸巳重刻。

〔清〕徐大椿：《药性切用》，清光绪二十九年上海赵翰香居铅印《徐灵胎医略六书》本。

〔清〕陆烜：《人参谱》，清乾隆丙戌刻本。

〔清〕吴炳：《陇州续志》，清乾隆三十一年刻本。

〔清〕徐大椿：《慎疾刍言》，上海洞澜社1929年影印本。

〔清〕王如鉴：《本草约编》，清抄本。

〔清〕黄宫绣：《本草求真》，清光绪四年荆郡务本堂刻本。

〔清〕徐大椿、徐爔：《征士洄溪府君自序》，清洄溪草堂家刻本。

〔清〕张銮：《痘疹诗赋》，同治五年刻本。

〔清〕杭世骏：《道古堂文集》，《续修四库全书》影印本。

〔清〕沈金鳌：《要药分剂》，乾隆四十九年无锡沈氏师俭堂刻本。

〔清〕唐簧：《外科选要》，大东书局1936铅印《中国医书大成》本。

〔清〕唐秉钧：《人参考》，嘉庆十年海阳吴振氏手抄本。

〔清〕李文培：《食物小录》，清乾隆戊戌年镌资生堂藏版。

〔清〕佚名：《轩辕逸典》，清乾隆四十四年刻本。

〔清〕鲁永斌：《法古录》，清乾隆四十五年稿本。

〔清〕俞廷举：《金台医话》，清嘉庆年间抄本。

〔清〕杨璇：《伤寒温疫条辨》，清乾隆五十年孙宏智校刻本。

〔清〕许豫和：《许氏幼科七种·橡村痘诀》，清乾隆乙巳年刻本。

〔清〕许豫和：《许氏幼科七种·小儿诸热辨》，清乾隆乙巳年刻本。

〔清〕许豫和：《许氏幼科七种·怡堂散记》，清乾隆乙巳年刻本。

〔清〕许豫和：《许氏幼科七种·散记续编》，清乾隆乙巳年刻本。

〔清〕许豫和：《许氏幼科七种·橡村治验》，清乾隆乙巳年刻本。

题〔琉球〕吴继志：《质问本草》，日本天保八年精刻本。

〔清〕彭家桂、张图南等：《婺源县志》，清乾隆五十二年刻本。

〔清〕嵇璜、刘墉：《清朝通典》，商务印书馆1935年《万有文库》版。

〔清〕刘奎：《松峰说疫》，清嘉庆四年刻本。

〔清〕罗国纲：《罗氏会约医镜》，清乾隆五十四年大成堂刻本。

〔清〕林玉友：《本草辑要》，清道光十一年寸耕堂《本草伤寒辑要合编》刻本。

〔清〕汪汲：《解毒编》，清乾隆五十九年古愚山房刻本。

〔清〕唐大烈：《吴医汇讲》，清乾隆五十七年刻本。

〔清〕龙柏：《脉药联珠食物考》，清嘉庆十三年刻本。

〔清〕龙柏：《脉药联珠药性考》，清嘉庆十三年刻本。

〔清〕刘常彦：《医学全书》，清光绪五年述古堂刊本。

〔清〕佚名：《眼科总经药论》，清抄本。

〔清〕韦协梦：《医论三十篇》，清道光间刻本。

〔清〕吴瑭：《温病条辨》，清嘉庆十八年问心堂刻本。

〔清〕吴瑭：《医医病书》，绍兴育新书局1915年石印《（增订）医医病书》本。

〔清〕黄宫绣：《锦芳太史医案求真初编》，清嘉庆四年刻本。

〔清〕黄岩：《医学精要》，同治六年重刻广州登云阁藏板。

〔清〕李炳：《辨疫琐言》，世界书局1936年《珍本医书集成》本。

〔清〕纪昀：《阅微草堂笔记》，清嘉庆五年望益书屋刻本。

〔清〕叶廷荐：《救急备用经验汇方》，清嘉庆六年刻本。

〔清〕范在文：《卫生要诀》，清嘉庆八年安怀堂刻本。

〔清〕陈修园：《神农本草经读》，清嘉庆八年橦蕗书屋刻本。

〔清〕赵学敏：《本草纲目拾遗》，清同治十年钱塘张应昌吉心堂刻本。

〔清〕郑承瀚：《重楼玉钥续编》，杭州三三医社1924年铅印《三三医书》本.

〔清〕齐秉慧：《齐氏医案》，清嘉庆十一年聚奎堂《齐氏医书四种》刻本。

〔清〕齐秉慧：《痘麻医案》，清嘉庆十一年聚奎堂《齐氏医书四种》刻本。

〔清〕齐秉慧：《齐氏家传医秘》，清嘉庆十一年聚奎堂《齐氏医书四种》刻本。

〔清〕齐秉慧：《痢证汇参》，清嘉庆十一年聚奎堂《齐氏医书四种》刻本。

〔清〕佚名：《咽喉脉证通论》，上海科学技术出版社1990年《中国医学大成》本。

〔清〕蔡恭：《药性歌》，清同治八年筠溪灌蕙书屋刻。

〔清〕王学权：《重庆堂随笔》，江苏科技出版社1986年版。

〔清〕吴世铠：《本草经疏辑要》，清嘉庆十四年书带草堂刻本。

〔清〕顾锡：《银海指南》，清同治六年扫叶山房刻本。

〔清〕刘松岩：《目科快捷方式》，清光绪六年刻本盛京同文山房藏板。

〔清〕赵翼：《檐曝杂记》，中华书局1982年版。

〔清〕黄凯钧：《橘旁杂论》，上海科学技术出版社1990年《中国医学大成》本《友渔斋医话》。

〔清〕严龙图：《痘疹衷要全书》，清嘉庆十七年稿本。

〔清〕黄凯钧：《药笼小品》，上海科学技术出版社1990年《中国医学大成》本《友渔斋医话》。

〔清〕黄凯钧：《上池涓滴》，上海科学技术出版社1990年《中国医学大成》本《友渔斋医话》。

〔清〕章穆：《调疾饮食辩》，道光癸未经国堂梓行。

〔清〕王龙：《本草纂要稿》，清抄残本。

〔清〕胡廷光：《伤科汇纂》，清嘉庆二十三年博施堂抄本。

〔清〕包永泰：《图注喉科指掌》，清大文堂刻本。

〔清〕钱一桂：《医略》，清嘉庆二十三年慎余堂刻本。

〔清〕吴德旋：《初月楼续闻见录》，台湾新文丰出版公司1999年《丛书集成三编》。

〔清〕孙德润：《医学汇海》，清道光六年汉阳萧氏刻本。

〔清〕佚名：《眼科秘本》，清抄本。

〔清〕熊庆笏：《中风论》，清光绪十年醉经阁校刻本。

〔清〕江涵暾：《笔花医镜》，清道光四年刻本。

〔清〕张九思：《审病定经》，清道光十四年集贤堂刻本。

〔清〕贺大文：《方脉指迷》，清道光六年醉百堂刻本忠信堂藏板。

〔清〕莫树蕃：《草药图经》，道光十四年刊本。

〔清〕吴钢：《类经证治本草》，清抄本。

〔清〕张德裕：《本草正义》，清道光八年刻本。

〔清〕张琦：《本草述录》，清抄本。

〔清〕顾以恢：《药达》，清末残抄本。

〔清〕周贻观：《周氏秘珍济阴》，清抄本。

〔清〕张曜孙：《产孕集》，清道光二十六年京师养闲草堂刻本。

〔清〕翁藻：《医钞类编·本草》，清光绪间奉新许氏刻本。

〔清〕翁藻：《医钞类编·痘麻》，清光绪间奉新许氏刻本。

〔清〕杨时泰：《本草述钩元》，清道光二十二年毗陵涵雅堂刻本。

〔清〕曹禾：《疡医雅言》，清咸丰二年《双梧书屋医书四种》自刻本。

〔清〕黄兑楣：《寿身小补》，清光绪十四年佛山镇字林书局铅印本。

〔清〕黄元吉：《医理发明》，清春林堂刻本。

〔清〕陈启运：《痘科摘要》，清道光十五年绿竹轩刻本。

〔清〕杨友敬：《本草经解要附余·考证》，清雍正二年稽古山房刊本《本草经解要》后附。

〔清〕异真道人：《跌损妙方》，上海科学技术出版社2000年《中国医学大成续集》本。

〔清〕姚衡：《寒秀草堂笔记》，商务印书馆《丛书集成初编》。

〔清〕邹澍：《本经序疏要》，清咸丰八年常郡韩文焕斋刻本。

〔清〕王世钟：《家藏蒙筌》，清道光甲辰文盛堂本。

〔清〕邹澍：《本经续疏》，清咸丰八年常郡韩文焕斋刻本。

〔清〕邹澍：《本经疏证》，清咸丰八年常郡韩文焕斋刻本。

〔清〕朱楚芬：《痘疹集成》，清道光十七年破愚斋刻本。

〔清〕邹岳：《外科真诠》，清同治十一年杭城漱芳斋刻本。

〔清〕孙德钟：《活人一术初编》，清道光十八年汤阴刻本。

〔清〕佚名：《寿世医窍》，清道光十八年锡羡堂刻本。

〔清〕姚澜：《本草分经》，清刻本。

〔清〕梁绍壬：《两般秋雨盦随笔》，清道光振绮堂刻本。

〔清〕包诚：《十剂表》，清道光庚子刻本。

〔清〕叶桂：《本草再新》，清道光二十一年白从瀛刻本。

〔清〕邹承禧：《辨证求是》，清咸丰十年刊本。

〔清〕奎瑛：《素仙简要》，清道光二十四年明道堂刻本。

〔清〕岳昶：《药性集要便读》，清道光二十三年陶氏嵩阳书屋活字本。

〔清〕廖云溪：《药性简要》，清光绪六年《医学五则》刻本。

〔清〕罗绍芳：《医学考辨》，清咸丰五年方亭罗氏粹白斋刻本。

〔清〕何本立：《务中药性》，清道光二十五年何怀仁堂刻本衡州何泰安堂藏板。

〔清〕陈定泰：《医谈传真》，清光绪元年刻本。

〔清〕安怀堂主人：《青囊辑便》，清道光二十六年刻本。

〔清〕王端履：《重论文斋笔录》，清道光二十六年授宜堂刻本。

〔清〕吴其浚：《植物名实图考》，清道光二十八年蒙自陆应谷刻本。

〔清〕蕴真子：《赛金丹》，清刊本。

〔清〕沈善谦：《喉科心法》，清光绪三十年石印本。

〔清〕王锡鑫：《眼科切要》，清道光二十七年古渝蔚文山房刻本。

〔清〕赵术堂《医学指归》，清同治元年高邮赵氏旌孝堂刻本。

〔清〕冉敬简：《医诗必读》，清光绪三十四年意诚堂刻本。

〔清〕赵其光：《本草求原》，清道光二十八年远安堂刻本影印本。

〔清〕李文荣：《知医必辨》，绍兴医药学报社1918年刻本。

〔清〕梁章钜：《浪迹丛谈》，中华书局1980年版。

〔清〕梁章钜：《浪迹续谈》，中华书局1980年版。

〔清〕梁章钜：《浪迹三谈》，中华书局1980年版。

〔清〕佚名：《锦囊药性赋》，清《灵兰社稿》丛书本写本。

〔清〕文晟：《新编六书·药性摘录》，清同治十一年安徽述古堂据同治四年萍乡文氏延庆堂重刊本。

〔清〕叶志诜：《神农本草经赞》，清道光三十年粤东抚署刻汉阳叶氏丛书刻本。

〔清〕龚自璋、黄统：《医方易简新编》，清同治十二年浙江温处道署刻本。

〔清〕周钺：《香远居医学举要》，周缉熙1923年铅印本。

〔清〕姚元之：《竹叶亭杂记》，中华书局1982年版。

〔清〕刘序鹓：《增删喉科心法》，清刻本。

〔清〕王德森：《市隐庐医学杂著》，上海科学技术出版社1990年《中国医学大成》本。

〔清〕刘东孟传：《本草明览》，清抄本。

〔清〕王孟英：《归砚录》，清咸丰九年刻本同治元年重印本归砚草堂藏板。

〔清〕莫枚士：《研经言》，清光绪五年月河莫氏刻本。

〔清〕张仁锡：《药性蒙求》，清抄本。

〔清〕佚名氏著，钱沛补：《治疹全书》，清咸丰八年婺东赵月航长乐钱遗经堂刻本。

〔清〕陆以湉：《冷庐医话》，清光绪二十三年乌程庞氏刻本。

〔清〕翁藻抄：《分经本草》，清咸丰十年博古斋刻本。

〔清〕周茂五：《易简方便医书》，清咸丰十一年石阳周日新堂刻本。

〔清〕王孟英：《随息居饮食谱》，清咸丰十一年刻本。

〔清〕石寿棠：《医原》，清光绪十七年铅印本。

〔清〕凌奂：《本草害利》，清抄本。

〔清〕王孟英：《随息居重订霍乱论》，清同治二年上海陈氏崇本堂刻本。

〔清〕王泰林：《西溪书屋夜话》，上海千顷堂书局1934年石印《王旭高医书六种》本。

〔清〕费伯雄：《医醇賸义》，清光绪三年丁丑刻本。

〔清〕姚俊：《经验良方全集》，同治四年惠谦堂刊。

〔清〕屠道和：《本草汇纂》，清同治二年育德堂《医学六种》刻本。

〔清〕屠道和：《分类主治》，清同治二年育德堂《医学六种》刻本。

〔清〕吴师机：《理瀹骈文》，人民卫生出版社1955年影印本。

〔清〕严燮：《医灯集焰》，清光绪七年辛巳武林潘煦刻。

〔清〕湛德芬：《医宗会要》，清同治四年乙丑昌江魏谦吉堂刻本。

〔清〕陆以湉：《冷庐杂识》，清咸丰六年刻本。

〔清〕徐炳章：《一囊春》，清同治五年刻本。

〔清〕双泰：《痘疹简明编》，清抄本。

〔清〕佚名氏撰，陆懋修、冯汝玖校注：《本草二十四品》，宣统间手抄本。

〔清〕黄岩：《秘传眼科纂要》，上海千顷堂书局1921年石印本。

〔清〕石寿棠：《温病合编》，清同治六年抄本。

〔清〕王西林：《温病指南》，清木活字刻本。

〔清〕郑寿全：《医理真传》，清光绪十三年五福堂刻本。

〔清〕黄钰：《本经便读》，清光绪十九年芸经堂刻本。

〔清〕刘善述、刘士季：《草木便方》，清光绪刻本。

〔清〕蒋超伯：《南漘楛语》，清同治十年两山房刻本。

〔清〕熊煜奎：《儒门医宗》，清同治十年崇训堂刻本。

〔清〕陈志培、王廷鉴：《鄱阳县志》，清同治十年刻本。

〔清〕何梦瑶撰，僧互禅增补：《乐只堂人子须知韵语》，清同治十一年百爽轩藏版。

〔清〕刘仕廉：《医学集成》，清同治十二年醉吟山房刻本。

〔清〕田绵淮：《本草省常》，清同治十二年余庆堂刻本。

〔清〕王燕昌：《王氏医存》，清同治十三年皖城黄竹友斋刻本。

〔清〕毛祥麟：《墨余录》，清同治甲戌刻本。

〔清〕苏氏辑，严炯订：《秘传痘麻纂要》，抄稿本。

〔清〕李纪方：《白喉全生集》，上海科学技术出版社2000年《中国医学大成续集》。

〔清〕许廷佐：《喉科白腐要旨》，清光绪元年古歙芳远堂刻本。

〔清〕佚名：《天宝本草》，清光绪二年重刊。

〔清〕李厚堃、曹伯玉：《诸症赋》，清光绪三年范莘儒抄本。

〔清〕朱耀荣：《三指捷编》，清光绪二十九年刻本。

〔清〕吴达：《医学求是》，江阴宝文堂书庄1919年刻本。

〔清〕华埙：《痧麻明辨》，上海千顷堂书局1921年石印本。

〔清〕刘鸿恩：《医门八法》，清光绪六年蓬池刘氏石印本。

〔清〕张学醇：《医学辨正》，民国九年绍兴医学报社刊裘氏板。

〔清〕谈鸿鋆：《药要便蒙新编》，清光绪九年岫云书屋校刻本。

〔清〕赵晴初：《存存斋医话稿》，清光绪七年刻本。

〔清〕雷丰：《时病论》，光绪十年柯城雷慎修堂刻本。

〔清〕龙之章：《蠢子医》，上海科技出版社1986年《珍本医书集成》本。

〔清〕程曦、江诚、雷大震：《医家四要》，清光绪十二年养鹤山房刊本。

〔清〕戴葆元：《本草纲目易知录》，清光绪十三年婺源思补山房刻本。

〔清〕黄光霁：《本草衍句》，杭州三三医社1924年铅印《三三医书》本。

〔清〕戈颂平：《神农本草经指归》，清宣统元年戈仁寿抄本。

〔清〕潘宗元：《分经药性赋》，民国旧抄本，德国藏竟成氏抄本。

〔清〕陆懋修重订：《重订理虚元鉴》，上海中医书局1934年铅印本。

〔清〕郭柏苍：《闽产录异》，光绪丙戌年刻本。

〔清〕徐士銮：《医方丛话》，清光绪十五年徐氏蜨园刻本。

〔清〕陈其瑞：《本草撮要》，清光绪二十八年资生堂刻本。

〔清〕黄廷爵：《黄氏青囊全集秘旨》，清光绪十二年刻本金陵一得斋藏板。

〔清〕寄湘渔父：《喉证指南》，清光绪十八年刻本。

〔清〕高承炳：《本草简明图说》，清光绪十八年上海古香阁石印本。

〔清〕张秉成：《本草便读》，清光绪二十二年毗陵张氏刊本。

〔清〕与樵山客：《平法寓言》，清光绪十三年湘潭郭氏校刻本。

〔清〕释心禅：《一得集》，清光绪十六年刻本永禅室藏板。

〔清〕陈珍阁：《医纲总枢》，清光绪十八年醉经楼刻本。

〔清〕周学海：《读医随笔》，清《周氏医学丛书》本。

〔清〕马文植：《马培之医案》，江苏科技出版社1985年点校《孟河四家医集》本。

〔清〕孔胤：《脉症治三要》，清光绪十八年长白山人隆竹轩抄本。

〔清〕养晦斋主人：《医家必阅》，清刻本。

〔清〕唐宗海：《本草问答》，清善成裕记校刊本。

〔清〕佚名：《草木春秋》，万寿堂1934年抄本。

〔清〕高奉先：《医宗释疑》，光绪乙未怀古堂刻本。

〔清〕李桂庭集：《药性诗解》，民国乙卯抄稿本。

〔清〕罗越峰：《疑难急症简方》，上海科学技术出版社1986年《珍本医书集成》本。

〔清〕陈明曦：《本草韵语》，清光绪间撰者自刻本。

〔清〕平步青:《霞外攟屑》,民国六年刻香雪崦丛书本。

〔清〕徐延祚:《医粹精言》,清光绪二十二年《铁如意轩医书四种》本。

〔清〕任锡庚:《医宗简要》,抄本。

〔清〕黄彝酆:《药性粗评全注》,清光绪二十三年铅印本。

〔清〕庆恕:《医学摘粹》,清光绪二十九年刻本。

〔清〕徐延祚:《医医琐言》,清光绪二十二年《铁如意轩医书四种》本。

〔清〕徐延祚:《医意》,清光绪二十二年《铁如意轩医书四种》本。

〔清〕吴汝纪:《每日食物却病考》,清光绪二十二年上海书局石印本。

〔清〕过铸:《增订治疗汇要》,清光绪二十四年武林刊本。

〔清〕王荩臣撰,韩鸿补编:《本草择要类编》,清光绪丁酉序稿本。

〔清〕陈葆善:《白喉条辨》,清刻本。

〔清〕仲昂庭:《本草崇原集说》,人民卫生出版社1997年版。

〔清〕丁肇钧:《见症知医》,清江西丁攸芋堂刻本。

〔清〕俞樾:《茶香室丛钞》,清光绪二十五年刻春在堂全书本。

〔清〕俞樾:《茶香室续钞》,清光绪二十五年刻春在堂全书本。

〔清〕宝辉:《医医小草》,上海科学技术出版社1986年《珍本医书集成》本。

〔清〕郑奋扬著,曹炳章注:《增订伪药条辨》,绍兴和济药局1927、1928年铅印本。

〔清〕毛祥麟:《对山医话》,上海科学技术出版社1990年《中国医学大成》本。

〔清〕何景才:《外科明隐集》,清光绪二十八年京都文光楼福善堂。

〔清〕康应辰:《医学探骊》,清光绪二十八年石印本。

〔清〕周岩:《本草思辨录》,世界书局1936年《珍本医书集成》本。

〔清〕黄皖:《黄氏医绪》,清光绪三十三年经铿家塾存几堂刻本。

〔清〕唐成之:《药方杂录》,清末唐成之抄本。

〔清〕李伯元:《南亭笔记》,上海大东书局1919年版。

〔清〕佚名:《双燕草堂眼科》,抄本。

〔清〕黄传祁:《医学折衷劝读篇》,清光绪三十四年赞化文社刻《中西医学劝读十二种》。

〔清〕杜钟骏:《管窥一得》,京华印书局1920年铅印《杜钟骏医书五种》本。

〔清〕方仁渊:《倚云轩医案医话医论》,清蓝格稿本。

〔清〕沈金鳌撰,刘鹗补正:《要药分剂补正》,抱残守缺斋著书稿。

〔清〕永宁外史:《九龙虫治病方》,清末抄本。

〔清〕王德宣:《医学启蒙辑览》,清宣统元年重庆广益书局铅印本。

〔清〕金武祥:《粟香随笔》,清光绪刻本。

附

录

4391

药名索引

一画

一寸金倒金钟 2145
一支蒿 1799
一支箭 1818
一扫光 2150
一把伞 2566
一连绦 1944
一枝香 1867
一枝黄花 1895
一枝蒿 1820
一枝箭 1430

二画

丁香 3363
丁癸草 1967
十大功劳 3353
十姊妹 2297
七厘丹 2257
七厘麻 2012
七星剑 1774
七星莲 2129
七星菌 2974
七篱笆 2150
人肝藤 2424

人虱 3774
人参 1288
人面子 3086
八仙草 2414
八字草 2548
八角风 3495
八角金盘 3596
八角茴香 2821
八鹿皮 2535
九牛草 1804
九仙子 2424
九股牛 1946
九香虫 3754
九信菜 2196
九鼎连环草 1879
九管血 1592
刀创水 2722
刀豆 2669
刀枪草 1435
乜金藤 2465

三画

三七 1314
三月薰 2287
三叶还阳草 2097

三叶草 2549
三叶挲藤 2330
三仙菜 2846
三白草 2107
三加皮 2330
三角枫 3615
三棱 2510
三嘉奇 3595
干陀木皮 3717
干苔 2553
干姜 2794
土人参 1310
土人参 2901
土大黄 2472
土千年健 3590
土马鬃 2562
土贝母 1554
土牛膝 1934
土风姜 2799
土巴戟 3542
土芋 2918
土当归 1319
土当归 1519
土血竭 1602
土连翘 2046
土余瓜 2323

土拨鼠　4350
土鲭鱼　3962
土练子　2124
土荆芥　1751
土荆芥　2847
土茯苓　2372
土殷孽　1155
土黄　1258
土黄耆　1281
土黄蘖　3406
土菌　2970
土常山　2227
土常山　2227
土常山　2227
土常山　2228
土常山　2228
土蜂　3727
土蜂窠　926
土鲇鱼　3937
土槟榔　926
土豨莶　1895
土垩　941
大一支箭　1852
大力牛　2359
大小木通　2393
大飞羊　1781
大木皮　3714
大木通　2393
大风子　3512
大风叶　3632
大打药　2402
大叶青　2639
大叶薄荷　1758
大皮莲　1604
大发汗藤　2465
大母药　1885
大麦　2580
大麦青鱼　3930
大豆　2641

大豆黄卷　2671
大沙叶　3649
大青　3629
大苦荞　1852
大枫草　2096
大金花　2293
大金星凤尾草　2527
大空　3668
大毒菌　2974
大顺筋藤　2464
大钱麻　1946
大浮萍　2515
大黄　2154
大黄连　3414
大黄蜂　3728
大麻　2635
大戟　2198
大腹　3180
大榕　3347
大靛根　3643
万一藤　2455
万年青　2013
万年青　3631
万年松　2532
万年藤　2402
小飞羊草　1781
小天蓼　3274
小乌蔹　2301
小艾仔　1803
小叶薄荷　1759
小仙草　1604
小皮莲　1604
小年药　3614
小血藤　2281
小红花　1423
小麦　2573
小青　1596
小构树　2196
小金樱　3570

小油柿　3095
小将军　2000
小黑牛　2183
小蒜　2756
小榕叶　3345
小檗　3413
山马兰　1882
山木通　2394
山五甲　2293
山丹　2875
山乌豆根　3508
山白芷　1874
山皮条　2196
山百合　2876
山羊　4333
山红花　1791
山芙蓉　3614
山芭蕉　3164
山苏木　3369
山杜仲　2462
山豆　2355
山豆根　3636
山谷　2626
山附子　2183
山附子　2186
山鸡　4121
山苦菜　2864
山茄叶　2242
山枇杷　3081
山松须　3310
山枣　3527
山矾　3586
山岩泉水　837
山金桔　3114
山夜兰根　2374
山茱萸　3557
山茶　3645
山胡椒　3236
山柰　1660

山柳菊　1874
山韭　2736
山姜　2246
山姜花　1662
山桂花　3344
山狸　4330
山海螺　2443
山黄杨　3657
山黄枝　3547
山菊花　1792
山蚕虫　3827
山椒　3229
山棕　3506
山紫苏　1769
山蛤　3853
山蒜　2759
山鹊　4158
山楂　3067
山棟青　2361
山稗子　2119
山稔叶　3663
山慈姑　2120
山蓼　2394
山蕉根　1573
山樱桃　3075
山踯躅　2237
山橙　2438
山橙　3118
山橘　3537
山螃蟹　4036
山獭　4264
千斤拔　3643
千岁子　3197
千岁藥　2392
千年艾　1803
千年健　2015
千年矮　2086
千年矮　3658
千年鼠屎　2105

千步峰　938
千里及　1888
千针万线草　2884
千层塔　2533
千金藤　2422
川山龙　2463
川牛膝　1933
川谷　2619
川姜　3237
川楝　3435
及己　1575
广香藤　2281
广藿香　1734
丫枫小树　3596
义塘瓜　3262
卫矛　3581
子午莲　3290
子母悬　971
女贞　3573
女曲　2696
女青　1589
女萎　2396
女菀　1896
飞松子　3431
飞鸢草　2544
飞廉　1834
马　4189
马刀　4019
马口铁　985
马牙半支　2542
马甲子　3557
马矢煴　790
马兰　1879
马先蒿　1495
马芹　2812
马尾丝　1519
马尾连　2105
马陆　3826
马齿苋　2897

马疡木根皮　3717
马勃　2566
马桑　3531
马兜铃　2303
马蓼　2071
马槟榔　3196
马蹄金　2342
马蹄草　1571
马蹄草　2920
马蹄香　1658
马鞭草　2097

四画

王不留行　2052
王瓜　2317
王母珠　2035
王孙　1541
井中苔及萍蓝　2553
井底泥　929
井泉水　830
井泉石　1135
天下捶　3615
天门冬　2362
天水蚁草　1870
天牛　3795
天仙子　2086
天仙藤　2307
天师栗　3037
天竹黄　3711
天名精　1835
天灯心　1981
天孙水　837
天花蕈　2963
天茄　2931
天枣　3553
天竺桂　3332
天奎草　2222
天香炉　3665

天蛇 3885	木藜芦 2257	水芝麻 2475
天麻 1479	木鳖子 2320	水团花 2414
天葵 1518	木蠹虫 3787	水苋仔 2905
天雄 2170	五子实 3203	水芹 2808
天鹅 4089	五爪龙 3345	水芥菜 2784
天蓬草 2884	五爪刺 3595	水芭蕉 3164
夫编子 3204	五叶金花 2149	水苏 1771
元宝草 2136	五加 3591	水杨 3489
无风自动草 2475	五色石脂 1111	水杨梅 2292
无名异 1132	五色鱼 3919	水杨梅 3548
无花果 3190	五味子 2275	水苦荬 2867
无骨苎麻 2085	五味鱼 3921	水英 2103
无食子 3479	五倍子 3736	水松 3309
无患子 3473	五敛子 3170	水龟 3839
无漏子 3188	不灰木 1101	水金凤 2134
云母 1121	不死草 3669	水线草 2052
云实 3639	不凋木 3612	水胡满 3634
木八角 2234	太一余粮 1141	水香薷 1497
木上森 2566	太子参 2059	水莴苣 1998
木天蓼 3273	太行山土 1128	水翁皮 3485
木心石 1156	太阳土 937	水流豆 3467
木龙藤 2435	犬尿泥 928	水浪荡 3300
木瓜 3057	车前 2091	水黄连 1450
木兰 3348	车渠 4024	水萍 2498
木耳 2959	车辇土 937	水梧桐 3431
木芙蓉 3613	车鳌 4023	水蛇 3874
木狗 4270	牙子 1462	水银 1010
木威子 3158	比目鱼 3968	水银粉 1027
木面 3184	比香藤 2463	水麻芀 2079
木虻 3800	瓦松 2541	水朝阳花 2475
木香 1650	内风藤 2463	水晶鱼 3904
木莲 2432	水中白石 1258	水蛭 3758
木核 3716	水中连帖 4268	水蓑衣 2085
木贼 1854	水毛花 2514	水蜈蚣 2119
木蛇 2411	水甘草 2134	水薸仔 2784
木麻 3670	水石韦 2527	水蓼 2071
木绵 3653	水龙骨 925	水精 1042
木犀花 3343	水龙骨 2528	水蕨 2926
木槿 3608	水仙 1558	水獭 4264

水藻　2473
贝子　3998
贝母　1542
见风消　3342
见肿消　2146
见肿消　2148
牛　4209
牛心茄子　2241
牛奶藤　2454
牛皮冻　2416
牛耳草　2125
牛网茨根　2465
牛舌实　2472
牛肝菌　2973
牛尾参　2407
牛尾蒿　1817
牛金子　3367
牛鱼　3984
牛虱　3774
牛扁　2183
牛黄　4219
牛黄伞　1557
牛领藤　2454
牛筋草　2622
牛蒡　1823
牛膝　1927
牛膝蛀　3792
毛女儿菜　1870
毛艾仔　1803
毛叶仙桥　2000
毛白菜　1882
毛茛　2274
毛蓼　2078
毛麝香　1782
气桃　3022
升麻　1451
长石　1082
长寿灵芝草　2007
长松　1327

介甲龟鳖有毒　4061
公孙桔　3127
公鱼　3931
公草母草　1497
月下参　2104
月季花　2296
月桂　3332
风车子　2303
风叶　3255
风驴肚内虫　3785
风狸　4364
风蛤　3850
风膏药　3578
风藤草　2402
丹灶泥　924
丹参　1419
丹药火　801
丹砂　1016
乌口树　3549
乌木　3470
乌古瓦　931
乌龙须　3686
乌头　2174
乌芋　3295
乌臼木　3506
乌药　3338
乌鸦　4152
乌柏寄生　3694
乌贼鱼　3890
乌蛇　3874
乌银　955
乌韭　2561
乌蔹莓　2388
凤仙　2132
凤头莲　1451
凤尾鱼　3902
凤尾参　1311
凤尾草　2528
凤眼草　1758

凤凰　4120
六畜毛蹄甲　4239
六畜心　4240
文兰树　1557
文光果　3153
文蛤　4027
文鳐鱼　3944
方正草　2124
方目　4076
方解石　1087
火针　790
火炭母草　2078
火秧簕　3662
火秧簕寄生　3694
火罐气　802
户垠下土　938
孔公孽　1150
孔雀　4118
巴旦杏　3001
巴豆　3508
巴戟天　3539
双头莲　2150
双尾参　1312
双尾草　2151
双果草　1604
双蝴蝶　2146
双鳞鱼　3920

五画

玉　1037
玉井水　900
玉火石　1081
玉瓜　2854
玉兰　3350
玉芙蓉　1599
玉净瓶　1359
玉柏　2564
玉绣球　3661

玉蜀黍 2613	石耳 2978	石脑 1154
玉簪 2253	石芝 1259	石脑油 901
巧妇鸟 4158	石灰 1157	石菖蒲 2489
扒毒散 2384	石吊兰 2125	石梅 3013
甘土 1128	石帆 3823	石蛇 3997
甘松香 1658	石血 2438	石盘龙 2435
甘草 1266	石合草 2461	石猪棕 2529
甘剑子 3037	石决明 3987	石斛 2516
甘锅 942	石羊 4337	石斑鱼 3951
甘遂 2204	石苋 2551	石葡萄 3270
甘蓝 2834	石苋 2802	石椒草 1780
甘蔗 3198	石花 1152	石硫赤 1241
甘蕉 3159	石花鱼 3920	石硫青 1242
甘薯 2849	石花莲 1993	石硫黄 1236
甘藤 2448	石花菜 2983	石筋草 1779
甘露 811	石豆 2535	石猴子 2391
艾 1799	石床 1152	石蒜 1555
艾子寄生 3694	石苔花 2979	石蝴 4034
艾火 787	石松 2564	石碱 936
艾纳香 1657	石刺木 3695	石膏 1068
古文钱 959	石鲚鱼 3933	石蜜 2691
古刺水 2717	石油火 801	石蕊 2555
古砖 942	石荆 3626	石鲫 3931
古冢中水 906	石荠苧 1773	石燕 1173
古镜 958	石胡荽 1845	石燕 4149
节气水 836	石南 3606	石藓 2556
术 1388	石药 1211	石螺蛳 1177
石虸 3854	石面 1126	石蟹 1175
石上螺蛳 3993	石炭 1255	石鳖 1260
石韦 2524	石钟乳 1144	石鳞鱼 3853
石中黄子 1143	石香菜 1741	石髓 1155
石气柑 2447	石胆 1190	布谷 4138
石长生 2534	石将军 3633	龙 1165
石风丹 2535	石首鱼 3956	龙手藤 2454
石布 2556	石蚕 1177	龙头鱼 3946
石龙子 3864	石蚕 1491	龙吐珠 2120
石龙刍 1981	石蚕 3753	龙舌草 2501
石龙芮 2184	石莲子 3291	龙竹草 3706
石瓜 3513	石莼 2982	龙吟草 1601

龙虱　3775
龙荔　3153
龙须菜　2985
龙须藤　2466
龙胆　1498
龙涎香　3974
龙珠　2034
龙脑香　3391
龙常草　1972
龙眼　3147
龙蛋草　2272
龙葵　2030
龙喳口　1883
龙窝石　1256
龙鳞草　3310
龙鳞草　3644
东　2639
东风菜　2855
东壁土　922
北云术　1403
北沙参　1340
北雁砂　1054
占斯　3695
卢会　1537
叶下红　1424
叶底红　1595
甲香　3990
甲煎　3991
田中泥　943
田父　3849
田荒草　1972
田基沙　1982
田葱　2484
田螺　3994
由跋　2261
叩头虫　3798
四大天王　1575
四大天王　1777
四方如意草　2131

四对草　1575
四足鱼　3973
四味果　3047
四季青　2062
生瓜菜　2896
生姜　2784
生熟汤　909
禾虫　3826
禾麻　2213
代赭石　1004
仙人过桥　1333
仙人杖　3704
仙人杖草　2921
仙人草　2550
仙人骨　1173
仙人掌　1598
仙茅　1415
白及　1485
白马骨　3547
白马鞍　2298
白云　808
白云参　1309
白牛膝　2057
白心皮　3642
白玉瓜　2343
白玉髓　1039
白石英　1045
白石脂　1117
白龙参　1601
白龙须　1585
白龙须　1734
白龙须　2336
白龙须　2464
白龙须　3515
白龙藤　2439
白甲竺　3713
白头翁　1457
白头翁　4134
白地榆　1479

白如棕　1489
白苣　2865
白芷　1612
白花丹　2147
白花射干　2245
白花菜　2824
白花蛇　3877
白花藤　2448
白芥　2765
白杨　3490
白豆　2655
白豆蔻　1675
白饭叶　3662
白沙蚓　3834
白附子　2269
白青　1188
白英　2428
白茅　1559
白茅香　1728
白鱼　3922
白垩　1125
白药子　2421
白蚁泥　940
白前　1586
白眉豆　2668
白桃子　2293
白瓷瓦屑　930
白菖　2492
白菟藿　2452
白敛　2288
白棘　3553
白颊鱼　3951
白棠子　3563
白鹇　4115
白缘子　3205
白蒿　1813
白蒙藤　3612
白鲜　1510
白鲜皮　1513

白鹤藤　2342
白薯莨　2407
白薇　1581
白颠茄　2242
白簕　3595
白鳝泥　928
瓜子金　1409
瓜耳草　2892
瓜捶草　2052
瓜藤　2457
乐山茶　3253
乐荣山土　1128
冬瓜　2939
冬灰　936
冬虫夏草　3840
冬青　3577
冬葵　2020
冬霜　812
市门土　938
市门溺坑水　914
玄石　999
玄明粉　1221
玄参　1993
玄黄石　1008
玄精石　1084
兰　1719
兰花双叶草　1490
兰草　1864
半天狗倒金钟　2145
半天河　817
半边风　3407
半边莲　2126
半娇红　1940
半夏　2263
半夏曲　2695
头发菜　2979
汉荭鱼腥草　2138
必思答　3101
必栗香　3407

奶酢草　1724
奴鱼　3920
奴柘　3527
皮哨子　3154
发落海　1624
对叶参　1312
台七里　3345
丝瓜　2950

六画

戎盐　1203
吉利草　1490
吉祥草　2012
老君须　1585
老虎耳　1423
老虎刺寄生　3693
老鸦草　1517
老蜗生　2887
老鼠簕　3666
老鹳草　2138
扫天晴明草　2819
地石榴　3101
地龙藤　2453
地皮巴根　2558
地耳　2977
地耳草　2136
地竹　3706
地衣草　2557
地杨梅　1982
地茄　3664
地肤　2046
地卷草　2557
地草果　1601
地胡椒　2141
地胆　3665
地胆　3777
地浆　903
地涌金莲　1597

地黄　1983
地黄叶　2150
地盘松球　3310
地椒　3230
地棠草　1634
地筋　1564
地槐菜　1781
地榆　1473
地蜈蚣　2106
地锦　2141
地锦苗　1518
地精草　2273
地缨子　2558
地缨子　2860
耳鱼　3919
芋　2905
芋头草　2272
芍药　1635
芒　1564
亚麻　2634
芝　2956
芝麻虫　3782
芝麻菜　2840
芎䓖　1617
朴消　1212
过山风　2280
过山龙　2358
过山龙　2386
过天藤　3338
过江龙　3347
过坛龙　2530
过岗龙　2358
过塘蛇　2474
过路黄　2122
西瓜　3263
西国米　3185
西施舌　4029
西洋参　1318
西楞鱼　4292

百丈青 2456

百舌 4159

百舌窠中土 925

百合 2868

百两金 1593

百乳草 1721

百草霜 933

百脉根 1281

百部 2366

百棱藤 2450

灰藋 2844

列当 1385

死人蛀虫 3771

邪蒿 2807

尖尾风 3632

光明盐 1205

当归 1606

吐铁 4002

虫白蜡 3733

曲 2697

曲节草 2084

吕宋果 2250

回回豆 2660

回回青 2921

肉苁蓉 1381

肉豆蔻 1709

朱砂根 1592

朱砂银 1027

朱鳖 4060

丢了棒 3661

竹 3695

竹节参 1312

竹节菜 2017

竹叶吉祥草 2018

竹叶防风 1354

竹鸡 4116

竹青蛇 3886

竹鱼 3931

竹虱 3818

竹笋 3707

竹蓐 2975

竹䶄 4356

竹蠹虫 3787

伏牛花 3646

伏龙肝 1128

伏鸡子 2423

伏翼 4346

延胡索 1513

仲思枣 3046

自扣草 2190

自消容 1965

自然灰 941

自然铜 1000

血见愁 1927

血沙叶 3664

血藤 2324

向日葵 1872

行夜 3820

会兰参 1312

合子草 2320

合妈云香草 1840

合欢 3455

合明草 1957

合掌消 2342

合新木 3715

伞骨草 2118

犴 4288

名水 822

名泉 840

凫葵 2475

冲天七 2015

刘海节菊 2124

刘寄奴 1820

刘隐菜 2833

衣鱼 3818

决明子 1958

羊 4227

羊矢枣 3553

羊头鱼 3921

羊奶地丁 2860

羊肝鱼 3947

羊肚参 2443

羊肚菜 2972

羊角纽 2439

羊屎条 3661

羊屎柴 1895

羊屎惹 1903

羊桃 2467

羊桃 3271

羊脂菌 2974

羊踯躅 2235

羊蹄 2468

米仔花 3587

米粃 2685

灯火 792

灯心草 1978

灯花 793

灯盏花 1854

灯蛾 3755

江南竹 3707

江珧柱 4012

池沼水 818

兴阳草 1602

守宫 3862

安石榴 3097

安息香 3388

祁婆藤 2459

那耆悉 3718

阳乌 4072

阳火、阴火 780

阳坡瓜 3262

阳起石 1097

阳燧锭 792

阴蝇 4049

阴地流泉水 840

阴地厥 1793

阴行草 1997

阴阳莲 2462
防己 2416
防风 1348
防葵 1346
如意草 2130
观音茶 1577
红小姐 2146
红毛参 1519
红毛茶 3255
红白莲花 3286
红皮藤 2281
红丝线 2827
红地莲 3639
红花寄生 3693
红果草 3230
红孩儿 2146
红珠大锅草 1798
红料鱼 3924
红梅消 2288
红蓝花 1840

七画

麦 2584
麦门冬 2001
麦芽 2686
麦条草 2297
麦饭石 1051
麦鱼 3930
麦裹藤 2123
麦穗夏枯草 1919
玛瑙 1041
远志 1403
扶芳藤 2439
扶桑 3611
扯根菜 2545
走马胎 1595
赤小豆 2646
赤木通 2386

赤车使者 1778
赤石脂 1113
赤地利 2076
赤芍药 1643
赤阳子 3022
赤鱼 3934
赤荚仔 2867
赤浊叶 3433
赤翅蜂 3731
赤铜 957
赤赖鱼 3951
扳南根 2355
护圣瓜 3262
芜荑 3499
芜荑酱 2701
芜菁 2770
芫花 2192
芫青 3776
芸苔 2828
芸香草 1728
苋 2892
芙树 3717
花水 916
花乳石 1160
花鱼 3934
花椒寄生 3693
芥 2759
芥蓝 2764
苍术 1399
苍耳 1901
苍耳蠹虫 3790
苍鸡 4117
芡实 3286
苎麻 1941
芦 1969
芦竹火 788
芦蠹虫 3791
芭茅 1563
芭蕉 3162

苏方木 3468
苏合香 3373
杜父鱼 3967
杜当归 1612
杜仲 3419
杜若 1669
杜茎山 3617
杜鹃 4138
杜衡 1571
杏 2993
杏叶防风 1354
杏叶草 1833
杉 3311
杉菌 2964
枸儿菜 1839
枸上砂 1258
李 2989
李头藤 2465
杨妃粉 923
杨栌 3658
杨梅 3022
杨摇子 3204
豆黄 2676
豆蔻 1670
豆腐 2677
豆瓣绿 2135
两头尖 2187
两头挐 2336
两头蛇 3884
丽春草 2221
还元参 1310
还阳参 1852
还亮草 2189
连钱草 1743
连翘 2040
卤碱 1104
旱芹 2811
吴茱萸 3220
呆白菜 2545

困来草 2187
串枝防风 1354
岗油麻 3662
岗菊 2358
岗梅根 3579
针头草 2119
钉地黄 3587
牡丹 1645
牡荆 3621
牡蛎 4013
牡蒿 1819
何首乌 2379
伯劳 4164
皂荚 3458
皂荚蕈 2965
皂荚蠹虫 3791
佛手参 1490
佛手草 2877
佛手柑 3128
佛甲草 2539
佛顶珠 2122
返魂香 3408
坐拏草 2273
谷芽 2685
谷精草 2111
含水藤 2444
含春藤 2458
含羞草 1281
龟 4042
狂风藤 2407
角落木皮 3717
角蒿 1906
迎风不动草 1600
迎春花 2040
饭 2678
冻青树 3576
床四脚下土 938
辛夷 3350
羌活 1360

灶马 3803
沙白 4023
沙鸡母 3783
沙苑蒺藜 1956
沙虱 3854
沙参 1328
沙消 2057
沙梨寄生 3694
沙葱 2746
沙棠果 3057
沙糖 2689
没药 3382
没离梨 3167
沉香 3356
诃黎勒 3481
补骨脂 1713
君迁子 3096
君鱼 3947
灵寿木 3670
灵砂 1034
灵猫 4270
尿坑泥 940
张天刚 3665
陆英 2101
阿井水 906
阿月浑子 3139
阿芙蓉 2218
阿罗鱼 3917
阿勃参 3195
阿胶 4183
阿勒勃 3192
阿魏 3396
陈廪米 2598
附子 2164
忍冬 2440
鸡 4099
鸡 2970
鸡公柴 3661
鸡血藤 2359

鸡肠草 2885
鸡肠狼毒 2211
鸡肠菜 1760
鸡尾参 1311
鸡肾参 1491
鸡骨香 3662
鸡冠 1939
鸡屎藤 2415
鸡眼草 1966
鸡脚草 1724
鸡脚草 2013
鸡脚胶 924
纱帽翅 3643
纳鳖 4060
驴 4178
驴溺泥土 940

八画

环蛇 3869
青木香 1655
青冈树 3036
青玉 1257
青石脂 1119
青龙草 2361
青头菌 2975
青花黄叶草 1601
青苔 2558
青刺尖 3573
青鱼 3927
青荚叶 3561
青蚨 3785
青琅玕 1039
青菜 2839
青葙 1936
青蓝 2082
青蒿 1809
青蒿蠹虫 3790
青稞 2583

青腰虫 3784

青精干石饭 2679

青螺 4003

青黛 2079

玫瑰 2298

拔尔撒摩 3384

担罗 4034

押不芦 2242

拖枪鱼 3947

拘那花 3663

抱石鱼 3920

抱鸡母 2007

抱树莲 2531

抱娘蒿 1907

茉莉 1722

苦丁茶 3581

苦子 1551

苦瓜 2954

苦地胆 1864

苦苣菜 2863

苦芙 1883

苦花子 1871

苦茄 2931

苦枣 3047

苦鱼 3917

苦参 1282

苦草 2502

苦荞 2626

苦茶树 3255

苦益菜 2150

苦菜 2860

苦瓠 2936

苦蒿尖 1852

苦楝 3433

苦檀子 2359

苦藏 2034

苤兰 2765

苹 2501

苹婆 3196

苜蓿 2886

英鸡 4117

苘麻 2018

苟印 3886

茑萝松 2344

茄 2927

茄稞虫 3782

茅草蛾 2972

茅香 1725

茅栗 3027

茅柴火 790

枎栘 3494

林檎 3081

枇杷 3076

松 3303

松化石 1157

松皮倒金钟 2145

松柴火 789

松萝 3685

松寄生 3692

松鼠 4351

松蕈 2973

松橄榄 2964

枫柳 3687

枫香脂 3375

枫寄生 3691

画眉草 1976

刺毛萤 4151

刺梨 3053

刺梨 3086

刺楸 3597

刺蜜 3274

枣 3038

枣猫 3785

枣蠹虫 3789

雨水 804

卖子木 3648

郁李 3570

郁松 2533

郁金 1698

郁金香 1725

矾石 1243

鸢尾 2246

虎 4277

虎耳草 2543

虎杖 2064

虎须草 2877

虎掌天南星 2257

虎掌草 2188

虎掌簕 2290

果之五 水果类 3275

果然 4368

昆布 2508

昆明沙参 2059

昆明鸡血藤 2359

明水 811

明府鱼 3919

岸芽柘粹 3669

岩白菜 2125

岩豆 3639

岩香 1156

岩菰 2980

罗汉松 3319

罗汉菜 2661

罗晃子 3196

罗浮参 1419

罗勒 2823

罗裙带 1556

罗裙博 2029

帕拉聘 1317

败笔 4249

败鼓皮 4238

败酱 2036

败瓢 2938

罔两 4371

钓鱼竿 2000

钓樟 3335

钗子股 1489

知母　1532
垂盆草　2541
牦牛　4332
季菜　2837
委陵菜　1478
使君子　2301
侧子　2172
质汗　3388
金　945
金牙　964
金石　1104
金丝草　1565
金丝莲　1603
金丝梅　3616
金耳爬　1895
金刚石　1255
金刚杵　1600
金刚草　2371
金刚纂　2211
金灯花　1551
金艺耳　1840
金鸡尾　2530
金鸡勒　3485
金鸡脚　2528
金鸡腿　2298
金顶　951
金果榄　2427
金鱼　3910
金线吊壶卢　2918
金线钓虾蟆　2308
金线鱼　3983
金线草　2018
金线草　2411
金线壶卢　2423
金线蛙　3852
金星凤尾草　2531
金星石银星石　1102
金星草　2526
金盆银盆　2320

金疮小草　1919
金蚕　3855
金莲花　2105
金钱薄荷　1759
金蛇　3876
金棱藤　2457
金锁匙　1868
金鹅蛋　3263
金鹊花　3642
金腰带　2194
金缠菜　2152
金精石　1004
金樱子　3566
金橘　3125
乳穴水　900
乳虫　3792
乳柑　3114
乳浆草　2203
乳腐　4226
乳藤　2439
肤青　1189
肿见消　1871
肥皂荚　3465
鱼公草　1946
鱼师　3967
鱼虎　3967
鱼狗　4144
鱼眼草　1853
鱼鲊　3982
鱼鲙　3981
鱼鳖金星　2531
兔　4245
兔儿酸　2074
兔耳一支箭　1817
狐　4255
狐狸尾　1964
狗　4170
狗牙花　2135
狗舌草　1886

狗尾草　1976
狗宝　4177
狗屎花　1441
狗脊　1466
狗筋蔓　2058
狗蝇　3772
狍　4332
狒狒　4370
饴糖　2688
夜兰　3617
夜合花　3353
夜合寄生　3694
底野迦　4239
疟龟　4053
净瓶　2057
放杖木　3658
卷柏　2562
炉甘石　980
泔　913
河砂　1054
河豚　3969
油灼灼　2503
油鱼　3931
油草　2149
油葱　1541
泡木树　3429
泥胡菜　1873
波罗蜜　3189
泽兰　1921
泽半支　2541
泽泻　2477
泽漆　2201
治鸟　4167
学木核　3716
宝石　1257
宜男草　3425
空青　1178
试剑草　2131
郎君子　4001

建参　1634

帚菌　2972

降真香　3369

姑获鸟　4166

线柳　3489

线香　2726

练鹊　4122

细叶沙参　1339

细亚锡饭　3629

细米条　3608

细辛　1565

驼　4207

驼鸟　4123

贯众　1470

九画

春水　839

珂　4030

珍珠一枝蒿　1820

珍珠风　3631

珍珠草　2056

珍珠草　2140

珊瑚　1040

珊瑚枝　1783

玻璃　1042

垣衣　2559

贲龟　4053

荆芥　1744

荆柴火　790

茜草　2407

荚蒾　3583

荛花　2195

荜拨　1704

荜澄茄　3234

蒔草　2640

草　2640

草乌头　2180

草石蚕　2922

草血竭　2079

草果　1673

草果药　1675

草豉　2827

草犀　1591

草蜘蛛　3766

蒿蒿　2800

茵芋　2228

茵陈蒿　1805

茴香　2812

茴香虫　3755

荞麦　2624

茯苓　3675

荏　1769

茶油　3252

茶匙草　2130

茶蛀虫　3791

荅葱　2745

茗　3242

荠米　2504

荠苧　1773

荠苨　1333

荠菜　2835

茨竹　3711

茺蔚　1908

茳芒　1957

荨麻　2212

莀草　1973

荔枝　3142

荔枝草　1742

垄草　2072

药果　3119

药实根　2426

药露　2720

带鱼　3960

胡卢巴　1962

胡瓜　2948

胡苍耳　1282

胡枝子　3644

胡荽　2802

胡桐泪　3399

胡桃　3133

胡黄连　1492

胡萝卜　2805

胡麻　2626

胡葱　2746

胡椒　3230

胡颓子　3562

胡燕窠土　925

南天烛　3354

南瓜　2944

南苏　2271

南烛　3587

南蛇藤　3583

南薄荷　1759

南藤　2445

奈　3084

柑寄生　3691

柯树　3485

柘　3525

柘蠹虫　3790

查克木　3669

相思子　3471

柚　3119

枳　3531

枳椇　3140

柞木　3656

柏　3313

柏寄生　3692

栀子　3542

栎柴火　790

枸杞　3598

枸杞虫　3755

枸骨　3579

枸橘　3538

枸橼　3123

栅木皮　3716

柳　3486
柳寄生　3691
柳蠹虫　3789
柱下土　938
柿　3088
柠檬　3127
柽柳　3492
树包　3714
树腰子　3229
咸平树　3241
咸草　3241
咸虾花　1799
咸酸蘑　1597
威灵仙　2397
研茶　3253
厚朴　3415
砒石　1054
砂接子　3839
砂壶　929
砂锅　942
面来刺　2298
面食　2682
耐惊菜　1935
牵牛子　2337
鸥　4131
鸦胆子　2230
鸦鹊梨　3065
鸦鹊翻　3629
韭　2730
临时救　2124
省藤　2447
星宿菜　2122
昨叶何草　2538
毗梨勒　3166
虾　3978
虾蟆　3847
虹槟　3499
蚁　3783
蚁垤土　943

响铃草　1965
咬人狗　1945
炭火　785
贴石龙　2419
贴地金　2097
骨碎补　2521
骨路支　2385
钢铁　983
钩吻　2248
钩栗　3029
钩藤　2412
毡　4239
香花树　3636
香炉灰　943
香栾　3121
香菜　2824
香梨　2203
香蒲　2493
香鼠　4360
香蕈　2967
香稻米　2593
香薷　1735
香藤　2281
秋木瓜　3065
秋海棠　2143
秋葵　2024
重唇鱼　3924
笃耨香　3408
顺筋藤　2401
鬼刀豆　2670
鬼车鸟　4167
鬼头鱼　3921
鬼臼　2231
鬼灯笼　3634
鬼灯檠　2545
鬼羽箭　1496
鬼豆　1962
鬼针草　1913
鬼屎　939

鬼笔　2972
鬼督邮　1580
鬼膊藤　2455
禹穴石　1128
禹余粮　1137
侯骚子　3272
剑丹　2532
剑草　2096
食盐　1193
食蔗之虫　3782
盆纫草　2058
鸧鸡　4126
胖大海　3432
鸧　4129
狘　4368
狮　4283
狮子草　1760
独天竹　3707
独牛　2144
独叶一枝花　1491
独用将军　2153
独用藤　2459
独角薯　2404
独活　1355
独活草　1359
独脚一枝莲　2027
独脚马兰　1883
独脚乌柏　2390
独脚柑　1997
独脚蜂　3731
急急救　1867
弯姜　2800
帝休　3715
美人娇　3668
美人蕉　2799
姜石　1163
姜味草　1761
姜黄　1693
类鼻　1895

籼米 2597
迷迭香 1729
前胡 1341
洗手土 924
洋虫 3780
洋花茶 2222
洋条藤 2390
洋鸭 4082
津符子 3203
突厥雀 4131
穿山藤 2394
扁豆 2664
扁青 1184
扁担藤 2393
神水 817
神仙胡麻饭 2383
神仙掌 1599
神曲 2692
神灯火 792
神针火 791
神黄豆 3472
鸠 4165
屋内墉下虫尘土 940
屋游 2559
屋漏水 818
费菜 2542
孩儿茶 2722
陟厘 2552
癸卯桑 3525
蚤休 2250
柔鱼 3895
络石 2435

十画

秦艽 1504
秦皮 3444
秦龟 4047
秦荻藜 2847

秦椒 3207
珠子参 2443
珠兰 1576
珠参 1313
珠鳖 4061
素馨 1723
蚕 3745
蚕豆 2661
蚕茧草 2153
起蛟水 839
盐龙 3861
盐胆水 905
盐麸子 3239
都角子 3191
都拉 3547
都念子 3047
都咸子 3086
都管草 1320
热汤 907
莽草 2213
莱菔 2773
莲藕 3275
莳田苞 2288
莳萝 2819
莴苣 2866
莠 2623
荷包草 2342
荷梗火 789
莸草 1975
荻皮 3716
莎草香附子 2114
莨菪 2238
莺 4150
笐子 3205
真珠 4008
真珠菜 2981
菖蒲 2842
莼 2919
莼丝鲫 3910

桂 3319
桂寄生 3692
桂蠹虫 3789
桔梗 1321
桄榔 3183
桐 3426
桐蛀 3792
栝楼 2309
桦木 3502
桃 3013
桃花石 1120
桃寄生 3691
桃蠹虫 3789
栒核 3716
格注草 2270
梼子 3204
豇豆 2662
栗 3024
夏无踪 2104
夏台 1913
夏冰 815
夏枯草 1916
砺石 1178
破布叶 3584
破钱草 2546
原蚕 3750
烈节 2453
较剪草 2106
柴胡 1364
鸬鹚 4066
党参 1336
鸭 4072
鸭脚木皮 3598
鸭跖草 2016
鸮 4139
蚌 4017
蚝 3885
蚬 4021
蚊母鸟 4145

钱花 962
钻地风 2300
钻地风 2447
铁 985
铁燕 991
铁马豆 3643
铁马鞭 3644
铁乌铃 1864
铁扫帚 2463
铁华粉 990
铁灯树 2128
铁连子 3590
铁角凤尾草 2530
铁线牡丹 2395
铁线草 1974
铁线草 2152
铁线粉 992
铁树 3667
铁树开花 2129
铁浆 993
铁拳头 2187
铁落 988
铁锈 992
铁笔帚 1831
铁精 990
铅 965
铅丹 974
铅霜 969
特生礜石 1067
特迦香 3361
造酿类 2671
秫 2612
秤星根 3579
秧鸡 4129
积雪草 1633
透骨草 1774
透骨草 2140
透骨草 2401
透骨草 3590

笑靥儿草 2301
倒扣草 1934
倒吊果 3054
倒吊蜡烛 3515
倒挂刺 3467
倒钩藤 2300
俳蒲木 3715
臭节草 1779
臭皮藤 2415
臭牡丹 3633
臭灵丹 1884
臭茉莉 3634
臭草 1780
臭黄荆 3636
臭梧桐 3634
射干 2243
皋芦 3254
息王藤 2455
徐长卿 1578
徐李 2993
殷蘖 1151
豺 4253
豺狗唰 3665
豹 4285
胭脂 2725
脆蛇 3866
鸥 4094
鸥鹕 4140
狸 4271
狼 4251
狼把草 1832
狼尾草 2622
狼毒 2190
留师 3731
鸳鸯 4082
栾华 3475
栾荆 3624
浆水 910
高良姜 1663

席下尘 935
离鬲草 2550
瓷坯中白灰 942
凉粉草 1761
凉帽缨 2464
凉藤仔 2415
凉藤仔 2463
瓶儿草 1603
瓶尔小草 1818
瓶尔参 1603
拳参 1435
拳黄鸡子 2444
粉团花 2274
粉条儿菜 2877
粉沙参 1634
粉锡 971
粉霜 1031
阆石辣 1435
益奶草 1867
益智子 1685
烧尸场上土 939
烧酒 2712
烧酒火 801
烛烬 793
烟草 793
烟胶 931
浙贝母 1549
酒 2705
酒杯藤子 3139
酒酿 2716
酒薹 2974
消石 1225
海贝 4000
海马 3945
海牛 4004
海月 4012
海风丝 2529
海风藤 2447
海石 2725

海白菜　2982

海芋　2271

海红　3056

海红豆　3471

海角　4000

海松子　3171

海金沙　2109

海参　3824

海带　2505

海虾　3977

海蚕　3754

海桐　3447

海根　2086

海粉　4003

海梧子　3195

海豚鱼　3973

海蛤　4025

海蛇　3821

海蕴　2504

海鹞鱼　3897

海燕　4041

海獭　4268

海螺　4001

海藻　2506

海鳗鲡　3942

浮石　1051

浮蔷　2483

流水　819

浸蓝水　914

宽筋藤　2384

朗榆　3499

冡上土　937

通血香　3238

通草　2325

通香木　3408

通脱木　2427

能鳖　4060

预知子　2330

桑　3517

桑鳸　4164

桑花　2565

桑根下土　939

桑柴火　784

桑寄生　3688

桑蠹虫　3788

绣花针　3648

绣球防风　1926

绣球藤　2395

十一画

玅　2681

春杵头细糠　2685

理石　1083

琉璃　1043

琉璃草　2812

鲏鱼　3911

鸡鹝　4077

堵喇　2187

排草香　1734

排菜　2763

捶胡根　2011

接骨木　3659

接骨红　2144

接骨草　1925

接骨草　3666

接筋藤　2435

菝葜　2370

菱　3292

菱瓜菜　3294

蕲蓂　2837

菘　2831

菘蓝　2090

勒鱼　3902

黄土　921

黄大豆　2649

黄石脂　1118

黄龙尾　1473

黄瓜菜　2839

黄皮果　3129

黄丝藤　2461

黄羊　4236

黄芽白菜　2834

黄花地丁　1965

黄花草　1890

黄花蒿　1813

黄花雾　1831

黄芩　1424

黄连　1442

黄环狼跋子　2353

黄茅　1563

黄矾　1254

黄明胶　4217

黄参　1311

黄练芽　2466

黄荆　3626

黄荆寄生　3693

黄药子　2404

黄栌　3409

黄耆　1271

黄屑　3718

黄菌　2973

黄银　955

黄麻叶　2139

黄麻梗虫　3781

黄葛　3347

黄蒸　2696

黄蜀葵　2028

黄鼠　4350

黄颔蛇　3873

黄精　1520

黄褐侯　4137

黄德祖　2384

黄鲴鱼　3932

黄颡鱼　3938

黄藤　2419

黄鳝藤　2361

菖蒲 2484	雪莲花 1885	野靛青 2086
萝摩 2352	雀 4160	圊中泥 928
菌 2965	雀麦 2585	曼陀罗 2240
菡米 2624	雀角花 2183	曼游藤 2456
萎蕤 1525	雀瓮 3744	啄木鸟 4145
萆薢 2375	常山 2223	蛆 3770
菜蓝 1371	常春藤 2390	蚰蜒 3827
菟丝子 2332	眼子菜 2503	蚺蛇 3866
菟葵 2026	悬钩子 2384	蛊虫 3855
菊 1784	野丁香 1782	蚱蝉 3805
菊花水 916	野卜荞 2120	蚯蚓 3831
菊花参 1509	野山菊 2864	蚯蚓泥 926
菊花倒金钟 2145	野马 4305	蛇包五披风 2292
菩萨石 1043	野马豆 2724	蛇舌 2472
萍蓬草 3289	野白菊花 1793	蛇芮草 2067
菠菜 2840	野芋 2908	蛇含 2099
萤火 3799	野芝麻 1915	蛇角 3886
菰 2878	野西瓜 2390	蛇床子 1624
菰米 2624	野百合 3616	蛇草 2473
梦花 3362	野苋菜 2897	蛇莆藤 2465
梧桐 3429	野花椒 3220	蛇莓 2290
梅 3002	野苎麻 1945	蛇黄 1136
梅花 3010	野杜仲 2462	蛇婆 3877
梅花草 1605	野狐酥 1964	蛇葡萄 3269
梅苏 2684	野荆芥 1916	蛇蜕 3870
梅雨水 807	野茴香 2819	蛏 4033
梓 3422	野胡萝卜 1967	崖椒 3218
椋木 3587	野南瓜 1781	崖棕 2549
救命王 2292	野扁豆 2668	铛墨 932
救命王 3667	野荸荠 3297	铜矿石 963
豉 2673	野鸭 4077	铜弩牙 962
豉虫 3839	野烟 2247	铜线草 2530
硇砂 1206	野萝卜 2783	铜壶滴漏水 914
瓠子 2935	野菊 1791	铜绿 1186
雪鸡 4123	野猪 4305	铜锤玉带草 1338
雪茶 2560	野猪尾 2460	银 952
雪茶 3686	野棉花 2188	银朱 1033
雪虾蟆 3849	野辟汗草 1718	银杏 3130
雪蚕 3754	野豌豆 2892	银条鱼 3904

本草纲目续编 五 虫鳞介禽兽部

银柴胡 1371　　麻芰 1971　　婆罗得 3516
银铕 956　　麻团蛇 3884　　婆娑石 1242
银膏 955　　麻衣接骨 1577　　婆婆纳 1999
甜瓜 3255　　麻黄 1373　　梁上尘 935
甜茶 2228　　庵茴子 1794　　寄居虫 4034
甜钩根 2290　　庵罗果 3087　　密陀僧 977
甜糟 2715　　庵摩勒 3164　　密蒙花 3650
梨 3048　　鹿 4307　　屠刀惹 3645
梨松果 3467　　鹿子鱼 3947　　弹丸土 941
犁头草 2129　　鹿耳翎 1884　　� 3526
稆豆 2656　　鹿含草 1888　　隐鼠 4345
兜纳香 1657　　鹿含草 2549　　续断 1947
兜栌树 3444　　鹿角菜 2982　　续随子 2206
假芙蓉 3431　　鹿角藤 2438　　骑牛燕 4150
假苋菜 2897　　鹿茸草 1497　　绵丝菜 1777
假素馨 1724　　鹿药 1531　　绷鱼 3972
假麻区 1947　　鹿梨 3054　　绿毛龟 4052
假蒟 1709　　鹿葱 2007　　绿豆 2651
衔咲花 3353　　鹿蹄草 2036　　绿青 1183
盘地藤 2466　　鹿蹄草 2131　　绿矾 1252
船底苔 2554　　鹿藿 2888　　绿竺 3712
舵菜 2970　　章鱼 3894　　绿盐 1211
鸽 4132　　商陆 2161　　绿笋片 3713
魠鱼 3918　　旋目 4077　　绿益子 3515
魚脂 3898　　旋花 2339　　鸤鸠 4127
象 4292　　旋覆花 1874　　缤木 3612
象牙参 2013　　望江青 1774　　筀竺 3713
象头花 2272　　羚羊 4338　　蚰蜂 3731
象鼻草 1541　　粘鱼须 2374
猪 4195　　剪刀草 2134　　**十二画**
猪苓 3680　　剪春罗 2055
猪腰子 3473　　剪草 1573　　琥珀 3671
猪槽上垢土 940　　清风藤 2420　　斑节相思 1759
猪槽中水 915　　混堂水 915　　斑竹 3705
猫 4274　　淮木 3713　　斑鸠 4134
猫睛石 1042　　淮东子 3766　　斑骨相思 1854
�云香草 1840　　淫羊藿 1410　　斑珠藤 2455
猕猴 4365　　淡竹叶 1972　　斑蝥 3778
猕猴桃 3270　　淡菜 4006　　鼋 4053

款冬花　1896　　　棕榈　3503　　　紫珠　3627

越王余算　3824　　椰梅　3010　　　紫真檀　3371

越瓜　2946　　　　樑子　3054　　　紫袍　2151

鲅鲉鱼　3983　　　粟　2606　　　　紫堇　2821

彭侯　4371　　　　酢浆　2547　　　紫菜　2980

握雪礜石　1258　　酥　4223　　　　紫菀　1827

葫　2751　　　　　硪蓬　2847　　　紫梢花　3820

葫芦　2932　　　　雁　4079　　　　紫铜铆　963

葫芦茶　3645　　　雁来红　1941　　紫葳　2344

葳参　1531　　　　雄黄　1058　　　紫葛　2386

葛　2347　　　　　翘摇　2889　　　紫薇花　3663

葛上亭长　3775　　紫铆　3735　　　紫藤　2357

葛公草　2293　　　紫天葵　2145　　棠梨　3055

葛仙米　2981　　　紫贝　3997　　　景天　2536

葛花菜　2968　　　紫石英　1048　　蛙　3850

葎草　2431　　　　紫叶草　1758　　蛱蝶　3786

葡萄　3266　　　　紫竹　3706　　　蛔虫　3784

葡萄酒　2714　　　紫花地丁　1424　蛞蝓　3837

葱　2738　　　　　紫花地丁　2126　蛤蚧　3857

葶苈　2087　　　　紫苏　1762　　　蛤蜊　4031

蒟茹　2197　　　　紫沙糖　2690　　蛴螬　3793

萎蒿　1815　　　　紫茉莉根　1436　蛟龙　3889

落马衣　1743　　　紫果藤　2361　　黑石脂　1119

落花生　3192　　　紫罗兰　2131　　黑白羊石　1052

落得打　2075　　　紫金牛　1591　　黑阳参　1441

落葵　2902　　　　紫金皮　2280　　黑药豆　2359

落雁木　2451　　　紫金藤　2149　　黑面神　3661

萱草　2009　　　　紫金藤　2449　　黑食子　3206

蔿蓄　2062　　　　紫参　1431　　　锁阳　1386

韩信草　1430　　　紫荆　3615　　　鹅　4085

朝天一柱　2369　　紫草　1436　　　鹅不食草　2885

朝阳灰　923　　　　紫背天葵　1887　鹅抱　2355

楮　3527　　　　　紫背车　2252　　鹅掌金星　2528

椰子　3185　　　　紫背石葵　1886　鹅管石　1153

椰柑虫　3792　　　紫背金盘草　1920　黍　2601

棉花　2029　　　　紫背草　1853　　笑帚水　914

椑柿　3095　　　　紫背砂　2802　　筋骨草　2533

棕子木　3495　　　紫背鹿衔草　2017　筋骨草　2883

棕虫　3792　　　　紫香蒿　1805　　御沟金水　915

番木鳖 2249

番石榴 3486

番红花 1904

番泻叶 3641

番椒 3227

番薏茹 1783

貂鼠 4360

腊雪 812

鲂鱼 3926

鲃鱼 3906

猩猩 4369

猬 4362

猬油火、鱼膏火 801

猺 4262

猾 4292

猴闼子 3096

普贤线 3686

普洱茶 3253

粪坑底泥 943

道中热土 937

遂阳木 3715

曾青 1181

鹈鹕 4064

温石及烧砖 942

温汤 905

温藤 2456

滑石 1091

滑鱼藤 2357

溲疏 3605

渼陂鱼 3917

寒号虫 4352

寒具 2683

寒泉水 840

遍地金 2137

犀 4296

孱竹叶 2018

强水 2721

粥 2680

隔山消 2139

缅茄 2932

缘桑螺 3838

十三画

瑇瑁 4049

瑞香 3361

瑰鱼 3946

摄龟 4048

塘虱鱼 3939

蓍 1796

鹊 4156

蓝 2067

蓝布裙 2886

蓝蛇 3885

蓝蛇风 1442

蓝淀 2082

蓝藤 2456

墓头回 2038

墓莲藕 2416

蓖麻 2208

蓟 1846

蓬草子 1815

蓬砂 1233

蓬莱火 802

蓬莪术 1689

蓬蘽 2282

蒿雀 4163

蒺藜 1951

蒟蒻 2262

蒟酱 1706

蒲公英 2856

蒲利蒻 3009

蒲桃 3198

蒸饼 2684

椿 3439

楠 3333

楄桲 3066

楸 3424

楸子 3083

椴树 3585

槐 3449

榆 3496

榆仁酱 2701

楤木 3595

桐木 3467

楼台草 1803

楼梯草 1945

榉 3501

酪 4225

碎米荠 1964

碗花草 2087

鲴鱼 3935

雷丸 3684

雷公凿 1556

雷公藤 2247

雷墨 1010

零余子 2917

零陵香 1775

雾水葛 1779

雹 814

蜃 4051

睡菜 2985

路边茶 3253

路路通 3378

蜈蚣 3828

蜈蚣草 2529

蜈蚣萍 2502

蜗牛 3835

蜗螺 3992

蜉蝣 3820

蜂蜜 3722

蜣螂 3796

蜣螂转丸 926

蜣螂鱼 4053

蜀羊泉 2035

蜀葵 2024

蜀椒 3211

蜀黍　2604

锡　982

锡蔺脂　954

锥栗　3028

锦地罗　1600

锦地罗　2403

锦鸡　4117

矮它它　2561

雉　4112

稗　2620

鼠　4356

鼠头鱼　3918

鼠曲草　1868

鼠妇　3816

鼠李　3555

鼠尾仔　1978

鼠尾草　1977

鼠壤土　939

催生兰　1492

魁蛤　4004

貉　4254

腰带惹　3645

腽肭兽　4289

詹糖香　3342

鲇鱼须　1575

鲈鱼　3952

鲊答　4236

鲍鱼　3980

鲍鱼　3990

猿　4371

解毒子　2425

解毒草　2323

解草　2483

解诸肉毒　4241

解诸果毒　3300

酱　2699

鹑　4096

廉姜　1661

麂　4330

麂目　3056

新雉木　3715

粳米　2593

粮罂中水　907

慈乌　4154

慈母枝叶　3718

慈竹　3705

慈姑　3297

煤火　786

煤参　1496

满山香　3407

满天星　1792

滇土瓜　2343

滇龙胆草　1504

滇白前　2056

滇芎　1624

滇苦菜　2864

滇藁本　1632

溪狗　3853

溪鬼虫　3854

粱　2609

鲨鱼　4040

辟汗草　1718

辟虺雷　2308

辟瘟草　2527

缠瓜草　2336

鸹鸹　4167

鲚鱼　3930

穄子　2621

虿螽　3814

十四画

碧海水　901

碧绿藤　2464

嘉鱼　3916

撇蓝　2764

蔷薇　2294

靻蕈　2975

蔓荆　3618

蔓椒　3219

蓟草　2482

蔊菜　2782

蒌蒮　3268

蓼　2060

蓼螺　4000

榛　3028

榧　3167

榼藤子　2356

槟榔　3172

榕　3346

楮子　3030

槟榔　3065

酸枣　3549

酸饺草　3238

酸笋　3711

酸浆　2031

酸模　2471

磁石　994

豨莶　1890

蜚虻　3801

蜚蠊　3810

雌黄　1063

鹖鸡　4120

蜻蛉　3767

蜡梅　3649

蝇　3772

蝇虎　3766

蜘蛛　3763

蜘蛛抱蛋　2006

蜘蛛香　1632

蝉花　3809

鹗　4096

鹗龟　4052

罂子桐　3432

罂粟　2215

鹊嘲　4157

锻灶灰　936

熏陆香　3379

箬　1968

箇桂　3331

鼻冲水　2722

鼻烟　2726

鲔子鱼　3902

鮦鱼　3919

鲚鱼　3982

鲛鱼　3895

鲟鱼　3900

豪猪　4250

腐乳　2702

腐婢　2651

辣火　3227

辣料　3512

辣椒　2825

韶子　3154

粽　2684

漆　3410

漏芦　1856

漏篮子　2174

蜜杂杂　3197

蜜虎　3732

蜜姑鱼　3918

蜜香　3361

蜜栗子　1259

蜜蜂　3726

蜜蜡　3724

翠云草　2533

翠蛇　3870

熊　4258

骡　4188

缩砂蜜　1679

繰丝汤　909

鲗鱼　3935

鲍鱼　3937

十五画

鹗　4124

撒地金钱　2546

赭魁　2403

犛牛　4332

增比鱼　3969

鞋底下土　924

蕨　2924

蕨菜　2926

蕹核　3564

蕺　2903

蕲棍　1802

薀　2555

横贯鱼　3924

樗　3442

樗鸡　3769

樻子　3065

樱桃　3072

樱额　3054

橡实　3032

槲若　3034

樟　3334

樟柳头　1703

樟脑　3336

樟梨仔　3343

樟寄生　3693

橄榄　3155

敷秧树　3669

豌豆　2659

飘拂草　2119

醋　2702

醋林子　3241

醉鱼草　2238

震肉　4237

蝛蚍　4021

蝎　3756

蝌斗　3852

蝮蛇　3881

蝼蛄　3803

蝤蛑　4035

蝙蝠藤　2419

墨　2718

稷　2599

稻米　2586

稻麦穗火　789

黎豆　2670

黎椒　3219

黎蒙子　3127

黎辣根　3557

箭头草　2128

鲢鱼　3925

鲢鱼须　2375

鲦鱼　3944

鲫鱼　3903

鲤鱼　3912

鲦鱼　3924

鲩鱼　3955

鲩鱼　3911

鲫鱼　3907

摩厨子　3195

瘤水　909

糊团鱼　3905

潦水　806

鲨鱼　3963

鹤　4124

鹤膝藤　2445

十六画

燕　4147

燕窝　4141

薤　2747

薯蓣　2909

薇　2890

薇衔　1912

薏苡　2614

薤菜　2848

附

录

4415

薄辰　4262

薄荷　1751

橹罟子　3195

橉木　3506

橙　3116

橘　3102

橘红　3121

醒醐　4225

醒醐菜　2921

壁　3674

錾菜　1915

螟蛉巢　3755

鹦鹉　4137

镜面草　1778

雕　4094

鲮鲤　4242

鲳鱼　3961

鲵鱼　3972

鲸鱼　3926

鲻鱼　3947

鹧鸪　4098

鹧鸪茶　1409

磨盘草　2029

麈　4320

凝水石　1088

糕　2683

甑气水　913

燧火　782

壁虱　3773

壁钱　3765

檀　3455

檀香　3367

檀桓　3406

霞天曲　4217

霞天膏　4216

蹋菜　2839

螳螂桑螵蛸　3741

螺厣草　2543

螺蛳泥　928

蟋蟀　3768

螳蜋　3763

繁缕　2881

繁露水　810

鼢鼠壤堆上土　939

爵床　2083

貘　4287

鳅鱼　3933

蠦虫　3811

麋　4320

檗木　3401

鹬　4130

鰔鱼　3920

鳀鱼　3973

十八画

鞭打绣球　1497

藜　2846

藜芦　2254

藤天竹　3707

藤火　789

藤茶　2390

藤黄　3477

鹲鹜　4128

檵花　3378

鳀鲠　3959

覆盆子　2284

礞石　1105

瞿麦　2049

鹭　4069

蟛蜞　4039

蟛蜞菊　1883

礜石　1065

鼫鼠　4346

鼬鼠　4361

翻白草　1461

翻白草　2109

鹰　4091

鹰不泊　3514

鹬鸹　4069

鸬鹚　4084

鹧鹏　4063

十九画

藿香　1729

蘑菰蕈　2968

攀倒甑　2147

蟾蜍　3841

鳗鲡鱼　3939

鳙鱼　3905

蟹　4036

蟹眼豆　2659

蟹膏水　917

麒麟菜　2984

麒麟竭　3385

麖　4320

鳖　4055

瀚海石窍沙　1054

二十画

蘘荷　1702

櫰香　3342

醴泉　837

鼍龙　3887

鳜鱼　3953

鳝鱼　3948

十七画

藏香　2723

蕈菌　2976

藕车香　1735

藓壳鱼　3967

藁本　1628

檐溜下泥　941

鳞蛇 3870

鳟鱼 3932

貜 4269

露水 808

露兜簕 2272

露蜂房 3729

霹雳砧 1010

鰧鱼 3955

鳜鱼 3921

鳢肠 1859

鳢鱼 3964

鳣鱼 3899

麝 4326

鳠鱼 3943

二十画及以上

鹳鸽 4151

鳡鱼 3943

蠡实 1904

鹳 4070

蘘米 2687

蘼芜 1623

麛 4324

蠵蝓 3732

鼹鼠 4344

麟尾柏 3319

蠵龟 4048

櫑齿花 3641

鼺鼠 4351

(R-0033.01)

ISBN 978-7-5088-5569-1

定 价：398.00元

科学出版社中医药出版分社

联系电话：010-64019031　　010-64037449

E-mail:med-prof@mail.sciencep.com